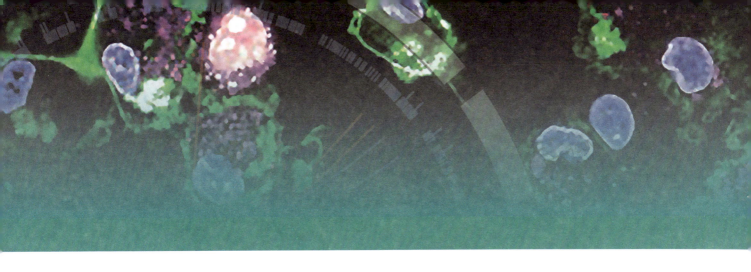

Caro leitor, cara leitora

A Editora dos Editores e os autores do livro ONCOLOGIA – Da Molécula à Clínica, agradecem pela aquisição desta publicação que reúne as informações mais atualizadas e relevantes sobre Oncologia.

Em gratidão pela sua compra, disponibilizamos cursos e conteúdos especiais através da plataforma *on-line,* cujo endereço para acesso é:

www.cancerplatao.com.br

Pedimos que acesse o site www.cancerplatao.com.br e insira o login e a senha existentes neste livro e protegido pela etiqueta.

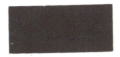

Caso tenha dúvidas solicitamos que contate o nosso atendimento interativo disponível pelo WhatsApp no número 11-98308-0227.

Desejo uma boa leitura!

Abraço,

Alexandre Massa Rzezinski
Diretor Executivo e Editorial

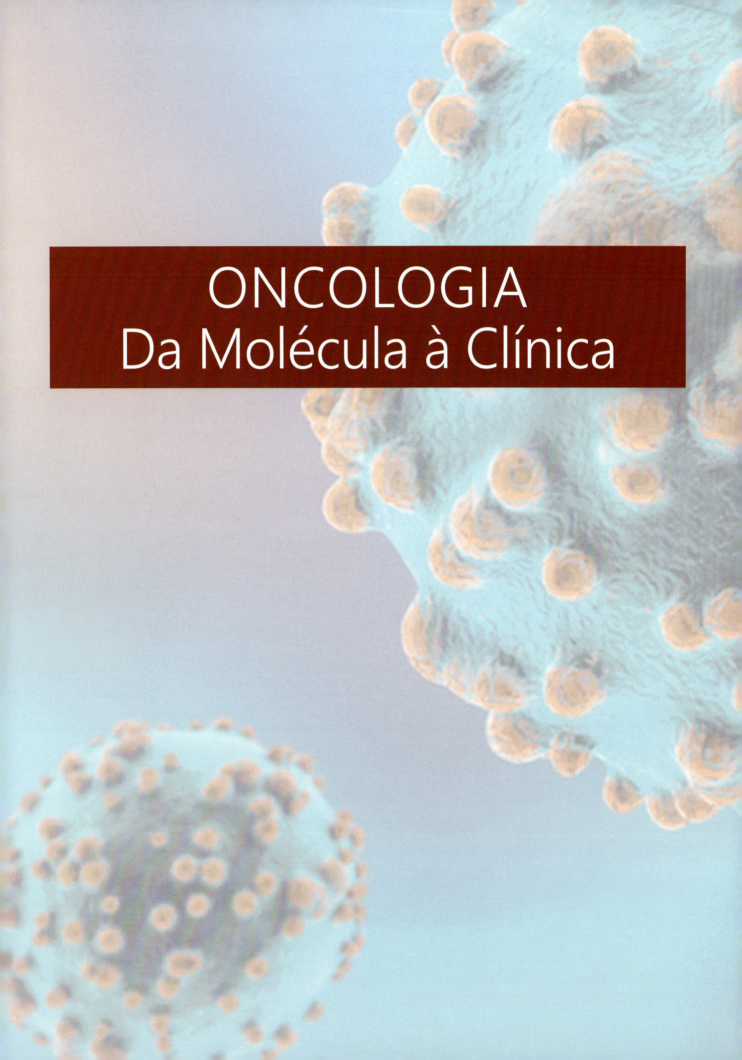
ONCOLOGIA
Da Molécula à Clínica

ONCOLOGIA
Da Molécula à Clínica

Roger Chammas
Professor titular de Oncologia, Faculdade de Medicina da Universidade de São Paulo. Coordenador, Centro de Investigação Translacional em Oncologia, Instituto do Câncer do Estado de São Paulo, HCFMUSP.

Maria Aparecida Azevedo Koike Folgueira
Professora Associada de Oncologia, Faculdade de Medicina da Universidade de São Paulo.

Luisa Lina Villa
Professora Associada de Oncologia, Faculdade de Medicina da Universidade de São Paulo. Coordenadora do Programa de Pós-Graduação em Oncologia, Universidade de São Paulo.

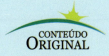

ONCOLOGIA – Da Molécula à Clínica

Produção editorial: Adielson Anselme

Diagramação: Adielson Anselme

© 2022 Editora dos Editores

Todos os direitos reservados. Nenhuma parte deste livro poderá ser reproduzida, sejam quais forem os meios empregados, sem a permissão, por escrito, das editoras. Aos infratores aplicam-se as sanções previstas nos artigos 102, 104, 106 e 107 da Lei nº 9.610, de 19 de fevereiro de 1998.

ISBN: 978-65-86098-64-8

Editora dos Editores

São Paulo: Rua Marquês de Itu, 408 – sala 104 – Centro.
(11) 2538-3117

Rio de Janeiro: Rua Visconde de Pirajá, 547 – sala 1121 – Ipanema.
www.editoradoseditores.com.br

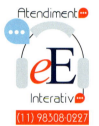

Impresso no Brasil
Printed in Brazil
1ª impressão – 2022

Este livro foi criteriosamente selecionado e aprovado por um Editor científico da área em que se inclui. A Editora dos Editores assume o compromisso de delegar a decisão da publicação de seus livros a professores e formadores de opinião com notório saber em suas respectivas áreas de atuação profissional e acadêmica, sem a interferência de seus controladores e gestores, cujo objetivo é lhe entregar o melhor conteúdo para sua formação e atualização profissional.
Desejamos-lhe uma boa leitura!

Dados Internacionais de Catalogação na Publicação (CIP)
Angélica Ilacqua CRB-8/7057

Chammas, Roger
    Oncologia – da molécula à clínica/Roger Chammas, Maria Aparecida Azevedo Koike Folgueira, Luisa Lina Villa. – São Paulo: Editora dos Editores, 2022.
    676 p.: il., color

Bibliografia
ISBN 978-65-86098-64-8

1. Oncologia 2. Câncer I. Título II. Folgueira, Maria Aparecida Azevedo Koike III. Villa, Luisa Lina

22-0842   CDU 616.992

Índices para catálogo sistemático:

1. Oncologia

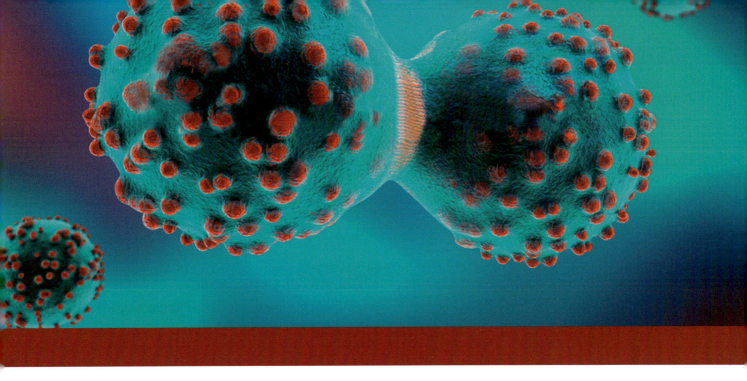

Colaboradores

Alessandro Gonçalves Campolina
Pesquisador do Centro de Investigação Translacional em Oncologia, ICESP. Pós-doutor pela Faculdade de Medicina da Universidade de São Paulo.

Alexis German Murillo Carrasco
Doutorando, Programa de Oncologia da Universidade de São Paulo.

Aline Lopes Ribeiro
Doutoranda, Programa de Oncologia da Universidade de São Paulo.

Aline Morais de Souza
Mestre, Programa de Oncologia da Universidade de São Paulo.

Amanda Schiersner Caodaglio
Doutoranda, Programa de Oncologia da Universidade de São Paulo.

Ana Carolina Martins Domingues
Doutoranda, Programa de Oncologia da Universidade de São Paulo.

Ana Carolina Pavanelli
Pesquisadora do Centro de Investigação Translacional em Oncologia, ICESP. Doutoranda, Programa de Oncologia da Universidade de São Paulo.

Ana Paula Lepique
Professora Associada, Instituto de Ciências Biomédicas, Universidade de São Paulo, Departamento de Imunologia.

André Luiz Alberti Leitão
Mestre, Programa de Oncologia da Universidade de São Paulo.

Angélica Richart Csipak
Mestranda, Programa de Pós-Graduação em Inovação e Avaliação de Tecnologias em Cancerologia da Universidade de São Paulo. Especialista em Pesquisa Clínica, Harvard Medical School.

Bruno Mendonça Protásio da Silva
Médico formado pela UFBA. Residência de clínica Médica pelo HC-FMUSP. Residência de oncologia clínica pelo ICESP- HC-FMUSP. Oncologista clínico do Grupo Oncoclínicas em Salvador-BA. Doutorando do Programa de Pós Graduação em Oncologia da FMUSP.

Colaboradores

Bryan Eric Strauss
Coordenador de Pesquisa, Centro de Investigação Translacional em Oncologia, ICESP. Livre Docente em Oncologia, Universidade de São Paulo.

Camila M. Longo Machado
Mestre e Doutora em Genética e Biologia Molecular com Ênfase em Imunologia pela Unicamp. Pós-Doutora em Oncologia pela FMUSP e Imagem Molecular pelo *Memorial Sloan-Kettering Center* – MSKCC-NY. Desde 2012 ocupa o cargo de Pesquisadora Científica – V – do Estado de São Paulo – PqC-V- do laboratório de Investigação Médica em Medicina Nuclear – LIM/43 do HCFMUSP.

Camila Motta Venchiarutti Moniz
Coordenadora de Pesquisa Clínica, Instituto do Câncer do Estado de São Paulo, ICESP. Doutora, Programa de Oncologia da Universidade de São Paulo.

Darshak Bhatt
Doutorando, Programa de Oncologia da Universidade de São Paulo. Aluno da Universidade de Groningen.

Erickson Borges Santos
Doutorando, Programa de Oncologia da Universidade de São Paulo.

Érida Aparecida Pinto Magaton
Mestranda, Programa de Pós-Graduação em Inovação e Avaliação de Tecnologias em Cancerologia da Universidade de São Paulo. Especialista em Pesquisa Clínica, *Harvard Medical School*.

Fátima Solange Pasini
Pesquisadora do Centro de Investigação Translacional em Oncologia, ICESP. em Biotecnologia, Programa Interunidades em Biotecnologia da Universidade de São Paulo.

Fernanda Antunes
Pesquisadora do Centro de Investigação Translacional em Oncologia, ICESP. Doutora, Programa de Farmacologia, Escola Paulista de Medicina - Universidade Federal de São Paulo.

Flávia Regina Rotea Mangone
Pesquisadora do Centro de Investigação Translacional em Oncologia, ICESP. Doutora, Programa de Oncologia da Universidade de São Paulo.

Gabriela Ávila Fernandes Silva
Doutoranda, Programa de Oncologia da Universidade de São Paulo.

Gilberto de Castro Junior
Professor Doutor da Disciplina de Oncologia da Faculdade de Medicina da USP. Título de Livre-Docente pela FMUSP.

Gláucia Fernanda de Lima Pereira
Doutoranda, Programa de Oncologia da Universidade de São Paulo.

Guilherme Nader Marta
Oncologista Clínico, Instituto do Câncer do Estado de São Paulo Octavio Frias de Oliveira (ICESP). Medical oncology fellow, Institut Jules Bordet, Université Libre de Bruxelles (U.L.B.)

Igor de Luna Vieira
Doutor, Programa de Oncologia da Universidade de São Paulo.

Isabela Firigato
Mestre, Programa de Oncologia da Universidade de São Paulo.

Isabela Cristina de Souza
Doutoranda, Programa de Oncologia da Universidade de São Paulo.

Jean Carlos dos Santos da Luz
Mestre e doutorando pelo Programa de Ciências Médicas da Universidade de São Paulo.

John Anthony McCulloch
Pesquisador, *Laboratory of Integrative Immunology (LICI), Center for Cancer Research, NCI, NIH, Bethesda.* Doutor, Programa de Análises Clinicas (FCF) da Universidade de São Paulo.

Colaboradores

José Alexandre Marzagão Barbuto
Professor Associado, Departamento de Imunologia, Instituto de Ciências Biomédicas, Universidade de São Paulo; Vice-responsável pelo Laboratório de Investigação Médica em Patogênese e Terapia dirigida em Onco-Imuno-Hematolgia (LIM-31), HC-FMUSP.

Lara Termini
Pesquisadora do Centro de Investigação Translacional em Oncologia, ICESP. Doutora, Fundação Antônio Prudente (FAP).

Laura Sichero
Coordenadora de Pesquisa, Centro de Investigação Translacional em Oncologia, ICESP. Livre Docente em Oncologia, Universidade de São Paulo.

Leandro de Lima Coutinho
Mestrando, Programa de Oncologia da Universidade de São Paulo.

Lívia Munhoz Rodrigues
Doutoranda, Programa de Oncologia da Universidade de São Paulo.

Luciana Nogueira de Sousa Andrade
Doutora em Oncologia pela Faculdade de Medicina da Universidade de São Paulo.

Luciana Rodrigues Carvalho Barros
Pesquisadora, Centro de Investigação Translacional em Oncologia, ICESP.

Luisa Lina Villa
Professora Associada, Departamento de Radiologia e Oncologia da Faculdade de Medicina da Universidade de São Paulo.

Mara de Souza Junqueira
Pesquisadora do Centro de Investigação Translacional em Oncologia, ICESP. Mestre, Programa de Oncologia da Universidade de São Paulo.

Marcella Collaneri Carrilho
Mestranda, Programa de Oncologia da Universidade de São Paulo.

Marcelo Simonsen
Doutorando, Programa de Oncologia da Universidade de São Paulo.

Marcelo Tatit Sapienza
Professor Associado, Disciplina de Medicina Nuclear do Departamento de Radiologia e Oncologia da Faculdade de Medicina da Universidade de São Paulo.

Maria Alejandra Clavijo-Salomon
Pesquisadora, Laboratory of Integrative Cancer Immunology (LICI), Center for Cancer Research, NCI, NIH, Bethesda. Doutora, Programa de Imunologia da Universidade de São Paulo. Pós-Doutora, Centro de Investigação Translacional em Oncologia, ICESP.

Maria Aparecida Azevedo Koike Folgueira
Professora Associada, Departamento de Radiologia e Oncologia da Faculdade de Medicina da Universidade de São Paulo.

Maria Aparecida Nagai
Professora Associada Sênior, Departamento de Radiologia e Oncologia da Faculdade de Medicina da Universidade de São Paulo.

Maria Cristina Rodrigues Rangel
Jovem Pesquisadora, Centro de Investigação Translacional em Oncologia, ICESP. Doutora, Fundação Antônio Prudente, FAP.

Maria Del Pilar Estevez Diz
Diretora de Corpo Clínico, Instituto do Câncer do Estado de São Paulo. Livre-Docente em Oncologia, Universidade de São Paulo.

Maria Lucia Hirata Katayama
Pesquisadora do Centro de Investigação Translacional em Oncologia, ICESP/HCFMUSP. Doutora, Programa de Biologia Molecular da Universidade Federal de São Paulo.

Maria Lúcia Zaidan Dagli
Professora Titular, Laboratório de Oncologia Experimental e Comparada, Faculdade de Medicina Veterinária e Zootecnia, Universidade de São Paulo.

Colaboradores

Maria Mitzi Brentani
Professora Associada Sênior, Departamento de Radiologia e Oncologia da Faculdade de Medicina da Universidade de São Paulo.

Marina Alessandra Pereira
Pesquisadora do Centro de Investigação Translacional em Oncologia, ICESP. Doutoranda, Programa de Pós-Graduação em Ciências em Gastroenterologia da Faculdade de Medicina da Universidade de São Paulo.

Matthew Thomas Ferreira
Pós-Doutorando, Centro de Investigação Translacional em Oncologia, ICESP.

Mayara Luciana Sallas
Mestra, Programa de Oncologia da Universidade de São Paulo.

Mércia Patrícia Ferreira Conceição
Doutoranda, Programa de Oncologia da Universidade de São Paulo.

Milena Gonçalves
Mestranda, Programa de Oncologia da Universidade de São Paulo.

Miyuki Uno
Pesquisadora, Centro de Investigação Translacional em Oncologia, ICESP, Doutora em ciências, Pós doutorado, Programa de pós graduação da Faculdade de Medicina da Universidade de São Paulo (Departamento de Neurologia).

Munique Egle Dona Corteline
Fisioterapeuta Graduada pela Universidade Ítalo Brasileira, Especialização em Oncologia e Uti pela Fundação Antônio Prudente, Especialização em Gestão Hospitalar pela Senac, Capacitação na Metodologia Lean Six Sigma – Green Belt pela Fundação Vanzolini e mestranda em Oncologia pela FMUSP. Atua como Coordenadora da Equipe Multiprofissional Ambulatorial da Reabilitação no ICESP.

Nadine Gimenez de Assis
Doutoranda, Programa de Oncologia da Universidade de São Paulo.

Nathalia Leal Santos
Doutoranda, Programa de Oncologia da Universidade de São Paulo.

Nayara Gusmão Tessarollo
Pós-Doutoranda, Centro de Investigação Translacional em Oncologia, ICESP. Doutora em Biotecnologia pela Universidade Federal do Espírito Santo.

Otavio Augusto Rodrigues
Doutorando, Programa de Oncologia da Universidade de São Paulo.

Otto Luiz Dutra Cerqueira
Pós-Doutorando, Centro de Investigação Translacional em Oncologia, ICESP.

Paula Bonilha Fernandes
Mestranda, Programa de Pós-Graduação em Inovação e Avaliação de Tecnologias em Cancerologia da Universidade de São Paulo. Especialista em Pesquisa Clínica, Harvard Medical School.

Paulo Marcelo Gehm Hoff
Professor Titular da Disciplina de Oncologia Clínica do Departamento de Radiologia e Oncologia da Faculdade de Medicina da Universidade de São Paulo; Membro Titular do Conselho Deliberativo do Hospital das Clínicas da FMUSP; Presidente do Conselho Diretor e Diretor Geral do Instituto do Câncer, Octávio Frias de Oliveira; Conselheiro Científico do Grupo Brasileiro de Tumores Gastrointestinais (GTG); Presidente da Sociedade Brasileira de Oncologia Clínica – SBOC; Presidente da Oncologia D'OR. É Membro Titular da Cadeira 58 da Seção de Medicina da Academia Nacional de Medicina, desde 2017.

Pedro Adolpho de Menezes Pacheco Serio
Doutorando, Programa de Oncologia da Universidade de São Paulo.

Rafaella Almeida Lima Nunes
Doutora, Programa de Oncologia da Universidade de São Paulo.

Regiane Mazzarioli Pereira Nogueira
Mestre, Programa de Oncologia da Universidade de São Paulo.

Colaboradores

Renata de Freitas Saito
Pesquisadora do Centro de Investigação Translacional em Oncologia, ICESP. Doutora, Programa de Oncologia da Universidade de São Paulo.

Renata Ottes Vasconcelos
Doutora em Ciências Fisiológicas pela Universidade Federal do Rio Grande (FURG). Pós-doutorado em Oncologia pelo Instituto do Câncer do Estado de São Paulo/Faculdade de Medicina da Universidade de São Paulo (ICESP/FMUSP).

Renato José Mendonça Natalino
Médico Patologista, Centro de Investigação Translacional em Oncologia, ICESP. Mestre, Fundação Antônio Prudente (FAP).

Rodrigo Ramella Munhoz
Doutorando, Programa de Oncologia da Universidade de São Paulo.

Rodrigo Xavier das Neves
Pesquisador, *Laboratory of Integrative Immunology (LICI), Center for Cancer Research, NCI, NIH, Bethesda*. Doutor, Programa de Biologia Celular e do Desenvolvimento da Universidade de São Paulo.

Roger Chammas
Professor Titular, Departamento de Radiologia e Oncologia da Faculdade de Medicina da Universidade de São Paulo. Coordenador, Centro de Investigação Translacional em Oncologia, ICESP.

Rosimeire Aparecida Roela
Pesquisadora do Centro de Investigação Translacional em Oncologia, ICESP. Doutora, Programa de Oncologia da Universidade de São Paulo.

Rossana Verónica Mendoza López
Pesquisadora do Centro de Investigação Translacional em Oncologia, ICESP. Doutora, Programa de Saúde Pública da Universidade de São Paulo.

Sandra Lorente
Pesquisadora Científica, Instituto Adolfo Lutz. Doutoranda, Programa de Oncologia da Universidade de São Paulo.

Silvina Odete Bustos
Pesquisadora do Centro de Investigação Translacional em Oncologia, ICESP. Doutora, Programa de Oncologia da Universidade de São Paulo.

Simone Maistro
Pesquisadora do Centro de InvestigaçãoTranslacional em Oncologia, ICESP. Doutora, Programa Interunidades em Biotecnologia da Universidade de São Paulo.

Sofia Nascimento dos Santos
Pesquisadora, do Instituto de Pesquisas Energéticas e Nucleares (IPEN). Doutora em Ciências, Programa de Oncologia da Universidade de São Paulo.

Tatiane Katsue Furuya
Pesquisadora do Centro de Investigação Translacional em Oncologia, ICESP. Doutora, Programa de Oncologia da Universidade de São Paulo.

Tharcísio Citrângulo Tortelli Junior
Pesquisador do Centro de Investigação Translacional em Oncologia, ICESP. Doutor, Programa de Oncologia da Universidade de São Paulo.

Ulysses Ribeiro Junior
Professor Associado de Cirurgia do Aparelho Digestivo do Departamento de Gastroenterologia da Faculdade de Medicina da Universidade de São Paulo. Coordenador Cirúrgico e Vice-Diretor Clínico do Instituto do Câncer do Estado de São Paulo (ICESP-HCFMUSP).

Uysha de Souza Fonda
Mestranda, Programa de Oncologia da Universidade de São Paulo.

Valéria Talpe Nunes
Doutoranda, Programa de Oncologia da Universidade de São Paulo.

Vinícius Marques Rocha
Mestrando, Programa de Oncologia da Universidade de São Paulo.

Willian das Neves Silva
Doutor em Ciências pela Faculdade de Medicina da USP, programa de oncologia.

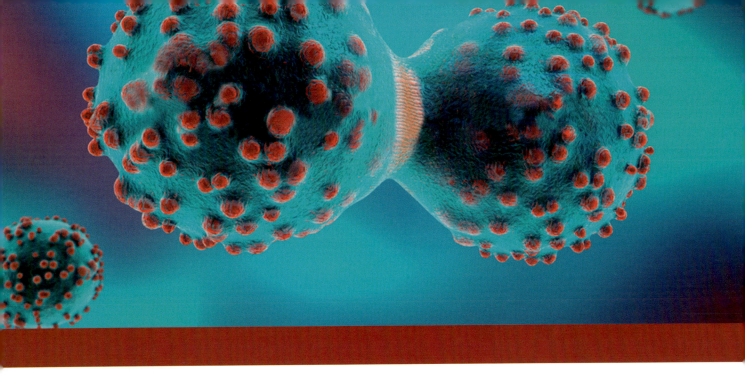

Prefácio

Em 1971, o então Presidente dos Estados Unidos, Richard Nixon, declarou guerra contra o Câncer. O mundo abraçou a causa. Nestes cinquenta anos, testemunhamos o avanço extraordinário que a pesquisa trouxe para a compreensão do que são os cânceres. Vimos o câncer desconstruído: a doença, antes inominável, foi analisada na escala molecular; caracterizaram-se os genes que coordenam a rebelião de células mutantes, subvertendo a ordem dos tecidos e órgãos. Aprendemos muito sobre as respostas sistêmicas montadas para a contenção da doença, no estabelecimento de "novos normais" ou novos estados de equilíbrio bioquímico, fisiológico e imunológico até a eclosão da doença clinicamente detectável. Vencemos muitas batalhas. Hoje, vemos a mortalidade de alguns cânceres diminuir significativamente; vacinas controlarão cânceres associados a alguns vírus, como o câncer de colo de útero; mais e mais medicamentos contra o câncer estão disponíveis em hospitais; alguns cânceres tornaram-se doenças crônicas, controladas por medicamentos adquiridos em farmácias. Precisamos de mais vitórias, porém.

Atuamos em diferentes frentes para controlar o câncer. Diagnósticos mais precisos e precoces, melhores tratamentos, e a continuada educação da população para a prevenção da doença são necessidades prementes. Um exército de profissionais da saúde será necessário para continuarmos enfrentando de maneira eficiente esta doença que evolui. Para sermos bem-sucedidos, precisamos aprender a evoluir mais rápido que a própria doença. Para isso, profissionais com múltiplas formações serão requeridos. Precisamos de profissionais prontos para o trabalho conjunto, integrativo e multidisciplinar para fazer frente à complexidade do problema que estudamos, buscando assim apresentar soluções inovadoras em prol de toda a sociedade.

Nossos cursos de graduação têm a missão de formar este profissional, que continuará se preparando em cursos de pós-graduação lato e stricto sensu. Nesse livro, propomos um currículo que cobre os fundamentos de Oncologia para as múltiplas formações profissionais que vão atuar na área. Esse material dá suporte aos conceitos que são discutidos nas disciplinas básicas dos vários cursos, contextualizando os tópicos mais frequentemente apresentados na perspectiva da Oncologia. Esperamos que este livro acompanhe o estudante ao longo de sua graduação e início das atividades de pós-graduação. Para atingirmos este objetivo, em uma área que evolui rapidamente, incorporaremos o livro a uma plataforma de aprendizagem de oncologia (PLATAO – www.cancerplatao.com.br), que trará conteúdos digitais atualizados, revendo e aprofundando os temas apresentados.

Esta proposta pedagógica para a aprendizagem de Oncologia é fruto de um exercício de liderança e comprometimento social do Programa de Pós-Graduação em Oncologia da Universidade de São Paulo. Ao longo de quase dois anos, a organização deste livro serviu para aperfeiçoar habilidades como comunicação, pensamento crítico, colaboração, criatividade e conectividade. Agradecemos o envolvimento de todos os autores para a consecução de nossos objetivos. E, em especial, gostaríamos de agradecer a cada um dos membros da Comissão Editorial: Alexis Germán Murillo Carrasco, Ana Carolina Martins Domingues, Gláucia Fernanda de Lima Pereira, Isabela Cristina de Souza, Jean Carlos dos Santos da Luz, Lívia Munhoz Rodrigues, Nadine Gimenez de Assis, Nathália Leal Santos, Pedro Adolpho de Menezes Pacheco Serio, Vinícius Marques Rocha, pelo incansável trabalho e dedicação à concretização dessa ideia.

Os editores

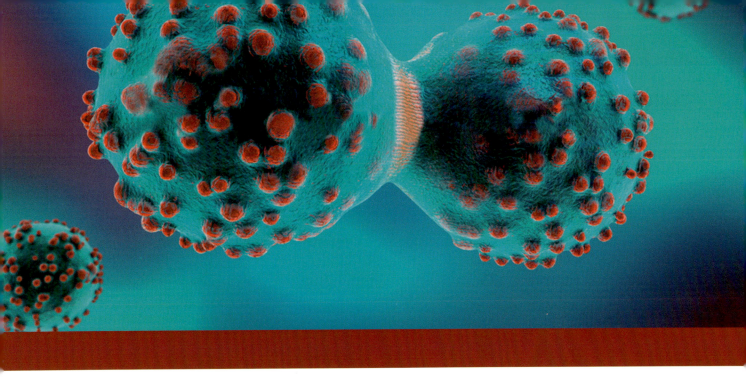

Sumário

Capítulo 1 Uma Breve História do Câncer, 1
Rodrigo Ramella Munhoz
Rosimeire A. Roela
Maria Mitzi Brentani

Capítulo 2 Classificação e Nomenclatura Anatomopatológica de Tumores, 13
Sofia Nascimento dos Santos
Renato José Mendonça Natalino
Roger Chammas

Capítulo 3 Epidemiologia, 25
Amanda Schiersner Caodaglio
Rossana Verónica Mendoza López
Luisa Lina Villa

Capítulo 4 Introdução à Comunicação Celular, 41
Mayara Sallas
Rafaella Almeida Lima Nunes
Luciana Nogueira de Sousa Andrade

Capítulo 5 Carcinogênese, 67
Isabela Barbosa Firigato
Laura Sichero

Capítulo 6 Alterações Genéticas, 91
Livia Munhoz Rodrigues
Simone Maistro

Capítulo 7 Ciclo Celular, 109
Vinícius Marques Rocha
Maria Aparecida Azevedo Koike Folgueira
Maria Lúcia Hirata Katayama

Capítulo 8 Dano ao DNA, Mecanismos de Reparo e Câncer, 125
Gláucia Fernanda de Lima Pereira
Lara Termini

Capítulo 9 Morte Celular, 143
Mércia Patrícia Ferreira Conceição
Renata de Freitas Saito
Silvina Odete Bustos

Sumário

Capítulo 10 — Modulação da Expressão Gênica e Epigenética, 159
Nathalia Leal Santos
Maria Aparecida Nagai
Tatiane Katsue Furuya

Capítulo 11 — Células-Tronco Tumorais, 175
Isabela Cristina de Souza
Leandro Coutinho
Maria Cristina Rodrigues Rangel
Matthew Thomas Ferreira

Capítulo 12 — Metabolismo da Célula Tumoral, 189
Gabriela Ávila Fernandes Silva
Tharcisio Citrângulo Tortelli Junior
Fernanda Antunes

Capítulo 13 — Angiogênese, 211
Aline Lopes Ribeiro
Valéria Talpe Nunes
Roger Chammas

Capítulo 14 — Microambiente Tumoral, 237
Igor de Luna Vieira
Otto Luiz Dutra Cerqueira
Camila Maria Longo Machado

Capítulo 15 — Invasão e Metástase, 251
Pedro Adolpho de Menezes Pacheco Serio
Roger Chammas

Capítulo 16 — Resposta Imune e Evasão, 269
Ana Carolina Martins Domingues
Darshak Bhatt
Ana Paula Lepique

Capítulo 17 — Inflamação e Estilo de Vida, 305
Munique Égle Doná Corteline
Luciana Rodrigues Carvalho Barros
Ana Paula Lepique

Capítulo 18 — Microbioma, 323
Maria Alejandra Clavijo-Salomon
Rodrigo Xavier das Neves
John Anthony McCulloch

Capítulo 19 — Técnicas de Diagnóstico, 343
André Luiz Alberti Leitão
Uysha de Souza Fonda
Marcelo Tatit Sapienza

Capítulo 20 — Síndromes Hereditárias e Aconselhamento Genético, 359
Marcelo Simonsen
Guilherme Nader Marta
Maria Lucia Hirata Katayama
Maria Aparecida Azevedo Koike Folgueira

Capítulo 21 — Biomarcadores, 377
Alexis German Murillo Carrasco
Miyuki Uno

Capítulo 22 — Tratamentos Convencionais, 399
Bruno Mendonça Protásio da Silva
Sandra Lorente
Ulysses Ribeiro Junior

Capítulo 23 — Terapias Alvo Dirigidas, Gênicas e Oncolíticas, 423
Otavio Augusto Rodrigues
Bryan Eric Strauss

Sumário

Capítulo 24 Imunoterapia: Conceito, Principais Abordagens Clínicas, Vantagens e Desvantagens, 447
Nadine Gimenez de Assis
Nayara Gusmão Tessarollo
José Alexandre Marzagão Barbuto

Capítulo 25 Resistência às Terapias, 489
Milena Gonçalves
Renata Ottes Vasconcelos

Capítulo 26 Assistência Integral ao Paciente Oncológico, 513
Érickson Borges Santos
Maria Del Pilar Estevez Diz

Capítulo 27 Cuidados Paliativos, 529
Regiane Mazzarioli Pereira Nogueira
Maria Del Pilar Estevez Diz

Capítulo 28 Prevenção Primária e Secundária, 545
Willian das Neves
Camila Motta Venchiarutti Moniz
Paulo Marcelo Gehm Hoff

Capítulo 29 Pesquisa Translacional e Modelos Animais em Oncologia, 557
Mara de Sousa Junqueira
Roger Chammas

Capítulo 30 Desenvolvimento de Fármacos: Pesquisa Clínica e Medicina de Precisão, 573
Aline Morais
Paula Bonilha Fernandes
Gilberto de Castro Júnior

Capítulo 31 Regulação Clínica e Avaliação de Tecnologias no Brasil, 591
Angélica Richart Csipak
Érida Aparecida Pinto Magaton
Alessandro Campolina

Capítulo 32 Oncologia Comparativa, 605
Jean Carlos dos Santos da Luz
Marcella Collaneri Carrilho
Maria Lúcia Zaidan Dagli

Capítulo 33 Técnicas de Biologia Molecular Aplicadas à Pesquisa Oncológica, 619
Ana Carolina Pavanelli
Marisa Alessandra Pereira
Fátima Solange Pasini
Flávia Regina Rotea Mangone

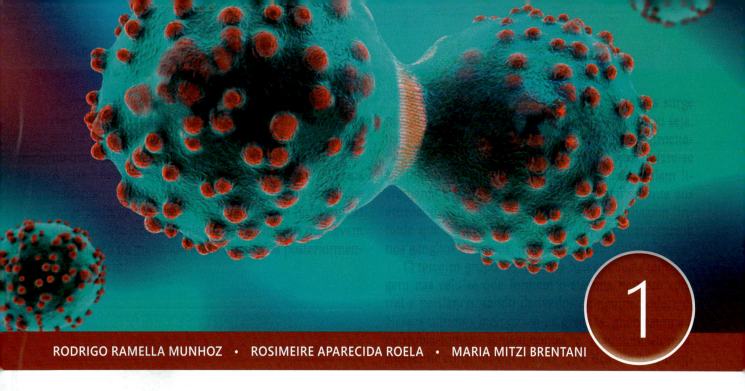

RODRIGO RAMELLA MUNHOZ • ROSIMEIRE APARECIDA ROELA • MARIA MITZI BRENTANI

Uma Breve História do Câncer

"O chamado câncer é apenas um produto secundário, e não o elemento essencial da doença. Abaixo dele, deve existir um elemento singular que a ciência precisaria elucidar de modo a definir a natureza do câncer."

A. L. M. Velpeau

INTRODUÇÃO

Poucos termos atuais trazem peso semelhante ao da palavra "câncer". Em nível individual, incertezas, superação, sofrimento, esperanças, angústias, mudanças, conquistas e privações se enovelam frente a um diagnóstico desse "mal da civilização". Porém, o câncer traz consigo as mais variadas facetas, enraizadas nas diferentes formas de organização da sociedade e que permeiam distintas áreas da ciência, da economia, da política e do convívio social. Mote central de enormes esforços da Ciência Moderna e base de carreiras que se constroem, o câncer também representa um lucrativo negócio, um desafio para governantes, uma ameaça à sustentabilidade dos sistemas de saúde e uma incerteza para todos.

Segundo projeções da Organização Mundial da Saúde, mais de 18 milhões de novos casos de câncer são diagnosticados anualmente, com números crescentes e abrangência global. Com populações cada vez mais longevas, com o controle de pragas, epidemias e infecções, e com a mudança dos hábitos e estilo de vida, o câncer galgou visibilidade não apenas pelo número de casos, mas também pelo seu potencial letal, e já figura entre as principais, quando não como a principal, causas de mortalidade em diferentes povos e nações.

Engana-se, porém, quem entende o câncer como uma doença que privilegia apenas representantes da nossa espécie, dotada de polegar opositor e telencéfalo (usualmente) desenvolvido. Antes da medicina, da biologia, da cirurgia, coube à paleontologia reconhecer o primeiro caso de câncer em seres vivos: um osteossarcoma, um tipo de câncer ósseo, em um dinossauro da espécie *Centrosaurus apertus* que viveu há mais de 75 milhões de anos na que hoje representa a região de Alberta, no Canadá.

Sua sombra sobre a humanidade, porém, se arrasta desde tempos pré-históricos – curiosamente, o mesmo osteossarcoma foi identificado na mais remota evidência de uma neoplasia em um ancestral humano – uma lesão no quinto metatarso de um hominídeo que habitou a região do sítio arqueológico de Swartkrans, na África do Sul, entre 1,6 e 1,8 milhões de anos atrás.

Ainda que hoje ligadas por laços inseparáveis, a história do câncer e a história da Oncologia como ciência apresentam antecedentes largamente distantes.

O CÂNCER NA ANTIGUIDADE

O primeiro registro escrito por uma civilização do que hoje se define como "câncer" foi encontrado em manuscritos egípcios datados de 1500 a 1600 a.C., porém com estimativas divergentes que os colocam perto dos anos 3000 a.C. Sua autoria é atribuída a Imhotep, um polímata egípcio, responsável também pela construção das pirâmides de Sakkara. Seus manuscritos, descobertos no século XIX, e, subsequentemente, adquiridos por Edwin Smith, contemplavam uma gama de descrições de casos de procedimentos médicos (como a cauterização), cirurgias e doenças, um dos quais sugestivo de uma provável neoplasia de mama.

Evidências documentais de um câncer, porém, foram identificadas em múmias egípcias e da América do Sul com mais de 3500 anos de idade. A primeira caracterização científica de um câncer metastático, por sua vez, se deu em um rei da região da Cítia, porção central da Eurásia, colonizada por povos iranianos organizados em tribos nômades. Suas lesões ósseas disseminadas foram subsequentes confirmadas como relacionadas a um câncer de próstata avançado – uma apresentação clínica até hoje típica dessa neoplasia.

Hipócrates, considerado pai da Medicina Moderna, desempenhou papel central na estruturação do estudo do câncer. Nascido na Grécia Clássica, Hipócrates liderou a escola intelectual médica na Ilha de Kos, no Mar Egeu, e foi capaz de construir um legado que se embasou na descrição racional dos processos da doença e da cura. Seus estudos sobre diferentes patologias, pautados na observação dos sintomas e manifestações, suas proposições iniciais vinculadas à epidemiologia e seus escritos sobre anatomia forneceram as fundações para o desenvolvimento da Medicina ao longo dos séculos por vir.

Estados de doença ou saúde resultariam de variações e desequilíbrios nos quatro fluidos, ou humores corporais: sangue, fleuma, bílis amarela e bílis negra. Hipócrates foi o primeiro a cunhar o termo *onkos*, para descrever massas, e *karkinomas* (derivado de *karkinos*, ou caranguejo – um paralelo com o padrão de crescimento vascular observado ao redor dos tumores), para descrever lesões ulceradas. Seus aforismos nortearam os estudos do câncer nos séculos subsequentes e apresentam ecos e influências ainda nos dias de hoje. No consultório de um oncologista no século XXI não é incomum a pergunta acerca dos riscos de induzir a disseminação de um câncer ou de se alterar sua evolução através de uma biópsia ou de uma cirurgia – pois bem: em um de seus aforismos "nenhum tratamento deveria

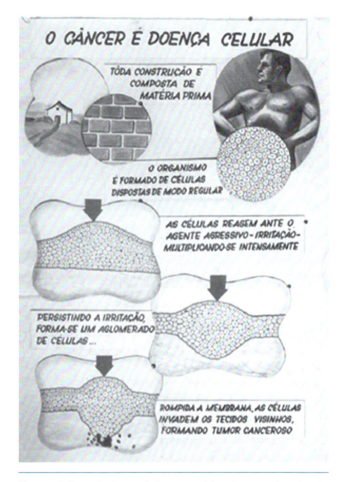

Figura 1.1 ● O câncer é doença celular. Cartaz educativo do Serviço Nacional do Câncer na década de 40. Fonte: a cervo da família Kroeffer, *História, Ciências, Saúde – Manguinhos*, Rio de Janeiro, vol. 17, supl. 1, 2010.

ser aplicado a um câncer, pois, se tratados, os pacientes morrem rapidamente; porém, quando não tratados, eles sobrevivem por um longo tempo", um conceito ainda ecoado séculos depois, já no Renascimento, por Ambroise Paré, um cirurgião da corte francesa, ao afirmar que "o câncer é praticamente incurável e, se operado, cicatrizará com grande dificuldade".

No princípio do século I da nossa era, Aulus Cornelius Celsus, enciclopedista e médico romano, em sua obra *Da Medicina*, descreveu a evolução, a partir de tumores iniciais, passíveis de remoção cirúrgica, para lesões vegetantes, sobre as quais o tratamento cirúrgico teria pouco impacto em função do elevado risco de recidiva. Tais observações serviram de base para a proposição de que as maiores taxas de sucesso da remoção de um câncer ocorreriam se a intervenção fosse feita em suas fases iniciais, um conceito pacífico até os dias de hoje. A ele também se atribui a caracterização da *tétrade de Celsius*, composta pelos sinais cardinais dos processos inflamatórios: calor, rubor, dor e tumor.

Uma Breve História do Câncer

> **BOXE 1**
>
> As primeiras instituições de incentivo à pesquisa em câncer no mundo:
> - 1900 – German Central Committe for Cancer Research (Alemanha)
> - 1902 – Imperial Cancer Research Fund (Inglaterra)
> - 1906 – Association Française pour l'Étude du Cancer (França)
> - 1907 – American Association for Cancer Research (Estados Unidos)

Talvez o sucessor de Hipócrates de maior legado tenha sido Cláudio Galeno, nascido em Pérgamo, importante centro cultural e intelectual no período helenístico. Ele consolidou seus estudos sobre Anatomia em Alexandria. Em Roma, após longa experiência como cirurgião, Galeno foi nomeado médico pessoal do Imperador Marco Aurélio. Responsável pela distinção entre o sangue venoso e arterial, por descrições anatômicas minuciosas e pela realização de cirurgias complexas, Galeno também agrupou os processos expansivos, ou tumorais, em três grupos: *De tumoribus secondum naturam* ("tumores de acordo com a natureza", ou de comportamento benigno), *De tumoribus supra naturam* ("tumores além da natureza", como edemas pós-traumáticos ou abscessos) e *De tumoribus praeter naturam* ("tumores contrários à natureza", que definiriam o que se entende como câncer). Estendendo os aforismos de Hipócrates, porém, Galeno pouco contribuiu para o conhecimento das formas de tratamento do câncer. A resistência à abordagem cirúrgica dos tumores induzida por Hipócrates e Galeno somente veio a mudar a partir da Idade Média e Renascimento.

IDADE MÉDIA E RENASCIMENTO E A ESTRUTURAÇÃO DO TRATAMENTO ONCOLÓGICO AO LONGO DOS SÉCULOS

Sucedendo a estagnação da Idade Média, o Renascimento revigorou os interesses nos conhecimentos da Grécia e Roma Antiga, e tornou possível a criação de um esboço da Oncologia como vertente da Medicina a partir, sobretudo, dos avanços cirúrgicos, deixando de lado o caráter puramente observacional que essa ciência desempenhava frente ao câncer.

Apesar do caráter inviolável do corpo humano, e da excomunhão, definida do Papa Bonifácio VIII, de quem ousasse praticar uma autópsia ou a remoção de vísceras, a curiosidade e o estudo minucioso do corpo humano propiciaram grandes avanços na arte da Anatomia, essenciais ao desenvolvimento das técnicas e preceitos cirúrgicos. Andreas Vesalius, a partir de incursões a cemitérios e do estudo de cadáveres e ossadas, foi capaz de caracterizar o sistema musculoesquelético e o sistema nervoso, e ainda se mantém como "pai da Anatomia Moderna".

Nesse mesmo período, Gabrielle Fallopius, anatomista e cirurgião italiano e discípulo de Vesalius, pormenorizou as características clínicas dos tumores benignos e malignos, os últimos caracterizados por "formas irregulares, multilobuladas, aderidos a estruturas circunjacentes e rodeados por uma abundância de vasos congestos".

No começo do século XVII, Gaspare Aselli descreveu os princípios do sistema linfático, que permitiram a base necessária para Henri François Le Dran, cirurgião-chefe do hospital Charité em Paris, propor que um tumor se originaria localmente, mas seria capaz de se disseminar por via linfática e atingir os linfonodos – um conceito incorporado à proposta de Jean Louis Petit de que a cirurgia de remoção de um tumor na mama (mastectomia) deveria incluir não apenas o tecido mamário, mas também os gânglios linfáticos regionais, com o objetivo de reduzir a chance de recorrências. Tal proposta seria desenvolvida nos séculos seguintes, mantendo-se contemplada nas mastectomias radicais *en bloc* preconizadas por William S. Halsted, um cirurgião nova-iorquino, já no final do século XIX.

Naturalmente, a extensão e complexidade crescentes das cirurgias oncológicas, muitas das quais devidamente estruturadas por John Hunter, cirurgião escocês, apenas foram viabilizadas à custa de outros dois grandes avanços que merecem destaque: o desenvolvimento das técnicas de anestesia, introduzidas por William Thomas Green Morton em 16 de outubro de 1846 no Massachusetts General Hospital, ao realizar a primeira demonstração pública de uma anestesia geral com o uso de uma droga anestésica inalatória, e os preceitos da assepsia, a partir de Ignaz Phillip Semmelweis (que, ironicamente, sucumbiu por um quadro de sepse a partir de uma lesão gangrenada em sua mão direita) e Joseph Lister.

Entre os séculos XVII e XIX, também ganhou corpo o estudo da epidemiologia do câncer e de seus fatores de risco. A partir de observações perspicazes, talvez as primeiras a propor uma associação entre atividades laborais e exposições ambientais e processos neoplásicos, Bernardino Ramazzini descreveu a escassez de casos de câncer de colo uterino em freiras, quando comparadas a mulheres casadas, porém um maior número de casos de câncer de mama – observações hoje explicadas e confirmadas pela ciência.

Ressaltando a influência de fatores extrínsecos, ou substâncias carcinogênicas, no processo do desenvolvimento de um câncer, John Hill publicou, em 1761, o primeiro artigo que alertava para a associação entre o uso do tabaco e o risco de desenvolvimento de câncer das vias aéreas, que só viria a ser definitivamente confirmada na metade do século XX. Poucos anos após, Percival Pott estabeleceu a relação entre o risco de desenvolvimento de tumores de testículo e a atividade profissional de limpeza de chaminés, hoje atribuída ao papel carcinogênico de hidrocarbonetos aromáticos.

No Brasil, o primeiro estudo sobre o câncer viria apenas em 1904, apresentado no II Congresso Médico Latino-Americano, em Buenos Aires, escrito por Alcindo de Azevedo Sodré e publicado no periódico nacional o *Brazil Médico*.

BOXE 2

O primeiro estudo sobre o câncer no Brasil foi o inventário epidemiológico de autoria de Alcindo de Azevedo Sodré. Esse estudo foi refutado em 1910 por novo estudo elaborado por Olympio Portugal, o qual indicava uma realidade brasileira diferente daquela relatada por Sodré. Olympio Portugal alertava para a alta incidência de câncer no Brasil, principalmente nas cidades do Rio de Janeiro e São Paulo.

Ao longo dos séculos XVIII e XIX, observações de múltiplos casos de câncer em uma mesma família ou até no mesmo indivíduo suscitaram também hipóteses propostas por John Hunter, Jacques Delpech, James Paget e Carl von Rokitansky de que aspectos não apenas adquiridos, mas também predisponentes ou hereditários, contribuiriam para a formação de um tumor. Outros fatores relacionados ao desenvolvimento do câncer, como o papel carcinogênico de microrganismos e vírus, só seriam demonstrados mais de um século após, com a demonstração da associação entre a infecção pelo *H. pylori* e os carcinomas gástricos e linfoma MALT, do papilovírus humano (HPV) e os tumores de trato genital e cavidade oral, dos vírus da hepatite e do carcinoma hepatocelular, entre alguns outros.

O inestimável produto das pesquisas de Rudolf Virchow, já no século XIX, e de tantos outros acerca da caracterização microscópica e anatomopatológica do câncer e da descrição das células e suas características não seria possível, porém, sem uma ferramenta cujo desenvolvimento merece uma citação especial neste capítulo – o microscópio com lentes objetivas sem distorção desenvolvido por Vincent Chevalier e Charles Chevalier, pai e filho, em 1834. Esse valioso utensílio se mostrou essencial para a caracterização e classificação do câncer, dando forma a muitas das teorias há séculos sem confirmação e permitindo a expansão da patologia e anatomia patológica.

Do século XVIII data um importante avanço, originalmente não vinculado à compreensão ou tratamento do câncer, mas que passaria a permear a prática e os avanços da Oncologia. Em maio de 1747, a bordo do navio HMS Salisbury, o cirurgião da Marinha Real, James Lind, se tornou o pioneiro na condução de um ensaio clínico ao oferecer diferentes formas de tratamento a grupos de marinheiros acometidos pelo escorbuto. Suas observações, a partir de intervenções controladas, permitiram concluir que a administração de cítricos se prestava ao tratamento desse grande mal dos navegantes. Tais premissas, implícitas no trabalho de Lind, mantêm-se enraizadas na forma de desenvolvimento e avaliação dos principais tratamentos do câncer ainda nos dias de hoje através da pesquisa clínica.

OS AVANÇOS AO LONGO DO ÚLTIMO SÉCULO E MEIO E A ONCOLOGIA MODERNA

Das células como unidade do câncer, conforme proposto por Theodor Boveri, ao sequenciamento do genoma, os avanços ao longo dos séculos XIX e XX permitiram refinar a compreensão dos mecanismos que regem a transformação de um tecido normal em uma neoplasia, graças à contribuição de um grande batalhão de profissionais, além da saúde, das diversas áreas do conhecimento, como das ciências biológicas e exatas. Da teoria "humoral" de Hipócrates como causa das patologias e do câncer, de Hipócrates, evoluiu-se para a teoria linfática, para o conceito de blastema (que propôs uma origem "celular"), e para hipóteses de carcinogênese envolvendo a inflamação crônica, o trauma, carcinógenos externos e doenças infecciosas. Stephen Paget, ao final do século XIX, concebeu a proposta de que o câncer seria capaz de se disseminar para além de seu local de origem através da corrente sanguínea, gerando as chamadas metástases, porém que tal crescimento ocorreria apenas em sítios selecionados, propícios à implantação e desenvolvimento dessas "sementes".

À cirurgia, que havia sofrido um salto em sua arte e ciência em um passado mais recente, somou-se a possibilidade de tratamento do câncer com uma nova modalidade, a radioterapia. A descoberta, em 1895-1896, dos raios X por Wilhelm Conrad Röntgen, em Würzburg, permitiu investigar o uso da alta energia emitida por substâncias radioativas como forma de danificar células e tecidos, sobretudo aquelas em rápido crescimento. Röntgen viria a ser agraciado com o Prêmio Nobel de Física em 1901. Data desse período também a primeira e questionável descrição do uso médico/terapêutico da radiação ionizante, em Chicago – ainda que o fato seja rodeado por incertezas históricas, atribui-se a Émil Hermann Grubbe o uso de um aparato emissor de raios X para o tratamento de uma paciente com um carcinoma recidivado da mama, em 1896.

BOXE 3

Em uma época da história quando a cirurgia era basicamente a única ferramenta contra o câncer, vários médicos brasileiros obtiveram sucesso em procedimentos inovadores. Em 1900, o médico Arnaldo Vieira de Carvalho, da Santa Casa de Misericórdia de São Paulo, obteve o primeiro sucesso no Brasil na extirpação total de um estômago. Essa cirurgia é celebrada pela história da medicina brasileira, sendo a quinta desse tipo realizada no mundo.

Em 1898, Marie Sklodowska-Curie, nascida em Varsóvia, e seu marido Pierre Curie caracterizaram duas novas substâncias químicas com propriedades radioativas, o Polônio e o Rádio. Marie Curie foi a primeira mulher laureada com o Prêmio Nobel, em 1903, e um de dois expoentes (o outro, Linus Pauling) a atingir essa honraria em duas áreas diferentes (Física e Química, esse já em 1911).

Os anos seguintes testemunharam um rápido crescimento da radioterapia para o tratamento de diferentes patologias, sobretudo as oncológicas. Paralelamente à caracterização de novas substâncias radioativas e do uso de partículas (elétrons, nêutrons, prótons), solidificaram-se os conceitos de fracionamento, da sensibilidade dos diferentes tecidos, de dose letal, assim como o reconhecimento dos potenciais eventos adversos relacionados ao uso dessa modalidade de tratamento.

Técnicas alternativas ao uso de uma fonte externa de radiação, a teleterapia, foram concebidas, em alguns casos permitindo a aplicação local de fontes radioativas, como a irradiação intersticial, ou braquiterapia. O Rádio foi progressivamente abandonado pela Medicina até a década de 1970, e substituído por outras fontes de radiação ionizante, como Irídio, Césio, e os aparelhos se sofisticaram para fontes de teleterapia com Cobalto e aceleradores lineares, por vezes com planejamentos multiplanares como forma de minimizar o dano aos tecidos saudáveis, permitindo intensificar as doses e oferecer a radioterapia de forma eficaz a lesões mais profundas e maiores.

Desde o fim do século XIX o Brasil apresentava problemas de ordem sanitária acentuados pela epidemia de gripe espanhola de 1918; entretanto, se encontrava vivendo uma modernização referente aos paradigmas científicos, os quais resultaram na inclusão do câncer, em 1920, no organograma de inspetoria do Departamento Nacional de Saúde Pública. Neste contexto, seria a saúde pública responsável pela prevenção do câncer que naquela época era considerado um fenômeno coletivo que tinha origem na relação do indivíduo com o seu meio, sendo passível de prevenção através da higiene e da educação. Acreditava-se que o câncer poderia ser uma doença possivelmente contagiosa. A nova seção responsável do Departamento Nacional de Saúde Pública que cuidaria da inspetoria do câncer seria a mesma responsável pelas doenças venéreas e a lepra, as quais apresentaram maior investimento inicial, por serem vistas como importantes empecilhos ao desenvolvimento do país e marca de seu atraso.

BOXE 4

No Brasil as instituições unicamente voltadas para pesquisa, prevenção e/ou tratamento do câncer antes de 1941 eram regionais. As duas primeiras instituições brasileiras foram:
- Instituto Radium (Belo Horizonte) – 1922
  Hoje Hospital Borges da Costa.
- Instituto do Câncer Dr. Arnaldo (São Paulo) – 1927
  Instalado no Hospital Central da Santa Casa de Misericórdia.

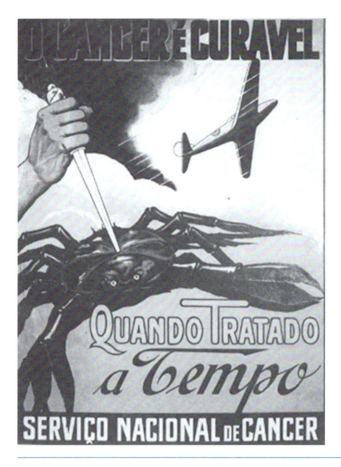 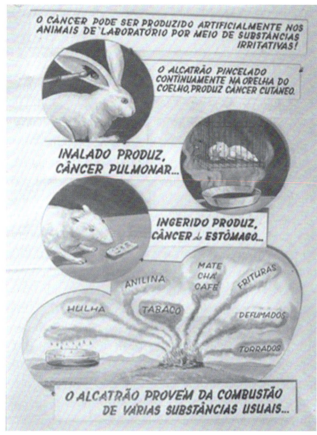

Figura 1.2 ● O câncer representado pelo caranguejo era normalmente encontrado nos cartazes educativos, bem como o alerta para o consumo de substâncias que poderiam ter efeito carcinogênico. Fonte: acervo da família Kroeffer, *História, Ciências, Saúde – Manguinhos*, Rio de Janeiro, vol. 17, supl. 1, 2010.

Somente em 1935 foram realizadas as primeiras propostas para o enfrentamento da doença em nível nacional durante o I Congresso Brasileiro de Câncer que ocorreu no então Distrito Federal, Rio de Janeiro. O sanitarista João de Barros Barreto defendeu, durante a sua conferência intitulada "Projeto de Luta Anticancerosa no Brasil", as diretrizes da saúde pública em relação ao câncer baseadas principalmente na prevenção, e a importância do diagnóstico precoce. Ainda defendeu a necessidade de instituições de saúde e/ou pesquisa dedicada unicamente para o tratamento do câncer.

Após a reformulação do Ministério da Educação e Saúde em 1937, o Governo Federal criou um serviço de assistência hospitalar destinado à profilaxia e ao tratamento de câncer, o Centro de Cancerologia (Rio de Janeiro), embrião do Instituto Nacional de Câncer (INCA), o qual teria como meta organizar em âmbito nacional o serviço assistencial hospitalar, bem como a formação de recursos humanos e a pesquisa em Oncologia.

A partir dos anos 1950, mas sobretudo em 1970-1980, uma nova e potencialmente menos tóxica modalidade de radioterapia baseada em prótons foi introduzida. Nesse período, os avanços em técnicas de computação, imagem e engenharia permitiram refinar e aperfeiçoar a forma como a radioterapia era planejada e aplicada, permitindo o desenvolvimento de modalidades como radioterapia conformacional (CRT), radioterapia conformacional estereotática (SBRT), radioterapia adaptativa (ART), radioterapia guiada por imagem (IGRT), e radioterapia com intensidade modulada do feixe (IMRT).

Os tratamentos sistêmicos apenas ganhariam um real papel na história do câncer décadas depois. No campo dos tratamentos sistêmicos, reconheceu-se o papel do estímulo hormonal ao crescimento do câncer, e seu potencial terapêutico. Thomas Beatson, a partir de observações acerca da relação entre a função dos ovários e a produção de leite pelas glândulas mamárias, propôs a estratégia de remoção cirúrgica dos ovários (ooforectomia) como forma de cessar os estímulos porventura envolvidos na promoção do câncer de mama.

Uma Breve História do Câncer

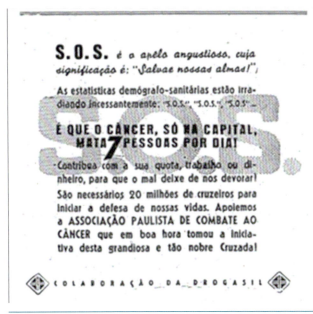

Figura 1.3 • Cartaz educativo da Associação Paulista de Combate ao Câncer. Fonte: Jornal O Estado de São Paulo, 25 de maio de 1946.

Décadas depois, em 1939, o mesmo substrato justificou o sucesso observado por Charles Huggins no tratamento do câncer de próstata a partir da remoção cirúrgica dos testículos. A manipulação hormonal aplicada ao tratamento do câncer se desenvolveu como a modalidade da hormonioterapia, hoje amplamente empregada, sobretudo na forma de agentes farmacológicos, no tratamento do câncer de mama e câncer de próstata.

No início do século XX, o químico alemão Paul Ehrlich cunhou o termo "quimioterapia" como forma de tratar, através de compostos químicos, doenças infecciosas. A quimioterapia antineoplásica, porém, apenas surgiria como fruto de dois terríveis eventos do século XX. Sintetizado em 1860 por Frederick Guthrie, o gás mostarda, vesicante utilizado como arma química, ceifou a vida de mais 90.000 soldados na Primeira Grande Guerra.

Um episódio fortuito ocorrido ao longo da Segunda Grande Guerra serviria de base para o advento da quimioterapia. O Porto de Bari, na Itália, havia sido designado como um importante ponto de apoio logístico para o exército do general Bernard Montgomery. Em 02/12/1943, um ataque a Bari efetivado pela Luftwaffe afundou mais de 27 navios de carga e transporte. Entre eles estava o SS John Harvey, que continha uma carga secreta de gás mostarda. A contaminação do ar e da água por essa carga secreta promoveu dramáticas quedas nas contagens de glóbulos brancos e aplasia medular em dezenas de soldados vitimados, observações que anteriormente haviam sido consideradas ao longo da Primeira Grande Guerra.

BOXE 5

Em 1941 transformações no âmbito do Ministério da Educação e Saúde no Brasil determinaram a criação de diversos serviços federais relacionados a doenças específicas. Entre eles estava o Serviço Nacional de Câncer (SNC), primeira estrutura de âmbito nacional voltada para o controle do câncer. Entre as atribuições do novo serviço estavam as pesquisas relacionadas à doença, as ações preventivas para seu controle e o tratamento dos cancerosos.

Nesse período, o Departamento de Defesa dos Estados Unidos dedicava vastos investimentos ao estudo de agentes químicos que poderiam ser utilizados como armas químicas, bem como de seus efeitos sobre o organismo e de medidas de proteção. Milton Charles Winternitz, na Universidade de Yale, então um dos responsáveis pela condução desses programas, atribuiu a Louis Goodman e Alfred Gilman a tarefa de explorar o potencial terapêutico desses produtos. A partir de experimentos bem-sucedidos em ratos, Goodman, Gilman e um cirurgião torácico, Gustaf Lindskog, expuseram pela primeira vez um paciente a um agente quimioterápico com o objetivo de tratamento de um câncer. Em 27 de agosto de 1942, o paciente "JD", acometido pelo que se definia como um "linfossarcoma" (hoje entendido como um linfoma não Hodgkin) refratário à radioterapia à qual havia sido exposto, recebeu a primeira dose do linfocida químico sintético, nada mais do que um derivado nitrogenado do gás mostarda – as observações clínicas e anatomopatológicas subsequentes confirmaram a eficácia (ainda que transitória) dessa nova estratégia. Esse experimento se tornaria público apenas após o final da Segunda Grande Guerra, em 1946, e permitiria a criação do conceito da quimioterapia. Nessa mesma década, partindo de observações de que o consumo de vegetais folhosos se relacionaria com a função da medula óssea, e de que o ácido fólico contribuía para o crescimento e maturação de células da medula óssea, Sidney Farber, patologista em Boston, definiu o papel dessa vitamina na proliferação de células da leucemia. O bloqueio, então, do ácido fólico, central à síntese do DNA, poderia resultar na inibição do crescimento dessas células – a partir de uma molécula denominada aminopterina, surgiria o metotrexato, um agente antifolato que se mostrou extremamente eficaz no tratamento de crianças acometidas por leucemias.

ONCOLOGIA – DA MOLÉCULA A CLÍNICA

O desenvolvimento de diversos outros compostos químicos se seguiu como do antibiótico actinomicina, das tiopurinas, das fluoropirimidinas, das antraciclinas, dos alcaloides da vinca, dos taxanos etc. Após o sucesso inicial em tumores hematológicos, Roy Hertz e Min Chiu Li reportaram a primeira resposta completa e cura de um tumor sólido a partir do uso do metotrexato para o tratamento do coriocarcinoma. Estratégias combinando diferentes agentes, ou esquemas de poliquimioterapia desenvolvidos inicialmente por Emil Frei, Emil Freireich e James Holland para o tratamento de leucemias, viabilizariam também a cura de cânceres até então indubitavelmente letais, como os tumores de testículo.

A Oncologia Clínica, porém, apenas viria a se tornar uma especialidade médica derivada da Medicina Interna em 1972, nos Estados Unidos da América, definindo o escopo da atuação nessa área e as diretrizes de treinamento e formação.

BOXE 6

Os médicos Mário Kroeff e Antônio Prudente se destacam por suas iniciativas como pioneiros nas ações de assistencialismo hospitalar, formação de profissionais e campanhas educativas em relação ao câncer. Mário Kroeff à frente do Centro de Cancerologia (Rio de Janeiro) e do Serviço Nacional de Câncer (SNC) e Antônio Prudente, através da Associação Paulista de Combate ao Câncer, que dirigia, promoveram diversas atividades educativas. Ambos, Kroeff e Prudente, contavam com o apoio dos grandes jornais na época, o que facilitou a arrecadação de fundos para construir e equipar hospitais.

Ao longo das décadas seguintes, os tratamentos sistêmicos, inicialmente na forma das quimioterapias, deixariam de ser utilizados para o tratamento exclusivo da doença metastática ou inoperável, e passariam a fazer parte das intervenções destinadas a aumentar as chances de cura em pacientes com doença localizada, criando os conceitos de tratamento neoadjuvante e adjuvante. Um esforço justificado, uma vez que as chances de cura, mesmo com cirurgias radicais e radioterapia, raramente excediam 30% na maior parte dos casos. Trabalhos conduzidos, sobretudo no câncer de mama, capitaneados por Bernard Fisher, Paul Carbone, Giani Bonadonna e Umberto Veronesi, comprovaram o aumento nas chances de cura a partir do uso precoce da quimioterapia em pacientes submetidas à cirurgia com intuito curativo.

Nesse momento, o conceito de que talvez fosse possível substituir órgãos ou tecidos defeituosos ou disfuncionais já não era novo. Esse conceito foi sobremaneira desafiado, novamente, com a Segunda Grande Guerra, durante a qual a necessidade de reparo de extensos ferimentos, transfusões sanguíneas, o uso de enxertos ósseos, musculares e de pele (frente à extensão e frequência das queimaduras), e a necessidade de reparação das funções orgânicas trouxeram desafios que permitiram melhor elucidar os mecanismos envolvidos em processos de rejeição e as reações imunes. Esse conhecimento e recursos também seriam necessários à Oncologia, frente aos efeitos muitas vezes irreparáveis, consequentes à exposição a altas doses de radiação ou quimioterapia, agora ferramentas cada vez mais populares.

A partir desse desafio, Georges Mathé realizou, em 1958, o primeiro transplante de células hematopoiéticas como tentativa de resgatar pesquisadores iugoslavos acidentalmente expostos a doses massivas de radiação. Mathé, anos depois, foi responsável pela demonstração de que as células enxertadas também poderiam resultar em um efeito antitumoral direto contra leucemias. De forma semelhante, Edward Donnall Thomas, laureado com o Prêmio Nobel de Medicina e Fisiologia em 1990, juntamente com Joseph E. Murray, por seus trabalhos com transplantes de células hematopoiéticas para o tratamento da leucemia, estabeleceu sua linha de pesquisa a partir de experimentos utilizando a infusão de células da medula óssea em modelos de roedores nos quais a aplasia havia sido induzida por altas doses de radiação.

Por décadas, as barreiras e insucessos das técnicas de transplante de células ou progenitores hematopoiéticos foram justificados por variáveis que ainda hoje permanecem desafiadoras, como a histocompatibilidade e a possibilidade de reação das células enxertadas aos tecidos sadios do hospedeiro, o que se definiria como reação do enxerto *versus* hospedeiro.

Apenas em meados do século XX, os avanços da ciência viabilizaram ferramentas adicionais, essenciais à compreensão do câncer e à estruturação de novas formas de tratamento. A base genética do câncer foi finalmente elucidada a partir da descrição da estrutura do ácido desoxirribonucleico, o DNA, por James Watson e Francis Crick em 1953.

Alterações nesse código genético (ou mutações), hereditárias, espontâneas, induzidas por substâncias externas (como produtos químicos ou radiação), ou por agentes virais, ou nos produtos e regulação desse código (mecanismos epigenéticos), seriam o substrato do temido câncer, fornecendo uma tardia resposta à proposição de Velpeau.

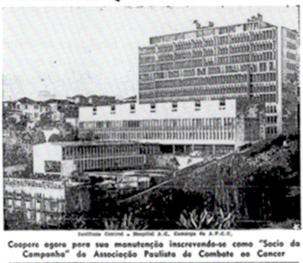

Figura 1.4 ● Campanha da Associação Paulista de Combate ao Câncer com apoio da Rede Feminina de Combate ao Câncer para construção do Hospital A.C. Camargo (1953), hoje A.C. Camargo Cancer Center. Fonte: Jornal Folha de São Paulo, 22 de maio de 1953.

Mais 50 anos e alguns bilhões de dólares seriam necessários ao completo sequenciamento do genoma por Craig Venter, em abril de 2000. Nesse intervalo, o papel de duas grandes famílias de genes, centrais ao desenvolvimento do câncer, foram definidas: os *oncogenes*, que, quando aberrantes, induziriam o crescimento e a proliferação descontrolados de uma célula, e os *genes supressores tumorais*, envolvidos no controle do ciclo celular, reparo do DNA, e mecanismos de morte celular e apoptose. Também foram propostos passos essenciais à transformação de uma célula saudável em uma célula com capacidade de invadir e se disseminar, brilhantemente agrupados dentro do conceito de *"Hallmarks of Cancer"*.

Características como inibição da morte celular e descontrole replicativo, ativação sustentada de sinais proliferativos, modulação da angiogênese, evasão de mecanismos supressores e da destruição pelo sistema imune, reprogramação do aparato metabólico e modulação do microambiente se mostraram comuns a diversos tipos de neoplasias, e serviriam de alvo e algoritmo para a exploração de novas terapias oncológicas.

Tamanhos avanços no conhecimento e nas técnicas de interrogação do genoma e do maquinário celular permitiam vislumbrar, agora na Oncologia, um conceito almejado por Paul Ehrlich na Microbiologia. Ehrlich postulou que seria possível elaborar estratégias capazes de eliminar microrganismos de forma seletiva, sem trazer prejuízo às demais estruturas e ao corpo, criando a proposta da "bala mágica", ou Zauberkugel. De fato, o aperfeiçoamento da classificação e reconhecimento de estruturas celulares, através de técnicas de imuno-histoquímica, por exemplo, e o refinamento de métodos de avaliação molecular e citogenética, como cariótipo, FISH, reação em cadeia da polimerase e metodologias de sequenciamento do DNA viabilizaram a transição para uma nova era do tratamento oncológico e a expansão do conceito de oncologia personalizada. A partir do reconhecimento de que muitas dessas alterações moleculares resultavam em atividade aberrante de enzimas e vias de sinalização, a Oncologia foi tomada por uma gama crescente de moléculas agrupadas como terapias-alvo. Em 1960, Peter Nowell e David Hungerford descreveram um cromossomo atípico nas células neoplásicas de pacientes acometidos pela leucemia mieloide crônica (LMC), subsequentemente caracterizados em mais de 95% dos casos dessa doença, batizado como cromossomo Philadelphia. Esse conhecimento serviu de base para o pioneiro e talvez melhor exemplo da terapia-alvo, a partir da incorporação do inibidor enzimático imatinibe em pacientes com o gene de fusão Bcr-Abl, fruto da translocação identificada no cromossomo Philadelphia.

Em pouco tempo, as indicações das drogas-alvo moleculares cresceram, passando a fazer parte das opções de tratamento para o tumor estromal gastrointestinal (GIST), câncer renal de células claras, câncer de pulmão, e inúmeros outros. Não apenas as opções de tratamento se multiplicaram, mas o próprio entendimento do câncer sofreu uma revolução: um câncer de pulmão, por exemplo, deixou de ser classificado com base exclusivamente em sua histologia e sítio de origem, mas também em função do subgrupo definido por sua identidade molecular: aqueles com mutação do EGFR, translocações do ALK, mutações do BRAF etc. – o mesmo processo foi replicado em virtualmente todos os tumores sólidos.

Muitos dos tratamentos hoje empregados na Oncologia não seriam possíveis sem os fantásticos trabalhos de César Milstein, um bioquímico argentino radicado no Reino Unido, e agraciado com o Prêmio Nobel de Fisiologia e Medicina em 1984, juntamente com Niels

Kaj Jerne e Georges J. F. Köhler. Os resultados de seus experimentos focados no estudo da estrutura dos anticorpos permitiram reprogramar células com o objetivo de sintetizar proteínas capazes de exercer as mais variadas funções, de carreadores de drogas e partículas radioativas a medicamentos com propriedades antineoplásicas e imunomoduladoras: os anticorpos monoclonais. A partir de glóbulos brancos, linfócitos B aptos de sintetizar anticorpos, fundidos com células de mieloma, capazes de perpetuar sua existência, criou-se o conceito do hibridoma, capaz de produzir anticorpos de forma dirigida e seletiva. O trabalho de Milstein embasou o desenvolvimento do primeiro anticorpo monoclonal aprovado para uso clínico para o tratamento de neoplasias hematológicas, o rituximabe, em 1997, tendo por alvo a proteína de superfície celular CD20, cuja expressão é enriquecida em linfócitos B.

Renascida no começo dos anos 2000, a história da imunoterapia do câncer muito bem preencheria um capítulo à parte desta obra. Apesar de ter despontado como novo pilar da Oncologia a partir dos anos 2010, seu princípio data de mais de cem anos antes.

No final do século XIX, a partir de observações iniciais de Wilhelm Busch de que pacientes acometidos por infecções no período pós-operatório apresentavam menores chances de recidiva de tumores, William B. Coley, um cirurgião radicado em Nova Iorque, passou a utilizar, em seus pacientes, preparados de *serratia sp* e estreptococos, na tentativa de induzir o que subsequentemente se definiria como uma resposta imunomediada. Apesar de sucessos ocasionais com suas "toxinas", as teorias de Coley e seus experimentos foram rechaçados e esquecidos.

As décadas seguintes permitiram grandes saltos na compreensão dos mecanismos que regulam a interação entre as células tumorais e o sistema imune. Conceitos, como o da vigilância imune por Lewis Thomas e Frank MacFarlane Burnet e da imunoedição, e os diversos componentes desse complexo universo que contempla o sistema imune inato e adaptativo foram caracterizados, incluindo as citocinas, os linfócitos T e seus receptores, os anticorpos e seus mecanismos de especificidade, as células apresentadoras de antígeno, o papel do complexo maior de histocompatibilidade etc.

Em 1976, o primeiro indício de sucesso se deu a partir da indução de respostas imunes induzidas através na inoculação da vacina do Bacilo de Calmette-Guérin (BCG) com o objetivo de reduzir as recidivas do câncer de bexiga. Da mesma forma, estabeleceu-se a parcial eficácia de uma forma pouco seletiva de imunoterapia, a partir do uso de altas doses de um mediador inflamatório, a interleucina-2, aprovada para o tratamento do câncer renal e melanoma, em 1991 e 1998, respectivamente.

Os resultados obtidos com a imunoterapia permaneciam muito aquém de seu potencial. Ao longo dos anos 1970, 1980 e 1990, pesquisadores se debruçaram sobre estudos que tinham por objetivo definir mecanismos utilizados pelo câncer para prevenir o reconhecimento e ataque pelos componentes do sistema imune inato e adaptativo.

Em 2010, o sipuleucel, a primeira vacina baseada em células dendríticas para o tratamento de um tumor sólido, no caso o câncer de próstata, foi aprovada.

Entre as inúmeras descobertas, descreveu-se a existência de proteínas envolvidas na regulação da sinapse imunológica, ou correceptores imunes ("*immune-checkpoints*"), capazes de amplificar ou inibir o estímulo imune e a ativação linfocitária. Trabalhos de James P. Allison e Tasuko Honjo fundamentaram o desenvolvimento de anticorpos monoclonais voltados a esses correceptores imunes, capazes de induzir expressivas e duradouras respostas em variados tipos de tumores.

Em 2011, o primeiro representante dessa classe de medicamentos, o agente anti-CTLA-4 ipilimumabe, foi aprovado para uso clínico no tratamento do melanoma avançado. Poucos anos depois, uma segunda geração de anticorpos, que agora traziam por alvo o receptor PD-1 e seu ligante, PD-L1, amplificaram os benefícios da imunoterapia. O princípio do século XXI trouxe outra dramática evolução no campo da imunoterapia – através de técnicas de bioengenharia, confirmou-se a possibilidade de se reprogramar componentes selecionados do sistema imune e direcioná-los a alvos específicos. Como resultado, a terapia celular adotiva através do uso de células dotadas dos chamados receptores quiméricos de antígenos ganhou as linhas de frente em 2017, inicialmente para o tratamento de tumores hematológicos marcados pela expressão da proteína CD19, definindo seu espaço na história do câncer.

Como consequência, apesar dos números crescentes de casos novos, a mortalidade pelo câncer passou a declinar, sobretudo em países desenvolvidos, ao longo das duas últimas décadas. Naturalmente, até que se permita erradicar as diferentes facetas dessa desafiadora doença, este breve capítulo terá sua escrita continuada. Os avanços na caracterização molecular do câncer, de seus fatores causais, das formas de tratamento, serão drasticamente afetados pelas novas ferramentas do mundo moderno. A possibilidade de gerenciamento de grandes volumes de dados, de análises com algoritmos computacionais, e o avanço da telemedicina moldarão a Oncologia e o câncer nos anos por vir. O câncer é uma doença que vem sendo interesse de estudo ao longo dos séculos conectando profissionais das mais variadas formações, os quais se apresentam focados na obtenção de conhecimento e desenvolvimento de novas tecnologias que permitam promover, desde a prevenção ou diagnóstico precoce, até o tratamento e/ou a melhoria da qualidade de vida dos pacientes com câncer.

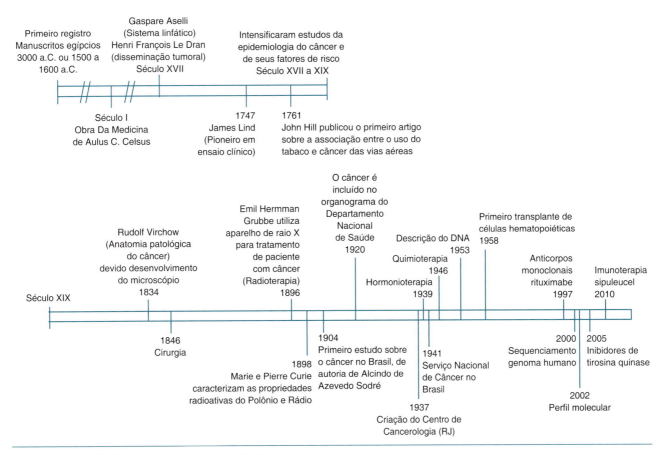

Figura 1.5 • Linha do tempo de uma breve história do câncer.

GLOSSÁRIO

Aforismo: texto curto e sucinto, fundamento de um estilo fragmentário e assistemático na escrita filosófica, relacionado a uma reflexão de natureza prática ou moral.

Angiogênese: é a formação de novos vasos sanguíneos. Um processo normal do crescimento e cura, que também está ligado ao desenvolvimento de diversas doenças, incluindo o câncer.

Cromossomo *Philadelphia*: translocação BCR/ABL t(9;22) é resultante da fusão de parte do oncogene ABL, localizado no cromossomo 9, com o gene BCR, localizado no cromossomo 22. As patologias que podem apresentar este gene de fusão são as Leucemias Mielóides Crônicas e Leucemias Linfóides Agudas. Os principais tipos de fusões encontradas entre estes genes na LMC, são determinadas pelas isoformas p210 ou p230, presente em quase 95% dos casos, e isoforma p190 encontrada em 25-30% nas LLA dos adultos e ~2% em casos pediátricos.

Lesão vegetante: lesão altamente friável, podendo sangrar de forma espontânea ou com simples manipulação, além de estar, normalmente acompanhada por tecido necrosado, macerado e de odor fétido.

Neoplasia: processo patológico que resulta no crescimento anormal, incontrolado e progressivo de tecido, mediante proliferação celular; tumor.

Polímata: indivíduo que estuda ou que conhece muitas ciências; polígrafo, polímate.

LEITURAS RECOMENDADAS

Hanahan D, Weinberg RA. Hallmarks of cancer: the next generation. Cell, 2011; 144(5):646-74.
Mukherjee S. O Imperador de Todos os Males: uma biografia do câncer. Editora Companhia das Letras, 2012.
The History of Cancer. https://www.cancer.org/cancer/cancer-basics/history-of-cancer.
Weinberg RA. The Biology of Cancer. Garland Publishing, 2.Ed., 2013.

REFERÊNCIAS BIBLIOGRÁFICAS

Coimbra CMC, Antônio LT. As campanhas educativas contra o câncer. Hist. Cienc. Saude –Manguinhos, 2010; 17.
Faguet GB. A brief history of cancer: age-old milestones underlying our current knowledge database. Int J. Câncer, 2014; 136:2022-36.
Hadju SI. A note from history: landmarks in history of cancer, part 2. Cancer, 2011.
Hajdu SI. A note from history: landmarks in history of cancer, part 1. Cancer, 2011; 117(5):1097-102. doi:10.1002/cncr. 25553.
Hanahan D, Weinberg RA. Hallmarks of cancer: the next generation. Cell, 2011; 144(5):646-74.
Histórias da Oncologia Clínica no Instituto Nacional de Câncer (INCA). Ministério da Saúde, 2008.
Teixeira LA, Fonseca CO (coordenadores). De doença desconhecida a problema de saúde pública: o INCA e o controle do câncer no Brasil. Ministério da Saúde, 2007.

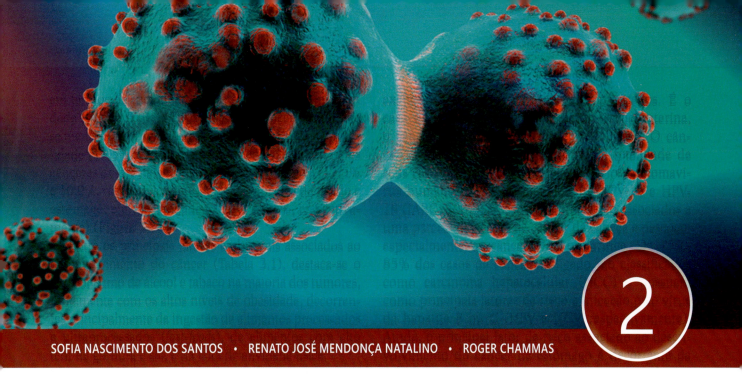

SOFIA NASCIMENTO DOS SANTOS • RENATO JOSÉ MENDONÇA NATALINO • ROGER CHAMMAS

Classificação e Nomenclatura Anatomopatológica de Tumores

INTRODUÇÃO

A análise histopatológica desempenha um papel fundamental para o diagnóstico e prognóstico dos cânceres, assim como auxilia na compreensão das etapas do processo de carcinogênese e evolução dos cânceres. A compreensão da natureza tecidual dos cânceres permitiu o estabelecimento de relações de origem histogenética dos tumores. Antes da consolidação deste conceito, era difícil explicar como determinados tumores poderiam dar origem a outros tumores em locais distantes; mas, a comparação entre diferentes tumores permitiu concluir que tinham origem em um mesmo tecido. Assim, passou-se a designar o tumor inicial como tumor primário, e os restantes, desde que com origem no tumor primário, como metástases. A histopatologia permitiu estabelecer uma relação entre as características clínicas e microscópicas de um tumor. A principal caracterização que se estabeleceu, e que permitiu dividir os tumores em dois grandes grupos, foi a de que os tumores que não invadem os tecidos adjacentes e crescem localmente denominam-se tumores benignos, e os que invadem estruturas vizinhas e originam metástases designam-se tumores malignos.

Ao final deste capítulo espera-se que o leitor (i) compreenda a importância da análise histopatológica para o diagnóstico de um câncer; (ii) saiba as principais características morfológicas do câncer; (iii) conheça as técnicas de diagnóstico utilizadas na patologia; (iv) as propriedades biológicas de uma neoplasia humana (v) a classificação de tumores e (vi) o seu estadiamento.

PATOLOGIA: DEFININDO UMA NEOPLASIA

A carcinogênese envolve uma série de mudanças nas quais as células normais adquirem uma morfologia diferente. A análise histopatológica ajuda na definição dessa sequência de eventos. Os patologistas são capazes de diagnosticar uma neoplasia (e classificá-la como maligna ou benigna) sem necessitar de uma análise molecular do tecido. Esta capacidade de diagnosticar um tumor pela observação do tecido e suas características morfológicas depende: (1) do reconhecimento das mudanças na arquitetura tecidual; (2) das mudanças citológicas. Todos os tumores, benignos e malignos, têm dois componentes básicos:

- Proliferação de células neoplásicas.
- Proliferação do estroma de suporte constituído por tecido conjuntivo e vasos sanguíneos.

Embora as células do parênquima representem, geralmente, o componente proliferativo dominante, o crescimento e a evolução das neoplasias encontram-se também dependentes do seu estroma. A proliferação do estroma e o consequente suprimento sanguíneo adequado são necessários, assim como o fornecimento da estrutura para a proliferação das células tumorais pelo tecido conjuntivo. Além disso, existe toda uma comunicação entre as células tumorais e do estroma que parece influenciar diretamente o crescimento de tumores. Em alguns tumores, o estroma de suporte é escasso e, portanto, a neoplasia apresenta uma superfície lisa e de consistência aparentemente normal. Outras vezes, as células tumorais estimulam a formação de uma abundante matriz de colágeno, referida como desmoplasia. Várias classificações foram propostas para as neoplasias, e a mais utilizada leva em consideração dois aspectos básicos: o comportamento biológico (benigno ou maligno) e a histogênese (célula de origem). Esta classificação individual de tumores é fundamental para o planejamento terapêutico do paciente com câncer.

NEOPLASIAS BENIGNAS E MALIGNAS

De acordo com o comportamento biológico, os tumores são divididos em benignos e malignos. Uma das etapas mais importantes do estudo das neoplasias é estabelecer essa diferença. Os critérios que permitem determinar com segurança o diagnóstico são, na maioria dos casos, morfológicos e encontram-se sumarizados na Tabela 2.1.

Diferenciação

Os tumores benignos são geralmente bem diferenciados, enquanto os tumores malignos podem ser desde bem diferenciados até pouco diferenciados. Um sistema de classificação foi desenvolvido por patologistas de forma a descrever o grau de diferenciação do tumor observado em tumores epiteliais. Este sistema de classificação é clinicamente importante como uma medida da progressão tumoral e como um fator de prognóstico por vezes relacionado com a resposta ao tratamento, estado de recorrência da doença e sobrevivência do doente.

Crescimento

A taxa de crescimento é também uma característica que permite a distinção entre um tumor benigno e um tumor maligno. Os tumores benignos frequentemente exibem um crescimento lento e expansivo, possuem um estroma adequado, com um bom suprimento vascular, raramente mostrando necrose e hemorragia. Os tumores benignos possuem tempos de duplicação longos e podem levar anos até apresentar massa significativa. Os tumores malignos, por outro lado, possuem um crescimento rápido, com a taxa de crescimento inversamente correlacionada ao seu grau de diferenciação. Devido ao seu caráter infiltrativo, alto índice de multiplicação celular, rapidez e desorganização no crescimento, geralmente apresentam uma desproporção muito grande entre o parênquima tumoral e o estroma vascularizado. Dessa forma, esses tumores exibem frequentemente extensas áreas de necrose ou hemorragia.

Tabela 2.1 • Principais características de neoplasias benignas e malignas

Características	Neoplasias benignas	Neoplasias malignas
Encapsulação	Presença frequente	Geralmente ausente
Morfologia	Estruturalmente semelhante ao tecido de origem	Arquitetura desorganizada e diferente da do tecido de origem
Mitoses	Raras e típicas	Frequentes e atípicas
Diferenciação	Bem diferenciadas	Pouco diferenciadas
Taxa de crescimento	Lento	Rápido com tempo de duplicação curto
Forma de crescimento	Expansão (encapsulamento)	Penetração e destruição do tecido adjacente
Metástase	Não há formação de metástase	Metastização comum através de invasão do tecido adjacente e transporte de células malignas através da corrente sanguínea ou sistema linfático
Resposta à terapia	Recorrência de tumor rara	Recorrência do tumor é comum após terapia
Prognóstico	Bom. Tumores inacessíveis à ressecção podem ser fatais	Mais comumente fatais que tumores benignos

Encapsulamento

Os tumores benignos, que são encapsulados por tecidos conjuntivos, apresentam-se confinados dentro do tecido de origem. Os tumores malignos, por outro lado, podem adquirir a capacidade de penetrar a membrana basal, um tipo especializado de matriz extracelular, constituída por uma fina camada de polissacarídeos e proteínas complexas que separam o tecido epitelial dos tecidos conjuntivos subjacentes, vasos sanguíneos e linfáticos. A capacidade de penetrar através da membrana basal leva à invasão local e à destruição do tecido adjacente.

Morfologia

Na grande maioria dos casos, um tumor benigno pode ser distinguido de um tumor maligno com grande confiança em função de características morfológicas; por vezes, no entanto, uma neoplasia desafia a categorização. O diagnóstico morfológico por si só nem sempre pode predizer o comportamento biológico ou o curso clínico de uma neoplasia, com certeza absoluta. Todavia, em geral existem critérios morfológicos pelos quais os tumores benignos e malignos podem ser diferenciados, e o comportamento dos tumores pode ser previsto.

Diferenciação refere-se às células neoplásicas que se assemelham a células normais, tanto morfologicamente, como funcionalmente; a ausência de diferenciação é denominada anaplasia. Tumores bem diferenciados são compostos por células semelhantes a células normais maduras do tecido de origem da neoplasia. Os tumores pouco diferenciados têm células primitivas de aspecto indiferenciado, constituindo células não diferenciadas. Na maior parte dos casos, os tumores benignos são bem diferenciados; no entanto, por exemplo, o tumor benigno do músculo liso – leiomioma – é tão estreitamente semelhante à célula normal que pode ser impossível reconhecê-lo como tumor por exame microscópico das células individuais. Só a massa dessas células em um nódulo divulga a natureza da lesão neoplásica. As neoplasias malignas, em contraste, vão desde padrões bem diferenciados até indiferenciados. A falta de diferenciação, ou anaplasia, é considerada um marco de transformação maligna. Anaplasia implica uma reversão de um elevado nível de diferenciação para um nível inferior, podendo surgir a partir de células estaminais que estejam presentes nos tecidos especializados.

A falta de diferenciação, ou anaplasia, é marcada por uma série de alterações morfológicas sumarizadas a seguir.

- **Pleomorfismo** – tanto as células como os núcleos exibem variação no tamanho e na forma.
- **Morfologia nuclear anormal** – caracteristicamente os núcleos contêm uma abundância de DNA e são extremamente corados de forma escura (hipercromáticos). Os núcleos são desproporcionalmente grandes para a célula, e a relação núcleo-citoplasma pode chegar a 1:1, em vez do normal 1:4 ou 1:6. A forma nuclear é muito variável, apresentando-se a cromatina muitas vezes agregada e distribuída ao longo da membrana nuclear. Grandes nucléolos estão geralmente presentes nesses núcleos.
- **Mitoses** – em comparação com tumores benignos e algumas neoplasias malignas bem diferenciadas, os tumores indiferenciados geralmente possuem um grande número de mitoses, refletindo a maior atividade proliferativa das células parenquimatosas. A presença de mitoses, no entanto, não indica necessariamente que um tumor é maligno ou que o tecido seja neoplásico. Uma característica morfológica das mitoses na neoplasia maligna é o caráter atípico que pode levar à geração de células tripolares, quadripolares, ou multipolares, quando se identificam múltiplos eixos de separação do material cromossômico.
- **Perda da polaridade** – para além das anormalidades citológicas, a orientação das células anaplásicas encontra-se nitidamente perturbada. Há perda da segregação entre o polo apical e o polo basolateral. Desta maneira, glicoproteínas, que frequentemente são secretadas para a luz de órgãos, são, por exemplo, secretadas para a superfície basolateral, ganhando amplo acesso à circulação sanguínea, onde podem ser detectadas como marcadores tumorais (exemplos, antígeno carcinoembrionário, ou CEA, e mucinas).
- **Outras características** – são a formação de células gigantes; algumas possuem apenas um único núcleo polimórfico enorme, e outras têm dois ou mais núcleos. Estas células gigantes são por vezes confundidas com as células inflamatórias de Langerhans ou células gigantes derivadas de macrófagos e contêm muitos núcleos pequenos de aparência normal. Além do mais, o crescente número de células tumorais exige um suprimento sanguíneo. Muitas vezes, o estroma vascular é escasso e, em muitos tumores anaplásicos, grandes áreas centrais sofrem necrose isquêmica.

Antigenicidade

As células dos tumores benignos, por serem bem diferenciadas, não apresentam a capacidade de produzir antígenos. Por outro lado, as células derivadas dos tumores malignos apresentam essa capacidade. Esta propriedade da célula maligna permitiu a identificação de diversos antígenos tumorais, o que tem trazido progressos no estudo das neoplasias. Por exemplo, no câncer hepático, as células malignas voltam a produzir antígenos fetais (alfa-fetoproteína), que normalmente não são produzidos pelos hepatócitos e têm sido utilizados no diagnóstico desse tipo de câncer.

Células estaminais

Um tumor clinicamente detectável contém uma população heterogênea de células, que teve origem no crescimento clonal de uma única célula. No entanto, tem sido difícil identificar as células-tronco tumorais, isto é, as células dentro de um tumor as quais têm a capacidade de iniciar e sustentar o tumor. Estas conclusões têm implicações importantes para o tratamento do câncer e visam à eliminação da proliferação de células. Aparentemente, as células-tronco tumorais, similares a seus homólogos normais, têm baixa taxa de replicação. Se este for o caso, as terapias para o câncer, que podem eficientemente matar as células com elevadas taxas de duplicação celular, vão permitir que as células estaminais permaneçam, deixando no local células capazes de gerar o tumor. Nestas circunstâncias, certos tumores podem facilmente ressurgir após tratamento.

Displasia

A displasia é encontrada principalmente em epitélios e é caracterizada por um conjunto de mudanças que incluem perda de uniformidade das células individuais e perda na sua organização espacial (perda da arquitetura tecidual). As células de tecidos displásicos também apresentam um considerável pleomorfismo e muitas vezes contêm núcleos hipercromáticos que são anormalmente grandes para o tamanho da célula. O número de mitoses é mais abundante do que o habitual, embora quase sempre obedeçam a padrões normais. A arquitetura do tecido pode ser desordenada, mas essas alterações estão confinadas a porções do epitélio. Em geral, quando a displasia atinge todas as camadas do epitélio, estas lesões não são mais reversíveis e caracterizam o carcinoma *in situ* (veja abaixo).

Invasão local

Quase todos os tumores benignos crescem como massas expansivas que permanecem localizadas no seu local de origem e não têm a capacidade de infiltração (invasão local), ou de metastização. Ao crescerem, expandem-se lentamente e levam ao desenvolvimento de uma faixa de tecido compacto, às vezes chamado de cápsula fibrosa, que os separa dos demais tecidos normais do órgão afetado. Esta cápsula é derivada, em grande parte, do estroma do tecido nativo, como resultado da atrofia das células parenquimatosas sob a pressão de expansão do tumor. Esse encapsulamento não impede o crescimento tumoral, mas mantém o tumor benigno como uma massa discreta, frequentemente facilmente palpável e que pode ser cirurgicamente removida.

O crescimento dos cânceres é por vezes acompanhado pela progressiva infiltração, invasão e destruição do tecido circundante. A maioria dos tumores malignos é invasiva e pode, obviamente, penetrar através da parede do órgão afetado. Tais tumores não reconhecem as fronteiras anatômicas normais. Esta capacidade invasiva torna a sua ressecção cirúrgica difícil, e, mesmo se o tumor aparenta estar bem circunscrito, é necessário eliminar uma considerável margem de tecido aparentemente normal adjacente ao tumor infiltrativo. Próximo ao desenvolvimento de metástases, a invasividade é a mais fiável característica que diferencia as lesões malignas das benignas. Tem sido observado que alguns cânceres parecem evoluir a partir de uma pré-fase referida como carcinoma *in situ*. Isto frequentemente ocorre em tumores de pele, mama, e alguns outros sítios, sendo o melhor exemplo o carcinoma do colo uterino. Os tumores epiteliais *in situ* exibem as características citológicas de malignidade, sem invasão da membrana basal. Estas lesões podem ser consideradas um passo inicial de um tumor invasivo, que com o tempo vai penetrar além da membrana basal e invadir o estroma subepitelial.

Metástases

As metástases marcam inequivocamente as neoplasias como malignas, porque as neoplasias benignas não metastizam. A capacidade de invasão dos tumores permite que eles penetrem nos vasos sanguíneos e linfáticos e se disseminem por todo o organismo. Com poucas exceções, todos os cânceres podem metastizar. As principais exceções são a maioria das neoplasias malignas das células gliais no sistema nervoso central (gliomas), e os carcinomas basocelulares da pele. Ambos são formas de neoplasia localmente invasiva, mas raramente metastizam à distância. Em geral, os tumores mais agressivos e de mais rápido crescimento têm maior probabilidade de virem a metastizar. Aproximadamente 25-30% dos pacientes recém-diagnosticados com tumores sólidos (excluindo cânceres da pele não melanoma) apresentam-se já com metástases. A propagação metastática reduz fortemente a possibilidade de cura; portanto, nenhuma conquista consegue conferir maior benefício aos pacientes do que métodos para bloquear a propagação à distância. A disseminação dos tumores pode ocorrer por diversos mecanismos, entre eles: (1) invasão direta de cavidades ou superfícies corporais; (2) disseminação linfática; (3) disseminação hematogênica. Os mecanismos que levam à formação de metástase serão discutidos posteriormente neste livro.

ORIGEM EMBRIONÁRIA DOS TUMORES

A maior parte dos tumores humanos são de origem epitelial, sendo os epitélios, na maior parte dos casos, constituídos por diversas camadas de células sobrepostas ou justapostas, que por sua vez estão assentadas sobre a membrana basal que as separa do estroma do órgão em questão. Os tumores epiteliais designam-se genericamente por carcinomas, e são extremamente frequentes e responsáveis por cerca de 70-80% das mortes por câncer no mundo ocidental. Esse tipo de tumores pode ter origem nos três folhetos germinativos:

- Endoderme (por exemplo, epitélio gástrico);
- Ectoderme (por exemplo, epiderme);
- Mesoderme (por exemplo, ovários).

Podemos assim concluir que não é possível definir qual a origem embrionária de um tumor apenas pela sua classificação histológica. A maior parte dos carcinomas pode ser dividida em dois grandes grupos:

- **Carcinomas pavimento-celulares**, com origem em células epiteliais cuja função é a formação de uma camada celular com a finalidade de revestimento e proteção;
- **Adenocarcinomas**, cujas células têm como função secretar substâncias para ductos ou cavidade que revestem.

Os tumores malignos restantes têm origem em tecidos não epiteliais, e o maior grupo destes forma-se a partir de diversos tecidos conjuntivos, ou seja, com origem na mesoderme; em seu conjunto intitulam-se sarcomas. Este subgrupo de tumores representa cerca de 1% dos tumores observados em oncologia clínica e podem ter origem em diversas células mesenquimatosas, que vão desde os fibroblastos até os adipócitos, osteoblastos, miócitos e endotélio.

O segundo grupo de tumores não epiteliais surge nos diversos tecidos que constituem o sangue, ou seja, tecidos hematopoiéticos, quer na linhagem eritrocitária, quer na leucocitária. O termo leucemia refere-se às linhagens malignas destas células que circulam livremente e não são pigmentadas, contrariamente aos eritrócitos. Os linfomas são tumores da linhagem linfoide que formam agregados sólidos, frequentemente nos gânglios linfáticos, mas também em outros locais.

O terceiro grupo de tumores não epiteliais tem origem nas células que formam o sistema nervoso central e periférico, sendo derivados da neuroectoderme. Nesses tumores incluem-se os gliomas, glioblastomas, neuroblastomas, schwannomas e meduloblastomas. Apesar de constituírem apenas 1,3% dos tumores diagnosticados, representam 2,5% das mortes por câncer.

Nem todos os tumores podem ser incluídos nos quatro grupos acima referidos, como é o caso dos melanomas. Os melanócitos derivam da crista neural e, apesar de a sua origem ser próxima das células neuronais, sua localização muda no organismo adulto. Estas células localizam-se na base do epitélio da pele ou ao nível da retina. Outro exemplo é o tumor de pequenas células do pulmão, cujas células têm propriedades neurossecretoras, idênticas às das células localizadas na glândula suprarrenal.

Apesar da origem tecidual, é frequente observar em cânceres um processo que está associado à reprogramação de expressão de genes, que culmina com alterações de características moleculares expressas pelas células tumorais. Este processo é classificado como um fenômeno de transdiferenciação, e denota a plasticidade das células tumorais. No caso dos carcinomas, as células localizadas nos limites entre tecidos podem alterar drasticamente a sua forma e programa de expressão, modificando assim seu fenótipo e adquirindo características mesenquimatosas (transição epitélio-mesênquima). Esta capacidade implica uma grande plasticidade por parte das células epiteliais que habitualmente estão completamente comprometidas com a linhagem epitelial. Esta transformação muitas vezes indica a invasão dos tecidos adjacentes pelo carcinoma.

Não obstante esta enorme capacidade que os tumores possuem para se desviarem do processo normal de crescimento celular, na maior parte dos casos eles mantêm características que permitem aos patologistas, mesmo sem ser conhecido o local anatômico em que foi realizada a biópsia, determinar o tecido de origem do tumor. Em um pequeno número de casos, de 1 a 2%, isto não se verifica, ou seja, os tumores perdem todas as suas características específicas. Nestes casos passam a ser designados tumores desdiferenciados, e estão globalmente incluídos no grupo dos tumores anaplásicos.

O DESENVOLVIMENTO DOS TUMORES É PROGRESSIVO

A evolução de um câncer inclui várias fases que dependem, em grande parte, da velocidade do crescimento tumoral, do órgão-sede do tumor, de fatores intrínsecos do hospedeiro, assim como de fatores ambientais. Os tumores podem ser detectados nas fases microscópicas, pré-clínica ou clínica. A história biológica de alguns tumores permite que eles sejam previstos quando ainda a lesão se encontra na fase pré-neoplásica.

Entre os dois extremos, tumores de baixo grau ou de elevado grau, ou seja, com baixa malignidade ou com alta malignidade, existe todo um espectro de morfologias intermédias. Estes diferentes estádios podem refletir que tais tumores estão em fases diferentes de evolução, apresentando graus de agressividade e capacidade de invasão distintos. Alguns tumores apenas apresentam células que são ligeiramente diferentes das normais, salientando-se apenas um aumento marcado no número de células – tumores hiperplásicos.

Outro tipo de alteração mínima encontrada em tumores é a presença de um tipo celular distinto, que habitualmente não se encontra presente naquele local. Este fenômeno é denominado metaplasia e deve-se a uma alteração na diferenciação das células estaminais desse tecido muitas vezes como resposta a uma agressão prolongada no tempo. É o tipo de alteração mais frequente em locais de transição entre dois epitélios, como por exemplo, a transição esofágico-gástrica, denominada esôfago de Barret. Este caso é caracterizado pela substituição do epitélio pavimentoso por epitélio secretor do tipo gástrico, e representa uma transformação pré-maligna. Apesar da morfologia totalmente normal do epitélio, esta metaplasia é considerada um passo inicial para o desenvolvimento de carcinoma do esôfago, o que se comprova pelo risco aumentado em cerca de 30 vezes dos indivíduos com esta condição de desenvolverem carcinomas malignos.

Outro tipo de alteração é a displasia. Nesta situação habitualmente existem alterações citológicas, indicando uma alteração permanente na célula. Essas alterações incluem variações no tamanho do núcleo, aumento da fixação de corantes ao nível do núcleo, crescimento da relação núcleo-citoplasma, aumento da atividade mitótica e perda de estrutura citoplasmática habitual das células diferenciadas. Quer ao nível do número, quer ao nível da morfologia das células, as alterações combinadas contribuem para um desvio da normal arquitetura do tecido em questão. A displasia é considerada uma transição entre um crescimento completamente benigno e um estado pré-maligno. Quando as mudanças displásicas se tornam mais evidentes e envolvem toda a espessura do epitélio, mas a lesão permanece confinada ao tecido normal, considera-se um estádio pré-cancerígeno e é referido como carcinoma *in situ*.

Quando as células tumorais avançam além dos limites teciduais normais, o tumor é dito invasivo. Essas alterações são frequentes em fumadores de longa data e no esôfago de Barrett, e caracteriza-se por uma displasia epitelial, acompanhada de uma metaplasia que antecede frequentemente o aparecimento de câncer. No entanto, nem sempre displasias progridem para cânceres. Alterações ligeiras a moderadas que não impliquem mudanças de toda a espessura do epitélio podem ser reversíveis e, com a remoção do estímulo desencadeador, o epitélio pode voltar ao normal.

O próximo passo dá-se quando o tumor invade a membrana basal, o que pela primeira vez põe em risco potencial a vida do hospedeiro e classifica o tumor como maligno. Quando as células do tumor primário são disseminadas para outros locais do organismo, esses tumores secundários designam-se metástases. Este processo é altamente complexo e depende da capacidade de invasão do tumor e da sua penetração nos vasos sanguíneos e linfáticos.

Esta sequência de eventos não é, no entanto, suficiente para permitir uma avaliação mais completa da evolução da doença. Métodos que possam definir a rapidez do crescimento e a presença ou não de metástases são necessários para a avaliação do prognóstico e a definição do tratamento a ser instituído. Entre esses métodos, os mais utilizados são a graduação histológica e o estadiamento. Esses sistemas de classificação foram desenvolvidos para expressar, pelo menos em termos semiquantitativos, o nível de diferenciação e a extensão da disseminação de um câncer no doente, como os parâmetros da gravidade clínica da doença.

DIAGNÓSTICO DO CÂNCER: O PAPEL DO PATOLOGISTA

O diagnóstico de câncer geralmente é confirmado pela obtenção de uma amostra de biópsia ou amostra de tumor por excisão cirúrgica, aspiração com agulha, entre outros métodos. A amostra é examinada pelo patologista, que determina se o tecido é neoplásico, qual o seu comportamento (benigno ou maligno) e quais os tipos de células. Ao patologista cabe também a função de determinar a graduação tumoral (como medida do grau de diferenciação). A histologia precisa (ou o tipo de células) e a graduação tumoral ajudam os clínicos a planejar o apropriado curso terapêutico e a estabelecer o provável diagnóstico. No laboratório de patologia, o tecido recolhido para análise é fixado, seccionado, e corado como parte da preparação das lâminas para exame ao microscópio pelo patologista. O processo de fixação é desenhado para ajudar a preservar e a estabilizar os tecidos e a manter a estrutura proteica o mais intacta possível. Os lipídeos e a água são removidos e o tecido é impregnado com parafina. Para observar o tecido ao microscópio ótico, um aparelho denominado micrótomo é usado para cortar finas fatias do tumor do bloco parafinado. Estas finas fatias são coradas com corantes ácidos e básicos de forma a possibilitar a visualização do núcleo, citoplasma e matriz extracelular. Tecidos congelados também podem ser observados ao microscópio após corte do tecido com um criostato. Além de amostras de tecidos, é frequente a avaliação de células obtidas por aspiração com agulha ou outras formas de coleta. A avaliação de citologia esfoliativa é um exemplo da abordagem diagnóstica em esfregaço de células preparado a partir de material celular coletado.

Patologia molecular

Diversas técnicas patológicas moleculares permitem hoje ajuda ao clínico na realização do diagnóstico do câncer e no seu tratamento. Algumas dessas técnicas se encontram no campo da imuno-histoquímica, outras envolvem a medição da quantidade de DNA ou RNA e, em alguns casos, o campo da genética molecular está envolvida.

A *imuno-histoquímica* permite aos especialistas detectar a localização de proteínas específicas dentro do tecido ou células. As secções de tecidos são tratadas com anticorpos marcados com um fluoróforo ou uma enzima específica. A reação antígeno-anticorpo pode ser visualizada diretamente ao microscópio (no caso do fluoróforo) ou após uma subsequente reação colorimétrica (caso da enzima). Esta técnica tem sido muito importante na determinação da presença de receptores de hormônios, como no caso da avaliação de tumores hormônio-dependentes, como os tumores de mama, em que se classificam as neoplasias de acordo com a presença de receptores de estradiol e progesterona.

Ainda, por exemplo, a marcação de P53 em tumores do cólon permite a distinção entre tumores benignos e malignos (que acumulam formas mutadas de P53, sendo classificados como tumores P53 positivos).

A citologia é uma técnica que se baseia na característica de células isoladas (por exemplo, do sangue ou esfregaços) e por isso é uma técnica menos invasiva, mas, devido à perda da arquitetura tecidual, fornece uma informação menos precisa que a imuno-histoquímica.

Diversas técnicas moleculares são também utilizadas no diagnóstico do câncer. Entre elas, a hibridização *in situ* é usada para determinar onde um ácido nucleico está presente. Seções de tecido são incubadas com moléculas de RNA em fita simples marcadas e complementares ao RNAm ou DNA de interesse. Esta técnica é frequentemente utilizada na detecção de DNA viral, como EBV (*Epstein-Barr virus*) no carcinoma da nasofaringe, ou ainda para diagnosticar sequências muito amplificadas (múltiplas cópias, como por exemplo, no caso da amplificação do gene *HER2*). Mais recentemente, vêm sendo desenvolvidas tecnologias baseadas em microdissecção de tecidos, a qual envolve o isolamento de populações puras de células dentro de uma secção de tecido. Através dessa técnica, é possível isolar DNA de material enriquecido de células tumorais ou de células do estroma. Este material pode ser sequenciado, permitindo a identificação de mutações especificamente associadas à doença, o que permitiria propor tratamentos com precisão cada vez maior.

NOMENCLATURA DE NEOPLASIAS

A designação dos tumores baseia-se na sua histogênese e histopatologia. Sua nomenclatura depende do tecido que deu origem a eles.

Tumores benignos

Em geral, tumores benignos são designados pelo sufixo -oma anexando-o ao nome da célula de origem. Tumores de células mesenquimais geralmente seguem esta regra. Por exemplo, um tumor benigno decorrente de células fibroblásticas é denominado fibroma; um tumor cartilagíneo é um condroma; e um diagnóstico de tumor de osteoblastos é um osteoma. Em contrapartida, a nomenclatura dos tumores epiteliais benignos é mais complexa, sendo as classificações diversas, algumas com base nas células de origem, outras na arquitetura microscópica, e outras ainda nos seus padrões macroscópicos.

Adenoma é o termo aplicado a uma neoplasia epitelial benigna que apresenta padrões glandulares, bem como a tumores derivados de glândulas, mas não necessariamente reproduzindo um padrão glandular. Existem no entanto algumas exceções a esta generalização; hepatomas, melanomas e astrocitomas são tumores malignos.

Neoplasias epiteliais benignas que originem projeções da superfície epitelial, quer sejam visíveis macroscopicamente, quer microscopicamente, são referidas como papilomas.

As neoplasias que fazem grandes massas císticas, como no ovário, são referidas como cistoadenomas. Alguns tumores produzem padrões papilares que surgem em espaços císticos e são designados como cistoadenomas papilíferos.

Quando uma neoplasia, benigna ou maligna, produz macroscopicamente uma projeção acima da superfície mucosa, por exemplo, para o lúmen gástrico ou cólico, é denominada pólipo. O termo pólipo é preferencialmente restrito a tumores benignos.

Tumores malignos

A nomenclatura dos tumores malignos basicamente segue o mesmo esquema utilizado para neoplasias benignas, acrescentando-se alguns detalhes. Na classificação dos tumores malignos, é necessário considerar a origem embrionária dos tecidos de que deriva o tumor. Tumores malignos que surgem no tecido mesenquimatoso são normalmente denominados com o sufixo -sarcoma, visto que apresentam pouco estroma de tecido conjuntivo e por isso são carnosos. Neoplasias malignas com origem nas células epiteliais, provenientes de qualquer uma das três camadas germinativas, são designadas com o sufixo -carcinomas.

Os carcinomas podem ser ainda mais qualificados:

- Crescimento com padrão glandular é designado um adenocarcinoma;
- Produtor de células com aparência escamosa, em qualquer epitélio do corpo, é denominado carcinoma pavimento-celular.

Exceções

É prática comum especificar, quando possível, o órgão de origem. Não raro, porém, um câncer composto por células indiferenciadas do tecido de origem desconhecida deve ser designado simplesmente como tumor maligno pouco diferenciado ou indiferenciado.

Frequentemente, a diferenciação divergente de uma única linhagem celular parenquimatosa em um tecido origina os chamados tumores mistos. O melhor exemplo disto é o tumor misto de origem na glândula salivar. Estes tumores epiteliais contêm componentes dispersos em um estroma misto que, às vezes, contém ilhas de cartilagem ou mesmo osso. Todos esses elementos, acredita-se, surgem a partir de células epiteliais e mioepiteliais com origem na glândula salivar; assim, a designação destas neoplasias é mais frequentemente adenoma pleomórfico.

Teratomas, em contrapartida, são compostos de uma variedade de tipos de células parenquimatosas representativas de mais de uma camada germinativa, normalmente todas as três. Estes tumores surgem a partir de células totipotentes e, portanto, são encontrados principalmente nas gônadas; podem ainda surgir, apesar de raramente, em células primitivas sequestradas em outros locais. Estas células totipotentes diferenciam-se ao longo de diversas linhas germinais, produzindo tecidos que podem ser identificados, por exemplo, como pele, músculo, gordura, epitélio intestinal, e mesmo estruturas dentárias. Um padrão é particularmente comum visto no teratoma cístico do ovário, que se diferencia principalmente de modo a originar um tumor cístico revestido por pele repleta de cabelo, glândulas sebáceas e estruturas dentárias. Os teratomas podem ser tanto benignos como malignos, dependendo do seu grau de diferenciação.

Durante gerações, carcinomas de melanócitos foram chamados de melanomas, embora a designação correta seja melanocarcinomas; do mesmo modo, carcinomas de origem testicular são repetidamente designados seminomas; e hepatocarcinomas são frequentemente denominados hepatomas.

Há tumores cuja nomenclatura utiliza o nome dos cientistas (epônimos) que os descreveram pela primeira vez, ou porque sua origem demorou a ser esclarecida, ou porque os nomes ficaram consagrados pelo uso. São exemplos: o linfoma de Burkitt, o sarcoma de Ewing, o sarcoma de Kaposi, o tumor de Wilms (nefroblastoma), o tumor de Krukenberg (adenocarcinoma mucinoso metastático de ovário), etc.

A nomenclatura de alguns tumores não deriva de nenhum critério morfológico ou histogenético, como por exemplo, a doença de Hodgkin e da mola hidatiforme. Existem nomenclaturas que nem sequer sugerem uma neoplasia, como é o caso da micose fungoide que se refere a um linfoma maligno da pele.

Carcinomas e adenocarcinomas recebem nomes complementares que melhor classifiquem a sua morfologia macroscópica ou microscópica. Termos como epidermoide, papilífero, seroso, mucinoso, medular e lobular são frequentemente utilizados (por exemplo, cistoadenocarcinoma papilífero, adenocarcinoma mucinoso ou carcinoma ductal infiltrante).

A nomenclatura dos tumores é importante porque denominações específicas têm implicações clínicas específicas, mesmo entre os tumores resultantes do mesmo tecido. A Tabela 2.2 apresenta uma lista sobre a classificação dos tumores humanos mais comuns.

CLASSIFICAÇÃO INTERNACIONAL DE DOENÇAS PARA ONCOLOGIA

Diante da variedade de classificações usadas de modo não sistematizado, em todo o mundo, torna-se evidente a dificuldade em realizar estudos comparativos entre diferentes regiões do mundo. De forma a minimizar essas dificuldades, a Organização Mundial da Saúde (OMS) vem tentando uniformizar a nomenclatura mundial, tendo lançado, em vários idiomas, edições do CID-O (Classificação Internacional de Doenças – Oncologia). A CID-O é uma classificação dupla incluindo sistemas de códigos para topografia e morfologia. O código topográfico registra o local de origem do tumor por categorias de três a quatro caracteres, enquanto o código morfológico indica o tipo celular e a atividade biológica do tumor. Esta nomenclatura vem sendo usada por um grande número de especialistas em todo o mundo, inclusive no Brasil.

GRADUAÇÃO E ESTADIAMENTO DOS TUMORES MALIGNOS

Graduação histológica

A graduação histológica de um tumor é baseada no grau de diferenciação das células tumorais e no número de mitoses dentro do tumor como presumível correlação entre

Tabela 2.2 • Exemplos de classificação de tumores

Origem	Benigno	Maligno
Tecido epitelial		
Revestimento	Papiloma	Carcinoma
Glandular	Adenoma	Adenocarcinoma
Tecido conjuntivo		
Fibroso	Fibroma	Fibrossarcoma
Mixoide	Mixoma	Mixossarcoma
Adiposo	Lipoma	Lipossarcoma
Cartilagem	Condroma	Condrossarcoma
Vasos sanguíneos	Hemangioma	Hemangiossarcoma
Glômus	Glomangioma	–
Pericitos	Hemangiopericitoma	Hemangiopericitoma maligno
Vasos linfáticos	Linfangioma	Linfangiossarcoma
Mesotélio	–	Mesotelioma maligno
Meninge	Meningioma	Meningioma maligno
Tecido hemolinfopoiético		
Mieloide	–	Leucemia (vários tipos)
Linfoide	–	Leucemia linfocítica
–	–	Linfoma
–	–	Plasmocitoma
–	–	Doença de Hodgkin
Células de Langerhans	–	Histiocitose X
Tecido muscular		
Liso	Leiomioma	Leiomiossarcoma
Estriado	Rabdomioma	Rabdomiossarcoma
Tecido nervoso		
Neuroblasto	Ganglioneuroma	Ganglioneuroblastoma
Neurônio	–	Neuroblastoma

a neoplasia e a sua agressividade. Isto é, este sistema de classificação é uma medida da anaplasia celular (reversão da diferenciação) na amostra de tumor e é baseada na sua semelhança com as do tecido normal que se presume que tenha dado origem ao tumor. O número de mitoses exprime-se pelo número encontrado em pelo menos dez campos microscópicos de grande aumento. Os critérios para os diferentes graus variam de acordo com cada tipo de neoplasia. Além disso, alguns tumores podem modificar este grau, à medida que evoluem, tornando-se geralmente menos diferenciados. Baseando-se nesses critérios, os tumores podem ser classificados como de grau I (75% a 100% diferenciados), de grau II (50% a 70%), de grau III (25% a 50%), ou de grau IV (0% a 25%). As implicações clínicas dos graus de diferenciação implicam a maior rapidez de crescimento dos tumores menos diferenciados em relação aos mais diferenciados de mesmas histogêneses e localização. Embora a gradação histológica seja útil, a correlação histológica entre a aparência e o comportamento biológico encontra-se muito longe de ser perfeita.

Estadiamento

O estadiamento do câncer é baseado no tamanho da lesão primária, no seu grau de disseminação para gânglios linfáticos regionais, e na presença ou ausência de metástases por via sanguínea. O grande sistema de estadiamento atualmente em uso foi desenvolvido por duas grandes agências: a *Union for International Cancer Control* (UICC) e a *American Joint Committee on Cancer* (AJCC). Alguns dos objetivos deste sistema de classificação são: (1) ajudar o oncologista no planeamento do tratamento; (2) providenciar categorias de forma a prever o prognóstico e avaliar os resultados do tratamento; e (3) facilitar a troca de informação.

Este sistema de classificação utiliza o chamado TNM: tamanho do tumor primário (T); extensão da disseminação para linfonodos regionais (N); presença ou não de metástases (M).

O estadiamento TNM varia para cada tipo de câncer, mas existem princípios gerais. Com a crescente dimensão, a lesão primária é caracterizada de T1 a T4. T0 é adicionado para indicar apenas uma lesão no local. N0 significa o não envolvimento de gânglios linfáticos, enquanto N1 a N3 denotam o envolvimento de maior número e variedade de gânglios. M0 significa sem metástases distantes, enquanto M1, ou por vezes M2, indica a presença de metástases por via sanguínea e um parecer sobre sua quantidade. Alguns exemplos de estadiamento são demonstrados na Tabela 2.3.

Tabela 2.3 • Critérios de classificação de tumores, segundo o TNM, variam conforme o tipo de câncer

	Câncer da mama	Câncer renal	Câncer do pulmão
T0		Nenhuma evidência de tumor primário		
T1	Tumor primário < 2 cm	Tumor primário < 7 cm	O tumor primário < 3 cm não afeta a pleura ou brônquios principais.
T2	Tumor > 2 cm, < 5 cm	Tumor > 7 cm	O tumor > 3 cm envolve pleura e maioria dos brônquios.
T3	Tumor > 5 cm	Tumor estende-se às veias renais ou adrenais	O tumor invadiu o brônquio principal e está a pelo menos 2 cm da carina.
T4	Tumor de qualquer tamanho com extensão direta à parede torácica ou à pele	Tumor estende-se para além da fáscia de Gerota	O tumor cresceu invadindo o mediastino, o coração, os vasos sanguíneos próximos ao coração, a traqueia, o esôfago, a espinha dorsal ou carina.
N0		Ausência de metástase		
N1	Metástase em linfonodo(s) axilar(es), homolateral(ais), móvel(eis)	Metástase em um único nódulo regional	O tumor disseminou-se para os linfonodos no interior do pulmão ou em torno da área em que o brônquio penetra no pulmão.
N2	Metástase em linfonodo(s) axilar(es), homolateral(ais), móvel(eis)	Metástase em mais de um nódulo regional	O tumor disseminou-se para os linfonodos em torno da carina ou mediastino.
N3	Metástase em linfonodo(s) axilar(es), homolateral(is) fixo(s) ou metástase		O tumor disseminou-se para os linfonodos hilares ou mediastinais no lado oposto do tumor primário.
M0		Ausência de metástase a distância		
M1		Metástase a distância		

Tabela 2.4 • TNM e sua correlação com o estádio clínico no câncer de pulmão

Estádio	T	N	M	Sobrevida em cinco anos
0	*In situ*	N0	M0	
IA	T1	N0	M0	47%
IB	T2	N0	M0	
IIA	T1	N1	M0	
IIB	T2	N1	M0	26%
	T3	N0	M0	
IIIA	T1	N2	M0	
	T2	N2	M0	
	T3	N1	M0	8%
	T3	N2	M0	
IIIB	Qualquer T	N3	M0	
	T4	Qualquer N	M0	
IV	Qualquer T	Qualquer N	M1	2%

A combinação das diversas variantes de T, N e M determina o estádio clínico do doente, que varia de I a IV. Um exemplo da combinação TNM e sua correlação com o estado clínico é apresentado na Tabela 2.4 para o câncer do pulmão.

O estadiamento da doença neoplásica tem assumido grande importância na escolha da melhor forma de terapia para o paciente. Não é demais repetir que o estadiamento tem provado ser de maior valor clínico.

LEITURAS RECOMENDADAS

Weinberg RA (2014). The Biology of Cancer. London; Garland Science.
Brierley JD, Gospodarowicz MK, Wittekind C (2016). TNM classification of malignant tumors, 8. Edição. Geneve; Union for International Cancer Control.

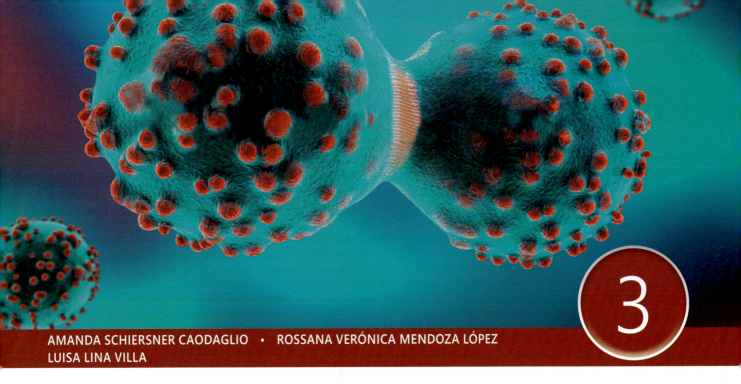

AMANDA SCHIERSNER CAODAGLIO • ROSSANA VERÓNICA MENDOZA LÓPEZ
LUISA LINA VILLA

3

Epidemiologia

INTRODUÇÃO

Epidemiologia é o estudo da distribuição das doenças e dos determinantes ou fatores relacionados a esses eventos em populações específicas. Em um sentido mais amplo, Epidemiologia não é somente o estudo de epidemias, mas de todas as doenças e agravos à saúde que acometem as populações. Diferentemente da Medicina Clínica individual, cujo foco é o paciente, um epidemiologista se preocupa com os fatores que podem desencadear uma doença ou agravo à saúde e com a população em risco. Por exemplo, é papel do epidemiologista avaliar as condições e estilo de vida das populações que podem estar associadas com o aparecimento de alguns tipos de câncer.

Etimologicamente, a palavra epidemiologia provém de duas palavras gregas: "epi", que significa "estudo", e "demos", que significa "população"; portanto, Epidemiologia é o estudo das populações. As perguntas que norteiam a Epidemiologia são: "quem?", "quando?", "onde?" e "por quê?". Assim, precisamos observar qual a população afetada pela doença ou agravo à saúde (quem?), em que tempo aconteceram ou se apresentaram os casos (quando?), qual a localização ou região onde reside essa população afetada (onde?) e quais os fatores que podem estar relacionados com o aparecimento dos casos (por quê?).

A Epidemiologia do câncer é a responsável por estudar os fatores que estão associados com a ocorrência de câncer nas populações. Esses fatores podem estar relacionados com características próprias dos indivíduos ou com o ambiente em que habitam, ou ambos. Por exemplo, indivíduos com determinados fatores genéticos podem apresentar maior susceptibilidade para algum tipo de câncer. Além disso, características do estilo de vida, como o hábito de fumar ou a exposição ocupacional a determinados compostos, podem aumentar o risco para diferentes tipos de câncer, como no caso de pessoas expostas ao amianto que apresentam maior risco de desenvolverem mesotelioma (um tipo de câncer da pleura do pulmão) do que pessoas que não foram expostas.

Até meados do século passado, as doenças infectocontagiosas ocupavam o primeiro lugar de incidência em muitos países do mundo. No entanto, o surgimento de novos medicamentos e o conhecimento dos fatores de risco associados a essas doenças ajudaram na diminuição das taxas de morbidade em muitos países. Por outro lado, mudanças no comportamento da população em relação a fatores relacionados ao estilo de vida e o aumento da expectativa de vida nos países permitiram o aumento de casos de doenças crônicas, como o câncer. Esse fenômeno é conhecido como transição epidemiológica e é caracterizado pela mudança do comportamento das doenças na população no mundo.

O câncer é uma das doenças mais frequentes em países desenvolvidos e em vias de desenvolvimento, ocupando o segundo lugar, logo após doenças relacionadas com o coração. Portanto, o câncer é considerado atualmente um problema de saúde pública, e poderíamos dizer que é uma das novas "epidemias" deste século. Entretanto, a detecção precoce do câncer e a melhora de tecnologias para tratamento da doença têm contribuído para o aumento da sobrevida dos pacientes com câncer, como será visto mais adiante.

Dois parâmetros importantes comumente utilizados para descrever a presença da doença em uma população são *incidência* e *mortalidade*. Estas são medidas populacionais que permitem a comparação da ocorrência de doenças e agravos à saúde de acordo com a região geográfica e o tempo. Definimos o coeficiente de incidência como o número de casos novos diagnosticados de uma doença ou agravo à saúde dividido pela população de uma região e período determinados. Geralmente esse valor é apresentado multiplicando-se por 100.000 ou 1.000.000 de habitantes. Para definir a incidência de câncer então, podemos utilizar a seguinte fórmula:

$$\text{Incidência de câncer} = \frac{\text{Número de casos novos de câncer}}{\text{População no período t}} \times 100.000$$

O coeficiente de mortalidade é calculado dividindo-se o número de óbitos que ocorrem por determinada doença ou agravo à saúde pela população de uma região e período determinados. Esse coeficiente pode ser definido como:

$$\text{Mortalidade por câncer} = \frac{\text{Número de óbitos por câncer}}{\text{População no período t}} \times 100.000$$

Outra definição importante utilizada na medida de ocorrência de doenças é a *prevalência*. Este coeficiente é calculado considerando os casos novos e antigos da doença em uma região e períodos definidos dividido pela população no mesmo período. Doenças com maior tempo de permanência entre a população podem ter alta prevalência, enquanto doenças de curta duração podem apresentar baixa prevalência. A forma de cálculo da prevalência para os casos de câncer é a seguinte:

$$\text{Prevalência de câncer} = \frac{\text{Número de casos novos e antigos de câncer}}{\text{População no período t}} \times 100.000$$

BOXE 1. USANDO A TEORIA NA PRÁTICA!

O câncer de pulmão ocupa o primeiro lugar de incidência e mortalidade no mundo. Para 2018, a incidência foi de 22,5 novos casos por 100.000 habitantes, sendo 31,5 novos casos em homens e 14,6 novos casos em mulheres. O coeficiente de mortalidade para o mesmo período foi de 23,1 óbitos por 100.000 habitantes para ambos os sexos.

O consumo de tabaco é um fator de risco para câncer de pulmão. Segundo os dados do Vigitel/2019, a prevalência total de fumantes com 18 anos ou mais no Brasil é de 9,8%, sendo maior entre os homens (12,3%) que nas mulheres (7,7%).

Os estudos epidemiológicos podem ser classificados em estudos de intervenção e estudos observacionais, em que são avaliados fatores de exposição (fatores de risco ou proteção) e os desfechos (efeitos). Nos estudos de intervenção (também chamados de experimentais), o pesquisador define a intervenção à qual os indivíduos serão submetidos ou não. O grupo que sofre a intervenção é chamado de grupo de "tratamento" (mas nem sempre envolve uso de terapias ou drogas), o grupo que não recebe a intervenção é o grupo "controle", e ambos são acompanhados até apresentarem o desfecho de interesse. Nos estudos observacionais não existe intervenção; o pesquisador observa os fatores que podem estar associados com o(s) desfecho(s) de interesse. Entre esses estudos, encontramos os estudos de coorte, caso-controle e estudos de prevalência ou transversais. Nos estudos de coorte os indivíduos são classificados segundo a presença de exposição (a um agente, droga ou condição) e são acompanhados até o aparecimento do evento de interesse. Nos estudos de caso-controle, o grupo de casos são definidos como aqueles indivíduos que apresentam a doença ou agravo de saúde de interesse; e o grupo de controles são pessoas que não apresentam a doença. Os grupos são avaliados em relação aos fatores de risco ou exposições passadas. Nos estudos transversais ou de prevalência, tanto a exposição como o efeito são avaliados simultaneamente e, portanto, não permitem avaliar causa e efeito (Figura 3.1).

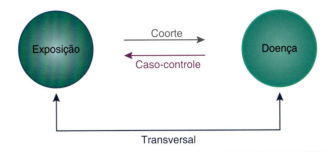

Figura 3.1 • Desenho dos estudos observacionais em Epidemiologia. As setas indicam os possíveis sentidos de observação dos estudos.

BOXE 2. MEDIDAS DE ASSOCIAÇÃO EM ESTUDOS EPIDEMIOLÓGICOS

- **Razão de prevalências (RP):** Calculada a partir da relação entre a *prevalência* dos expostos e não expostos, como nos estudos transversais (em inglês *cross-sectional*).
- **Razão de chances (*odds ratio*):** Mede a razão entre a chance de exposição entre doentes e não doentes. É uma aproximação do risco relativo que é calculado nos estudos caso-controle.
- **Risco relativo:** É a razão entre dois coeficientes de *incidência*: dividindo-se a incidência dos expostos pela incidência dos não expostos. Calculado em estudos de coorte e ensaios clínicos.

O CÂNCER NO MUNDO E SEUS FATORES DE RISCO

Com o progresso técnico-científico, o desenvolvimento socioeconômico e, principalmente com a intensificada globalização desde 1980, a população mundial vêm passando por um processo de ocidentalização cultural e adotando novos hábitos culturais e estilos de vida. A adoção desses novos padrões socioculturais e hábitos, somada a esse maior conhecimento médico-científico adquirido ao longo dos anos, tem grandes impactos no âmbito de saúde pública. Exemplo disso é o crescimento elevado das taxas de incidência de câncer no mundo todo.

De acordo com a Organização Mundial da Saúde (OMS), o câncer é a segunda maior causa de morte e é esperado que se torne a primeira até o final do século XXI. Segundo dados publicados pelo *Global Cancer Statistics* (*GLOBOCAN* 2018) – uma estimativa da incidência e mortalidade de 36 tipos de câncer em 185 países – em 2018 estimou-se a ocorrência de 18,1 milhões de novos casos de câncer no mundo todo e de 9,6 milhões de mortes. Isto representou um aumento de seis milhões de novos casos e de dois milhões de mortes em dez anos, conforme reportado no *GLOBOCAN* 2008.

As maiores taxas de incidência de câncer são observadas em países desenvolvidos, uma vez que esses países possuem populações majoritariamente mais velhas e programas de rastreio de câncer organizados e de elevada cobertura populacional. Ainda, países com índices de desenvolvimento menores possuem doenças com taxas de incidência e mortalidade tão ou mais altas do que o câncer, como doenças infecciosas relacionadas a níveis precários de saneamento e políticas públicas. Embora as taxas de incidência sejam maiores nos países mais desenvolvidos, essa relação se inverte quando tratamos das taxas de mortalidade; países menos desenvolvidos apresentam taxas de mortalidade mais altas (decorrentes de inúmeros fatores relacionados a prevenção e tratamento, como serão discutidos adiante neste e outros capítulos do livro) que contribuem para as elevadas taxas de fatalidade por essa doença nesses locais.

Inúmeros fatores podem influenciar as taxas de incidência e mortalidade de determinado tipo de câncer. Quando esses fatores estão associados ao aumento do risco do desenvolvimento de câncer (ou de doenças em geral), eles são chamados de fatores de risco e variam de acordo com a região geográfica e hábitos culturais de uma população, de modo que as taxas de incidência e mortalidade também variem de região para região. Diversas causas podem influenciar e modificar a exposição de uma população a esses fatores de risco, tais como mudanças demográficas da população (por exemplo, envelhecimento populacional), alteração nos hábitos alimentares (por exemplo, ingestão cada vez maior de alimentos processados e ultraprocessados, como *fast-foods*), implementação de políticas públicas, como rastreio e maior cobertura de tratamento (como será visto a seguir) e, ainda, o desenvolvimento socioeconômico do país/população estudado(a), o que pode conferir maior acesso do indivíduo à saúde de qualidade e a práticas preventivas ao desenvolvimento do câncer, como hábitos alimentares mais saudáveis e exercícios físicos. Essa modificação nos padrões de exposição aos fatores de risco em uma população tem como consequência alterações nas taxas de incidências de doenças, ocasionando uma transição epidemiológica dos tipos de cânceres nessa população.

Exemplos práticos dessa transição epidemiológica podem ser observados quando comparamos as taxas de incidência do câncer de cérvice uterina (colo de útero) e o câncer de mama em diversas localidades. Países com menor IDH (índice de desenvolvimento humano) apresentam maiores taxas de incidência de câncer de cérvice uterina quando comparamos com as taxas de incidência do câncer de mama, e isto se dá, principalmente, pela baixa cobertura de programas de rastreio e/ou falta de acesso fácil à saúde. Nos países que possuem IDHs maiores, a cobertura desses programas é maior, com menor déficit no acesso à saúde, sendo possível observar menores taxas de incidência do câncer de colo de útero em comparação às taxas de incidência de câncer de mama.

Ainda que haja diferença na prevalência dos tipos de cânceres entre diferentes regiões, é importante destacar a manutenção das altas taxas de incidência e/ou mortalidade de certos tipos tumorais ao redor do mundo todo; estes são o câncer de pulmão, de mama, de cérvice uterina (colo do útero), estômago, colorretal, próstata, fígado, esôfago, tireoide, bexiga, pâncreas, e leucemia (Figura 3.2).

O câncer de pulmão é o tipo mais diagnosticado e com a maior taxa de mortalidade, mas essas taxas apresentam diferenças quando analisadas em homens e mulheres, em decorrência dos diferentes níveis de consumo do tabaco (principal fator de risco) em cada um desses grupos. Em homens, as taxas de incidência apresentam leve redução associada a uma redução também nos níveis de consumo de tabaco. Em mulheres, devido ao alto consumo de tabaco ter ocorrido mais tardiamente, as taxas de incidência apresentam um constante aumento. Além do tabaco, outras variáveis também são consideradas como fatores de risco para o desenvolvimento do câncer de pulmão, como a exposição a amianto, arsênico, radônio, hidrocarbonetos aromáticos policíclicos. Recentemente, a poluição ambiental também foi determinada como um fator de risco para o desenvolvimento do câncer de pulmão.

Assim como há diferença nas taxas de incidência e mortalidade entre diferentes regiões geográficas, os tumores mais incidentes e com maior mortalidade também variam de acordo com o sexo (Figura 3.3). Em mulheres, excluindo-se os casos de câncer de pele não melanoma, o câncer de mama é o tumor mais incidente e com maior índice de mortalidade (24,1% e 15%, respectivamente), seguido pelos cânceres colorretal e de pulmão, em incidência (9,5% e 8,4%, respectivamente), e pelos cânceres de pulmão e colorretal, em mortalidade (13,5% e 9,5%, respectivamente); ainda o câncer de cérvice uterina ocupa a quarta posição, tanto

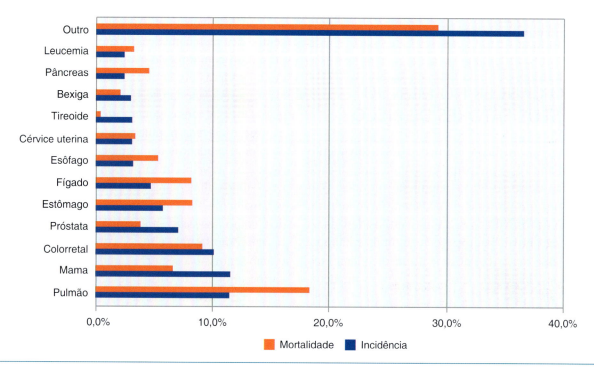

Figura 3.2 • Os dez tipos de cânceres mais incidentes no mundo e os dez com maior taxa de mortalidade. A categoria "Outros" engloba os casos de câncer de pele não melanoma, responsáveis pelas altas percentagens dessa categoria; entretanto, a incidência e mortalidade desses tumores não foram estimadas devido à dificuldade de coleta e, consequentemente, da alta variabilidade desses dados. Fonte: Dados retirados do *GLOBOCAN* 2018.

Epidemiologia

em termos de incidência como em termos de mortalidade (Figura 3.3-a). Em homens, o câncer de pulmão se mantém com as maiores taxas de incidência e mortalidade (14,5% e 22%, respectivamente), seguido pelos cânceres de próstata e colorretal, em incidência (13,5% e 10,9%, respectivamente), e pelos cânceres de fígado e estômago, em mortalidade (10,2% e 9,5%, respectivamente) (Figura 3.3b).

Entre os principais fatores ambientais associados ao desenvolvimento do câncer (Tabela 3.1), destaca-se o alto consumo de álcool e tabaco na maioria dos tumores, juntamente com os altos níveis de obesidade, decorrentes principalmente da ingestão de alimentos processados e ultraprocessados (*fast-foods*), de alimentos com alto teor de gordura e sal, e da falta de atividade física.

Outros fatores também desempenham um papel significativo no desenvolvimento tumoral, como por exemplo a infecção por diferentes patógenos. É o caso de tumores como o câncer de cérvice uterina, o câncer de estômago e o câncer de fígado. O câncer de cérvice uterina possui quase a totalidade de seus casos decorrentes de infecções pelo papilomavírus humano (HPV), principalmente HPV-16 e HPV-18 (IARC, 2007); esses vírus ainda estão associados a uma parcela dos casos de câncer de cabeça e pescoço, especialmente os cânceres da orofaringe. De 75%-85% dos casos de câncer de fígado são classificados como carcinoma hepatocelular (HCC) e possuem como principais fatores de risco a infecção pelo vírus da hepatite B ou C (HBV e HCV, respectivamente). Ainda, o principal fator de risco associado ao desenvolvimento do câncer de estômago é decorrente da inflamação crônica gerada pela infecção com a bactéria *Helicobacter pylori* (Tabela 3.1).

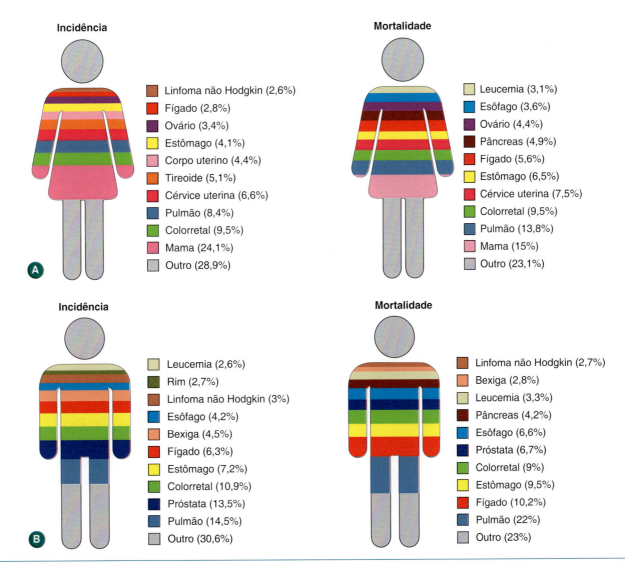

Figura 3.3 • Os dez tipos de cânceres com maior taxa de incidência e mortalidade em mulheres (**A**) e em homens (**B**). Fonte: Dados retirados do *GLOBOCAN* 2018.

Tabela 3.1 • Principais fatores de risco ambientais associados aos dez tipos de cânceres mais incidentes na população mundial.

Tipos de câncer	Fatores de risco associados
Pulmão	Tabaco; amianto; arsênico; radônio; hidrocarbonetos aromáticos policíclicos; poluição ambiental.
Mama	Nascimento tardio do primeiro filho; menor número de filhos; menopausa tardia; ingestão de hormônios exógenos (contraceptivos ou reposição hormonal); menarca precoce; consumo de álcool e tabaco; ganho de gordura corporal na fase adulta.
Colorretal	Alto consumo de carnes processadas, *fast-foods* e álcool; obesidade.
Próstata	Altas taxas de gordura corporal.
Estômago	Infecção por *H. pylori*; dieta rica em alimentos salgados e pobre em frutas; consumo de álcool e tabaco; obesidade; refluxo gastroesofágico.
Fígado	Infecção por HBV ou HCV; alimentos contaminados por aflatoxina; consumo de álcool e tabaco; obesidade; diabetes tipo 2.
Esôfago	Consumo excessivo de álcool e/ou tabaco; hábito de mascar folhas e sementes de bétel; consumo de mate muito quente; excesso de peso corporal; refluxo gastroesofágico.
Cérvice uterina	Infecção por HPV somado a cofatores: imunossupressão; infecção por HIV; consumo de tabaco; uso de contraceptivos.
Tireoide	Radiação ionizante; obesidade; fumo; exposição hormonal; poluentes ambientais.
Bexiga	Exposição a contaminantes químicos na água; consumo de tabaco; infecção por *Schistosoma hematobium*.

Além de componentes ambientais, o desenvolvimento do câncer também está relacionado com a presença de fatores hereditários, como é o caso do câncer de mama e as mutações nos genes BRCA1 e BRCA2. Ainda, embora pouco se saiba sobre a etiologia do câncer de próstata, é possível notar maiores taxas de incidência em homens afrodescendentes nos Estados Unidos e Caribe, refletindo uma possível associação étnica e predisposição genética da doença.

CÂNCER NO BRASIL

De acordo com as estimativas do Instituto Nacional de Câncer José Alencar Gomes da Silva (INCA) feitas em 2020, nesse mesmo ano os cinco tipos de cânceres mais incidentes em homens serão os cânceres de próstata (29,2%), colorretal (9,1%), traqueia, brônquio e pulmão (7,9%), estômago (5,9%) e cavidade oral (5%). Em mulheres, estes serão de mama (29,7%), colorretal (9,2%), cérvice uterina (7,5%), traqueia, brônquio e pulmão (5,6%) e tireoide (5,4%) (Figura 3.4). Em relação às taxas de mortalidades, os cinco tumores com maior taxa em homens serão de traqueia, brônquio e pulmão (13,9%), próstata (13,3%), colorretal (8,2%), estômago (8%) e esôfago (5,8%); e em mulheres, mama (16,4%), traqueia, brônquio e pulmão (11,5%), colorretal (9,3%), cérvice uterina (6,1%) e pâncreas (5,2%) (Figura 3.4).

As taxas de incidência variam de acordo com as regiões do Brasil. Mais de 60% das maiores taxas de incidência se concentram na Região Sudeste, seguida pelas Regiões Nordeste e Sul. Enquanto os tumores de mama e próstata predominam em todas as regiões do país, as Regiões Sul e Sudeste apresentam também o predomínio dos tumores de pulmão e intestino. Por outro lado, as Regiões Norte e Nordeste apresentam também o predomínio dos tumores de intestino e cérvice uterina, e a Região Centro-Oeste apresenta uma mescla do perfil das regiões anteriores, predominando também os cânceres de cérvice uterina e estômago. A Região Norte apresenta taxas de incidência dos cânceres de mama e cérvice uterina muito próximas (21,34/100 mil habitantes e 21,20/100 mil habitantes, respectivamente), sendo a única região do Brasil em que ocorre equivalência destas em alguns locais.

ESTIMATIVAS FUTURAS DAS TAXAS DE INCIDÊNCIA E MORTALIDADE POR CÂNCER

O câncer é uma doença muito importante no quesito saúde pública mundial, com altos níveis de mortalidade no mundo todo. O acúmulo cada vez maior de fatores de risco, inclusive em países menos desenvolvidos, indica que um em oito homens e um em dez mulheres irão desenvolver a doença ao longo de seu período de vida. Devido ao crescimento e envelhecimento populacional, principalmente em países com IDH baixo ou

Epidemiologia

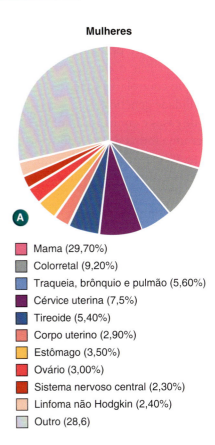

Mulheres

- Mama (29,70%)
- Colorretal (9,20%)
- Traqueia, brônquio e pulmão (5,60%)
- Cérvice uterina (7,5%)
- Tireoide (5,40%)
- Corpo uterino (2,90%)
- Estômago (3,50%)
- Ovário (3,00%)
- Sistema nervoso central (2,30%)
- Linfoma não Hodgkin (2,40%)
- Outro (28,6)

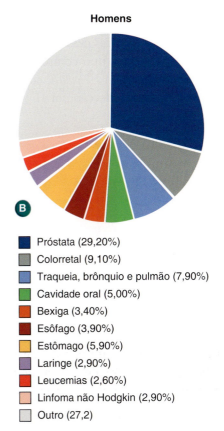

Homens

- Próstata (29,20%)
- Colorretal (9,10%)
- Traqueia, brônquio e pulmão (7,90%)
- Cavidade oral (5,00%)
- Bexiga (3,40%)
- Esôfago (3,90%)
- Estômago (5,90%)
- Laringe (2,90%)
- Leucemias (2,60%)
- Linfoma não Hodgkin (2,90%)
- Outro (27,2)

Figura 3.4 ● Incidência dos dez tipos tumorais mais diagnosticados no Brasil em mulheres e homens. Fonte: Estimativa 2020: Incidência do câncer no Brasil, INCA, 2020.

muito baixo, estima-se que, até 2030, o número de novos casos de câncer passe dos 20 milhões/ano.

No Brasil, estima-se que para o triênio 2020-2022 ocorrerão 625 mil novos casos de câncer ou 450 mil, excluindo-se os casos de câncer de pele não melanoma, o tumor mais incidente. Separando-se por sexo, a estimativa é de que a maior incidência em homens, excluindo-se o câncer de pele não melanoma, será dos cânceres de próstata (29,2%), colorretal (9,1%), pulmão (7,9%), estômago (5,9%) e cavidade oral (5,0%); em mulheres, também excluindo os casos de câncer de pele não melanoma, a estimativa é de maiores taxas de incidência para os tumores de mama (29,7%), colorretal (9,2%), cérvice uterina (7,4%), pulmão (5,6%) e tireoide (5,4%). O câncer de pele não melanoma representará 27,1% de todos os casos de câncer em homens e 29,5% em mulheres.

ESTUDOS LONGITUDINAIS EM ONCOLOGIA

A Epidemiologia faz uso de diferentes metodologias com o objetivo de entender melhor a disseminação das doenças e de seus fatores associados. Os estudos de coorte, também chamados de longitudinais (ou com seguimento, *follow-up*), iniciam-se com um grupo de pessoas livres de doença (ou outra característica a investigar). Esses grupos são classificados em subgrupos, de acordo com a exposição a uma causa potencial da doença ou do desfecho sob investigação, e são acompanhados ao longo do tempo para observação da ocorrência do desfecho ou doença. Os estudos longitudinais são tipicamente estudos observacionais, pois se limitam a observar os desfechos sem manipular fatores que pudessem alterar as variáveis de interesse, ao longo de uma sequência temporal. Ainda, eles fornecem a melhor informação sobre a etiologia das doenças e a medida mais direta do risco de desenvolvê-la, conforme a presença ou ausência de exposição a um agente, droga ou comportamento.

Com o objetivo de estabelecer a relação entre exposição e risco do evento ou desfecho, o que pode ser observado no passado ou no futuro, os estudos de coorte podem ser retrospectivos ou prospectivos, respectivamente. Esse tipo de estudo epidemiológico permite avaliar múltiplos desfechos a partir de cada exposição, além de permitir a análise de várias exposições. No caso dos estudos de coorte prospectivos, a exposição é medida antes do aparecimento do evento ou doença e, portanto, permite inferências de causalidade. No caso de coortes retrospectivas, também chamadas de coortes históricas, a exposição e o desfecho já aconteceram e o pesquisador tem acesso às informações a partir de registros dos pacientes, como por exemplo os prontuários clínicos, resultados de laboratório, exames de anatomia patológica, entre outros.

Os estudos de coorte permitem determinar a prevalência e a incidência dos eventos ou doenças em estudo (veja definições no início deste capítulo), além de determinar o risco de desenvolvimento do desfecho ou doença. De forma simplificada, mede-se o risco relativo ou a razão de riscos (RR, *risk ratio*) de desenvolver a doença entre a coorte de expostos, comparada ao risco entre a coorte dos não expostos (Figura 3.5).

Embora conceitualmente simples, os estudos de coorte podem ser de alto custo porque podem requerer longos períodos de acompanhamento dos participantes, no caso de eventos ou doenças que ocorram após uma exposição prolongada. Além disso, se o desfecho for, por exemplo, uma doença rara, é crítico assegurar um número suficientemente grande de participantes expostos e não expostos. Esses estudos requerem, ainda, a aderência dos participantes ao longo do tempo: altas taxas de retenção são importantes para evitar, por exemplo, viés causado por perda de seguimento, principalmente se afetar diferencialmente os grupos de expostos e de não expostos. Há riscos também de que fatores de confusão interfiram com a classificação precisa dos subgrupos. Por exemplo, se o fator de confusão depende de condições ou antecedentes genéticos para determinado fator entre pessoas expostas e não expostas, é possível realizar o estudo envolvendo gêmeos idênticos, o que controlaria a interferência da variável de susceptibilidade genética.

Estudos de casos e controles aninhados a uma coorte podem ser uma forma de reduzir os custos dos estudos de coorte. Casos e controles são ambos escolhidos a partir de uma coorte previamente definida, para os quais algumas informações sobre exposição e fatores de risco já estão disponíveis. A coorte é então seguida ao longo do tempo para coleta de informações detalhadas e observação do desfecho nos casos e controles. Um bom exemplo é o estudo de caso-controle aninhado de câncer gástrico e sua associação com a infecção por *Helicobacter pylori* (Parsonnet *et al.*, 1991). Os investigadores utilizaram uma coorte de milhares de pessoas, que tinha sido estabelecida em meados da década de 1960, para realizar um estudo de casos e controles aninhado 30 anos após: eles selecionaram as 186 pessoas que desenvolveram câncer gástrico como casos e outras 186 pessoas sem câncer, da mesma coorte, como controles. O *status* de infecção por *H. pylori* foi determinado retrospectivamente a partir de amostras séricas que tinham sido armazenadas desde a década de 1960. Oitenta e quatro por cento das pessoas com câncer gástrico e somente 61% do grupo controle haviam sido previamente infectadas com *H. pylori*, sugerindo uma associação positiva entre infecção por *H. pylori* e risco para câncer gástrico.

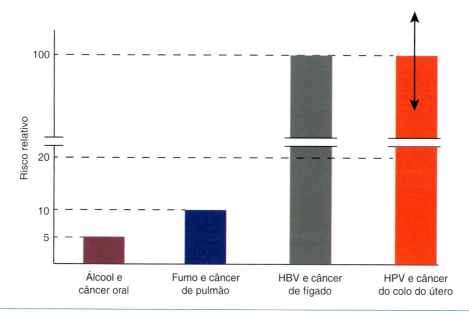

Figura 3.5 ● Magnitude dos riscos de desenvolvimento de câncer por diferentes agentes etiológicos. A seta vertical inclui valores de risco relativo que variam dependendo do tipo de HPV de alto risco (sendo maiores para os HPVs de tipos 16 e 18). Fonte: Adaptado de Franco; Harper, 2005.

Epidemiologia

Em Oncologia, os estudos de coorte são os mais precisos para entender a complexa etiologia do câncer e suas consequências no organismo, desenvolver análises e predição de risco e propor diretrizes para a prevenção e controle dos tumores. Um exemplo que teve desdobramento relevante no diagnóstico e prevenção do câncer do colo do útero é o estudo de coorte prospectivo, idealizado por pesquisadores da filial de São Paulo do Instituto Ludwig de Pesquisa sobre o Câncer e do Departamento de Epidemiologia da Universidade McGill em Montréal, Canadá, conhecido como a coorte Ludwig-McGill. Esse estudo de coorte, iniciado em 1993, acompanhou um grupo de quase 2500 mulheres brasileiras durante um período mínimo de cinco anos, com uma série de medidas de exposição e outras variáveis, visando descrever a história natural das infecções pelos papilomavírus humanos (HPV) e o risco de desenvolvimento de lesões no colo do útero (Figura 3.6). A medida precisa de exposição ao HPV e sua associação a uma série de variáveis de exposição sexual e hábitos, além de variáveis sociodemográficas e reprodutivas, permitiram concluir que mulheres com persistência do vírus ao longo do tempo correm maior risco de desenvolver lesões pré-malignas que podem levar ao câncer do colo do útero do que mulheres não expostas ao HPV ou com infecções transitórias (Schlecht et al., 2001). Além disso, uma série de variáveis associadas ao vírus (tipo e carga viral, variantes genéticas) e associadas à hospedeira (hábitos sexuais, consumo de tabaco, entre outros) foram identificadas, permitindo uma descrição mais precisa dos riscos de infecção e desenvolvimento de tumores associados ao HPV. Em última análise, esse estudo contribuiu para definir o risco de infecções por HPV e lesões precursoras do câncer, colaborando para as políticas de prevenção desses tumores incluindo diretrizes de rastreamento do câncer do colo do útero e vacinas profiláticas contra HPV. Esse estudo de coorte prospectiva propiciou a investigação da história natural de HPV em homens (o estudo HIM: **HPV In Men**). A partir de 2010, uma coorte de 1400 homens de São Paulo (e o mesmo número em Tampa, Estados Unidos, e em Cuernavaca, México) foram acompanhados por pelo menos cinco anos, visando compreender a dinâmica das infecções por HPV e risco de doença nas regiões genital, anal e oral. Os participantes eram testados regularmente para infecções de transmissão sexual incluindo o HPV, e para detecção e tratamento de lesões causadas pelo vírus, principalmente verrugas genitais. Ainda, por meio de questionários epidemiológicos, foram analisadas diversas variáveis de risco tanto para aquisição das infecções quanto para o desenvolvimento de tumores causados por HPV nas regiões genital, anal e oral masculinas. Também no caso dessa coorte, os diversos resultados publicados contribuíram para ampliar os conhecimentos das infecções por HPV e risco de desenvolver neoplasias em homens em diferentes sítios anatômicos (Giuliano et al., 2011), além de fornecer informações relevantes ao rastreamento e prevenção primária não apenas das infecções por HPV e dos tumores causados por esses vírus, mas também de outras doenças de transmissão sexual, tanto nas mulheres quanto nos homens. Os tumores de cabeça e pescoço associados ao HPV, principalmente na orofaringe de homens, estão aumentando em incidência em todo o mundo, demandando medidas preventivas mais eficazes.

Os estudos longitudinais têm contribuído de forma significativa para o estabelecimento de vínculos etiológicos entre diferentes agentes e múltiplos fatores de exposição e diferentes tipos de câncer. Esse conhecimento vem contribuindo para disparar medidas de controle da incidência e mortalidade por câncer.

O controle do câncer pode ser definido como um conjunto de medidas que visam controlar a doença a nível populacional e, portanto, importantes intervenções em saúde pública podem ser realizadas. Existem diferentes níveis de atuação para controlar o câncer, seja através de diagnóstico precoce, seja através de teste de rastreamento (screening). Em todos eles, é fundamental conhecer as causas da doença, sua evolução, incidência e mortalidade, o que é a essência dos estudos epidemiológicos. Os diferentes níveis de prevenção de câncer são estabelecidos de acordo com a presença ou ausência da doença em seus diferentes estágios. Além disso, essas definições podem variar de acordo com o tipo de tumor. No rastreamento, aplicam-se testes em indivíduos assintomáticos, visando identificar os indivíduos com alterações sugestivas ou compatíveis com processos tumorais, permitindo ações de diagnóstico e tratamento de lesões. Quanto mais precoces e eficientes essas ações, maior impacto poderão ter na redução da mortalidade pela doença. O impacto é ainda afetado pela característica do programa de rastreamento – oportunístico ou organizado – e pelas taxas de cobertura da população. Atualmente, diversos tumores possuem programas de rastreamento aplicados em diferentes países do mundo, destacando-se o câncer de colo do útero, de mama, de próstata, colorretal, de pulmão.

Historicamente, a Epidemiologia tem um papel fundamental no estabelecimento de programas de detecção precoce e rastreamento, através da observação das características dos tumores e das populações afetadas.

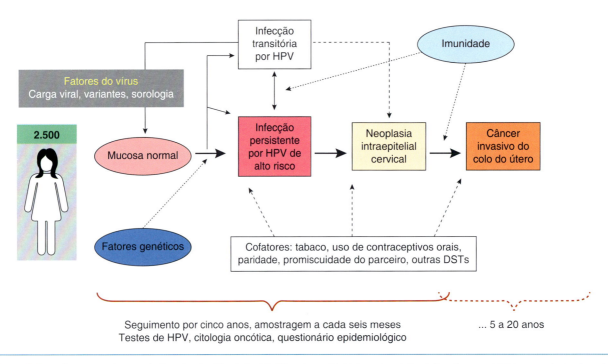

Figura 3.6 • Esquema do estudo longitudinal Ludwig-McGill sobre a história natural das infecções por HPV e neoplasia do colo do útero. Fonte: De acordo com EL Franco e LL Villa.

Diversos estudos e iniciativas de Sociedades Científicas promoveram ações visando a saúde das populações, mas nem sempre os resultados foram positivos. Com o passar do tempo, revelou-se a necessidade da condução de ensaios clínicos randomizados para efetivamente demonstrar o impacto benéfico, ou não, da intervenção em saúde.

No início do século XX, alguns pesquisadores americanos e um grego – G. Papanicolaou – descreveram as alterações morfológicas das células descamadas da cérvice uterina, correlacionando-as com diferentes estágios de neoplasia até o câncer invasivo. A partir da observação, ao microscópio, dos esfregaços celulares corados e de sua adequada interpretação desenvolveu-se um método simples e eficiente de rastreamento populacional. O teste de Papanicolaou é o método de prevenção secundária de câncer que está em uso há mais de 60 anos, visando o diagnóstico precoce de alterações neoplásicas, o que propicia tratamento mais eficaz e reduz a mortalidade por câncer de colo do útero. Entretanto, esse teste tem sensibilidade moderada, com taxas expressivas de resultados falso-negativos, requerendo ser repetido diversas vezes ao longo da vida da mulher para ser efetivo. Atualmente, vem se propondo a utilização de testes de detecção de HPV no rastreamento desses tumores, por terem elevada sensibilidade, além de poderem ser automatizados e aplicados em amostras autocoletadas.

Inúmeras pesquisas realizadas desde a década de 1970, tanto moleculares quanto epidemiológicas, contribuíram para o estabelecimento de certos tipos de HPV como agentes causais do câncer do colo do útero. O conjunto de estudos que demonstraram o vínculo etiológico entre esses vírus e diferentes tumores em humanos levou ao desenvolvimento de vacinas recombinantes contra certos tipos de HPV, propiciando a implementação de estratégias de imunização contra o câncer. Estudos epidemiológicos longitudinais sobre a história natural das infecções por HPV e risco de neoplasia, tanto em mulheres quanto em homens, foram fundamentais para o desenvolvimento e desenho dos ensaios clínicos que testaram as vacinas experimentais e levaram à sua aprovação em todo o mundo.

Um programa de prevenção primária efetivo almeja a redução da incidência da doença. De fato, observa-se a redução de carcinoma hepatocelular através de vacinação universal contra o vírus da hepatite B (HBV) que vem sendo aplicada há algumas décadas. Para o câncer de colo do útero, as vacinas de HPV estão disponíveis desde 2006 e ainda não atingem uma proporção significativa da população mundial. Apesar disso, já se registra a redução das lesões de alto grau da cérvice uterina que precedem o surgimento do câncer invasivo na cérvice uterina em diversos países do mundo (LEI et al., 2020). Diante desses resultados tão efetivos, a Organização Mundial da Saúde vislumbra a eliminação do câncer de colo do útero nas próximas décadas, em países que mantiverem altas taxas de cobertura das vacinas profiláticas contra HPV.

O rastreamento de lesões precursoras ou estágios iniciais de câncer vêm também sendo pesquisados e aplicados para outros cânceres, diante do grande potencial de contribuir para sua redução. Por diversos anos, o autoexame das mamas foi recomendado como uma forma de identificação precoce do câncer de mama. No entanto, diversos estudos demonstraram que tal medida não reduziu a mortalidade por esse tumor. Nos anos 1980 foram conduzidos vários ensaios clínicos nos Estados Unidos e na Suécia que evidenciaram redução de câncer de mama em mulheres que se submeteram ao rastreamento através da mamografia, que passou a ser utilizado em diversos países. No caso do câncer colorretal, o exame de sangue oculto nas fezes é metodologia simples e muito eficaz para rastreamento populacional. O diagnóstico precoce tem contribuído para a redução da mortalidade por esse câncer. Novas modalidades de rastreamento vêm sendo sugeridas, mas seus benefícios ainda estão sendo avaliados. Os diferentes programas de rastreamento levam à identificação de indivíduos na população com suspeita de serem portadores de câncer ou suas lesões precursoras, que deverão ser confirmadas pela realização de testes diagnósticos diversos. Entretanto, há controvérsias em relação ao rastreamento populacional de certos tumores, como por exemplo a medida dos níveis do antígeno prostático específico (PSA) e o toque retal na prevenção do câncer de próstata. De forma semelhante, as evidências são favoráveis ao rastreamento de câncer de pulmão, em indivíduos fumantes, através de tomografia computadorizada de baixa dose, e vem sendo aplicado em países de elevado índice de desenvolvimento.

BOXE 3. PROGRAMAS DE RASTREIO

Em quase todos os países do mundo, há programas de rastreamento populacional de câncer capazes de reduzir a mortalidade por tumores da cérvice uterina, de mama, câncer colorretal e de pulmão. As metodologias, protocolos, idade e periodicidade podem variar. Para outros tipos de cânceres ainda não há recomendações de rastreamento ou ainda não está claro se é benéfico empregá-los. Um dos programas mais eficientes na redução da mortalidade por câncer é o rastreamento do câncer da cérvice uterina através do teste de Papanicolaou.

As recomendações, no entanto, não se baseiam apenas na evidência científica, mas também em evidências clínicas, custo, riscos, aspectos decisivos na decisão de introdução dessa medida em saúde pública. A ponderação entre riscos e benefícios é influenciada por uma série de vieses incluindo *lead-time bias* (tempo entre o diagnóstico precoce com a triagem e o tempo em que o diagnóstico teria sido feito sem a triagem) e sobrediagnóstico. No caso dos resultados falso-positivos, as intervenções diagnósticas ou terapêuticas podem causar iatrogenia, ou seja, mais dano que benefício, sendo objeto de diversas pesquisas na área.

EPIDEMIOLOGIA DOS TUMORES RAROS

A ocorrência de certos tipos de câncer pode estar associada com fatores de risco ou exposição pouco frequentes. Embora existam diversas definições para um tumor raro, podemos considerar a definição proposta pelo *RARECARE Project*, entidade que reporta a ocorrência de câncer baseada em mais de 70 registros de câncer de base populacional de países europeus. Eles identificam como tumor raro a incidência de um tumor em menos de seis por 100.000 pessoas-ano. Entretanto, a existência de diferentes definições torna um desafio poder identificar esses tipos de tumores, porque podem depender da população em estudo (crianças, jovens ou adultos), região geográfica (um tumor pouco frequente em uma região pode ser bastante frequente em outra), susceptibilidade genética e inclusive alguns fatores de exposição ambiental e ocupacional.

A dificuldade de identificar esses tipos de tumores é um desafio para médicos e especialistas, o que torna difícil também o diagnóstico e posterior tratamento. Por isso, diferentes grupos de pesquisadores se unem para poder entender um pouco mais sobre esse tipo de patologias que engloba diferentes localizações anatômicas.

A incidência e mortalidade dos tumores raros dependem da população de estudo e região geográfica. No Japão, registro de casos de câncer entre 1998 e 2002 encontrou alguns tumores raros com incidência diferente daquelas encontradas na Europa. Por exemplo, a incidência de carcinomas de células epiteliais com variantes da cavidade nasal foi de 0,86 em comparação com 0,44 por 100.000 pessoas encontrada na Europa. Por outro lado, tumores epiteliais das glândulas salivares maiores foram mais frequentes na Europa que no Japão (0,73 e 0,66 por 100.000 pessoas, respectivamente).

O estudo japonês encontrou que alguns tumores considerados raros na Europa apresentavam uma incidência maior no Japão e que casos comuns na Europa eram raros no Japão. Entre os primeiros casos encontramos, por exemplo, o carcinoma de células epiteliais com variantes de esôfago, com incidência de 10,58 casos por 100.000 pessoas no Japão e incidência de 3,40 casos por 100.000 pessoas na Europa. Outro tipo de tumor comum no Japão que se apresenta de forma rara na Europa é o carcinoma hepatocelular; a incidência desse tipo de tumor no Japão é de 23,66 contra 3,09 por 100.000 pessoas na Europa. Entre os tumores raros no Japão que são mais comuns na Europa, encontramos tumores como melanomas malignos de pele, que apresentam 0,93 caso por 100.000 pessoas no Japão contra 12,41 casos por 100.000 pessoas na Europa, e os carcinomas invasivos lobulares de mama, que apresentam uma incidência baixa (1,05 caso por 100.000 pessoas) em comparação com 7,18 casos por 100.000 pessoas na Europa.

Outro estudo feito na Holanda também apresentou a frequência de tumores raros no período de 2004 a 2008. Nesse estudo, os tumores epiteliais de cavidade nasal apresentaram incidência de 0,60 caso por 100.000 pessoas, maior que a incidência encontrada para os dados da Europa em geral, e os melanomas malignos da mucosa tiveram uma taxa de incidência de 0,90 caso por 100.000 pessoas.

Considerando outro critério de tumores raros (incidência menor que 15 casos por 100.000 pessoas-ano), estudo americano encontrou 71 tipos de cânceres raros em adultos, representando aproximadamente 25% do total de casos em adultos. Na análise por sexo, observou-se que tumores de glândulas salivares foram mais frequentes em homens do que em mulheres (21,79 vs. 12,26 por 1.000.000 pessoas, respectivamente). Também tumores de esôfago foram mais comuns entre homens do que em mulheres (111,86 vs. 27,54 por 1.000.000 pessoas, respectivamente).

Um estudo recente no Brasil, utilizando informações de registros de câncer de base populacional, analisou a incidência de tumores raros em crianças e adolescentes. Sendo a ocorrência de câncer um evento raro nesta faixa etária, ainda existem patologias que constituem um subconjunto de tumores muito mais específicos e próprios desse grupo, como o pancreatoblastoma, tumores rabdoides malignos e tumores neuroectodérmicos melanóticos. No período de 2005 a 2015, um total de 1146 tumores raros foram diagnosticados no Brasil em pessoas com menos de 20 anos. O câncer de tireoide foi, entre esse grupo, o mais frequente, apresentando incidência de 5,36 casos por 1.000.000 habitantes, sendo as Regiões Centro-Oeste, Sudeste e Sul as que apresentaram incidência maior desse tipo de tumor (6,39, 6,48 e 6,51 por 1.000.000 habitantes, respectivamente). Casos de melanoma se apresentaram com maior frequência nas Regiões Sudeste e Sul (1,42 e 1,83 casos por 1.000.000 habitantes, respectivamente), em comparação, por exemplo, com a Região Norte, que apresentou a menor incidência (0,41 caso por 1.000.000 habitantes).

A classificação dos tipos de tumores raros segundo *RARECAREnet* indica que a maioria dos casos são de doenças de origem hematológica, seguidas de tumores do sistema genital feminino e do trato digestivo (Figura 3.7). Informações sobre mortalidade são menos frequentes, e dependem do tipo de câncer estudado.

Diferentes aspectos estão envolvidos no aparecimento de tumores raros. Entre eles podemos considerar: susceptibilidade genética, aspectos hereditários, exposição ambiental e ocupacional.

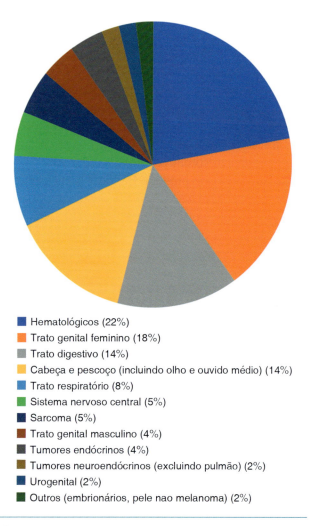

Figura 3.7 • Categorias de tumores raros segundo o *RARECARE*. Fonte: Adaptado de Eslick, 2012.

Epidemiologia

Aspectos genéticos e hereditários serão abordados em outros capítulos do livro. Focaremos então na exposição ambiental e ocupacional, principalmente em adultos. Por exemplo, a exposição ao asbesto (ou amianto) é responsável por um tipo de câncer de pleura chamado mesotelioma. O período entre a exposição e a presença de câncer pode levar anos; trabalhadores de indústrias ou pessoas expostas ao asbesto podem apresentar problemas sérios de saúde, como processos inflamatórios das vias respiratórias, e entre eles gerar o câncer.

Grupos de pesquisa em diferentes lugares do mundo têm contribuído para o registro de casos de tumores raros. Na Europa, o *RARECARE Project* reúne informações de registros de câncer de base populacional de vários países, permitindo o cálculo de sobrevida relativa e incidência dos tumores segundo faixa etária e sexo. Nos Estados Unidos da América (EUA), o *National Cancer Institute* (NCI) adotou a medida de incidência de tumores raros como de 15 casos por 100.000 pessoas-ano.

A importância de registros de tumores, sejam eles de base hospitalar ou populacional, incluindo informações epidemiológicas, estilo de vida, ocupação, tipos de exposições, assim como de informações sobre material biológico disponível, aumenta a possibilidade do conhecimento desse tipo de doenças. Em 2001, a revista *The Lancet Oncology* lançou um alerta sobre os tipos de cânceres muito raros e como existe falta de conhecimento entre médicos e patologistas para determinar um correto diagnóstico, causando grandes consequências para os pacientes. O reporte de casos e séries de casos com doenças pouco conhecidas é pouco frequente na literatura médica, que incentiva mais a publicação de ensaios clínicos e estudos epidemiológicos com grande número de casos.

BOXE 4. *LINKS* INTERESSANTES PARA SABER MAIS!

https://gco.iarc.fr/
https://www.who.int/news-room/fact-sheets/detail/cancer
https://www.inca.gov.br/
http://www.icesp.org.br/
https://infogram.com/infograficos-2018-1h-1749z10xvy2zj
https://www.uspreventiveservicestaskforce.org/
https://www.who.int/eportuguese/countries/bra/pt/
http://www.rarecarenet.eu/
https://www.cancer.gov/
https://moh-it.pure.elsevier.com/en/persons/gemma-gatta

No Brasil, o primeiro relato de casos de cânceres raros em crianças e adolescentes incluiu informações de incidência de 19 registros de câncer de base populacional das diferentes regiões do Brasil. Esse estudo também contou com a participação de pesquisadores do grupo de *RARECAREnet* da Europa.

Pacientes também precisam conhecer mais sobre as suas doenças e o que isso implica; muitas perguntas surgem tanto de pacientes como dos familiares, sendo importante a disponibilidade de fontes de informação confiáveis, com informações científicas comprovadas, e informação de estudos em andamento sobre tratamento para os tipos de câncer menos frequente.

GLOSSÁRIO

Coeficiente de incidência: número de casos novos de determinada doença em uma população.

Coeficiente de mortalidade: número de mortes ocasionado por determinada doença em uma população.

Coeficiente de prevalência: soma dos casos novos e antigos de uma doença em uma população.

Epidemiologia: o estudo da distribuição das doenças e de suas causas associadas em uma população.

Estudos de casos-controles: estudo em que casos e controles são ambos escolhidos a partir de uma coorte previamente definida, em que já existem algumas informações sobre exposição e fatores de risco.

Estudos de coorte (longitudinais): indivíduos expostos e não expostos a uma causa potencial da doença são acompanhados durante determinado período.

Estudos de coorte prospectivos: a exposição é medida antes do aparecimento do evento ou doença.

Estudo de coorte retrospectivo: o evento ou exposição já ocorreu há anos, medindo-se posteriormente seu impacto sobre a doença.

Estudos de intervenção: estudos em que o pesquisador intervém no grupo "tratamento", como aplicando terapias ou expondo a algum procedimento.

Estudos observacionais: estudos em que não há nenhuma intervenção por parte do pesquisador.

Estudos transversais (estudos de prevalência): estudos em que exposição e efeito são avaliados simultaneamente; não é possível avaliar causa e efeito.

Fator de confusão: variável que influencia a variável do estudo.

Fatores de risco: fatores associados ao desenvolvimento de doenças.

Lead time bias: tempo entre a detecção de uma doença e sua manifestação clínica.

Prevenção primária: conjunto de ações que objetivam a diminuição da incidência da doença, por meio da remoção dos fatores causais.

Programa de rastreamento oportunístico: quando a pessoa procura o serviço de saúde espontaneamente, sendo encaminhada a fazer exames para saber se ela apresenta alguma doença ou fatores de risco.

Programa de rastreamento organizado: são programas ou campanhas organizadas pelos órgãos de saúde/governos para a população, visando identificar as pessoas antes de apresentar os sintomas das doenças ou em fases precoces do seu desenvolvimento.

Razão de risco (risco relativo): razão entre o risco de o grupo exposto e o grupo não exposto desenvolverem a doença.

Registro de câncer de base populacional: centros de coleta, armazenamento e análise da ocorrência de todos os novos casos de câncer da população.

Registro de câncer de base hospitalar: centros de coleta, armazenamento, processamento e análise de dados dos pacientes com diagnósticos confirmados de câncer e atendidos em uma unidade hospitalar.

Sobrediagnóstico: diagnóstico que conduz a tratamento (sobretratamento) de uma doença que nunca levaria ao aparecimento de sintomas ou ao desfecho de morte no paciente.

Transição epidemiológica: mudança do comportamento de distribuição das doenças em uma população.

Transição demográfica: mudança na estrutura da pirâmide populacional, indicando alterações nas proporções das faixas etárias da população.

ABREVIATURAS

GLOBOCAN: *Global Cancer Statistics*

HBV/C: vírus da hepatite B/C

HCC: carcinoma hepatocelular

HPV: papilomavírus humano

IARC: *International Agency for Research on Cancer*

IDH: índice de desenvolvimento humano

INCA: Instituto Nacional de Câncer José Alencar Gomes da Silva

NCI: *National Cancer Institute*

OMS: Organização Mundial da Saúde

OR: *odds ratio* (razão de chances)

PSA: antígeno prostático específico

RP: razão de prevalências

RR: risco relativo

LEITURAS RECOMENDADAS

Bray F et al. Global cancer statistics 2018: GLOBOCAN estimates of incidence and mortality worldwide for 36 cancers in 185 countries. CA: a cancer journal for clinicians, 2018; 68(6):394-424.

Guerra MR et al. Magnitude and variation of the burden of cancer mortality in Brazil and Federation Units, 1990 and 2015. Revista Brasileira de Epidemiologia, 2017; 20: 102-15.

IARC. Human papillomavirus. IARC Monog Eval Carcinog Risk Hum, 2007; 90:1-636.

Instituto Nacional de Câncer José Alencar Gomes da Silva. Estimativa 2020: incidência de câncer no Brasil/Instituto Nacional de Câncer José Alencar Gomes da Silva. – Rio de Janeiro: INCA, 2019.

Jemal A, Bray F. Ferlay J. Global Cancer Statistics. CA: A Cancer Journal for Clinicians, 2011; 61(2) 69-90.

Silva GAE et al. Tendência da mortalidade por câncer nas capitais e interior do Brasil entre 1980 e 2006. Revista de Saúde Pública, 2011; 45(6):1009-18.

Torre LA et al. Global cancer statistics, 2012. CA: A Cancer Journal for Clinicians, 2015; 65(2):87-108.

REFERÊNCIAS BIBLIOGRÁFICAS

Brasil. Ministério da Saúde. Secretaria de Vigilância em Saúde. Vigitel/2020: Vigilância de Fatores de Risco e Proteção para Doenças Crônicas em Inquérito Telefônico. Brasília: Ministério da Saúde, 2020.

Eslick GD. What is a Rare Cancer? Hematology/Oncology Clinics of North America, 2012; 26(6): 1137-41.

Franco EL, Harper DM. Vaccination against human papillomavirus infection: A new paradigm in cervical cancer control. Vaccine, 2005; 23(17-18):2388-94.

Giuliano AR *et al*. Incidence and clearance of genital human papillomavirus infection in men (HIM): A cohort study. The Lancet, 2011; 377(9769):932-40.

Lei J *et al*. HPV Vaccination and the Risk of Invasive Cervical Cancer. New England Journal of Medicine, 2020; 383(14): 1340-8.

Parsonnet J *et al*. Helicobacter pylori infection and the risk of gastric carcinoma. New England Journal of Medicine, 1991; 325(16):445-53.

Schlecht NF *et al*. Persistent human papillomavirus infection as a predictor of cervical intraepithelial neoplasia. Journal of the American Medical Association, 2001; 286(24):3106-14.

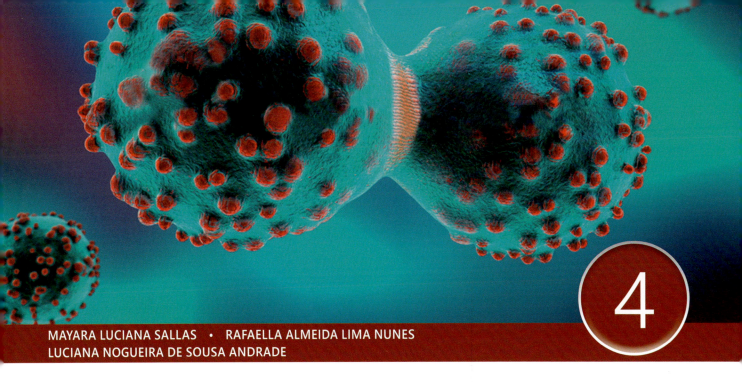

MAYARA LUCIANA SALLAS • RAFAELLA ALMEIDA LIMA NUNES
LUCIANA NOGUEIRA DE SOUSA ANDRADE

Introdução à Comunicação Celular

INTRODUÇÃO

A comunicação celular abrange os mecanismos através dos quais as células interagem entre si e com o ambiente que as cerca, enviando e recebendo mensagens. Tal interação é fundamental para sua sobrevivência e para o correto desempenho de suas funções e, em última instância, dos organismos que compõem. Quanto maior a complexidade do organismo, mais complexa é a rede de interações entre suas células. A comunicação celular permite enviar, receber e processar informações referentes à disponibilidade de nutrientes, presença de moléculas potencialmente danosas, variações de temperatura e luz, entre outros.

A comunicação célula-célula e célula-ambiente envolve a emissão e percepção de uma variedade de sinais químicos e físicos que ativam cascatas de sinalização intracelulares, desencadeando respostas específicas, responsáveis pela regulação do comportamento celular, incluindo proliferação, diferenciação, metabolismo, sobrevivência e movimento.

A capacidade de percepção e reação a uma ampla variedade de moléculas e condições extracelulares é fundamental para a sobrevivência dos organismos, desde os mais simples aos mais complexos. Os sistemas de comunicação celular são finamente regulados, de forma a controlar a interação entre células tanto próximas quanto distantes, muitas vezes com funções fisiológicas bastante diversas.

O conhecimento dos mecanismos de comunicação celular é essencial para o entendimento do funcionamento das células normais, mas também do comportamento de células sujeitas a alterações patológicas, como no caso do câncer, por exemplo. Nesse contexto, mudanças nos padrões de expressão gênica, acompanhados por alterações ao nível de sinalização celular, podem ser responsáveis pelo surgimento e progressão de diversas doenças. O conhecimento dos mecanismos de sinalização envolvidos pode, portanto, ser de grande utilidade na compreensão, prevenção e tratamento de tais patologias.

PRINCÍPIOS GERAIS DA COMUNICAÇÃO CELULAR

A comunicação célula-célula ou célula-ambiente envolve desde a emissão de uma mensagem até sua percepção e consequente efeito na célula-alvo. Inicialmente, um sinal deve ser gerado, abrangendo desde estímulos químicos (moléculas sinalizadoras) ou físicos (pressão mecânica, temperatura ou fótons, por exemplo), provenientes de células do mesmo organismo ou de organismos diferentes.

As *células sinalizadoras* produzem *moléculas sinalizadoras*, que podem ser moléculas solúveis ou se encontrar ligadas à matriz extracelular ou à superfície de células vizinhas. Quando tais moléculas sinalizadoras se ligam a outras moléculas específicas presentes na célula-alvo, entregando uma mensagem, elas são chamadas de *ligantes*. De forma geral, a comunicação entre as células envolve moléculas de sinalização extracelular, que podem atuar a longas ou curtas distâncias.

A mensagem enviada deve ser percebida pela *célula-alvo*, o que se dá por meio da interação entre o ligante e proteínas específicas localizadas geralmente, mas nem sempre, ao nível de membrana celular, chamadas de *receptores*. Alguns receptores, no entanto, são proteínas intracelulares, localizadas no citosol ou núcleo. Nesses casos, os ligantes são pequenas moléculas hidrofóbicas, capazes de se difundirem através da membrana citoplasmática, atingindo o interior da célula. Um exemplo clássico deste grupo são os receptores dos hormônios esteroides.

A interação com o ligante ativa o receptor que, por sua vez, ativa uma ou mais vias de sinalização intracelular. Há grande variedade de moléculas ligantes e receptoras, mas, de forma geral, um ligante específico interage com seu receptor específico. Cabe ressaltar, também, que diferentes células-alvo podem responder de formas distintas a uma mesma molécula sinalizadora, a depender da maquinaria celular (proteínas intracelulares), responsável pela integração e interpretação do sinal. As moléculas sinalizadoras podem ser estimuladoras ou inibidoras, e podem ser combinadas de formas diferentes, gerando respostas diversas (Figura 4.1).

Após a chegada do sinal à célula-alvo, segue-se uma série de eventos intracelulares que culminam na resposta final à mensagem recebida (Figura 4.2):

- **Percepção do sinal pela célula**, geralmente por intermédio de proteínas denominadas receptores celulares, em grande parte, mas não na totalidade, localizadas na membrana citoplasmática da célula-alvo;
- **Transdução do sinal** pela proteína receptora, para o interior da célula e entre diversas proteínas intracelulares, constituindo uma "cascata de sinalização intracelular";
- **Chegada da mensagem** ao destino intracelular final (proteínas efetoras);
- **Produção da resposta celular** apropriada ao estímulo inicial, com ativação de determinados genes e produção de determinadas proteínas, alterações metabólicas ou alterações da forma e movimento celulares, por exemplo.

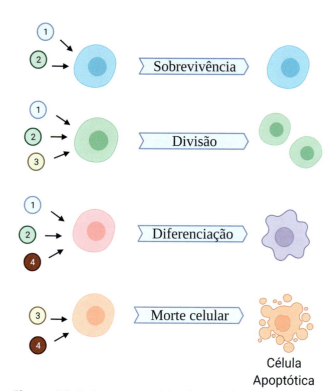

Figura 4.1 ● A resposta celular é resultado da combinação entre ligantes, receptores, e vias de sinalização intracelulares. Diferentes células expressam diferentes receptores. Mais de um receptor pode ser ativado na mesma célula ao mesmo tempo, por diferentes ligantes (ligantes 1 a 4), gerando respostas distintas. Fonte: Adaptada de Alberts et al., 2010.

MECANISMOS DE COMUNICAÇÃO CELULAR

Existem diferentes mecanismos pelos quais as células podem se comunicar umas com as outras. Como já vimos anteriormente, a comunicação celular envolve a transmissão de um sinal a uma célula-alvo, a partir de uma célula sinalizadora. Em sua maioria, esses sinais são de natureza química e incluem moléculas como proteínas (por exemplo, citocinas, fatores de crescimento, hormônios), lipídios (por exemplo, prostaglandinas, esteroides), ácidos nucleicos e outros tipos de ligantes. Essas moléculas, por sua vez, podem ser secretadas para o espaço extracelular (sinalização indireta) e atuar em células vizinhas ou em células mais distantes, ou podem permanecer na superfície celular e interagir apenas com outras células (ou com a matriz extracelular) por meio de contato direto (sinalização direta).

Sinalização indireta

As sinalizações indiretas são geralmente classificadas de acordo com a distância que a molécula sinalizadora

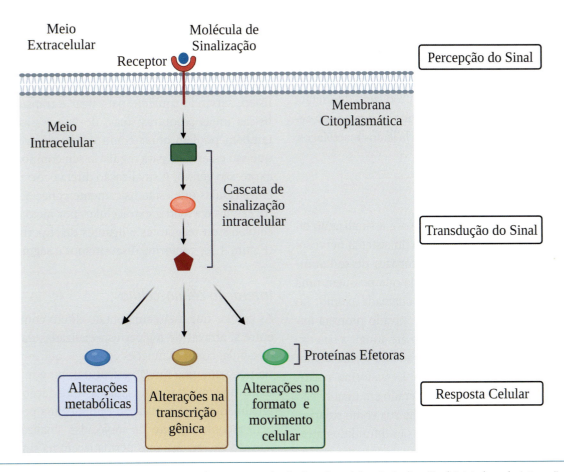

Figura 4.2 ● Principais eventos componentes do processo de sinalização celular. A sinalização é iniciada pela interação entre a molécula sinalizadora (ligante) e o receptor (percepção do sinal). O sinal é, então, enviado para o interior da célula e transmitido entre diversas proteínas intracelulares (transdução do sinal), em uma cascata de sinalização. Ao chegar ao seu destino final, o sinal induz uma resposta celular específica. Fonte: Adaptada de Alberts et al., 2010.

(ou ligante) precisa percorrer até alcançar a sua célula-alvo. Dessa forma, a comunicação celular que ocorre através de moléculas secretadas inclui a sinalização autócrina, parácrina e endócrina (Figura 4.3).

Autócrina

A sinalização autócrina é caracterizada por ser um tipo de autocomunicação, uma vez que a molécula sinalizadora é secretada ao espaço extracelular e se liga aos receptores da própria célula que a produziu, ou seja, o sinal age sobre ela mesma (Figura 4.3A); do mesmo modo, o ligante também pode ser direcionado para células semelhantes à célula sinalizadora.

Esse tipo de comunicação geralmente está envolvido em processos de desenvolvimento ou diferenciação celular, visto que um sinal autócrino garante que a célula siga o caminho de desenvolvimento ao qual está comprometida, através da enfatização da mensagem.

Isso é observado no desenvolvimento embrionário, por exemplo, no qual um ligante atua sobre a célula sinalizadora e sobre células vizinhas, auxiliando a diferenciação delas no mesmo tipo celular. Outro processo que utiliza a sinalização autócrina é a carcinogênese, na qual as células tumorais produzem sinais que estimulam o seu crescimento e proliferação de uma maneira descontrolada, como será discutido nos próximos capítulos.

Parácrina

No caso da sinalização parácrina, o sinal liberado atua somente em células-alvo adjacentes, tendo um efeito apenas local (Figura 4.3B). Esse efeito ocorre devido à limitação da difusão das moléculas sinalizadoras, pois, além de serem capturados rapidamente por células-alvo vizinhas, esses sinais também são destruídos por enzimas extracelulares ou imobilizados pela matriz extracelular.

Esse tipo de sinalização celular também é muito comum nas respostas imunes, sendo caracterizada pela secreção de citocinas e quimiocinas por células pertencentes a esse sistema. Um exemplo é a ativação de macrófagos por células Th1, as quais produzem e secretam citocina IFN-γ (Interferon-gama) que se liga ao seu receptor específico presente na superfície dos macrófagos, contribuindo para a sua ativação.

Sináptica

Um tipo de comunicação parácrina é a sinalização sináptica, a qual ocorre em células do sistema nervoso: os neurônios. Estas células são capazes de se comunicar com células-alvo distantes, já que possuem uma longa extensão em sua estrutura, chamada axônio. Ao receber um estímulo, o neurônio ativado propaga *impulsos elétricos* ao longo do axônio até atingir a sua extremidade, onde esse sinal é liberado na forma de um sinal químico, o neurotransmissor. Dessa forma, o axônio permite que esse sinal seja liberado em uma região muito próxima à célula-alvo, conhecida como sinapse; os neurotransmissores, portanto, são difundidos através desse pequeno espaço entre o neurônio pré-sináptico (célula sinalizadora) e o neurônio pós-sináptico (célula-alvo), e se ligam aos seus receptores para, assim, propagar o impulso nervoso (Figura 4.3C).

Endócrina

Quando uma célula necessita transmitir um sinal a uma célula-alvo que está muito distante, ela pode liberar sinais endócrinos. Neste caso, o ligante enviado é um hormônio, o qual é secretado por células especializadas que estão localizadas em glândulas endócrinas, como o hipotálamo, a glândula tireoide, pituitária e outras. Esse hormônio, por sua parte, percorre a corrente sanguínea até atingir a sua célula-alvo, que pode estar em um tecido diferente (Figura 4.3D). Porém, esse tipo de sinalização é relativamente lenta, já que o hormônio precisa circular um extenso caminho até o seu destino; além disso, ao longo do percurso ele é diluído, o que exige, portanto, que esse sinal seja capaz de atuar em baixas concentrações. Um exemplo é o hormônio estrogênio, que é produzido nos ovários e desempenha um papel importante tanto no desenvolvimento e crescimento normal das glândulas mamárias, quanto na carcinogênese da mama, em específico nas células tumorais que apresentam receptores para estrogênio.

Sinalização direta

Foi após a caracterização molecular da parede das células, que efetivamente foi compreendido que as conexões entre elas não eram apenas limitadas ao contato físico, servindo somente para ligar e transmitir forças físicas umas às outras; mas, de fato, essas conexões também podiam atuar como canais de comunicação que são essenciais para regular o seu comportamento e expressão gênica. A sinalização direta ocorre, portanto, entre células que estão fisicamente conectadas, ou entre células e a matriz extracelular, por meio de junções celulares ou receptores e ligantes de superfície celular (Figura 4.3), conforme discutiremos a seguir.

Interação célula-célula

As células que estão em contato direto comunicam-se entre si através de regiões especializadas da superfície da célula, como as junções celulares, que em sua maioria possuem uma função estrutural; porém, em alguns casos podem estar associadas à transdução de sinais. Igualmente, a comunicação célula-célula pode ocorrer pelo reconhecimento de moléculas sinalizadoras que não são excretadas, mas permanecem na superfície celular, como ocorre na sinalização via receptores e ligantes. As junções celulares podem ser classificadas com base em sua função, incluindo as junções comunicantes, ocludentes e de ancoramento.

Junções comunicantes (gap junctions)

As junções comunicantes, também conhecidas como junções do tipo fenda ou junções *gap*, estão presentes em muitas células animais e são responsáveis por conectar o citoplasma de células adjacentes, permitindo o transporte de pequenas moléculas por meio de canais na membrana celular. Essas junções são compostas por diversas estruturas chamadas conéxons, que são constituídos por um conjunto de seis *proteínas transmembrana* da família conexina, que se arranjam de modo a gerar um poro central. Dessa forma, quando um conéxon se alinha a outro conéxon de uma célula vizinha, forma-se um canal aquoso que liga o interior de ambas as células, conectando-as eletricamente e metabolicamente (Figura 4.4).

A expressão de diferentes membros da família conexina pode formar diversas combinações de conexinas e, portanto, de conéxons, gerando canais com propriedades e permeabilidades diferentes. De modo geral, as células conectadas pelas junções do tipo fenda

Introdução à Comunicação Celular

Sinalização Indireta

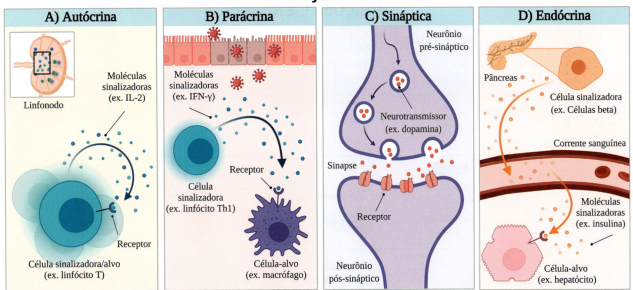

Sinalização Direta

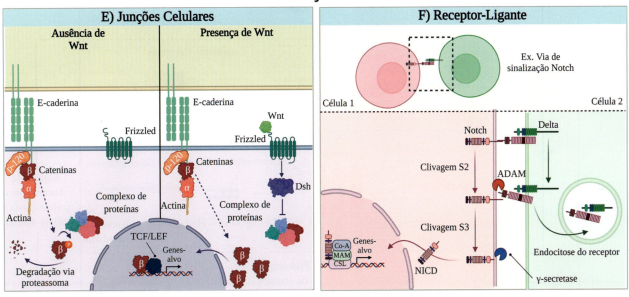

Figura 4.3 • Exemplos de mecanismos de comunicação celular. A sinalização indireta inclui: **A.** Comunicação autócrina, como ocorre durante a expansão clonal de linfócitos T mediada pela IL-2 nos linfonodos, por exemplo. **B.** Comunicação parácrina, na qual um ligante liberado será detectado pelo receptor de uma célula adjacente, como acontece na ativação de macrófagos por células Th1 via IFN-γ, durante uma infecção. **C.** Comunicação sináptica, na qual neurônios se comunicam através da transmissão de neurotransmissores, como a dopamina, de um neurônio pré-sináptico a um neurônio pós-sináptico. **D.** Comunicação endócrina, cuja transmissão de sinal é dependente da corrente sanguínea, assim como a insulina, produzida pelas células beta do pâncreas, atuam sobre os hepatócitos. Diferentemente, a sinalização direta é caracterizada pelas junções celulares (**E**), tendo como principal exemplo a via de sinalização Wnt/β-catenina, e por interações. **F.** Receptor-ligante, como ocorre principalmente na sinalização Notch.

compartilham pequenas moléculas (com menos de 1000 dáltons) incluindo íons, como o Ca^{2+}, vitaminas, nucleotídeos, aminoácidos, açúcares e AMPc; porém, macromoléculas como ácidos nucleicos, proteínas e polissacarídeos não são transportados através das junções comunicantes.

Esse tipo de junção celular é, particularmente, muito importante em células eletricamente excitáveis, como as células da musculatura lisa e cardíaca, nas quais sinais elétricos espalham-se rapidamente de uma célula à outra para, assim, sincronizar as contrações celulares. Além disso, as junções comunicantes também são necessárias

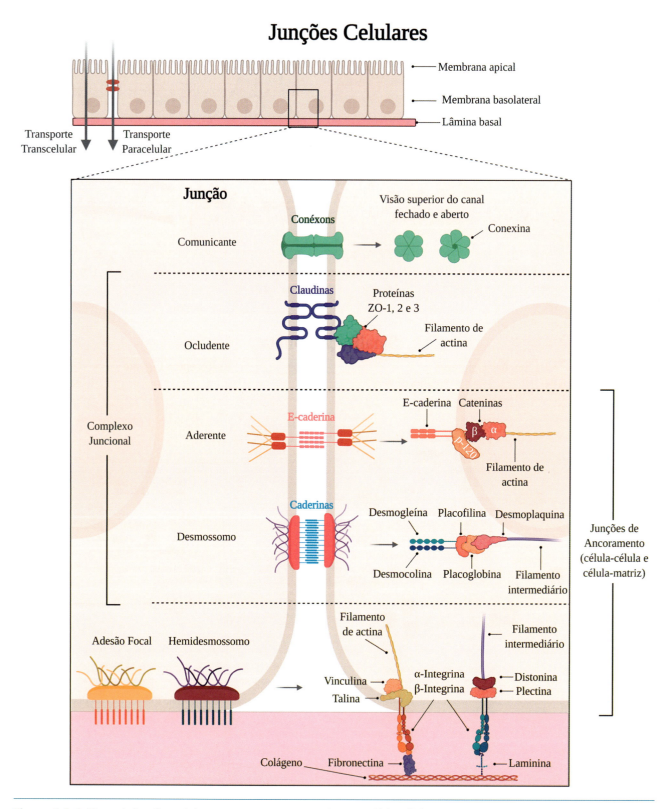

Figura 4.4 ● Tipos de junções celulares e seus componentes. Junções célula-célula, como a junção comunicante, são compostas por conéxons (formados por seis conexinas) alinhados, que formam um canal de passagem para pequenas moléculas. As junções ocludentes são formadas principalmente pelas claudinas, que se ligam às proteínas da zônula ocludente (ZO). A junção de ancoramento inclui as junções aderentes e desmossomos (junções célula-célula) mediadas pelas caderinas, e a adesão focal e hemidesmossomos (junções célula-matriz) mediadas pelas integrinas. Juntos, a junção ocludente, a junção aderente e os desmossomos formam o complexo juncional.

nos hepatócitos, células epiteliais e endoteliais, e em processos de desenvolvimento, como a embriogênese. Do mesmo modo, as células vegetais também possuem junções comunicantes, que são conhecidas como plasmodesmata.

Junções ocludentes (tight junctions)

As junções ocludentes presentes nos epitélios (junções compactas) são componentes essenciais para que as células desse tecido atuem como barreiras seletivas que controlam a passagem de fluidos contendo água, íons e algumas pequenas moléculas. Dessa forma, as junções ocludentes são capazes de selar o espaço entre células adjacentes para que algumas moléculas sejam impedidas de atravessar livremente as camadas de células do epitélio. Esse tipo de junção celular é composto essencialmente por proteínas transmembrana conhecidas como claudinas e ocludinas, cujos domínios extracelulares se conectam diretamente com proteínas similares em células adjacentes para obstruir os espaços intercelulares (Figura 4.4). O conjunto dessa estrutura formada por esse complexo de proteínas constitui uma rede de junções compactas que normalmente está localizada em uma porção apical aos desmossomos e às junções aderentes, e juntas, essas três junções celulares estabelecem um *complexo juncional*. As junções ocludentes também estão relacionadas à manutenção da polaridade celular, separando os *domínios apicais* e *basolaterais* da membrana da célula.

A função das junções compactas é principalmente refletida no epitélio do intestino delgado, o qual separa o *lúmen* desse órgão do tecido conjuntivo adjacente. As células desse epitélio são caracterizadas por absorverem nutrientes do lúmen intestinal, os quais são transportados para o fluido extracelular via *transporte transcelular*. Esse processo de transporte é mediado inicialmente por proteínas localizadas na membrana apical dessas células epiteliais, que importam os nutrientes ativamente do lúmen para dentro da célula. Seguidamente, proteínas da membrana basolateral são capazes de exportar os mesmos nutrientes para o espaço extracelular (do outro lado do epitélio) via *difusão facilitada*. Essas moléculas serão difundidas até atingir os vasos sanguíneos e, assim, serão capazes de nutrir todos os tecidos do corpo (Figura 4.4).

Uma vez difundidos via transporte transcelular, esses nutrientes não voltarão ao lúmen intestinal graças à função das junções compactas. Entretanto, a passagem de algumas moléculas através dessas junções pode ocorrer em alguns casos, nos quais as junções compactas são alteradas temporariamente para consentir o fluxo de água, monossacarídeos e aminoácidos, por exemplo. Esse *transporte paracelular* pode ocorrer quando há uma alta concentração desses nutrientes no lúmen intestinal após uma refeição.

Embora as junções compactas apresentem uma importante função no controle da permeabilidade paracelular, muitos estudos têm demonstrado que elas também atuam em um complexo de sinalização entre células, principalmente no câncer. A transmissão de sinais ocorre bidirecionalmente; isso significa que os sinais são propagados da célula para as junções compactas a fim de regular sua estrutura e função, e também são propagados das junções compactas para o interior da célula, regulando a sua expressão gênica e, consequentemente, o comportamento celular. De fato, processos celulares como a proliferação, diferenciação e migração são modulados por alterações genéticas das claudinas que, por sua vez, desregulam vias de sinalização que estão associadas a esses processos, como a via *JAK/STAT-3*, sinalização Notch e Wnt/β-catenina (como está revisado em Bhat *et al.*, 2019; Singh; Uppada; Dhawan, 2017; Terry *et al.*, 2010).

Junções de ancoramento

As junções de ancoramento têm a função de conectar o *citoesqueleto* de uma célula às células adjacentes ou à matriz extracelular, conferindo suporte, proteção contra estresses mecânicos, transmissão de forças intercelulares e manutenção da arquitetura do tecido. Entre os tipos de junções de ancoramento, as junções aderentes e os desmossomos são classificados como adesões célula-célula e serão abordados neste tópico, enquanto as adesões focais e os hemidesmossomos são tipos de adesões célula-matriz, e serão discutidos posteriormente.

As adesões célula-célula são mediadas por proteínas transmembrana, conhecidas como moléculas de adesão celular, as quais apresentam uma extremidade ancorada ao citoesqueleto de uma célula e outra extremidade que o conecta à outra molécula de adesão de uma célula adjacente. O principal grupo de moléculas de adesão que mediam as ligações células-células pertence à superfamília das caderinas, as quais, juntamente com outras proteínas das superfamílias das selectinas e integrinas, são dependentes de Ca^{2+}; outras moléculas de adesão célula-célula são os membros da superfamília das *imunoglobulinas* (Ig) de adesão, que são independentes de Ca^{2+}. Apesar de as integrinas desempenharem um papel importante nas ligações célula-célula, a sua principal função está relacionada à ligação das células à matriz extracelular, como abordaremos nos próximos tópicos.

Os membros da superfamília das caderinas, tanto nas junções aderentes quanto nos desmossomos, estabelecem uma *ligação homofílica* entre elas; isso significa que um subtipo específico de caderina de uma célula se liga ao mesmo subtipo de caderina da célula adjacente. As junções aderentes são caracterizadas por ancorar filamentos de *actina* aos filamentos de outra célula, sendo esse processo mediado pelas caderinas clássicas, incluindo principalmente a caderina E (presente em epitélios), a caderina P (localizada nas células da placenta, por exemplo) e a caderina N (presente nos neurônios, músculos esqueléticos etc.). Além disso, uma vez que as ligações das caderinas ao citoesqueleto da célula são indiretas, neste caso aos filamentos de actina, são necessárias proteínas de ancoramento intracelular para mediar essa ligação, como a β-catenina, a γ-catenina (placoglobina) e a catenina-p120 (Figura 4.4).

Por outro lado, os desmossomos têm a função de ligar os filamentos intermediários de uma célula com os filamentos de outra; a composição desses filamentos inclui queratina (característica de tecidos epiteliais) e desmina (presentes no tecido muscular), por exemplo. Assim, diferentemente das junções aderentes, nos desmossomos os filamentos intermediários de células adjacentes são conectados por caderinas não clássicas, como as desmocolinas, desmogleínas e caderina T, que por sua vez se ligam às proteínas de ancoramento intracelular, como as placoglobinas (Figura 4.4).

Além de seu papel estrutural e de adesão, as junções de ancoramento também desempenham um papel importante na sinalização celular, já que a ligação ou dissociação entre células conectadas pode influenciar no seu comportamento através da transmissão de sinais. A alteração da expressão de moléculas de adesão, em especial das caderinas, é responsável por grande parte das alterações dos comportamentos celulares, como a migração de células de seu tecido original. É o caso da formação da *crista neural*, que ocorre no desenvolvimento embrionário, na qual algumas células, que primeiramente constituíam o *tubo neural*, deixam de expressar caderina E, por exemplo, e migram para outros locais com o objetivo de se agregarem e diferenciarem para dar origem a outros tecidos.

Do mesmo modo, a β-catenina, além de seu envolvimento na adesão célula-célula, também está associada à via de sinalização Wnt/β-catenina, que regula processos como crescimento e proliferação celular, *polaridade celular* durante o desenvolvimento embrionário e motilidade das células. Na ausência da molécula Wnt, a β-catenina é degradada via *proteassoma*, estabelecendo, assim, um equilíbrio entre as moléculas de β-catenina ligadas às junções aderentes e a β-catenina livre no citoplasma. A ligação de Wnt ao seu receptor inibe a degradação de β-catenina, o que, consequentemente, gera um acúmulo dessa molécula no citoplasma, levando a sua translocação ao núcleo. Assim, β-catenina atua como um *coativador*, uma vez que induz a transcrição de genes como *c-myc*, associado à proliferação celular, e *ciclina* D1, que induz a entrada ao ciclo celular pela transição da *fase G1* à *fase S* (exemplificado na Figura 4.3E).

Adicionalmente, a translocação da β-catenina ao núcleo também estimula a transição epitélio-mesênquima (EMT, do inglês *epitelial-mesenchymal transition*), que pode ocorrer tanto em processos fisiológicos, como no desenvolvimento embrionário e *fibrose tecidual*, quanto em processos patológicos, como ocorre no câncer. A transição epitélio-mesênquima é um processo em que células diferenciadas e com morfologia epitelial deixam algumas de suas características, e passam a ter propriedades comuns às *células mesenquimais* e um fenótipo migratório e invasivo, contribuindo para o rompimento da lâmina basal e consequente invasão de tecidos adjacentes (como será discutido no Capítulo 15). No caso de alguns cânceres com origem epitelial, as células desse tecido se tornam suscetíveis a migrar e invadir o *estroma* vizinho, principalmente por causa da perda da função ou expressão de E-caderina (por mutação, por exemplo), o que afeta sua ligação com a β-catenina nas junções aderentes. Assim, a disponibilidade citoplasmática da β-catenina aumenta, levando à sua translocação ao núcleo e transcrição de genes associados, o que está relacionado à transformação celular e ao ganho de potencial metastático.

Igualmente, outras moléculas de adesão celular, como as selectinas, também exercem uma função importante na sinalização das células. Estas são proteínas transmembrana que possuem um domínio de *lecitina*, capaz de ligar-se a carboidratos específicos da membrana de outras células. A família das selectinas é constituída pela selectina L, que está presente nos leucócitos, pela selectina P, expressa em plaquetas, e pela selectina E, característica de células endoteliais ativadas por uma resposta inflamatória. Dessa forma, as selectinas são responsáveis por mediar interações transientes entre leucócitos e as células endoteliais (que revestem os vasos sanguíneos), coordenando esses leucócitos para o local da inflamação. Este processo é iniciado pelo reconhecimento de oligossacarídeos dos leucócitos pelas selectinas das células endoteliais, o que promove uma fraca ligação entre essas células e o rolamento dos leucócitos na superfície dos vasos sanguíneos. Em seguida, a ação de quimiocinas e a transdução de sinais da selectina contribuem para a ativação de integrinas na superfície dos leucócitos, as quais se ligam a moléculas de adesão intercelular (ICAM, do inglês *intercellular cell adhesion molecule*) da superfamília de imunoglobulinas de adesão, expressas pelas células endoteliais.

Além das ICAMs, as moléculas de adesão vascular (VCAM, do inglês *vascular cell adhesion molecule*) também possuem um domínio extracelular parecido com as imunoglobulinas, e são capazes de estabelecer uma *ligação heterofílica* (entre moléculas diferentes) com as integrinas, assim como as selectinas se ligam com carboidratos. Desse modo, a interação das integrinas com essas moléculas de adesão desenvolve uma ligação forte e estável que permite a migração dos leucócitos ao tecido adjacente durante a inflamação (Figura 4.5). É importante lembrar que os membros das Igs de adesão também podem gerar interações homofílicas, como ocorrem com as moléculas de adesão neural (NCAM, do inglês *neural cell adhesion molecule*) das células nervosas, por exemplo.

Sinalização via receptor-ligante

Como mencionamos anteriormente, a sinalização célula-célula não somente envolve a comunicação via junções celulares, mas também inclui o reconhecimento de algumas moléculas de superfície celular por alguns tipos de receptores (Figura 4.3F). Muitos exemplos de comunicação célula-célula dependente de receptor-ligante são encontrados dentro do sistema imune, como acontece na ativação de linfócitos TCD4+. Inicialmente, sob o cenário de uma infecção, células apresentadoras de antígeno (APC), como as células dendríticas, necessitam capturar e processar o *antígeno* do patógeno, os quais são apresentados através de uma molécula de MHC de classe II. Os linfócitos TCD4+ virgens reconhecem o antígeno por meio do seu receptor de célula T (TCR, do inglês *T cell receptor*), que se liga diretamente à molécula de MHC-II da APC, desencadeando sinais subsequentes que serão responsáveis pela efetiva ativação e diferenciação das células TCD4 antígeno específicas.

Porém, um exemplo mais estudado dentro desse tipo de comunicação célula-célula se refere à via de sinalização Notch. Esta é uma proteína que contém um polipeptídio extracelular ligado a um único domínio transmembrana e uma porção intracelular. A biossíntese

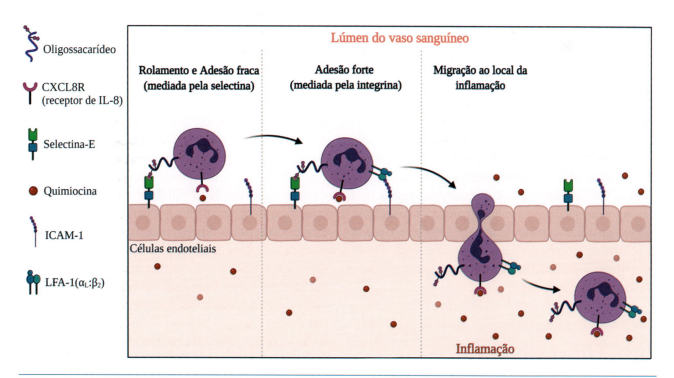

Figura 4.5 ● Função das selectinas e integrinas na adesão célula-célula. A migração dos leucócitos circulantes para os tecidos inflamados é inicialmente mediada pelas selectinas (das células endoteliais, por exemplo), que promovem uma fraca adesão com os oligossacarídeos dos leucócitos. Seguidamente, a expressão de integrinas na superfície do leucócito é ativada (como a LFA-1), a qual interage com proteínas das células endoteliais que pertencem à superfamília das imunoglobulinas, como a ICAM-1. Essa forte adesão promovida pelas integrinas é capaz de mediar a migração dos leucócitos para fora do vaso sanguíneo.

de Notch é caracterizada pela *clivagem* inicial de seu precursor que ocorre no *aparelho de Golgi*, sendo o processo conhecido como clivagem S1; em seguida, a proteína resultante é transportada para a membrana celular, onde atuará como um receptor maduro que se liga a outras proteínas da superfície de outras células. Dessa forma, os ligantes de Notch também são proteínas transmembrana conhecidas como Delta e Jagged, em mamíferos.

Após a ligação de Notch e Delta, ocorre uma segunda clivagem de Notch (chamada de clivagem S2) que é *catalisada* pela proteína ADAM, gerando a liberação da porção extracelular do receptor. Desse modo, a porção remanescente de Notch (porção transmembrana e intracelular) é clivada (clivagem S3) com o auxílio da enzima γ-secretase, liberando o domínio intracelular de Notch (NICD) que é translocado para o núcleo. Assim, NICD se associa com um *fator de transcrição*, o CSL, que antes era repressor e se torna um ativador de genes-alvo dessa via, que, por sua vez, codificam proteínas que atuam na determinação do destino de cada célula, regulam o padrão de formação e a renovação contínua de muitos tecidos (exemplificado na Figura 4.3F).

Interação célula-matriz extracelular

Nos tecidos de organismos multicelulares, as células são rodeadas por uma rede dinâmica de macromoléculas, como proteínas e polissacarídeos, que compõem a matriz extracelular (ECM, do inglês *extracellular matrix*), cuja função principal é promover suporte estrutural e bioquímico, além de preencher os espaços extracelulares e contribuir para as propriedades mecânicas dos tecidos. A ECM está concentrada em tecidos conectivos como a camada dérmica da pele, e também em ossos, tendões e cartilagens. Juntamente com a ECM, a *lâmina basal*, que é caracterizada como uma estreita camada de moléculas da matriz extracelular, oferece apoio às células de todo o epitélio e envolve as células de tecidos musculares, adiposos e de nervos periféricos, separando essas células dos tecidos conectivos que estão ao redor.

A composição e organização da matriz extracelular e da lâmina basal dependem, essencialmente, do propósito específico do tecido e, dessa forma, variam de acordo com o tipo de tecido, com condições fisiopatológicas, bem como com os estágios de desenvolvimento. Apesar disso, de maneira geral, a matriz extracelular é constituída por macromoléculas secretadas por células locais, incluindo proteínas fibrosas, em especial o *colágeno* (mas também *elastina* e *fibronectina*), e por *proteoglicanos*, que formam uma espécie de gel hidratado, no qual as proteínas fibrosas estão imersas. A maior parte da lâmina basal madura, por sua vez, é composta de colágeno tipo IV e XVIII, *laminina*, *nidogênio*, *perlecana* e fibronectina. Adicionada às proteínas fibrosas e aos proteoglicanos, a matriz extracelular também é composta por proteínas de adesão que atuam como receptores de matriz, auxiliando a ligação do citoesqueleto das células aos componentes da matriz extracelular.

Muito além de um papel estrutural e mecânico, a matriz extracelular também está associada à comunicação celular, na qual sinais são transmitidos através dos receptores de matriz de forma bidirecional, isto é, informações são enviadas da ECM para a célula, bem como sinais do interior das células são transmitidos para a matriz. Esse tipo de sinalização celular permite, portanto, que a matriz extracelular também regule o comportamento e o metabolismo das células, promovendo sobrevivência e influenciando nos processos de diferenciação, proliferação celular e migração.

Diversas moléculas podem ser consideradas receptores de matriz; entretanto, a principal molécula responsável pela adesão de células à ECM é a *integrina*. Neste tópico, focaremos nela e em suas principais funções associadas à comunicação célula-matriz.

Integrinas

Grande parte das comunicações entre células e a matriz extracelular é mediada pela integrina, a qual é constituída de duas subunidades de glicoproteínas, a α e a β, que estão associadas de forma não covalente. Cada monômero de integrina possui apenas um domínio transmembrana. A porção intracelular contém um domínio C-terminal, enquanto a porção extracelular é constituída de um domínio N-terminal; este se liga a sequências específicas de aminoácidos nos componentes da matriz extracelular, como fibronectina, colágeno e laminina, além de ser capaz de se associar com outros ligantes de superfície celular, como mostramos no contexto das interações entre leucócitos e células endoteliais. Por outro lado, a região intracelular das integrinas é responsável por mediar a ligação da ECM ao citoesqueleto das células, através de complexos de proteínas pertencentes ao grupo de proteínas de ancoramento, como a talina e a plectina. Anteriormente, vimos que as adesões focais e os hemidesmossomos são tipos de junções celulares que ligam as células à ECM, diferindo das junções aderentes e desmossomos, pois a interação das células com a matriz é mediada pelas integrinas, em vez das caderinas.

Dessa forma, as adesões focais são caracterizadas por ancorar os filamentos de actina do interior das células à matriz extracelular por meio de integrinas que se ligam a proteínas de ancoramento, como a talina, vinculina, paxilina, e quinase de adesão focal (FAK) (Figura 4.4); esse tipo de adesão é evidente quando fibroblastos estão em cultura. Paralelamente, os hemidesmossomos ancoram filamentos intermediários, como os filamentos de queratina, a componentes da ECM (laminina, por exemplo) através de uma integrina específica, a α6β4, que se liga à plectina e à distonina, como ocorre na adesão de células epiteliais à lâmina basal (Figura 4.4).

Como temos visto, as interações diretas entre células e entre células e ECM são críticas para direcionar o comportamento celular via alteração da expressão de genes associados a inúmeros processos. Sem dúvida, as integrinas são fatores-chave na transdução de sinais químicos e mecânicos, no âmbito da ECM, além de serem capazes de converter um tipo de sinal em outro, como nos casos de rompimento da tensão exercida sobre as integrinas e a consequente dissociação dos complexos sinalizadores, levando a uma resposta celular específica. Um exemplo é no processo conhecido como dependência de ancoramento, que é mediado pelas integrinas e pelos sinais intracelulares gerados através dela. Neste contexto, células de tecidos musculares, endoteliais e epiteliais necessitam aderir à ECM para crescer, proliferar e sobreviver; caso contrário, podem sofrer morte celular. Consequentemente, qualquer tipo de rompimento dessa dependência de adesão ou domínio desse controle, por mutações, por exemplo, pode gerar células com comportamento migratório/invasivo, como acontece com células tumorais.

Outro exemplo muito estudado, que evidencia os complexos mecanismos de sinalização envolvendo as integrinas, implica a via de quinases de adesão focal (FAK, do inglês *focal adhesion kinase*); estas são recrutadas por proteínas de ancoramento intracelular quando integrinas se integram nos locais de interação célula-matriz. Seguidamente, as FAKs que estão agregadas sofrem fosforilações cruzadas, além de fosforilações de membros da família Src, levando à formação de regiões de encaixe para moléculas de sinalização. Estudos utilizando camundongos com deficiência de FAK refletem o papel desta via em processos de migração celular, já que esses animais, mesmo com sua capacidade intacta de aderência à ECM e de formação de adesões focais, demonstram uma migração celular mais lenta. Dessa forma, acredita-se que a FAK está associada à dissociação de adesões focais, indicando que esta perda auxilia a migração normal das células. Além disso, em muitas células tumorais são observados altos níveis dessa quinase, o que poderia justificar a maior migração de algumas células cancerosas em comparação às células normais.

COMUNICAÇÃO POR VESÍCULAS CELULARES

Como apresentado anteriormente, parte do processo de comunicação celular compreende a liberação de sinais como hormônios e neurotransmissores, por exemplo, por células especializadas através de suas vesículas secretórias. Porém, é verdade também que qualquer célula pode produzir e secretar vesículas extracelulares, de modo que diferentes moléculas biológicas são por elas carreadas e alteram a funcionalidade de células aceptoras (isto é, células as quais essas vesículas se ligam, por meio de receptores de membrana, ou que são por elas internalizadas, conforme melhor abordado a seguir), constituindo assim outra rota de comunicação celular. Curiosamente, a secreção dessas vesículas foi primeiramente descrita como um meio de eliminação de material biológico não mais necessário para as células. No final da década de 1960, a detecção dessas estruturas esféricas foi descrita em fluidos biológicos e tecido de mamíferos. Porém, somente 30 anos depois, evidências mostraram que essas vesículas atuam, de fato, como mediadores da comunicação célula-célula, regulando respostas imunes e também a progressão de tumores (tópicos abordados e comentados em outros capítulos). Assim, vesículas extracelulares (VEs), cujo termo foi criado em 2011, são definidas como nanoestruturas esféricas delimitadas por uma camada lipídica e que compreendem uma população heterogênea em tamanho e local de origem na célula.

As duas classes de VEs mais estudadas e caracterizadas até o momento são as microvesículas e os exossomos. As microvesículas foram primeiramente descritas como submatéria originada de plaquetas e são formadas a partir de brotamentos e fissão da membrana plasmática, sendo assim liberadas por diferentes tipos celulares. O tamanho em diâmetro dessas nanoestruturas varia na faixa de 50 a 1000 nm e as mesmas podem ser chamadas de ectossomos, micropartículas ou vesículas grandes (do inglês, *large vesicles*; Figura 4.6).

Em relação aos exossomos, os mesmos são definidos como vesículas intraluminais formadas através da invaginação das membranas dos *endossomos* durante a maturação dos *corpos multivesiculares*, sendo liberadas para o meio extracelular após a fusão desse compartimento com a membrana plasmática, processo esse dependente da ação das *GTPases* Rab27A e Rab27B (Figura 4.6). De modo geral, essas vesículas são menores em tamanho (atualmente são designadas como vesículas menores, do inglês, *small vesicles*), apresentando diâmetro na faixa de 30 a 100 nm. Na década de 1990, foi evidenciada a função de exossomos liberados por linfócitos B e células dendríticas no contexto da resposta imune adaptativa, sendo posteriormente explorados como uma interessante via de intervenção em respostas imunes antitumorais. É interessante mencionar que essa categoria de vesículas, apesar do nome idêntico, não deve ser confundida com o complexo exossomal – complexo intracelular responsável pela degradação de RNA.

Com relação à caracterização molecular, ainda não há um consenso quanto à presença de marcadores capazes de distinguir entre esses dois tipos de vesículas, seja devido à sobreposição de tamanho entre elas, seja por limitação tecnológica. Entre as moléculas que já foram relatadas como marcadores principalmente de exosomos, destacam-se aquelas que estão envolvidas na biogênese dessa classe de VEs como Rab GTPases, TSG101, Alix, componentes do *ESCRT* (complexo de *sorting* endossomal), ceramidas e tetraspaninas, sendo essas últimas também presentes na membrana de microvesículas, assim como anexina V e flotilina.

Independentemente do tipo, as vesículas contêm, além de lipídeos, DNA, diferentes classes de RNAs, proteínas e produtos metabólicos que podem ser capturados por células aceptoras vizinhas ou mais distantes anatomicamente, modulando o fenótipo e a função dessas células. Essa transmissão de informação pode ocorrer sem a entrega do conteúdo carreado pelas VEs e, nesses casos, a ligação das vesículas a receptores na membrana plasmática das células aceptoras já

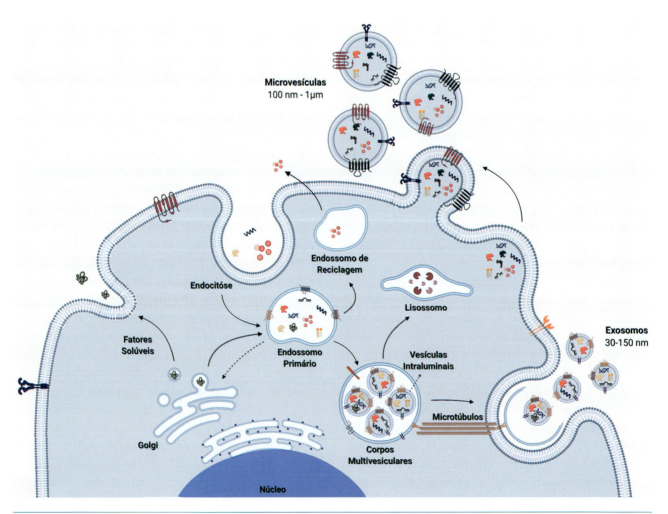

Figura 4.6 ● Mecanismos de biogênese de exosomos e microvesículas. Os exosomos (ou vesículas menores) são originados nos corpos multivesiculares, a partir de endossomos, sendo liberados para o meio extracelular. Em relação às microvesículas (ou vesículas maiores), as mesmas são geradas a partir de brotamentos da membrana plasmática, apresentando maior heterogeneidade em relação ao seu tamanho em diâmetro. Esta figura foi produzida pela mestranda Nathalia Leal Santos.

desencadeia uma série de sinais intracelulares responsáveis pelo efeito biológico final dessas nanoestruturas, como observado em linfócitos T ativados pela ligação do complexo MHC-peptídeo carreado por vesículas. Por outro lado, as VEs podem ser internalizadas, sendo degradadas por lisossomos ou até mesmo recicladas e liberadas novamente no espaço extracelular. Contudo, o aspecto mais explorado no que diz respeito à comunicação por vesículas é justamente a incorporação de seu conteúdo pelas células aceptoras. Esse mecanismo de internalização e transferência do conteúdo vesicular ainda não é compreendido em sua totalidade. De modo geral, a internalização pode ocorrer através dos processos de *macro* ou *micropinocitose*, ou também através da ligação a receptores específicos existentes na membrana plasmática das células aceptoras. Finalmente, alguns estudos mostraram que essa internalização pode ocorrer também pela endocitose dessas vesículas, mediada ou não por *clatrinas*, assim como através da fusão entre essas nanoestruturas e membrana plasmática das células aceptoras. Como consequência desses processos, o conteúdo vesicular é transmitido então para as células aceptoras, modulando assim o fenótipo e a função das mesmas.

Quanto a sua regulação, a secreção de vesículas por diferentes tipos celulares ocorre em condições fisiológicas, como parte do processo de homeostasia. Sob certos estímulos de estresse, porém, a produção e secreção dessas VEs podem sofrer alterações, contribuindo para a resolução da intempérie e retorno a essa homeostasia. Em condições patológicas como o câncer, por exemplo, o papel dessas nanoestruturas vem sendo investigado por diferentes grupos no âmbito da pesquisa básica e aplicada. Hoje, já se sabe que células tumorais, assim como os outros tipos celulares que compõem o microambiente de tumores, se comunicam através de VEs, ditando assim a história natural da neoplasia. Essas vesículas modulam os diferentes processos que permeiam a tumorigênese, atuando desde os processos de metástase, angiogênese, regulação metabólica, evasão do sistema imune, até mesmo na aquisição de resistência a diferentes modalidades terapêuticas, contribuindo assim para a recidiva tumoral (Figura 4.7). O papel das VEs nesses contextos serão mais bem abordados nos capítulos a seguir.

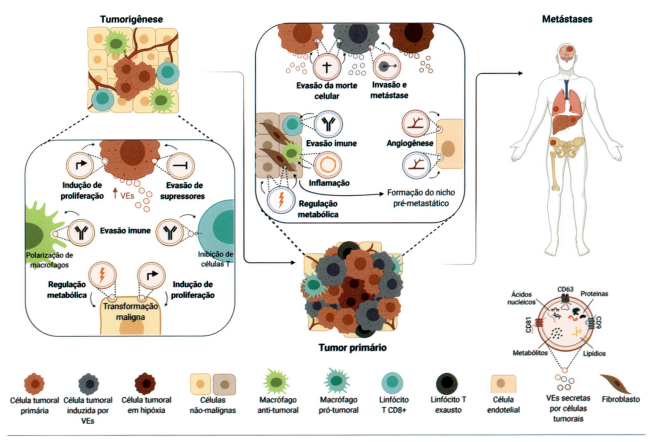

Figura 4.7 ● O envolvimento de vesículas extracelulares (VEs) na progressão de tumores. Ao longo do crescimento tumoral, VEs liberadas por células tumorais e outras células do microambiente contribuem na progressão de tumores, induzindo à formação de novos vasos (angiogênese), escape do sistema imune, aquisição de resistência, e estabelecimento de metástase a distância (formação do nicho pré-metastático). Esta figura foi produzida pela mestranda Nathalia Leal Santos.

MOLÉCULAS SINALIZADORAS

Há grande variedade de moléculas sinalizadoras, que diferem em estrutura e função, embora atuem de forma semelhante, ligando-se a receptores específicos presentes nas células-alvo. Tais moléculas são agrupadas, quimicamente, em diferentes classes: lipídeos, fosfolipídeos, proteínas, glicoproteínas, aminoácidos, gases e íons. De forma geral, os ligantes que interagem com receptores de superfície celular são moléculas grandes e hidrofílicas, enquanto os que se ligam a receptores intracelulares são moléculas pequenas e hidrofóbicas, capazes de atravessar a bicamada fosfolipídica que constitui a membrana citoplasmática.

Merecem destaque algumas classes de moléculas sinalizadoras:

Neurotransmissores

São pequenas moléculas hidrofílicas que permitem a comunicação dos neurônios entre si e entre os neurônios e diversas células-alvo. Sua natureza hidrofílica impede que atravessem passivamente a membrana citoplasmática, de forma que a sinalização ocorre através da interação com receptores de superfície celular, muitos dos quais são constituídos por canais iônicos controlados por ligantes. Os neurotransmissores difundem-se através da fenda sináptica e, ao interagirem com os receptores, induzem a abertura dos canais iônicos e mudanças no fluxo de íons dentro do neurônio pós-sináptico, gerando um potencial de ação e a transmissão do impulso nervoso. Há, também, receptores de neurotransmissores acoplados à proteína G, um grupo de proteínas responsáveis por integrar os receptores de membrana a diversas vias de sinalização intracelular. Os diversos tipos de receptores serão abordados mais adiante neste capítulo.

Os neurotransmissores pertencem a diversas classes de moléculas que incluem aminoácidos e derivados de aminoácidos como glutamato, glicina, ácido γ-aminobutírico (GABA), catecolaminas (adrenalina, noradrenalina e dopamina), acetilcolina, histamina e serotonina.

Hormônios esteroides

Este grupo de moléculas sinalizadoras é representado pelos hormônios esteroides (testosterona, estrógeno, progesterona, corticosteroides), hormônio da tireoide, vitamina D3 e ácido retinoico. São pequenas moléculas hidrofóbicas, capazes de difundirem-se através da membrana citoplasmática e, portanto, de ligarem-se a receptores intracelulares, localizados no citosol ou núcleo. Tais receptores pertencem à superfamília de receptores nucleares. Sua interação com os ligantes regula diretamente a expressão gênica, ativando ou reprimindo a transcrição de genes-alvo envolvidos em diversas vias metabólicas.

Hormônios peptídeos, neuropeptídeos e fatores de crescimento

Incluem uma ampla variedade de moléculas sinalizadoras de diversos tamanhos (de poucos a mais de uma centena de aminoácidos). Entre os hormônios peptídeos estão a insulina, o glucagon e os hormônios hipofisários (prolactina, hormônio do crescimento, hormônio folículo-estimulante, entre outros). Encefalinas e endorfinas são exemplos de neuropeptídeos atuando tanto como neurotransmissores nas sinapses quanto como neuro-hormônios, que agem sobre células distantes. Já os fatores de crescimento incluem diversas moléculas sinalizadoras que controlam o crescimento, a proliferação e a diferenciação celular. Podem ser citados o fator de crescimento epidérmico (EGF), o fator de crescimento derivado de plaquetas (PDGF) e a eritropoietina.

Citocinas

Importante grupo de moléculas sinalizadoras do sistema imune, produzidas por uma grande variedade de células, principalmente, mas não exclusivamente, células do sistema imunológico. Seus receptores estão também presentes em uma grande diversidade de tipos celulares. Podem atuar de forma autócrina, parácrina ou endócrina. São produzidos em resposta a patógenos ou danos celulares, mediando e regulando reações imunológicas e inflamatórias. Estão envolvidas no crescimento e diferenciação de linfócitos, ativação de células efetoras e desenvolvimento de células hematopoiéticas. São exemplos de citocinas as interleucinas, interferons e o fator de necrose tumoral (TNF), entre outros.

De forma semelhante atuam as quimiocinas, uma família de pequenas citocinas que, junto a seus receptores, controlam a migração e permanência das células imunes em direção a sítios de inflamação (quimiocinas pró-inflamatórias) ou durante o desenvolvimento e manutenção dos tecidos (quimiocinas homeostáticas).

Eicosanoides

São moléculas lipídicas derivadas do ácido aracdônico, que incluem prostaglandinas, prostaciclinas, leucotrienos e tromboxanos. Atuam por meio de sua ligação aos receptores localizados na superfície celular, de forma autócrina ou parácrina, visto que são rapidamente degradados. Estimulam grande variedade de respostas nas células-alvo, como contração do músculo liso, agregação plaquetária e inflamação. Por esse motivo, são alvo da ação de diversos fármacos anti-inflamatórios não esteroidais, como o ácido acetilsalicílico que, por meio da inibição da enzima ciclo-oxigenase, inibe a síntese das prostaglandinas e tromboxanos, reduzindo a inflamação e agregação plaquetária, respectivamente.

Óxido nítrico e monóxido de carbono

São gases simples que atuam como importantes moléculas sinalizadoras. O óxido nítrico (NO) atua de forma parácrina nos sistemas imune, circulatório e nervoso. Difunde-se diretamente através da membrana citoplasmática das células-alvo, ligando-se e alterando a atividade de enzimas intracelulares, como a *guanilil ciclase*. O monóxido de carbono (CO) atua como molécula sinalizadora no sistema nervoso, aparentemente de forma semelhante a um neurotransmissor e vasodilatador. Atua por meio da ativação da guanilato ciclase.

Na Tabela 4.1 são apresentadas algumas moléculas sinalizadoras, seus sítios de origem, natureza química e principais atividades biológicas. As Tabelas 4.2 e 4.3 reúnem algumas citocinas e quimiocinas e suas principais funções.

Tabela 4.1 ● Exemplos de moléculas sinalizadoras, origem, natureza química e atividade biológica

Molécula sinalizadora	Sítio de origem	Natureza química	Atividades biológicas
Hormônios			
Adrenalina (epinefrina)	Glândula adrenal	Derivado de aminoácido (tirosina)	Aumento da pressão sanguínea, batimento cardíaco e metabolismo
Cortisol	Glândula adrenal	Derivado do colesterol (esteroide)	Afeta o metabolismo de proteínas, carboidratos e lipídeos
Glucagon	Células α do pâncreas	Peptídeo	Estimula a síntese de glicose e a degradação do glicogênio e lipídeos
Insulina	Células β do pâncreas	Proteína	Estimula a captação de glicose e a síntese de proteínas e lipídeos
Testosterona	Testículos	Derivado do colesterol (esteroide)	Indução e manutenção das características sexuais secundárias masculinas
Hormônio da tireoide	Glândula tireoide	Derivado de aminoácido (tirosina)	Estimula o metabolismo de diversas células
Fatores de crescimento			
Fator de crescimento epidérmico (EGF)	Várias células	Proteína	Estimula a proliferação de diversos tipos celulares
Fator de crescimento derivado de plaquetas (PDGF)	Várias células; plaquetas	Proteína	Estimula a proliferação de diversos tipos celulares
Fator de crescimento transformador beta (TGF-β)	Várias células	Proteína	Inibe a proliferação celular e estimula a produção de matriz extracelular
Neurotransmissores			
Acetilcolina	Terminais nervosos	Derivado da colina	Neurotransmissor excitatório em diversas sinapses neuromusculares e no sistema nervoso central
GABA	Terminais nervosos	Derivado de aminoácido (ácido glutâmico)	Neurotransmissor inibitório no sistema nervoso central
Histamina	Mastócitos	Derivado de aminoácido (histidina)	Aumento da permeabilidade vascular e vasodilatação

Tabela 4.2 • Citocinas: células de origem e principais efeitos biológicos

Citocina	Principais células de origem	Principais efeitos biológicos
Interferon-γ (IFN-γ)	Células T (células T Th1, CD8+), células *natural killer* (NK)	Ativação de macrófagos, diferenciação de células T, aumento da expressão de MHC, aumento do processamento de antígenos e apresentação a células T
Interleucina-1 (IL-1)	Macrófagos, células dendríticas, fibroblastos, células endoteliais, queratinócitos, hepatócitos	Citocina pró-inflamatória, indução de febre (hipotálamo), síntese de proteínas de fase aguda (fígado)
Interleucina-4 (IL-4)	Células T CD4+ (Th2), mastócitos	Proliferação e diferenciação de células T (Th2), ativação alternativa de macrófagos e inibição da ativação clássica mediada por IFN-γ, alteração de isótipo para IgE em células B
Interleucina-6 (IL-6)	Macrófagos, células endoteliais, células T	Síntese de proteínas de fase aguda, proliferação de células B
Fator de necrose tumoral (TNF)	Macrófagos, células NK, células T	Citocina pró-inflamatória, ativação de neutrófilos, síntese de proteínas de fase aguda, febre (hipotálamo)

Tabela 4.3 • Quimiocinas: receptores e principais efeitos biológicos

Quimiocina	Receptor	Principais efeitos biológicos
MCP-1 (CCL2)	CCR2	Recrutamento de diferentes leucócitos
MIP-1α (CCL3)	CCR1, CCR5	Recrutamento de diferentes leucócitos
MIP-1β (CCL4)	CCR5	Recrutamento de células T, células dendríticas e células NK. Correceptor do HIV
RANTES (CCL5)	CCR1, CCR3, CCR5	Recrutamento de diferentes leucócitos
PF4 (CXCL4)	CXC3B	Agregação plaquetária
IL-8 (CXCL8)	CXCR1, CXCR2	Recrutamento de neutrófilos
IP-10 (CXCL10)	CXCR3, CXCR3B	Recrutamento de células T efetoras

PERCEPÇÃO DO SINAL

Para que as células-alvo sejam capazes de perceber a informação emitida por outras células ou pelo ambiente, é necessária a interação entre as moléculas sinalizadoras (ou estímulos físicos como luz e pressão) e os receptores celulares. Uma enorme variedade de receptores é expressa por uma mesma célula, e receptores específicos reconhecem moléculas ou estímulos específicos. Os tipos de receptores presentes também podem variar de acordo com o tipo e função celular.

Em geral, os receptores são *proteínas transmembrana*, que se ligam às moléculas sinalizadoras no compartimento extracelular e transmitem a informação recebida para dentro da célula, através da interação com proteínas intracelulares, iniciando uma cascata de sinalização. De acordo com o mecanismo de transmissão dos sinais extracelulares para o interior da célula, os receptores podem ser classificados em receptores acoplados à proteína G, receptores associados a enzimas, canais iônicos ativados por ligante e receptores de hormônios esteroides.

Receptores acoplados à proteína G

São receptores responsáveis pela transmissão do sinal para o meio intracelular através da ação de proteínas de ligação a nucleotídeos guanina (GDP ou GTP), denominadas proteínas G. Constituem a família mais ampla de receptores celulares, cujos ligantes incluem neurotransmissores, eicosanoides, neuropeptídeos e hormônios peptídeos. Acetilcolina e adrenalina são exemplos de ligantes dos receptores acoplados à proteína G. Estruturalmente, esses receptores são formados por sete α-hélices paralelas que atravessam a membrana citoplasmática, e cuja conformação é alterada após a interação com um ligante no meio extracelular. Tal alteração faz com que o domínio citosólico do receptor se ligue a uma proteína G localizada na face interna da membrana. A proteína G ativada é responsável, então, por transmitir o sinal recebido para um alvo intracelular, por meio da ativação ou inibição enzimática (adenilil ciclase, por exemplo, que catalisa a conversão de ATP em cAMP) ou da regulação direta de canais iônicos.

As proteínas G são compostas por três subunidades polipeptídicas (heterotriméricas) denominadas α, β e γ. A subunidade α liga nucleotídeos guanina, responsáveis pela regulação da atividade da proteína G. Quando em estado de repouso, as três subunidades permanecem unidas, formando um complexo, e a subunidade α permanece ligada a GDP. A interação com o ligante induz uma alteração na conformação do receptor, e a interação de sua porção citosólica com a proteína G faz com que a subunidade α libere GDP e o troque por GTP. Uma vez ativada e ligada ao GTP, α dissocia-se de β e γ, que permanecem formando um complexo. Tanto α ativada e ligada ao GTP quanto o complexo βγ são capazes de interagir com alvos intracelulares específicos. A hidrólise de GTP inativa a subunidade α que, agora ligada ao GDP, associa-se novamente a β e γ, e o ciclo de ativação pode ser reiniciado (Figura 4.8).

Receptores associados a enzimas

Alguns receptores de superfície celular ligam-se diretamente a enzimas intracelulares. Destacam-se os receptores proteína-tirosina quinases, cuja transmissão de sinal envolve a fosforilação de seus substratos proteicos nos resíduos de tirosina. São os receptores mais frequentemente envolvidos na sinalização mediada pelos fatores de crescimento polipeptídicos, incluindo EGF, PDGF e insulina, e na regulação do crescimento, divisão, diferenciação e sobrevivência celular, além de adesão à matriz extracelular e migração.

Estruturalmente, os receptores associados a enzimas são compostos por um domínio N terminal extracelular de ligação ao ligante e uma porção transmembrana composta por uma α-hélice e um domínio C terminal, localizado no citosol, com atividade de tirosina quinase. Quando um ligante interage com o domínio extracelular desses receptores, ocorrem a dimerização e autofosforilação do receptor (as cadeias dimerizadas fosforilam umas às outras) e a ativação de seu domínio citosólico com atividade de tirosina quinase, resultando na fosforilação das proteínas-alvo e propagação da cascata de sinalização intracelular. Alguns intermediários importantes para essa interação são os domínios PTB (*phosphotyrosine-binding*) e os domínios SH2 (*Src homology 2*). Proteínas intracelulares contendo tais domínios, ao interagirem com os receptores proteína-tirosina quinases ativados, iniciam a transmissão de sinal dentro da célula (Figura 4.8).

Além das proteína-tirosina quinases, proteína-tirosina fosfatases (como as associadas ao receptor CD45 de linfócitos T e B), proteína-serina/treonina quinases (como as associadas ao receptor de TGF-β) e guanilil ciclases estão também relacionadas à atividade de receptores ligados a enzimas. Outros receptores podem também ligar-se a proteínas com atividades bioquímicas específicas, ativando diferentes vias de sinalização intracelular, como é o caso de alguns receptores de citocinas.

Canais iônicos ativados por ligantes

Moléculas carregadas, independentemente do tamanho, não são capazes de atravessar a membrana citoplasmática por *difusão passiva*, o que inclui pequenos íons como H^+, Na^+, K^+ e Cl^-. Dessa forma, seu transporte para o interior da célula exige a presença de canais proteicos ou transportadores específicos.

Os canais iônicos são canais proteicos presentes nas membranas de todas as células, possibilitando o transporte de íons de forma extremamente rápida e seletiva, permitindo a passagem exclusiva de moléculas com tamanho e carga determinados. A maioria desses canais só é aberta mediante estímulos específicos e de forma transiente, como os controlados por voltagem ou os canais iônicos controlados por ligantes. Estes últimos abrem-se em resposta à ligação de moléculas sinalizadoras, como os neurotransmissores, que controlam a transmissão de sinais elétricos nos tecidos nervoso e muscular (Figura 4.8). Um exemplo clássico é a ligação da acetilcolina ao receptor nicotínico de acetilcolina em células musculares, que leva à abertura de canais iônicos que permitem o transporte de Na^+ e K^+, culminando no influxo de Na^+, despolarização da membrana, alteração do potencial de ação e transmissão do impulso nervoso.

Receptores de hormônios esteroides

Tais receptores são encontrados no citoplasma celular, motivo pelo qual sua interação com os ligantes ocorre após a difusão dos hormônios esteroides através da membrana citoplasmática. A ligação do hormônio ao receptor provoca alterações conformacionais e a formação de um complexo receptor-hormônio que se desloca para o núcleo da célula, onde se liga a elementos de ligação presentes nos promotores de determinados genes responsivos a hormônios. Como consequência, ocorre a modulação da transcrição gênica (Figura 4.8).

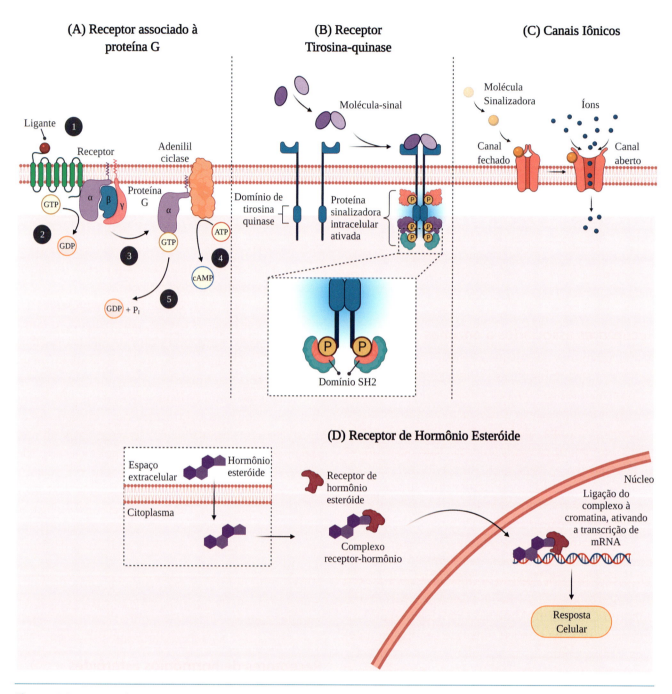

Figura 4.8 • Tipos de receptores envolvidos na percepção do sinal. **A.** Ativação dos receptores acoplados à proteína G. (1) Interação entre ligante e receptor, alteração conformacional e ligação do receptor à proteína G. (2) Subunidade α substitui GDP por GTP. (3) Subunidade α se dissocia do complexo βγ e se liga ao efetor (adenilil ciclase), ativando-o. (4) Adenilil ciclase produz cAMP. (5) Subunidade α é inativada pela hidrólise de GTP, acoplando-se novamente ao complexo βγ (não representado). **B.** Receptores associados a proteína-tirosina quinases. Dimerização e autofosforilação do receptor após interação com o ligante. Proteínas intracelulares contendo domínios SH2, ao interagirem com os receptores proteína-tirosina quinases ativados, iniciam a transmissão intracelular de sinais. **C.** Mecanismo de abertura dos canais iônicos ativados por ligantes. **D.** Ativação dos receptores citoplasmáticos de hormônios esteroides. Um complexo receptor-hormônio é formado, desloca-se para o núcleo celular e modula a transcrição gênica.

TRANSDUÇÃO DO SINAL E RESPOSTA CELULAR

A ativação dos receptores pode levar à síntese de pequenas moléculas chamadas *segundos mensageiros*, responsáveis por iniciar e coordenar as vias de sinalização intracelulares. É o caso do AMP cíclico (cAMP), do GMP cíclico (cGMP), íons Ca^{+2} e dos derivados de fosfolipídeos de membrana como o diacilglicerol (DAG), o inositol 1,4,5-trifosfato (IP_3), o fosfatidilinositol 3,4,5-trifosfato (PIP_3), entre outros.

Os segundos mensageiros são responsáveis pela ativação de enzimas específicas, como as proteínas quinases A e C (PKA e PKC, respectivamente), que fosforilam inúmeros substratos proteicos, dando sequência às cascatas de sinalização intracelulares que culminarão na produção de uma resposta ao estímulo inicial gerado pela ligação da molécula sinalizadora (ligante) ao seu receptor. As proteínas quinases são responsáveis pela transferência de grupos fosfato de moléculas de ATP para diversas proteínas intracelulares, sendo os aminoácidos treonina, tirosina e serina importantes sítios de fosforilação. Tais reações controlam a atividade de diversas enzimas, cuja conformação é alterada pela adição dos grupos fosfato, podendo ser ativadas ou inativadas. A remoção dos grupos fosfato por proteínas denominadas *fosfatases* reverte o efeito causado pelas quinases na atividade enzimática.

O cAMP é um importante segundo mensageiro envolvido na resposta celular a uma variedade de hormônios, como epinefrina e glucagon. O aumento da concentração intracelular de cAMP é estimulado pela ativação de receptores acoplados à proteína G e consequente indução da ação da adenilil ciclase, que converte ATP em cAMP. A maioria de suas atividades é mediada pela PKA, que fosforila enzimas metabólicas (como as envolvidas no metabolismo do glicogênio) e o fator de transcrição CREB (*cAMP response element binding protein*). Diversas enzimas envolvidas na gliconeogênese são codificadas por genes ativados por esse fator de transcrição.

Os derivados dos fosfolipídeos e o Ca^{+2} são segundos mensageiros relacionados, ativados tanto via receptor acoplado à proteína G quanto via receptor associado à proteína-tirosina quinase. A hidrólise de fosfatidilinositol 4,5-bifosfato (PIP_2) produz DAG e IP_3. Esses segundos mensageiros ativam PKC e mobilizam Ca^{+2} proveniente dos estoques celulares. O acúmulo de Ca^{+2} no citosol ativa diversas proteínas como proteínas quinases dependentes de Ca^{+2}/calmodulina. PIP_2 pode, também, ser fosforilado, convertendo-se em PIP_3. Como um exemplo importante, crítico para as vias de sinalização envolvidas na sobrevivência celular, está a interação entre o segundo mensageiro PIP_3 e a proteína-serina/treonina quinase Akt. O recrutamento de Akt por PIP_3 para a face interna da membrana plasmática possibilita que ela seja fosforilada e ativada e, por sua vez, promova a fosforilação de diversas proteínas que regulam, entre outras vias, a sobrevivência celular.

A Figura 4.9 apresenta, de forma geral, as etapas da sinalização intracelular, desde a ativação do receptor até a produção de resposta celular final, incluindo a participação dos segundos mensageiros e demais moléculas intermediárias. Biologicamente, no entanto, a maioria das vias de sinalização envolve a combinação de vários dos mecanismos apresentados, e são caracterizadas pelo estabelecimento de conexões complexas entre proteínas de diferentes vias, resultando em respostas específicas e diversas. Transcrição gênica, síntese proteica, alterações metabólicas, sobrevivência, crescimento, diferenciação e morte celular são alguns dos exemplos de respostas resultantes da comunicação entre as células.

Via das MAP quinases

Entre as vias de sinalização intracelular de grande importância, tanto nos processos fisiológicos quanto patológicos, como o câncer, está a via das MAP quinases (*mitogen-activated protein quinases*), que constituem um grupo de proteína-serina/treonina quinases ativadas por fatores de crescimento e outras moléculas sinalizadoras.

Entre as MAP quinases estão as quinases pertencentes à família ERK (*extracelular-signal regulated kinases*) cuja ativação desempenha papel importante na proliferação, diferenciação e sobrevivência celular induzida por fatores de crescimento por meio de receptores associados à proteína G ou à tirosina quinase. São ainda proteínas de destaque nessa via as proteínas Ras, Raf e MEK. Ras é uma proteína de ligação ao GTP que promove a interação entre receptores de fatores de crescimento e duas proteínas quinases, Raf e MEK. A ativação de Ras leva à ativação de Raf que, por sua vez, fosforila e ativa MEK, responsável por fosforilar e ativar membros da família ERK. Entre os alvos fosforilados por ERK ativa estão fatores de transcrição e outras proteínas quinases. Alterações nessa via, especificamente em Ras, estão relacionadas ao crescimento celular anormal característico dos tumores.

Via JAK/STAT

Ao contrário da via das MAP quinases, caracterizada por uma cascata de interações entre diferentes proteínas quinases que culminam na fosforilação de fatores de transcrição, a via JAK/STAT possibilita uma conexão direta entre proteína-tirosina quinases (superfície celular) e fatores de transcrição (núcleo), interferindo na proliferação, diferenciação, migração celular e apoptose.

As proteínas STAT (*signal transducers and activators of transcription*) são uma família de fatores de transcrição recrutados pela estimulação de receptores de citocina. Uma vez associadas ao receptor, são fosforiladas por proteína-tirosina quinases da família JAK (Janus quinases), passam por um processo de dimerização e translocam-se para o núcleo, onde induzem a transcrição de genes-alvo (Figura 4.11). Alterações nesta via de sinalização estão relacionadas, por exemplo, a doenças inflamatórias e câncer.

INTERRUPÇÃO DO SINAL E CONTROLE DA RESPOSTA CELULAR

Tão importante quanto a adequada comunicação entre as células, é o controle e desligamento dos sinais transmitidos. Muitas patologias estão associadas à sinalização descontrolada, que implica superestimulação de vias inflamatórias, descontrole do ciclo celular e resistência à morte, por exemplo.

Alguns dos mecanismos envolvidos na interrupção e controle da sinalização celular são:

- **Alteração da conformação de proteínas envolvidas na sinalização.** É o que acontece com alguns canais iônicos, fechados após mudanças conformacionais que alteram sua permeabilidade aos íons e levam à interrupção do sinal.
- **Autoinibição.** O acúmulo de determinadas proteínas, segundos mensageiros ou íons no interior das células pode sinalizar que a resposta celular já foi suficiente e pode ser interrompida.
- **Ativação de vias opostas à inicial.** Este mecanismo inclui o transporte de íons no sentido contrário através da membrana citoplasmática, inclusive com o auxílio de bombas de prótons. Inclui também a estimulação de receptores inibitórios, que levam à ativação de fosfatases responsáveis por remover grupos fosfato e inativar proteínas-chave nas cascatas de sinalização.
- **Remoção do ligante.** Muito comum entre os neurotransmissores, que devem ser removidos (via recaptação ou degradação) das fendas sinápticas após

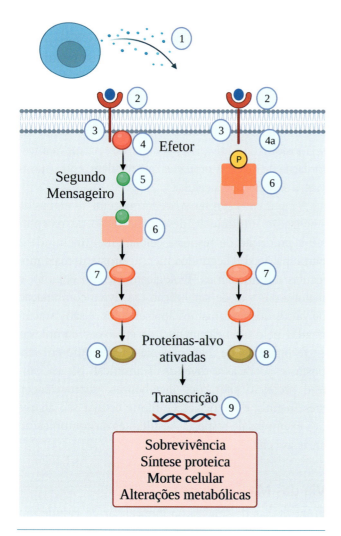

Figura 4.9 • Representação esquemática das principais vias de sinalização desde a ativação do receptor até a resposta celular final. Liberação da molécula sinalizadora pela célula de origem (1). Interação específica entre ligante e receptor (2). Alteração conformacional do receptor e transdução do sinal para o domínio citoplasmático (3). Interação entre o domínio citoplasmático do receptor e uma enzima associada (4) seguida da produção de segundos mensageiros (5); ou recrutamento, por parte do domínio citoplasmático do receptor, de proteínas presentes no citosol que darão continuidade à via de sinalização (4a). Ativação da primeira proteína da cascata de sinalização intracelular (6). Interação em sequência das diversas proteínas componentes da cascata de sinalização intracelular (7). Transmissão do sinal até a proteína-alvo da via de sinalização (8). Resposta celular: ativação de processos celulares específicos (9). Fonte: Adaptada de Karp et al., 2016.

Além de ERK, merecem destaque as MAP quinases JNK e p38, preferencialmente ativadas em resposta a citocinas inflamatórias e estresse celular. Como resposta, levam à inflamação e morte celular, podendo também translocar-se para o núcleo e fosforilar fatores de transcrição, modulando a expressão gênica (Figura 4.10).

Introdução à Comunicação Celular

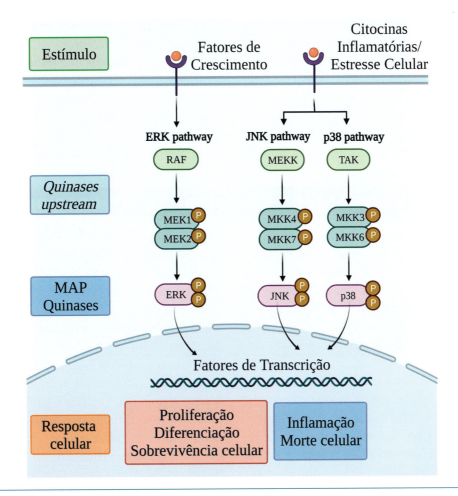

Figura 4.10 ● Vias de ativação das MAP quinases. Fatores de crescimento sinalizam para a ativação da via envolvendo Ras, Raf e MEK, cujas respostas incluem proliferação, diferenciação e sobrevivência celular. As citocinas inflamatórias sinalizam, principalmente, via JNK e p38. Fonte: Adaptada de Cooper *et al.*, 2007.

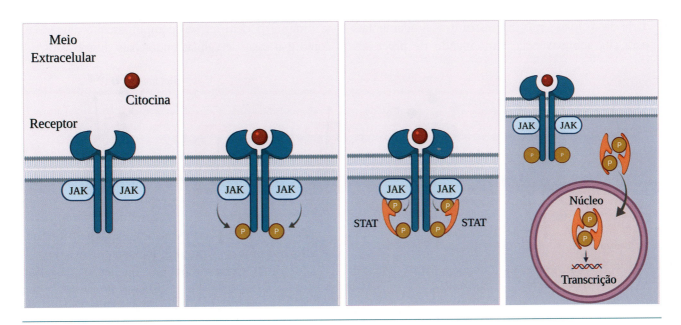

Figura 4.11 ● Ativação da via de JAK/STAT. Após a interação ligante-receptor, as proteínas JAK adicionam grupos fosfato ao receptor. Duas proteínas STAT, então, se ligam aos grupos fosfato e são também fosforiladas por JAK, formando dímeros que se translocam para o núcleo, onde atuam como fatores de transcrição gênica.

61

curtos períodos de interação com seus receptores. Os receptores podem, também, sofrer um processo de dessensibilização. Dessa forma, mesmo que a interação ligante-receptor permaneça, o sequestro de proteínas intracelulares necessárias à propagação da via interrompe o sinal. É o caso da arrestina, proteína intracelular que impede a interação entre os receptores acoplados à proteína G e a própria proteína G. Neste caso pode haver, também, a internalização e degradação do receptor.

- **Síntese de proteínas que inibem a sinalização.** Em determinadas vias, proteínas regulatórias específicas são sintetizadas de forma a se ligar a proteínas intermediárias da cascata de sinalização, interrompendo sua interação e a propagação do sinal, ou ainda bloqueando sítios de ligação de fatores de transcrição aos genes.

BOXE – CANAIS IÔNICOS E CÂNCER: NOVAS POSSIBILIDADES

Os canais iônicos são proteínas que permitem o trânsito de íons através de membranas hidrofóbicas, como a membrana celular. Ao contrário do que se possa imaginar, não são apenas canais de passagem, mas estruturas que conduzem os íons de forma específica, regulada e muito rápida.

Os canais iônicos ativados por voltagem são distintos entre si pelo tipo de íon cuja passagem é seletivamente permitida (sódio, potássio, cálcio e cloreto), e são responsáveis pela geração e propagação de potenciais de ação em tecidos excitáveis. Canais iônicos ativados por ligantes, por sua vez, são classificados de acordo com o tipo de molécula que os ativa (acetilcolina, glutamato, glicina, entre outros). Abrem-se em resposta à interação ligante-receptor, como observado nas sinapses neuronais (neurotransmissores), ou após a ligação, no citosol, de segundos mensageiros como o Ca^{2+}, cAMP ou cGMP (Figura 4.12).

Os canais iônicos estão presentes na quase totalidade das células vivas. São estruturas fundamentais para sua sobrevivência, participando de processos fisiológicos que envolvem a geração de potenciais de ação, a transmissão de sinais elétricos através dos neurônios e a contração muscular. Estudos recentes, no entanto, têm associado a atividade dos canais iônicos e as variações na concentração intracelular de íons a diversos processos ligados ao desenvolvimento do câncer.

Entre os genes envolvidos nos processos de desenvolvimento e progressão tumoral, podem ser identificados alguns que codificam para diversos tipos de canais iônicos. Estudos revelaram que sua expressão pode ser diferente entre tecidos normais e alguns tipos de câncer, como de mama (Ko *et al.*, 2013), de pulmão (Ko *et al.*, 2014) e gliomas (Wang *et al.*, 2015), com potencial importância na fisiopatologia da doença. Células tumorais podem, portanto, apresentar alterações na expressão e função dos canais iônicos, influenciando a proliferação celular, migração, invasão e apoptose. Semelhantemente, outras células do microambiente tumoral podem ter seu comportamento alterado, como é o caso de células endoteliais, fibroblastos e

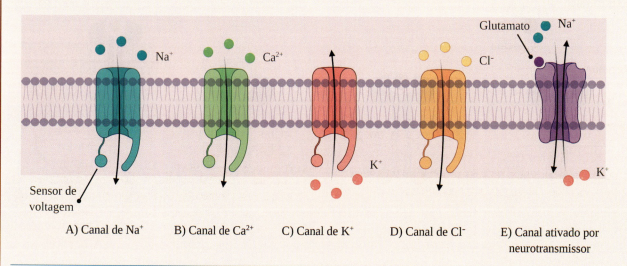

Figura 4.12. Tipos de canais iônicos. Canais seletivamente permeáveis a Na⁺ (**A**), Ca²⁺ (**B**), K⁺ (**C**) e Cl⁻ (**D**). Canais iônicos ativados por ligantes incluem aqueles ativados por neurotransmissores como o glutamato (**E**).

células imunes, interferindo no crescimento tumoral, angiogênese, metástase e até mesmo na resposta ao tratamento. Não surpreende, portanto, o fato de que os canais iônicos sejam importantes candidatos a biomarcadores ou alvos terapêuticos em câncer.

Embora promissor, o uso de moduladores da atividade dos canais iônicos para o tratamento do câncer deve considerar algumas características que, por enquanto, justificam as limitações no desenvolvimento de drogas que atuem neste sentido. Os canais iônicos candidatos a alvos terapêuticos devem, preferencialmente: ser amplamente expressos nos tumores; ser muito pouco expressos nos tecidos normais; apresentar ligantes altamente seletivos, não tóxicos, e que manifestem o mínimo de efeitos adversos (Prevarskaya; Skryma; Shuba, 2018). O cumprimento de todos os pré-requisitos mencionados é, claramente, bastante difícil.

Em perspectiva, encontram-se alguns fármacos inovadores, em fase inicial de testes clínicos, dirigidos a canais iônicos específicos, como o TRPV6. A supressão da atividade deste canal iônico, e consequente supressão do influxo de Ca^{2+}, parece controlar o crescimento, proliferação e metástase em células tumorais que expressam TRPV6 em grande quantidade (Bowen *et al.*, 2013; Stewart, 2020). O uso de anestésicos, como a lidocaína, também tem sido considerado, tendo em vista o potencial metastático dos canais iônicos ativados por voltagem (Fozzard; Lee; Lipkind, 2005; Prevarskaya; Skryma; Shuba, 2018). Além disso, o uso de drogas já aprovadas para outras finalidades constitui uma alternativa viável, e o tratamento com antidepressivos tricíclicos, por exemplo, parece aumentar a sobrevida de pacientes com metástase cerebral ou glioblastoma, em comparação aos pacientes não tratados com o mesmo fármaco (Kale; Amin; Pandey, 2015; Martínez *et al.*, 2015).

Ainda há muitos aspectos a serem elucidados a respeito dos canais iônicos e sua aplicação clínica no tratamento dos tumores. A transposição dos resultados obtidos nas pesquisas básicas para a prática clínica não é simples, e requer tempo, como em toda nova terapia. Há, ainda, que se entender quais os tipos de canais iônicos envolvidos nas alterações associadas ao desenvolvimento do câncer, e se tais alterações podem ser atribuídas a tipos específicos de canais ou a um conjunto deles.

A descoberta de moduladores com alta especificidade, limitada toxicidade e poucos efeitos adversos também deve ser considerada, visto que tais estruturas estão presentes e são amplamente difundidas entre células normais e tumorais. Embora constitua uma área de estudo relativamente nova, ainda com muito a ser descoberto, a atuação dos canais iônicos tem grande potencial como ferramenta de combate ao câncer, alternativa às terapias convencionais.

GLOSSÁRIO

Actina: proteína que constitui o citoesqueleto de células eucarióticas sob a forma de filamentos de actina.

Antígeno: qualquer molécula que desencadeia uma resposta imune adaptativa, ou que seja capaz de se ligar a anticorpos ou receptores de linfócitos T (TCR).

Aparelho de Golgi: organela citoplasmática característica de células eucarióticas, cuja estrutura é formada por diversas membranas achatadas que estão empilhadas. O aparelho de Golgi tem como suas principais funções o processamento e a organização de proteínas e lipídeos produzidos pelo retículo endoplasmático, além de ser o local de síntese de glicosaminoglicanos da matriz extracelular.

Catalisada: refere-se ao processo mediado pelos catalisadores (enzimas), os quais são substâncias capazes de diminuir a energia de ativação de uma reação e, consequentemente, aumentando a sua velocidade, e não sendo consumidas no processo.

Célula-alvo: uma célula que é afetada seletivamente por algum agente específico, como um patógeno (vírus, por exemplo), ou por um medicamento, ou por moléculas sinalizadoras (hormônios ou citocinas, por exemplo).

Células mesenquimais: células que compõem o mesênquima, que é um tipo de tecido conjuntivo derivado da mesoderme. Essas células são indiferenciadas, assim como as células-tronco, e são capazes de migrar facilmente, diferentemente das células epiteliais.

Células sinalizadoras: células que produzem as moléculas sinalizadoras, que por sua vez são responsáveis por transduzir um sinal a outras células ou à matriz extracelular. Essas moléculas podem ser liberadas na forma solúvel, ou podem estar ancoradas à superfície celular ou à matriz extracelular.

Ciclina: família de proteínas que ativam proteínas quinase essenciais, denominadas proteínas quinase dependentes de ciclina (Cdks). Dessa forma, as ciclinas controlam a progressão dos estágios do ciclo celular.

Citoesqueleto: rede complexa de filamentos proteicos encontrada no citoplasma de células eucarióticas, composta essencialmente por filamentos de actina, microtúbulos e filamentos intermediários. O citoesqueleto promove o movimento celular, bem como estrutura e forma as células.

Clatrina: um arcabouço molecular na membrana plasmática envolvido no processo de endocitose.

Clivagem: em relação à clivagem proteolítica, refere-se ao processo de quebra de ligações peptídicas entre os aminoácidos de proteínas por algumas enzimas (proteases).

Coativador: proteína que interage com outras proteínas (e não com o DNA) que regulam a expressão gênica, através de sua ligação ao DNA para induzir a transcrição de alguns genes.

Colágeno: uma proteína fibrosa, formada principalmente por glicina e prolina. É a proteína estrutural que compõe a matriz extracelular dos animais; o colágeno tipo IV é um dos constituintes da lâmina basal.

Complexo juncional: região de adesão célula-célula composta pelas junções compactas, aderentes e desmossomos.

Corpos multivesiculares: são um subconjunto especializado de endossomos que contêm vesículas intraluminais ligadas à membrana. Essas vesículas se formam por brotamento no lúmen do corpo multivesicular.

Crista neural: população de células organizadas ao longo de uma linha, na qual ocorre a diferenciação do tubo neural a partir da epiderme adjacente, na fase embrionária dos vertebrados. As células da crista neural migram para outros locais com o objetivo de formar diferentes tecidos, como ossos da face, glia no sistema nervoso periférico e neurônios.

Difusão facilitada: um tipo de transporte passivo, que é mediado por proteínas transportadoras ou proteínas canal localizadas na membrana celular. Neste processo, o transporte de moléculas ocorre a favor do seu gradiente de concentração ou eletroquímico.

Domínios apicais: região de uma célula polarizada que está exposta a uma superfície exterior ou ao lúmen (do intestino, por exemplo).

Domínios basolaterais: região de uma célula polarizada que está em contato com a matriz extracelular (região basal) ou com células adjacentes.

Elastina: principal proteína extracelular que compõe as fibras elásticas dos tecidos conectivos.

Endossomos: conjunto de organelas intracelulares originado do processo de endocitose.

ESCRT: complexo proteico citosólico envolvido na formação dos corpos multivesiculares.

Estroma: refere-se ao tecido conectivo que envolve células epiteliais. As células do estroma possuem a capacidade de fornecer o meio adequado para dar origem às células desse tecido.

Fase G1: fase do ciclo celular que está entre o final da mitose e o início da síntese de DNA.

Fase S: fase do ciclo celular, na qual ocorre a síntese de DNA.

Fator de transcrição: proteínas necessárias para iniciar ou regular a transcrição de um gene, regulando, assim, a atividade da RNA polimerase.

Fibronectina: uma das principais proteínas de adesão de células à matriz extracelular (as integrinas atuam como receptores para ela), além de orientar a migração de células durante a embriogênese.

Fibrose tecidual: processo no qual o tecido conjuntivo fibroso invade outro tecido, em resposta a uma lesão, por exemplo.

Fosfatase: enzima catalisadora da remoção hidrolítica de grupos fosfato de uma molécula.

GTPases: família de enzimas que hidrolisam o GTP a GDP.

Guanilil ciclase: enzima catalisadora da formação de GMP cíclico a partir do GTP.

Impulso elétrico: corrente elétrica que é propagada ao longo da membrana do neurônio.

Imunoglobulina (Ig): sinônimo de anticorpo. São glicoproteínas produzidas por linfócitos B que se ligam a antígenos, possuindo diversas funções na resposta imune adaptativa. Existem cinco classes de imunoglobulinas que variam de acordo com o tipo de cadeia da sua estrutura e com a sua função, incluindo IgG, IgE, IgA, IgD e IgM.

Integrina: proteína transmembrana envolvida principalmente na adesão de células à matriz extracelular, mas também pode mediar a adesão entre células.

Janus quinase (JAK): do inglês, *janus kinase*. É uma família de proteínas intracelulares não receptoras tirosina quinase, que estão associadas a receptores de citocinas.

Laminina: proteína da matriz extracelular, responsável pela adesão da lâmina basal.

Lecitina: lipídeo comum em muitas membranas biológicas.

Ligação heterofílica: ligação ou interação entre duas moléculas de tipos diferentes, ocorrendo especialmente entre moléculas de adesão celular.

Ligação homofílica: ligação ou interação entre duas moléculas do mesmo tipo, ocorrendo especialmente entre moléculas de adesão celular.

Ligantes: termo genérico que corresponde a qualquer molécula que se liga a uma proteína (como um receptor) ou molécula. Do latim *ligare*, que significa ligar.

Lúmen: espaço ou cavidade que se encontra no interior de uma estrutura que forma um tubo, como o interior de vasos sanguíneos e do intestino.

Moléculas sinalizadoras: molécula secretada no espaço extracelular, que transmite um sinal para uma célula-alvo a fim de regular seu comportamento.

Nidogênio: proteína da matriz extracelular que se liga ao colágeno tipo IV e à laminina nas lâminas basais.

Perlecana: proteína principal do proteoglicano heparan sulfato da lâmina basal.

Pinocitose: um tipo de endocitose em que pequenas partículas suspensas em fluido são transferidas para dentro da célula através de invaginação e formação de uma estrutura vesicular a partir da membrana plasmática. Os termos micropinocitose e macropinocitose são utilizados para designar o tamanho da vesícula formada pela invaginação da membrana, sendo pequenos ou maiores, respectivamente.

Polaridade celular: refere-se à divisão de polos ou domínios de uma célula, em que o polo apical é a região da célula voltada para um lúmen ou superfície exterior, sendo oposta à lâmina basal; e o polo basal é a região da célula que está em contato com a lâmina basal.

Proteassoma: complexo de proteínas com atividades proteolíticas, responsáveis por degradar proteínas intracelulares que foram marcadas com moléculas de ubiquitina.

Proteínas transmembrana: proteínas que atravessam totalmente a bicamada lipídica e apresentam uma porção exposta no interior e no exterior da membrana.

Proteoglicano: molécula formada por uma ou mais cadeias de glicosaminoglicanos, que estão ligadas a um núcleo de proteína.

Receptores: proteínas de superfície celular ou intracelulares que se ligam a moléculas sinalizadoras específicas (ou ligantes), permitindo a transdução de sinais que geram uma resposta celular.

Segundos mensageiros: molécula de sinalização intracelular pequena que é responsável pela transdução de sinal pela regulação de outros processos intracelulares. Essa molécula é liberada em resposta a um sinal extracelular, como a interação de uma molécula ao seu receptor. Alguns exemplos são: AMP cíclico, GMP cíclico e Ca^{2+}.

STAT: do inglês, *signal transducer and activator of transcription*. Proteínas intracelulares com função na regulação gênica, quando são ativadas pelas Janus quinase (JAK).

Transdução de sinal: refere-se ao processo de conversão de um sinal, a partir de uma forma física ou química, em outro.

Transporte paracelular: transporte de moléculas através das junções celulares a favor do gradiente elétrico ou químico.

Transporte transcelular: transporte de moléculas auxiliado por proteínas de transporte presentes nas regiões apical e basal das células epiteliais, podendo ser a favor ou contra o gradiente elétrico e químico.

Tubo neural: estrutura embrionária formada pela ectoderme, que originará o cérebro e a coluna vertebral de um embrião.

Wnt: glicoproteínas que possuem diferentes funções no controle da proliferação e diferenciação celular, além da expressão gênica.

LEITURAS RECOMENDADAS

Abbas AK *et al*. Imunologia Celular & Molecular. 7. ed. Rio de Janeiro: Elsevier, 2012.

Alberts B *et al*. Biologia Molecular da Célula. 5. ed. Porto Alegre: Artmed, 2010.

Bhat AA *et al*. Tight junction proteins and signaling pathways in cancer and inflammation: A functional crosstalk. Frontiers in Physiology, Jan. 2019; 10:1-19.

Bowen CV *et al*. In Vivo Detection of Human TRPV6-Rich Tumors with Anti-Cancer Peptides Derived from Soricidin. PLoS ONE, 15 mar. 2013; 8(3):e58866.

Cooper GM, Hausman RE. A Célula: Uma Abordagem Molecular. 3. ed. Porto Alegre: Artmed, 2007.

Fozzard H, Lee P, Lipkind G. Mechanism of Local Anesthetic Drug Action on Voltage-Gated Sodium Channels. Current Pharmaceutical Design, 27 jul. 2005; 11(21):2671-86.

Hancock JT. Cell Signalling. 3. ed. New York: Oxford University Press, 2010.

Kale VP, Amin SG, Pandey MK. Targeting ion channels for cancer therapy by repurposing the approved drugs Biochimica et Biophysica Acta – Biomembranes Elsevier B.V., 1 Oct. 2015. Disponível em: <http://dx.doi.org/10.1016/j.bbamem.2015.03.034>. Acesso em: 3 nov. 2020.

Karp G, Iwasa J, Marshall W. Karp's Cell and Molecular Biology: Concepts and Experiments. 8. ed. John Wiley & Sons, 2016.

Ko JH *et al*. Expression profiling of ion channel genes predicts clinical outcome in breast cancer. Molecular Cancer, 22 set. 2013; 12(1).

Ko JH *et al*. Ion channel gene expression in lung adenocarcinoma: Potential role in prognosis and diagnosis. PLoS ONE, 23 jan. 2014; 9(1).

Martínez R *et al*. Analysis of the expression of Kv10.1 potassium channel in patients with brain metastases and glioblastoma multiforme: impact on survival, 2015.

Prevarskaya N, Skryma R, Shuba Y. Ion Channels in Cancer: Are Cancer Hallmarks Oncochannelopathies? Physiol Rev, 2018; 98:559-621.

REFERÊNCIAS BIBLIOGRÁFICAS

Robert J. Textbook of Cell Signalling in Cancer. Springer International Publishing, 2015.

Singh AB, Uppada SB, Dhawan P. Claudin proteins, outside-in signaling, and carcinogenesis. Pflugers Archiv European Journal of Physiology, 2017; 469(1):69-75.

Stewart JM. Peptide composition for cancer treatment by inhibiting TRPV6 calcium channel activity. Pub Chem Patent Summary for US-8211857-B2. Disponível em: <https://pubchem.ncbi.nlm.nih.gov/patent/US-8211857-B2>. Acesso em: 3 nov. 2020.

Terry S *et al*. Rho Signaling and Tight Junction Functions. Physiology, 2010; 25(1):16-26.

Van Niel G, D'Angelo G, Raposo G. Shedding light on the cell biology of extracellular vesicles. Nat Rev Mol Cell Biol, 2018; 19(4):213-28.

Wang R *et al*. Ion channel gene expression predicts survival in glioma patients. Scientific Reports, 2015; (5):11593.

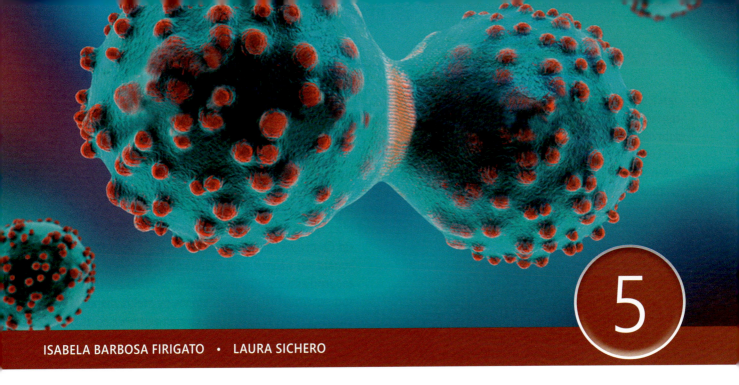

ISABELA BARBOSA FIRIGATO • LAURA SICHERO

Carcinogênese

HISTÓRICO DA DESCOBERTA DOS CARCINÓGENOS

A presença de tumores em alguns fósseis humanos pré-históricos indica que desde o início de sua existência a humanidade é acometida pelo câncer. Naturalmente, o homem passou a se interessar pela origem dessa doença, procurando conhecer suas causas, o que permitiu a formulação de diversas e diferentes teorias associadas com o nível de conhecimento adquirido em cada época. Desta forma, a causa do desenvolvimento tumoral deixou de ser a transgressão de costumes morais e religiosas passando a ser associada de acordo com as observações e investigações dos diferentes casos identificados.

Na Antiguidade, já era evidente que a doença apresentava maior frequência entre os idosos, e se acreditava que o câncer seria resultado de algum desbalanço existente no sangue, no muco ou na bile. Somente na Idade Moderna é que foram sugeridas as primeiras associações entre os casos de câncer com elementos externos ao organismo dos pacientes. Assim, os primeiros relatos da associação entre o desenvolvimento de câncer com a exposição ocupacional do indivíduo afetado ocorreram nessa época, quando Paracelsus propôs que os casos de câncer poderiam estar relacionados com a deposição de sais de enxofre e de arsênico no sangue, principalmente aqueles tumores que acometiam pedreiros, mineiros, metalúrgicos e químicos. Entretanto, a relação entre o desenvolvimento tumoral com a exposição ocupacional ganhou destaque a partir dos relatos de Percival Pott em 1775, que reportou que limpadores de chaminés expostos à fuligem desde a infância eram comumente acometidos por câncer de escroto. Posteriormente, identificou-se que a exposição aos corantes anilina e fucsina e a exposição ao cobalto, bismuto e níquel estavam associadas ao desenvolvimento de tumores de bexiga e pulmão, respectivamente, ambos os tipos tumorais comumente identificados em trabalhadores industriais. Essas observações embasadas em análises epidemiológicas permitiram a identificação da associação entre a atividade ocupacional com o desenvolvimento do tumor, embora o agente causador da doença ainda não houvesse sido identificado. Ainda assim, essas observações contribuíram para o direcionamento dos subsequentes estudos investigativos.

Apesar das evidências fornecidas pelos estudos de associações, por algum tempo o câncer ainda foi classificado como uma doença idiopática cujo desenvolvimento era dependente da susceptibilidade do indivíduo. Além disso, foi proposto que a persistência de processos inflamatórios, irritações ou traumas poderia apresentar efeito sinérgico para o desenvolvimento tumoral, embora acreditava-se que tais processos não seriam suficientes para induzir a carcinogênese.

A busca pelos fatores causais do câncer apresentou grande salto quando Theodore Schwann, em 1838, postulou pela primeira vez que todos os organismos vivos eram compostos por células. Adicionalmente, o desenvolvimento da microscopia permitiu o avanço da investigação oncológica, uma vez que tornou possível a visualização de alterações cromossômicas presentes nas células tumorais. De fato, Theodor Boveri verificou que a maior parte das células tumorais apresentava desarranjos cromossômicos, os quais seriam resultados de erros ocorridos durante a divisão nuclear exacerbada. Esta observação permitiu que Boveri fosse o primeiro a postular que modificações cromossômicas eram pré-requisitos para a transformação maligna das células. Assim, os carcinógenos foram definidos como agentes capazes de promover alterações nos cromossomos das células.

Em seguida, as evidências oriundas dos estudos epidemiológicos sobre a exposição a agentes específicos e o desenvolvimento tumoral passaram a ser testadas experimentalmente. Entre os ensaios, destacam-se aqueles realizados por Katsusaburo Yamagiwa e Koichi Ichikawa, que observaram a formação de tumores e carcinomas nas orelhas de coelhos esfregadas periodicamente com alcatrão (Figura 5.1). Esses experimentos foram tão bem-sucedidos que os modelos animais foram utilizados em outras investigações sobre agentes carcinogênicos, como, por exemplo, o estudo de Ernest L. Kennaway que avaliou o efeito de hidrocarbonetos aromáticos policíclicos (HAPs) oriundos do tabaco no desenvolvimento do câncer, além das descobertas de carcinógenos presentes em óleos industriais e no petróleo. Além disso, Antoine M. Lacassagne demonstrou o desenvolvimento de câncer mamário em camundongos machos que receberam doses de estrógeno, e Pierre-Marie Girard foi capaz de induzir câncer de pele em ratos ao expô-los aos raios X.

Além das análises de agentes químicos e físicos, diversos estudos acerca de vírus como agentes etiológicos de tumores também estavam sendo conduzidos. Os estudos iniciais de destaque foram liderados por Peyton Rous que começou a investigar, em 1909, sarcomas que se desenvolviam em galinhas. Inicialmente, Rous inoculou uma fração de tumor obtido de uma ave com sarcoma em outras aves sadias de mesma linhagem, e observou que estas desenvolviam o mesmo tipo tumoral. Em seguida, uma porção do sarcoma retirado da ave doente foi esmigalhada e, após filtração, injetada em outras aves sadias. Observou-se que algumas semanas após a inoculação as aves desenvolveram o mesmo tipo tumoral. Estudos subsequentes revelaram que neste caso o agente cancerígeno é um vírus que foi denominado vírus de sarcoma de Rous (RSV), e sua descoberta permitiu uma evolução importante acerca do processo carcinogênico ocasionado ou não por agentes biológicos. Em conjunto, os dados gerados permitiram a Peyton Rous, em 1936, sugerir a existência de diferentes tipos virais capazes de induzir tumores tanto no homem quanto nos animais, o que foi confirmado pelos estudos de Richard E. Shope na década de 1960, em que filtrados de papilomas cutâneos de coelhos eram inoculados em animais saudáveis que posteriormente desenvolviam a mesma neoplasia. Hoje é conhecido que o tipo viral estudado por Shope era um papilomavírus.

Ainda em meados de 1960, o vírus 40 de símios (SV40) foi identificado primeiramente como contaminante das vacinas contra a poliomielite, tanto a Salk quanto a Sabin. Esses vírus apresentam um ciclo de vida lítico, ou seja, ocasionam o rompimento da membrana de células infectadas para a liberação de partículas virais recém-formadas, como observado em células renais de uma espécie de macacos africanos. Entretanto, foi observado que a infecção de SV40 em células embrionárias derivadas de camundongos, ratos ou *hamsters* não resultava na formação de novos vírus,

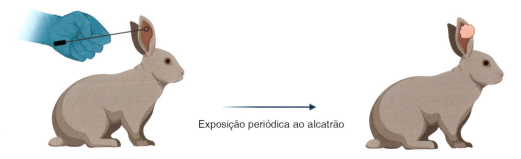

Figura 5.1 ● Representação do experimento de Yamagiwa e Ichikawa. Foi esfregado alcatrão na orelha de coelhos a cada dois ou três dias, o que acarretou o desenvolvimento de carcinomas após 360 dias de exposição.

mas tais linhagens celulares, denominadas não permissivas à proliferação viral, exibiam alterações malignas semelhantes às das células tumorais infectadas por RSV. Estudos subsequentes identificaram uma proteína nas células tumorais resultantes da infecção por SV40, à qual se deu o nome de antígeno tumoral ou antígeno T, e foi demonstrado ser necessária tanto para a replicação viral quanto para a proliferação celular. Nas décadas de 1960 e 1970, a realização de ensaios de imunoprecipitação e de *Western blot* foi fundamental para demonstrar a interação física entre o antígeno T e as proteínas celulares pRb e p53, respectivamente. Estas são proteínas chamadas de supressoras tumorais, uma vez que controlam e são capazes de inibir a progressão do ciclo celular, caso ocorra dano ao DNA, como descrito no Capítulo 7. Desta forma, o SV40 passou a ser considerado um oncovírus, o qual é capaz de inibir a função de pRb e p53, consequentemente estimulando a proliferação celular de forma descontrolada.

Apesar da identificação da contribuição de diferentes agentes no desenvolvimento tumoral, houve uma intensa investigação sobre os efeitos causados por diferentes compostos químicos, visto que o avanço industrial impactou significativamente na exposição a esses compostos. Os estudos resultaram no aperfeiçoamento dos protocolos experimentais utilizados para a avaliação do potencial mutagênico desses compostos, além da avaliação da contribuição para os estágios mais avançados da doença, e da dose mínima necessária para a formação de tumores. Assim, modelos animais foram intensamente empregados na busca por compostos carcinogênicos durante toda a década de 1970.

Entretanto, uma vez que os efeitos mutagênicos de compostos químicos era um tópico de grande interesse da comunidade científica e industrial, tornou-se necessário o desenvolvimento de testes mais simples e rápidos para serem empregados na classificação dos agentes carcinogênicos. Entre os diferentes testes desenvolvidos, o Teste de Ames proposto em 1973 passou a ser muito utilizado para a avaliação do potencial mutagênico dos diferentes compostos em cepas especiais de bactérias *Salmonella tiphymurium* (Figura 5.2). Outro fator que favoreceu a ampla utilização desse teste foram seus altos índices de sensibilidade e especificidade, uma vez que se observou que 70% a 90% dos carcinógenos químicos apresentaram correspondência entre os resultados obtidos no Teste de Ames e os ensaios utilizando modelos animais. Ainda mais, o teste

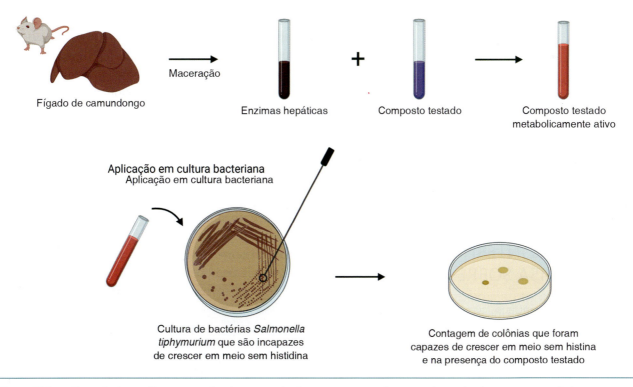

Figura 5.2 ● Teste de Ames. Representação do protocolo do teste para averiguar se determinado composto químico apresenta propriedade mutagênica. O composto é ativado por enzimas hepáticas e adicionado à cultura de uma cepa de *S. tiphymurium*, incapaz de crescer em meio deficiente em histidina. Se colônias bacterianas forem observadas, há indicação de que o composto químico testado pode ter ocasionado mutação no DNA bacteriano tornando as células competentes a crescerem em meio de cultura deficiente em histidina.

revelou que compostos que possuem potencial de induzir mutações em bactérias também apresentam capacidade de induzir tumores em camundongos, indicando, assim, que a carcinogênese resulta de mutações no DNA. Ao longo dos anos foram ainda desenvolvidos métodos para análise da farmacocinética e mecanismos de ação desses compostos. Adicionalmente, a partir da década de 1990, foram identificados compostos que não eram capazes de ocasionar danos no DNA, mas ainda assim induziam o desenvolvimento do câncer.

Atualmente, estão disponíveis diversos protocolos para a avaliação de agentes com potencial carcinogênico, incluindo os estudos epidemiológicos, experimentos utilizando linhagens celulares obtidas de tumores, modelos de animais transgênicos, os quais geralmente apresentam deleção parcial de genes importantes para o controle do desenvolvimento tumoral (animais *knock out*), além de animais que expressam isoformas constitutivamente ativas de algumas oncoproteínas, como por exemplo, a isoforma ativa de H-ras. Além dos animais transgênicos, foram desenvolvidas diversas técnicas moleculares para a detecção de biomarcadores, incluindo metabólitos derivados do processo de metabolização de compostos carcinogênicos dentro das células do organismo. A análise de biomarcadores moleculares associada aos dados oriundos dos estudos epidemiológicos é denominada epidemiologia molecular do câncer. Adicionalmente, desde o início do século ferramentas avançadas de biologia molecular e bioinformática vêm sendo utilizadas para a avaliação dos efeitos de agentes carcinogênicos, incluindo a análise de transcriptoma e proteômica das amostras tumorais e a predição das vias de sinalização alteradas nessas amostras, respectivamente.

CLASSIFICAÇÃO DOS CARCINÓGENOS SEGUNDO A AGÊNCIA INTERNACIONAL DE PESQUISA SOBRE O CÂNCER

Com o avanço científico, nas últimas décadas tem-se observado um crescente aumento na quantidade de informação disponível acerca não apenas dos diferentes agentes carcinogênicos já estabelecidos, mas também de diferentes agentes putativos, o que resultou na necessidade da compilação deste conhecimento em um documento único específico para a interpretação e categorização desses agentes. De fato, a pedido da Organização Mundial da Saúde (OMS), em 1972 a Agência Internacional de Pesquisa sobre o Câncer (IARC, do inglês *International Agency for Research on Cancer*) sediada em Lyon, na França, publicou a primeira monografia intitulada "*IARC Monographs on the Identification of Carcinogenic Hazards to Humans*", a qual se tornou uma coletânea ao longo dos anos, reunindo os dados existentes sobre os diferentes agentes carcinogênicos com a finalidade de informar e auxiliar na tomada de decisões sobre legislações e medidas de prevenção contra os danos causados por tais agentes. Essas monografias são utilizadas por órgãos governamentais competentes, organizações e pela população em geral.

Assim, a avaliação dos carcinógenos em potencial é realizada por uma comissão científica de especialistas que compilam todos os dados disponíveis na literatura, a fim de avaliar o potencial carcinogênico dos diferentes agentes. Entre os tipos de estudos analisados estão os epidemiológicos, os que utilizam modelos animais, os experimentos farmacocinéticos e/ou modelos mecanísticos. Ao longo dos anos de publicação das monografias, os critérios de avaliação têm sido aperfeiçoados e os agentes analisados são categorizados de acordo com a magnitude das evidências apresentadas pelos estudos, conforme apresentado na Tabela 5.1.

A categorização do agente carcinógeno fundamentada em evidências mecanísticas está baseada em dez características: (1) ser eletrofílico ou ser metabolicamente ativado a um eletrofílico, (2) ser genotóxico, (3) alterar o reparo de DNA ou causar instabilidade genômica, (4) induzir alterações epigenéticas, (5) induzir estresse oxidativo, (6) induzir inflamação crônica, (7) ser imunossupressor, (8) modular efeitos mediados por receptores, (9) causar imortalização celular, e (10) alterar a proliferação e morte celular e o suprimento de

Tabela 5.1 ● Categorias de classificação dos agentes avaliados nas monografias do IARC baseadas no potencial carcinogênico em humanos e em animais, além de experimentos mecanísticos. Está também indicado o número de agentes já classificados em cada categoria até 2020

Categoria	Definição	Número de agentes avaliados
Grupo 1	Carcinogênico em humanos	121
Grupo 2A	Provavelmente carcinogênico em humanos	88
Grupo 2B	Possivelmente carcinogênico em humanos	313
Grupo 3	Não classificado como carcinogênico em humanos	499

nutrientes. Em conjunto, essas características alteram a homeostase celular. Cabe ressaltar que a célula apresenta diversos mecanismos para manter a homeostase frente aos diferentes tipos de estresse presentes nos ambientes endógeno e exógeno.

Os efeitos dos carcinógenos sobre as células estão relacionados com o tipo de estresse gerado e seus principais alvos celulares. Entre estes, estão incluídos o choque térmico e a ação de toxinas, os quais podem induzir a desnaturação proteica em que as chaperonas são as principais moléculas mediadoras desse tipo de perturbação, a privação nutricional, que pode ativar o processo de autofagia que é um mecanismo importante para impedir prejuízos extremos ao tecido ou órgão afetados, além da hipóxia que pode levar ao estresse mitocondrial cujos efeitos estimulam as vias metabólicas alternativas a fim de contornar a falta de suprimento de oxigênio. Adicionalmente, há muitos agentes que promovem danos no DNA, para os quais a célula desenvolveu, ao longo do processo evolutivo, diferentes mecanismos de reparo que podem atuar desde antes da alteração do material genético até após a incorporação do dano, quando as lesões são corrigidas para manutenção da estrutura e sequência do DNA, que será abordado no Capítulo 8. Ressalta-se, ainda, que tais mecanismos de manutenção da homeostase celular operam de maneira regulada através de diferentes vias de sinalização celular, e que estão descritas, em mais detalhes, no Capítulo 12.

Em relação aos mecanismos que atuam sobre os agentes que causam dano ao DNA, pode-se destacar o processo de biotransformação celular (Figura 5.3), que apresenta duas etapas. Na fase I, ocorrem reações químicas do tipo oxidação e redução, em que há a conversão de compostos lipofílicos em compostos hidrofílicos e eletrofílicos, ou seja, os produtos de tais reações geralmente apresentam reatividade elevada com macromoléculas celulares, como proteínas, lipídeos e ácidos nucleicos. As principais enzimas catalisadoras desses tipos de reações pertencem à família proteica do citocromo P450 (CYPs). Na fase II deste processo de metabolização, ocorrem reações de conjugação, em que os produtos eletrofílicos gerados na fase I são conjugados com moléculas endógenas específicas e tornam-se compostos menos reativos e mais hidrossolúveis, os quais podem ser excretados pela urina ou pela bile, impedindo seu acúmulo intracelular. Diferentes tipos enzimáticos participam da fase II do processo de biotransformação celular, entre as quais estão as famílias das UDP-Glicosiltransferases (UGTs), das N-Acetiltransferases (NATs) e das Glutationa S-Transferases (GSTs).

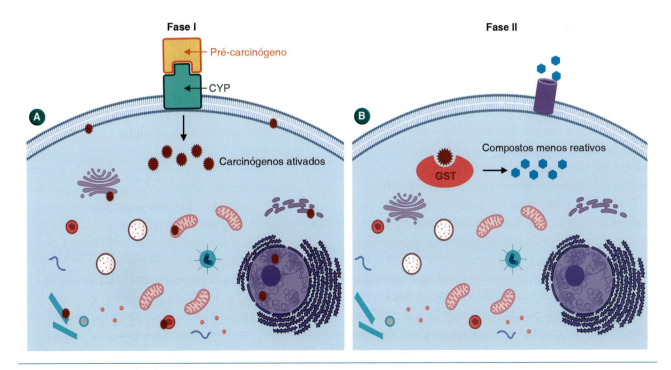

Figura 5.3 ● Representação do processo de biotransformação celular. **A.** Fase I do processo de biotransformação celular, em que o pré-carcinógeno é transformado em um composto eletrofílico principalmente pelas enzimas da família do citocromo P450 (CYPs). **B.** Fase II do processo, quando ocorrem reações de conjugação com os compostos ativados na fase I, resultando em produtos menos reativos e mais hidrossolúveis, os quais são excretados para fora do meio intracelular.

Para o estabelecimento do câncer no organismo é necessário que os mecanismos de manutenção da homeostase celular sejam perturbados a ponto de se tornarem ineficientes, o que resulta na alteração de diversas moléculas. As alterações genéticas podem resultar em mutações, as quais podem contribuir para a ativação de proto-oncogenes, e para a inibição dos genes supressores de tumor (Capítulo 6). As mutações genéticas podem impactar sobre a tradução e função das proteínas, alterando diferentes processos celulares.

Os tumores atribuídos à hereditariedade englobam em torno de 10% dos casos de câncer, enquanto aproximadamente 90% dos casos dessa doença derivam da exposição a agentes carcinogênicos químicos, físicos e biológicos, que podem tanto promover mutações genéticas quanto desestruturar componentes celulares, e assim contribuir para proliferação descontrolada das células, para perturbações no metabolismo celular e consequentemente induzindo o fenótipo maligno associado às células neoplásicas. Os carcinógenos estão presentes no ambiente, no solo, na água, no ar, além de estarem envolvidos com o estilo de vida do indivíduo (hábitos tabagista, etilista, alimentares, sexuais e uso de medicamentos) e com suas atividades ocupacionais.

CARCINOGÊNESE QUÍMICA

Os carcinógenos químicos constituem um grupo numeroso de compostos que podem ser absorvidos no organismo pelas vias oral, nasal, cutânea, ou ser injetados. Compostos absorvidos pela via oral geralmente são processados pelo fígado e são distribuídos para outros tecidos e órgãos. Por outro lado, se a absorção ocorrer primariamente nos pulmões, o carcinógeno alcançará primeiramente a corrente sanguínea antes de chegar ao fígado e ser distribuído para o organismo.

De maneira geral, os carcinógenos químicos são classificados de acordo com seu mecanismo de ação, podendo ser agrupados em dois subgrupos principais: genotóxicos e não genotóxicos. Os carcinógenos genotóxicos constituem os compostos capazes de se ligar covalentemente com o DNA, promovendo a alteração desta molécula, inclusive ocasionando sua distorção. Os produtos desta ligação são chamados de adutos de DNA, os quais podem favorecer a inserção de bases nitrogenadas não correspondentes com a fita molde durante o processo de replicação e, desta forma, introduzir mutações genéticas. Além disso, alguns carcinógenos genotóxicos são capazes também de interferir no funcionamento adequado da maquinaria de reparo, impedindo, assim, a correção das lesões ocasionadas ao longo do DNA. Poucos são os compostos químicos que apresentam ação direta sobre o DNA. A maior parte dos carcinógenos genotóxicos é considerada pré-carcinogênica, porque necessita ser biotransformada para se tornar ativa, ou seja, ser eletrofílica e capaz de se ligar covalentemente com o DNA.

Os carcinógenos não genotóxicos constituem os compostos que não são capazes de lesionar o material genético celular e, consequentemente, não induzem mutações no DNA celular. Os efeitos desses compostos não são provenientes de sua metabolização celular, mas dependentes de seu acúmulo em tecidos e órgãos específicos. Altas concentrações desses compostos induzem a desregulação da proliferação celular, o que pode ocorrer de duas formas distintas, uma vez que os carcinógenos não genotóxicos podem possuir propriedades citotóxicas ou propriedades mitogênicas.

Os compostos citotóxicos promovem danos severos nas células comprometendo seu funcionamento, e são capazes até de induzir a morte celular. Ademais, esses compostos podem ativar o processo hiperplásico nas células adjacentes ao induzir a proliferação destas para que reparem o dano tecidual causado. Entretanto, estas células adjacentes podem ser também suscetíveis a erros de replicação em seu material genético, contribuindo para a formação do tumor por acúmulo de mutações genéticas. Ressalta-se, ainda, que alguns compostos citotóxicos promovem a necrose, um dos tipos de morte celular, que contribui para o estabelecimento do estresse oxidativo por aumentar a produção de espécies reativas de oxigênio, as quais também podem ocasionar lesões no DNA. Um exemplo bem conhecido de composto citotóxico é o clorofórmio.

Os carcinógenos mitogênicos geralmente interagem com receptores celulares associados a vias de sinalização intracelulares resultando no estímulo de proliferação celular. Entre os compostos já identificados estão o fenobarbitol e os hormônios sexuais.

Compostos genotóxicos e não genotóxicos podem apresentar efeito sinérgico na carcinogênese, visto ser um processo complexo e constituído de múltiplas etapas denominadas iniciação, promoção e progressão. Geralmente, os diferentes tipos de carcinógenos químicos atuam em distintas etapas.

A iniciação é a etapa caracterizada pela alteração da sequência de DNA que pode ocorrer espontaneamente, devido a erros durante a duplicação da molécula, mas pode ocorrer mais rapidamente quando a célula é exposta a algum agente capaz de promover lesões na molécula de

DNA. Os carcinógenos químicos que predominantemente contribuem nesta etapa são compostos genotóxicos, que também podem ser denominados iniciadores. Assim, as células expostas a agentes iniciadores são chamadas de células iniciadas, e estas apresentam modificações genéticas irreversíveis. Apesar da alteração no DNA, fenotipicamente as células iniciadas se assemelham muito às células originais do tecido; portanto, ressalta-se que as células iniciadas ainda não são células neoplásicas. Para estabelecimento do tumor, as células iniciadas devem sofrer diversas outras modificações genotípicas e fenotípicas nas demais etapas do processo de carcinogênese. Pelo exposto, a iniciação é uma etapa necessária, mas não suficiente para o estabelecimento do câncer no organismo.

Os hidrocarbonetos aromáticos policíclicos (HAP) constituem importantes carcinógenos iniciadores, os quais estão associados com a etapa inicial de desenvolvimento de diferentes tipos tumorais, incluindo câncer de pulmão, bexiga e pele. Recentemente, estudos epidemiológicos têm mostrado também associação entre a exposição aos HAPs e tumores de mama, rim, próstata, laringe. Os diferentes HAPs são ubíquos e originados da combustão incompleta de diferentes produtos como óleos minerais, carvão, tabaco, produtos alimentícios, além de serem liberados durante a queima florestal e a erupção vulcânica. Os HAPs são compostos pré-carcinógenos, uma vez que necessitam passar pelo processo de biotransformação celular para serem convertidos em metabólitos eletrofílicos. Estima-se que em torno de 5% dos casos de câncer de pulmão derivam de exposição ocupacional aos HAPs. Embora aproximadamente 90% dos casos de câncer de pulmão estejam associados com o hábito tabagista, ressalta-se que centenas de HAPs são encontrados na fumaça do tabaco, e assim a redução do consumo de tabaco poderia impactar significativamente sobre as taxas de incidência e mortalidade de diferentes tumores associados a este hábito como o câncer de pulmão e de bexiga (Tabela 5.2).

A promoção é uma etapa do processo de carcinogênese em que se observa alta expressão dos genes que foram alterados durante a iniciação, o que contribui para o estabelecimento do fenótipo neoplásico que é caracterizado principalmente por proliferação descontrolada, perda da adesão celular, resistência à morte, e descontrole da migração celular. Nesta etapa, há exposição principalmente a compostos não genotóxicos cujos efeitos apresentam maior dependência da dose e tempo de exposição, e são reversíveis caso haja interrupção da exposição ao composto. Entretanto, diferentes alterações no DNA são observadas, uma vez que mutações podem ocorrer durante as três etapas da carcinogênese. Durante a promoção, as mutações podem ser causadas indiretamente, devido ao estresse oxidativo decorrente de compostos não genotóxicos. Ressalta-se, ainda, que a exposição a compostos promotores leva à diminuição da latência tumoral, ou seja, o tempo requerido para o desenvolvimento da neoplasia é menor quando ambos, iniciador e promotor, atuam concomitantemente. Estudos experimentais demonstraram que a exposição a apenas compostos não genotóxicos não é capaz de induzir a carcinogênese, sendo necessária a atuação prévia de um composto iniciador, mesmo que essa exposição tenha ocorrido em um intervalo de tempo considerável. Assim, as alterações genéticas promovidas pelo agente iniciador são essenciais para o desenvolvimento tumoral; contudo, o processo somente evoluirá na presença de um composto promotor.

Existem carcinógenos denominados carcinógenos completos, uma vez que são capazes de atuar tanto como iniciadores como promotores. Entre estes, o benzo[α]pireno é um tipo de carcinógeno completo bem conhecido, o qual é um dos membros da família dos HAPs e cuja exposição está associada ao desenvolvimento de diferentes tipos tumorais, como já mencionado.

Na etapa de progressão, a célula adquire o fenótipo maligno resultante do acúmulo de alterações genéticas e epigenéticas. Na progressão, a proliferação celular descontrolada ocorre de maneira espontânea sem que haja necessidade da presença de um agente estimulador. Esta etapa da carcinogênese também é irreversível, e caracterizada por instabilidade genômica, rápido crescimento

Tabela 5.2 • Taxas de incidência e mortalidade por câncer de pulmão e bexiga no Brasil e no mundo

Localização anatômica	Taxas	No mundo	No Brasil
Câncer de pulmão	Incidência	2.093.876[a]	30.200[b]
	Mortalidade	1.761.007[a]	27.929[c]
Câncer de bexiga	Incidência	549.393[a]	10.640[b]
	Mortalidade	199.922[a]	4355[c]

[a]Estimativas mundiais segundo GLOBOCAN 2018. [b]Estimativa para o triênio 2020-2022, segundo o Instituto Nacional de Câncer (INCA) 2020. [c]Mortes registradas no Brasil em 2017 – Estimativa INCA 2020.

celular, invasão, metástase, alterações bioquímicas, metabólicas e morfológicas. Entre os processos envolvidos na etapa de progressão inclui-se a angiogênese que é essencial para a ocorrência das metástases.

Além dos compostos químicos supracitados que estão presentes no ambiente e estão associados ao risco aumentado de desenvolvimento de tumores em diferentes sítios anatômicos, destaca-se, ainda, que alguns quimioterápicos podem causar o desenvolvimento de tumores em outros sítios anatômicos do paciente submetido à quimioterapia. Para entender este efeito, inicialmente paradoxal, é necessário entender o mecanismo de ação pelo qual os quimioterápicos induzem a morte de células tumorais. Alguns compostos quimioterápicos são alquilantes de DNA, ou seja, compostos que se ligam a essa molécula alterando sua estrutura a fim de impedir a replicação da célula tumoral. As altas doses desses compostos administradas ao paciente com câncer são suficientes para promover diversas mutações nas células e, assim, os mecanismos de apoptose são ativados. É importante notar que o tratamento quimioterápico não se restringe apenas às células tumorais, mas, por ser sistêmico, expõe diferentes tecidos do organismo aos fármacos utilizados. Desta forma, as células sadias podem sofrer os mesmos efeitos das células tumorais, como a instabilidade genômica e a ocorrência de múltiplas mutações, além dos efeitos citotóxicos que induzem a proliferação das células normais adjacentes ao tumor, e dos efeitos mitogênicos que incitam a proliferação desordenada nos diferentes tecidos do organismo.

Entretanto, essa relação entre o desenvolvimento de novos tumores e a administração do composto quimioterápico apresenta diferentes fatores, como dose e tempo de exposição, além dos fatores intrínsecos do paciente, que vão desde sua idade, condição metabólica do indivíduo, eficiência da maquinaria de reparo de DNA, polimorfismos genéticos que influenciam nas reações de homeostase do organismo. Ressalta-se, ainda, que a incidência de segundos tumores primários ocasionados pela quimioterapia é muito baixa. Raros são os casos de pacientes que desenvolvem leucemias, por exemplo, após serem submetidos a tratamentos que utilizam compostos alquilantes.

CARCINOGÊNESE FÍSICA

Radiação é um termo genérico utilizado para descrever o fluxo de partículas elementares, como fótons e elétrons. É composta por dois grandes grupos principais: radiações ionizantes e radiações não ionizantes (Figura 5.4). O efeito da radiação nas células depende de suas propriedades, e as radiações ionizantes são capazes de causar maiores danos à saúde humana em comparação às radiações não ionizantes.

Os raios X, os raios γ, as partículas α compõem o grupo das radiações ionizantes, e apresentam energia suficiente para remover elétrons de átomos ou de moléculas. Desta forma, a radiação ionizante pode impactar sobre o DNA causando-lhe danos diretos ou, ainda, danos indiretos através do estresse oxidativo, uma vez que induzem a formação de espécies reativas de oxigênio. Ambos os danos direto e indireto podem induzir a morte celular ou resultar no desenvolvimento de lesões não letais, ou em modificações na estrutura dos cromossomos celulares que desencadeiam a transformação maligna das células afetadas. Devido a estas propriedades, a radiação ionizante como um agente carcinogênico tornou-se objeto de diversos estudos no meio científico.

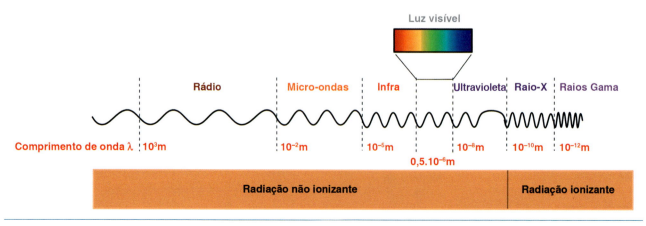

Figura 5.4 ● Espectro eletromagnético. Distribuição do tipo de radiação em relação ao comprimento de onda (λ) e a indicação de radiações não ionizantes e radiações ionizantes.

Carcinogênese

O alcance dos diferentes tipos de radiação ionizante é considerado para a análise dos efeitos biológicos; os raios γ apresentam maior potencial de penetração nos corpos materiais, enquanto a penetração das partículas α se limita à superfície. Assim, as partículas α conseguirão apenas induzir lesões em órgãos internos dos seres humanos quando inaladas ou ingeridas. O potencial carcinogênico também difere entre os diferentes tipos de radiação. Além de diferentes experimentos conduzidos em laboratório, as maiores demonstrações das consequências carcinogênicas provenientes da exposição às radiações ionizantes derivam de sobreviventes aos ataques por bombas atômicas nas cidades de Hiroshima e Nagasaki, 1945, dos indivíduos afetados pelo acidente ocorrido em uma usina nuclear na cidade de Chernobyl, 1986, e dos mineiros expostos a elementos radioativos. Tais exposições foram associadas ao desenvolvimento de tumores na tireoide, no pulmão, na mama em mulheres, e principalmente das leucemias.

A exposição aos componentes da radiação ionizante é ubíqua, ou seja, os componentes estão amplamente distribuídos no ambiente, seja através da radiação cósmica, de sua presença no solo, através de elementos radioativos, como o urânio, ou até mesmo nos alimentos e nas bebidas. Em geral, a maior fonte natural de radiação ionizante é o gás radônio. Cabe ressaltar também a exposição à radiação ionizante advinda de fontes artificiais, como por exemplo, as utilizadas em diagnósticos medicinais.

A radiação não ionizante consiste em um grupo composto por micro-ondas eletromagnéticas, as quais podem ser divididas em duas categorias: campos eletromagnéticos de frequência extremamente baixa ou de origem elétrica e campos eletromagnéticos de radiofrequência cujos comprimentos de onda variam entre 3 MHz e 30 MHz. Essas energias do tipo micro-ondas são emitidas por diferentes fontes, entre as quais estão inclusos radares militares, equipamentos industriais, cabos elétricos de comunicação, transmissões de rádios AM e FM, telas de televisores, celulares, aparelhos de micro-ondas, e computadores portáteis. A energia de ativação das radiações é tão baixa que estas são incapazes de induzir quebras em ligações químicas, inclusive na molécula de DNA.

A absorção dessa baixa energia pelos tecidos pode promover aquecimento, e existem diversos relatos de que essas radiações possam interferir nos componentes da membrana plasmática e outros componentes das células, e nos processos fisiológicos, podendo, por exemplo, influenciar no controle do ciclo celular. Entretanto, é pouco provável que as radiações não ionizantes do espectro de micro-ondas sejam capazes de induzir a carcinogênese *per se*. Existe um relato de associação entre esses tipos de energia com o desenvolvimento do câncer de testículo, publicado em 1962, mas nenhum outro estudo apresentou resultados similares. Desta forma, a aplicabilidade dos efeitos das radiações de micro-ondas no desenvolvimento tumoral não está cientificamente estabelecida.

A exposição à radiação ultravioleta (RUV) está fortemente associada com o desenvolvimento de câncer de pele. Esse tipo de radiação encontra-se entre o comprimento de onda dos raios X e o da luz violeta visível e, apesar de os fótons da RUV possuírem energia insuficiente para a ionização dos compostos celulares, sua absorção é capaz de induzir excitação fotoelétrica nos componentes biológicos e ocasionar danos a eles. A radiação ultravioleta é subdividida de acordo com o comprimento de onda de seus raios, além do aumento da energia do fóton. Assim, está subdividida em RUV-A, que inclui feixes de energia de comprimento de ondas entre 320 e 400 nm; RUV-B, que se encontra na faixa de 280 a 320 nm; e RUV-C, que varia em comprimento de onda entre 100 e 280 nm.

A RUV-A e a RUV-B conseguem alcançar a camada basal do tecido epitelial (a camada mais profunda do tecido), enquanto a RUV-C é absorvida nas camadas epiteliais mais superficiais. Os efeitos carcinogênicos das RUVs são induzidos principalmente pela RUV-B, uma vez que, devido à destruição da camada de ozônio, tem se observado maior incidência terrestre. Esse tipo de RUV é absorvido pelo DNA, resultando na quebra das ligações fosfodiésteres e formação de dímeros de pirimidina, principalmente timina (Figura 5.5). Essas lesões, se não reparadas, resultam em mutações. Além do efeito genotóxico, a RUV-B também induz a imunossupressão, o espessamento da camada córnea do epitélio, o eritema, e a melanogênese, ou seja, a proliferação dos melanócitos que são as células epiteliais especializadas na produção de melanina. A exposição prolongada à RUV e, principalmente, à RUV-A pode também induzir a formação de espécies reativas de oxigênio, efeito indireto no processo de carcinogênese. No que concerne à RUV-C, apesar de apresentar baixo grau de penetração no epitélio, esse tipo de radiação também é absorvido pelo DNA, sendo capaz de induzir alterações no material genético da célula e estimular a produção de espécies reativas de oxigênio. Cabe ressaltar que a RUV-C não incide naturalmente na superfície terrestre, sendo emitida por luzes germicidas.

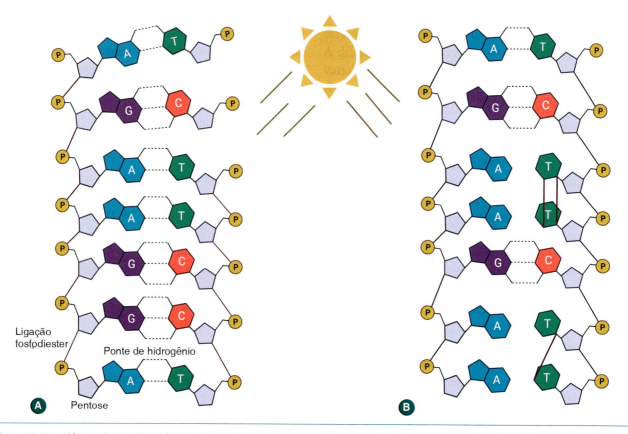

Figura 5.5 • Efeitos diretos da radiação ultravioleta quando absorvida pelo DNA. **A.** Quebra das ligações fosfodiésteres da molécula de DNA. **B.** Formação de dímeros de timinas adjacentes na mesma fita do DNA.

O câncer de pele é o tipo tumoral mais comum no mundo todo e apresenta tipos histológicos distintos, dependendo da camada da pele que é afetada: epiderme, derme ou hipoderme. Os tipos de tumores de pele com maior incidência entre as populações do mundo todo e de menor grau de agressividade são conjuntamente chamados de câncer de pele do tipo não melanoma. Já o melanoma é um tipo de câncer de pele mais raramente detectado, ou seja, apresenta baixas taxas de incidência na população, porém esse tumor é caracterizado por ser altamente agressivo e associado a elevadas taxas de mortalidade (Tabela 5.3).

CARCINOGÊNESE BIOLÓGICA

A hipótese de que o câncer é causado por agentes infecciosos é bastante antiga. Tal hipótese passou a ser comprovada a partir de dados epidemiológicos que revelaram alta incidência de alguns tipos tumorais em regiões geográficas que eram também endêmicas para agentes infecciosos específicos, incluindo vírus, bactérias e helmintos.

Segundo os dados do GLOBOCAN, 2,2 milhões de novos casos de câncer relacionados aos agentes biológicos foram estimados mundialmente para o ano de

Tabela 5.3 • Taxas de incidência e mortalidade por câncer de pele (não melanoma e melanoma) no Brasil e no mundo

Tipo de câncer de pele	Taxas	No mundo	No Brasil
Não melanoma	Incidência	1.042.000[a]	176.930[b]
	Mortalidade	65.100[a]	2250[c]
Melanoma	Incidência	287.723[a]	8450[b]
	Mortalidade	60.712[a]	1835[c]

[a] Estimativas mundiais segundo GLOBOCAN 2018; [b] Estimativa para o triênio 2020-2022 segundo Instituto Nacional de Câncer (INCA) 2020; [c] Mortes registradas no Brasil em 2017 – Estimativa INCA 2020.

2018; 90% deles são atribuíveis à infecção por *Helicobacter pylori*, papilomavírus humano (HPV), vírus da hepatite B (HBV) e vírus da hepatite C (HCV). Além disso, observa-se que a maior parte dos casos de tumores associados a essas infecções ocorre nos países em desenvolvimento.

Os estudos acerca dos agentes biológicos casualmente associados ao desenvolvimento de tumores em humanos são fundamentais para a implementação de condutas apropriadas de saúde pública para tratar e, principalmente, prevenir essas neoplasias. Adicionalmente, o controle desses agentes biológicos também contribui para a diminuição de outras morbidades associadas a essas infecções. Hoje existem evidências epidemiológicas e biológicas para o IARC considerar 11 agentes biológicos distintos como carcinogênicos em humanos (carcinógenos do grupo 1). Serão descritos, em mais detalhes, quatro agentes que estão associados a um maior número de casos de câncer mundialmente, e as características dos outros sete agentes e os tumores associados estão descritos na Tabela 5.4.

Vírus da hepatite B

O vírus da hepatite B (HBV) pertence à família viral *Hepadnaviridae* e infecta principalmente hepatócitos humanos. O genoma do HBV é constituído por uma molécula de DNA dupla fita circular e o capsídeo viral é envolto por um envelope lipídico que contém as proteínas de superfície grande (LHB), média (MHB) e pequena (SHB). A principal função de LHB é mediar a entrada do vírus nas células hospedeiras. A proteína SHB corresponde a 85% dos antígenos de superfície (HBsAg), além de ser fortemente imunogênica e estar envolvida na resposta imune do hospedeiro contra esse vírus.

A infecção por HBV é a mais prevalente mundialmente com aproximadamente dois bilhões de pessoas infectadas, entre as quais 360 milhões apresentando infecções crônicas. Em torno de um milhão de óbitos por ano são decorrentes da infecção por HBV devido ao desenvolvimento de cirrose e/ou carcinoma hepatocelular nos indivíduos infectados. A infecção crônica por HBV é altamente endêmica na África Subsaariana, na bacia do Rio Amazonas, na China, na Coreia do Sul e demais países do sul e leste asiático, regiões que englobam 45% dos indivíduos infectados pelo vírus.

A infecção por HBV é altamente contagiosa e a transmissão ocorre por exposição percutânea ou permucosa ao sangue ou outros fluidos corpóreos infectados. A principal via de transmissão em regiões endêmicas ocorre por contato entre mãe e o recém-nascido e entre crianças. Entretanto, o HBV pode ser transmitido por agulhas contaminadas, transfusão com sangue contaminado, e contato sexual.

O indivíduo infectado pode apresentar infecção assintomática ou apresentar sintomas que comumente se manifestam após alguns meses da infecção. A maior parte dos pacientes assintomáticos e sintomáticos pode desenvolver resposta imune contra o HBV ou se manter cronicamente infectada durante toda a vida. Em torno de 25% dos indivíduos que foram infectados na infância e 15% dos que foram contaminados em idades mais avançadas irão desenvolver cirrose ou o carcinoma hepatocelular.

O desenvolvimento do carcinoma hepatocelular decorrente da infecção por HBV é resultado de alguns mecanismos, entre os quais está inclusa a integração do genoma viral ao DNA do hepatócito, evento frequentemente observado nas células tumorais provenientes de pacientes infectados. A integração pode resultar na desregulação do proto-oncogene *c-MYC* (Figura 5.6) e na inibição de genes supressores de tumor.

A carcinogênese pode também ser resultado direto da infecção, uma vez que o HBV expressa a proteína HBX que é detectada em altos níveis no carcinoma hepatocelular e parece ativar vias de sinalização celulares envolvidas em proliferação e reparo do DNA. Além disso, foi sugerido que a proteína HBX diretamente induz a expressão de NF-κB, ATF/CREB, N-FAT, AP-1, c/EBP e p53. A infecção por HBV também induz ativação de células T citotóxicas induzindo a morte das células infectadas, porém ativando a proliferação de células adjacentes. Apesar dos diversos mecanismos de carcinogênese atribuíveis ao HBV, apenas uma pequena fração das infecções irão evoluir ao câncer indicando a necessidade de cofatores para a carcinogênese, principalmente através do consumo de tabaco e álcool.

Uma vez que há intensa produção de proteínas do envelope viral, o diagnóstico da infecção por HBV pode ser realizado através da detecção de anticorpos contra HBsAg no sangue. Além disso, a vacinação contra o vírus é uma medida profilática efetiva para a prevenção da infecção por HBV e dos hepatocarcinomas associados.

Vírus da hepatite C

O vírus da hepatite C (HCV) pertence à família viral *Flaviviridae* e é um vírus envelopado cujo material genético é composto de uma molécula de RNA simples

Tabela 5.4 ● Propriedades de agentes biológicos considerados como carcinogênicos em humanos (grupo 1) pelo IARC e não detalhados no texto

Agente	Características	Neoplasias associadas (incidência mundial)*	Mecanismo de carcinogênese
Epstein-Barr vírus (EBV)	Herpesvírus, DNA dupla fita, envelopado Tropismo: células B Transmissão: saliva e secreção do trato respiratório superior	Carcinoma de nasofaringe (110.000) Linfoma Hodgkin (40.000) Linfoma Burkitt (6600)	Proteína viral LMP-1 induz a expressão de BCL-2 e ativa NF-kB Infecção viral causa rearranjo cromossômico que favorece a hiperexpressão de c-MYC.
Herpesvírus humano tipo 8 (HHV-8)	Herpesvírus DNA dupla fita, envelopado Tropismo: células endoteliais Transmissão: saliva	Sarcoma de Kaposi (42.000)	Genoma viral apresenta um gene codificador do receptor associado à proteína G que pode ativar vias de sinalização envolvidas com a proliferação e sobrevivência celular.
Vírus humano linfotrópico de células T (HTLV-1)	Retrovírus RNA, envelopado Tropismo: células T CD4+ Transmissão: aleitamento, contato sexual e transfusão	Leucemia e linfoma de células T em adultos (3600)	Genoma viral expressa oncoproteínas TAX, uma fosfoproteína que ativa a expressão de IL-2, e das ciclinas A, D2, e E.
Vírus da imunodeficiência humana – 1 (HIV-1)	Retrovírus RNA simples fita, envelopado Tropismo: células T DC4+, macrófagos Transmissão: contato sexual, contato por sangue contaminado e transmissão vertical	Linfomas não Hodgkin (480.000) Sarcoma de Kaposi (42.000) Carcinoma de colo de útero e canal anal (599.000)	Interação entre proteínas do envelope viral com os receptores para quimiocina CCR5 e CXCR4 promove a morte celular. A imunodeficiência aumenta a susceptibilidade de infecções secundárias e a transformação maligna ocasionada por EBV, HHV-8, HPV.
Schistosoma haematobium	Verme de corpo cilíndrico, machos e fêmeas Tropismo: ovos alojados na bexiga do hospedeiro Transmissão: água contaminada por ovos ou larvas, ausência de saneamento básico	Carcinoma de bexiga (6000)	Infecção provoca inflamação crônica promovendo a fibrose tecidual que evolui para hiperplasia e metaplasia das células adjacentes. Infecções bacterianas simultâneas podem potencializar o efeito carcinogênico devido à produção de espécies reativas de oxigênio.
Opisthorchis viverrini e Clonorchis sinensis	Platelmintos hermafroditas Tropismo: fígado e ductos biliares intra-hepáticos, vesícula biliar, ducto biliar extra-hepático e ducto pancreático Transmissão: ingestão de peixes contaminados pela larva	Colangiocarcinoma (3500)	Infecção leva à inflamação tecidual e à inflamação crônica que induz hiperplasia. Produção de espécies reativas de oxigênio e óxido nítrico que podem ocasionar danos ao DNA.

*Novos casos registrados mundialmente e reportados pelo GLOBOCAN 2018.

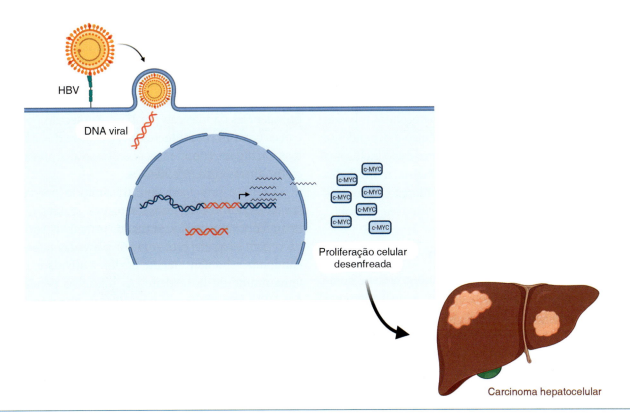

Figura 5.6 ● Desenvolvimento do carcinoma hepatocelular decorrente da infecção por HBV. Ocasionalmente, a infecção por HBV pode resultar na integração do genoma viral ao genoma da célula hospedeira, o que pode ocorrer na região do gene *c-MYC* com consequente aumento da expressão. Desta forma, favorece-se o processo de proliferação celular de maneira desregulada.

fita, o qual codifica proteínas estruturais do capsídeo viral, além de glicoproteínas de superfície, como E1 e E2, que medeiam a entrada do vírus na célula. O genoma viral também contém genes que codificam proteínas envolvidas na replicação viral como as proteínas NS (2, 3, 4A, 4B, 5A, 5B). O HCV apresenta tropismo por células hepáticas e seu principal hospedeiro são os humanos e algumas espécies de primatas, como os chipanzés.

Foi estimada a ocorrência de aproximadamente 140.000 novos casos de carcinoma hepatocelular e 16.000 novos casos de linfomas do tipo não Hodgkin para o ano de 2018 no mundo todo (GLOBOCAN, 2018). A distribuição geográfica da infecção viral é heterogênea, com a prevalência de 10% no sul da Itália e em algumas regiões do Japão, mas podendo atingir de 15% a 20% no Egito. Dados epidemiológicos mais recentes mostraram o aumento da prevalência de HCV no Paquistão e na China.

A transmissão do vírus pode ocorrer por uso de agulhas contaminadas, transplante de órgãos e transfusão de sangue contaminado, o que foi considerado como a principal forma de transmissão de HCV até a década de 1990, quando foi implementado o teste de detecção viral no material doado. A reutilização de materiais injetáveis ou a utilização de materiais clínicos ou estéticos que não foram devidamente esterilizados contribuem para a infecção de aproximadamente dois milhões de pessoas no mundo.

A infecção por HCV é geralmente assintomática, sendo espontaneamente eliminada em 10% a 40% dos indivíduos infectados. Entretanto, a maior parte das pessoas infectadas apresenta infecções persistentes, em que de 15% a 27% desta fração desenvolvem cirrose hepática. O tempo de progressão das complicações ocasionadas pela infecção por HCV depende de alguns fatores, como a idade avançada, o etilismo, a coinfecção por HIV ou HBV, além de o indivíduo ser do sexo masculino.

O ciclo de vida de HCV está restrito ao citoplasma da célula hospedeira; a infecção ocasiona inflamação crônica, esteatose, fibrose, e intensa produção de espécies reativas de oxigênio que podem induzir danos oxidativos ao DNA. Além disso, foi reportado que algumas proteínas virais apresentam efeitos oncogênicos diretos sendo capazes de ativar proliferação das células. Entre diferentes moléculas, foi descrito que, dependendo de sua concentração nas células, a proteína do capsídeo viral pode aumentar ou diminuir a expressão de p53 e p21. Ainda mais, essa proteína viral é capaz de ativar as vias das MAPKs e de WNT-β-catenina, as quais estão relacionadas com proliferação e sobrevivência celular. Também foi descrito que a proteína viral NS5A interfere nas vias de NF-κB, PI3K, STAT-3, além de induzir a degradação de pRB.

A proporção de indivíduos infectados com HCV que desenvolvem o carcinoma hepatocelular é baixa, indicando que o processo carcinogênico é dependente de outros fatores. Entre esses cofatores estão inclusos o alto consumo de álcool, o hábito tabagista, morbidades prévias, como diabetes, além da coinfecção por outros agentes, como HTLV1, *H. pylori*, *Schistosoma mansoni*.

Papilomavírus humano (HPV)

HPVs são vírus não envelopados cujo genoma é composto por um DNA dupla fita circular, o qual apresenta três regiões distintas: a região longa de controle (*long control region* – LCR) na qual se ligam fatores de transcrição virais e celulares que controlam a replicação e transcrição viral, a região precoce (*early region* – E) que codifica proteínas envolvidas na replicação e transcrição viral e na imortalização celular, e a região tardia (*late region* – L) que contém genes codificadores das proteínas estruturais do capsídeo. As proteínas E e L são assim denominadas devido ao momento em que seus genes são expressos durante o ciclo de vida do vírus.

Papilomavírus humano (HPV) pertence à família *Papillomaviridae*. Os tipos estão categorizados nos gêneros α-, β-, γ-, μ-, ν-*papillomavirus*, entre os quais os tipos que apresentam tropismo por células da mucosa, principalmente das regiões anogenital e orofaríngea, estão confinados no gênero α, enquanto os tipos dos gêneros β e γ são detectados principalmente na pele. Os vírus que apresentam tropismo por células de mucosas podem ser ainda divididos em tipos de alto e baixo risco oncogênico, dependendo do grau de associação que apresentam com o desenvolvimento de câncer de colo de útero. Os HPVs-16, 18, 31, 33, 35, 39, 45, 51, 52, 56, 59, 66 são os de alto risco, entre os quais os HPVs 16 e 18 são os mais prevalentes sendo detectados em 75% dos tumores de colo de útero. Os tipos virais de baixo risco já identificados são os HPV-6, 11, 42, 43, 44; os tipos 6 e 11 são detectados em 90% das verrugas genitais.

A infecção persistente por HPV está associada a quase todos os casos de câncer de colo de útero, para o qual foram estimados 570.000 novos casos no mundo todo, segundo o GLOBOCAN de 2018. A infecção por HPVs, principalmente o HPV-16, está ainda associada com o desenvolvimento de tumores de vulva, vagina, pênis, canal anal e orofaringe.

A infecção por HPV é mais prevalente em mulheres da África Subsaariana e da América Latina, com taxas que variam entre 20% a 30% nas mulheres com citologia de Papanicolau normal. Além disso, o Leste Europeu e o Sudeste Asiático também apresentam altas prevalências da infecção por HPV. A infecção por HPV é mais comum em mulheres jovens, antes dos 25 anos, mas em alguns continentes observa-se alta prevalência em mulheres entre 45-50 anos.

O HPV é principalmente transmitido por contato sexual, sendo o número de parceiros sexuais e a idade precoce da atividade sexual os principais fatores de risco para esta infecção. A maior parte das infecções é eliminada espontaneamente devido à atividade do sistema imune do hospedeiro. As infecções persistentes por HPV, principalmente por HPVs de alto risco oncogênico, estão associadas ao desenvolvimento de tumor. Cabe ressaltar que é baixo o número de indivíduos infectados por HPV que desenvolvem alguma neoplasia, e o tempo de latência entre a infecção e o desenvolvimento do câncer é, aproximadamente, de 20 a 30 anos.

No que concerne aos mecanismos de carcinogênese, as proteínas virais E6 e E7 são capazes de imortalizar, *in vitro*, queratinócitos humanos primários. A proteína E6 dos HPVs de alto risco oncogênico é capaz de interagir fisicamente e induzir a degradação de p53, enquanto E7 se liga a pRB, inibindo suas funções. Como apresentado no Capítulo 7, ambas as proteínas p53 e pRb são cruciais no controle do ciclo e proliferação celular. Desta forma, a degradação dessas proteínas induz a proliferação descontrolada das células infectadas propiciando o desenvolvimento de carcinomas.

Existem vacinas profiláticas capazes de prevenir a infecção por HPV e o desenvolvimento dos tumores associados a essas infecções. No Brasil, o Sistema Único de Saúde (SUS) incluiu no cronograma de vacinação gratuita a vacina contra HPV que está indicada para meninas com idade entre 9 e 14 anos e meninos com idade entre 11 e 14 anos. Esta vacina é quadrivalente e induz proteção contra os HPVs 6, 11, 16 e 18.

Helicobacter pylori (*H. pylori*)

Helicobacter pylori (*H. pylori*) é uma bactéria gram-negativa de formato espiralado e flagelada, em que os lipopolissacarídeos de membrana proporcionam a ancoragem à célula hospedeira, enquanto o flagelo permite a motilidade bacteriana em meio ao muco gástrico. Essa bactéria apresenta alta heterogeneidade genotípica e é possível identificar diferentes cepas de *H. pylori* em um único hospedeiro.

A espécie humana é o principal hospedeiro de *H. pylori*, que apresenta tropismo pelas células gástricas secretoras de muco que estão presentes na superfície da camada mucosa. A proteína bacteriana BabA tem papel crucial na adesão celular para a colonização persistente da mucosa gástrica, além de estar envolvida nos diversos processos inflamatórios. Em casos raros, a *H. pylori* pode se encontrar dentro da célula secretora de mucosa, o que contribui para a persistência da infecção. Uma vez presente no estômago, a sobrevivência bacteriana ao ambiente ácido é possibilitada pela presença de urease, que é uma enzima capaz de realizar a conversão da ureia em gás carbônico e amônia.

Estima-se que em torno de 50% da população mundial esteja infectada por *H. pylori*; entretanto, a prevalência é heterogênea ao redor do mundo e mais elevada em países em desenvolvimento, embora alguns países do Leste Europeu apresentem alta prevalência da infecção. A idade parece também estar relacionada com o aumento da prevalência da infecção, uma vez que há alta frequência de detecção bacteriana em idosos, embora a infecção geralmente ocorra durante a infância, podendo evoluir para uma infecção persistente se não for adequadamente tratada. De fato, a prevalência da infecção por *H. pylori* em indivíduos entre 55 a 64 anos é de 89% no Japão, 89% na Polônia, 30% na Dinamarca e 34% nos Estados Unidos da América.

A principal forma de transmissão é por contato indivíduo-indivíduo, especialmente entre membros de uma mesma família, em que o aumento do número de indivíduos, principalmente do número de crianças, aumenta o risco de transmissão. O contato pode ser de diferentes maneiras, como a via oral-oral, uma vez que a bactéria pode ser regurgitada e ser encontrada na cavidade oral do hospedeiro. Além disso, a *H. pylori* foi também identificada nas fezes de indivíduos infectados, o que viabiliza a transmissão do tipo fecal-oral, principalmente em regiões onde o saneamento básico é deficiente.

A maior parte dos indivíduos infectados não apresenta sintomas; no entanto, há uma porcentagem de afetados que desenvolve gastrite sintomática, úlceras gástricas e duodenais, adenocarcinoma gástrico e linfoma gástrico MALT. Também há registros da associação com câncer de esôfago, carcinoma hepatocelular, colangiocarcinoma, colorretal, pâncreas, pulmão, cabeça e pescoço e leucemia, em especial linfoma não Hodking. Entre essas neoplasias, a *H. pylori* tem-se mostrado responsável principalmente pelo desenvolvimento do adenocarcinoma gástrico não relacionado à cárdia cuja fração atribuída à infecção bacteriana foi de 760.000 novos casos mundiais para o ano de 2018 (GLOBOCAN, 2018). De fato, estudos indicam que 70%-90% dos casos de câncer gástrico possuem *H. pylori* associada, provando assim seu papel como carcinógeno biológico. As neoplasias relacionadas a esse agente são mais incidentes no continente asiático, em países como a China, Coreia do Sul e Japão. A América Latina e o Leste Europeu também estão inseridos nas regiões de alto risco do desenvolvimento tumoral relacionado à *H. pylori*. Entretanto, é importante ressaltar que, assim como todo agente carcinógeno, a progressão da infecção crônica à lesão cancerosa é lenta, podendo demorar de quatro a seis décadas para que se observem as primeiras alterações histológicas neoplásicas.

Diversas cepas da *H. pylori* possuem um fragmento de DNA composto por 31 genes denominado ilha de patogenicidade cag (cag-PAI). Esses genes formam um aparato de secreção que insere a proteína CagA dentro da célula do hospedeiro. CagA foi também a primeira proteína de *H. pylori* a ser associada às neoplasias, uma vez que, depois de entrar nas células, a proteína CagA é fosforilada e interfere em uma série de vias de transdução de sinal celulares, alterando o fenótipo, a proliferação e o processo de apoptose. A infecção crônica é um fator importante para a transformação das células afetadas pela bactéria.

As células epiteliais e o infiltrado inflamatório produzem citocinas em resposta à expressão da CagA gerando a inflamação gástrica. Adicionalmente, CagA induz a secreção de interleucina 8 (IL8) que ativa a resposta de neutrófilos e macrófagos, o que resulta na produção de espécies reativas de oxigênio que podem induzir lesões no DNA da célula infectada promovendo instabilidade genômica. Estudos epidemiológicos indicam que a positividade para a proteína CagA (CagA-positivo) confere maior risco de desenvolvimento de câncer gástrico. A proteína CagA é altamente imunogênica, e anticorpos podem ser identificados pelo exame de ELISA permitindo a detecção da infecção bacteriana.

A maioria das cepas de *H. pylori* expressa a citotoxina vacuolizante VacA. Essa citotoxina tem a capacidade de atingir a membrana mitocondrial das células formando poros e provocando a liberação do citocromo C, induzindo, assim, a apoptose. Além disso, a proteína VacA pode interagir com proteínas do citoesqueleto e aumentar a permeabilidade entre as células epiteliais, o que gera vacúolos intracelulares, suprimindo o sistema imune do hospedeiro.

O SISTEMA ENDÓCRINO E HORMÔNIOS

O sistema endócrino é formado por um conjunto de glândulas distribuídas pelo corpo cuja característica comum consiste na produção de hormônios. As diferentes glândulas secretam hormônios distintos e cada glândula secreta mais de um tipo de hormônio (Figura 5.7). Esses hormônios são posteriormente disponibilizados para servir de mensageiros entre as distintas partes do corpo humano. Desta forma, as glândulas do sistema endócrino enviam hormônios "indicando" a cada parte do corpo o que fazer, quando fazer e por quanto tempo. Entre outras funções, a ligação dos hormônios a receptores celulares influencia o metabolismo, a reprodução, o crescimento, e o desenvolvimento normal de uma variedade de tecidos.

Alguns hormônios possuem receptores em diferentes tipos celulares (hormônios gerais), enquanto outros encontram receptores restritos a alguns tipos de células (hormônios específicos). Os hormônios podem ter atividade autócrina, quando reconhecidos pela própria célula que o secretou, atividade parácrina, quando exercem sua função sobre células vizinhas das produtoras, ou circulantes, quando entram na circulação sanguínea para serem reconhecidos pelas células-alvo distantes do sítio de produção. Quimicamente podem ser categorizados em hormônios derivados de aminoácidos (por exemplo, T3, T4, melatonina e dopamina), hormônios peptídicos e proteicos (por exemplo, ocitocina e hormônio do crescimento), ou derivados de colesterol, conhecidos também por esteroides (por exemplo, progesterona, estrogênio, aldosterona). Os hormônios esteroides se ligam a receptores nucleares, ao passo que os hormônios derivados de proteína/aminoácido se ligam a receptores na membrana celular e utilizam mensageiros secundários que ativam ou desativam enzimas das diferentes vias de sinalização celular. Em relação à solubilidade, os hormônios podem ser solúveis em lipídeos ou em água. Os hormônios solúveis em lipídeo são apolares como T3, T4, e testosterona, sendo transportados por proteínas transportadoras presentes no plasma. Por

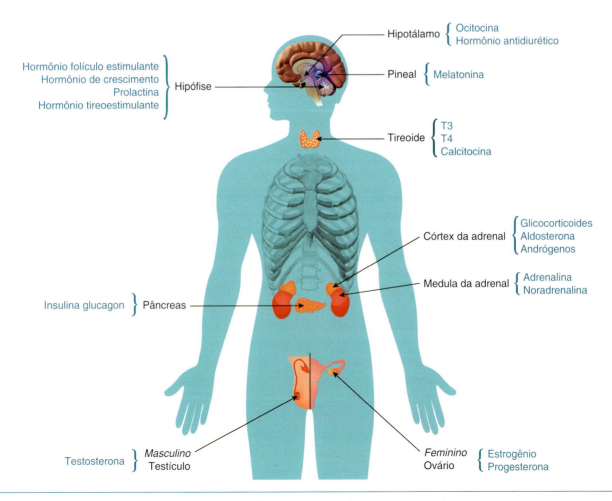

Figura 5.7 • Glândulas que constituem o sistema endócrino e principais hormônios secretados.

outro lado, os hormônios solúveis em água são polares, como, por exemplo, insulina, glucagon, e melatonina, e são transportados livremente pelo plasma.

Uma vez que as necessidades de determinado hormônio variam continuamente, é crucial que suas concentrações sejam finamente reguladas. O sistema endócrino e, por consequência, o nível dos diferentes hormônios por todo o organismo são controlados pelo hipotálamo e pela glândula pituitária no cérebro. O hipotálamo é parte do encéfalo e tem função na manutenção da homeostase, ou seja, o equilíbrio das funções corporais em ajuste ao ambiente, primordialmente por conectar os sistemas nervoso e endócrino. O hipotálamo tem papel crucial na regulação da temperatura, sede, apetite, ciclo circadiano, controle das emoções e atividade sexual. O hipotálamo reage às alterações das quantidades de hormônio no corpo; desta forma, quando ocorre diminuição dos níveis de um hormônio, o hipotálamo sinaliza para a glândula pituitária, que responde produzindo hormônios, que sinalizam para as glândulas específicas a necessidade de produção do hormônio que o corpo necessita. A glândula pituitária (ou hipófise) é uma pequena glândula localizada na base do cérebro, que controla a função da maioria das outras glândulas endócrinas através da secreção de diferentes hormônios, entre os quais o hormônio de crescimento, o hormônio luteinizante (LH), o hormônio folículo estimulante (FSH), o hormônio tireoestimulante (TSH), entre outros.

A glândula pineal é responsável pela produção de melatonina, hormônio derivado da serotonina, importante para o controle de padrões do sono nos ciclos circadianos. A tireoide é a glândula que produz os hormônios T3 (tri-iodotironina) e T4 (tiroxina), fundamentais no controle do metabolismo, além da calcitonina, responsável pela homeostase do cálcio. As paratireoides, próximas à tireoide, são responsáveis pela secreção do hormônio paratireoidiano que junto com a vitamina D e a calcitonina controlam os níveis de cálcio no sangue. As glândulas adrenais secretam, entre outros hormônios, o cortisol, que afeta os níveis de açúcar no sangue, e a aldosterona, responsável pela manutenção da pressão sanguínea. Ademais, as adrenais secretam a epinefrina e a norepinefrina, que são importantes para resposta rápida ao estresse, além de produzir quantidades pequenas dos hormônios estrógeno e testosterona em mulheres e homens, respectivamente. O pâncreas secreta dois hormônios responsáveis pelo controle da glicemia sanguínea: a insulina e o glucagon, sendo a insulina responsável pela entrada de glicose nas células. Os ovários produzem o estrógeno, responsável pelo desenvolvimento das características sexuais secundárias femininas, além da progesterona, que tem seu papel na manutenção da gravidez. Por outro lado, os testículos secretam testosterona, que é o principal hormônio sexual masculino, responsável pelo desenvolvimento dos testículos e próstata, além de características masculinas, como crescimento de pelos no corpo, voz grossa, e aumento de massa muscular e óssea.

HORMÔNIOS E CÂNCER

Os hormônios podem afetar o peso, a temperatura corporal e o humor. O nível dos diferentes hormônios pode ficar desregulado, resultando no desenvolvimento de diferentes patologias, incluindo a diabetes, ganho ou perda de peso, infertilidade, ossos fracos, além de diversas outras patologias. Ademais, está claro que os hormônios podem ter impacto no risco de câncer.

Os hormônios são considerados carcinógenos completos, uma vez que são capazes de iniciar e promover o desenvolvimento de tumores (Figura 5.8). Em contraste com os paradigmas amplamente conhecidos que envolvem carcinógenos químicos e biológicos como iniciadores e promotores de tumor, os cânceres relacionados a hormônios compartilham um mecanismo diferente de carcinogênese: os hormônios, tanto endógenos quanto exógenos, ao impulsionar a proliferação celular, aumentam o número de divisões celulares e, consequentemente, a chance de mutações genéticas que posteriormente resultam no fenótipo maligno. As neoplasias hormônio-dependentes podem originar-se de mutações genéticas

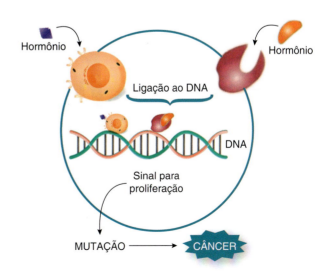

Figura 5.8 • Mecanismo de ação dos hormônios que pode culminar no desenvolvimento de câncer.

resultantes da proliferação de células normais ou da multiplicação de células já transformadas por outros carcinógenos. Ainda pouco se conhece sobre os genes específicos envolvidos na progressão das neoplasias hormônio-dependentes; entretanto, acredita-se que os oncogenes, os genes supressores tumorais e os genes do reparo do DNA estejam envolvidos na carcinogênese hormonal, principalmente naquela induzida pelos esteroides sexuais. Cabe ressaltar que o estímulo tumoral é importante também no processo da progressão até que ocorra a hormônio-independência do crescimento tumoral. De fato, as terapias anti-hormonais têm sido eficazes em interromper a progressão tumoral e, assim, aumentar o tempo de recorrência ou morte.

Diversos fatores podem afetar o nível dos hormônios, incluindo a utilização de medicamentos, a inflamação crônica e a obesidade. O excesso de gordura corporal resulta em inflamação que impacta sobre os níveis de insulina e estrogênio no corpo, desencadeando a divisão celular. Adicionalmente, o próprio excesso de gordura também resulta no aumento dos níveis de estrogênio.

Um câncer sensível ao hormônio, ou câncer hormônio-dependente, é um tipo de câncer que depende de um hormônio para o crescimento e/ou sobrevivência. Entre as neoplasias hormônio-dependentes destacam-se as neoplasias da mama, útero (endométrio e musculatura lisa), ovário, testículo, próstata, tireoide e o osteossarcoma (Figura 5.9). Essas neoplasias compartilham do mesmo mecanismo de carcinogênese, mas sob a ação de hormônios específicos.

Câncer de mama

O câncer de mama é uma neoplasia cuja dependência na função ovariana foi reconhecida pela primeira vez ao observar-se a regressão da doença avançada e da doença metastática após a realização de ooforectomia (remoção de um ou dos dois ovários) em mulheres na pré-menopausa. Em seguida, o conhecimento acerca da correlação entre a função ovariana e a produção de estrógeno, o isolamento da proteína receptora de estrogênio, além da observação da maior incidência de tumores positivos para o receptor de estrógeno em mulheres pós-menopausa, levou à identificação da associação da dose de estrógeno e tempo de exposição com o risco elevado de desenvolvimento de câncer de mama. Foi também observado que o estrógeno induz o desenvolvimento do câncer mamário em modelos animais experimentais.

A glândula pituitária controla a produção de estrógeno e progesterona através da secreção de hormônio folículo estimulante (FSH) e do hormônio luteinizante (LH). O estrógeno promove a carcinogênese por ligar-se aos seus receptores nucleares específicos (receptor de estrógeno alfa e beta ou ER-α; ER-β), e induzir a proliferação do tecido mamário por meio de suas ações diretas e/ou indiretas por estimular a liberação do fator de crescimento semelhante à insulina (IGF). Ainda mais, a ativação sequencial de genes ocorre por meio de múltiplos mecanismos, incluindo a ligação direta do estrógeno a elementos responsivos na região promotora de genes ou através da interação com outros fatores de ligação. Acredita-se, ainda, que a prolactina facilite o estímulo mitótico promovido pelo estrógeno por aumentar o número de seus receptores. Receptores para os hormônios tireoidianos já foram também detectados na glândula mamária normal e neoplásica, sugerindo que esses hormônios podem também induzir o desenvolvimento de câncer de mama. De fato, foi observado que mulheres com hipertireoidismo têm risco aumentado de desenvolver câncer de mama.

Diversos estudos indicam que o início precoce da menstruação, obesidade, idade avançada à primeira gestação, reposição hormonal e a utilização de contraceptivos orais, e a idade da primeira gestação aumentam a exposição do tecido mamário ao estrógeno, estimulando o aumento da proliferação, e predispondo ao desenvolvimento do câncer de mama. Mulheres obesas apresentam níveis elevados de estrógeno advindos da transformação da androstenediona em estrona e, posteriormente, em estrógeno no tecido adiposo. No primeiro trimestre da gestação ocorre aumento progressivo

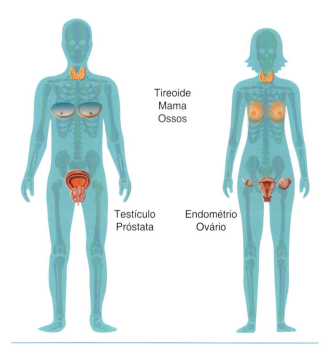

Figura 5.9 ● Tumores induzidos por hormônios em humanos.

das concentrações de estradiol, e consequentemente aumenta o risco de desenvolvimento de câncer. Entretanto, no decorrer da gestação, ocorre aumento da concentração da globulina transportadora dos esteroides sexuais, que resulta na redução da concentração plasmática de estrógeno livre, desta forma protegendo a glândula mamária das ações desse hormônio. A reposição hormonal pós-menopausa aumenta o risco de câncer de mama principalmente em mulheres com histórico familiar dessa neoplasia. O uso de contraceptivos orais também leva ao aumento da atividade mitótica das células da glândula mamária, analogamente ao que ocorre no ciclo menstrual normal. O uso precoce de contraceptivos orais e a idade avançada da primeira gestação aumentam o risco do desenvolvimento do câncer de mama, uma vez que o tecido mamário fica mais tempo exposto ao estímulo hormonal.

As células tumorais obtidas de biópsia ou cirurgia devem ser analisadas quanto à presença de receptores de estrógeno e progesterona. As células normais e algumas células cancerígenas da mama têm receptores que se ligam ao estrógeno e à progesterona e dependem desses hormônios para crescer. Os subtipos de câncer de mama são denominados receptores hormonais positivos ou negativos com base na presença (ou não) desses receptores (proteínas). As células tumorais da mama podem expressar apenas um, ambos os receptores, ou nenhum deles. É fundamental avaliar o *status* desses receptores a fim de decidir as opções de tratamento. No caso de tumores que expressem esses receptores hormonais, medicamentos para hormonioterapia podem ser empregados para diminuir os níveis de estrógeno, ou ainda para impedir que o estrógeno se ligue aos seus receptores.

Câncer de endométrio

O câncer de endométrio pode ser induzido pela atividade do estrógeno. Por outro lado, a progesterona, por diminuir o número de receptores de estrógeno, reduz a atividade mitótica das células endometriais. Mulheres obesas têm maior risco de desenvolver câncer de endométrio, pois essas mulheres, antes da menopausa, produzem um peptídeo que inibe a ovulação, o que resulta na diminuição dos níveis de progesterona. Ainda mais, após a menopausa, o aumento do risco de desenvolvimento de câncer de endométrio se dá devido à produção de estrógeno pelo tecido adiposo. O risco de desenvolvimento de câncer de endométrio em mulheres pós-menopausa também está associado à reposição hormonal baseada em estrógeno. Durante a gravidez, há redução de risco para esta neoplasia, uma vez que os níveis de progesterona superam os de estrógeno. Mulheres que já usaram anticoncepcionais orais combinados de estrógeno e progesterona têm menor risco de câncer de endométrio do que mulheres que nunca usaram anticoncepcionais orais. O efeito protetor persiste por muitos anos após a mulher parar de usar anticoncepcionais orais.

Câncer de ovário

O risco de desenvolvimento de câncer de ovário é também afetado pelos níveis de estrógeno. Gravidez e uso de contraceptivos orais conferem às mulheres riscos menores de desenvolvimento desse tumor. Mulheres que já utilizaram anticoncepcionais orais têm risco de 30% a 50% menor de câncer de ovário, em comparação com aquelas que nunca usaram anticoncepcionais orais.

Câncer de próstata

Há muito é reconhecida a relação entre o aumento da próstata e os hormônios produzidos pelos testículos. A testosterona produzida nos testículos está envolvida no desenvolvimento do câncer de próstata no homem. Células normais e tumorais expressam receptores de testosterona, e foi observado que a orquiectomia (remoção cirúrgica dos testículos) inibe o crescimento tumoral.

Foi também observada a influência de estrógeno e prolactina na iniciação e promoção desse tumor. O estrógeno quando em concentrações normais induz o aumento do número de receptores de testosterona, enquanto níveis elevados de estrógeno inibem a ação da testosterona. A prolactina, em sinergismo com o LH, controla a secreção da testosterona. Após a puberdade, o aumento dos níveis de FSH pode resultar no aumento da atividade do testículo normal, predispondo, assim, à transformação neoplásica.

Câncer de ossos

A incidência de osteossarcoma está associada com o aumento da atividade metabólica dos ossos induzida por diversos hormônios, incluindo o hormônio de crescimento, o estrógeno e a testosterona.

Câncer de tireoide

O hormônio tireoestimulante (TSH) é o principal regulador do crescimento e da função da tireoide. O excesso de TSH é fator predisponente para o câncer da tireoide.

HORMÔNIOS E O TRATAMENTO DE CÂNCER

O tratamento contra câncer baseado em hormônios, ou hormonioterapia, inibe o crescimento e a recorrência de tumores hormônio-dependentes, por impactar sobre os níveis de hormônios que são produzidos pelo corpo ou bloquear suas ações. A hormonioterapia pode alterar a quantidade de hormônios específicos produzidos. O uso de hormônios e drogas anti-hormonais tem apresentado sucesso para o tratamento de algumas neoplasias hormônio-dependentes. Ainda, pode ser realizada a remoção da glândula responsável pela produção do hormônio indutor ou promotor da carcinogênese. Assim, a remoção dos ovários, testículos, adrenais ou hipófise induz a regressão de alguns tumores.

Pode-se citar como exemplo que a remoção cirúrgica dos ovários induz a regressão de tumores de mama primários além de metástases nos pulmões e linfonodos. Também, a terapia de reposição hormonal, os contraceptivos orais, o estrógeno e a tiroxina têm sido utilizados para o tratamento de neoplasias de endométrio, ovário, tireoide e de próstata, respectivamente.

Algumas drogas anti-hormonais como o finasteride são utilizadas para o tratamento do câncer de próstata. Essa droga inibe a ação da enzima 5 α-redutase que participa do metabolismo hormonal. A tiroxina induz a redução do volume tumoral no câncer de tireoide induzido por TSH. O tamoxifeno (antiestrógeno) é utilizado por mulheres na menopausa para evitar recidivas e metástases do câncer de mama que expressam receptores de estrógeno.

BOXE
CÂNCER: MITOS E VERDADES

Câncer é um termo aplicado a um grupo de mais de 200 doenças. A Internet possui diversas fontes importantes de informações relacionadas ao desenvolvimento e tratamento do câncer. Infelizmente, a Internet é também utilizada para a disseminação de mitos e equívocos que, por serem repetidos à exaustão, muitos indivíduos acreditam serem verdadeiras. Entre esses mitos e equívocos são desmitificados alguns fatores associados erroneamente ao câncer. Estão aqui exemplificados dez mitos relacionados ao câncer, entre muitos outros existentes.

1. O diagnóstico de câncer significa o fim da vida. *Falso*. O câncer nunca foi considerado uma sentença de morte, e as taxas de sobrevivência estão aumentando. Entre os principais fatores para essas mudanças podem-se citar: diminuição das taxas de tabagismo, detecção precoce, tratamento precoce, melhoria dos tratamentos disponíveis, entre outros. Outros fatores que afetam as taxas de sobrevivência incluem os tipos de tratamento disponíveis e quanto o câncer se espalhou para outros órgãos.
2. A eliminação de açúcar da dieta é importante para a cura. *Falso*. Este mito deriva do fato de que células tumorais consomem mais glicose em comparação às células normais. Embora apenas a dieta livre de açúcar não seja capaz de curar o câncer, é sabido que a obesidade está associada a riscos aumentados de desenvolvimento de diferentes tipos de tumores.
3. Adoçantes artificiais causam câncer. *Falso*. Os adoçantes artificiais não derivam de produtos químicos que estejam associados ao aumento do risco de desenvolvimento de câncer.
4. A realização de biópsia ou cirurgia pode resultar no espalhamento do câncer para outros tecidos. *Falso*. Não existem dados que sustentem que a exposição ao ar espalha o câncer. Ademais, ambas, a biópsia e a remoção do tumor, são importantes nos processos de detecção e tratamento, respectivamente.
5. O câncer é uma doença moderna criada pelos humanos. *Falso*. O câncer já existia muito antes que possamos imaginar. De fato, o fêmur de um ancestral das tartarugas com 240 milhões de anos foi descoberto com evidências de câncer ósseo.
6. O uso de telefone celular aumenta o risco de desenvolvimento de câncer. *Falso*. O câncer deriva de mutações genéticas, e a energia de baixa frequência emitida por telefones celulares é capaz de induzir mutações nos genes.
7. O câncer é contagioso. *Falso*. Nenhum tipo de câncer pode ser transmitido de pessoa para pessoa. A chance de que indivíduos que receberam órgãos transplantados desenvolvam câncer do

tecido doador é extremamente baixa. Adicionalmente, os médicos evitam o uso de órgãos ou tecidos de doadores com histórico de câncer. Apenas os vírus que causam câncer podem ser transmitidos entre indivíduos.
8. Ausência de histórico familiar de câncer indica que um indivíduo não irá desenvolver câncer. *Falso*. Embora o histórico familiar indique que o indivíduo possa estar sob maior risco de desenvolvimento de câncer, apenas uma pequena parcela dos tumores é hereditária. Fatores associados ao ambiente e hábitos são as causas mais comuns de câncer.
9. Alguns cosméticos podem causar câncer. *Falso*. Não é verdade que o uso de desodorante aplicado sob os braços, próximo ao tecido mamário, pode desencadear o desenvolvimento tumoral, assim como não existem evidências de associação entre o uso de tinturas de cabelo e o risco aumentado de desenvolvimento de tumores.
10. A quimioterapia sempre tem efeitos colaterais ruins. *Falso*. Embora terríveis efeitos colaterais fossem comuns quando a quimioterapia foi introduzida pela primeira vez, os avanços médicos nas últimas décadas ajudaram a diminuir o risco dos efeitos colaterais.

GLOSSÁRIO

Agente alquilante: composto capaz de transferir, covalentemente, o grupo alquil a um substrato específico, como por exemplo, as bases nitrogenadas da molécula de DNA.

Agente promotor: agente capaz de dar prosseguimento ao processo carcinogênico através de mecanismos não mutagênicos.

Animais transgênicos: animais cuja linhagem germinativa foi alterada geneticamente, geralmente pela inserção de um gene clonado.

Biotransformação celular: processo de metabolização e ativação de compostos endógenos e exógenos. A primeira etapa torna os compostos eletrofílicos e hidrofílicos, enquanto na segunda fase do processo os compostos tornam-se menos reativos, podendo então ser facilmente excretados.

Capsídeo: estrutura proteica que circunda o material genético viral.

Carcinógeno: agente que contribui para a formação do câncer.

Citotóxico: agente capaz de matar as células.

Eletrofílico: composto químico com elevada reatividade por conter elétron(s) desemparelhado(s).

Endêmico: caracteriza a infecção de determinado agente em uma população de uma área geográfica específica e que ocorre de forma contínua.

Endométrio: membrana mucosa que reveste a parede do útero.

Espécie reativa de oxigênio: compostos derivados do metabolismo do oxigênio e que apresentam alta reatividade.

Especificidade: em testes diagnósticos, a especificidade está relacionada com o poder do teste negativo em detectar nenhuma doença.

Farmacocinética: descrição da cinética de um fármaco no organismo, ou seja, a detecção do aumento e da diminuição da concentração desse fármaco, mensuração que geralmente é realizada utilizando amostras de plasma.

Genotóxico: composto capaz de causar danos no genoma das células expostas.

Glândulas: estruturas formadas por tecido epitelial glandular que são especializadas na síntese e liberação de substâncias.

Gram-negativa: classificação de bactérias que apresentam parede celular composta, em sua maior parte, por polissacarídeos, moléculas que não são capazes de serem coradas pela coloração de Gram.

Homeostase: *status* fisiológico do organismo que tende a manter estáveis os níveis das sinalizações celulares, dos metabólitos e das funções fisiológicas.

Hormônio: *substâncias químicas* específicas de ação sistêmica que são produzidas por glândulas.

Imunoprecipitação: processo realizado para ocasionar a precipitação de uma molécula ou de um complexo molecular a partir do uso de um anticorpo específico.

Iniciador: agente capaz de iniciar o processo de múltiplas etapas da carcinogênese.

Integração: quando um segmento de DNA exógeno é inserido no genoma de uma célula hospedeira.

Knock out: inativação de um gene residente de um genoma de determinado tipo celular.

Ligação fosfodiéster: tipo de ligação covalente que une os nucleotídeos, através da ligação de um grupo fosfato de um nucleotídeo, com o açúcar componente do outro nucleotídeo.

Proteômica: tecnologia aplicada a estudar a variedade proteica de determinado material biológico, como lisado celular ou fluido biológico.

Sensibilidade: em um teste diagnóstico, a sensibilidade está relacionada com o poder de um teste positivo em detectar a doença.

Transcriptômica: estudo dos diferentes tipos de transcritos, ou seja, diferentes tipos de RNAs contidos em uma fração biológica que pode ser derivada de um tipo de célula, tecido, órgão ou organismo.

Western-blot: metodologia aplicada ao estudo de proteínas, em que ocorre a separação proteica por meio da realização de eletroforese com a subsequente identificação da proteína-alvo pela incubação com um anticorpo monoclonal específico.

LEITURAS RECOMENDADAS

Henderson BE, Feigelson HS. Hormonal carcinogenesis. Carcinogenesis. Mar 2000; 21(3):427-33. doi: 10.1093/carcin/21.3.427. PMID: 10688862.

International Agency for Research on Cancer. IARC Monograph on Biological Agents Volume 100B: A Review of Human Carcinogens. Lyon: IARC Working Group. 2012; 1-441.

International Agency for Research on Cancer. IARC monographs on the identification of carcinogenic hazards to humans. World Health Organization. 2019.

Weinberg RA. The Biology of Cancer. 2. ed. New York: Garland Science, 2014.

REFERÊNCIAS BIBLIOGRÁFICAS

de Martel C, Georges D, Bray F, Ferlay J, Clifford GM. Global burden of cancer attributable to infections in 2018: a worldwide incidence analysis. Lancet Glob Health. Feb 2020; 8(2):e180-e190. doi: 10.1016/S2214-109X(19)30488-7. Epub 2019 Dec 17. PMID: 31862245.

Hajdu SI. A note from history: landmarks in history of cancer, part 3. Cancer. 15 Feb 2012;118(4):1155-68. doi: 10.1002/cncr.26320. Epub 2011 July 12. PMID: 21751192.

Hajdu SI. Thoughts about the cause of cancer. Cancer. 15 Apr 2006;106(8):1643-9. doi: 10.1002/cncr.21807. PMID: 16534793.

Melo NC, Pavanelli AC, Sichero L. Carcinogênese química e física. In Fundamentos da oncologia molecular. 2015. Atheneu.

Oliveira PA, Colaço A, Chaves R, Guedes-Pinto H, De-La-Cruz P LF, Lopes C. Chemical carcinogenesis. An Acad Bras Cienc. Dec 2007;79(4):593-616. doi: 10.1590/s0001-37652007000400004. PMID: 18066431.

Pearce N, Blair A, Vineis P, Ahrens W, Andersen A, Anto JM, Armstrong BK, Baccarelli AA, Beland FA, Berrington A, Bertazzi PA, Birnbaum LS, Brownson RC, Bucher JR, Cantor KP, Cardis E, Cherrie JW, Christiani DC, Cocco P, Coggon D, Comba P, Demers PA, Dement JM, Douwes J, Eisen EA, Engel LS, Fenske RA, Fleming LE, Fletcher T, Fontham E, Forastiere F, Frentzel-Beyme R, Fritschi L, Gerin M, Goldberg M, Grandjean P, Grimsrud TK, Gustavsson P, Haines A, Hartge P, Hansen J, Hauptmann M, Heederik D, Hemminki K, Hemon D, Hertz-Picciotto I, Hoppin JA, Huff J, Jarvholm B, Kang D, Karagas MR, Kjaerheim K, Kjuus H, Kogevinas M, Kriebel D, Kristensen P, Kromhout H, Laden F, Lebailly P, LeMasters G, Lubin JH, Lynch CF, Lynge E, 't Mannetje A, McMichael AJ, McLaughlin JR, Marrett L, Martuzzi M, Merchant JA, Merler E, Merletti F, Miller A, Mirer FE, Monson R, Nordby KC, Olshan AF, Parent ME, Perera FP, Perry MJ, Pesatori AC, Pirastu R, Porta M, Pukkala E, Rice C, Richardson DB, Ritter L, Ritz B, Ronckers CM, Rushton L, Rusiecki JA, Rusyn I, Samet JM, Sandler DP, de Sanjose S, Schernhammer E, Costantini AS, Seixas N, Shy C, Siemiatycki J, Silverman DT, Simonato L, Smith AH, Smith MT, Spinelli JJ, Spitz MR, Stallones L, Stayner LT, Steenland K, Stenzel M, Stewart BW, Stewart PA, Symanski E, Terracini B, Tolbert PE, Vainio H, Vena J, Vermeulen R, Victora CG, Ward EM, Weinberg CR, Weisenburger D, Wesseling C, Weiderpass E, Zahm SH. IARC monographs: 40 years of evaluating carcinogenic hazards to humans. Environ Health Perspect. Jun 2015;123(6):507-14. doi: 10.1289/ehp.1409149. Epub 2015 Feb 24. PMID: 25712798; PMCID: PMC4455595.

Smith AJ, Smith LA. Viral Carcinogenesis. Prog Mol Biol Transl Sci. 2016;144:121-168. doi: 10.1016/bs.pmbts.2016.09.007. Epub 2016 Oct 26. PMID: 27865457.

Wakeford R. The cancer epidemiology of radiation. Oncogene. 23Aug 2004;23(38):6404-28. doi: 10.1038/sj.onc.1207896. PMID: 15322514.

Yu C, Peng RY. Biological effects and mechanisms of shortwave radiation: a review. Mil Med Res. 20Jul 2017;4:24. doi: 10.1186/s40779-017-0133-6. PMID: 28729909; PMCID: PMC5518414.

Zeiger E. The test that changed the world: The Ames test and the regulation of chemicals. Mutat Res. May 2019;841:43-48. doi: 10.1016/j.mrgentox.2019.05.007. Epub 2019 May 15. PMID: 31138410.

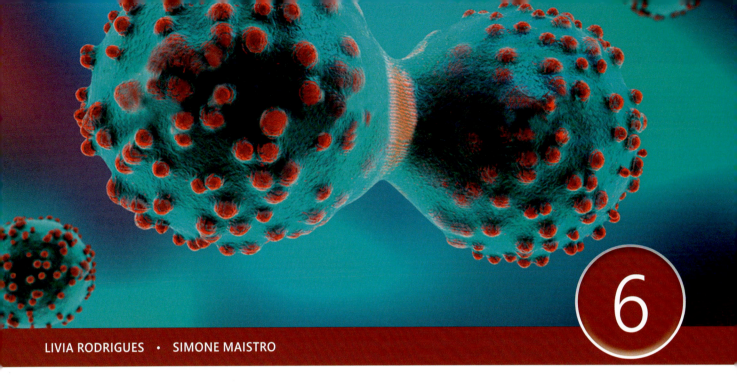

LIVIA RODRIGUES • SIMONE MAISTRO

Alterações Genéticas

INTRODUÇÃO

Apesar de ser uma doença sabidamente complexa e multifatorial, em sua essência, o câncer é uma doença genética. Pensar o câncer como uma condição na qual as células se multiplicam descontroladamente devido a alterações genéticas é um desafio de longa data e um convite à compreensão da biologia tumoral – mais especificamente, a biologia molecular.

O estudo da genética do câncer acompanha o desenvolvimento da ciência e tem por objetivo compreender os múltiplos passos que permitiram que uma célula normal originasse células cancerosas. Praticamente em paralelo com a descoberta do DNA (1953) caminhavam os esforços para compreender as mutações no desenvolvimento do câncer. Desde o início do século XX, cientistas investigavam a relação da genética com o câncer e, já em 1954, Armitage & Doll discorriam sobre sua teoria do desenvolvimento do câncer pelo acúmulo de alterações genéticas em estágios. Na década de 1970, o mundo se deparava com o desenvolvimento da metodologia de sequenciamento Sanger e acompanhava, na genética do câncer, progressos como a investigação do retinoblastoma por Knudson e a influência da herança genética no fenótipo desse câncer, bem como a consolidação dos conceitos de iniciação tumoral e evolução clonal com Peter Nowell. As décadas subsequentes vivenciaram as discussões de diversos autores em torno das alterações em genes específicos no câncer: os oncogenes e os genes supressores de tumor.

Mas foi na virada do século que os grandes avanços genômicos chegaram. Em janeiro de 2000, Hanahan & Weinberg relataram seis características fundamentais do câncer na emblemática publicação dos *Hallmarks of Cancer* (que foram atualizados em 2011 para dez *hallmarks*). Em 13 de julho do mesmo ano, o Brasil estampava a capa da Revista *Nature* com o sequenciamento do genoma da bactéria *Xylella fastidiosa*. Nos dias 15 e 16 de fevereiro de 2001 nas revistas *Nature* e *Science*, respectivamente, foi publicado o rascunho do primeiro sequenciamento do genoma humano (dois grupos distintos em uma das corridas científicas mais emocionantes da história!). Como era de se esperar, o sequenciamento de tumores acompanhava o desenvolvimento científico. No Brasil, inúmeros cientistas não mediam esforços para conhecer as bases moleculares do câncer e, em 1999, a Fundação de Amparo à Pesquisa do Estado de São Paulo (FAPESP) e o Instituto Ludwig de Pesquisa sobre o Câncer deram início ao Projeto Genoma-Câncer, o qual buscou analisar o material genético de tumores sob o comando de cientistas como Ricardo Brentani (*in memoriam*), fundador do Programa de Pós-Graduação em Oncologia da Faculdade de Medicina da Universidade de São Paulo. Sendo assim, estudar as alterações genéticas do câncer é fundamental a qualquer acadêmico da área da saúde; é olhar para o futuro e acompanhar – ou até mesmo produzir – o desenvolvimento da ciência.

VARIANTES GENÉTICAS

O genoma humano, apesar de muito semelhante entre os indivíduos por comporem a mesma espécie, possui variações que nos tornam únicos. Entre dois indivíduos quaisquer, e não aparentados, a semelhança genômica é de 99,5%, mas é o 0,5% distinto que faz toda a diferença para o desenvolvimento humano e também na clínica médica moderna. Essa variabilidade tem garantido diversidade durante o processo de evolução e nossas diferenças genéticas se manifestam desde a determinação de nossas características físicas até a predisposição para desenvolver doenças. Esse conhecimento só foi possível graças ao sequenciamento do genoma, bem como à disponibilidade do mesmo para fazermos comparação entre os vários genomas sequenciados. À medida que avançamos em técnicas mais eficientes e menos custosas, mais pessoas de diferentes locais do planeta podem ser sequenciadas e mais conhecimento é gerado.

O câncer, por exemplo, é uma doença que resulta do acúmulo de uma série dessas alterações no genoma. A diferença entre as alterações moleculares normais à variabilidade genética e as alterações que desenvolvem o câncer é que, no primeiro caso, as variações levaram milhares de anos no processo evolutivo para serem selecionadas e fixadas, enquanto as desordens genéticas que acarretam o câncer ocorrem no espaço-tempo de uma vida (microevolução), e são alterações que afetam mecanismos celulares que contribuem para o estabelecimento da doença (consulte esses mecanismos em Hanahan & Weinberg, 2011). Essas alterações são chamadas de *variantes*, pois, como o próprio nome informa, são variações na sequência do DNA e podem ocorrer em qualquer posição do genoma.

Para entender a variabilidade genética e as variantes no câncer, bem como alguns outros conceitos que virão a seguir, é preciso relembrar as estruturas do DNA. Contudo, o detalhamento dos mecanismos e de todos os seus constituintes não cabe aos objetivos deste capítulo; portanto, faremos apenas uma breve recapitulação. O DNA é composto por quatro *nucleotídeos*: adenina (A), citosina (C), guanina (G) e timina (T). É a variação na sequência desses nucleotídeos que determina a semelhança ou a diferença entre os indivíduos. *Genes* são regiões da molécula de DNA com localização específica no cromossomo e que serão usadas como molde na produção do RNA, processo conhecido como transcrição. A localização de um gene é chamada de *lócus*. No processamento do RNA, os éxons de um mesmo gene são ligados uns aos outros e separados dos íntrons em uma etapa chamada de *splicing* (os detalhes deste fenômeno estão descritos no Capítulo 10 – Modulação da expressão gênica). Éxons e íntrons são sequências de nucleotídeos intercaladas e que compõem um gene; os éxons são os segmentos com a informação genética que servirá de molde para criar o RNA e, futuramente, a proteína. Mas não pense que íntrons são totalmente desprezíveis por não serem úteis à formação do RNA. Pelo contrário, como dissemos acima, as variantes podem ocorrer em qualquer posição do genoma, inclusive nos íntrons, que mesmo tendo sido desprezado no meio científico por muitos anos, hoje sabemos que as variantes nessas regiões podem, sim, ter impacto no desenvolvimento de doenças como o câncer. Por exemplo, a variante c.6937 + 594T>G localizada no íntron 12 do *BRCA2*, descrita por Anczuków e colaboradores em 2012, promovendo câncer em nove famílias. As estruturas mencionadas acima estão ilustradas na Figura 6.2.

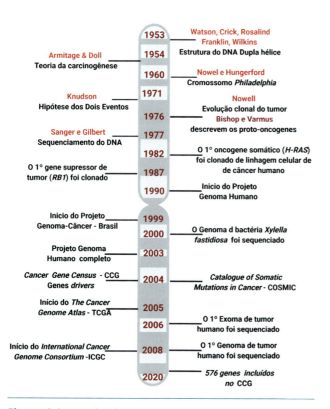

Figura 6.1 ● Linha do tempo com alguns dos principais avanços científicos em genética do câncer.

Alterações Genéticas

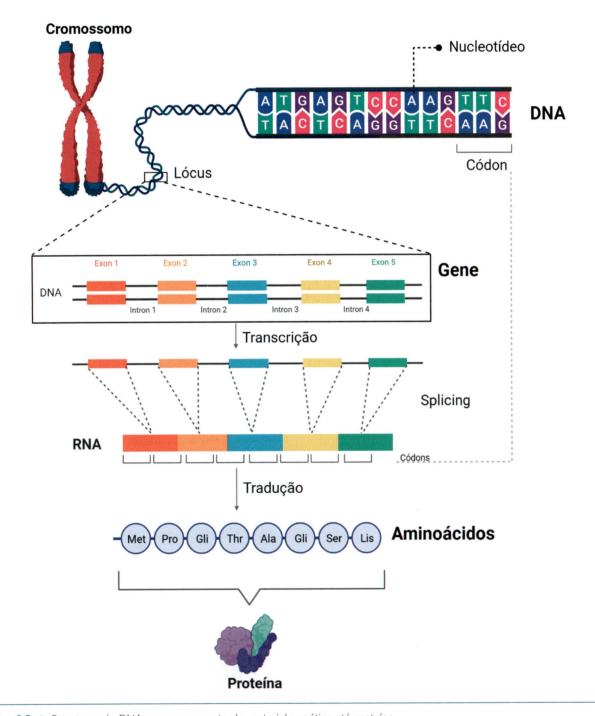

Figura 6.2 ● Estruturas do DNA e processamento do material genético até proteína.

A série de nucleotídeos do DNA que foi transcrita em RNA é, então, decodificada em grupos de três nucleotídeos. Esse trio ou trinca de nucleotídeos recebe o nome de *códon*, e será a leitura desses códons que produzirá os aminoácidos e, por fim, as proteínas no processo de tradução. Cada códon determina um aminoácido; no entanto, a maioria dos 20 tipos de aminoácidos pode ser produzida por mais de um códon. A esta característica dá-se o nome de *código genético degenerado*. Além disso, existem três códons que determinam a interrupção da tradução, conhecidos como *códons de parada*. Os aminoácidos são as unidades que, ligadas em sequência, irão dar origem à proteína. As proteínas (polipeptídeo) têm uma estrutura tridimensional formada pela interação de seus aminoácidos e essa exata conformação é necessária ao seu correto funcionamento. Portanto, alterações na sequência de aminoácidos geradas por variantes no DNA afetam diretamente o funcionamento da proteína determinada por um gene específico.

TIPOS DE VARIANTES

Uma vez entendido que o câncer é, primariamente, uma doença genética na qual erros no material genético são combinados, é preciso compreender quais os tipos de variantes que podem ocorrer no DNA. Os tipos são nomeados de acordo com a consequência da variante na sequência de nucleotídeos e, portanto, na sequência de aminoácidos e na conformação e função da proteína. São elas: sinônima, missense, inframe, *frameshift* ou nonsense (chamada também de "sem sentido"). As variantes sinônimas, missense e nonsense dizem respeito às possíveis consequências da troca em um nucleotídeo (do inglês, *single nucleotide variant*, SNV), enquanto as variantes inframes ou *frameshifts*, chamadas também de *indel*, são consequências de pequenas inserções ou deleções de um a três nucleotídeos ou de conjuntos de nucleotídeos com números múltiplos desses. As consequências moleculares das variantes estão ilustradas na Figura 6.3.

- **Sinônima:** troca de um nucleotídeo e isso não altera o aminoácido codificado (podem ser, ou não, silenciosas, ou seja, sem efeito).
- **Missense:** troca de um nucleotídeo que altera o códon e, consequentemente, determina um aminoácido diferente.
- **Inframe:** inserção ou deleção de três (ou múltiplo de três) nucleotídeos, provocando a criação ou retirada de um ou mais códons; logo, aminoácidos.
- *Frameshift*: inserção ou deleção de um número de nucleotídeos diferente de três, e sua consequência é bagunçar a leitura dos códons podendo trocar todos os aminoácidos codificados a partir do ponto em que a variante ocorre, ou até mesmo provocar um códon de parada prematuro a jusante.
- **Nonsense (sem sentido):** troca de um nucleotídeo que transforma a trinca de nucleotídeos em um códon de parada, levando à criação de uma proteína incompleta que chamamos de truncada.

Além dessas consequências diretas de cada uma das variantes, elas podem também ocorrer em uma região do DNA que seja um local importante para a correta realização do *splicing* de um gene. Se este for o caso, dizemos que a variante ocorre em um sítio de *splicing* e afeta essa importante etapa para a correta produção da proteína.

Inúmeros são os exemplos dos tipos de variantes no câncer. Contudo, é mais comum encontrar variantes *frameshift* e nonsense promovendo a doença devido ao maior impacto que essas variantes causam na proteína. As variantes missenses são difíceis de avaliar porque provocam a troca de somente um aminoácido, o que só levará a um efeito danoso se essa mudança de aminoácido afetar de maneira significativa a conformação e função da proteína. Já as variantes sinônimas são frequentemente ignoradas porque não alteram o aminoácido produzido e, portanto, são chamadas de silenciosas (essa consequência é possível em decorrência da degeneração do código genético). No entanto, hoje estimamos que 6-8% das variantes capazes de promover o câncer são do tipo sinônima, ou seja, apesar de não alterar o aminoácido, elas têm uma consequência nada silenciosa. Isso é possível porque, apesar de manter o mesmo aminoácido, as variantes sinônimas podem interferir na estrutura

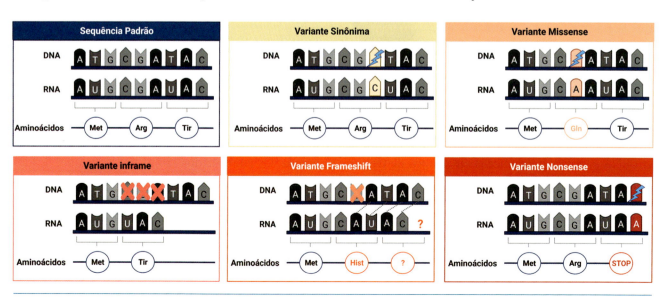

Figura 6.3 • Tipos de variantes. O raio indica onde ocorreu a troca de nucleotídeo, enquanto o × indica deleção.

dos RNAs, no *splicing*, ou atrapalhar a tradução. Um exemplo é a variante sinônima c.516G>A (p.Lis172=) no gene *BRCA2* que foi encontrada em uma família com cânceres de mama e ovário por Hansen e colaboradores (2009). Esta variante é a substituição de um nucleotídeo guanina (G) por uma adenina (A), mas isso não interfere na codificação do aminoácido lisina. No entanto, essa variante ocorre na última base do éxon, uma região extremamente importante para a correta realização do *splicing*.

Variantes formadas pela inserção ou deleção de um grande número de nucleotídeos (mínimo de 50 pares de base) podem afetar até mesmo um gene inteiro ou vários genes, os quais podem ser deletados ou duplicados. A essas alterações damos o nome de *variação no número de cópias* (do inglês, *copy number variation*, CNV). Dada a extensão dessa alteração, pode-se presumir o seu grande efeito, o qual pode variar desde o aumento da expressão de um gene por ganho de cópias ou até mesmo inviabilizar o desenvolvimento da vida por perda de genes essenciais. Apesar do conhecimento dessas variantes já na década de 1960, foi somente com o desenvolvimento de técnicas de maior resolução e, atualmente, com tecnologias *high-throughput* (alto rendimento em larga escala) que temos começado a explorar e compreender melhor o envolvimento dessas alterações no câncer. Apesar disso, ainda temos muito desenvolvimento a ser alcançado quanto à questão da análise das CNVs. Para exemplificar esse recente e crescente conhecimento, a primeira CNV relacionada ao aumento de risco para o câncer de pâncreas foi descrita por Al-Sukhni e colaboradores em 2012 e corresponde a uma deleção de 10.379 pares de base no cromossomo 6.

Há ainda outro tipo chamado de variantes estruturais balanceadas, que são compreendidas assim porque não interferem no ganho ou perda de material genético, e são designadas inversão e translocação. Mas é preciso ter atenção com essas variantes, pois o fato de serem balanceadas não significa que não tenham efeito prejudicial.

- **Inversão:** variante estrutural na qual um grande bloco de nucleotídeos é invertido, podendo conter um ou mais genes, afetando a orientação da sequência de genes no DNA.
- **Translocação:** variante estrutural na qual um enorme conjunto de nucleotídeos (com um ou mais genes) é realocado para outra cromátide ou para outro cromossomo, o que afeta a localização de genes.

Essas variantes que desarranjam os cromossomos são a principal causa dos tumores hematológicos. A leucemia mieloide crônica, por exemplo, é resultado de uma translocação conhecida como cromossomo *Philadelphia*, a qual gera a fusão BCR-ABL1, um oncogene responsável pela produção de uma proteína que está sempre ativa.

Outra maneira de categorizar as variantes é através da sua frequência populacional. Essas variantes podem ser polimorfismos ou mutações.

Polimorfismo

Variante comum no genoma com efeito neutro ou pequeno no fenótipo e possui, portanto, alta frequência nas populações (>1%).

Os polimorfismos são responsáveis pela maior parcela da variabilidade genética entre os indivíduos, principalmente os do tipo CNV. Algumas variantes que hoje são polimorfismos surgiram causando

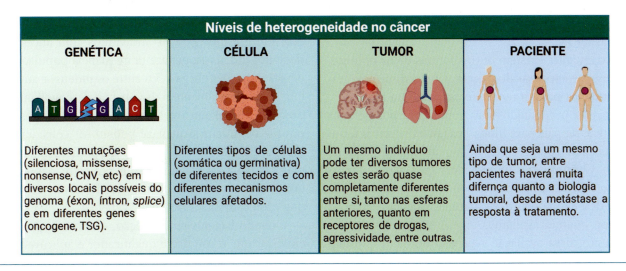

Figura 6.4 • Variações estruturais no genoma: inversão e translocação.

efeitos relevantes no fenótipo, mas essas variantes não eram prejudiciais e foram fixadas pela seleção natural, tornando-se frequentes. Esse é o caso de variantes no DNA que conferem a cor dos olhos de um indivíduo, por exemplo. Portanto, a classificação de uma variante como polimorfismo depende de sua frequência, e não do local onde ocorre, efeito ou número de nucleotídeos envolvidos. Assim, todos os tipos de variantes descritas acima podem ser polimorfismos de acordo com a frequência superior a 1% em determinada população.

O envolvimento dos polimorfismos no câncer é bastante diverso. Assim como outras variantes frequentes com efeito claro e fixadas evolutivamente, há polimorfismos que afetam proteínas do metabolismo de drogas e impactam, por exemplo, quais serão os pacientes que irão responder melhor à quimioterapia. Por exemplo, o polimorfismo c.2677G>T/A no éxon 21 do gene *ABCB1*. Esse polimorfismo é uma troca do nucleotídeo guanina (G) pelos nucleotídeos timina (T) ou adenina (A), o que leva o aminoácido alanina, que era decodificado originalmente, a ser substituído pelos aminoácidos serina ou treonina, respectivamente. O gene *ABCB1* codifica uma proteína transmembrana que atua como uma bomba de efluxo de drogas, o que reduz o acúmulo intracelular, diminuindo assim a eficácia de muitos agentes quimioterápicos. Essa proteína pode ser encontrada em diversos tecidos, normais ou cancerosos, de órgãos como rim, fígado, intestino e cérebro, agindo como um fator de resistência natural a drogas. Contudo, a ocorrência do polimorfismo c.2677G>T/A afeta o funcionamento da proteína reduzindo o efluxo na célula e diminuindo a eliminação da droga do corpo. Já foi associado a uma melhor resposta ao paclitaxel em pacientes com câncer de ovário e menor risco de neutropenia em pacientes com câncer de células renais.

No entanto, existem outras formas de os polimorfismos participarem do câncer. Como dissemos, polimorfismos podem ter efeito pequeno no fenótipo e assim, são perpetuados nas populações por herança genética, de pais para filhos, mas não tínhamos ferramentas para compreender bem qual era esse pequeno efeito. Contudo, nos últimos dois anos, tem se tornado notável o conhecimento sobre o aumento de risco para desenvolvimento de algumas doenças, como o câncer, quando avaliamos alguns polimorfismos em conjunto. Essa avaliação recebe o nome de pontuação de risco poligênico (do inglês, *polygenic risk score*, PRS). O PRS começou como uma ferramenta de pesquisa, mas a cada dia ganha mais espaço como um instrumento extremamente útil à clínica médica, pois melhora a predição de risco para o desenvolvimento de doenças não monogênicas, ou seja, que não são causadas por alterações em apenas um gene. Esse *score* é uma estimativa do risco que um indivíduo tem de desenvolver determinada característica e é calculado pela soma dos pequenos efeitos de dezenas a milhares de polimorfismos. Essa avaliação só se tornou possível graças aos estudos de associação do genoma (do inglês, *genome-wide association studies*, GWAS) que são análises do genoma de milhares de indivíduos associando as variantes encontradas com o fenótipo. Dessa forma, quanto mais GWAS tivermos, maior será o poder preditivo do *score* de risco poligênico. Um exemplo do uso do PRS na Oncologia é o estudo de Shieh e colaboradores (2016), que avaliaram 83 polimorfismos em 495 mulheres saudáveis e em 486 mulheres com câncer, calcularam o PRS e demonstraram uma forte associação entre os indivíduos com *score* mais alto e o desenvolvimento do câncer de mama. Ainda assim, a união de diversos polimorfismos confere um risco menor do que uma mutação para a susceptibilidade a doenças.

Mutação

Variante que produz efeito grande – e geralmente maléfico – no fenótipo, mas é um evento raro no DNA cuja frequência populacional é inferior a 1%.

Ainda que a baixa frequência populacional seja uma característica fundamental para a definição de uma mutação, algumas mutações causadoras de câncer são mais frequentes em determinadas populações. Este é o caso das mutações c.185delAG e c.5382insC no gene *BRCA1* e da mutação c.6174delT no gene *BRCA2*, que ocorrem em um entre 40 indivíduos com ancestralidade dos judeus asquenaze (a frequência populacional dessas mutações chega a 3% entre os judeus) e aumentam consideravelmente o risco para o desenvolvimento do câncer de mama antes dos 50 anos. Isso é possível porque os judeus asquenaze podem ser considerados uma população isolada devido às práticas matrimoniais tradicionais (casam-se somente entre eles) resultando em um influxo baixíssimo de novas variantes que promovam a variabilidade genética.

Quando falamos em mutação, é muito importante enfatizar que o uso desse qualificador é aplicável apenas para a variante e não deve ser usado como adjetivo para o indivíduo portador.

CLASSIFICAÇÃO DE VARIANTES

A frequência populacional de > ou <1% é muito utilizada, mas é um número arbitrário e, sendo esse limiar arbitrário, variantes raras podem se tornar polimorfismos, ou polimorfismos podem ser confundidos com variantes raras de acordo com a população analisada.

Frente a esse desafio, o *American College of Medical Genetics* (ACMG) recomendou que os termos polimorfismo e mutação fossem substituídos pelo uso do termo variante com acréscimo de um qualificador do efeito dessa variante. Para isso, desenvolveram critérios para classificar essas variantes em: *patogênica, provavelmente patogênica, variante de significado incerto* (do inglês, *variant of uncertain significance*, VUS), *provavelmente benigna ou benigna*. Os critérios levam em consideração evidências como: o tipo de alteração causada na sequência de nucleotídeos, estudos funcionais que dão suporte ao efeito prejudicial causado pela variante, prevalência da variante em indivíduos afetados por doença, localização em região codificante ou regulatória de determinado gene, ausência da variante em indivíduos saudáveis e frequência em bancos de dados populacionais.

Variantes patogênicas e provavelmente patogênicas possuem grande relevância clínica, porque são capazes de levar à formação do câncer. Já as VUS, cada vez mais frequentes com a popularização do sequenciamento do genoma completo de diferentes indivíduos, não devem ser usadas em tomadas de decisão médica, pois, como o próprio nome reflete, elas não possuem um consenso de critérios que as classifique como responsáveis por uma doença (patogênica) ou não (benignas).

As variantes, independentemente do tipo, podem ocorrer nas linhagens celulares germinativa ou somática.

Variantes germinativas

Surgem nas células que formam os gametas (óvulo e espermatozoide) e dão origem a um novo indivíduo. Sendo assim, essas variantes podem ser transmitidas de progenitor para filho e estão presentes em todas as células do organismo gerado.

Variantes somáticas

São aquelas que acontecem nas células que compõem os tecidos do nosso corpo, não sendo possível a transmissão para um filho, ou seja, as variantes que ocorrem nas células somáticas afetam exclusivamente determinado tecido de um indivíduo.

Há ainda um tipo de variantes classificadas como *de novo*, as quais possuem a propriedade de serem variantes em linhagem germinativa que não foram transmitidas de progenitor para filho, mas sim que surgiram na linhagem germinativa de um indivíduo e a partir dele é que essas variantes poderão ser transmitidas para as gerações futuras. As variantes *de novo* ocorrem ao acaso e podem surgir no gameta materno ou paterno durante sua produção (mais comum no espermatozoide, pois a espermatogênese é uma divisão celular intensa, o que configura oportunidade de mutação) ou nas primeiras células do desenvolvimento embrionário de um indivíduo.

Existe outra maneira de classificar as variantes no contexto do câncer, pois nem todas as variantes encontradas no tumor foram capazes de promovê-lo. Estimava-se que, em média, seis ou sete mutações sucessivas eram necessárias para converter uma célula normal em um carcinoma. Entretanto, existe um mecanismo que facilita a tumorigênese: a aquisição de mutações condutoras (do inglês, *driver*). As avaliações dessas mutações em trabalhos recentes, como o de Iranzo e colaboradores (2018), estimam um número médio de 1,72 de *drivers* por tumor, variando de uma mutação nos tumores de testículo e tireoide a quatro ou cinco condutoras em câncer de bexiga e endométrio; e essa diferença mostra uma forte correlação entre um maior número dessas mutações condutoras em tumores que são diagnosticados em idade mais avançada. As demais variantes, apesar de serem o maior número, são chamadas de *passageiras* (do inglês, *passenger*), pois não são capazes de iniciar o câncer por não conferir vantagens à célula.

Mutação condutora

Mutação inicial que aumenta a probabilidade de uma célula normal adquirir variantes subsequentes que confiram vantagens para a transformação em célula tumoral.

As vantagens adquiridas com a mutação condutora podem ser a proliferação celular acelerada, que cria uma maior população-alvo de células para a próxima mutação ocorrer, ou a indução de instabilidade genômica, que aumenta a taxa geral de mutações geradas e não corrigidas. Identificar essas mutações condutoras foi essencial para compreender a biologia tumoral, e o conhecimento delas tem sido fundamental no desenvolvimento de terapias direcionadas (veja o Capítulo 23: Terapias alvo-dirigidas, gênicas e oncolíticas), principalmente porque apesar de os tumores terem dezenas

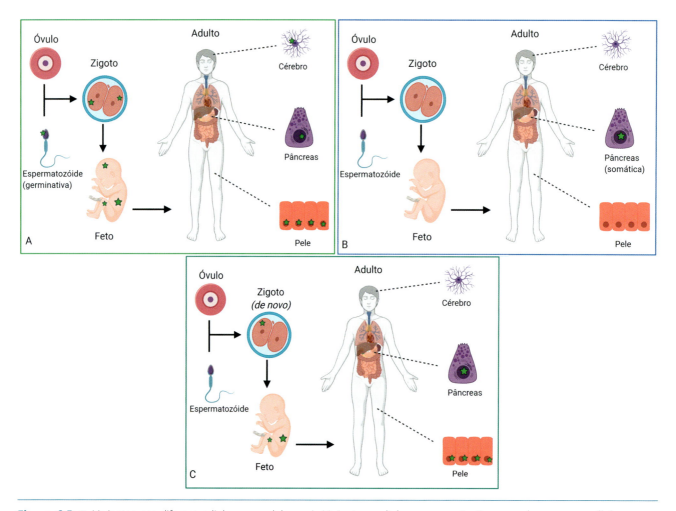

Figura 6.5 • Variantes nas diferentes linhagens celulares. A. Variante em linhagem germinativa, a qual ocorre nas células reprodutivas dos pais; pode ser passada aos filhos e dá origem a um indivíduo portador dessa variante em todos os tecidos. B. Variante somática que surge em apenas um tecido do indivíduo formado, podendo dar origem ao câncer naquele local. C. Variante de novo, a qual pode surgir no início do desenvolvimento embrionário e, assim, está presente em todos (ou em quase todos) os tecidos do indivíduo adulto.

de variantes particulares – mesmo entre tumores do mesmo tipo ou do mesmo indivíduo – existe certa sobreposição entre os genes que são afetados por mutações *drivers*.

As mutações *drivers* são recorrentes em determinados genes participantes de vias frequentemente perturbadas nas células tumorais. Essas mutações superativam, inativam ou aumentam as funções de genes fundamentais para aquisição de propriedades carcinogênicas. Tais genes são chamados de oncogenes ou genes supressores de tumor e serão mais bem descritos abaixo. Para identificar esses genes, foram necessários esforços significativos de toda a comunidade científica internacional para sequenciar um grande número de tumores, como as iniciativas *The Cancer Genome Atlas* (TCGA, 2005) e *The International Cancer Genome Consortium* (ICGC, 2008).

ONCOGENES E GENES SUPRESSORES DE TUMOR

Após compreendermos os tipos de variantes de acordo com a consequência molecular ou com a patogenicidade, bem como as linhagens celulares nas quais ocorrem, é preciso saber que no desenvolvimento do câncer existem duas classes de genes, os oncogenes e os genes supressores de tumor, que sofrem preferencialmente essas alterações genéticas.

Oncogenes

Versões alteradas de genes normais, chamados de proto-oncogenes, que geralmente coordenam proliferação, morte celular e diferenciação, e que sofrem alterações que os tornam irregularmente mais ativos ou propiciam novas funções biológicas (ganho de função), trabalhando em favor do câncer.

Genes supressores de tumor (do inglês, *tumor suppressor gene* – TSG)

Responsáveis pela regulação da divisão celular, reparo de danos ao DNA e indução de apoptose, geralmente são afetados por variantes que levam à inativação ou subexpressão deles (perda de função) – afinal, a função desses genes é antagônica às desregulações na maquinaria celular necessárias ao estabelecimento do câncer.

Os oncogenes são frequentemente atingidos por mutações *driver* do tipo missense, enquanto os genes supressores possuem um enriquecimento de mutações que truncam a proteína (*frameshift* ou nonsense) ou grandes deleções. Existem alguns genes que podem ser oncogenes ou TSG, de acordo com o tipo de mutação pela qual são atingidos, como é o caso do TP53, um gene que identifica problemas na atividade celular e coordena senescência ou apoptose; determina a síndrome de Li-Fraumeni, a qual predispõe um indivíduo a uma alta incidência de múltiplos tumores. Ou seja, se o TP53 sofre uma mutação que o inativa, ele funciona naquele determinado tumor como um TSG; mas se ele recebe uma mutação do tipo ganho de função, ele age como um oncogene naquele contexto específico.

Um excelente exemplo para assimilar os conceitos de oncogene e gene supressor é pensar que a célula é um carro. Neste carro, as mutações em oncogenes seriam como alterações no acelerador que aumentam perigosamente a velocidade da divisão e da diferenciação celular (marcas do câncer). Já as mutações nos genes supressores configuram defeito no freio, ou seja, a célula perde a integridade de seus mecanismos de deter a divisão celular descontrolada e o acúmulo de erros no DNA.

A partir da análise de diversos tipos tumorais, são bem estabelecidos como oncogenes membros da família *RAS* (*KRAS*, *NRAS* e *HRAS*) e *kinases* (*EGFR* e *BRAF*), por exemplo. Ambos os genes participam da via MAPK e interferem no metabolismo de glicose nas células tumorais. O estabelecimento desses genes e, principalmente, dos locais específicos ou 'quentes' (do inglês, *hotspot*) dentro desses genes que sofrem a maior parte das mutações é fundamental para o desenvolvimento de terapias. O códon 12 do gene *KRAS* sofre as variantes G12C (glicina para cisteína), G12D (glicina para ácido aspártico) e G12V (glicina para valina), as quais estão presentes em 60% dos tumores pancreáticos. Entretanto, ainda há uma corrida para desenvolver drogas para esses alvos em decorrência das características morfológicas e bioquímicas dos produtos proteicos de *KRAS*. Já o gene *BRAF* está mutado em 50% dos melanomas, com >90% dessas mutações no códon 600 com

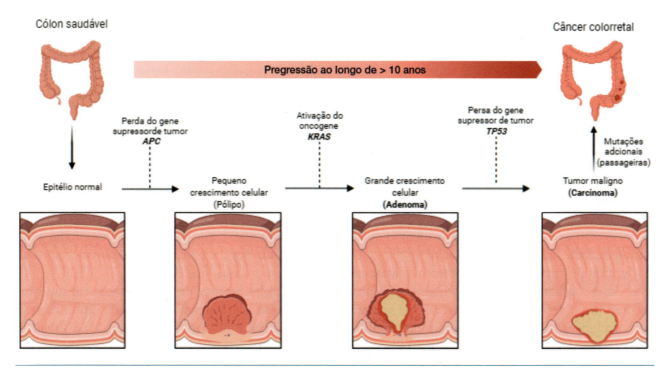

Figura 6.6 ● Mutação em oncogene e gene supressor de tumor..

a variante V600E (valina para ácido glutâmico). No entanto, para esta mutação, já foi possível desenvolver as drogas específicas vemurafenib e dabrafenib.

Também existem muitos genes supressores de tumor bem estabelecidos e a maioria das síndromes hereditárias que predispõem a diversos tipos de câncer se dão por variantes germinativas patogênicas nesses genes; por exemplo, os genes BRCA1 e BRCA2 (envolvidos no reparo do DNA e que compõem a síndrome do câncer de mama e ovário hereditário) e o gene RB1 (governa o ciclo celular e determina o retinoblastoma). Para conhecer melhor as síndromes que predispõem ao desenvolvimento do câncer, consulte o Capítulo 20: Síndromes hereditárias e aconselhamento genético.

O estudo dos TSGs, especificamente o RB1, rendeu a Knudson o desenvolvimento da *hipótese dos dois hits*. Nesta hipótese, as mutações que acometem os genes supressores precisam ocorrer em ambos os alelos do gene (mutação recessiva). Desta maneira, na maioria das síndromes genéticas de predisposição ao câncer, um alelo mutado é herdado dos pais e o outro sofre alteração na linhagem somática, inativando completamente a função do gene. Esse paradigma tem se mostrado verdadeiro para grande parte dos TSGs e podemos conferir essa característica no catálogo *cancer gene census* (CGC), um esforço para registrar os genes frequentemente mutados e envolvidos na causalidade do câncer. O CGC é atualizado regularmente, com evidências robustas, e está disponível *online*, gratuitamente, no portal COSMIC. Alguns dos oncogenes e genes supressores de tumor já classificados pelo CGC e os cânceres nos quais são envolvidos estão na Tabela 6.1.

CÂNCER ESPORÁDICO

O câncer esporádico é decorrente do acúmulo de mutações adquiridas pelas células somáticas ao longo da vida. Ele representa 90% das ocorrências de câncer na maioria dos tecidos, com exceção de cânceres como o retinoblastoma, que é diretamente relacionado a mutações herdadas, e o câncer de colo de útero, o qual é intrinsecamente ligado à infecção por HPV.

Dezenas de erros genéticos acontecem diariamente em nosso genoma, mas temos eficientes sistemas de detecção e reparo dessas variantes. No entanto, em determinado momento, pode surgir uma mutação *driver*, a qual é passada às demais células-filhas se os mecanismos de reparo falharem, e que dará início às transformações metabólicas e celulares necessárias ao desenvolvimento do câncer. Cada tecido tem um tempo para que as células normais desenvolvam o fenótipo maligno, como o câncer de próstata, que pode precisar de 30 a 45 anos, enquanto tumores de cabeça e pescoço podem necessitar apenas de 10-18 anos. As particularidades no tempo de desenvolvimento do câncer também dependem do estilo de vida e fatores metabólicos de cada indivíduo.

Os padrões na genética da carcinogênese são bem conhecidos para alguns tumores. A patogênese do câncer colorretal é uma das mais clássicas, descoberta ainda na década de 1980, e envolve inativação do gene supressor de tumor APC, seguida de mutação com ganho de função no proto-oncogene KRAS e perda do gene TP53. Para o câncer de pâncreas, sabe-se que o desenvolvimento deste tumor no tecido respeita, geralmente, uma sequência de mutações nos genes KRAS, TP53 e SMAD4.

Após a ocorrência das mutações *driver*, inúmeras mutações *passenger* se sucedem. Essa evolução do tumor é um processo dinâmico e, à medida que o tumor cresce, cada geração de células adquire novas mutações somáticas. Esse fenômeno é responsável pela *heterogeneidade tumoral*. As células metastáticas de um tumor podem variar em até oito mil variantes em relação à célula com a mutação inicial e isso é possível porque existe uma ordem temporal nos eventos genômicos, além da própria variedade de processos mutacionais de cada câncer. E ainda que haja convergência de mutações em determinados genes entre alguns tumores, como vimos KRAS e TP53 em câncer de pâncreas e colorretal, cada um deles terá sua própria biologia e subpopulações celulares. A heterogeneidade não é vista apenas no nível genômico, como podemos observar na Figura 6.8.

CÂNCER HEREDITÁRIO

Representa 5% a 10% das ocorrências de câncer na maioria dos tecidos e é decorrente de mutações adquiridas nas células germinativas do progenitor (óvulo e espermatozoide) e que poderão ser transmitidas a um filho, dando origem a um indivíduo portador dessa alteração em todas as suas células.

A simples herança de uma mutação em um gene de predisposição a algum determinado câncer não significa a certeza do desenvolvimento de tal tumor. É preciso levar em consideração o risco, a penetrância e a susceptibilidade. Um exemplo clássico que ilustra o quão importante é conhecer esses conceitos na clínica

Alterações Genéticas

Tabela 6.1 ● Exemplos de oncogenes e genes supressores de tumor (TSG), de acordo com o cancer gene census (CGC)

Gene	Tipo de tumor (somático)	Tipo de tumor (germinativo)	Síndrome de predisposição ao câncer	Papel no câncer
AKT1	Mama, colorretal, ovário, pulmão			Oncogene
BRAF	Melanoma, colorretal, tireoide papilar, ovariano limítrofe, colangiocarcinoma, astrocitoma pilocítico, tumor spitzoid, carcinoma acinar do pâncreas, nevo melanocítico, próstata, gástrico			Oncogene
CTNNB1	Colorretal, ovário, hepatoblastoma, adenoma de glândula salivar pleomórfica			Oncogene
GNAS	Adenoma hipofisário, neoplasia mucinosa intraductal pancreática			Oncogene
HIF1A	Carcinoma endometrioide, glioblastoma, colorretal, renal, pulmonar, pancreático			Oncogene
KRAS	Pancreático, colorretal, pulmão, tireoide, leucemia aguda			Oncogene
MTOR	Carcinoma endometrial, cabeça e pescoço, carcinoma de células renais de células claras, câncer anaplásico de tireoide, carcinoma de células uroteliais, tumores do sistema nervoso central, tumores de células germinativas testiculares			Oncogene
NRAS	Melanoma, leucemia aguda, tireoide			Oncogene
PIK3CA	Colorretal, gástrico, glioblastoma, mama			Oncogene
ATM		Leucemia, linfoma, meduloblastoma, glioma	Ataxia-telangiectasia	TSG
BRCA1/2, PALB2		Mama, ovário, pancreático, próstata	Câncer de mama e ovário hereditário	TSG
CDH1		Gástrico	Câncer gástrico familial	TSG
CDKN2A		Melanoma, pancreático	Melanoma familial	TSG
MLH1, MSH2/6 e PMS2		Colorretal, endometrial, ovariano	Câncer colorretal hereditário não polipose (síndrome de lynch)	TSG
PTEN		Hamartoma, glioma, carcinomas de próstata e endométrio	Síndrome de cowden	TSG
STK11		Hamartoma jejunal, ovariano, testicular, pancreático	Síndrome de peutz-jeghers	TSG
VHL		Renal, haemangioma, feocromocitoma	Doença de von hippel-Lindau	TSG
ERCC2, XPA/C		Célula basal da pele, célula escamosa da pele, melanoma	Xeroderma pigmentoso	TSG

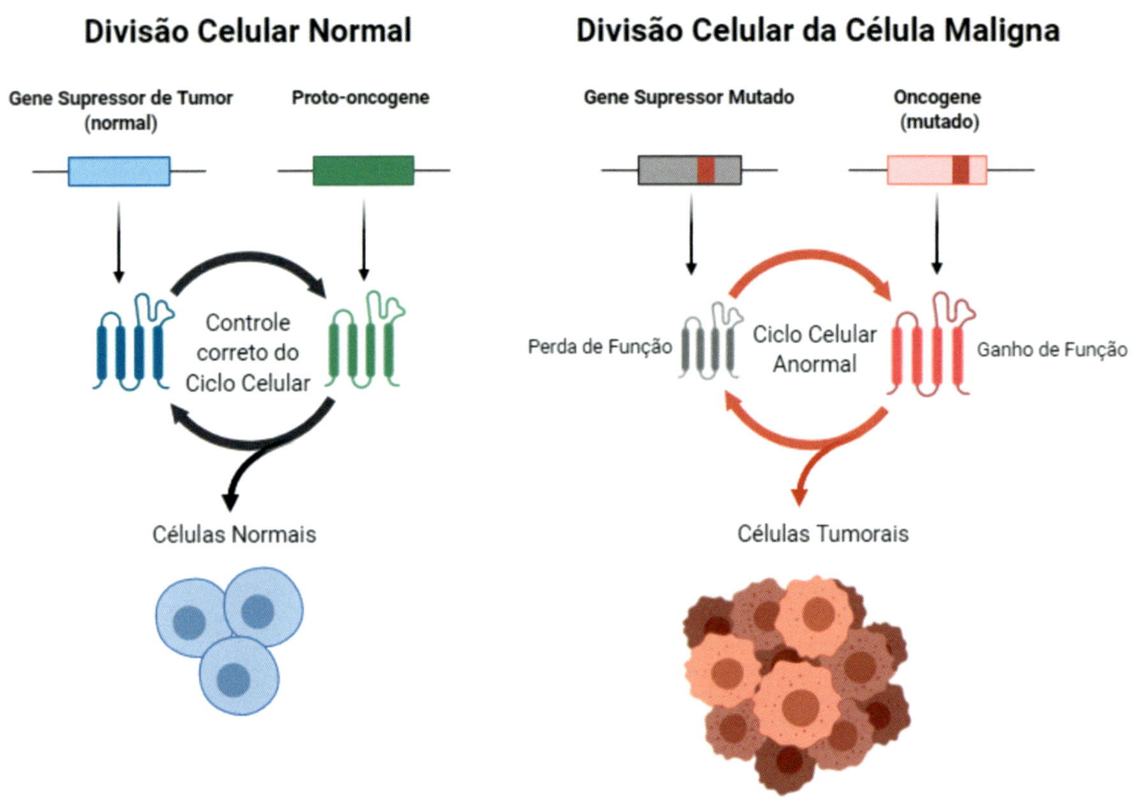

Figura 6.7 ● Carcinogênese do câncer colorretal.

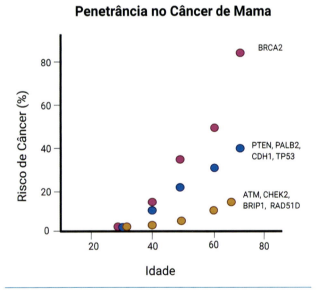

Figura 6.8 ● Níveis de heterogeneidade no câncer.

médica é o caso da atriz Angelina Jolie, a qual retirou as glândulas mamárias e os ovários, por possuir mutação em um gene de susceptibilidade a esses cânceres. A conduta médica foi determinada pelo risco calculado de 87% de desenvolver câncer de mama na idade em que a atriz se encontrava.

Risco

Valor obtido através de estudos populacionais, sendo calculado pela aferição da incidência de um fenótipo em pessoas com determinada condição genética e risco exprime a força de associação entre a ocorrência de um câncer e um gene ou mutação específica.

No câncer de mama, os genes que quando alterados conferem risco aumentado são bem estabelecidos. Os genes *BRCA1*, *BRCA2* e *TP53*, por exemplo, são genes de alto risco. Mutações em *BRCA1* e *BRCA2* são responsáveis por 25% dos tumores hereditários de mama e conferem a mulheres portadoras um aumento de risco de dez vezes para desenvolver esse câncer. Já os genes *ATM*, *CHEK2* e *BRIP1* conferem um risco moderado, os quais podem aumentar de duas a quatro vezes o risco para o câncer de mama.

Muitas vezes, a simples existência de familiares de primeiro grau acometidos por câncer já é suficiente para conferir risco aumentado, ainda que não se conheça um gene mutado na família. Por exemplo, indivíduos com um familiar de primeiro grau diagnosticado com câncer de pâncreas possuem risco 4,5 vezes maior de desenvolver esse mesmo tumor. Quando em uma mesma família (mesmo lado parental) há dois ou mais parentes de primeiro grau diagnosticados com câncer de pâncreas ou mama, por exemplo, sem associação a uma síndrome genética conhecida, chamamos de *câncer familial*.

Os fatores genéticos não são os únicos a conferir risco para o desenvolvimento do câncer. Os demais fatores de risco podem ser conhecidos no Capítulo 28 – Prevenção.

Penetrância

Probabilidade de o indivíduo portador de determinado genótipo manifestar essa característica.

A penetrância é um dos maiores desafios para os aconselhadores genéticos (leia mais no Capítulo 20: Síndromes hereditárias e aconselhamento genético); afinal, o câncer é uma doença multifatorial, o que pode adiantar ou retardar a ocorrência de um tumor independentemente da penetrância estabelecida. Atendo-nos apenas ao contexto genômico, um fator genético que interfere na penetrância é a ocorrência da segunda mutação (somática) em um gene supressor de tumor participante de alguma síndrome, a qual pode ocorrer em qualquer momento da vida.

No câncer, a penetrância é dada pela probabilidade de ocorrer determinado tumor por faixa etária. Usando novamente o câncer de mama como exemplo (por ser um tumor muito estudado), genes de alta penetrância são aqueles com risco superior a dez vezes, enquanto os de moderada penetrância têm risco entre 1,5 e cinco vezes. Além dos genes *BRCA1* e *BRCA2*, o gene *STK11* possui elevada penetrância. Ele é uma quinase, cujas mutações podem resultar na síndrome de Peutz-Jegher, e confere 20% de risco para o câncer de mama em mulheres de 50 anos ou mais, e portadoras de mutação neste gene. Incluindo os genes de moderado risco já mencionados, temos também o gene de moderada penetrância *PALB2*, o qual confere moderada penetrância com risco de 14% para desenvolvimento de câncer de mama em mulheres portadoras de mutação, e com idade acima dos 45 anos. Genes de moderada e baixa penetrância têm grande impacto na prática médica, principalmente para fazer a identificação de uma síndrome, pois a manifestação de tumores em famílias portadoras pode ocorrer pulando gerações, ou seja, geralmente, avós portadores desenvolvem câncer, mas pais portadores não, enquanto o câncer volta a se manifestar em um neto portador.

Susceptibilidade

Disposição especial para sentir influências genéticas ou manifestar doenças.

A susceptibilidade a diversos cânceres é poligênica, ou seja, existem diversos genes que conferem susceptibilidade a determinado tumor, alguns com

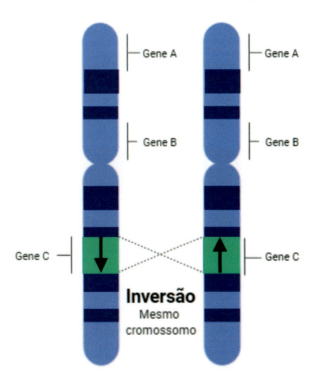
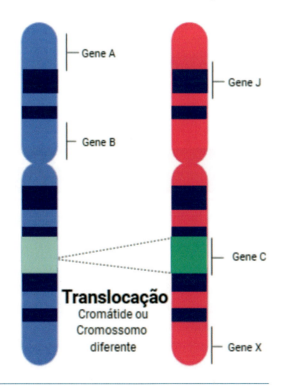

Figura 6.9 ● Penetrância estabelecida para alguns genes no câncer de mama.

maior e outros com menor susceptibilidade. Por exemplo, mutações no gene *CDKN2A*, que determina a síndrome do melanoma atípico múltiplo familiar, aumentam a susceptibilidade para o melanoma, mas também para o câncer de pâncreas em menor grau. No entanto, mutações neste gene não possuem associação com susceptibilidade ao câncer de bexiga, por exemplo. A susceptibilidade explica por que um paciente portador de uma mutação em determinado gene não desenvolve qualquer tipo de câncer, e é um conhecimento fundamental a oncologistas e oncogeneticistas que modulam suas condutas profiláticas de acordo com os tumores que esse paciente tem mais chance de desenvolver. Na Tabela 6.2 é possível ver os diferentes riscos que um mesmo gene confere a diferentes tumores.

Genes que conferem maior susceptibilidade a determinado câncer foram identificados graças a grandes estudos, como o *The 1000 genomas* e, mais recentemente, graças a estudos de associação (GWAS). Os oncogenes e TSG são genes cuja susceptibilidade a alguns tumores é bem conhecida. No entanto, é importante compreender que as mutações nesses genes são fatores individuais de susceptibilidade e muitas vezes não são suficientes para que uma pessoa desenvolva uma doença complexa como o câncer.

Tabela 6.2 ● Risco de determinados cânceres, de acordo com cada gene alterado

Gene	Mama	Ovário	Colorretal	Gástrico	Pâncreas	Melanoma	Próstata
APC			93-100%	<1%	<1%		
BMPR1A			40%-50%	21%			
BRCA1	57-87% (5-6% H)	24-54%			1-2%	+	15-20%
BRCA2	41-84% (4-7% H)	11-27%			5-7%	+	15-34%
CDH1	39-52% (lobular)			40-83%			
CDKN2A					17-25%	28-76%	
EPCAM		+	52-75%	+	+		+
MLH1 e *MSH2*		4-24%	52-82%	6-13%	1-6%		+
PALB2	33-58	+			+		
PTEN	25-85%		9-16%			6%	
STK11	45-50%	21%	39%	12-29%	11-36%		

O símbolo + representa risco aumentado, mas o valor não foi determinado ainda. H = câncer em homem.

BOXE – REVOLUÇÃO CIENTÍFICA ATRAVÉS DA BIOINFORMÁTICA

O termo bioinformática foi cunhado na década de 1970 e até hoje serve ao mesmo propósito: unir Matemática e tecnologia computacional para construir modelos que auxiliem na compreensão das estruturas e sistemas biológicos. No entanto, a Bioinformática se inicia ainda na década de 1950 com a automação da análise da estrutura de proteínas.

O primeiro profissional que equivaleria hoje a um bioinformata foi uma mulher! Margaret Dayhoff era uma químico-física americana que desenvolveu o primeiro programa de computador para análise de estrutura proteica. Com o aperfeiçoamento do conhecimento sobre o código genético, o desenvolvimento do sequenciamento Sanger e da metodologia de PCR, bem como a produção dos primeiros microcomputadores, a bioinformática pôde se voltar para a análise do DNA a partir da década de 1970. E foi na década de 1980, já devidamente nomeada, que a Bioinformática viveu sua maior expansão na área molecular com desenvolvimento de linguagens computacionais (como a Phyton, que é muito utilizada hoje), liberação de pacotes de *softwares*, padronização na formatação dos dados e fundação do *National Center for Biotechnology Information* (NCBI).

De lá pra cá, muitas ferramentas foram desenvolvidas e, inclusive, estão disponíveis gratuitamente na Internet. Abaixo listamos categorias dessas ferramentas, bem como o *link* de acesso das mais populares. Aproveite no seu projeto!

Alinhadores	Conteúdo	Endereço online
BWA	Pacote de software para mapear sequências em relação a um grande genoma de referência	http://bio-bwa.sourceforge.net/
Bowtie	Alinha sequências curtas de DNA com o genoma humano a uma taxa de mais de 25 milhões de leituras de 35 bp por hora	http://bowtie-bio.sourceforge.net/index.shtml
Chamadores de variante		
SAMtools	Chamador de variante germinativa	http://samtools.sourceforge.net/
Varscan2	Chamador de variante germinativa	http://varscan.sourceforge.net/
SomaticSniper	Chamador de variante somática	http://gmt.genome.wustl.edu/somatic-sniper
JoinSNVMix2	Chamador de variante somática	https://code.google.com/p/joint-snv-mix/
ExomeCNV	Chamador de CNV	http://sourceforge.net/projects/exome-cnv/
Banco de dados de frequência populacional		
ABraOM Brazilian genomic variants	Repositório que contém variantes obtidas com o sequenciamento do genoma completo de 1171 idosos brasileiros	http://abraom.ib.usp.br/
gnomAD Genome Aggregation Database	Conjunto de dados contendo informações de 125.748 exomas e 15.708 genomas de indivíduos não relacionados que foram sequenciados como parte de vários estudos de genética populacional e de doenças genéticas específicas. Incorporou o banco Exac (Exome Aggregation Consortium)	https://gnomad.broadinstitute.org/
EVS Exome Variant Server	Portal com dados de exoma de coortes de 2203 afro-americanos e 4300 europeus-americanos não aparentados	https://evs.gs.washington.edu/EVS/
NHLBI Cohort	6500 exomas sequenciados de pacientes com doenças cardíacas, pulmonares e sanguíneas	https://esp.gs.washington.edu/drupal
1000 Genomes Project	Banco de variantes encontrados no sequenciamento genômico de 2504 indivíduos de 26 populações	http://browser.1000genomes.org
Banco de dados de variantes e evidências		
Clinvar	Banco de dados com o significado clínico e relação fenotípica das variantes	http://www.ncbi.nlm.nih.gov/clinvar
LOVD Leiden Open Variation Database	Coleção curada de variantes genômicas e fenótipos. A visualização pode ser realizada por gene ou por pacientes.	https://www.lovd.nl/3.0/home

Continua

Alinhadores	Conteúdo	Endereço online
COSMIC Catalogue Of Somatic Mutations In Cancer	Maior fonte para obter informações detalhadas de mutações somáticas em cânceres humanos	https://cancer.sanger.ac.uk/cosmic
The cBioPortal for Cancer Genomics	Fornece visualização, análise e download de conjuntos de dados genômicos de câncer em grande escala	https://www.cbioportal.org/
OMIM	Relações fenótipo-gene da doença	http://www.omim.org
TCGA The Cancer Genome Atlas Program	Banco de dados genômico, epigenômico, transcriptômico e proteômico de 33 tipos de câncer. Já caracterizou mais de 20.000 amostras de câncer e de amostras normais.	https://www.cancer.gov/about-nci/organization/ccg/research/structural-genomics/tcga
Preditores para variantes missense		
FATHMM	Conservação evolucionária	http://fathmm.biocompute.org.uk
MutationAssessor	Conservação evolucionária	http://mutationassessor.org
SIFT	Conservação evolucionária	http://sift.jcvi.org
Align GVGD	Estrutura e função da proteína e Conservação evolucionária	http://agvgd.iarc.fr/agvgd_input.php
MutationTaster	Estrutura e função da proteína e Conservação evolucionária	http://www.mutationtaster.org
PolyPhen-2	Estrutura e função da proteína e Conservação evolucionária	http://genetics.bwh.harvard.edu/pph2
PROVEAN	Alinhamento e similaridade entre as variantes e sequências homólogas da proteína	http://provean.jcvi.org/index.php
VEP	Impacto da variante no gene, transcrição, sequência de proteína	http://www.ensembl.org/info/docs/tools/vep/index.html
Condel	Combina SIFT, PolyPhen-2 e MutationAssessor	http://bg.upf.edu/condel/home
Preditores para splicing		
GeneSplicer	Modelo de Markov	http://www.cbcb.umd.edu/software/GeneSplicer/gene_spl.shtml
Human Splicing Finder	Lógica dependente da posição	http://www.umd.be/HSF
MaxEntScan	Princípio da entropia de maximum	http://genes.mit.edu/burgelab/maxent/Xmaxentscan_scoreseq.html
NetGene2	Rede neural	http://www.cbs.dtu.dk/services/NetGene2
NNSplice	Rede neural	http://www.fruitfly.org/seq_tools/splice.html

GLOSSÁRIO

Gene: região da molécula de DNA com localização específica no cromossomo e que é usado como molde na produção do RNA.

Lócus: localização de um gene no cromossomo.

Variante genética: alteração na sequência-padrão do DNA que pode ocorrer em qualquer posição do genoma.

Variante sinônima: troca de um nucleotídeo e isso não altera o aminoácido codificado (pode ser não silenciosa, ou seja, sem efeito).

Variante missense: troca de um nucleotídeo que altera o códon e, consequentemente, determina um aminoácido diferente.

Variante nonsense (sem sentido): troca de um nucleotídeo que transforma a trinca de nucleotídeos em um códon de parada, levando à criação de uma proteína incompleta que chamamos de truncada.

Variante inframe: inserção ou deleção de três (ou múltiplo de três) nucleotídeos, provocando a criação ou retirada de um ou mais códons; logo, aminoácidos.

Variante *frameshift*: inserção ou deleção de um número de nucleotídeos diferente de três, e sua consequência é bagunçar a leitura dos códons, podendo trocar todos os aminoácidos codificados a partir do ponto onde a variante ocorre, ou até mesmo provocar um códon de parada prematuro a jusante.

Variação no número de cópias (CNV): duplicação ou deleção de um grande número de nucleotídeos (mínimo de 50 pb), afetando até mesmo um gene inteiro ou vários genes.

Inversão: variante estrutural na qual um grande bloco de nucleotídeos é invertido, podendo conter um ou mais genes, afetando a orientação da sequência de genes no DNA.

Translocação: variante estrutural na qual um enorme conjunto de nucleotídeos (com um mais genes) é realocado para outra cromátide ou para outro cromossomo, o que afeta a localização de genes.

Polimorfismo: variante comum no genoma com efeito neutro ou pequeno no fenótipo e possui, portanto, uma alta frequência nas populações (>1%).

Mutação: variante que produz efeito grande – e geralmente maléfico – no fenótipo, mas são eventos raros no DNA cuja frequência populacional é inferior a 1%.

Mutação condutora: mutação inicial que aumenta a probabilidade de uma célula normal adquirir variantes subsequentes que confiram vantagens para a transformação em célula tumoral.

Oncogenes: versões alteradas de genes normais, chamados de proto-oncogenes, que geralmente coordenam proliferação, morte celular e diferenciação, e que sofrem alterações que os tornam irregularmente mais ativos ou propiciam novas funções biológicas (ganho de função), trabalhando em favor do câncer.

Genes supressores de tumor (TSG): genes responsáveis pela regulação da divisão celular, reparo de danos ao DNA e indução de apoptose. No câncer, geralmente são afetados por variantes que levam à inativação ou subexpressão deles (perda de função).

Penetrância: probabilidade de o indivíduo portador de determinado genótipo manifestar essa característica.

LEITURAS RECOMENDADAS

Hanahan D, Weinberg RA. Hallmarks of cancer: the next generation. Cell. 2011 Mar 4;144(5):646-674. doi: 10.1016/j.cell.2011.02.013.

Ricardo Zorzetto. Legados do genoma. Revista Pesquisa FAPESP, 2019. Disponível em: https://revistapesquisa.fapesp.br/legados-do-genoma/.

Richards S, Aziz N, Bale S, Bick D, Das S, Gastier-Foster J, Grody WW, Hegde M, Lyon E, Spector E, Voelkerding K, Rehm HL; ACMG Laboratory Quality Assurance Committee. Standards and guidelines for the interpretation of sequence variants: a joint consensus recommendation of the American College of Medical Genetics and Genomics and the Association for Molecular Pathology. Genet Med. 2015 May;17(5):405-424. doi: 10.1038/gim.2015.30.

Okur V, Chung WK. The impact of hereditary cancer gene panels on clinical care and lessons learned. Molecular Case Studies, [S.L.], v. 3, n. 6, nov. 2017. Cold Spring Harbor Laboratory. http://dx.doi.org/10.1101/mcs.a002154.

Ponder BA. Cancer genetics. Nature. 2001 May 17;411(6835):336-41. doi: 10.1038/35077207.

REFERÊNCIAS BIBLIOGRÁFICAS

Al-Sukhni W, Joe S, Lionel AC, Zwingerman N, Zogopoulos G, Marshall CR, Borgida A, Holter S, Gropper A, Moore S, Bondy M, Klein AP, Petersen GM, Rabe KG, Schwartz AG, Syngal S, Scherer SW, Gallinger S. Identification of germline genomic copy number variation in familial pancreatic cancer. Hum Genet. 2012 Sep;131(9):1481-94. doi: 10.1007/s00439-012-1183-1.

Anczuków O, Buisson M, Léoné M, Coutanson C, Lasset C, Calender A, Sinilnikova OM, Mazoyer S. BRCA2 deep intronic mutation causing activation of a cryptic exon: opening toward a new preventive therapeutic strategy. Clin Cancer Res. 2012 Sep 15;18(18):4903-9. doi: 10.1158/1078-0432.CCR-12-1100.

Choi, S.W., Mak, T.S. & O'Reilly, P.F. Tutorial: a guide to performing polygenic risk score analyses. Nat Protoc 15, 2759–2772 (2020). https://doi.org/10.1038/s41596-020-0353-1.

Escaramís G, Docampo E, Rabionet R. A decade of structural variants: description, history and methods to detect structural variation. Brief Funct Genomics. 2015 Sep;14(5):305-14. doi: 10.1093/bfgp/elv014.

Hansen TVO, Steffensen AY, Jønson L et al. The silent mutation nucleotide 744 G ☒ A, Lys172Lys, in exon 6 of BRCA2 results in exon skipping. Breast Cancer Res Treat 119, 547-550 (2010). https://doi.org/10.1007/s10549-009-0359-4

Iranzo J, Martincorena I, Koonin EV. Cancer-mutation network and the number and specificity of driver mutations. Proc Natl Acad Sci U S A. 2018 Jun 26;115(26):E6010-E6019. doi: 10.1073/pnas.1803155115.

Joyce C, Rayi A, Kasi A. Tumor-Suppressor Genes. [Updated 2020 Sep 9]. In: StatPearls [Internet]. Treasure Island (FL): StatPearls. Publishing; 2020 Jan-. Available from: https://www.ncbi.nlm.nih.gov/books/NBK532243/.

Knudson AG. Two genetic hits (more or less) to cancer. Nat Rev Cancer. 2001 Nov;1(2):157-62. doi: 10.1038/35101031.

Kulma, I., Boonprasert, K. & Na-Bangchang, K. Polymorphisms of genes encoding drug transporters or cytochrome P450 enzymes and association with clinical response in cancer patients: a systematic review. Cancer Chemother Pharmacol 2019; 84:959-75. https://doi.org/10.1007/s00280-019-03932-0.

Mahdavi M, Nassiri M, Kooshyar MM, Vakili-Azghandi M, Avan A, Sandry R, Pillai S, Lam AK, Gopalan V. Hereditary breast cancer; Genetic penetrance and current status with BRCA. J Cell Physiol. 2019 May;234(5):5741-5750. doi: 10.1002/jcp.27464.

McGranahan N, Swanton C. Clonal Heterogeneity and Tumor Evolution: Past, Present, and the Future. Cell. 2017 Feb 9;168(4):613-628. doi: 10.1016/j.cell.2017.01.018.

Pon JR, Marra MA. Driver and passenger mutations in cancer. Annu Rev Pathol. 2015;10:25-50. doi: 10.1146/annurev-pathol-012414-040312.

Raskov H, Pommergaard HC, Burcharth J, Rosenberg J. Colorectal carcinogenesis – update and perspectives. World J Gastroenterol. 2014 Dec 28;20(48):18151-64. doi: 10.3748/wjg.v20.i48.18151.

Rojas, Kristin MD; Stuckey, Ashley MD. Breast Cancer Epidemiology and Risk Factors, Clinical Obstetrics and Gynecology: December 2016 – Volume 59 – Issue 4 – p 651-672 doi: 10.1097/GRF.0000000000000239.

Sharma Y, Miladi M, Dukare S, Boulay K, Caudron-Herger M, Groß M, Backofen R, Diederichs S. A pan-cancer analysis of synonymous mutations. Nat Commun. 2019 Jun 12;10(1):2569. doi: 10.1038/s41467-019-10489-2.

Shieh Y, Hu D, Ma L, Huntsman S, Gard CC, Leung JW, Tice JA, Vachon CM, Cummings SR, Kerlikowske K, Ziv E. Breast cancer risk prediction using a clinical risk model and polygenic risk score. Breast Cancer Res Treat. 2016 Oct;159(3):513-525. doi: 10.1007/s10549-016-3953-2.

Strachan, Tom. Genética molecular humana; [tradução: Alessandra Brochier Marasini ... *et al.*] 4. ed. Porto Alegre : Artmed, 2013.

Valsesia A, Macé A, Jacquemont S, Beckmann JS, Kutalik Z. The Growing Importance of CNVs: New Insights for Detection and Clinical Interpretation. Front Genet. 2013 May 30;4:92. doi: 10.3389/fgene.2013.00092.

Veltman, J., Brunner, H. *De novo* mutations in human genetic disease. *Nat Rev Genet* 13, 565-575 (2012). https://doi.org/10.1038/nrg3241.

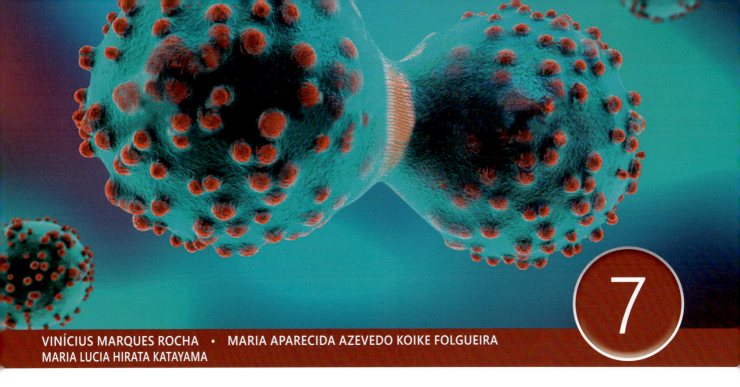

VINÍCIUS MARQUES ROCHA • MARIA APARECIDA AZEVEDO KOIKE FOLGUEIRA
MARIA LUCIA HIRATA KATAYAMA

Ciclo Celular

COMO A CÉLULA SE DIVIDE?

A divisão celular da célula de eucariotos ocorre através da meiose ou da mitose. Durante a meiose, uma célula diploide, contendo 2n cromossomos, após se duplicar, origina quatro células haploides, contendo n cromossomos cada uma, os gametas. Já durante a mitose, uma célula diploide, duplica e, ao se dividir, origina duas células diploides.

Todas as células do nosso corpo são derivadas de diversas divisões subsequentes de uma única célula diploide, o zigoto. Cada período de divisão é chamado de ciclo celular e compreende duas partes principais: interfase e mitose (M). Podemos definir a interfase como o período em que a célula se prepara para a divisão. Nela há uma intensa atividade metabólica, crescimento celular, duplicação dos centríolos e síntese de proteínas e do DNA. Já na mitose, a célula passa por uma série de eventos coordenados, em que os cromossomos serão distribuídos às células-filhas de maneira igual, para então dividir-se.

O controle do ciclo celular é finamente regulado por uma gama de proteínas, que compreende proteína do retinoblastoma, ciclinas (A, B, C, D, E), quinases dependentes de ciclinas e inibidores de quinases dependentes de ciclinas. Diferentes ciclinas unem-se a diferentes quinases dependentes de ciclinas (CDKs), dependendo da fase do ciclo celular.

O ciclo celular é estimulado pelas CDKs e controlado por proteínas que atuam nos chamados pontos de checagem, que interrompem o ciclo, caso haja danos ao DNA. Se isto ocorrer, proteínas de reparo ao DNA são recrutadas para reparar. Quando o reparo é possível, a célula continua o ciclo até a divisão. Quando o reparo não é possível, duas coisas podem acontecer: a célula pode evoluir para uma morte programada (apoptose) ou, caso sobreviva, esta célula contendo lesões no DNA pode tornar-se carcinogênica.

Vários fatores podem contribuir para a carcinogênese, isto é, tanto fatores exógenos como endógenos, como exposição à radiação UV, infecção por agentes virais e produtos do metabolismo celular, que por consequência podem levar a um mau funcionamento desses genes responsáveis por controlar o ciclo, conferindo o que é um dos principais marcos da célula cancerosa: a habilidade de se replicar indefinidamente.

QUAIS SÃO AS FASES DO CICLO?

O ciclo celular consiste em quatro fases sucessivas e programadas que resultam no crescimento e divisão da célula em duas células-filhas. São elas: G1, S, G2 e M (mitose). A interfase compreende as fases G1, S e G2 e intercala duas fases M. A fase G1 (do inglês, *gap* 1) intercala o final de uma divisão e início de uma nova replicação, sendo marcada pela intensa síntese de RNA e proteínas com consequente crescimento celular. A fase S (síntese) é marcada pela duplicação dos centríolos e replicação do DNA. Na fase G2, há a continuação do crescimento celular e síntese de proteínas, juntamente com o início da migração dos centríolos para os polos da célula iniciando a mitose. De modo a garantir que a célula esteja em um ambiente favorável à replicação do DNA, sinais extra e intracelulares, como fatores de crescimento e tamanho celular, são necessários para que ela prossiga no ciclo. Ao final da fase G1 para S há um importante controle do ciclo chamado de ponto de restrição, que impede que a célula prossiga com a síntese, caso haja danos ao DNA, mas, se passar dessa parte, este é um caminho sem volta. Se antes de atingir o ponto de restrição os fatores de crescimento forem cessados, algumas células, geralmente diferenciadas, podem permanecer em uma fase conhecida como G0, que pode ser transitória (quiescência) ou permanente (senescência). Células quiescentes podem permanecer assim por longos períodos e, quando estimuladas por fatores de crescimento, são capazes de retomar o ciclo.

A mitose ocorre após a interfase e engloba quatro outras fases: prófase, metáfase, anáfase e telófase (Figura 7.1). Este é um processo contínuo, que basicamente envolve a formação do fuso mitótico, condensação dos cromossomos, ligação dos cromossomos às fibras do fuso e separação das cromátides-irmãs. Após as separações das cromátides-irmãs, o ciclo se encerra com a divisão da célula em duas células-filhas.

COMO A CÉLULA CONTROLA O CICLO?

O ciclo celular é um processo programado e coordenado, composto por uma cascata de fosforilações, que induzem a progressão da célula de um estágio a outro, e um conjunto de pontos de checagem, que fazem o monitoramento de cada fase. O ciclo é controlado por proteínas do tipo serina/treonina quinases, as CDKs, que, na presença de ciclinas, formam um complexo ativo ciclina-CDK, que irá atuar fosforilando um substrato específico. As concentrações das CDKs se mantêm constantes durante o ciclo, porém só atingem sua forma ativada, quando ligadas às ciclinas. Em contrapartida, as ciclinas são expressas apenas em fases específicas do ciclo (Figura 7.2), com exceção das ciclinas D (D1, D2 e D3), que continuam a ser sintetizadas, enquanto fatores de crescimento estiverem presentes.

QUAIS SÃO OS PONTOS DE CHECAGEM DO CICLO CELULAR?

Para entrar no ciclo celular e replicar o DNA, a célula precisa passar da fase G1 para a fase S do ciclo e pelo coordenado ponto de restrição. Essa transição G1-S ocorre quando há um aumento dos fatores de crescimento, desencadeando um aumento da expressão das ciclinas do tipo D. As ciclinas D se ligam à CDK4 e à CDK6, e esse complexo ciclina-CDK se direciona ao núcleo, onde é fosforilado pelo complexo quinase ativador de CDK (CAK, que compreende CDK7 e ciclina H). Com a fosforilação desse complexo ciclina D-CDK4/6, a célula progride para a replicação por dois processos: primeiro, o complexo ciclina

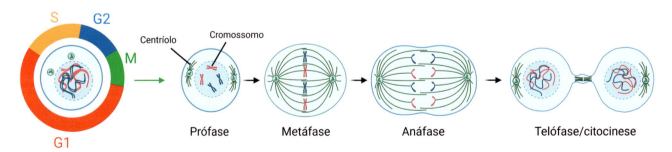

Figura 7.1 ● Fases da mitose. Após duplicar seu material genético e conteúdo proteico, a célula realiza a separação dos cromossomos e de seu conteúdo celular. Na prófase, há a condensação dos cromossomos, a carioteca (membrana nuclear) se desfaz e os centríolos migram para os polos da célula. Na metáfase, os cromossomos atingem o grau máximo de condensação, ligam-se a proteínas do fuso mitótico e migram para o plano equatorial da célula. Na anáfase, as cromátides-irmãs são separadas e seguem em direção aos polos da célula, devido ao encurtamento das fibras do fuso mitótico. Na telófase, o envoltório celular se reconstrói, os cromossomos se descondensam, o conteúdo celular se divide entre as células-filhas e a membrana celular se parte (citocinese).

Ciclo Celular

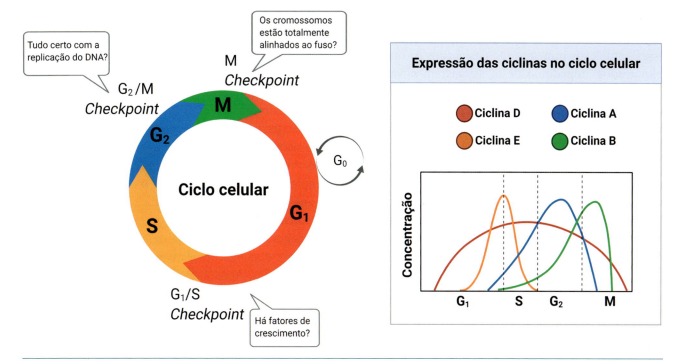

Figura 7.2 ● Fases do ciclo, seus pontos de checagem e concentração celular das diferentes ciclinas nas fases do ciclo. A passagem de cada fase do ciclo é controlada por pontos de checagem que precedem cada transição. Esses pontos de checagem são a garantia de que a célula esteja em um ambiente favorável à divisão. Para que ocorra a transição das fases do ciclo, ciclinas específicas são sintetizadas e degradadas nas diferentes fases do ciclo.

D-CDK4/6 sequestra as proteínas p21 e p27, dois inibidores de CDKs que se ligam e inativam o complexo ciclina E-CDK2 (fase S); e segundo, o complexo ciclina D-CDK4/6 fosforila uma gama de proteínas, sendo mais importantes a proteína do retinoblastoma (pRb) e proteínas relacionadas à pRb, isto é, p107 e p130. A pRb ativa encontra-se ligada a E2F e DP e, com sua fosforilação, pRb se desliga de E2F, o qual então passa a exercer seu papel transcricional, induzindo a expressão de genes-alvo de E2F, que são necessários para a célula prosseguir para a fase S (por exemplo, *CCNA2*, *CCNE1*, *CCNB1*, *PLK1*, *MCMs* e *CDC20*). Nesse momento a ciclina E se liga à CDK2, devido ao aumento de sua expressão, e essa quinase então fosforila uma série de proteínas que são necessárias para a progressão do ciclo. Resumindo, conforme a célula progride pela fase G1, os complexos ciclina D-CDK4/6 e ciclina E-CDK2 se acumulam, fosforilando Rb e liberando E2F, o qual por sua vez promove a síntese de fatores necessários para a fase S do ciclo. Caso ocorra dano ao DNA, as proteínas *checkpoint* kinase 2 (CHK2) e p53 interrompem o ciclo em G1, enquanto CHK1 interrompe na fase S, podendo levar à apoptose. (Os mecanismos envolvidos na apoptose serão abordados no Capítulo 9 – Morte celular.)

Ao entrar na fase S, a ciclina E é substituída pela ciclina A na associação com CDK2, permitindo, com isso, a progressão da célula pela fase S. No início da fase, a proteína Aurora A fosforila e ativa PLK1, promovendo a ativação de CDK1 e a entrada mitótica. Ao fim da fase S, as ciclinas A passam a se ligar com CDK1 ou CDC2. Conforme a célula passa para a fase G2, as ciclinas do tipo A são degradadas e substituídas pelas ciclinas B na associação com CDK1. Esse complexo ciclina B-CDK1, na fase M, promove as etapas da mitose juntamente com a proteína Aurora B, que controla a condensação cromossômica e a execução adequada da citocinese. Dessa forma, devido a uma coordenada regulação nos níveis e na disponibilidade das ciclinas, ocorre a correta progressão das diferentes fases do ciclo celular, enquanto os níveis das CDKs variam muito pouco.

Durante a replicação do material genético na fase S do ciclo, a célula tem um mecanismo que controla e impede que a replicação aconteça mais de uma vez. De início, na fase G1, o complexo de reconhecimento de origem (do inglês, *origin recognition complex*, ORC), formado por seis subunidades, se liga à origem de replicação, permanecendo ligado ao DNA e inativo até o começo da fase S. Já na fase S, o complexo proteico MCM, formado por seis proteínas helicases (mcm2 a mcm7), envolve o DNA e o abre, permitindo a ação das DNA-polimerases. Uma vez que a replicação se inicia, esses complexos proteicos são deslocados da origem e bloqueados, impedindo de se associarem novamente ao DNA nas outras fases. Esse complexo MCM se mostrou indispensável durante a replicação do DNA, pois quando essas proteínas foram inibidas, houve uma interrupção abrupta do ciclo.

Também atuando no ciclo, as proteínas inibidoras de CDKs ou CKI (do inglês, *cyclin-dependents kinases inhibitor proteins*) demonstram certa propriedade de supressão tumoral, já que controlam a atuação das CDKs. A família das proteínas inibidoras de CDK4 (INK4), que incluem $p16^{INK4A}$, $p15^{INK4B}$, $p18^{INK4C}$ e $p19^{INK4D}$, atuam de maneira específica na fase inicial do ciclo, em G1, bloqueando a associação de CDK4 e CDK6 às ciclinas D. As outras CKIs são as proteínas da família CIP/KIP, $p21^{CIP1}$, $p27^{KIP1}$ e $p57^{KIP2}$, se ligam a todos complexos ciclina-CDK e inibem as atividades quinase de CDK1 e CDK2.

BOXE 1 – INIBIDORES DE QUINASES DEPENDENTES DE CICLINAS (CKIS) E GENES QUE AS CODIFICAM

As CKIs se associam às CDKs e inibem sua atividade. As CKIs podem ser agrupadas em duas famílias de proteínas: a família INK4 (do inglês, **In**hibitors of **CDK**4) e a família Cip/Kip (do inglês, **C**DK **i**nteracting **p**rotein/**K**inase **i**nteracting **p**rotein). A família INK4 compreende as proteínas p15, p16, p18 e p19, e a família Cip/Kip inclui as proteínas p21, p27 e p57. Os números que aparecem depois do "p" correspondem ao peso em quilodáltons (Kda) dessas proteínas, ou seja, p16 tem 16 Kda, p27 tem 27 Kda, e assim sucessivamente. Confira abaixo as proteínas de cada família e seus respectivos genes codificantes.

Família	Sinônimos	Gene
INK4	p16/INK4A	*CDKN2A*
	p15/INK4B	*CDKN2B*
	p18/INK4C	*CDKN2C*
	p19/INK4D	*CDKN2D*
Cip/Kip	p21/Cip1/Waf1	*CDKN1A*
	p27/Kip1	*CDKN1B*
	p57/kip2	*CDKN1C*

Além dos pontos de checagem da intérfase, a célula possui um ponto de checagem na mitose, também conhecido como ponto de verificação do fuso. No início da anáfase, esse ponto de verificação interrompe a mitose até que todos os cromossomos estejam estáveis e fixados nas fibras do fuso. A interrupção ocorre, caso não haja a junção dos microtúbulos ao cinetócoro. Caso ocorra a ligação correta dos microtúbulos ao cinetócoro e a total passagem da célula pela metáfase, o complexo ciclina B-CDK1 ativa o complexo promotor da anáfase (APC), uma proteína E3 ubiquitina ligase que sinaliza proteínas-chave do ciclo celular para serem degradadas por proteólise, incluindo as ciclinas da mitose e as ligações da coesina, separando as cromátides-irmãs. Após a degradação do complexo ciclina B-CDK1, as mudanças que foram ativadas por esse complexo cessam. Nesse momento a proteína Aurora B é ativada, auxiliando na condensação dos cromossomos e orientação das cromátides-irmãs. Junto com a degradação de CDK1, inicia-se a citocinese, que consiste na constrição dos anéis de actina e miosina dividindo a célula-mãe em duas células-filhas.

O QUE SÃO OS TELÔMEROS E QUAL O SEU PAPEL?

Os telômeros são repetições em *tandem* de DNA rico em guanina, presentes nas extremidades dos cromossomos de eucariotos. As repetições dos telômeros são compostas por uma sequência de hexanucleotídeos TTAGGG. Esse DNA telomérico é enrolado por proteínas histonas, formando uma estrutura de heterocromatina que tem como função proteger os polos dos cromossomos, impedindo que ocorram quebras, degradação por nucleases ou eventos recombinantes que podem unir um polo a outro, formando fusões intra ou extracromossômicas. A cada divisão celular, os telômeros são encurtados, devido ao problema da replicação final dos cromossomos ou processos oxidativos. Quando os telômeros ficam curtos demais, há uma parada do ciclo celular, levando a uma sinalização para o reparo do DNA (ativação de p53) ou à senescência celular.

Algumas células podem recompor o telômero. Para isso, as repetições de TTAGGG são adicionadas às extremidades dos cromossomos por transcrição reversa, através da ação telomerase, uma enzima ribonucleoproteína que estende a porção final dos cromossomos no sentido 5' para 3'. A função da telomerase é dependente de uma subunidade proteica, hTERT (do inglês,

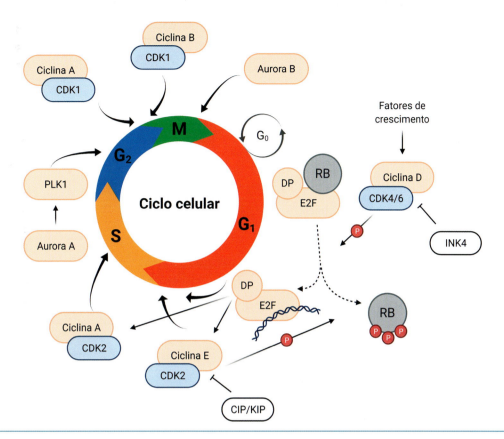

Figura 7.3 • Proteínas que controlam o ciclo celular – um resumo. Fatores de crescimento ativam as ciclinas D e as quinases dependentes de ciclinas (CDK) 4 e 6 que promovem a progressão do ciclo da fase G1 para a fase S através da fosforilação de RB, que libera E2F e DP, que então ativam a transcrição. As fases S e G2 são controladas através da atuação das proteínas CDK2, PLK1 e Aurora A. Na fase G2, CDK1 ou CDC2 fosforilam uma série de proteínas que regulam o ciclo celular. A família de proteínas INK4 inibe a ação de CDK4/6, e CIP/KIP inibem principalmente CDK2. Fonte: Adaptada de Tobias & Piotr, 2017.

telomerase reverse transcriptase) e de uma subunidade ribonucleica, hTERC (do inglês, *telomerase RNA component*). A subunidade ribonucleica tem na porção 5' uma sequência de seis ribonucleotídeos que servirão de molde para a síntese dos seis nucleotídeos repetitivos do telômero na fita líder (Figura 7.4). Por fim, a fita tardia é sintetizada pela DNA polimerase utilizando a fita líder como molde.

A atividade dos telômeros varia de acordo com o tecido celular. A telomerase está expressa em células embrionárias, "stem cells" ou células progenitoras, mas a expressão é baixa ou ausente na maioria dos tecidos somáticos dos adultos, uma vez que sofre repressão em tecidos somáticos após o nascimento. Células com altas taxas de replicação, como células do intestino, da pele e células-tronco, têm alta atividade da telomerase, enquanto outras células adultas têm níveis baixos ou indetectáveis da atividade dessa enzima. Onde há baixa atividade da enzima, as células deixam de receber as repetições teloméricas na síntese do DNA, gerando um encurtamento progressivo das extremidades cromossômicas. Quando os telômeros das células sofrem um severo encurtamento, é acionado um mecanismo de reparo de DNA ou senescência celular, podendo levar à apoptose.

O estresse oxidativo, estresse replicativo, raios UV, alterações do complexo de proteínas que protegem o telômero ou da telomerase podem causar lesão do DNA telomérico, acarretando disfunção ou perda do telômero. Em células que expressam *TP53* normal, pode ocorrer parada do ciclo celular, apoptose ou senescência. Já quando *TP53* está mutado, as células podem ultrapassar a mitose e reentrar em fase S, tornando-se tetraploides, ou podem ocorrer fusões término-terminal entre cromátides-irmãs ou diferentes cromossomos e consequente instabilidade genômica e câncer.

Enquanto em células de tecidos normais a expressão de telomerase está reprimida, em câncer a expressão de telomerase está presente em cerca de 85-95% dos casos. Portanto, a manutenção dos telômeros e imortalidade parecem cruciais para a progressão tumoral.

ONCOLOGIA – DA MOLÉCULA A CLÍNICA

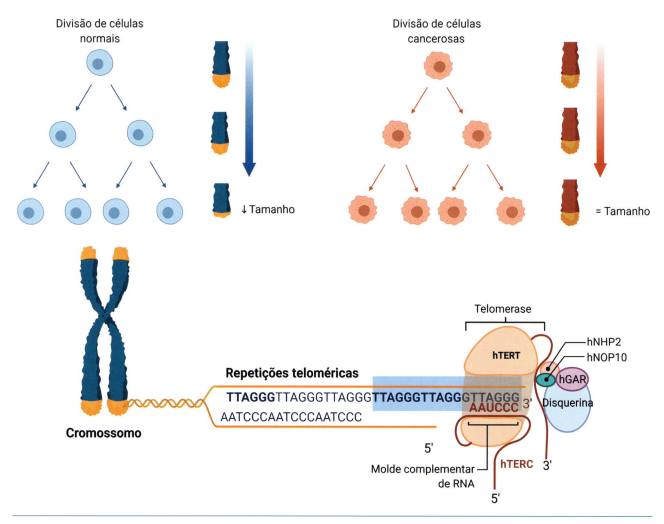

Figura 7.4 ● Encurtamento dos telômeros e ação da telomerase. As células em azul representam células normais do nosso corpo, e podemos ver o encurtamento dos telômeros conforme ocorrem subsequentes divisões. Já nas células cancerosas em vermelho, observamos uma conservação dos telômeros, garantindo poder replicativo às células. Na parte inferior vemos a ação da telomerase, incluindo as repetições TTAGGG às extremidades do cromossomo. hTERT (do inglês, *telomerase reverse transcriptase*) é a subunidade proteica da telomerase, e hTERC (do inglês, *telomerase RNA component*) é a subunidade ribonucleica. hNHP2, hNOP10, hGAR e a disquerina estão envolvidos na estabilidade e funcionamento deste complexo.

Estudos de sequenciamento do genoma demonstraram que mutação em região não codificadora da telomerase, levando a um aumento de expressão da enzima, pode ocorrer em alguns tipos de câncer.

A telomerase é codificada por gene único (não redundante) e poderia ser um alvo específico em células cancerosas. Logo, existem fármacos em desenvolvimento para inibir esse mecanismo, entre eles a inibição direta da enzima ou agentes que alteram a estrutura do telômero, levando à inabilidade de ligação à telomerase. Uma delas é um oligonucleotídeo dirigido contra o molde de RNA da telomerase hTERT, conjugado a lipídeo, que bloqueia o acesso do telômero à telomerase e que mostrou resultados promissores em pacientes com mielofibrose.

O QUE É A SENESCÊNCIA CELULAR?

A senescência envolve diversos processos fisiológicos e patológicos, como cicatrização de feridas, processo de envelhecimento e câncer. A "senescência replicativa" implicada no envelhecimento está ligada ao encurtamento progressivo dos telômeros devido às sucessivas divisões celulares. Ao mesmo tempo outros processos podem ativar uma "senescência prematura" como uma resposta a oncogenes ativados, citocinas e danos ao DNA. Neste caso, as células senescentes não entram em apoptose, que é o programa final da parada do ciclo celular, mas continuam viáveis por um longo período, podendo apresentar um fenótipo secretor associado à senescência (SASP). O SASP apresenta uma gama enorme de citocinas pró-inflamatórias e quimiocinas responsáveis pela comunicação célula-célula, o que pode afetar profundamente a homeostase do tecido. Danos ao DNA desencadeiam a ativação da proteína bloqueadora do ciclo celular p21^{CIP1} e a inibidora de CDK p16^{INK4A}, causando uma parada do ciclo em G1.

Os marcadores de senescência frequentemente usados incluem a reação da β-galactosidase associada à senescência (SA-β-gal), ausência de expressão da proteína Ki67, alta expressão do inibidor de p16^{INK4A} e níveis elevados da histona H3 lisina 9 trimetilada (H3K9me3). Porém, como ainda não há um painel sensível e robusto para a detecção de células senescentes, mesmo a combinação desses marcadores não é suficiente para detectar células senescentes, principalmente in vivo.

A senescência pode ser induzida devido ao encurtamento dos telômeros, ativação de oncogenes e quimioterapia/radioterapia, através da ativação de p53. Mutações no gene TP53 (que codifica p53) podem levar à proliferação descontrolada da célula e, consequentemente, a uma fuga do fenótipo senescente.

Mutações no gene TP53 e a infecção pelo vírus HPV podem reverter o fenótipo senescente, fazendo com que a célula retorne ao ciclo celular. Ou seja, a senescência é uma via de mão dupla, serve como uma barreira natural contra o crescimento descontrolado da célula, mas a célula pode permanecer nesse estado por um longo período e retornar ao ciclo celular devido à ativação de oncogenes.

COMO ESTÁ O CICLO CELULAR NO CÂNCER?

Uma das marcas do câncer é a desregulação do controle do ciclo celular. Alterações que comprometem componentes dos pontos de checagem e proteínas responsáveis pela regulação do ciclo acontecem na grande maioria dos tumores humanos. Nas células cancerosas, as proteínas que controlam a atividade de pRb são frequentemente defeituosas, levando a um aumento da expressão de genes necessário para a progressão do ciclo em G1-S, mesmo na ausência de fatores de crescimento. Essa desregulação do ciclo pode ser causada por amplificações dos receptores de fatores de crescimento, como HER2 em câncer de mama, mutações em genes a jusante da ativação desses receptores, como mutações nas vias do RAS/MAPK ou PI3K/AKT/mTOR e em proteínas controladoras do ciclo, como as ciclinas, CDKs e CKIs. Essas mutações levam à instabilidade genômica devido ao aumento das divisões e, consequentemente, levam à progressão tumoral.

A inativação do gene Rb causada por mutações, entre as quais as mais frequentes são a mutação pontual e deleção, ocorre principalmente em câncer de bexiga, sarcoma, câncer de ovário (15%-25%) e particularmente em câncer de próstata, onde observa-se mais frequentemente, a deleção (18%). Já em câncer cervical, pRb é sequestrada pela proteína viral E7. A amplificação do gene CCND1, provocando aumento da expressão de ciclina D1, tem frequência em torno de 20% em cânceres de mama, cabeça e pescoço e bexiga. Amplificação nos genes CCNE1 e CCNE2 ocorre principalmente em leucemia mieloide aguda, linfoma difuso de célula grande B, e carcinoma espinocelular de cabeça e pescoço. Já CDK4 está amplificado em 50% dos glioblastomas e em melanoma está constitutivamente ativado pela mutação pontual (R24C).

RETINOBLASTOMA

Retinoblastoma é um câncer ocular raro e agressivo, mais comum na primeira infância, afetando cerca de oito mil crianças todo ano. Esse tipo de câncer geralmente é iniciado a partir da mutação bialélica do gene RB1 (gene que codifica a proteína pRb). Um indivíduo que herda um alelo mutado tem uma predisposição muito alta para desenvolver o câncer após perder o alelo selvagem do RB1. A perda de função da pRb causa um crescimento anormal das células precursoras neurais presentes na retina, levando a uma instabilidade genômica e ocasionando o câncer.

Aproximadamente 40% dos casos de retinoblastoma são hereditários, ou seja, a criança recebe um alelo mutado do gene RB1 de um dos pais. Devido à grande taxa de replicação das células precursoras da retina e à característica dominante do distúrbio, é muito provável que aconteça uma mutação somática no outro alelo do RB1. Essas mutações de second hit são bastante comuns e podem ocorrer em mais de uma célula e causar tumores multifocais em um olho, nos dois olhos (retinoblastoma bilateral), ou ainda nos dois olhos e na glândula pineal, o que é conhecido como retinoblastoma "trilateral".

Nos casos de retinoblastoma esporádicos, em que a criança não herda nenhuma mutação nos alelos de RB1, para que o câncer se desenvolva é necessário que haja mutações nos dois alelos do gene em uma mesma célula. Como estatisticamente este evento é mais raro de ocorrer, o retinoblastoma esporádico acontece geralmente em apenas um local (unifocal), em apenas um olho (unilateral). Além disso, tumores esporádicos são diagnosticados mais tardiamente que o hereditário devido ao tempo necessário para que ocorram mutações nos dois alelos de *RB1* em uma mesma célula.

A pRb regula o ciclo celular, e em sua forma ativa liga-se à proteína E2F, impedindo, portanto, a transcrição de genes importantes para a progressão do ciclo celular. Quando a pRb é fosforilada por CDKs, o que ocorre em presença de sinais mitógenos, libera E2F e DP, que promoverão a transição da fase G1 para S. Na ausência de pRb, E2F mantém-se ativado, sem a necessidade da atuação das CDKs, levando a um aumento da proliferação (Figura 7.5). Logo, pRb é importante para suprimir o fator de transcrição E2F, e a perda dessa função é a principal causa da formação de retinoblastoma, pois mais de 90% dos pacientes com retinoblastoma apresentam mutações bialélicas no gene *RB1*.

Faz-se a suspeita do diagnóstico de retinoblastoma geralmente a partir dos sinais clínicos, como leucocoria (pupila branca), que pode ser vista como um reflexo anormal no olho da criança, estrabismo (desalinhamento dos olhos), mudança da cor da íris, inflamação não infecciosa e, em doença avançada, o olho pode projetar-se da órbita ocular. Exames histopatológicos não são recomendados devido ao enorme risco de metástase pela biópsia. A oftalmoscopia indireta com dilatação farmacológica e exame retiniano detalhado geralmente é suficiente para o diagnóstico. O diagnóstico tardio pode levar à invasão do nervo óptico e metástases no sistema nervoso central e outras partes do corpo; por isso é importante que o diagnóstico seja o mais precoce possível para salvar a vida e talvez a visão do paciente.

CICLO CELULAR NO MELANOMA

Melanoma é um tumor de pele que se origina das células produtoras de pigmentos, os melanócitos. O melanoma tem incidência global de aproximadamente 15 a 25 por 100.000 indivíduos e maior mortalidade entre os cânceres de pele. É mais frequente em adultos de pele branca, pois a exposição à luz UV (geralmente solar) é o maior fator de risco, levando a uma assinatura genética característica do melanoma.

Uma fração dos melanomas pode ser atribuída à mutação germinativa em *CDKN2A*. Nestes casos o paciente herda um alelo mutado de um dos pais e a apresentação do melanoma pode ocorrer em idade precoce. A doença é frequente em vários membros da família e múltiplos melanomas primários e outros tipos de tumor, como o câncer de pâncreas, podem ser detectados. Outros genes que podem estar implicados em predisposição ao melanoma são *CDK4* e *TERT*; este último, responsável por codificar a telomerase.

O gene *CDKN2A* codifica duas proteínas que atuam no ciclo celular: p16^{INK4A} e p14^{ARF}. A proteína p16 selvagem pertence à família INK4, que são inibidoras do complexo ciclina D-CDK4/6, impedindo a fosforilação de pRb, enquanto p14 evita a ubiquitinação mediada pela E3 ubiquitina-proteína ligase mdm2 e a degradação subsequente de p53. Ou seja, com uma mutação e perda de função do gene CDKN2A, a célula perde o

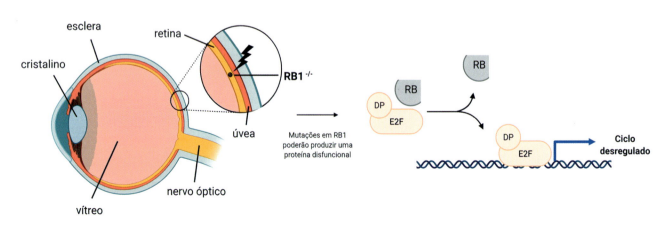

Figura 7.5 • Desregulação do ciclo celular devido a mutações em *RB1*. Caso haja mutação com perda de função nos dois alelos do gene *RB1*, a pRb será disfuncional e não se ligará a E2F, desregulando o ciclo celular e causando instabilidade genômica e, possivelmente, câncer. Fonte: Adaptada de Dimaras *et al.*, 2015.

Ciclo Celular

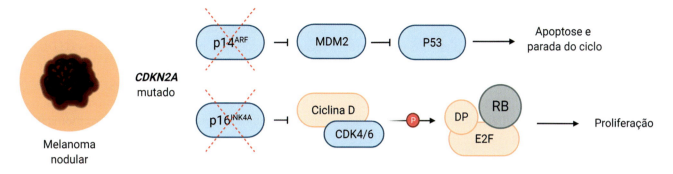

Figura 7.6 • *CDKN2A* e alteração do ciclo no melanoma. O gene *CDKN2A* codifica duas proteínas importantes para a maquinaria que controla o ciclo celular: p14^{ARF} e p16^{INK4A}. Caso a proteína p14^{ARF} seja disfuncional, perde-se a inibição de mdm2, que induz a degradação de p53. Logo, a maior degradação de p53, por sua vez, leva a uma perda da inibição do ciclo celular e a uma inibição do processo de apoptose, frente a danos ao DNA. Se p16^{INK4A} for disfuncional, não há a inibição do complexo CDK4/6, que fosforila Rb, aumentando dessa maneira a proliferação celular.

controle tanto de Rb quanto de p53, desregulando o ciclo celular e perdendo a capacidade de parar o ciclo e entrar em apoptose.

O QUE O VÍRUS DO HPV ALTERA NO CICLO?

HPVs de trato genital são transmitidos sexualmente e infecções persistente por HPV de alto risco são fatores que contribuem para a carcinogênese. Esta relação entre HPV e câncer cervical ou de colo de útero pode ser explicada pela regulação do ciclo celular da célula hospedeira pelo vírus, levando à indução de um estado hiperproliferativo.

Como vimos, o ciclo celular é controlado por mecanismos específicos para assegurar a progressão adequada do ciclo celular. Esses mecanismos têm a participação de várias moléculas, como ciclinas (A, D e E), quinases dependentes de ciclinas (CDK4 e CDK6), inibidores de quinase dependente de ciclinas (INK4 e Cip) e substratos de CDKs (pRb e E2F), atuando em conjunto em cada fase do ciclo (Figura 7.7), regulando a progressão ou inibição do ciclo celular.

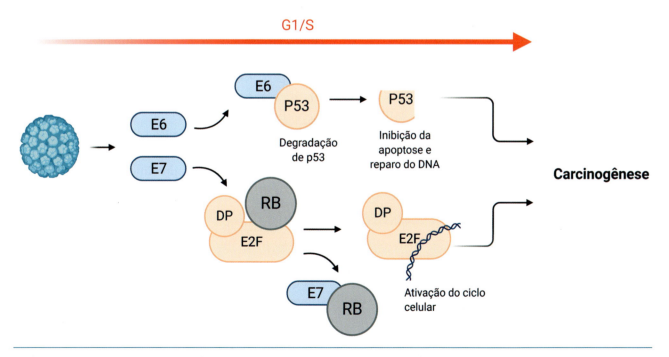

Figura 7.7 • Alterações causadas pelas oncoproteínas E6 e E7 do HPV no ciclo celular. A oncoproteína E6 do HPV leva à degradação de p53 por ubiquitinação, inibindo a apoptose e reparo do DNA. Já a oncoproteína E7 se liga à proteína do retinoblastoma (Rb) e libera E2F ativando a proliferação celular.

O HPV, por sua vez, produz duas oncoproteínas, E6 e E7, que são as principais responsáveis pela carcinogênese. E6 liga-se ao P53, e o complexo E6-p53 altera a regulação normal de p53 por mdm-2 (regulador negativo de p53) e leva à degradação de p53, por ubiquitinação. Por outro lado, E7 liga-se à proteína Rb, liberando fator transcricional E2F, levando à transição de G1 para fase S, com consequente replicação do DNA e progressão no ciclo celular.

Oncogenes E6 e E7 também têm papel importante na desregulação da via de sinalização, E6 liga e inativa p53, enquanto estimula vias de PI3K (fosfoinositídeo 3-quinase), AKT (proteína quinase B) e Wnt e Notch; já E7 se liga à proteína do retinoblastoma, Rb, e libera E2F estimulando via PI3K/AKT. Esses eventos estão relacionados ao "cancer hallmarks" indicando efeitos que culminam para desenvolvimento do câncer, como descontrole na proliferação, instabilidade genética, resistência à morte celular, entre outros.

Infecção por HPV 16 e HPV 18 está relacionada ao risco de desenvolver não só câncer de colo de útero, mas também de canal anal, pênis e cavidade oral. Felizmente medida eficaz, que é a vacinação contra HPVs de alto risco, já foi implementada. Logo, espera-se que cânceres associados ao HPV sejam drasticamente reduzidos. Três vacinas encontram-se em uso no mundo: uma bivalente, uma quadrivalente e uma nonavalente, todas eficazes para a prevenção da infecção pelos HPVs tipos 16 e 18, que são os principais responsáveis pelo câncer de colo de útero. A vacina quadrivalente protege também contra HPVs tipos 6 e 11, responsáveis por verrugas anogenitais, enquanto a vacina nonavalente protege ainda contra infecções por HPV tipos 31, 33, 45, 52 e 58. Estas vacinas protegem contra a infecção, mas não eliminam as infecções já existentes.

DESREGULAÇÃO DO COMPLEXO CICLINA D-CDK4/6

Muitos cânceres humanos apresentam mutações no DNA ou aberrações transcricionais que ativam o complexo ciclina D-CDK4/6. Mutações no gene CCND1, que codifica a proteína ciclina D1, são comumente observadas em cânceres do trato gastrointestinal superior, cabeça e pescoço, pulmão e em cânceres de mama. A amplificação do gene foi correlacionada com um pior prognóstico. Os genes CCND2 e CCND3, que codificam a ciclina D2 e a ciclina D3, respectivamente, também encontram-se amplificados em certa variedade de cânceres, porém com menor frequência. Alguns tumores carregam mutações nas regiões não traduzidas (UTRs) de CCND1, CCND2 e CCND3. Além disso, alguns tipos tumorais apresentam amplificações nos genes que codificam as CDKs, como lipossarcomas e glioblastomas, para CDK4, e cânceres gastrointestinais e carcinoma neuroendócrino de próstata, para CDK6. Essas alterações aumentam a atividade do complexo ciclina D-CDK4/6 e em teoria conferem sensibilidade desses cânceres aos inibidores de CDK4/6, fazendo com que candidatos sejam ideais para o tratamento com esses inibidores.

INIBIDORES DE CDK

Pan-CDK

Os primeiros compostos comumente desenvolvidos para inibir as CDKs são referidos como inibidores pan-CDK, pois apresentaram pouca especificidade para CDKs individuais. Como exemplo de primeira geração desses inibidores pan-CDK temos o flavopiridol e a (R)-roscovitina.

O flavopiridol representa o inibidor de CDK mais estudado. Tem como alvo CDK9, CDK1, CDK2 e CDK4 e causa uma parada do ciclo nas fases G1 e G2. Em estudos pré-clínicos apresentou boa atividade antitumoral, induzindo apoptose em diversos tecidos de camundongos e mostrou certa evidência de atividade clínica em estudos de fase 2 em tumores hematológicos, mas exibiu eficácia insuficiente em tumores sólidos. Já a (R)-roscovitina não demonstrou atividade antitumoral promissora em estudos pré-clínicos e clínicos. Em geral, esses inibidores pan-CDK de primeira geração necessitavam de altas concentrações para inibir seus alvos, frequentemente levando à toxicidade.

Devido às limitações dos inibidores pan-CDK de primeira geração, foram desenvolvidos inibidores de segunda geração, como o dinaciclib, AT7519 e milciclib. O dinaciclib apresentou potência de inibição da fosforilação de RB 100 vezes maior que o flavopiridol com melhor índice terapêutico. Em estudos pré-clínicos demonstrou bloqueio da proliferação das células tumorais em xenoenxerto de câncer ovariano, pancreático, leucemia linfoide aguda (LLA) e melanoma, porém em ensaios clínicos exibiu baixa atividade terapêutica. Apesar disso, o dinaciclib pode ser eficaz no tratamento de câncer de mama triplo negativo e linfoma do tipo B com mutação no gene MYC.

INIBIDORES CDK4/6

Os inibidores seletivos para a CDK4 e a CDK6 obtiveram melhor atividade terapêutica. Três desses já foram aprovados pela agência americana de controle de fármacos, *Food and Drug Administration* (FDA). São eles: palbociclibe, ribociclibe e abemaciclibe. O abemaciclibe, além de inibir CDK4/6, também inibe, com baixa afinidade, as proteínas CDK9 e PIM1. Todos os três medicamentos são de uso oral e inibem a fosforilação da pRb, causando uma parada no ciclo na fase G1. Em estudos pré-clínicos, células que perderam a pRb e consequentemente não precisavam da fosforilação da proteína para progredir no ciclo não responderam ao palbociclibe.

Esses inibidores podem ser utilizados em pacientes com câncer de mama receptor de estrogênio positivo (ER+), quando aplicados juntamente com inibidores de aromatase. Estudos apontam que resistência aos inibidores de CDK4/6 se deve às alterações moleculares, à amplificação dos genes *CDK6*, *CCNE1* ou *FGFR1* e à perda dos genes *RB1* ou *FAT1*.

QUAIS SÃO AS TÉCNICAS UTILIZADAS PARA AVALIAR O CICLO CELULAR?

Como vimos, o ciclo celular compreende as fases G1, síntese do DNA, G2 e mitose. De acordo com a condição celular, pode ocorrer desregulação deste processo, com alteração da progressão natural do ciclo.

A avaliação do ciclo celular pode revelar aspectos importantes; por exemplo, se a célula está progredindo no ciclo celular de modo habitual, se houve parada do ciclo, e ainda o tempo de permanência em uma fase específica, o número de mitoses completadas em determinado período de tempo ou a duração total do ciclo celular.

Apresentaremos, então, algumas técnicas clássicas aplicadas na avaliação do ciclo celular e, como este aspecto é muito importante quando pensamos em câncer, vamos abordar como esta área vem evoluindo.

Uma das maneiras mais utilizadas para avaliar, em uma população de células, qual a porcentagem de células se apresenta em cada uma das fases do ciclo celular, é através do uso de corantes ligantes de DNA, detectados por citometria de fluxo. Como exemplos temos o iodeto de propídio (PI), que é um agente intercalante estequiométrico da dupla fita de DNA, ligando-se a cada quatro pares de bases e emitindo fluorescência, quando excitado pelo *laser* de ar de argônio a 488 nm. Desse modo, é possível quantificar o conteúdo de DNA de cada célula pela citometria de fluxo. Por exemplo, uma célula contendo 2n cromossomos emite x florescência, uma célula que completou a fase S, contendo 4n cromossomos, que está prestes a se dividir, emite 2x de fluorescência, e células em fase S emitem fluorescência entre x e 2x. O iodeto de propídio só penetra no núcleo, se a membrana celular foi permeabilizada; logo, ele permite também avaliar a viabilidade celular, pois penetra em células mortas. Podem ser utilizados, também, vários outros agentes, como por exemplo, o DAPI, marcador fluorescente que se liga fortemente ao DNA.

Tabela 7.1 • Inibidores de CDK4/6 aprovados pela Anvisa

Inibidor (sinônimo)	Principais alvos	Aprovação e uso
Palbociclibe (PD0332991)	CDK4, CDK6	Foi aprovado pelo FDA em 2015 e em 2019 pela Anvisa, sob o nome de Ibrance. É indicado para o tratamento de câncer de mama receptor hormonal positivo (HR+)/HER2– avançado ou metastático juntamente com a terapia endócrina.
Ribociclibe (LEE011)	CDK4, CDK6	Foi aprovado pelo FDA em 2017 e em 2018 pela Anvisa, sob o nome de Kisqali. É indicado principalmente para o tratamento de câncer de mama HR+/HER– avançado ou metastático junto com a terapia endócrina.
Abemaciclibe (LY2835219)	CDK4, CDK6, HIPK2, PIM1, CDK9, DYRK2, CK2, GSK3β	Foi aprovado em 2017 pelo FDA e em 2019 pela Anvisa, sob o nome de Verzenios. É indicado para o tratamento de câncer de mama HR+/HER2– avançado ou metastático juntamente com Fulvestranto.

A proliferação pode ser avaliada por diferentes maneiras. Uma das mais utilizadas é a avaliação do índice mitótico em fragmentos de tumor obtidos por biópsia ou pela exérese, corados com hematoxilina e eosina. Neste caso, é feita a contagem do número de mitoses em cortes histológicos corados com hematoxilina e eosina, através de microscópio óptico. No corte histológico também pode ser avaliada a expressão de Ki67, um antígeno nuclear de proliferação celular, que pode ser detectado em células em proliferação, mas não em células quiescentes, ou seja, em fase G0. A expressão de Ki67 se intensifica, à medida que a célula progride na fase do ciclo celular. Para isso, utiliza-se um anticorpo contra Ki67 em reação de imuno-histoquímica (IHC).

Para avaliar a proliferação de linhagens celulares em cultura, um dos métodos mais utilizados é a contagem do número de células através de coloração simples com azul de tripano, utilizando-se câmara de Neubauer (ou hemocitômetro) e microscópio óptico. Para avaliar a atividade metabólica pode-se utilizar o ensaio colorimétrico de MTT (brometo de [3-(4,5dimetiltiazol-2yl)-2,5-difenil tetrazolium), que avalia a redução de um componente de tetrazólio (MTT) em um produto de formazano insolúvel, pela mitocôndria de células viáveis, o produto sendo detectado por espectrofotometria. A quantidade de cor produzida é diretamente proporcional ao número de células viáveis. Outro reagente similar é o MTS [3-(4,5dimetiltiazol2-il)-5-(3-carboximetoxifenil)-2-(4-sulfofenil)-2H-tetrazólio], um outro tipo de sal de tetrazólio.

Células em fase S podem ser avaliadas por marcadores de DNA nascente. Um dos ensaios que foi bastante utilizado no passado é a incorporação de timidina triciada (H³-timidina), um análogo radioativo do nucleotídeo timidina que é incorporado ao DNA durante o processo de replicação. Este radioisótopo é colocado em excesso no meio de cultura (2mM), incubado, e a leitura é feita em um contador de cintilação. Já a bromodeoxiuridina (BrdU) é um nucleosídeo sintético análogo à timidina. Neste ensaio, a BrdU, colocada no meio de cultura, é captada pelas células em proliferação e a detecção é feita por um anticorpo específico contra BrdU. A fração de células em fase S de um tumor em seres vivos pode também ser determinada; neste caso, administra-se, pouco antes da coleta, uma injeção endovenosa de BrdU, que será incorporado pelas células em fase S.

As atividades e expressões das ciclinas são alteradas durante as distintas fases do ciclo celular. Enquanto ciclinas D, estão presentes entre fase G0 para G1, as ciclinas E e A na transição G1/S, assim como as ciclinas B1 e B2 na fase M. A análise da expressão dessas proteínas pode ser realizada através da utilização de anticorpo primário conjugado ou não, e a análise por diversas formas, como a citometria de fluxo, imuno-histoquímica, imunoblot ou por kits ELISA.

O marcador de senescência mais frequentemente utilizado é a expressão de β-galactosidase associada à senescência (SA-β-gal ou SABG), que é uma enzima que catalisa a hidrólise de β-galactosídeos em monossacarídeos, apenas em células senescentes. O ensaio citoquímico se baseia na clivagem do substrato cromogênico X-Gal, produzindo um precipitado azul. Este efeito pode ser explicado pela superexpressão e acúmulo da beta-galactosidase lisossomal endógena especificamente em células senescentes. Em associação à SABG, outros biomarcadores de senescência celular incluem os inibidores do ciclo celular, p16[INK4A] e p21[Cip1].

IMAGEM DE CÉLULAS VIVAS

Imagem de célula viva é uma técnica utilizada para visualização de fenômenos biológicos em célula única por longos períodos. Neste contexto, as células são mantidas em cultura por vários dias sob controle de temperatura a 37°C e 5% de CO_2 em uma incubadora acoplada ao microscópio para promover a visualização em tempo real da célula nas diferentes fases do ciclo celular. Um sistema próprio é utilizado para realização do ensaio, o FUCCI (indicador de ciclo celular baseado em ubiquitinação fluorescente), que se baseia em um conjunto de dois sensores fluorescentes para monitorar fases do ciclo celular em tempo real. Essa tecnologia analisa as células vivas em maneira espaço-temporal usando quimeras fluorescentes de proteína de cor dupla: cdt1 de cor vermelha e gemini de cor verde, que fusionam-se a diferentes reguladores do ciclo celular. Durante a fase G1, gemini é degradada, restando apenas a cdt1 que aparece como uma fluorescência vermelha no núcleo das células. Já nas fases S, G2 e M, cdt1 é degradada, restando a gemini que aparece como uma coloração verde no núcleo. Na transição G1/S, quando os níveis de cdt1 estão diminuindo e gemini aumentando, ambas as proteínas estão presentes no núcleo, e suas colorações são sobrepostas, gerando uma coloração amarelada no núcleo. As imagens e análise são adquiridas por *softwares* específicos.

Ciclo Celular

Tabela 7.2 ● Representação das técnicas

Marcador	Imagem representativa
Citometria de fluxo: incorporação de iodeto de propídio no DNA de células permeabilizadas.	Histograma: Conteúdo do DNA
Incorporação de bromodeoxiuridina (5-bromo-2'-deoxiuridina) por células em fase S – revelação por anticorpo antiBrdU (em marrom)	
Coloração com hematoxilina e eosina (HE) para avaliação do índice mitótico	
Marcação (em marrom) de células em proliferação pelo anticorpo anti-Ki67	
MTT ou brometo de [3-(4,5-dimetiltiazol-2yl)-2,5-difenil tetrazolium]: penetra a membrana e é metabolizada pela mitocôndria, originando cristais insolúveis de formazan, de coloração azul ou roxa	
Azul de tripano: marcação de células não viáveis em azul	

BOXE 2 – INTERPRETANDO DADOS COM USO DA INTELIGÊNCIA ARTIFICIAL

Interpretar grandes quantidades de dados é sempre um desafio. Uma maneira de abordar essa questão é utilizar a inteligência artificial. A citometria de fluxo de imagem (IFC), técnica que combina citometria de fluxo com microscopia de fluorescência, fornece dados correlacionados de uma grande população de células e dados de imagens de vários canais, sendo excelente para a análise de inteligência artificial. Pesquisadores do Centro de Biologia Computacional de Neuherberg e da Faculdade de Ciências Médicas de Newcastle, utilizando o algoritmo t-SNE, algoritmo esse que reduz a quantidade de dimensões de dados por similaridade, conseguiram classificar um grande número de células de linfócitos T humanos imortalizadas de crescimento assíncrono (células Jurkat) em sete fases do ciclo celular, incluindo as fases da interfase e mitose (G1, S, G2, prófase, metáfase, anáfase e telófase), com precisão de 98%. O algoritmo também foi utilizado para classificar a progressão da retinopatia diabética utilizando 30.000 fotografias coloridas de fundo da retina. Dito isto, acreditamos que o futuro da Medicina seja um futuro em que as ciências biológicas e a informática andem de mãos dadas, até mesmo na identificação das células em microscopia óptica.

SINCRONIZAÇÃO CELULAR

Alguns ensaios necessitam que as células se acumulem em determinada fase do ciclo. Como as células dos mamíferos se dividem geralmente de maneira assíncrona, precisamos realizar uma parada forçada do ciclo para forçar a sincronização da população celular. Essa parada forçada pode ser feita com ou sem o uso de drogas. Como exemplo de fármacos que podem ser utilizados, temos a lovastatina, um inibidor da síntese de colesterol que bloqueia o ciclo em G1, e o nocodazole, um inibidor da polimerização de microtúbulos, bloqueando o fuso mitótico na fase M. A eficiência depende do tipo de droga, e o aumento da dosagem ou do tempo de exposição pode melhorar a pureza, diminuindo o número de células que escapam do bloqueio, mas pode custar a viabilidade celular devido à toxicidade dessas drogas.

A sincronização celular em ensaio de cultura de células pode provocar parada em determinado estágio do ciclo celular, de acordo com o tratamento:

- **Fase G0/G1:** não adição de soro (suplemento de fatores de crescimento) ao meio de cultura celular, ou uso de meio de cultura sem isoleucina, um aminoácido essencial para diversas funções do organismo.
- **Fase G1:** adição de agentes químicos ao meio de cultura, como lovastatina (um agente antilipidêmico) e mimosina (aminoácido não proteico tóxico), ou inibindo o ciclo por contato célula-célula, mantendo o frasco de cultura com alta confluência (a inibição é revertida ao fazer o repique das células).
- **Fase S:** adição de agentes que interrompem a síntese de DNA, como afidicolina, um inibidor seletivo da DNA polimerase; hidroxiureia, inibidora da enzima ribonucleotídeo redutase; ou excesso de timidina, que interrompe o metabolismo de desoxinucleotídeos por competição.
- **Fase M:** adição de inibidores da polimerização de microtúbulos, como nocodazole e colchicina.

GLOSSÁRIO

Aminoácido não proteico: aminoácido que ocorre naturalmente na forma livre ou combinada, mas não faz parte dos 20 aminoácidos que compõem proteínas. Está presente em muitas plantas.

Cancer hallmarks: traduzindo do inglês, "marcas registradas do câncer" é uma publicação de 2000 dos pesquisadores Hanahan D. e Weinberg R., em que são apresentadas seis características comuns aos tumores. Em 2011 os mesmos pesquisadores publicaram uma atualização desse conceito. Trata-se de um dos mais abrangentes estudos sobre os mecanismos envolvidos na carcinogênese até hoje.

Citocinas: nome geral dado a peptídeos secretados pelas células com função sinalizadora.

Confluência: em culturas celulares, o termo confluência é utilizado para descrever a porcentagem da área da superfície de um recipiente de cultura coberto por uma camada de células quando observado ao microscópio.

Fita líder: fita do DNA em que a replicação acontece de maneira contínua na direção 5' – 3'.

Fita tardia: fita complementar à fita líder em que a replicação acontece de maneira descontínua com os chamados fragmentos de Okazaki.

Quiescência celular: estado em que a célula não se divide, porém mantém a capacidade de voltar ao estado replicativo.

Quilodáltons: são 1000 (quilo)dáltons, unidade de medida de massa usada para expressar a massa de partículas atômicas (elementos químicos ou compostos).

Quimiocinas: subtipo de citocinas capazes de induzir a migração de células imunes.

Quinase: enzima que modifica quimicamente outras proteínas adicionando um grupamento fosfato (fosforilação).

Repique ou passagem de células: transferência das células de um substrato de cultura a outro. As transferências podem ser feitas indefinidamente.

Ribonucleotídeo redutase (RNR): enzima que catalisa a formação de desoxinucleotídeos removendo o grupo 2'-hidroxila dos ribonucleotídeos.

Senescência celular: processo natural de envelhecimento celular ligado ao encurtamento gradativo dos telômeros e ativação de genes supressores tumorais.

Tipo selvagem: termo usado para descrever um alelo (ou gene) em sua forma natural ou não mutada (que não sofreu alteração).

Ubiquitinação: processo celular que envolve proteínas chamadas ubiquitinas, que marcam as proteínas para serem degradadas pelo proteassoma, enzima dependente de ATP que destrói essas proteínas.

Xenoenxerto: transplante de células, tecidos ou órgãos entre espécies diferentes. Exemplo: enxerto de células malignas mamárias humanas em camundongo para pesquisa *in vivo*.

LEITURAS RECOMENDADAS

Dimaras H, Kimani K, Dimba EAO *et al*. Retinoblastoma. The Lancet, v. 379, n. 9824, p. 1436-1446, 2012.

Maciejowski J, De Lange T. Telomeres in cancer: tumour suppression and genome instability. Nature Reviews Molecular Cell Biology, v. 18, n. 3, p. 175-186, 2017.

Shah M, Nunes M, Stearns V. CDK4/6 Inhibitors: Game Changers in the Management of Hormone Receptor-Positive Advanced Breast Cancer? Oncology (Williston Park, N.Y.), v. 32, n. 5, p. 216-22, 2018.

Vermeulen K, Van Bockstaele DR, Berneman ZN. The cell cycle: A review of regulation, deregulation and therapeutic targets in cancer. Cell Proliferation, v. 36, n. 3, p. 131-149, 2003.

REFERÊNCIAS BIBLIOGRÁFICAS

Agência Nacional de Vigilância Sanitária. Anvisa.gov.br. Disponível em <https://consultas.anvisa.gov.br/#/pareceres/?categorias Regulatorias=1,2,3,4,5,6,10,7,8>. Acesso em 4 nov. 2020.

Alberts B *et al*. Biologia Molecular da Célula. 6. ed. Porto Alegre: Artmed, 2017.

Dimaras H *et al*. Retinoblastoma. Nature Reviews Disease Primers, v. 1, n. September, 2015.

Eastman AE, Guo S. The palette of techniques for cell cycle analysis. FEBS Letters, v. 594, n. 13, p. 2084-2098, 2020.

Eulenberg P *et al*. Reconstructing cell cycle and disease progression using deep learning. Nature Communications, v. 8, n. 1, p. 1-6, 2017.

Goel S *et al*. CDK4/6 Inhibition in Cancer: Beyond Cell Cycle Arrest. Trends in Cell Biology, v. 28, n. 11, p. 911-925, 2018.

Gupta S, Kumar P, Das BC. HPV: Molecular pathways and targets. Current Problems in Cancer, v. 42, n. 2, p. 161-174, 2018.

Guterres NA, Villanueva J. Targeting telomerase for cancer therapy. Oncogene, v. 39, n. 36, p. 5811-5824, 2020.

Harper JV. Synchronization of cell populations in G1/S and G2/M phases of the cell cycle. Methods in molecular biology (Clifton, N.J.), v. 296, n. 1, p. 157-166, 2005.

Lara-Gonzalez P, Westhorpe FG, Taylor SS. The spindle assembly checkpoint. Current Biology, v. 22, n. 22, p. R966-R980, 2012.

Lee S, Schmitt CA. The dynamic nature of senescence in cancer. Nature Cell Biology, v. 21, n. 1, p. 94-101, 2019.

Nussbaum RL, McInnes RR, Willard HF. Thompson & Thompson – Genética Médica. 8. ed. Chicago: Elsevier. 2016.

Poratti M, Marzaro G. Third-generation CDK inhibitors: A review on the synthesis and binding modes of Palbociclib, Ribociclib and Abemaciclib. European Journal of Medicinal Chemistry, v. 172, p. 143-153, 2019.

Sakaue-Sawano A *et al*. Visualizing Spatiotemporal Dynamics of Multicellular Cell-Cycle Progression. Cell, v. 132, n. 3, p. 487-498, 2008.

Shay JW. Role of telomeres and telomerase in aging and cancer. Cancer Discovery, v. 6, n. 6, p. 584-593, 2016.

Tchakarska G, Sola B. The double dealing of cyclin D1. Cell Cycle, v. 19, n. 2, p. 163-178, 2020.

Tobias O, Piotr S. Cell cycle proteins as promising targets in cancer therapy. Nature Reviews Cancer, v. 17, n. 2, p. 93-115, 2017.

Xu W, McArthur G. Cell Cycle Regulation and Melanoma. Current Oncology Reports, v. 18, n. 6, 2016.

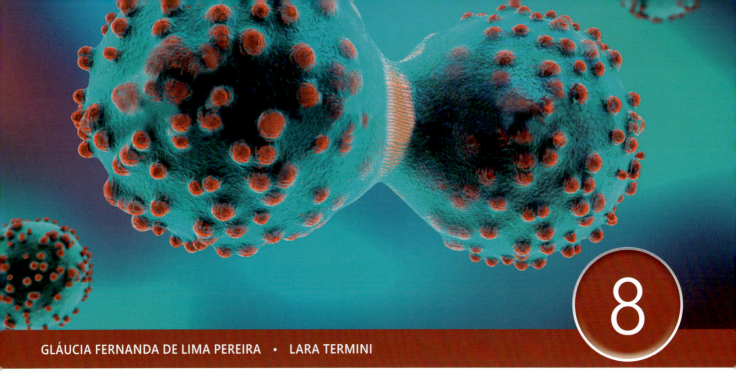

GLÁUCIA FERNANDA DE LIMA PEREIRA • LARA TERMINI

Dano ao DNA, Mecanismos de Reparo e Câncer

INTRODUÇÃO

A perpetuação das espécies ocorre através da reprodução e disseminação de seu material genético (ácido desoxirribonucleico ou DNA) para as gerações seguintes; para tanto, as informações contidas neste material devem ser mantidas intactas, corretas, de modo a levar a mensagem exata. No entanto, caso ocorram erros, é acionado um sistema celular capaz de repará-los, uma vez que alterações na sequência de DNA podem desencadear sérios problemas para um organismo.

As células apresentam elevadas taxas de replicação, e muito embora a maquinaria responsável por este fenômeno seja altamente precisa, com taxa de apenas um erro a cada $\sim 1 \times 10^4$ inserções, possíveis erros são uma realidade. Erros na replicação do DNA são fundamentais para a evolução; contudo, o acúmulo ou sua ocorrência em sítios críticos e regiões do genoma muito conservadas entre diferentes espécies podem culminar no desenvolvimento de inúmeras desordens e doenças, entre elas o câncer.

Danos ao DNA podem ocorrer a partir de processos endógenos, como erros de replicação e interação com metabólitos celulares, ou a partir da ação de agentes exógenos, como luz ultravioleta, radiação ionizante, quimioterápicos, entre outros. Diante desse cenário, a existência de um conjunto de mecanismos capazes de verificar a presença de erros, e sempre que possível, identificá-los e repará-los, é de extrema importância. Devido aos processos de resposta ao dano do DNA, menos de uma a cada mil alterações sofridas pela molécula de DNA permanecerá definitivamente.

Como visto no capítulo anterior (Ciclo Celular), existem alguns pontos de checagem durante o ciclo celular, que têm por intuito avaliar se o DNA replicado está apto para progredir para as próximas etapas. Caso existam erros, o material genético será submetido ao reparo e, só assim, poderá prosseguir no ciclo celular. Quando a taxa de erros acumulada é superior ao que o sistema de reparo é capaz de reverter, as células normais são retiradas do ciclo celular e direcionadas à senescência ou à morte celular programada (apoptose) (veja o capítulo sobre morte celular).

Deficiências nos mecanismos de reparo de DNA, característica comum em diversos tipos de câncer, tornam esse processo ineficiente, permitindo o acúmulo de alterações. Quando associadas às falhas nos mecanismos de resposta ao dano e indução de apoptose, este acúmulo é ainda maior e as alterações passam a perpetuar-se por várias gerações de células-filhas e favorecem o desenvolvimento e crescimento de tumores (Figura 8.1).

ONCOLOGIA – DA MOLÉCULA A CLÍNICA

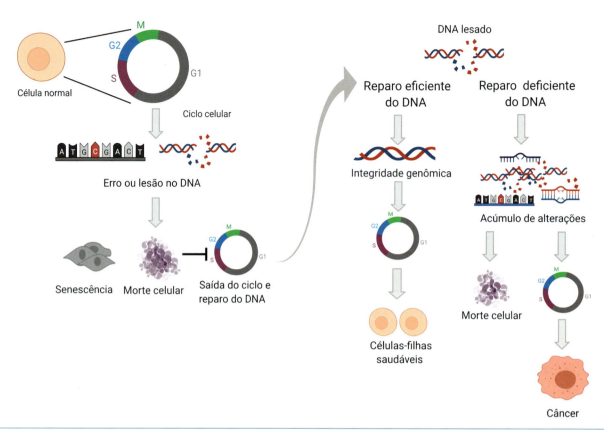

Figura 8.1 • Interação entre reparo de dano ao DNA e câncer. Diferentes alterações no DNA podem surgir durante o ciclo normal de uma célula e seu processo de divisão (acima, à esquerda). O acúmulo de lesões pode induzir as células a entrarem em senescência, morte celular, ou a saírem do ciclo celular para reparo das mesmas. O reparo das lesões pode gerar células idênticas à célula progenitora ou fixar mutações. Após esse processo as células podem entrar novamente no ciclo celular (acima, à direita). O acúmulo de mutações pode induzir o desenvolvimento de tumores.

Defeitos na resposta ao dano de DNA favorecem a promoção do câncer ao permitir maior instabilidade genômica, que vem acompanhada da aquisição de alterações, entre elas mutações do tipo *driver* (condutoras do câncer) e alterações que conferem heterogeneidade tumoral por meio da seleção de clones, além do não reconhecimento de erros/danos e não direcionamento à apoptose.

Os mecanismos que geram a resposta ao dano de DNA são bastante complexos e possuem diferentes vias de sinalização. Cada via é responsável por identificar tipos específicos de danos na molécula de DNA e repará-los. Além dos mecanismos diretamente relacionados ao reparo de DNA, existem outros processos associados à resposta ao dano, que atuam de maneira indireta, mas não menos importante, na manutenção da viabilidade celular. O tipo de reparo a ser recrutado depende do tipo de lesão ocorrida no DNA e em que momento do ciclo celular a célula se encontra.

Entre os mecanismos de reparo podem ser citados: reparo direto, reparo de pareamento errôneo (ou *mismatch repair* – MMR), reparo por excisão de base (*base excision repair* – BER), reparo por excisão de nucleotídeo (*nucleotide excision repair* – NER), reparo homólogo e reparo por junção de pontas não homólogas (*non homologous end-joining repair* – NHEJ).

Apesar de o mau funcionamento dos mecanismos de reparo estar diretamente associado ao processo de tumorigênese, a instabilidade genômica gerada pode ser benéfica e importante no combate ao câncer. Danos ocasionados por erros de replicação e pareamento errôneo podem resultar em quebras de fita simples e quebra de dupla fita. A não reparação dessas lesões pode permitir a formação de neoantígenos, fato que torna o tumor mais imunogênico e, consequentemente, mais fácil de ser reconhecido pelo sistema imune. Outro ponto importante é a sensibilidade conferida aos indivíduos com deficiências em mecanismos de reparo, frente às terapias que têm por intuito gerar danos nas moléculas de DNA das células tumorais, seja por radiação, ou por meios citotóxicos com objetivo de desencadear apoptose. Uma vez que o reparo não é eficaz, as alterações se acumulam e a célula entra em processo de morte.

O termo reparo de DNA refere-se ao conjunto de mecanismos responsáveis por restaurar a integridade do DNA após a indução de danos. O estudo e entendimento sobre a existência do reparo de DNA é contemporâneo aos estudos relacionados aos danos físicos ocasionados pela radiação na matéria biológica, além de como alguns organismos são capazes de se recuperar após esse tipo de lesão.

O primeiro mecanismo de reparo ao DNA a ser descoberto foi a fotorreativação enzimática, definido também como o primeiro mecanismo de reparo ao DNA a se desenvolver em termos evolutivos. Esse processo ocorre quando dímeros formados pela radiação UV são novamente transformados em monômeros. O fenômeno foi observado de maneira incidental por cientistas de dois diferentes laboratórios, no final da década de 1940. Um deles, Albert Kelner, do *Cold Spring Harbor Laboratory*, estudava a indução de mutações por radiação UV em *Streptomyces griseus*, a fim de desenvolver novos antibióticos. Interessantemente, as mutações induzidas pela luz UV seriam reparadas após exposição à luz visível. Em paralelo, Dulbecco, da Universidade de Indiana, observou que cultivos de bacteriófagos com prévia indução de mutações por radiação UV também recuperaram a viabilidade quando expostos à luz no espectro visível. Ambos, Kelner e Dulbecco, haviam descoberto um mecanismo de reparo do DNA mediado por luz.

DANOS AO DNA

Agentes causadores de dano

Danos sofridos pelo DNA podem ter origem endógena ou exógena. Danos endógenos são provenientes basicamente de reações entre moléculas intermediárias do metabolismo celular e o DNA. Reações decorrentes do estresse oxidativo e nitrosativo são as principais causas das alterações no DNA; contudo, erros de replicação e modificações na temperatura e pH celular também podem promover modificações no material genético. Essas alterações podem promover perdas espontâneas nos grupos amina e também adição ou substituição nas bases, principalmente. Por sua vez, lesões provocadas por fatores exógenos ocorrem a partir da ação de agentes ambientais, químicos e físicos. Os principais agentes externos físicos que causam dano ao DNA são a radiação ionizante e a ultravioleta (Figura 8.2).

A exposição à radiação ionizante pode ser acidental, ocupacional, diagnóstica ou mesmo com intenção curativa, como na submissão do paciente à radioterapia. Os principais exemplos desse tipo de radiação são os raios X e gama. Independente do motivo, a exposição continuada ou em altas doses desse tipo de radiação provoca danos ao DNA. O dano induzido por radiação ionizante é mediado por dois tipos de interação: direta e indireta. Na direta, a energia incidida afeta diretamente a molécula de DNA, promovendo sua ionização. Em contrapartida, a interação indireta ocorre pela ionização das moléculas de água presentes nos tecidos irradiados. Uma vez ionizadas, as moléculas de água liberam espécies reativas de oxigênio que interagem com o DNA, causando danos. Visando ao pareamento dos elétrons despareados, o DNA passa por diversas modificações químicas que incluem quebras de ligações do DNA, ocasionando, desta forma, perda de bases, nucleotídeos e formação de ligações cruzadas entre as fitas, entre outros efeitos.

A radiação ultravioleta é uma radiação do tipo não ionizante que afeta o DNA principalmente através da formação de dímeros de pirimidina, cujas bases pirimídicas sequenciais acabam por se ligar covalentemente, impedindo a replicação do DNA. Vale a pena ressaltar que a radiação ultravioleta é o principal fator carcinogênico físico e está diretamente associada à maioria dos tumores de pele.

Os principais agentes exógenos químicos são produtos e subprodutos industriais, tais como peróxido de hidrogênio, hidrocarbonetos policíclicos, cloreto de polivinila, entre outros. Contudo, a aflatoxina, toxina derivada do fungo do gênero *Aspergillus*, também pode causar danos ao DNA. A família dos hidrocarbonetos aromáticos policíclicos engloba alguns dos carcinógenos químicos mais potentes e mais bem estudados. Esses compostos derivam das reações incompletas da combustão do tabaco, petróleo, alcatrão, e outros. É importante salientar que alguns produtos químicos alquilantes são utilizados em terapias curativas, como no caso de alguns compostos quimioterápicos. Um dos exemplos mais utilizados é a cisplatina. A atividade antitumoral da cisplatina é atribuída à sua ligação ao DNA, gerando formação de adutos, ligações intra e intercadeias que induzem alterações estruturais. Desta forma, seu efeito citotóxico é causado pela inibição da transcrição de RNA e replicação do DNA. Contudo, deve-se levar em consideração que o tratamento com esse tipo de droga acaba por afetar tanto células neoplásicas como células normais, justificando o uso terapêutico bem monitorado.

ONCOLOGIA – DA MOLÉCULA A CLÍNICA

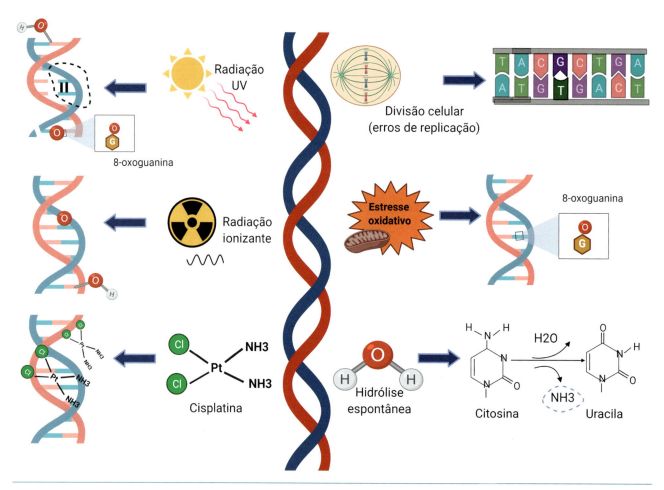

Figura 8.2 • Principais agentes causadores de dano ao DNA. Lesões no DNA podem ser causadas por diferentes agentes exógenos (à esquerda) e endógenos (à direita). Os agentes exógenos mais comumente relacionados à produção de dano ao DNA são: radiação ultravioleta, que pode induzir lesões como dímeros de pirimidina que causam distorções na hélice de DNA, oxidar moléculas, ou mesmo provocar quebras de fita simples (ou, fita única); radiações ionizantes, que podem causar lesões no DNA diretamente ou indiretamente através da indução de espécies reativas de oxigênio; agentes químicos, como o quimioterápico cisplatina, que podem induzir a formação de adutos entre os nucleotídeos formando ligações cruzadas, além de provocar distorções na molécula de DNA. Por sua vez, produtos do metabolismo celular podem interferir na molécula de DNA. Por exemplo, processos como a respiração celular e produção de energia pelas células liberam espécies reativas de oxigênio, que causam estresse oxidativo e alteram bases, preferencialmente guaninas, formando 8-oxoguanina, uma base alterada. O dano endógeno que é o responsável pela maior taxa de mutações espontâneas é a desaminação espontânea de bases por meio da hidrólise, sendo a principal delas a desaminação que transforma uma citosina em uracila. Finalmente, o processo de divisão celular pode fixar alterações causadas pela incorporação errônea de bases.

Tipos de dano ao DNA

Modificação de bases e pareamento errôneo de bases

Existem processos capazes de alterar as bases que compõem o DNA. Entre esses processos podemos citar a desaminação, o dano oxidativo e a metilação. A desaminação espontânea consiste na retirada de um grupo amino de uma base nitrogenada por meio de hidrólise. Esse processo é o maior responsável pela mutagênese espontânea nas células humanas. O fenômeno ocorre com maior frequência nas fitas simples, sobretudo nos momentos de abertura de fitas, quando estas apresentam-se temporariamente como fitas únicas, como na replicação, transcrição e recombinação. A alteração das bases nitrogenadas presentes na sequência de DNA resulta em incorporações errôneas. Por exemplo: a desaminação de uma citosina a transforma em uma uracila, que durante a replicação implicará na incorporação de uma adenina na fita de DNA recém-formada, em vez de uma fita complementar com uma guanina, como seria previsto, caso a sequência original não tivesse sido alterada (Figura 8.3). Locais no genoma ricos em sequências C:G são definidos como *hotspots* para ocorrência de mutações, devido à alta frequência de desaminação de citosinas em ilhas CpG.

Por sua vez, o dano oxidativo proveniente do metabolismo celular é decorrência da interação das espécies reativas de oxigênio com o DNA, resultando em alterações nas moléculas que o compõem. Essas interações geralmente ocorrem na guanina, base que apresenta um grande poder oxidativo. O principal produto desse processo é a formação da 8-hidroxiguanina (ou 8-oxoguanina), que se emparelha erroneamente à adenina, promovendo substituições do tipo transversões, em que o emparelhamento correto seria G:C, mas torna-se G:A (Figura 8.3).

Finalmente, o processo de metilação promove a transferência de radicais metil (–CH3) à molécula de DNA através de enzimas chamadas metiltransferases. Determinados produtos de metilação, como O6-metilguanina e resíduos relacionados O4-metiltimina, são extremamente mutagênicos. Esses produtos produzem substituições do tipo transições, como G:C→A:T e T:A→C:G (Figura 8.3).

Sítios abásicos

Sítios abásicos são locais no DNA em que a base nitrogenada está ausente no nucleotídeo. Este fenômeno costuma ser uma depurinação, que ocorre por meio de hidrólise espontânea, ou clivagem por DNA glicosilase, que promove a quebra da ligação β-N-glicosídica, que liga a base nitrogenada à pentose de açúcar na estrutura do DNA, liberando uma purina (adenina ou guanina) da molécula (Figura 8.3). Inúmeros sítios abásicos são gerados diariamente em resposta às condições extremas de pH e elevadas temperaturas. Esses locais são muito instáveis e facilmente passíveis de sofrerem quebras de fita simples.

Ligações cruzadas de DNA

Este tipo de alteração ocorre a partir da ação de agentes causadores de dano e dois nucleotídeos, formando ligações covalentes entre eles (Figura 8.3). Estas ligações

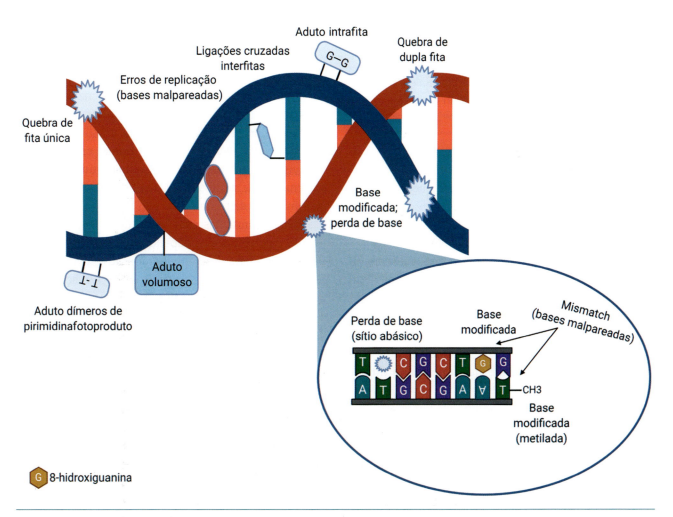

Figura 8.3 • Tipos de dano ao DNA. O DNA pode sofrer diferentes tipos de danos, tais como quebras de simples fita, quebras de fita dupla, modificações em bases nitrogenadas, perda de bases, formação de ligações entre nucleotídeos e fitas. Algumas lesões são exclusivamente atribuídas a um único agente causador; no entanto, mais de um tipo de agente pode causar o mesmo tipo de dano.

podem ocorrer na mesma fita (intrafita) ou entre nucleotídeos de fitas diferentes (interfitas) da molécula de DNA. Essas alterações, também denominadas adutos, prejudicam processos fisiológicos celulares e, dependendo do grau de alteração ocasionada, o processo de apoptose poderá ser ativado. Exemplos de ligações cruzadas são os dímeros de pirimidina induzidos por radiação ultravioleta (UV) e adutos gerados por ação de cisplatina (Figura 8.2).

A radiação ultravioleta é aquela proveniente de raios solares, categorizada em diferentes classes de acordo com o comprimento de onda. O DNA possui maior absorção de radiação UV até o comprimento de onda de 260 nm. Quando absorvida pelas moléculas de DNA, o dano se dá através de alteração fotoquímica. No entanto, o DNA também pode sofrer dano indireto por UV através da transferência de energia entre moléculas próximas, mesmo sem absorção direta.

A lesão cria ligações covalentes entre bases pirimidínicas justapostas, gerando dímeros de pirimidinas, que distorcem a hélice de DNA, permitindo o aumento da mutagênese (Figura 8.2). Lesões ocasionadas por UV podem ser reparadas por excisão direta de bases, excisão de nucleotídeos, reparo de *crosslink*, síntese de translesão ou reparo de recombinação homóloga.

Quebras da fita de DNA

A ação direta de alguns agentes, como a radiação ionizante e dano oxidativo, podem gerar quebras na fita de DNA (Figura 8.2). Alguns agentes interagem com o DNA formando adutos, intercalantes ou ligações cruzadas, que promovem a quebra do DNA (Figura 8.3).

A radiação ionizante pode causar danos diretos ou indiretos no DNA (Figura 8.2). Os danos indiretos são oriundos da interação entre o contingente de oxigênio e moléculas de água presentes naquela célula, que ajudarão na formação de radicais livres de oxigênio responsáveis pela fixação do dano radiológico na molécula de DNA, promovendo quebra e lesões diretas nas bases.

Além disso, a presença de adutos que formam as ligações cruzadas pode também favorecer as quebras, caso os danos ainda estejam presentes durante a replicação. Esses danos fazem com que as enzimas topoisomerases fiquem ligadas de forma covalente ao DNA no estado de transição, em que o DNA se encontra clivado. Assim, a topoisomerase permanece ligada à estrutura de DNA de forma covalente, em vez de promover o relaxamento das fitas e, posteriormente, soltar-se do DNA.

Esta ação das topoisomerases produz quebras no DNA. Quando se trata da topoisomerase 1, observa-se quebra de fita simples, contrariamente da topoisomerase 2, que promove a quebra na dupla fita. Esse fenômeno é um sinalizador para a presença de dano, que recruta a maquinaria de reparo da célula.

TIPOS DE REPARO AO DNA

As células de mamíferos contam com inúmeras proteínas responsáveis pela resposta ao dano de DNA e que, consequentemente, impedem a perpetuação de grande porcentagem de erros ao longo do tempo. Essas proteínas são capazes de detectar nucleotídeos normais incorporados em locais indevidos, nucleotídeos com estruturas químicas aberrantes e quebras nas fitas de DNA.

Reversão direta do dano ao DNA

Algumas enzimas são capazes de identificar estruturas de bases de DNA aberrantes e reverter as reações químicas que causam a alteração na base. Entre estas enzimas de reparo, destaca-se a ação da enzima O6-alquilguanina-(O6G) DNA alquiltransferase (AGT), ou MGMT (O6-metilguanina-DNA metiltransferase), codificada pelo gene de mesmo nome, cuja proteína restaura a estrutura de bases guanina e timina através da remoção de adutos metil e etil das posições O6 da guanina e O4 da timina. Esta característica a diferencia das demais proteínas envolvidas nos mecanismos de reparo, cujos processos dependem de complexas redes de proteínas para desempenharem seu papel.

O papel da MGMT é essencial na preservação da estabilidade genômica, uma vez que durante a replicação a presença dos grupamentos metil nas posições referidas acima favorece a incorporação de bases erradas em mais de 90% dos casos, resultando em elevado contingente de transversões GC→AT (em O6-MetilGuanina) e TA→GC (O4-MetilTimina) (Figura 8.4).

A proteína MGMT apresenta importante relação com o desenvolvimento tumoral e com sua resposta às intervenções terapêuticas. O silenciamento do gene MGMT foi associado ao desenvolvimento de gliomas e câncer colorretal em cerca de 40% dos casos. Em contrapartida, o poder restaurador da enzima prejudica a ação de agentes quimioterápicos citotóxicos, que têm por intuito causar inúmeros danos às moléculas de DNA das células tumorais.

Estudos comparando pacientes diagnosticados com glioblastoma tratados com quimioterápicos, e que apresentavam níveis normais de MGMT, com pacientes cujos níveis de MGMT eram reduzidos mostraram que baixos níveis de MGMT estavam associados com maior sobrevida. Hegi e colaboradores observaram uma diferença significativa entre a sobrevida de pacientes cujo promotor de MGMT estava silenciado por metilação, quando tratados com o quimioterápico temozolomida, isto é, o não funcionamento da enzima permitiu melhor resposta ao quimioterápico e consequente valor prognóstico positivo. Em contrapartida, experimentos realizados em modelos murinos de linfoma evidenciaram que, em camundongos com maior expressão de MGMT, o desenvolvimento de tumores induzidos por MNU (metilnitrosureia) era nulo.

O mecanismo de ação da MGMT compreende a remoção da molécula, incorporada erroneamente, do grupo metil da molécula de DNA e sua transferência para o interior do arcabouço da proteína MGMT. Finalmente as moléculas são degradadas pelo sistema de proteólise dependente de ubiquitina (Figura 8.4).

DNA polimerase e o reparo – mecanismo de *proofreading*

Como visto anteriormente, nem sempre os danos sofridos pelo DNA possuem origem exógena. A própria divisão celular promove a possibilidade de erros, durante a replicação do material genético, que ocorrem pela incorporação errônea de bases em locais indevidos.

Uma das estratégias que as células possuem é a detecção de erros durante a síntese das fitas de DNA na replicação. Enquanto o complexo proteico da DNA polimerase segue a replicação das fitas no sentido 5-3', outra subunidade da DNA polimerase checa as bases recém-incorporadas. Caso erros sejam identificados, a DNA polimerase utilizará sua atividade exonuclease 3-5' para retirar o segmento com defeito. O mesmo será digerido e, por fim, ocorrerá uma nova síntese do fragmento (Figura 8.4).

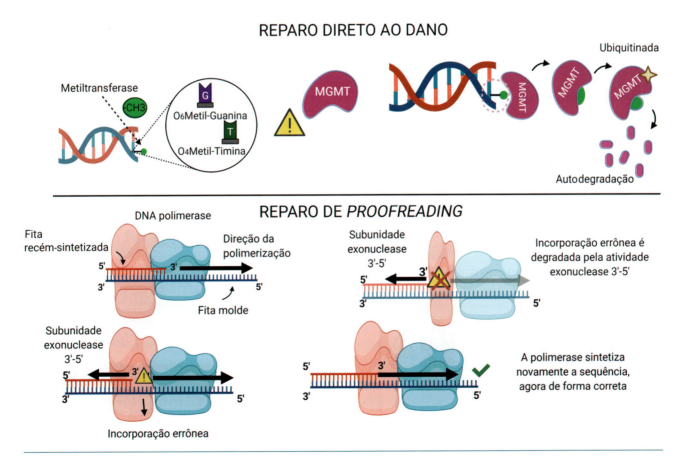

Figura 8.4 ● Mecanismos de reparo direto e reparo por *proofreading*. O reparo direto (acima) ao dano ao DNA é realizado pela proteína MGMT, cuja função é reconhecer e reparar bases alteradas por metilação em locais específicos (O6-metilguanina e O4-metilguanina). No mecanismo de reparo por *proofreading* (abaixo), uma subunidade da DNA polimerase verifica a presença de incorporações defeituosas de bases durante a síntese de DNA em uma varredura no sentido 3'-5' (contrário ao de síntese e incorporação de novas bases 5'-3'), de modo a removê-las através de sua atividade exonuclease. Em seguida, é sintetizada a sequência complementar adequada.

Este mecanismo é bastante importante e garante a integridade do genoma frente ao desenvolvimento do câncer, por exemplo. Diferentes experimentos demonstraram que modificações na DNA polimerase de camundongos promoveram a perda de função exonuclease 3'-5' e do mecanismo de *proofreading*.

Reparo de pareamento errôneo de bases (do inglês, *mismatch repair* – MMR)

O mecanismo de reparo de pareamento errôneo de bases (do inglês, *mismatch repair*) checa a fita de DNA recém-sintetizada para presença de bases incorporadas em locais incorretos, que provocam o pareamento inadequado com a base da fita completar.

Este mecanismo é, sobretudo, importante em regiões ricas em repetições de sequências de nucleotídeos, desde nucleotídeos únicos até repetições complexas. Essas grandes sequências de repetições podem confundir o maquinário de replicação. Por exemplo, uma sequência de dez adeninas repetidas (-AAAAAAAAAA) pode ser lida como molde pela DNA polimerase, e a fita complementar correspondente, sintetizada a partir dela, pode conter, equivocadamente, 11 timinas (-TTTTTTTTTTT), sendo a timina na posição 11 uma incorporação alterada (Figura 8.5).

Essas regiões curtas de repetição ao longo do genoma são denominadas regiões de microssatélite, fazendo menção às regiões no genoma altamente repetidas (acima de 100 nucleotídeos), chamadas satélites. Quando o reconhecimento e reparo de bases mal-emparelhadas é ineficiente na detecção e reparo de incorporações em posições indevidas, a informação genética contida nessas sequências pode ser transmitida às células-filhas de maneira expandida ou encolhida em relação à sequência original. Esse fenômeno é conhecido como instabilidade de microssatélites. Além das regiões com repetições, o *MMR* é bastante sensível na detecção de alterações estruturais na dupla hélice, ocasionadas por incorporações indevidas de bases, como protuberâncias

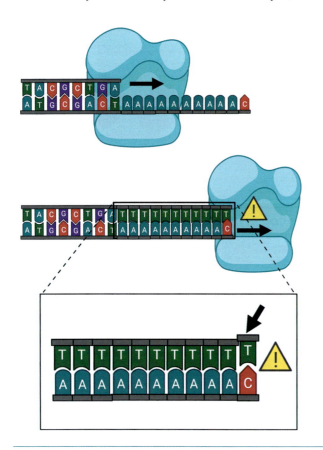
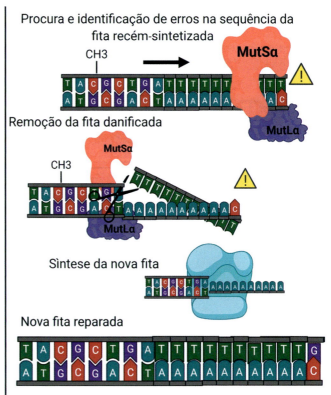

Figura 8.5 • Reparo de erros de pareamento (*mismatch repair*). À esquerda observa-se um exemplo da incorporação errônea de uma base durante o processo de replicação. Isto é mais frequente em regiões ricas em repetições de base, já que apresentam maior probabilidade de sofrerem incorporação errônea de bases. À direita está o mecanismo de reparo ativado para corrigir erros de pareamento. O mesmo se baseia na busca de erros na sequência de DNA da fita recém-sintetizada (metilada). Uma vez detecténido o erro pelo complexo MutSalpha-MutLalpha, o fragmento contendo a lesão é retirado e um novo fragmento, com a sequência correta, é sintetizado.

(bulges) e espécies de laços (loops). O processo de MMR reconhece e remove o nucleotídeo que causou o pareamento errôneo, e em seguida promove nova síntese na fita lesionada. O reparo do DNA com pareamento errôneo tem início com a ligação de complexos proteicos ao DNA. O componente proteico MutSalpha (heterodímero formado por MSH6 e MSH2) escaneia o DNA em busca do pareamento errôneo e o localiza. Por sua vez, o componente MutLalpha (heterodímero formado por MLH1 e PMS2) escaneia as fitas simples em busca de identificadores de fita recém-sintetizada, como metilação. Uma vez reconhecida, a fita contendo o erro é removida e uma nova síntese de DNA ocorre para preenchimento da região removida (Figura 8.5).

Reparo por excisão

Outros dois mecanismos são capazes de reconhecer bases quimicamente alteradas nas moléculas de DNA e restaurá-las através de diferentes conjuntos de enzimas. Diferentemente do mecanismo de reparo direto, por exemplo, esses dois mecanismos dependem da ação conjunta e muito bem coordenada de outras enzimas ou complexos de enzimas. A depender do tipo de modificação presente, o reparo ocorrerá ou por excisão de base ou por excisão de nucleotídeos (Figura 8.6).

Reparo por excisão de base (do inglês, *base excision repair* – BER)

Neste processo de reparo do DNA, após o reconhecimento da alteração as enzimas responsáveis clivam a ligação entre a base alterada e o respectivo açúcar, com que formam o nucleosídeo, e promovem a retirada da base.

O reparo por excisão de base é voltado para restauração de danos endógenos ao DNA, tais como aqueles resultantes da ação de espécies reativas de oxigênio (Figura 8.2) e depurinação, os quais não promovem modificações estruturais na molécula de DNA (Figura 8.3).

A identificação da base alterada e sua excisão (remoção) pela clivagem da ligação covalente entre base e pentose, com a qual compõem o nucleotídeo, são feitas por enzimas chamadas DNA glicosilases. Existem DNA glicosilases específicas para cada base. Quando a base alterada é uma uracila (proveniente da desaminação espontânea de citosina), que não pertence à composição das moléculas de DNA, seu reconhecimento é mais eficiente; após sua excisão, uma base correta é imediatamente posta em seu lugar. Outras bases alteradas também são especificamente reconhecidas, mas não com tanta facilidade, o que pode resultar no não reconhecimento e, consequentemente, na não restauração de mutações pontuais.

Após a excisão da base alterada, o açúcar que estava ligado a ela é clivado por uma endonuclease que reconhece sítios abásicos (que perderam suas bases, sejam estas purinas ou pirimidinas). Esta endonuclease, chamada de endonuclease apurínica/apirimidínica (EAP), corta a fita onde se encontra o açúcar abásico em sua extremidade 5'. Por sua vez, outra enzima chamada de AP liase cliva sua extremidade 3', libertando a pentose da fita, formando um espaço vazio na fita simples.

O espaço vazio resultante da excisão da base alterada, seguida da liberação da pentose desprovida de uma base, é reparado pela DNA polimerase. Em seguida, possíveis pontos desconexos entre nucleotídeos adjacentes são ligados pela DNA ligase, por meio de ligações fosfodiéster entre nucleotídeos (Figura 8.6).

Reparo por excisão de nucleotídeo (do inglês, *nucleotide excision repair* – NER)

Diferente do reparo por excisão de base, o reparo por excisão de nucleotídeos depende da ação conjunta de um complexo de enzimas que promovem o reparo a partir da identificação de uma torção na estrutura normal da dupla hélice de DNA, acompanhada de uma base quimicamente alterada. Essas torções são oriundas de danos ao DNA causados por agentes exógenos, que formam adutos volumosos, que se ligam às bases que compõem as fitas de DNA, causando distorções (Figura 8.3). Um exemplo clássico é a formação de dímeros de pirimidina em decorrência da exposição à radiação ultravioleta (Figura 8.2).

O mecanismo de excisão de nucleotídeos foi caracterizado primariamente em *Escherichia coli*, e mostra-se bastante conservado em termos evolutivos, uma vez que mantém seus princípios básicos em eucariotos, os quais são o reconhecimento e a retirada da lesão junto aos nucleotídeos adjacentes, seguidos da reconstituição do fragmento a partir da fita molde. Assim, basicamente, o que difere os mecanismos que ocorrem nas bactérias e em humanos é a complexidade envolvida na execução de cada uma das etapas citadas acima.

Após identificadas a torção e a alteração química, a fita afetada é clivada em dois locais: 5' *upstream* (24 nt a montante) e 3' *downstream* (5 nt a jusante) do local da lesão, gerando um fragmento de fita simples, com aproximadamente 30 nucleotídeos de comprimento, que será removido. O local remanescente quando da retirada do fragmento é devidamente preenchido por uma nova fita formada pela ação de DNA polimerases, a partir da fita complementar, intacta, que servirá de molde para a nova fita. Os demais nucleotídeos adjacentes serão ligados ao fragmento recém-sintetizado pela ação da DNA ligase (Figura 8.6).

O processo de excisão de nucleotídeos é dividido em duas subvias, de acordo com o local em que devem ocorrer os reparos. Quando o reparo ocorre em locais contendo genes ativamente transcritos e condicionado à ação de RNA polimerases, é denominado reparo acoplado à transcrição (do inglês, *transcription-coupled repair* – TCR); esse tipo de reparo é mais rápido e eficiente. Por sua vez, quando o reparo contempla eventos presentes nas demais regiões não transcritas do genoma, é denominado reparo genômico global (do inglês, *global genomic repair* – GGR).

Um complexo de 20 a 30 enzimas age conjuntamente para execução do mecanismo de excisão de nucleotídeos. Estas enzimas atuam no reconhecimento da lesão, abertura da dupla hélice de DNA ao redor do local, incisão na fita afetada pela injúria em ambas as "extremidades" da lesão, resultando na resolução do dano acompanhado de nucleotídeos próximos. O espaço deixado pela retirada do fragmento danificado e seus arredores é ressintetizado pelo maquinário de reparo, e as fitas são então ligadas.

O reconhecimento da lesão por NER é mediado pela ligação do complexo XPC/HHR23B em GGR e por RNA polimerase II em TCR, que recrutam as demais enzimas de reparo ao local. As enzimas XPA e XPE auxiliam no reconhecimento de lesões. XPA interage com outras enzimas de NER, e coordena o reparo após a abertura e relaxamento da dupla hélice no local

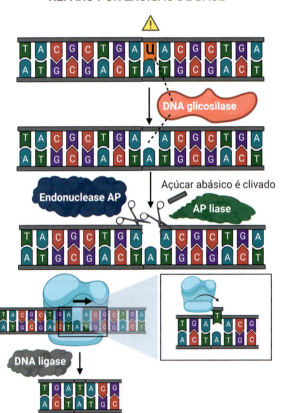
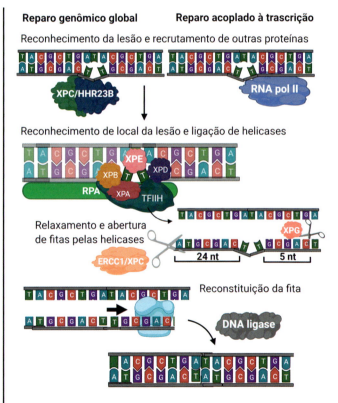

Figura 8.6 ● Mecanismos de reparo por excisão. Na parte esquerda da figura, observa-se o mecanismo por excisão de base, responsável pela identificação e remoção de bases modificadas pelas DNA glicosilases com formação de sítios abásicos. A seguir ocorre a clivagem da pentose por endonucleases e reconstituição da fita, agora restaurada. À direita, está representado o mecanismo de excisão de nucleotídeos, que repara o DNA não apenas pela presença de uma base modificada, mas também pela distorção causada na fita, onde está inserida a base. Este mecanismo apresenta duas vias a depender do local em que ocorre o dano, e que diferem entre si pelas proteínas que reconhecem o dano. Um grande conjunto de enzimas age conjuntamente para relaxar a fita e promover a abertura das fitas para a retirada do fragmento de aproximadamente 30 nt, que compreende a lesão e seus arredores. Após a excisão, a fita será sintetizada novamente e sua integridade recuperada.

demarcado pela ocorrência da lesão. A abertura das fitas é um passo que requer ajuda de helicases do complexo proteico TFIIH e requer gasto energético.

O complexo heterodimérico RPA, ou proteína de replicação A (do inglês, *replication protein A*), pode auxiliar o relaxamento da molécula de DNA pelo complexo TFIIH. O complexo proteico TFIIH é composto por nove subunidades essenciais para relaxamento da fita de DNA e início da transcrição pela RNA polimerase II na região promotora. As subunidades p89 e p80 do complexo (denominadas também XPB e XPD) são helicases do processo NER com atividade de relaxamento direto das fitas nos sentidos 3'-5' e 5'-3', respectivamente. Esse relaxamento local é requerido ao redor da lesão.

Uma vez abertas as fitas e demarcado o local da lesão com cerca de 30 nucleotídeos contendo a lesão e seus arredores, o fragmento é removido. Para tanto, são necessárias as endonucleases do complexo XPG e ERCC1/XPF. Após a remoção do fragmento, a fita precisa ser reconstituída. Ensaios *in vivo* e *in vitro* demonstraram maior eficiência quando na presença de fatores de replicação de DNA, como por exemplo, RPA, RF-C e PCNA e pelas DNA polimerases δ e ε (Figura 8.6).

Inúmeros mecanismos celulares são interligados e atuam conjuntamente na manutenção da estabilidade genômica das células. Na subvia de reparo genômico global (GGR), a proteína supressora de tumor p53 é a responsável pela ativação da transcrição de genes responsáveis pela via. Essa relação pode ser comprovada pela inefetividade da via de reparo genômico global, em células p53 deficientes. Seguindo esse raciocínio, é possível compreender, também, que em tumores onde existe a ineficiência de p53 o reparo global também será prejudicado, levando ao acúmulo de erros e, consequentemente, maior instabilidade genômica.

Reparo de quebras de dupla fita

Curiosamente, em um contexto fisiológico bem definido, a quebra de dupla fita faz-se muito importante para recombinação entre as diferentes cadeias de imunoglobulinas (IG) durante a meiose, conferindo a elas maior variabilidade genética de classes de IG, importante para a formação de resposta imune frente aos diferentes patógenos. No entanto, a quebra de dupla fita de DNA é o tipo mais crítico de dano ao DNA, pois afeta o funcionamento celular em vários aspectos.

O reparo de quebras de dupla fita se dá por dois mecanismos (Figura 8.7): reparo por recombinação homóloga, definido como livre de erros na sequência nucleotídica, e reparo por junção de extremidades não homólogas, sujeito à incorporação de erros. No reparo por recombinação homóloga, além da ligação de fitas a fim de garantir a integridade genômica, a sequência nucleotídica original é recuperada, ao contrário do que acontece com o reparo não homólogo, que tem por intuito apenas recuperar a integridade do DNA. Ambos os processos são complexos e requerem a ação conjunta de várias enzimas.

Reparo homólogo da dupla fita de DNA

O processo de reparo de DNA por recombinação homóloga é extremamente conservado entre as espécies, mantendo-se o mesmo desde as bactérias até os seres humanos. Este mecanismo ocorre exclusivamente nas fases S e G2 do ciclo celular e depende da averiguação da cromátide-irmã como molde para execução do reparo adequado.

O reparo por recombinação homóloga é bastante complexo e requer a atividade orquestrada de inúmeros complexos proteicos. De maneira simplificada, primeiro ocorre o reconhecimento da quebra de dupla fita, seguido do processamento das pontas que ficaram incongruentes após a quebra. Essas pontas são removidas e uma ponta 3' livre é criada, invadindo então a cromátide-irmã em busca da homologia. Durante essa invasão, a ponta 3' livre serve como iniciador para a polimerase que, baseada na sequência homóloga, vai formar a sequência complementar faltante da fita que outrora sofreu a quebra. Em seguida, ocorre o processo de ligação entre os nucleotídeos recém-sintetizados com o restante da fita original.

São decisivos nesse processo a identidade de sequências e o alinhamento adequado entre as cromátides-irmãs, eventos que favorecem a ocorrência do processo de reparo por recombinação homóloga frente aos demais processos alternativos que coexistem.

O processo de reparo homólogo se inicia com a ação do complexo proteico MRN, formado pelas proteínas MRE11-RAD50-NBS1 e gera um DNA de fita simples denominado ssDNA. A proteína RAD50 promove a ligação do DNA ao complexo e estimula a atividade nuclease de MRE11. Por sua vez, NBS1 (ou NBN) é importante para o recrutamento de ATM e ATR e ativação da resposta ao dano de DNA. A fita simples resultante é utilizada para invasão da fita complementar intacta, que servirá como molde para restauração da fita danificada. Em seguida, demais enzimas responsáveis por abertura de fitas, replicação e ligação são recrutadas para finalizar o processo. Também estão envolvidas nesse processo as proteínas BRCA1 e BRCA2.

A atividade endonuclease da proteína MRE11 cliva a fita que termina onde ocorreu a dupla quebra em sua extremidade 5' livre a cerca de 300 nt do local da lesão (ressecção de *short-range*). Em seguida, sua atividade exonuclease 3'-5' estende esta clivagem até o final do DNA. A ressecção de *long-range* é mediada pela exonuclease 1, endonuclease e helicase DNA2 BLM, que relaxam e promovem a digestão enzimática da fita 5' de DNA para formar a cauda 3' de ssDNA. A cauda da fita simples de DNA formada é rapidamente coberta pelo complexo RPA, impedindo a ligação entre as fitas simples (ssDNA).

O processo de formação da sequência da fita lesada a partir de homologia com a cromátide-irmã é chamado de recombinação e é mediado pela recombinase RAD51. Esse processo depende da ação de BRCA-1 e BRCA-2. Após a reconstituição da fita, a ligase promove a ligação final entre os nucleotídeos (Figura 8.7).

Os genes *RAD51*, *BRCA-1* e *BRCA-2* são tão importantes para integridade do material genético, que a perda ou ausência desses genes em homozigose ainda na fase embrionária é incompatível com a vida. Por outro lado, mutações que afetam apenas uma cópia do gene (ou seja, em heterozigose) são bem toleradas, porém estão relacionadas a uma maior predisposição ao desenvolvimento de câncer. *BRCA1* e *BRCA2* estão envolvidas na predisposição ao desenvolvimento de câncer através da síndrome hereditária de câncer de mama e ovário, que ainda confere risco aumentado para cânceres de pâncreas, próstata e melanoma, a depender de qual dos genes é afetado.

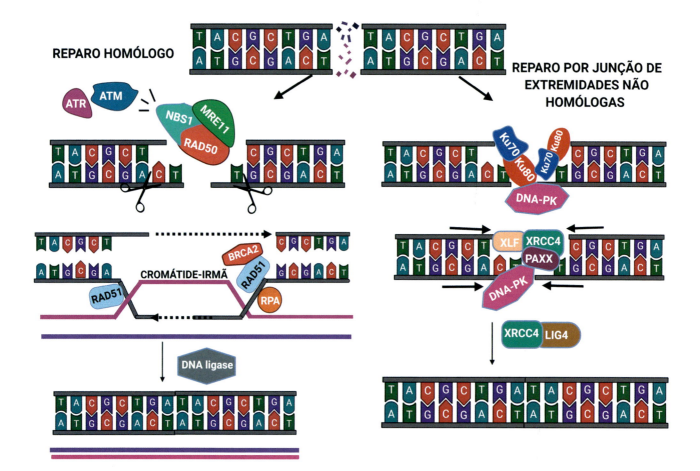

Figura 8.7 ● Reparo de quebras de dupla fita de DNA. As quebras de dupla fita podem ser reparadas por dois mecanismos. O mecanismo de reparo homólogo (esquerda) ocorre apenas nas fases S e G2 do ciclo celular, onde a cromátide-irmã está disponível para servir de molde para a síntese do fragmento perdido. Este mecanismo garante perfeita homologia na restituição da sequência alterada. Por outro lado, o mecanismo de reparo por junção de extremidades não homólogas (direita) visa restabelecer a estrutura das fitas, independentemente de reconstituição da sequência original. Como no reparo homólogo, após a identificação da quebra as pontas incongruentes são cortadas, mas, em vez de uma das fitas invadir a cromátide-irmã em busca de homologia, complexos proteicos aproximam as extremidades separadas pela quebra e estas são unidas novamente.

Reparo pela junção de extremidades não homólogas (do inglês, non homologous end-joining repair – NHEJ)

Esse tipo de reparo visa minimizar o impacto proveniente da quebra de dupla fita de DNA de maneira rápida e, diferente do reparo homólogo, não busca uma homologia perfeita, ou fidelidade à sequência original. O fragmento perdido na quebra não é reconstituído. Esta ausência de homologia por meio de um molde de cromátide-irmã, ou cromossomo-irmão, permite que o NHEJ ocorra em diferentes fases do ciclo celular. A finalidade desse mecanismo é manter a integridade estrutural das fitas, garantida pela junção das duas extremidades que ficaram livres após a quebra.

O complexo Ku70-Ku80, também conhecido como XRCC6-XRCC5, liga-se às extremidades livres das fitas quebradas. Em seguida, as quinases dependentes de DNA (DNA-PK) são atraídas e se ligam ao complexo Ku70-Ku80 localizado em cada extremidade das fitas. Essa junção forma um complexo sináptico, e em seguida ocorre a ação das demais proteínas que serão responsáveis pela finalização do processo de ligação, entre estas, proteínas que servem de arcabouço de sustentação e estabilidade (XRCC4, XLF, PAXX), para que a DNA ligase 4 (LIG4) promova a ligação com o DNA. Posteriormente, as duas extremidades de DNA provenientes da quebra são aproximadas e alinhadas através de ação conjunta de XLF, XRCC4-LIG4 e DNA-PK. Outras enzimas finalizam o processo avaliando a compatibilidade da ligação entre as extremidades e recuperando a integridade das fitas. Esse processo é dinâmico e pode ser reversível, até que a ligação seja finalizada pela ligase (Figura 8.7).

ALTERAÇÕES NO MECANISMO DE REPARO E DESENVOLVIMENTO DE NEOPLASIAS

O desenvolvimento do câncer é proveniente do acúmulo de mutações que geram processos celulares desordenados, os quais culminam na perda de controle da proliferação celular, entre outros aspectos. Defeitos no sistema de reparo de DNA tornam as células mais suscetíveis ao acúmulo de erros e, consequentemente, ao câncer. Mais ainda, quando os mecanismos de reparo falham, as alterações sofridas pela molécula de DNA passam a ser consideradas alterações fixas, podendo ser repassadas para as gerações de células-filhas. Desta maneira, diferentes proteínas alteradas podem ser geradas desses genes e inúmeros processos dentro das células poderão ser prejudicados. A seguir serão descritas algumas síndromes associadas a alterações em genes de reparo.

O xeroderma pigmentoso foi a primeira doença caracterizada por apresentar deficiências no sistema de reparo. Esta síndrome é uma doença autossômica recessiva hereditária, na qual os indivíduos afetados apresentam alterações no mecanismo de excisão de nucleotídeos. Indivíduos portadores dessa doença apresentam maior sensibilidade aos raios ultravioleta, fato que implica no aumento do risco de desenvolvimento de câncer de pele. Contudo, outras doenças associadas à fotossensibilidade, como síndrome cérebro-óculo-fácio-esquelética, tricotiodistrofia e síndrome de Cockayne, possuem maior incidência nos indivíduos com alterações no sistema de reparo. Alterações específicas em genes correlatos ao mecanismo de reparo estão associadas ao aumento da predisposição para desenvolvimento de determinados tipos de câncer, como apresentado de maneira mais aprofundada no capítulo sobre síndromes hereditárias. Entre essas alterações podemos citar mutações germinativas em genes de reparo homólogo, principalmente nos genes *BRCA1* e *BRCA2*, associadas à síndrome de câncer de mama e ovário hereditária, na qual indivíduos portadores de mutação nesses genes apresentam predisposição aumentada de desenvolverem cânceres de mama, ovário, próstata, pâncreas e melanoma. Interessantemente, indivíduos portadores de mutações em genes de reparo respondem melhor às terapias com platina e radiação, além de serem candidatos à terapia com inibidores de PARP (Poly [ADP-ribose] polymerase 1), enzima que auxilia na integridade genômica além de reparar deficiências no reparo homólogo. Nestes casos, observa-se melhora na sobrevida dos indivíduos tratados com tais inibidores. Outro exemplo de síndrome associada às deficiências no sistema de reparo é a síndrome de Lynch, na qual alterações nos genes de reparo *mismatch* (*MLH1*, *MSH2*, *MSH6*, *PMS1* e *PMS2*), associadas à instabilidade de microssatélites, conferem maior risco de desenvolvimento de câncer colorretal, câncer de ovário, câncer de endométrio, câncer de próstata, entre outros.

Na Tabela 8.1 são apresentados os principais tumores associados às alterações em genes do sistema de reparo.

Tabela 8.1 ● Principais tumores associados às alterações em genes do sistema de reparo

Síndrome	Genes envolvidos	Tumores associados	Proteína afetada/ Mecanismo afetado
Lynch	MLH1, MSH2, MSH6, PMS2, PMS1	Câncer colorretal, câncer de endométrio, câncer de ovário, câncer de próstata, câncer de ureter	Pareamento errôneo de bases (mismatch)
Xeroderma pigmentoso	Família genes XP	Cânceres de pele induzidos por luz UV	Excisão de nucleotídeos
Ataxia telangiectasia	ATM	Leucemia e linfomas	Resposta ao dano de DNA
Câncer de mama e de ovário hereditário	BRCA1, BRCA2, RAD51C, PALB2, BRIP1	Câncer de mama, ovário, próstata e pâncreas	Reparo homólogo
Werner	WRN	Sarcomas	Exonuclease e DNA helicase
Bloom	BLM	Leucemias, linfomas e tumores sólidos	DNA helicase, replicação
Anemia de Fanconi	Família genes FANC	Leucemia mielocítica aguda, outros carcinomas	Reparo de ligações cruzadas e lesão em dupla fita de DNA
Nijmegen	NBS	Maioria dos linfomas	Reparo não homólogo (NHEJ) de dupla fita de DNA
Rothmund-Thomson	RECQL4	Osteossarcomas	DNA helicase
Adenomatose familiar	MYH	Adenomas de cólon	Reparo por excisão de base

CONSIDERAÇÕES FINAIS

Estima-se que cerca de 100 mil lesões espontâneas, como perdas de bases e quebras simples de DNA, ocorram diariamente em cada célula de um indivíduo. Além das lesões espontâneas, agentes genotóxicos, como fotoprodutos derivados da radiação solar, radiação ionizante, espécies reativas de oxigênio/nitrogênio e diversos agentes carcinogênicos químicos, podem causar alterações relevantes no genoma. As lesões ao DNA causadas por esses fatores podem ser reparadas, ou gerar danos/alterações irreversíveis. As principais consequências das alterações genotóxicas incluem mutações, alterações estruturais do genoma, morte celular, alteração no perfil de expressão de genes, e outros efeitos. Consequentemente, essas alterações influenciam diversos processos biológicos, como distúrbios neurodegenerativos, envelhecimento, malformações embrionárias e câncer. O sistema de reparo celular é ativado na presença dessas alterações e, dependendo do tipo de lesão ocasionada, diferentes mecanismos de reparo de DNA podem ser ativados. Os principais mecanismos são: reparo direto, reparo de emparelhamentos errôneos, reparo por junção de extremidades não homólogas, reparo por recombinação homóloga, reparo por excisão de bases, reparo de sítios com perda de bases nitrogenadas e via de reparo por excisão de nucleotídeos. Vale a pena ressaltar que muitos dos processos descritos neste capítulo ainda não estão completamente elucidados. O entendimento mais profundo desses mecanismos poderá viabilizar o desenvolvimento de novas estratégias terapêuticas para as diferentes patologias associadas ao reparo de DNA.

BOXE – REPARAR OU NÃO REPARAR O DNA: EIS A QUESTÃO

Ao longo do capítulo, foi descrita a importância das vias de reparo do DNA para manutenção da integridade genômica e quão complexos são os processos que as mantêm funcionais. Dependendo da extensão da lesão causada e da eficiência do sistema de reparo, pode ocorrer o acúmulo de danos permanentes ao DNA, que possuem papel fundamental no estabelecimento do processo de carcinogênese. Desta forma, fica claro que esse sistema é crucial para prevenção de danos permanentes ao DNA. Mais ainda, sabe-se que defeitos nesse sistema estão intimamente relacionados ao desenvolvimento do câncer. Tais informações indicam que um sistema de reparo altamente eficaz seria uma estratégia de importância básica em células cancerosas, uma vez que o acúmulo de mutações é a principal característica em uma ampla gama de tumores. Contudo, um reparo de DNA eficaz em células tumorais é sempre a melhor alternativa? Nem sempre.

Devemos considerar dois pontos importantes neste contexto. Primeiramente, o acúmulo de mutações nas células pode desencadear o processo de morte celular. Neste sentido, um sistema de reparo eficaz em uma célula transformada acabaria por proteger a célula alterada de um eventual processo de morte celular disparado por alta carga mutacional. Em segundo lugar, é importante salientar o mecanismo de ação da radioterapia e de diversas drogas quimioterápicas. Essas abordagens terapêuticas visam desencadear morte celular através de danos permanentes no DNA. Se as células cancerosas possuírem um sistema altamente eficiente de reparo do DNA, o tratamento com drogas alquilantes, metilantes, derivados de platina, radioterapia, entre outras abordagens terapêuticas, não apresentará a eficácia esperada.

Mais ainda, pacientes portadores de mutações hereditárias em genes associados aos mecanismos de reparo costumam desenvolver tumores advindos dessas alterações. Deste modo, a capacidade do tumor em reparar erros no DNA fica diminuída. Interessantemente, a presença do defeito no sistema de reparo de DNA torna as células cancerosas mais sensíveis aos tratamentos que preconizam o acúmulo de mutações no interior das células, como descrito anteriormente. Por exemplo, a utilização de quimioterápicos da família das platinas é muito frequente no tratamento de cânceres ginecológicos, principalmente do câncer de ovário epitelial. A utilização deste fármaco possui ação direta e função sensibilizadora para radioterapia adicional. Ou seja, o acúmulo de danos não reparados causados pela platina soma-se aos danos advindos da radioterapia, fazendo com que a célula se torne altamente instável e consiga ser eliminada com uma menor dose de radioterapia.

Outra estratégia terapêutica bastante interessante é a inibição de vias alternativas que possam compensar a ausência do reparo homólogo. A terapia-alvo com inibidores de PARP é utilizada em pacientes portadores de mutações em genes de reparo homólogo. Esta estratégia é baseada em letalidade sintética, em que alterações em dois ou mais genes combinados causam a morte celular, enquanto a deficiência em apenas um deles é incapaz de fazê-lo. PARP, mais precisamente PARP-1, é uma proteína pertencente à via de reparo por excisão de base, que tem como função identificar danos nas fitas de DNA, ativar a sinalização de reparo, bem como reparar de maneira alternativa a fita por meio de sua atividade catalítica de polimerização.

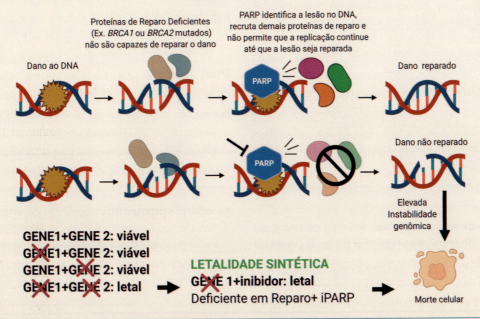

Figura 8.8. Mecanismos de ação inibidores de PARP. A proteína de reparo PARP auxilia células deficientes em reparo homólogo a sobreviverem, uma vez que a mesma recruta outras proteínas de reparo para restaurar a alteração ocorrida no DNA. Os inibidores de PARP bloqueiam essa atividade permitindo, desta forma, o acúmulo de alterações em células com reparo homólogo deficiente. Assim, as células afetadas acumulam uma série de alterações que acabam por desencadear a morte celular.

A terapia com inibidores de PARP foi inicialmente aprovada em 2014 pelo FDA para mulheres com câncer de ovário recorrente, como terapia de manutenção, e hoje também é indicada em câncer de mama metastático. Em maio de 2020, o FDA aprovou o uso de inibidores de PARP para câncer de próstata metastático para pacientes com mutações deletérias germinativas ou somáticas em genes de reparo homólogo de DNA. Este avanço é bastante importante, visto que 20 a 30% dos pacientes com câncer de próstata metastático apresentam alterações genéticas que interferem no reparo de DNA.

Vale pena ressaltar que a investigação da presença e frequência de variantes germinativas em genes de predisposição ao câncer, sobretudo genes de reparo de DNA, é muito importante para entender se o acometimento possui origem hereditária ou esporádica. Informações sobre a origem de determinadas variantes germinativas contribuem para um aconselhamento genético adequado, associado a uma conduta terapêutica direcionada. Além disso, a procura por variantes somáticas em genes de reparo poderá contribuir de maneira direta na eleição do tratamento, aumentando assim a chance de sucesso para o controle e/ou eliminação do tumor.

GLOSSÁRIO

Aduto: dano causado ao DNA pela ligação covalente de uma molécula química ao DNA.

Depurinação: erro de replicação que promove a perda de uma purina formando um sítio abásico.

Desaminação: processo pelo qual o aminoácido libera o seu grupo amina na forma de amônia e se transforma em um cetoácido correspondente.

Estresse oxidativo e nitrosativo: processos do metabolismo normal das células que geram a produção de espécies reativas de oxigênio e nitrogênio, respectivamente. A produção dessas espécies é controlada pelo sistema redox das células normais (sistema oxidante *versus* sistema antioxidante). Quando ocorre um desbalanço no sistema redox das células, há uma produção exacerbada de radicais livres que danificam DNA, proteínas, lipídeos e carboidratos.

Fotorreativação enzimática: processo de reparo ao DNA mediado pela luz visível, que transforma os dímeros formados pela radiação UV em monômeros.

Hidrólise: quebra de ligações químicas por meio de moléculas de água.

Hotspots: regiões do DNA em que são detectadas altas taxas de mutação.

Instabilidade de microssatélites: acúmulo de mutações em regiões de sequências repetidas de bases presentes no genoma.

Instabilidade genômica: aumento de alterações genômicas de maneira geral.

Lesão/Dano no DNA: alterações no DNA derivadas da ação de agentes genotóxicos endógenos ou exógenos. As lesões/danos podem ser reparados ou tornar-se permanentes, a depender do efeito do sistema de reparo.

Letalidade sintética: ocorre quando mutações não letais em diferentes vias se tornam letais quando combinadas.

Mau pareamento/Pareamento errôneo: pareamento incorreto entre pares de bases/nucleotídeos.

Reparo ao DNA: conjunto de processos pelos quais uma célula identifica e corrige as lesões/danos presentes nas moléculas que compõem DNA.

Sítios abásicos: locais no DNA onde a base nitrogenada está ausente no nucleotídeo.

Transição: substituição de bases entre bases da mesma classe. (Exemplo: purina por purina; ou pirimidina por pirimidina.)

Transversão: substituição de bases entre bases de classes diferentes. (Exemplo: purina por pirimidina e vice-versa.)

Xeroderma pigmentoso: condição genética rara em genes de reparo de excisão de nucleotídeos, cujos portadores apresentam elevada sensibilidade à radiação ultravioleta.

LEITURAS RECOMENDADAS

Bernstein C *et al*. DNA Damage, DNA Repair and Cancer, New Research Directions. In Chen, Clark. DNA Repair, IntechOpen, 2013. Disponível em https://www.intechopen.com/books/new-research-directions-in-dna-repair/dna-damage-dna-repair-and-cancer.

Branzei D, Foiani M. Regulation of DNA repair throughout the cell cycle. Nat Rev Mol Cell Biol, 9, 297-308, 2008.

Brown JS *et al*. Targeting DNA Repair in Cancer: Beyond PARP Inhibitors. Cancer Discov,7, 20-37, 2017.

Gavande NS *et al*. DNA repair targeted therapy: The past or future of cancer treatment? Pharmacol Ther, 160, 65-83, 2016.

Roos WP, Thomas AD, Kaina B. DNA damage and the balance between survival and death in cancer biology. Nat Rev Cancer,16, 20-33, 2016.

REFERÊNCIAS BIBLIOGRÁFICAS

Alberts B *et al*. Replicação, reparo e recombinação do DNA. In: Biologia Molecular da Célula. 5. ed. Porto Alegre: Artmed, 2010 p. 263-328.

Chatterjee N; Walker GC. Mechanisms of DNA damage, repair, and mutagenesis. Environ Mol Mutagen, 58, 235-263, 2017.

Friedberg EC. A brief history of the DNA repair field. Cell Res, 18, 3-7, 2008.

Gerson SL. MGMT: its role in cancer aetiology and cancer therapeutics. Nat Rev Cancer, 4, 296-307, 2004.

Hegi ME *et al*. MGMT Gene Silencing and Benefit from Temozolomide in Glioblastoma. N Engl J Med, 352: p. 997-1003, 2005.

Jackson SP, Bartek J. The DNA-damage response in human biology and disease. Nature, 461, 1071-8, 2009.

Lang SH *et al*. A systematic review of the prevalence of DNA damage response gene mutations in prostate cancer. Int J Oncol, 55, 597-616, 2019.

Lord CJ; Ashworth A. PARP inhibitors: Synthetic lethality in the clinic. Science, 355,1152-1158, 2017.

Ma J *et al*. The therapeutic significance of mutational signatures from DNA repair deficiency in cancer. Nat Commun, 9, 3292, 2018.

Mladenov E *et al*. DNA double-strand-break repair in higher eukaryotes and its role in genomic instability and cancer: Cell cycle and proliferation-dependent regulation. Semin Cancer Biol, 37, 51-64, 2016.

Muggia F; Safra T. 'BRCAness' and its implications for platinum action in gynecologic cancer. Anticancer Res, 34, 551-6, 2014.

National Comprehensive Cancer Network (NCCN) Guidelines Genetic/Familial High-Risk Assessment: Breast, Ovarian and Pancreatic: Disponível em https://www.nccn.org/professionals/physician_gls/pdf/genetics_bop.pdf.

Niederhuber JE *et al*. Abeloff's Clinical Oncology. 6ª edição. Filadélfia, PA. Elsevier, 2020.

Pilié PG *et al*. State-of-the-art strategies for targeting the DNA damage response in cancer. Nat Rev Clin Oncol, 16, 81-104, 2019.

Ribeiro AH *et al*. Ciclo Celular e o Reparo do DNA no Câncer. In: Saito *et al*. (ed). Fundamentos de oncologia molecular. 1. ed. São Paulo, Atheneu, 2016, p. 97-115.

Risinger MA, Groden J. Crosslinks and crosstalk: human cancer syndromes and DNA repair defects. Cancer Cell, 6, 539-45, 2004.

Scully R *et al*. DNA double-strand break repair-pathway choice in somatic mammalian cells. Nat Rev Mol Cell Biol, 20, 698-714, 2019.

Soltys DT *et al*. Instabilidade Genômica, Reparo de DNA. In: Hoff, P.M.G. (ed). Tratado de oncologia. 1.ed. São Paulo: Atheneu, 2013, v. 1, p. 2013, 2829p.

Weinberg R. Maintenance of Genomic Integrity and the Development of Cancer. In Weinberg, R. The Biology of Cancer, 2. ed. Garland Science, 2013, p. 511-640.

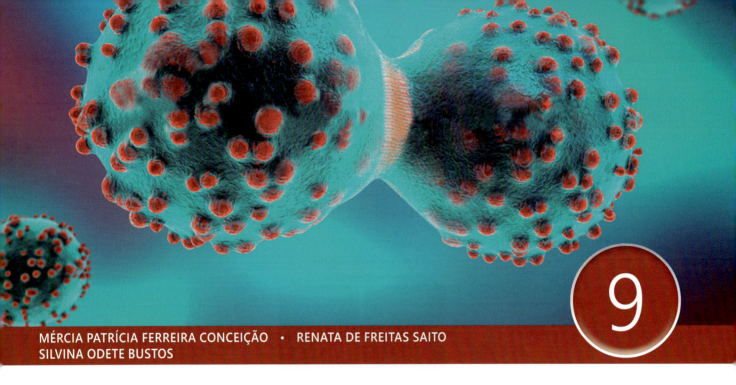

MÉRCIA PATRÍCIA FERREIRA CONCEIÇÃO • RENATA DE FREITAS SAITO
SILVINA ODETE BUSTOS

Morte Celular

INTRODUÇÃO

A morte celular é um processo biológico importante e necessário para a manutenção do equilíbrio homeostático tecidual de organismos multicelulares. A constante renovação celular através da produção de novas células, acompanhada da eliminação de células danificadas ou sem utilidade ao organismo, garante o correto funcionamento e desenvolvimento tecidual.

O mecanismo fisiológico de morte celular é crucial para o correto desenvolvimento embrionário e para a manutenção da homeostasia de tecidos adultos. Durante o desenvolvimento embrionário a morte celular desempenha importante papel na formação de pés e mãos, por exemplo. Essas estruturas, nos estágios iniciais do desenvolvimento, possuem forma semelhante a pás que ao longo do processo embrionário adquirem a forma de dígitos após as células entre estes serem eliminadas através do processo de morte celular. A morte celular também é importante na involução (ou atrofia) de tecidos adultos, como o tecido mamário. O tecido mamário é extremamente dinâmico e a renovação de células é essencial para seu desenvolvimento e manutenção. A mama sofre diversos ciclos de expansão e involução. O primeiro, o ciclo de expansão, é caracterizado pelo aumento da proliferação celular; o segundo, por indução de morte celular programada de células não mais necessárias, como as células alveolares ao término do período de amamentação. Além disso, a morte celular é fundamental para o correto funcionamento e manutenção do sistema imune. Esse processo garante a eliminação de células efetoras imunes que reconhecem antígenos próprios, evitando o desenvolvimento de doenças autoimunes e a remoção de células imunes específicas expandidas em resposta a determinado antígeno após a eliminação do patógeno.

Embora as células possam sofrer uma morte celular acidental, ou seja, um processo não controlado geneticamente, a maioria das células animais acionam processos de morte celular regulada, um mecanismo estritamente controlado que envolve diferentes fatores, vias de sinalização e genes que atuam garantindo a homeostase tecidual. O distúrbio no balanço entre proliferação e morte celular pode resultar em diferentes transtornos patológicos como doenças autoimunes, degenerativas, como é o caso da doença de Alzheimer ou Parkinson, e ainda, diferentes tipos de câncer.

No contexto tumoral a divisão celular desenfreada das células malignas combinada a evasão dos diferentes mecanismos de morte celular favorece o crescimento destas células, resultando na formação de uma massa tumoral com potencial para invadir tecidos e outros órgãos.

A seguir discutiremos os principais tipos de morte celular, suas principais alterações morfológicas e bioquímicas, assim como os mecanismos envolvidos em sua regulação e a relação da perda do controle desse processo com o desenvolvimento do câncer.

MORTE CELULAR: ASPECTOS GERAIS

Por muito tempo acreditou-se que uma célula poderia morrer de duas maneiras distintas: através do processo de morte celular acidental (*acidental cell death* – ACD)

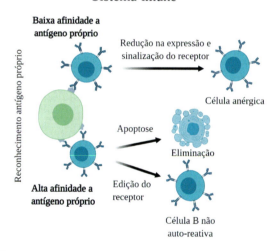

Figura 9.1 • Visão geral das principais funções da morte celular. A morte celular é essencial para execução de diversos processos fisiológicos (**A** e **B**) assim como no desenvolvimento de doenças, como o câncer (**C**).

ou morte celular regulada (*regulated cell death* – RCD), também conhecida como morte celular programada (*programmed cell death* – PCD). Esses dois grandes grupos foram diferenciados de acordo com a maneira como o processo de morte é iniciado. A ACD, ou necrose, é induzida quando a célula é exposta a perturbações ambientais que afetam a sua integridade física. Diferente da necrose, o processo de RCD ou apoptose está do início ao fim sob o controle de uma cascata de sinalização, sendo regulada por moléculas efetoras, eventos bioquímicos, funcionais e imunogênicos específicos. Esses mecanismos de regulação citados operam em resposta a perturbações do meio intracelular ou extracelular quando outras formas de resposta adaptativa são incapazes de restaurar a homeostase da célula afetada.

O fenômeno de morte celular regulada foi observado pela primeira vez em sapos, por Karl Vogt em 1842. No ano de 1972, os estudiosos John Kerr, Andrew Wyllie e Alastair Currie a denominaram apoptose e a definiram como uma forma de morte celular programada com alterações morfológicas que permitiam distingui-la da necrose, sendo até hoje a RCD mais bem caracterizada e mais conhecida. O processo de morte celular foi amplamente estudado e novas descobertas revelaram a existência de *nuances* entre essas duas classificações, e esses processos poderiam ser diferenciados entre os que ocorriam passivamente (ACD) ou não (RCD). Assim, a RCD pode ser subclassificada em morte celular apoptótica ou não apoptótica. A apoptose foi caracterizada pela manutenção da integridade da membrana celular e por ser um processo dependente da ativação de caspases, enquanto a morte celular não apoptótica ocorre de forma independente da ativação de caspases e com a ruptura da membrana celular. Recentemente, múltiplas formas de morte celular foram descritas e caracterizadas de acordo com critérios moleculares e morfológicos, assim como

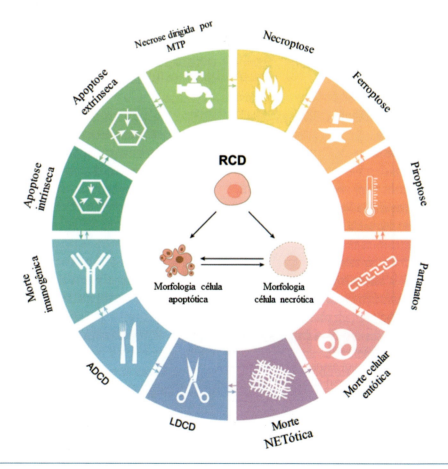

Figura 9.2 ● Principais tipos de morte celular regulada (RCD). As células expostas a danos irreversíveis causados por fatores intracelulares ou extracelulares podem ativar diferentes cascatas de transdução de sinal que resultam na morte celular. Cada RCS é ativada, transmitindo sinais por toda a célula através de mecanismos moleculares que exibem considerável grau de interconectividade. Além disso, cada uma dessas variações de RCD se manifesta com características morfológicas que variam de totalmente necrótica a totalmente apoptótica e possuem um perfil imunomodulador que varia de anti-inflamatória e tolerogênico a pró-inflamatório e imunogênico. ADCD: morte celular dependente de autofagia; LDCD: morte celular dependente de lisossomo; MTP: transição de permeabilidade mitocondrial. Fonte: Adaptada de Galluzi *et al.*, 2018.

com seus estímulos de ativação. Essas novas descobertas demonstraram que a classificação seria ainda mais complexa devido à convergência dos mecanismos nos diferentes grupos de morte até então classificados.

Portanto, a partir de aspectos e características moleculares conhecidos até o momento, as RCDs podem ser subclassificadas em apoptose intrínseca e extrínseca, piroptose, necroptose, ferroptose, partanatos, morte celular entótica, morte celular dependente de lisossomo, morte celular imunogênica, morte celular dependente de autofagia, morte NETótica e necrose dirigida por transição de permeabilidade mitocondrial (MPT).

A distinção entre os diferentes tipos de morte celular é baseada, em grande parte, nos diferentes aspectos morfológicos e moleculares característicos de cada um deles. Cada um desses tipos de morte celular apresenta suas peculiaridades e estas estão sob o controle de moléculas que podem ser passíveis de serem moduladas por compostos farmacêuticos ou edições genéticas para fins terapêuticos. No esquema apresentado na Figura 9.3 destacamos, de maneira geral, quais as principais etapas da sinalização de morte celular por RCD e ACD que possuem ou não potenciais alvos terapêuticos.

A seguir abordaremos algumas das principais e mais bem caracterizadas formas de morte celular no contexto do câncer, abrangendo as diferentes vias e moléculas associadas a cada uma delas e sua relação com a progressão tumoral e estratégias terapêuticas.

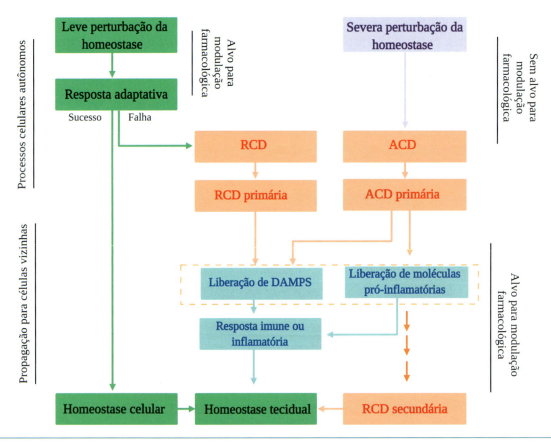

Figura 9.3 • Morte celular: uma perspectiva terapêutica. As células expostas a condições ambientais muito adversas passam pelo processo de morte não regulado conhecido como morte celular acidental (ACD). Em contraste, perturbações relativamente leves de origem exógena ou endógena ativam respostas adaptativas na tentativa de restauração da homeostase celular e tecidual. Se a resposta adaptativa falhar, a célula tem como destino a morte celular regulada (RCD), processo controlado por diferentes vias de sinalização capaz de contribuir para a restauração da homeostase tecidual. Por ser um processo não regulado, a ACD não possui, por definição, alvos moleculares associados a sua ativação que possam ser modulados por alterações farmacológicas ou genéticas. Por outro lado, diferentes compostos que promovem RCD e alvejam, principalmente, a maquinaria molecular de diferentes modalidades de RCD já estão sendo utilizados na clínica. A morte celular primária, seja ela uma RCD ou ACD, pode induzir (direta ou indiretamente) uma onda secundária de RCD ao perturbar o microambiente de células vizinhas devido a moléculas liberadas – incluindo moléculas citotóxicas e (DAMPS) – por células que sucumbiram ao insulto e perturbação ambiental primária. Os diferentes eventos que seguem a morte celular primária também podem ser alvos para intervenções farmacológicas, incluindo o bloqueio das moléculas liberadas no microambiente por ACD e RCD que podem gerar impacto positivo a longo prazo no desfecho da intervenção terapêutica. Fonte: Adaptada de Galluzi *et al.*, 2018.

MORTE CELULAR NÃO PROGRAMADA

Necrose

A necrose corresponde a uma morte celular não controlada e caracteriza-se morfologicamente pelo inchaço e ruptura da membrana plasmática, resultando no extravasamento do conteúdo celular e na subsequente ativação de resposta inflamatória. Por ser um tipo de ACD, a necrose ocorre de forma passiva, sem exigir a ativação de nenhuma via de sinalização em particular. Esse tipo de morte celular não controlada é induzido por injúrias externas (por exemplo, altas temperaturas, estresse mecânico etc.) que prejudicam a integridade e provocam a perda da seletividade da membrana plasmática. Como consequência, a capacidade de manutenção do equilíbrio osmótico celular é comprometida, podendo resultar no rompimento da membrana citoplasmática. O estágio pré-letal que precede a lise celular recebe o nome de oncose; nesse estágio a perda da permeabilidade seletiva celular provoca o vazamento de íons e ATP. A perda dessas reservas energéticas pode ocasionar a falha das bombas iônicas, cuja atividade de transporte ativo de íons depende de energia, prejudicando a reposição de íons necessária para o restabelecimento do equilíbrio osmótico. Esses eventos resultam no crescente aumento do volume celular e consequente lise da membrana configurando então a morte por necrose.

A necrose e a apoptose, como veremos a seguir, possuem vias de ativação distintas e a indução de morte celular por necrose (e necroptose) tem sido investigada como terapia alternativa para o tratamento de tumores resistentes que apresentam diferentes mecanismos de evasão à apoptose. Essas terapias possuem como mecanismo de ação a redução do fornecimento de nutrientes e oxigênio no tumor através do bloqueio da angiogênese. Sugere-se ainda o uso de quimioterapias combinadas a inibidores da ativação de caspases, a fim de favorecer a indução de morte celular via necrose.

A morte de células tumorais por necrose resulta na liberação de sinais intracelulares como DAMPs (padrões moleculares associados a danos) e outros fatores pró-inflamatórios no ambiente extracelular. Desse modo, a necrose desencadeia uma resposta inflamatória que pode atuar de forma ambígua, pois, embora seja responsável por liberar diversas moléculas imunogênicas e ativar uma resposta imune antitumoral, também pode contribuir para o desenvolvimento do tumor quando em condições de inflamação crônica.

Estudos *in vitro* demonstraram que o cultivo de células tumorais em condições de baixa disponibilidade de nutrientes e concentração de oxigênio induz preferencialmente nestas células o processo de necrose, e estas adquirem maior capacidade de invasão, migração e interação célula-célula. Bluman e colegas (2019) também demonstraram que, entre as proteínas moduladas por esse meio rico em conteúdo intracelular proveniente de células necróticas, estavam proteínas envolvidas em angiogênese, transição epitélio-mesênquima, motilidade e adesão celular.

Logo, as células tumorais podem interferir no seu microambiente promovendo alterações que favoreçam o crescimento maligno. Assim, a necrose pode promover a progressão tumoral em consequência da lise celular que resulta no depósito de fatores pró-tumorais nas imediações do tumor.

BOXE 1 – ANOIKIS

Em células dependentes de ancoragem a perda da interação destas células com sua matriz extracelular (MEC) e suas células vizinhas induz a morte celular via apoptose em um processo denominado anoikis. Essa variante da apoptose é induzida especificamente pela perda da interação entre a célula e a MEC.

Os sinais de sobrevivência fornecidos pela MEC estão associados principalmente às integrinas. Essas proteínas de adesão presentes na membrana celular interagem com proteínas da matriz e mantêm ativas as vias de sinalização antiapoptóticas.

As proteínas com domínio BH3- são descritas como as principais mediadoras da indução de morte durante a anoikis. Em condições de perda da adesão célula-matriz, Bid e Bim ou Bax são ativadas ocorrendo, consequentemente, a formação do apoptossomo após permeabilização da membrana mitocondrial externa. Por outro lado, a perda de adesão celular pode aumentar a expressão do receptor Fas e seu ligante, indicando que a ativação da via extrínseca também pode estar associada ao processo.

No contexto da progressão tumoral, a anoikis é um evento importante para proteção contra disseminação de células metastáticas. Porém, como veremos no Capítulo 16, as células do câncer empregam diferentes mecanismos para evadir desse mecanismo de indução de morte celular, incluindo o processo de transição epitélio-mesênquima.

MORTE CELULAR PROGRAMADA APOPTÓTICA

Apoptose

Morfologicamente a apoptose é caracterizada pelo encolhimento celular, condensação e fragmentação da cromatina, degradação do citoesqueleto e do envelope nuclear. Em momentos tardios do processo de morte apoptótica, há a formação dos chamados corpos apoptóticos que correspondem a organelas e/ou material nuclear envoltos por uma membrana plasmática íntegra. Os corpos apoptóticos são posteriormente fagocitados por células vizinhas, principalmente por macrófagos. O reconhecimento dos corpos apoptóticos pelos macrófagos ocorre por meio da fosfatidilserina, um fosfolipídeo localizado na porção interna da membrana plasmática, que é externalizado durante o processo apoptótico, configurando uma das principais características das células apoptóticas e, também, da sinalização para a fagocitose da célula morta.

O processo de apoptose pode ser desencadeado através de duas vias de sinalização: a via intrínseca ou via mitocondrial e a via extrínseca ou mediada por receptor de morte celular. Nessas duas vias o início da apoptose é dependente da ativação em cascata de proteases cisteínicas que correspondem a uma família de proteínas chamadas caspases. Essas proteases estão presentes em todos os tipos celulares, mas são sintetizadas em sua forma precursora inativa, e são conhecidas como procaspases. A ativação das caspases ocorre através da clivagem proteolítica dos ácidos aspárticos que compõem sua estrutura, resultando em duas subunidades, uma maior e outra menor, que interagem entre si e formam um heterodímero, o qual é a sua forma ativa. A função das caspases não é limitada a processos de morte celular; elas são importantes na coordenação de outros processos biológicos, como por exemplo, a maturação de citocinas pró-inflamatórias. Essas proteínas são classificadas em dois grupos: caspases iniciadoras e caspases executoras. As caspases iniciadoras atuam no início da cascata de sinalização proteolítica. Ao serem ativadas clivam as caspases executoras iniciando a cascata que amplifica e dissemina o sinal de morte por toda a célula. As proteínas clivadas pela ação das caspases executoras, geralmente componentes de processos fisiológicos essenciais à célula, podem sofrer ganho ou perda de função que resultam nas alterações celulares características da apoptose. A nuclease DNAse CAD, por exemplo, torna-se ativa após seu inibidor iCAD ser enzimaticamente inativado por caspase-3. A DNAse CAD ativa orquestra então a fragmentação do DNA entre os nucleossomos, aspecto morfológico característico do processo apoptótico.

É importante salientar que as células possuem mecanismos de regulação negativa de caspases para evitar a ativação inadequada ou excessiva dessas proteases e a consequente indução indevida de morte celular. Entre esses mecanismos encontramos a família de proteínas inibidoras de apoptose (IAP) caracterizadas por um domínio de recrutamento de caspases (CARD), capaz de interagir e mediar negativamente a ativação dessas proteases e a cascata de sinalização de morte celular. Assim, a ativação das caspases está sob controle de moléculas ativadoras e inibidoras.

Porém, apesar de a ativação das caspases ser um evento importante nesse processo, as características morfológicas típicas da apoptose também podem ser induzidas na ausência da ativação de caspases. Essas vias alternativas, conhecidas como apoptose independente de caspase, podem ser ativadas simultaneamente com a via clássica dependente de caspases. Uma das vias mais estudadas é a do fator indutor de apoptose (AIF). Em resposta a estímulos de morte celular, AIF, que se encontra localizado na mitocôndria, é translocado para o núcleo e se liga ao DNA, promovendo a condensação da cromatina e a fragmentação do material genético. O conhecimento dessas vias alternativas é relevante para a busca por novos alvos para o tratamento do câncer.

Resumidamente, as caspases interferem em diversos processos e componentes celulares que em conjunto resultam em alterações irreversíveis que culminam na morte celular. Na sequência abordaremos as duas formas pelas quais a cascata proteolítica de caspases torna-se ativa transmitindo, assim, o sinal de morte e indução de apoptose para a célula.

Via extrínseca

A via extrínseca da apoptose ou via de receptor de morte (*death receptor* – DR) envolve o mecanismo clássico de interação receptor-ligante. Células *natural killers* ou macrófagos produzem ligantes que interagem com os DRs presentes na membrana celular de células infectadas, transformadas ou programadas para a morte. Os DRs são proteínas transmembranares compostas por um domínio extracelular de ligação ao ligante e um domínio intracelular chamado de domínio de morte. Esses receptores correspondem a um subgrupo da superfamília de receptores do fator de necrose tumoral (TNF), e entre eles podemos destacar o receptor 1 de fator de necrose tumoral (TNFR1), o receptor R1 do ligante indutor de apoptose relacionado a TNF (TRIAL-R1) e o receptor Fas.

A interação de receptores de morte com seu ligante promove o recrutamento de proteínas adaptadoras (por exemplo, FADD, TRADD etc.) que atraem diversos monômeros de procaspase-8 para formar o complexo de sinalização de indução de morte ou complexo DISC. No complexo DISC ocorre a clivagem da procaspase-8 gerando duas subunidades que interagem entre si formando dímeros e assumindo assim sua forma ativa capaz de iniciar a cascata proteolítica de caspases executoras e expandir o sinal de morte.

Via intrínseca

A via mitocondrial é ativada em resposta a estímulos intracelulares ou extracelulares. Esta via é caracterizada pela permeabilização da membrana externa da mitocôndria (MOMP), liberação de moduladores de morte celular, como o citocromo c e formação do complexo apoptossomo.

O citrocomo c, componente da cadeia transportadora de elétrons, se localiza no espaço intermembrana da mitocôndria, e uma vez ativada a via intrínseca do processo apoptótico este é liberado no citoplasma da célula após a MOMP. Esse modulador de morte se liga a monômeros do fator 1 ativador de apoptose (APAF-1) promovendo alterações conformacionais nessa proteína que favorecem a interação de diversas moléculas de APAF-1 para a formação de um heptâmero conhecido como apoptossomo. Ao centro dessa estrutura encontram-se os domínios de recrutamento de caspases (CARD) e através desses domínios as procaspases-9 iniciadoras da via intrínseca sofrem clivagem tornando-se ativas e capazes de ativar a caspase executora, caspase-3.

A formação do apoptossomo é dependente de fatores liberados pela mitocôndria e ocorre em resposta à presença (sinal positivo) ou ausência (sinal negativo) de fatores específicos. Os sinais negativos correspondem à ausência de fatores de crescimento, hormônios ou citocinas, por exemplo, que atuam como sinais de sobrevivência e cuja ausência favorece a morte celular. Os sinais positivos incluem a exposição a alguns fatores causadores de estresse celular, como hipóxia, toxinas, radiação e outros agentes genotóxicos.

A permeabilidade da membrana mitocondrial externa é especificamente regulada pelos membros da família Bcl-2 que se dividem em apoptóticos ou antiapoptóticos (Tabela 9.1). As proteínas Bcl-2, incluindo a própria Bcl-2 que confere o nome a esta família, e Bcl-xL são proteínas antiapoptóticas e apresentam quatro domínios (BH1, 2, 3 e 4), os quais são compartilhados com os membros apoptóticos desta família. As proteínas apoptóticas dividem-se em duas diferentes subfamílias: a família BH123, efetoras da permeabilização da membrana mitocondrial, e a família BH3 que além de ativar os membros apoptóticos efetores também inibem ou neutralizam as Bcl-2 antiapoptóticas.

As proteínas Bak e Bax são representantes do grupo pró-apoptótico da família Bcl2 e regulam diretamente a integridade da membrana mitocondrial; localizam-se na membrana externa da mitocôndria e no citoplasma, respectivamente. Bax desloca-se para a membrana externa da mitocôndria após o sinal apoptótico e, assim como Bak, promove a perda de integridade da membrana mitocondrial seguida pelo extravasamento de seu conteúdo, incluindo Ca^{2+}, citocromo c, IAPs e outras proteínas presentes no espaço intermembrana mitocondrial.

A ativação desses membros apoptóticos ocorre mediante interação com proteínas BH3, como Bid e Bim. A proteína Bid é responsável por conectar a via extrínseca com a intrínseca; sua ativação é mediada pela caspase-8 e tem como consequência a ativação de Bak e Bax e inativação das proteínas antiapoptóticas. Além desse mecanismo específico, Bid e as demais proteínas BH3 são ativadas em resposta a danos ao DNA, escassez de nutrientes e oxigênio, e outros estresses celulares incluindo a perda de fatores de crescimento, por exemplo.

O estresse do retículo endoplasmático também atua como mediador interno da ativação da via intrínseca. O estresse causado pelo acúmulo de proteínas mal enoveladas nesta organela ativa o mecanismo de resposta chamado UPR (*unfolded protein response*), que modula a expressão de diferentes genes incluindo o gene Bim. Assim, a UPR é capaz de aumentar os níveis intracelulares de Bim, responsável pelo bloqueio da atividade de Bcl-2 e, consequentemente, a ativação de Bak e Bax, resultando na perda da integridade da membrana mitocondrial e início da apoptose pela via intrínseca.

Durante a carcinogênese diferentes mecanismos garantem à célula transformada a evasão dos processos de morte celular. Um desses mecanismos é o desbalanço de proteínas da família Bcl-2, devido à mutação, redução ou perda da expressão dos membros pró-apoptóticos e aumento dos antiapoptóticos, resultando na evasão de apoptose e resistência a agentes terapêuticos antitumorais. Foi demonstrado que a superexpressão de Bcl-2 em linhagens celulares de câncer de mama,

Tabela 9.1 • Principais aspectos morfológicos e moleculares associados às mortes celulares: necrose, apoptose, necroptose, piroptose e morte por autofagia

	ACD		RCD		
	Necrose	**Apoptose**	**Necroptose**	**Piroptose**	**Morte por autofagia**
Fatores de ativação	ROS Lesões mecânicas Altas temperaturas	Receptores de morte Dano no DNA Infecções virais Privação de fatores de crescimento	Receptores de morte	Infecções (PAMPs) Dano tecidual Desbalanço metabólico	Privação de aminoácidos, oxigênio e nutrientes
Principais mediadores		Caspases	RIPK	Caspases Receptores NOD	ATG genes Beclin-1
Principais características	Fragmentação do DNA Lise celular Perda da integridade da MP	Fragmentação do DNA – Projeções da MP Encolhimento Condensação da cromatina Corpos apoptóticos Externalização fosfatidilserina	Fragmentação do DNA Lise celular Perda da integridade da MP – – – –	– Lise celular Permeabilização da MP Inchaço celular – – Secreção de IL-1β e IL-18	– – Elevada vacuolização Degradação lisossomal – –
Assinatura molecular		Clivagem de caspases MOMP	Ativação de RIPK1 e RIPK3	Clivagem de caspases inflamatórias Ativação GSMD	Dissociação de Beclin e Bcl-2/X_L
Resposta inflamatória	+	–	+	+	–

ROS: espécies reativas de oxigênio; MP: membrana plasmática, MOMP: permeabilização da membrana mitocondrial externa; PAMPs: padrões moleculares associados a patógenos.

Tabela 9.2 • Membros da família de proteínas Bcl-2 e sua classificação

Família	Classificação	Subclassificação	Membros
Bcl-2	Antiapoptótico	Domínios múltiplos	Bcl-2, Bcl-xL, Mcl-1, Bcl-w
	Pró-apoptótico	Domínios múltiplos (BH123)	Bax, Bak
		BH3-apenas	Bid, Bim/Bad, Noxa, Puma

glioblastoma e neuroblastoma é capaz de inibir a indução de apoptose na presença de compostos genotóxicos e do ligante de receptor de morte TRAIL, evidenciando o aumento de expressão de Bcl-2 como mecanismo de evasão de morte celular.

Outro exemplo está na resposta apoptótica a danos no DNA, a qual é regulada por genes supressores tumorais como TP53 durante o ciclo celular, discutido anteriormente no Capítulo 7. Em resposta a danos no material genético, há um aumento da expressão de TP53 resultando no aumento da indução de expressão das proteínas Noxa e Puma. A mutação em TP53 é um fenômeno frequente em diferentes tipos de câncer capaz de afetar a ativação transcricional dos membros pró-apoptóticos da família Bcl-2. Huang e seus colaboradores (2019) demonstraram que, em linhagens celulares de câncer de mama, pâncreas e cólon com mutações em TP53, não há ativação da transcrição de Puma em resposta a compostos quimioterápicos e, por conseguinte, o processo de morte e sobrevivência é inibido.

Os mecanismos de evasão de morte incluem também alterações na atividade das caspases devido à redução de sua expressão, redução da expressão dos receptores de morte na membrana plasmática ou perda do domínio de morte desses receptores. Essas alterações resultam na falha da formação dos complexos de sinalização e ativação da via proteolítica das caspases e, por conseguinte, comprometem a indução da morte celular.

A indução de apoptose é uma das principais estratégias terapêuticas antitumorais para impedir a progressão tumoral; no entanto, como exemplificado acima, as células tumorais são capazes de evadir e resistir a este processo de morte, e por isso faz-se necessária a busca por estratégias terapêuticas indutoras de formas alternativas de morte celular.

MORTE CELULAR PROGRAMADA NÃO APOPTÓTICA

Necroptose

A primeira observação do fenômeno de morte celular, ainda que na época não fosse reconhecida como tal, data de 1842. Desde então, com o avanço desse campo de estudo, diferentes mecanismos de morte têm sido descobertos. Os novos mecanismos de morte identificados diferem dos processos clássicos, já bem estabelecidos como os discutidos anteriormente neste capítulo.

A necroptose é uma morte celular programada que se assemelha à necrose, pois ambas apresentam as mesmas alterações morfológicas, mas diferencia-se pelo mecanismo de ativação, o qual é iniciado por vias de sinalização estritamente reguladas. A ativação da necroptose, assim como na via extrínseca da apoptose, é mediada por receptores de morte. A via de ativação mais prevalente envolve os receptores do fator de necrose tumoral 1 (TNFR-1), mas outros receptores como TRAIL, Fas, receptores de reconhecimento de padrões (RRP) e receptores de célula T também podem induzir a necroptose.

A cascata de sinalização para necroptose mais bem caracterizada é a dependente da quinase RIP (RIPK). Em resposta à interação do ligante com o receptor TNFR-1, por exemplo, há o recrutamento do complexo de sobrevivência I formado pelo domínio de morte associado a TNFR (TRADD), RIPK1 e diversas ubiquitina ligases que ubiquitinam RIPK1 resultando na indução da via canônica de sinalização de NF-κB (*nuclear factor kappa B*), indutora de sinalização de sobrevivência celular. Contrariamente, a desubiquitinação de RIPK1 limita a ativação sustentada da via de sobrevivência de NF-κB e contribui para a formação do complexo II envolvido na ativação de necroptose e apoptose.

O complexo IIb, ou necrossomo, é formado a partir da desubiquitinação de RIPK1 e recrutamento e ativação de RIPK3. Esta por sua vez recruta e ativa MLKL (*mixed lineage kinase doamin-like pseudokinase*) formando oligômeros que se deslocam para a membrana plasmática promovendo sua permeabilização. Como resultado da permeabilização da membrana ocorrem a perda do controle osmótico, aumento do volume celular e consequente lise da célula, deflagrando a indução de resposta inflamatória. A ativação do processo de apoptose pela via da necroptose acontece a partir da ativação da caspase-8 por um complexo citoplasmático indutor de morte composto por RIPK1, TRADD e FADD e a própria caspase-8. A caspase-8 enzimaticamente ativa cliva RIPK1 e 3, causando a inativação dessas respectivas quinases e consequentemente levando à morte por apoptose.

A necroptose pode atuar tanto como supressora quanto como promotora do desenvolvimento tumoral. A indução de necroptose pode ocorrer em alternativa à morte por apoptose, uma vez que células cancerosas desenvolvem mecanismos de evasão da morte apoptótica. No entanto, a deflagração de inflamação, característica desse tipo de morte celular, pode promover a progressão do tumor pela indução de proliferação de células vizinhas devido à liberação de fatores mitogênicos no microambiente tumoral, como discutiremos melhor em alguns tópicos a seguir.

Ferroptose

A ferroptose, como o próprio nome sugere, se refere a uma RCD pró-inflamatória dependente de ferro associada à peroxidação lipídica e ao acúmulo de espécies reativas de oxigênio (*reative oxigen species* – ROS). Entre as alterações morfológicas relacionadas à ferroptose se destacam o encolhimento de mitocôndrias, perda ou redução de cristas mitocondriais e ruptura da membrana mitocondrial externa. Além do ferro, a glutationa e a cistina são moléculas-chave para o início e curso desse evento letal.

O sistema cotransportador de cistina/glutamato promove a importação de cistina, uma molécula utilizada pela célula para a síntese de glutationa, enquanto exporta glutamato para o meio extracelular. A glutationa participa da resposta celular antioxidante, pois é necessária para a ativação das peroxidases GPX4 dependentes de glutationa, enzimas que inibem a oxidação de ácidos graxos poli-insaturados na presença de oxigênio e ferro, impedindo a produção e acúmulo de ROS de origem lipídica. Nesse contexto, a ferroptose é deflagrada em decorrência de estresses celulares de origem nutricional e outros estresses ambientais que aumentam a disponibilidade de ferro intracelular ou interferem no cotransporte de cistina/glutamato causando redução de cistina e glutationa intracelular e, consequentemente, acúmulo de ROS produzido de forma dependente de oxigênio e ferro durante a peroxidação lipídica.

Embora as células tumorais estejam sob constante estresse oxidativo como consequência de sua alta atividade metabólica, a ferroptose não é um evento observado com frequência durante o desenvolvimento tumoral. Os mecanismos de evasão ainda precisam ser elucidados, mas estudos já demonstraram que a susceptibilidade a ferroptose é variável entre células de diferentes tipos tumorais e que a indução desse mecanismo de morte pode apresentar potencial terapêutico.

Conforme revisado por Mou e colegas (2019), a utilização da ferroptose como alvo terapêutico já foi demonstrada em diferentes modelos de célula de câncer incluindo de ovário, mama, pulmão, gástrico, hepatocelular, adenocarcinoma de próstata, entre outros. Os resultados reportados por esses estudos sugerem que a melhor compreensão do papel da ferroptose em células tumorais impulsionará o desenvolvimento de novas estratégias terapêuticas antitumorais alvejando este processo de morte celular.

Morte celular dependente de autofagia

A autofagia caracteriza-se como um processo de adaptação e resposta a estresses celulares. Através deste mecanismo, componentes celulares de origem endógena ou exógena, como organelas danificadas e patógenos intracelulares, são degradados.

Diferentes fontes de estresse celular desencadeiam a ativação da autofagia, incluindo a privação nutricional e o desbalanço bioenergético. O produto desse processo catabólico, além de fornecer matéria-prima para produção de novas organelas e proteínas, também produz metabólitos intermediários que são utilizados para a produção e fornecimento de energia para a célula.

Há três diferentes vias de autofagia descritas: a microautofagia, a autofagia mediada por chaperonas e a macroautofagia. A macroautofagia corresponde à principal via autofágica e é a via mais bem caracterizada até o momento. Durante o processo de macroautofagia a célula engloba moléculas e organelas presentes no citoplasma em estruturas de membrana dupla chamadas de autofagossomos que se fundem a lisossomos para a formação do autofagolisossomos. Nessas estruturas residem diferentes proteases de origem lisossômica que promovem a degradação do conteúdo do compartimento celular.

Embora muito se saiba sobre os mecanismos de regulação da autofagia e seu papel na promoção da sobrevivência celular, o mecanismo molecular de morte celular dependente de autofagia (ADCD) ainda está pouco caracterizado. No entanto, há um crescente número de evidências científicas que sugerem que genes associados a autofagia (ATG) participam da indução de morte celular.

De acordo com a definição do comitê de nomenclatura de morte celular, a morte autofágica corresponde a uma RCD dependente da maquinaria autofágica. A autose, uma representante desse tipo de morte, foi identificada em células sob privação de nutrientes e tratadas com um peptídeo indutor de autofagia, o Tat-Beclin 1. No entanto, a inibição da autofagia por meios farmacológicos e genéticos preveniu a indução desta morte celular. Contrariamente, a inibição de apoptose e necrose não foi capaz de impedir o processo de morte celular induzida pelas condições indutoras de autofagia acima descritas. Assim, demonstrou-se que a autose ocorre de forma dependente da autofagia e não se sobrepõe aos processos de morte apoptótica e necrótica.

Em 2017 Arakawa e colegas observaram que células que sofreram morte autofágica induzida por privação nutricional apresentavam maior número e tamanho de vesículas autofágicas, sugerindo que a hiperativação da autofagia pode ser um evento crucial na indução da morte autofágica. Além disso, foi proposto que a autofagia sustentada pode provocar o excesso de consumo de componentes celulares promovendo a morte da célula.

A função ambígua da autofagia a torna relevante no contexto da terapia antitumoral e tem sido explorada como alternativa a tratamento em diferentes tumores. Em geral os estudos têm utilizado drogas que estimulam em excesso a autofagia, levando a célula à morte. Conforme revisado por Linder e Kogel (2019), a indução de morte autofágica por intervenção farmacológica já foi reportada em células de mieloma, linfoma, leucemia, leucemia mieloide crônica e câncer de próstata, ovário, pulmão e cólon. Evidências mostraram que a indução de autofagia é um mecanismo relevante na terapia antitumoral. Por exemplo, o trióxido de arsênio foi reportado como indutor de morte autofágica em células de glioma e linfoma. Na clínica esse composto já é utilizado como tratamento de alguns tumores, como leucemia promielocítica. Associada à sua capacidade de cruzar a barreira hematoencefálica e ao conjunto de evidências que demonstram o potencial terapêutico da indução de morte autofágica em células tumorais, essa droga apresenta potencial para ser utilizada no tratamento de outros tipos de câncer.

Assim, a morte dependente de autofagia está associada a condições e contextos celulares específicos, incluindo a extensão e duração do processo autofágico. A melhor compreensão dos mecanismos envolvidos nesse processo poderá auxiliar na definição de novas formas de sensibilizar células tumorais à terapia, sendo, portanto, um campo muito promissor na área da Oncologia.

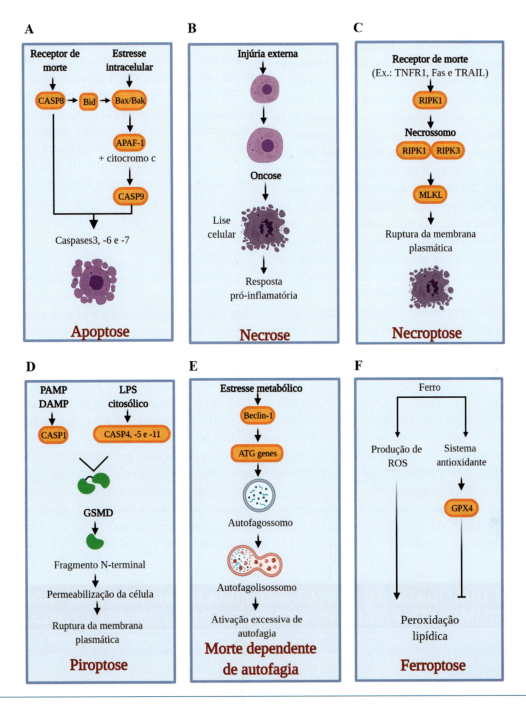

Figura 9.4 ● Mecanismo molecular dos principais modelos de morte celular. **A.** Apoptose possui uma via extrínseca ativada por receptor de morte, que ocasiona a clivagem e ativação da caspase-8 e a via intrínseca deflagrada por estresse intracelular com consequente formação do apoptossomo. Ambas as vias estão interconectadas por Bid. **B.** A necrose é deflagrada por perturbações ambientais severas causando a lise celular e a ativação da resposta imune. **C.** A necroptose é deflagrada por receptores de morte da família TNF os quais recrutam e ativam RIPK1 e RIPK3 para formar o necrossomo. Este complexo ativa a proteína MLKL acarretando a permeabilização da membrana e lise celular. **D.** A piroptose possui duas vias de ativação: a induzida por padrões moleculares associados a patógenos ou a danos e a induzida por lipossacarídeos. Após a indução das vias, há ativação de caspases inflamatórias responsáveis pela clivagem da GSMD, liberando o fragmento N-terminal, e a consequente permeabilização e ruptura da membrana plasmática. **E.** A morte dependente de autofagia é impulsionada pela formação do autofagossomo induzido por proteínas ATGs e beclina-1. O autofagossomo se funde ao lisossomo formando o autofagolisossomo, estrutura responsável pela degradação do material interno. Quando a hiperativação de autofagia excede os níveis de atividade catabólica suportada pela célula, ocorre a morte da célula. **F.** A ferroptose depende do equilíbrio entre a produção de ROS, induzida pelo acúmulo de ferro, e o sistema antioxidante desempenhado por GPX4 como na peroxidação lipídica. A quebra desse equilíbrio favorecendo a produção de ROS na presença de ferro e oxigênio resulta na morte por ferroptose. Fonte:

Piroptose

Como discutido anteriormente, a morte celular programada por apoptose clássica é caracterizada pela retenção dos componentes intracelulares, remoção dos corpos apoptóticos de maneira silenciosa para o sistema imune. A piroptose, por sua vez, configura uma forma de RCD induzida por perturbações de origem extracelular ou intracelular e está relacionada com a resposta do sistema imune inato frente à invasão de patógenos. A sinalização da piroptose é dependente da ativação de caspases; porém, diferente da apoptose, resulta na indução de resposta pró-inflamatória. Entre as características morfológicas específicas desse tipo de morte estão a permeabilização da membrana plasmática, inchaço celular, lise osmótica e, consequentemente, vazamento do conteúdo intracelular e ativação de resposta inflamatória.

A piroptose foi identificada a partir de macrófagos infectados com *Salmonella* ou *Shigella* e descrita como uma RCD dependente de caspase-1 e associada à secreção de interleucina-1β (IL1β). Observou-se que células deficientes de expressão de caspase-1 não eram capazes de ativar essa via de morte, sugerindo que esta é uma proteína essencial para ativação desse processo. Atualmente, sabe-se que a piroptose pode ser ativada por outras caspases além da caspase-1, como a caspase-3, por exemplo, e tem papel crucial na imunidade inata contra patógenos intracelulares.

Os processos moleculares de ativação da piroptose iniciam-se a partir da ativação de uma ou mais caspases, incluindo as caspases-1, -3, -4, -5 e -11, dependendo do estímulo inicial. Nesse estágio ocorre a ativação de um complexo proteico chamado inflamassomo, responsável pela secreção de membros da família de interleucinas-1 (por exemplo, IL1β e IL18).

O inflamassomo é ativado mediante duas vias de sinalização distintas: a via canônica induzida por padrões moleculares associados a patógenos ou a danos (PAMPs e DAMPS, respectivamente), discutidos mais profundamente no Capítulo 16, e a via chamada de não canônica induzida por lipopolissacarídeos bacterianos (LPS). Assim, a piroptose é ativada em situações de infecção, dano tecidual ou desbalanço metabólico.

Via canônica

A via canônica do inflamassomo, incluindo os receptores NLRP1, 3 e NLRC4 da família de receptores NOD (*nod-like receptors* – NLR) e a proteína induzível por interferon AIM2, promovem a ativação da caspase-1 após exposição a DAMPS e PAMPS. A caspase-1 ativa participa da indução de morte inflamatória, e do processamento proteolítico de pró-interleucinas para sua forma madura. A clivagem proteolítica da proteína gasdermina-D (GSDMD) pela caspase-1 libera seu fragmento N-terminal que possui capacidade de formar poros, deslocando-se para a membrana plasmática onde forma poros que provocam o inchaço celular e a consequente lise da célula. Assim, previne-se a replicação intracelular de patógenos ao promover a liberação de citocinas inflamatórias biologicamente ativas no espaço extracelular, recrutando células imunes ativas para o local da infecção.

BOXE 2 – A DUALIDADE NO PAPEL DA ENZIMA DE REPARO POLI (ADP-RIBOSE) POLIMERASE-1 (PARP-1): REPARO DO DNA E MORTE CELULAR

Em condições fisiológicas normais, a PARP-1 participa do sistema de reparo do DNA e auxilia na regulação da homeostase celular e manutenção da estabilidade genômica.

A publicação mais recente do comitê de nomenclatura de morte celular define partanatos como uma forma de RCD iniciada por hiperativação de PARP-1 seguida de consequente catástrofe bioenergética em conjunto com a degradação do DNA dependente do fator indutor de apoptose (AIF) e do fator inibidor de migração de macrófago (MIF).

Danos no DNA provocam a hiperativação de PARP-1 resultando na produção e no acúmulo do polímero PAR, produto da atividade de PARP-1, em níveis tóxicos. PAR interage com a mitocôndria provocando sua despolarização e liberação do AIF que se transloca para o núcleo onde realiza a fragmentação do DNA e a condensação da cromatina, ocasionando a morte da célula de forma independente de caspases; no entanto, a ativação dessas enzimas pode ocorrer de forma tardia no processo.

Partanatos já foi associada a diferentes patologias, incluindo distúrbios renais, cardiovasculares, diabetes, isquemia cerebral e neurodegeneração. Recentemente, no cenário de câncer a via partanatos tem ganhado interesse como uma oportunidade para o desenvolvimento de potenciais terapias antitumorais baseadas em dano ao DNA. Não obstante, estudos complementares são necessários para melhor compreensão do papel de partanatos na etiologia das patologias.

Via não canônica

A via não canônica dependente de caspase-11, -4 e -5 é ativada por LPS citosólicos de bactérias gram-negativas invasoras de macrófagos, monócitos e outras células. A piroptose induzida por LPS inclui a interação física de LPS com o domínio CARD das caspases inflamatórias (-11, -4 e -5) e resulta na oligomerização e ativação dessas proteases que na sequência atuarão ativando proteínas como a GSDMD. Em suma, a piroptose é definida como uma forma de morte regulada que desempenha um importante papel no processo de inflamação e imunidade de forma dependente da ativação de caspases inflamatórias e proteínas GSDMD, envolvendo outros membros da família gasdermina, como GSDME que se torna ativa mediante clivagem pela caspase-3.

O conhecimento sobre a participação da piroptose no desenvolvimento do câncer ainda é limitado e os mecanismos pelos quais esse tipo de morte pode favorecer ou sensibilizar as células tumorais ainda não estão completamente elucidados. Até o presente momento, há evidências na literatura que associam a maquinaria da piroptose à progressão tumoral em câncer gástrico e de esôfago.

Em câncer gástrico observou-se que a expressão da proteína efetora de piroptose, GSDMD, está reduzida em células tumorais em comparação com células normais adjacentes ao tumor. A diminuição de GSDMD modula negativamente a expressão de proteínas envolvidas no controle do ciclo celular, ciclina A2 e quinase 2 dependente de ciclina, através da ativação das vias de sinalização STAT3 e PI3K/AKT, acelerando a transição entre as fases do ciclo S/G2 e promovendo a proliferação das células tumorais.

Já em células endoteliais de esôfago humano, foi demonstrado que a exposição ao álcool promove a ativação de caspase-1 e a maturação das citocinas inflamatórias IL-1β e IL-18 mediante indução de piroptose e ativação de resposta inflamatória. Sabendo que o álcool foi capaz de deflagrar piroptose em modelo *in vitro* e que esse composto está frequentemente associado ao desenvolvimento de câncer de esôfago, Wang e outros pesquisadores (2018) investigaram o possível envolvimento desse mecanismo de morte com a progressão de tumores de esôfago em amostras de pacientes. Foram avaliados os níveis de ativação de caspase-1 e maturação de IL-1β e IL-18 em amostras teciduais de câncer de esôfago, observando que as amostras de tecido normal adjacentes apresentavam menores níveis de expressão dessas proteínas quando comparadas a amostras de tecido tumoral. Esses resultados sugerem que a piroptose pode participar da progressão do câncer de esôfago.

A interação entre compostos terapêuticos e moléculas da via de sinalização da piroptose também já foi demonstrada. Os quimioterápicos paclitaxel e cisplatina, além de induzirem apoptose em células de câncer de pulmão, também induzem, de forma secundária, piroptose via caspase-3/GSDME. Portanto, as moléculas envolvidas no processo de piroptose e identificadas como alteradas ou capazes de terem sua expressão modulada por agentes terapêuticos podem futuramente se tornar potenciais alvos terapêuticos ou marcadores prognósticos de diferentes tipos de câncer.

MORTE IMUNOGÊNICA

A morte imunogênica (*immunogenic cell death* – ICD) corresponde a uma classe específica de RCD capaz de ativar uma resposta imune adaptativa antígeno-específica através da emissão de sinais de perigo ou DAMPs. A ICD é induzida em resposta a agentes estressores que favorecem a exposição de antígenos. Estes podem ser provenientes de patógenos apresentados por células infectadas ou neoantígenos liberados por células tumorais. Vários tratamentos antitumorais induzem ICD, entre os quais podemos destacar alguns quimioterápicos antraciclinas (doxorrubicina, epirubicina, idarubicina e mitoxantrona), alguns agentes causadores de danos no DNA (ciclofosfamida e oxaliplatina), inibidores de PARP, inibidores do proteassoma (bortezomibe e carfilzomibe) e algumas terapias-alvo (crizotinibe, cetuximab, dinaciclib e ibutrinib). É importante salientar que nem todas as terapias da mesma classe têm capacidade de iniciar uma resposta de ICD.

Em resposta a esses agentes estressores, além de antígenos, outras moléculas são expostas na superfície celular ou secretadas (DAMPs). Essas moléculas possuem atividades fisiológicas quando endógenas e, ao serem expostas extracelularmente, ganham atividade imunogênica. Os DAMPs interagem com seus receptores cognatos presentes em células do sistema imune inato, como monócitos, macrófagos e células dendríticas. Esta interação leva à ativação e maturação dessas células imunes que migram para o linfonodo e apresentam o antígeno ou neoantígeno para as células T (CD4[+] e CD8[+]), as quais executarão uma resposta imune citotóxica e estabelecerão uma memória imunológica. Os DAMPs mais bem caracterizados e que apresentam um papel crucial para a ICD são a exposição das chaperonas do retículo endoplasmático calreticulina e *heat shok proteins* (Hsp70, Hsp90 e Bip), secreção de ATP e da proteína nuclear HMGB1(*high mobility group box 1*). Porém, apesar de o sistema imune atuar como um vigia capaz de encontrar e eliminar células tumorais, algumas células adquirem estratégias de evasão que permitem a elas driblar esse sistema e garantir um microambiente que sustente seu crescimento. Discutiremos melhor sobre o papel da resposta imune na supressão tumoral e os mecanismos e estratégias de evasão, no Capítulo 16.

PROLIFERAÇÃO COMPENSATÓRIA

Neste capítulo discutimos como a morte celular pode atuar de diferentes formas com o objetivo de suprimir o início e a progressão do desenvolvimento tumoral. No entanto, a indução de morte celular no microambiente tumoral também pode estimular a proliferação celular de células vizinhas, e contribuir para o crescimento tumoral e a resistência aos tratamentos antitumorais. O que estaria por trás desse paradoxo?

Já discutimos anteriormente que a morte celular é um mecanismo necessário para diferentes processos fisiológicos, que incluem o desenvolvimento embrionário e a manutenção da homeostase tecidual associada, principalmente a regeneração celular.

A regeneração celular permite que se restabeleça a homeostase tecidual apesar da gravidade das injúrias presentes no tecido. O fígado de mamíferos, por exemplo, é capaz de se restaurar completamente após uma grande perda tecidual devido ao aumento da capacidade proliferativa dos hepatócitos saudáveis. Entre as diferentes etapas do processo regenerativo inclui-se a apoptose; células iniciadas nesse programa de morte se comunicam com suas células vizinhas sobreviventes através da liberação de sinais mitogênicos que induzem a proliferação celular, um fenômeno conhecido como "proliferação compensatória induzida por apoptose".

Liu e colaboradores (2010) demonstraram que fibroblastos embrionários murinos (MEFs) em apoptose induzida por irradiação são capazes de estimular a proliferação de células progenitoras viáveis. Nesse estudo, demonstrou-se que a ativação de caspases-3 e -7, proteases classicamente descritas até então como executoras dos estágios terminais de apoptose, contribuía com a indução da proliferação das células progenitoras ao clivar e ativar enzimas associadas a produção e secreção de prostaglandina E2 (PGE2), lipídeo envolvido no reparo tecidual e proliferação celular. O estudo revela pela primeira vez o papel dual da ativação de caspases-3 e -7 e reforça que a morte celular também pode promover a proliferação celular e regeneração tecidual, intitulando esse processo como *phoenix rising* (ascensão da fênix). Esse evento de causa e efeito é importante para a regeneração do tecido, pois garante que a massa celular perdida por um dano seja reposta e a integridade tecidual recuperada. No entanto, no contexto tumoral esse evento pode favorecer a tumorigênese e o ressurgimento do tumor, como veremos a seguir.

O papel da proliferação compensatória no desenvolvimento tumoral

As células tumorais se apropriam de mecanismos fisiológicos para seu estabelecimento e progressão e entre eles destacamos aqui a proliferação compensatória. Em 2011 o pesquisador Qiu e seus colaboradores demonstraram que o processo de desenvolvimento do carcinoma hepatocelular está associado ao fenômeno de proliferação compensatória em resposta à morte de hepatócitos. Utilizando um carcinógeno químico, foram infligidas lesões hepáticas em modelo murino e observou-se que na região da lesão os hepatócitos afetados eram induzidos a morte por apoptose ao mesmo tempo que células viáveis remanescentes apresentavam níveis elevados de proliferação. Evidências apresentadas por diversos estudos corroboram esses resultados e sugerem que a morte celular pode deflagrar a proliferação compensatória de hepatócitos saudáveis favorecendo o desenvolvimento do carcinoma hepatocelular.

No contexto do tratamento contra o câncer, a estratégia de utilizar agentes citotóxicos capazes de induzir a morte celular de células tumorais está bem estabelecida. Porém, as células em processo de morte podem interagir com seu microambiente, produzindo potentes sinais parácrinos que estimulam a proliferação celular, invasão e metástase. Células apoptóticas secretam moléculas para que estas sejam reconhecidas e eliminadas por macrófagos através de fagocitose. Além da fosfatidilserina comentada anteriormente, outras moléculas, como ATP, proteína fractalquina e lactotransferrina, também são liberadas durante a apoptose como sinal de identificação para fagocitose. No entanto, essas moléculas são potencialmente oncogênicas e já foram descritas como capazes de estimular angiogênese e proliferação celular. Além disso, os macrófagos infiltrantes no microambiente tumoral podem ser reprogramados pelas células tumorais para inibir células do sistema imune que apresentam atividade antitumoral, garantindo a progressão do tumor.

Morte Celular

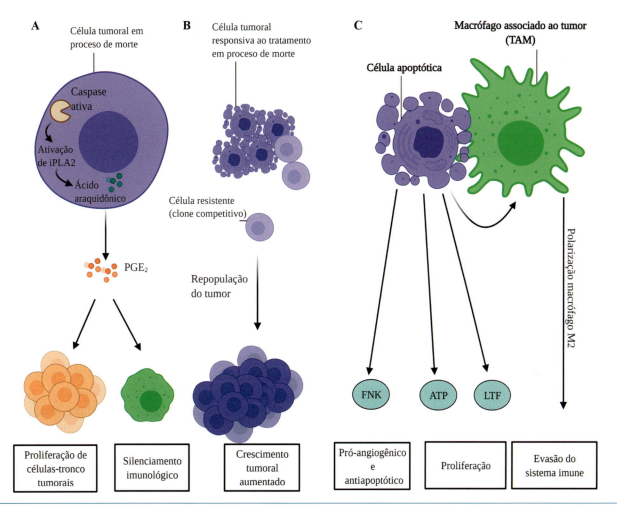

Figura 9.5 ● Os efeitos pró-tumorais da morte celular. **A.** Durante o processo apoptótico as caspases enzimaticamente ativas clivam e ativam a fosfolipase A2 independente de cálcio (iPLA2) que resulta na produção de prostaglandina E2 (PGE2). A PGE2 possui efeitos pró-proliferativos e imunossupressores nas células vizinhas. **B.** A morte de células tumorais sensíveis a terapia reduz a pressão seletiva e a competitividade no microambiente tumoral, favorecendo a proliferação dos clones resistentes ao tratamento, podendo resultar na repopulação tumoral. **C.** As células apoptóticas secretam diversas moléculas, incluindo a fractalquina (FNK), ATP e lactotransferrina (LTF) como sinal para que sejam encontradas e fagocitadas por macrófagos ou células vizinhas. Porém, esses sinais podem ter efeitos pró-tumorigênicos, como estímulo da angiogênese, proliferação celular, inibição de vias apoptóticas e transformação de macrófagos associados a tumores (TAM) para um estado pró-oncogênico. Mais especificamente, os TAMs estimulam a angiogênese, favorecem a motilidade e disseminação de células tumorais, além de silenciar a vigilância imunológica, evitando assim o ataque de células *natural killer* (NK) e células T às células cancerosas. Fonte: Adaptada de Ichim G e Tait S.W., 2016.

As células que compõem o tumor estão em constante competição por nutrientes, fatores de crescimento e outros elementos que garantem sua sobrevivência e crescimento. Sendo assim, a morte celular de uma parcela de células tumorais em resposta ao tratamento antitumoral altera a pressão seletiva atuando sobre aquele ambiente e, assim, as células remanescentes são favorecidas em decorrência da eliminação de suas competidoras vizinhas. Dessa forma, cria-se um nicho favorável à proliferação das células remanescentes ao tratamento, resultando na repopulação do tumor.

Portanto, embora a morte celular esteja fortemente associada à supressão tumoral e muito se discuta sobre como as células tumorais evadem esse mecanismo celular, vimos que em alguns contextos a morte celular pode contribuir para a progressão tumoral. Nesse sentido, a indução de morte celular em resposta a terapias antitumorais pode estimular a proliferação de algumas poucas células sobreviventes que são suficientes para repopular o tumor.

Assim, apesar de os mecanismos envolvidos nesse fenômeno ainda não estarem totalmente elucidados, a identificação das vias e moléculas associadas a ele permitirá expandir nosso conhecimento em relação à biologia tumoral e à resposta aos tratamentos, melhorando as perspectivas do tratamento de pacientes diagnosticados com câncer.

GLOSSÁRIO

Células alveolares: células mamárias diferenciadas secretoras de leite durante a lactação.

Clivagem proteolítica: processo no qual proteases realizam a quebra de ligação peptídica entre os aminoácidos de uma proteína.

Cromatina: termo que se refere ao complexo formado por DNA e suas proteínas associadas, principalmente histonas.

Dímero: complexo molecular formado por dois monômeros de proteína, ou seja, composto por duas subunidades proteicas.

Domínio proteico: região proteica que corresponde à unidade funcional básica das proteínas; geralmente está associado à sua função e interação com outras moléculas e proteínas.

Heterodímero: complexo molecular formado por duas subunidades diferentes.

Hipóxia: condição de baixa concentração de oxigênio disponível.

Homeostase: estado de equilíbrio e estabilidade necessária ao correto funcionamento biológico.

In vitro: condição em que processos biológicos são reproduzidos em um ambiente laboratorial fechado e controlado.

Nicho: conjunto de condições e recursos ambientais que garantem a sobrevivência de um ser vivo em um ambiente.

Nuclease: proteína com atividade enzimática para quebra da ligação entre nucleotídeos provocando a fragmentação do DNA.

Nucleossomo: menor nível de organização do DNA que se refere a uma sequência de DNA envolto em um octâmero de histonas.

Peroxidação lipídica: processo de degradação oxidativa de lipídeos.

Proteases: proteínas com atividade enzimática de quebra de ligação peptídica entre os aminoácidos de proteínas.

Proteínas transmembrana: proteínas imersas na membrana citoplasmática e com partes de sua estrutura proteica na porção extracelular, intracelular e na bicamada lipídica da membrana citoplasmática.

Sistema antiporte: uma variação de transporte ativo em que duas moléculas diferentes são transportadas em direções opostas através da membrana plasmática.

Ubiquitinação: ubiquitina é uma proteína que desempenha um papel regulatório de outras proteínas, funcionando como uma marcação para a degradação de proteínas. As proteínas são destinadas a degradação através do processo de ubiquitinação.

LEITURAS RECOMENDADAS

D'Arcy MS. Cell death: a review of the major forms of apoptosis, necrosis and autophagy. Cell Biol Int., 2019; 43(6):582-92.
Green DR, Llambi F. Cell Death Signaling. Cold Spring Harb Perspect Biol.2015; 7(12):a006080.

REFERÊNCIAS BIBLIOGRÁFICAS

Arakawa S et al. Role of Atg5-dependent cell death in the embryonic development of Bax/Bak double-knockout mice. Cell Death & Differentiation. 2017; 24(9):1598-608.

Linder B, Donat K. Autophagy in cancer cell death. Biology. 2019; 8.4:82.

Galluzzi, L et al. Molecular mechanisms of cell death: recommendations of the Nomenclature Committee on Cell Death 2018. Cell death and differentiation. 2018; 25(3):486-541.

Huang Y et al. Mutant p53 drives cancer chemotherapy resistance due to loss of function on activating transcription of PUMA. Cell Cycle. 2019; 18(24):3442-5.

Ichim G, Tait SW. A fate worse than death: apoptosis as an oncogenic process. Nat Rev Cancer. 2016; 6(8):539-48.

Karsch-Bluman Adi et al. Tissue necrosis and its role in cancer progression. Oncogene. 2019; 38(11):1920-35.

Kerr JFR, Wyllie AH, Currie AR. Apoptosis: a basic biological phenomenon with wide-ranging implications in tissue kinetics. Br. J. Cancer. 1972; 26:239-57.

Li F et al. Apoptotic cells activate the "phoenix rising" pathway to promote wound healing and tissue regeneration. Sci Signal. 2010; 23:3(110).

Mou Y et al. Ferroptosis, a new form of cell death: opportunities and challenges in cancer. Journal of hematology & oncology. 2019; 12(1):34.

Qiu W et al. PUMA – mediated apoptosis drives chemical hepatocarcinogenesis in mice. Hepatology. 2011; 54(4):1249-58.

Wang F et al. Alcohol accumulation promotes esophagitis via pyroptosis activation. Int J Biol Sci, 2018; 14(10).

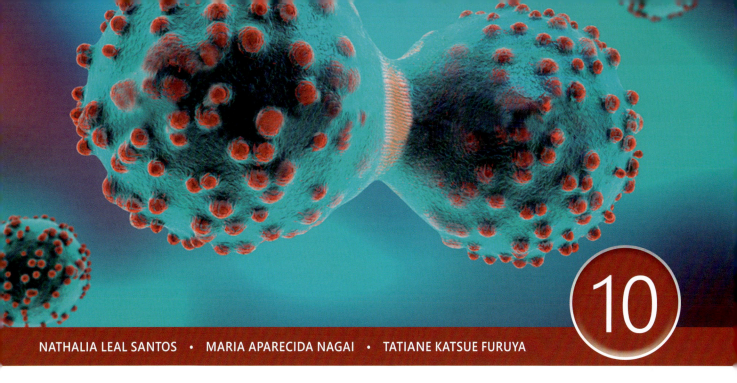

NATHALIA LEAL SANTOS • MARIA APARECIDA NAGAI • TATIANE KATSUE FURUYA

Modulação da Expressão Gênica e Epigenética

INTRODUÇÃO

O processo de expressão gênica refere-se à conversão de informações codificadas no material genético (DNA, ácido desoxirribonucleico) em produtos funcionais ou estruturais. O dogma central da biologia molecular foi postulado em 1958 e descreveu a expressão gênica como um processo simples, no qual a transcrição de determinado fragmento do DNA resultaria em uma molécula intermediária (RNA, ácido ribonucleico), que seria traduzida e daria origem a uma proteína específica como produto final. Hoje sabe-se que a expressão de genes que codificam proteínas em eucariotos é um processo altamente complexo que integra muitas etapas nucleares e citoplasmáticas. Essas etapas incluem a transcrição do gene, ou seja, a síntese de um RNA mensageiro primário (pré-RNAm), o qual é processado, gerando um RNAm maduro. Este, por sua vez, é exportado para o citoplasma onde é traduzido, gerando uma proteína. Após a tradução, o RNAm é degradado em uma etapa denominada decaimento de RNA. Além disso, a elucidação das funções regulatórias de RNAs não codificantes na modulação da expressão gênica contribuiu para o aumento da complexidade deste processo.

O conjunto de mecanismos de regulação da transcrição de genomas complexos permite que a transcrição de um único gene resulte em diferentes produtos e que células contendo a mesma informação genética possam apresentar fenótipos diferentes, garantindo o uso dinâmico do genoma durante o desenvolvimento e a homeostase de células e tecidos. Durante o desenvolvimento de doenças, como o câncer, esses mecanismos podem estar desregulados. Usualmente, o processo de tumorigênese é acompanhado por uma modulação negativa na expressão de genes supressores de tumor, e positiva em genes favoráveis à sobrevivência das células malignas. Essas modulações podem resultar de alterações genéticas, epigenéticas (não decorrentes de mudanças na sequência do DNA), ou de falha em alguma etapa do processo de expressão gênica. Neste capítulo serão detalhadas as diferentes fases que compreendem o processo de modulação da transcrição e seus respectivos mecanismos regulatórios e de processamento, dando ênfase às modulações não decorrentes de alterações genéticas que ocorrem durante os processos de tumorigênese e evolução tumoral.

ESTRUTURA DO DNA

Estruturalmente o DNA é composto por duas fitas antiparalelas dispostas em dupla hélice, as quais são formadas pela união de nucleotídeos (Figura 10.1). Cada nucleotídeo é composto por um grupamento fosfato, um açúcar (no DNA, a desoxirribose) e uma base nitrogenada (adenina, timina, citosina ou guanina). Ligações fosfodiéster entre os grupos hidroxila (OH) do carbono-3 (3') da desoxirribose de um nucleotídeo e o grupo fosfato unido à hidroxila do carbono-5 (5') do nucleotídeo seguinte são responsáveis por uni-los dando origem a uma fita de DNA. Durante o pareamento das duas fitas complementares, pontes de hidrogênio são formadas entre os nucleotídeos adenina e timina (A-T) e citosina e guanina (C-G). No núcleo celular, o DNA encontra-se associado a proteínas histonas, formando uma estrutura denominada cromatina, a qual, além de proteger e compactar o material genético, atua como o primeiro mecanismo de regulação da expressão gênica (que será abordado com mais detalhes em seções posteriores deste capítulo). Estruturas lineares de DNA dupla fita associadas a proteínas histonas, altamente condensadas, são denominadas cromossomos.

TRANSCRIÇÃO E PROCESSAMENTO DO RNA

A transcrição é o primeiro estágio da expressão gênica; a regulação desta etapa é um dos principais pontos de controle do processo. Durante essa fase, a sequência nucleotídica de um gene é utilizada como molde para a síntese de uma fita de RNA complementar. Para que esse processo seja iniciado, a enzima RNA polimerase II (RNA pol II) deve reconhecer o *promotor* do gene a ser transcrito e se ligar a ele, ou seja, à região regulatória responsável por determinar o local de início e direção da transcrição. Uma vez que o promotor esteja acessível, proteínas denominadas *fatores de transcrição* (FTs) ligam-se de forma específica a essa região. Os FTs regulam a atividade gênica, principalmente ligando-se a porções compactas e estáveis do DNA, chamadas de *domínios de ligação* ou elementos cis-reguladores (CREs), presentes nos genes-alvo. FTs apresentam domínios de ligação com *motivos* característicos, incluindo os tipos dedo de zinco, zíper de leucina e hélice-volta-hélice.

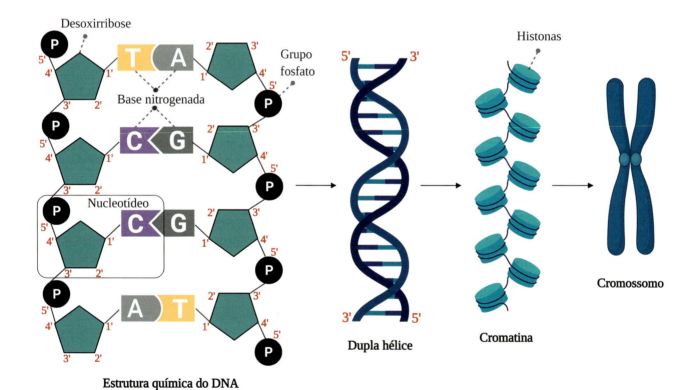

Figura 10.1 • Estrutura do DNA. O DNA é composto por duas fitas antiparalelas formadas pela união dos nucleotídeos timina e adenina (T-A) e citosina e guanina (C-G). Cada nucleotídeo é formado por um açúcar (desoxirribose), um grupamento fosfato e uma base nitrogenada. A ligação entre dois nucleotídeos ocorre por meio do estabelecimento de ligações fosfodiéster entre o grupo fosfato ligado ao carbono 5' da desoxirribose de um nucleotídeo com o grupo hidroxila ligado ao carbono 3' do nucleotídeo seguinte. A associação do DNA com proteínas histonas origina a cromatina. Estruturas lineares de DNA dupla fita associadas a proteínas histonas, altamente condensadas, são denominadas cromossomos.

Ao se ligarem à região promotora, os FTs facilitam o reconhecimento e a ligação da RNA pol II e induzem o recrutamento de complexos de remodelamento da cromatina (CRCs), que auxiliarão na descompactação desta estrutura. FTs mutados ou com expressão desregulada são frequentemente observados no câncer, levando ao descontrole de processos como diferenciação e morte celular, contribuindo para a aquisição de diferentes *hallmarks* do câncer.

Durante a primeira fase da transcrição (*fase de iniciação*, Figura 10.2A), fatores gerais de transcrição (TFIID, TFIIA, TFIIB, TFIIH) ligam-se a uma pequena sequência de DNA presente na maioria dos promotores gênicos, composta pelos nucleotídeos T e A. A ligação de fatores gerais de transcrição nestas regiões, conhecidas como *TATA box*, induz a formação do complexo de iniciação da transcrição. Logo após, uma estrutura tridimensional é formada, através do dobramento do DNA, possibilitando a interação do complexo de iniciação com regiões regulatórias, normalmente localizadas a milhares de pares de base upstream ou downstream ao promotor. Essas regiões são denominadas *enhancers* ou *silencers*, e atuam favorecendo ou inibindo a expressão do gene em questão, através da associação com proteínas ativadoras ou repressoras, respectivamente. FTs também podem regular a atividade dessas sequências através da interação com domínios de ligação específicos. No câncer, a desregulação da atividade de *enhancers* ou *silencers*, devido a mutações, expressão aumentada de determinados FTs, ou através de modulações epigenéticas, comumente contribuem para a ativação de oncogenes e inibição de genes supressores tumorais.

Após a interação do complexo de iniciação com essas sequências regulatórias, caso a regulação seja positiva, a RNA pol II é ativada por fosforilação e as pontes de hidrogênio que unem as duas fitas de DNA, formando a dupla hélice, são quebradas por enzimas helicases. Este processo origina uma estrutura denominada bolha de transcrição, a qual se move ao longo da *fita molde de DNA*, juntamente com a RNA pol II, enquanto o RNA é sintetizado por pareamento de base, substituindo o nucleotídeo T no DNA pela uracila (U) no RNA (*fase de alongamento*, Figura 10.2B). A adição de nucleotídeos sempre é realizada a partir da região 3' da fita molde de DNA; dessa forma os RNAs são sintetizados na direção 5'-3'. Além disso, durante essa etapa, diferentes RNA polimerases realizam revisões de leitura no transcrito crescente. Nucleotídeos inseridos incorretamente são clivados e substituídos. Quando a sequência de finalização é atingida, a cadeia de RNA formada (transcrito primário, pré-RNA mensageiro, pré-RNAm) é liberada, e as pontes de hidrogênio entre as duas fitas de DNA são restabelecidas pela enzima DNA ligase (*fase de terminação*, Figura 10.2C).

O processamento do transcrito primário tem início ainda na fase de alongamento, através da adição de uma 7-metilguanosina na região 5' da fita de RNA em síntese. Esta estrutura é conhecida como CAP-5', e tem como função principal prevenir a degradação do RNA, além de estar envolvida no reconhecimento do RNAm pelos ribossomos, durante o processo de tradução. Em seguida, durante a fase de terminação, logo após ser liberado, o pré-RNAm é submetido ao processo de poliadenilação, através do qual uma cadeia de adeninas (cauda poli-A) é adicionada à região 3', aumentando a estabilidade da molécula, o que auxiliará em sua transferência para o citoplasma.

Ainda no núcleo celular, as sequências não codificantes (íntrons) presentes no pré-RNAm são removidas em uma etapa chamada *splicing*. O processo clássico que remove os íntrons presentes em um pré-RNAm, gerando um RNAm maduro composto somente por regiões codificantes (éxons), é denominado *splicing* constitutivo. Esta etapa é realizada por um conjunto de ribonucleoproteínas nucleares (spliceossomos), responsáveis por clivar a fita de pré-RNAm em sequências específicas, conhecidas como sítios de *splicing*. Fatores de *splicing* podem inibir ou ativar este processo, através da ligação com sequências regulatórias presentes nessas regiões (Figura 10.3A). É também por meio desta maquinaria de processamento que um mesmo pré-RNAm pode dar origem a diferentes sequências maduras, responsáveis por codificar proteínas distintas. Neste caso, éxons específicos também são retirados do transcrito primário e o processamento é denominado *splicing* alternativo (Figura 10.3B).

Além disso, alterações nas sequências de pré-RNAm ou RNAm maduros, conhecidas pelo termo edição de RNA (do inglês, *RNA-editing*), podem ocorrer durante a etapa de processamento, resultando em RNAm codificantes em diferentes isoformas proteicas. A edição de RNAs é um processo programado, através do qual as enzimas adenosina e citidina deaminases catalisam a remoção do grupamento amina de adeninas (A) e citosinas (C), respectivamente, resultando em transições adenina>inosina (A>I) e citosina>uracila (C>U). Essas transições de base podem resultar em alterações na sequência de aminoácidos e modificações em sítios de *splicing*, além de influenciar na estabilidade do RNA em questão. Em células malignas, a desregulação dessas etapas de processamento pode contribuir para a aquisição de diferentes *hallmarks* do câncer.

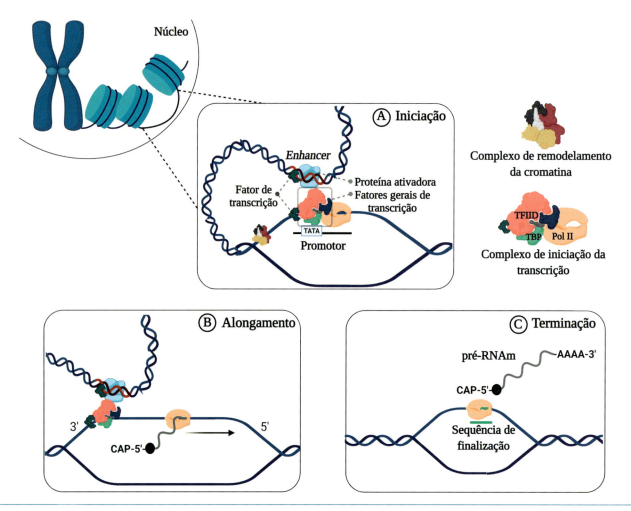

Figura 10.2 • Fases da transcrição. **A.** A ligação de um fator de transcrição ao promotor de um gene induz o recrutamento de complexos de remodelamento da cromatina e de fatores gerais de transcrição, responsáveis por auxiliar o reconhecimento e ligação da RNA pol II à região promotora. O dobramento do DNA permite que regiões regulatórias interajam com o complexo de iniciação da transcrição. **B.** Uma vez ativada, a RNA pol II percorre a fita molde de DNA (3'-5'), sintetizando a fita de RNA complementar por pareamento de base. Uma 7-metilguanosina é adicionada na região 5' do RNA em síntese, formando a estrutura CAP-5'. **C.** Quando a sequência de finalização é alcançada, o pré-RNAm recém-sintetizado é liberado e uma cadeia de adeninas (cauda poli-A) é adicionada na região 3'.

Processamento do RNA: implicações da desregulação no câncer

Como abordado na seção anterior, o processamento do transcrito primário tem início com a adição da estrutura CAP-5' ainda na fase de alongamento, seguido pelo processo de poliadenilação da região 3' logo após a fase de terminação. Uma vez formados, os pré-RNAm são submetidos à etapa de *splicing* e eventual edição de RNAs. A regulação de todos esses processos garante o balanço correto de produtos gênicos, assegurando a manutenção de fenótipos distintos em células de um mesmo organismo. A desregulação das etapas iniciais de processamento normalmente resulta na inibição da tradução, uma vez que a estrutura CAP-5' é necessária para o devido reconhecimento e interação com os ribossomos, além de conferir estabilidade para o pré-RNAm juntamente com a cauda poli-A. Já a desregulação dos processos de *splicing* e edição de RNAs podem resultar em RNAm alternativos, levando à expressão alterada de isoformas proteicas. Estima-se que em células humanas aproximadamente 95% dos genes sejam processados por *splicing* alternativo e que cerca de 30% dos transcritos sejam submetidos à edição de RNAs.

Estudos genômicos mostram que células malignas apresentam assinaturas de *splicing* específicas em comparação aos tecidos normais, as quais são comumente associadas à expressão alterada de fatores de *splicing* ou mutações em sítios de *splicing*, que podem resultar em RNAm codificantes em produtos com

Modulação da Expressão Gênica e Epigenética

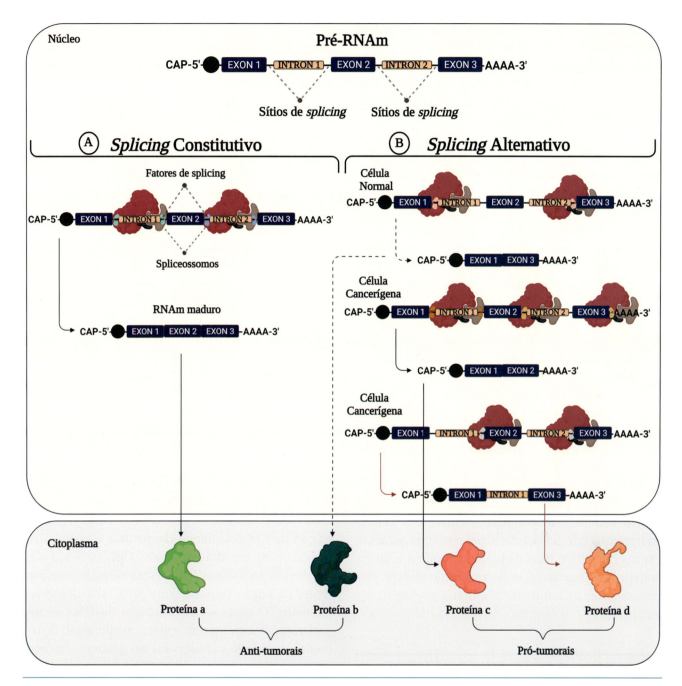

Figura 10.3 ● Processamento do pré-RNAm: *splicing* constitutivo *vs splicing* alternativo. Durante o processamento do pré-RNAm, fatores de *splicing* ligam-se a regiões regulatórias presentes em sítios de *splicing* juntamente com ribonucleoproteínas que compõem o spliceossomo. **A.** Na etapa de *splicing* constitutivo apenas íntrons são removidos, dando origem a um RNAm maduro composto por todos os éxons previamente presentes no transcrito primário, o qual, após a tradução, resultará em uma proteína específica (*a*). **B.** Quando o mesmo pré-RNAm é submetido ao processo de *splicing* alternativo, éxons específicos também são removidos, resultando em um RNAm alternativo, que dará origem a uma proteína distinta (*b*). A desregulação desse processo em células malignas resulta em proteínas com funções diferentes das que exerceriam (*c*) ou não funcionais (*d*), que contribuem com a progressão tumoral.

funções distintas, ou não funcionais, contribuindo para a progressão tumoral. Como exemplo, a expressão aumentada do fator de *splicing PTBP1* em células tumorigênicas resulta na modulação do processamento do pré-RNAm do gene que codifica a proteína Bcl-x, dando origem à isoforma proteica Bcl-x(L), a qual tem função antiapoptótica, resultando na evasão da morte celular. Isso acontece devido à remoção de parte do éxon 2 desse pré-RNAm, induzida por *PTBP1* durante a etapa de *splicing* alternativo. Em tecidos sadios, níveis normais de *PTBP1* garantem a expressão equilibrada entre Bcl-x(L) e a isoforma pró-apoptótica, Bcl-x(S), assegurando a regulação adequada desta via de morte celular.

Ainda, a aquisição de resistência terapêutica também pode ser consequência deste processo. Como detalhado no Capítulo 23, terapias alvo-dirigidas inibem proteínas superexpressas, ou especificamente expressas em células malignas. Por exemplo, melanomas contendo a mutação ativadora V600E no gene *BRAF* podem ser tratados com inibidor específico da proteína mutante BRAF^{V600E} (vemurafenibe). A exclusão dos éxons 4 a 8 do pré-RNAm que codifica esta proteína, durante o processamento de *splicing* alternativo, é um dos mecanismos de resistência adquirido por células malignas durante o tratamento com vemurafenibe, pois resulta em uma isoforma proteica distinta, não responsiva a esta terapia.

Além disso, a expressão aumentada de enzimas adenosina e citidina deaminases, que atuam na edição de RNAs, também é uma característica de células neoplásicas e contribui com a modulação do conjunto de transcritos (*transcriptoma*) tumoral, favorecendo a progressão da doença. Por exemplo, a expressão aumentada da adenosina deaminase ADAR1 em células de adenocarcinoma de pulmão resulta no aumento da estabilidade do RNAm que codifica a proteína FAK, através da edição A>I em sítios específicos do transcrito. Essa edição de FAK contribui com o aumento do potencial invasivo das células malignas, sendo associada a um pior prognóstico. Outras diferentes áreas da biologia tumoral também podem ser afetadas pela desregulação desses processamentos, incluindo metabolismo, angiogênese e metástase.

MODULAÇÕES EPIGENÉTICAS

Modulações epigenéticas referem-se a mecanismos envolvidos na regulação da expressão gênica, não decorrentes de alterações na sequência nucleotídica do DNA. Estas modulações ocorrem através de modificações químicas no DNA e/ou nas histonas, ou por meio da ação de RNAs regulatórios não codificantes, resultando no controle de diferentes etapas do processo de expressão gênica. De modo geral, esses mecanismos são classificados em pré-transcricionais ou pós-transcricionais, de acordo com a etapa que regulam. O conjunto de padrões epigenéticos (epigenoma) é herdável e influenciado por fatores ambientais a que um organismo é exposto, estando diretamente associado ao fenótipo que uma célula apresenta. Assim, a regulação desses padrões exerce funções fundamentais para a diferenciação celular, o desenvolvimento e a manutenção de um organismo.

No câncer, alterações no epigenoma resultam na ativação ou inibição inadequada de vias de sinalização celular, contribuindo para a iniciação e progressão tumoral. A desregulação dos padrões de metilação do DNA, de modificações de histonas e da expressão de RNAs regulatórios não codificantes, principalmente microRNAs (miRNAs) e lncRNAs (RNAs longos não codificantes), estão entre os mecanismos epigenéticos mais comumente associados ao processo de tumorigênese. Em alguns casos, alterações em um desses mecanismos pode resultar na desregulação de outros. Por exemplo, a hipermetilação de genes pode desencadear a inibição da expressão de miRNAs supressores tumorais, favorecendo a progressão da doença. Uma característica importante é que essas alterações epigenéticas são reversíveis, podendo ser manipuladas terapeuticamente.

METILAÇÃO DO DNA

A metilação do DNA consiste na adição de grupos metil no carbono 5 de citosinas que precedem guaninas (dinucleotídeos CpG) (Figura 10.4). A distribuição de CpGs ao longo do genoma é assimétrica. Regiões ricas em dinucleotídeos CpG (0,5 a 2 Kb) são denominadas *ilhas CpG* e estão normalmente presentes na região promotora de 50 a 60% dos genes humanos. O processo de metilação do DNA ocorre preferencialmente nessas regiões, as quais são distribuídas de maneira conservada no genoma. Enzimas DNA metiltransferases (DNMTs) são responsáveis por realizar o processo de metilação, resultando na inibição da transcrição. Diferentes classes de DNMTs realizam diferentes funções. As DNMT1 são consideradas enzimas de manutenção, pois atuam após a replicação do DNA, preservando o padrão de metilação dos dinucleotídeos CpGs *hemimetilados*. Já as enzimas DNMT3A e DNMT3B iniciam a metilação em regiões inicialmente não metiladas (*de novo*), sendo abundantemente expressas durante a embriogênese e pouco expressas em tecidos adultos.

Entre os mecanismos pelos quais esta modificação resulta na inibição da expressão de genes estão a interferência direta com a ligação de FTs aos promotores e o recrutamento de proteínas repressoras capazes de se

Modulação da Expressão Gênica e Epigenética

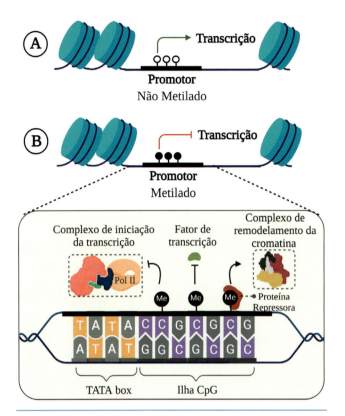

Figura 10.4 • Metilação do DNA e a inibição da transcrição. **A.** Promotores não metilados encontram-se acessíveis à maquinaria de transcrição, permitindo a expressão do gene em questão. **B.** A metilação do DNA ocorre em citocinas (C) que precedem guaninas (G) (dinucleotídeos CpG), resultando na inibição da transcrição através de diferentes mecanismos: repressão da formação do complexo de iniciação da transcrição, inibição da ligação de fatores de transcrição ao promotor e indução do recrutamento de proteínas repressoras denominadas MBDs (do inglês, *methyl-CpG-biding domain*), as quais atuam recrutando complexos de remodelamento da cromatina e de modificações de histonas, resultando em maior compactação da região.

ligarem às regiões metiladas. Essas proteínas são denominadas MBDs (do inglês, *methyl-CpG-biding domain*) e atuam recrutando complexos de remodelamento da cromatina e enzimas histonas desacetilases, ocasionando maior compactação da cromatina, como discutido em seção posterior. DNA demetilases (DNDMTs) exercem a função contrária, tornando o DNA acessível à maquinaria de transcrição por meio da remoção de grupamentos metil.

A manutenção dos padrões de metilação do DNA desempenha funções fundamentais para a manutenção da estabilidade de cromossomos e repressão de um dos alelos parentais de genes específicos durante a gametogênese, através do processo denominado *imprinting* genômico. Células malignas frequentemente apresentam alterações nesses padrões, as quais estão normalmente associadas com a expressão ou função alterada de DNMTs e DNDMTs. A hipometilação levando à perda de *imprinting* (do inglês, *loss of imprinting* – LOI) no lócus IGF2/H19 no cromossomo materno está associada ao desenvolvimento da síndrome de Beckwith Wiedemann (BWS) e ao desenvolvimento de vários tipos de câncer. Por outro lado, a hipermetilação de ilhas CpG presentes em promotores de genes supressores tumorais é uma das alterações epigenéticas mais comumente observadas em células neoplásicas, sendo considerada um dos pontos-chave durante os estágios iniciais da transformação maligna.

Um exemplo é a metilação do promotor do gene que codifica a proteína p16^{INK4}, responsável por impedir a inativação da proteína Rb, cuja função é inibir a progressão do ciclo celular, como detalhado no Capítulo 7. Esta inibição epigenética de p16^{INK4} é frequentemente encontrada em diferentes tipos tumorais, favorecendo a proliferação de células malignas. Similarmente, a inibição da expressão de E-caderina, devido à metilação da região promotora, é observada em diferentes tumores, incluindo câncer de próstata, de mama, ovário e melanoma. Como abordado no Capítulo 15, a perda desta proteína está associada à transformação epitélio-mesênquima, a qual contribui para o aumento da mobilidade celular, favorecendo o processo de invasão e metástase. Ainda, a hipometilação global do DNA também é uma característica de células malignas, podendo resultar na indução da transcrição de oncogenes associados à progressão da doença, além de contribuir para a instabilidade genômica dessas células.

Atualmente, diferentes ensaios clínicos estão sendo conduzidos com o intuito de testar a eficácia de inibidores específicos de DNMTs, designados como 5-aza-deoxicitidina (decitabina) e 5-azacitidina (azacitidina), no tratamento de diferentes tumores. Estes inibidores são incorporados no DNA recém-sintetizado e induzem a degradação de DNMTs por meio da formação de ligações covalentes com estas enzimas. Dessa forma, à medida que as células se replicam, ocorrem perdas progressivas no padrão de metilação, permitindo que genes supressores tumorais voltem a se expressar. Ambos os medicamentos já são aprovados pela FDA (*food and drug administration*) para o tratamento da síndrome mielodisplásica pré-leucêmica e vêm apresentando resultados promissores quando administrados em conjunto com terapias convencionais contra o câncer.

165

ONCOLOGIA – DA MOLÉCULA A CLÍNICA

BOXE 1 – ESTILO DE VIDA, METILAÇÃO DO DNA E CÂNCER

Hoje sabemos que o epigenoma pode ser influenciado por fatores relacionados ao estilo de vida, como hábitos dietéticos, nível de atividade física e exposição a álcool e tabaco. Alguns estudos mostram a associação desses fatores com o padrão de metilação do DNA e o risco de desenvolvimento de tumores. Por exemplo, o consumo insuficiente de fontes de grupos metil, como o folato, a vitamina B12, vitamina B6 e metionina, está associado à hipometilação do DNA e ao maior risco de desenvolvimento de câncer. De maneira oposta, atividades físicas regulares podem induzir o aumento da metilação global do DNA, diminuindo o risco de desenvolvimento de neoplasias, além de sua associação a melhores prognósticos em pacientes com câncer.

Estrutura da cromatina e controle da expressão gênica

Como abordado anteriormente, a cromatina consiste em um complexo formado pela associação do DNA com proteínas histonas, a qual origina as subunidades denominadas nucleossomos. Cada nucleossomo é composto por um octâmero de histonas, formado por um par de cada um dos subtipos: H2A, H2B, H3 e H4, o qual é envolto com aproximadamente 150 pares de base de DNA, correspondentes a 1,7 volta das fitas de DNA em cada octâmero. Adicionalmente, o subtipo H1 liga-se à região *linker* do DNA, que se encontra entre dois nucleossomos, conferindo maior estabilidade e resultando em uma estrutura compacta, responsável por proteger o material genético e regular a expressão gênica.

Diversas proteínas já foram identificadas como moduladoras da estrutura da cromatina, por meio da indução de modificações químicas (pós-traducionais) em regiões NH_2-terminal (amino-terminal) das caudas de histonas. Entre essas inúmeras modificações estão acetilação, metilação, ubiquitinação, sumoilação e fosforilação, sendo as duas primeiras as mais comuns e as quais serão detalhadas neste capítulo. Regiões que se encontram acessíveis a elementos regulatórios, como FTs, são classificadas como *eucromatina* e são caracterizadas por uma hiperacetilação de histonas (Figura 10.5A). Por outro lado, regiões altamente condensadas e, portanto, inacessíveis à maquinaria de transcrição são classificadas como *heterocromatina* e caracterizadas por hipoacetilação e presença de metilação em resíduos específicos das caudas de histonas (Figura 10.5B).

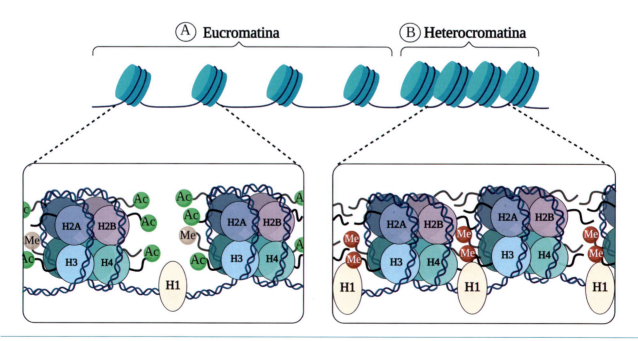

Figura 10.5 • Estrutura da cromatina e regulação da transcrição. **A.** A eucromatina corresponde à porção do DNA acessível pela maquinaria de transcrição. A acetilação de histonas é uma característica desta região, resultando na neutralização da carga positiva dessas proteínas, enfraquecendo a interação com o DNA. Metilações ativadoras também podem estar presentes nesta região. **B.** Na porção da heterocromatina, o DNA encontra-se altamente condensado, devido à forte interação eletrostática entre a carga positiva das histonas e a carga negativa do DNA, inibindo a expressão gênica. Nesta região, histonas podem sofrer metilações repressoras.

Acetilação de histonas

A acetilação de histonas consiste na adição de grupos acetil na região NH_2-terminal da cauda dessas proteínas. Esta modificação é realizada por enzimas denominadas histonas acetiltransferases (HATs) e resulta na neutralização da carga positiva das histonas, enfraquecendo a interação com o DNA e o tornando acessível à maquinaria de transcrição. Histonas deacetilases (HDAC) exercem a função contrária, removendo os grupamentos acetil, resultando no aumento da interação iônica entre a carga positiva dessas proteínas e a carga negativa do DNA, levando a maior compactação da estrutura. A desregulação na expressão ou função dessas enzimas é comum em células malignas e pode induzir a expressão aberrante de genes que controlam vias celulares importantes, como proliferação e diferenciação.

Um exemplo é a inibição da expressão do gene que codifica a proteína p21^{WAF1} por hipoacetilação de histonas na região onde o promotor deste gene se encontra. Esta proteína é responsável por inibir a progressão do ciclo celular, e sua inativação epigenética é observada em diferentes tipos tumorais. A expressão aumentada de HDACs em células neoplásicas é um dos mecanismos associados a esta inibição, assim como de outros supressores tumorais, sendo considerada um fator de pior prognóstico em alguns casos. Atualmente, existem inibidores específicos de HDACs (iHDACs) aprovados pela FDA para o tratamento de linfomas de células T. O *vorinostat*, medicamento à base de ácido hidroxâmico, foi o primeiro inibidor aprovado para o tratamento dessa doença. Hoje, diferentes classes de iHDACs estão disponíveis no mercado, incluindo drogas à base de aminobenzamida e derivados de ácidos graxos de cadeia curta. Além disso, diferentes estudos clínicos vêm testando a eficácia desses inibidores em tumores sólidos.

Metilação de histonas

A adição de grupamentos metil em regiões amino-terminais da cauda de histonas é realizada por enzimas histonas metiltransferases (HMTs). De maneira oposta, histonas demetilases (HDMs) atuam removendo esses grupamentos. Estas modificações geralmente ocorrem em resíduos de lisina (K) e arginina (R). Diferentemente do processo de acetilação, a metilação de histonas não altera a carga dessas proteínas, podendo desencadear tanto a repressão, quanto a ativação da transcrição. A posição do aminoácido modificado e o grau de metilação são fatores que influenciam no efeito desta modificação na regulação da expressão gênica.

Lisinas podem sofrer monometilação, dimetilação ou trimetilação, enquanto argininas podem ser monometiladas ou dimetiladas. A trimetilação de lisinas na posição 4 da histona H3 (H3K4me3) e a dimetilação de argininas na posição 17 da mesma histona (H3R17me2) são exemplos de modificações presentes em regiões acessíveis à maquinaria de transcrição. Já a trimetilação da lisina 27 da histona H3 (H3K27me3) é considerada um marcador repressivo. A desregulação de proteínas que controlam as atividades de HMTs e HDMs está comumente associada ao processo de tumorigênese. Por exemplo, a proteína EZH2 atua induzindo metilações repressoras do tipo H3K27me3 e geralmente apresenta expressão aumentada em tecidos neoplásicos, provocando a inibição de supressores tumorais.

RNAs regulatórios não codificantes

Em humanos, cerca de 99% do DNA é composto por sequências não codificantes, anteriormente denominadas como "matéria escura" ou "DNA lixo" (do inglês, *junkDNA*). Atualmente sabe-se que grande parte dessas sequências podem ser transcritas em RNAs não codificantes (ncRNAs) capazes de regular a expressão gênica. Os primeiros ncRNAs regulatórios descobertos foram os miRNAs, descritos nos anos 1990 a partir da identificação dos miRNAs lin-4, no nematódeo *C. elegans* e let-7 em mamíferos. Atualmente, mais de 1900 miRNAs já foram descritos em humanos, de acordo com informações disponíveis no banco de dados miRbase (http://www.mirbase.org/). Além disso, a partir deste período, diversas outras classes de ncRNAs regulatórios foram descobertas, incluindo os lncRNAs, siRNAs (RNAs pequenos de interferência) e circRNAs (RNAs circulares). Esses ncRNAs desempenham um papel importante no controle epigenético.

A desregulação da expressão de ncRNAs em células malignas, principalmente miRNAs e lncRNAs, está associada a diversas etapas do processo de tumorigênese. RNAs não codificantes podem funcionar como oncogenes ou supressores de tumor, dependendo dos genes que regulam. NcRNAs capazes de inibir a expressão de genes pró-tumorais são classificados como supressores, enquanto ncRNAs que inibem a expressão de genes antitumorais são considerados oncogênicos. O grande número de genes que podem ser regulados por um único ncRNA faz com que esta classificação possa ser tecido-específica, de forma que um mesmo ncRNA pode ser classificado como supressor tumoral e oncogênico, em tecidos diferentes. Um crescente número de estudos tem demonstrado que a desregulação dos ncRNAs contribui para os *hallmarks* do câncer, incluindo a sustentação da sinalização proliferativa, evasão dos supressores de crescimento, resistência à morte celular, ativação da invasão e metástase, e indução da angiogênese.

MicroRNAs

Os miRNAs são pequenos ncRNAs, compostos por até 22 nucleotídeos, capazes de regular a expressão gênica de maneira pós-transcricional, através da ligação com a sequência complementar na *região 3'UTR* (do inglês, *untranslated region*) de RNAm-alvo. A sequência *seed* presente em miRNAs é responsável por reconhecer e se ligar a RNAm complementares, inibindo sua tradução, por meio da degradação, sequestro ou bloqueio da interação com os ribossomos. Um mesmo miRNA pode regular múltiplos genes, da mesma forma que um único gene pode ser regulado por diferentes miRNAs. Além disso, miRNAs podem ser regulados por outros ncRNAs, incluindo os lncRNAs, como abordado na seção seguinte. Durante o desenvolvimento de tumores, a expressão de miRNAs é comumente desregulada, resultando na alteração dos padrões de expressão gênica, de forma a favorecer a progressão maligna.

Similarmente à síntese de RNAm, a biogênese de miRNAs (Figura 10.6) tem início com a transcrição realizada pela associação da RNA pol II com o complexo de iniciação da transcrição. Esse processo origina uma molécula de pri-miRNA (miRNA primário) de fita dupla, em formato de *hairpin*, a qual é processada, adquirindo uma cauda poli-A na extremidade 3' e uma estrutura CAP na região 5'. O processamento de *splicing* de RNAs codificantes também pode resultar na formação de pri-miRNAs através da associação de íntrons. Uma vez formado, o pri-miRNA pode dar origem a um ou mais pré-miRNAs (miRNAs precursores), através do processamento pela enzima DROSHA, na presença de seu cofator DGCR8.

Os pré-miRNAs resultantes contêm entre 60 e 70 nucleotídeos e, após serem exportados para o citoplasma pela proteína exportina-5, são clivados pela enzima DICER, produzindo um miRNA maduro de fita dupla (duplex de miRNA), contendo entre 18 e 22 nucleotídeos. Em seguida, uma das fitas do miRNA (fita guia) é retida no complexo de silenciamento induzido por RNA (do inglês, *RNA-induced silencing complex*, RISC), formado pela associação de DICER com proteínas Argonautas. A fita guia associada a RISC atua na regulação da expressão gênica, enquanto a outra fita, designada passageira, é liberada no citoplasma podendo ser degradada, ou atuar na regulação de RNAm de maneiras alternativas, não muito bem descritas até o momento.

Um dos mecanismos pelos quais a expressão de miRNAs é alterada em células malignas é a desregulação desta maquinaria de biogênese. Particularmente, a expressão alterada das proteínas DROSHA, DICER e Argonautas tem sido descrita em diferentes tumores humanos. Além disso, assim como em genes codificantes, regulações epigenéticas podem atuar no controle da expressão de miRNAs. Ilhas CpG presentes em promotores de miRNAs considerados supressores tumorais são comumente metiladas em células neoplásicas, enquanto promotores de oncomiRs são normalmente hipometilados, favorecendo a expressão de genes capazes de promover a progressão maligna.

A expressão aumentada do miR-21, considerado um oncomiR em diferentes tipos tumorais, é um exemplo de desregulação usualmente encontrada em tecidos neoplásicos. Esse miRNA é capaz de promover proliferação, invasão e inibição da apoptose, por meio da repressão de RNAm responsáveis por codificar proteínas antitumorais, como PTEN, sendo considerado um potencial biomarcador para diagnóstico, prognóstico e resistência a drogas em diferentes tumores. De maneira oposta, a expressão do miR-34, classificado como supressor tumoral, é normalmente diminuída em células malignas, favorecendo a progressão da doença, uma vez que esse miRNA é capaz de promover apoptose, inibir proliferação, invasão e migração, além de atuar sensibilizando células tumorais a agentes quimioterápicos. Atualmente, a eficácia da restauração da expressão desse miRNA em tumores está sendo testada em ensaio clínico, com o objetivo de reverter a ocorrência de resistência terapêutica, melhorando o prognóstico dos pacientes.

Uma característica importante dos miRNAs é que podem ser encontrados em diferentes fluidos corporais, como plasma, saliva e urina, além de estarem presentes em vesículas extracelulares (partículas nanométricas envoltas em uma bicamada lipídica, VEs). Como detalhado no Capítulo 4, VEs atuam na comunicação intercelular

Modulação da Expressão Gênica e Epigenética

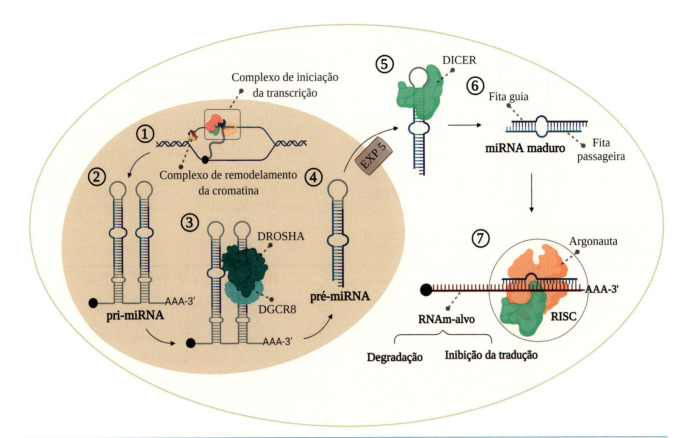

Figura 10.6 • Biogênese de miRNAs e mecanismos de ação. A biogênese de miRNAs tem início com o processo de transcrição, através da formação do complexo de iniciação, composto pela associação dos fatores gerais de transcrição com RNA pol II **(1)**, levando à formação de um miRNA primário (pri-miRNA) **(2)**, o qual é processado ainda no núcleo celular pela enzima DROSHA, na presença de seu cofator DGCR8 **(3)**, dando origem a miRNAs precursores (pré-miRNA) **(4)**. Estes, por sua vez, são exportados para o citoplasma pela proteína exportina 5 (EXP 5), onde sofrem um processo de clivagem realizado pela enzima DICER **(5)**, originando um duplex de miRNA, composto por duas fitas maduras **(6)**. Uma das fitas (fita guia) é retida no complexo RISC e atua no processo de regulação da expressão gênica, através da degradação de RNAm-alvos, ou inibição da tradução **(7)**.

através da transferência de moléculas bioativas, como os miRNAs. Células malignas comumente secretam VEs contento miRNAs com potencial oncogênico, podendo induzir a transformação de células normais e promover a aquisição de fenótipos mais agressivos em células neoplásicas. A identificação do padrão de expressão de miRNAs presentes em fluidos e em VEs é considerada um meio promissor para a identificação e acompanhamento de pacientes oncológicos, por meio da *biópsia líquida*.

LncRNAs

LncRNAs são definidos como ncRNAs maiores que 200 pares de base, capazes de controlar a expressão gênica tanto ao nível transcricional como pós-transcricional (Figura 10.7). Em geral, a biogênese dos lncRNAs é considerada específica de acordo com o tipo e o estágio celular. Podem ser transcritos a partir de promotores próprios, pela RNA pol II, sendo processados de maneira similar a RNAm e miRNAs, quanto à adição da cauda poli-A em 3' e da CAP em 5'; ou pela RNA pol III, não sofrendo, neste caso, o processamento de poliadenilação. Assim como os miRNAs, lncRNAs podem ser originados pela associação de íntrons derivados do processamento de *splicing* de RNAm codificantes; mais especificamente, também podem ser formados a partir de sequências de *enhancers*.

A maturação de lncRNAs ocorre ainda no núcleo celular, onde podem permanecer e regular a expressão gênica, tanto ativando quanto inibindo o processo de transcrição. Neste caso, são capazes de modular a atividade de FTs, impedindo que se liguem a promotores ou sequências regulatórias, ou favorecendo esta ligação; recrutar proteínas remodeladoras da cromatina para regiões específicas do DNA; induzir o recrutamento de complexos regulatórios; ou modular o processamento de *splicing* de RNAm, através da interação com fatores de *splicing*, ou sítios de *splicing*. Já quando exportados para o citoplasma, podem atuar na modulação da estabilidade de RNAm, ou na inibição da atividade de miRNAs, funcionando como "esponjas" através de ligação por complementariedade de bases, impedindo que se liguem aos seus RNAm-alvos.

Nos últimos anos, o papel da desregulação de lncRNAs no câncer tem ganhado a atenção da comunidade científica, de forma crescente. Atualmente, sabe-se que essas moléculas estão envolvidas em diversas etapas do processo de tumorigênese, incluindo ativação de proliferação, invasão e metástase, evasão da morte celular e resistência terapêutica. Um exemplo comumente encontrado em tecidos neoplásicos é a expressão aumentada do lncRNA HOTAIR, o qual, através da ativação do complexo de silenciamento PRC2 (do inglês, *polycomb repressive complex* 2), pode induzir a metilação repressora do tipo H3K27m3 em genes supressores tumorais, favorecendo a progressão das células malignas.

Além disso, por meio da regulação da estabilidade de RNAm, lncRNAs podem induzir o aumento da expressão de genes pró-tumorais. Por exemplo, o lncRNA MALAT1 pode favorecer a expressão do gene *SOX2*, por meio do aumento da estabilidade do RNAm que o codifica, resultando na indução de um fenótipo associado ao ganho de características encontradas em células-tronco, dando origem às chamadas células-tronco tumorais (do inglês, *cancer stem cells* – CSCs). Como será abordado no Capítulo 11, CSCs desempenham papéis importantes durante os processos de metástase, resistência às terapias e repopulação tumoral, favorecendo a progressão da doença.

ANÁLISE *IN SILICO* DA EXPRESSÃO GÊNICA

Atualmente contamos com inúmeras ferramentas para estudos *insilico* de dados de expressão gênica em tecidos tumorais. Diferentes bancos de dados, como o TCGA (do inglês, *the cancer genome atlas*; https://gdc-portal.nci.nih.gov/), o ICGC (do inglês, *the international*

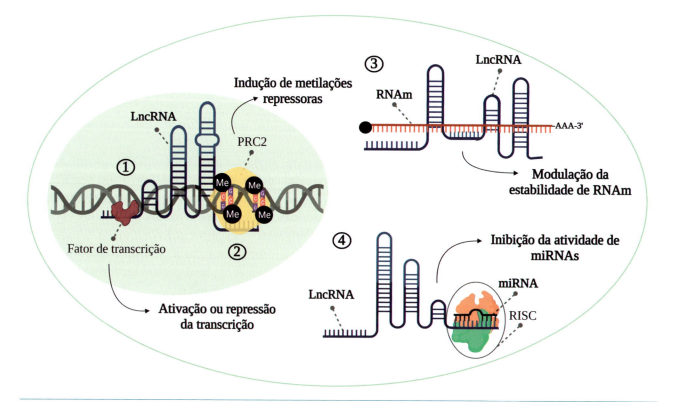

Figura 10.7 ● Funções de lncRNAs na modulação da expressão gênica. LncRNAs podem influenciar na expressão de genes tanto ao nível transcricional, como pós-transcricional. Quando presentes no núcleo celular, são capazes de ativar ou reprimir a transcrição de genes específicos, por meio do recrutamento de fatores de transcrição **(1)** ou de complexos regulatórios, como o PRC2 (do inglês, *polycomb repressive complex* 2), responsável por induzir metilações repressivas no DNA e nas histonas **(2)**. LncRNAs transportados para o citoplasma podem atuar modulando a estabilidade de RNAm, de forma a favorecer ou inibir sua tradução **(3)**, ou reprimindo a atividade de miRNAs, funcionando como "esponjas" e impedindo que se liguem aos seus RNAm-alvos **(4)**.

cancer genome consortium; https://icgc.org/) e o GENT (do inglês, *gene expression cross normal and tumor tissue*; http://gent2.appex.kr/gent2/), disponibilizam dados de expressão gênica obtidos de tipos tumorais distintos e seus respectivos tecidos não neoplásicos adjacentes. Entre as informações disponíveis estão dados de RNA-seq (sequenciamento de RNAm), miRNA-seq (sequenciamento de miRNAs), metilação do DNA e expressão de proteínas. Ainda outras plataformas, como o KM Plotter (https://kmplot.com), permitem investigar o valor prognóstico de RNAm e miRNAs em alguns tipos tumorais. Além disso, bancos de dados específicos, como por exemplo, o Lnc2Cancer (http://www.bio-bigdata.net/lnc2cancer) e o TANRIC (https://www.tanric.org), disponibilizam dados de expressão de lncRNAs em tumores. As metodologias empregadas para obtenção desses dados serão abordadas no Capítulo 33.

Diferentes *softwares* disponíveis atualmente podem ser utilizados para o estudo *insilico* de dados de expressão gênica. Por exemplo, as ferramentas GOEAST (do inglês, *gene ontology enrichment analysis software*) e GSEA (do inglês, *gene set enrichment analysis*) permitem a identificação de funções biológicas, vias de sinalização e localização celular de determinado conjunto de genes. Esta análise é denominada ontologia gênica (do inglês *gene ontology*, GO) e é comumente empregada para a comparação da função de genes expressos em tecidos tumorais e não neoplásicos. A função de miRNAs também pode ser analisada por meio desta ferramenta. Além disso, *softwares* que se encontram disponíveis em banco de dados específicos de miRNAs, como por exemplo, miRWalk (http://zmf.umm.uni-heidelberg.de/apps/zmf/mirwalk2/) e miRTarBase (http://mirtarbase.cuhk.edu.cn/php/index.php), possibilitam a predição de RNAm-alvos de um dado miRNA, assim como do conjunto de miRNAs capazes de regular um RNAm específico.

A presença de ilhas CpG em promotores gênicos também pode ser predita através de ferramentas *on-line*, como a disponibilizada no programa SMS (do inglês, *sequence manipulation suite*; https://www.bioinformatics.org/sms2/cpg_islands.html). Regiões promotoras que contêm uma porcentagem de CpG maior que 50% são classificadas como passíveis de metilação. Além disso, a metilação de genes pode ser analisada através de dados disponíveis no TCGA, a partir de ferramentas, como SMART (do inglês, *shiny methylation analysis resource tool*; http://www.bioinfo-zs.com/smartapp), a qual possibilita a realização de análises de correlação e sobrevida de pacientes com base no grau de metilação do gene em questão. No geral, estas e outras inúmeras ferramentas disponíveis são amplamente utilizadas na pesquisa em Oncologia.

O DOGMA CENTRAL DA BIOLOGIA MOLECULAR – ATUALIZADO

Conforme descrito nas seções anteriores deste capítulo, o processo de expressão gênica corresponde a um conjunto muito mais complexo de mecanismos de regulação e processamento do que o inicialmente proposto pelo dogma central da biologia molecular em 1958 (Figura 10.8). Hoje sabemos que o controle da transcrição de genes corresponde ao primeiro mecanismo de regulação deste processo e que, para que um gene seja transcrito, a região promotora deve estar acessível a FTs. Modificações químicas no DNA e nas histonas podem favorecer ou inibir esta etapa. Metilações no DNA são consideradas modificações repressoras e estão presentes de forma abundante em regiões da cromatina não acessíveis (heterocromatina). Já a acetilação de histonas está associada a regiões acessíveis à maquinaria de transcrição (eucromatina), pois resulta em maior descompactação da cromatina, devido ao enfraquecimento da interação eletrostática com o DNA, favorecendo a interação com FTs.

Uma vez ligados ao DNA, FTs induzem a formação do complexo de iniciação da transcrição em conjunto com a RNA pol II, o qual pode ser ativado através da interação com *enhancers*, ou inibido através da interação com *silencers*. Quando esta interação resulta em uma regulação positiva, a RNA pol II percorre a fita molde de DNA, sintetizando o pré-RNAm até que a sequência de finalização seja atingida. O processamento do pré-RNAm ocorre durante (adição de CAP-5' e poliadenilação) e após o processo de transcrição (*splicing* constitutivo e alternativo e edição de RNAs).

Além disso, ncRNAs regulatórios também atuam no controle da expressão gênica. LncRNAs podem atuar tanto em mecanismos pré-transcricionais, quanto pós-transcricionais, induzindo ou reprimindo a expressão de genes específicos. MiRNAs, por sua vez, atuam inibindo RNAm-alvos de maneira pós-transcricional, através da interação com a região 3'UTR dessas moléculas. O conjunto desses mecanismos de regulação e processamento garante o balanço correto de produtos gênicos e a manutenção de fenótipos distintos em células contendo o mesmo material genético. De maneira geral, a desregulação desses processos é comumente observada em células malignas, contribuindo diretamente para a aquisição de diferentes *hallmarks* do câncer.

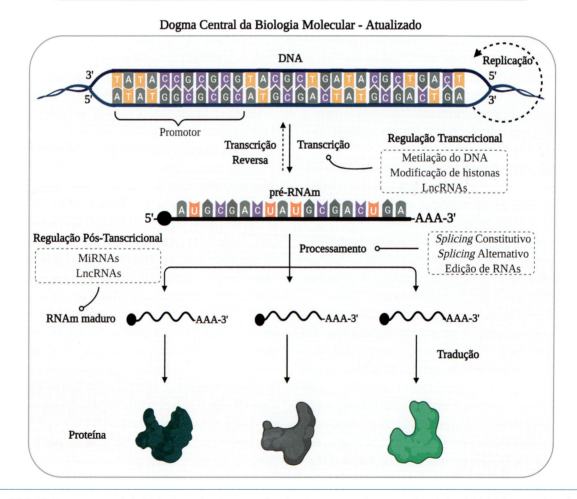

Figura 10.8 ● Dogma central da biologia molecular – atualizado. O processo de expressão gênica foi inicialmente descrito como um processo simples, em que a transcrição de determinado gene levaria à formação de uma molécula intermediária (RNAm), a qual seria traduzida dando origem a uma proteína. Atualmente, sabe-se que este processo é muito mais complexo, envolvendo diversos mecanismos de regulação e processamento.

GLOSSÁRIO

3'UTR: porção do RNAm entre o último códon traduzido e o início da cauda poli-A.

Biópsia líquida: corresponde a um procedimento não invasivo, realizado a partir de amostras não sólidas, incluindo fluidos, como plasma, urina e saliva, para identificação e acompanhamento de pacientes oncológicos, com base em biomarcadores específicos.

Cromossomos: estruturas lineares de DNA dupla fita contendo muitos genes, associadas a proteínas histonas e altamente condensadas.

Domínios de ligação: corresponde a uma porção compacta e estável de cadeias polipeptídicas capaz de reconhecer e se ligar a regiões específicas.

Downstream: refere-se à posição relativa à extremidade 3' de uma molécula de RNA ou DNA. Por exemplo, sequências localizadas após o promotor de um gene, na região 3', são consideradas *downstream* em relação a esse promotor.

Enhancer: sequência genômica regulatória capaz de induzir a transcrição gênica por meio da interação com proteínas ativadoras.

Eucromatina: região da cromatina acessível à maquinaria de transcrição, caracterizada por uma hiperacetilação de histonas.

Fatores de splicing: proteínas capazes de regular o processamento de *splicing*, por meio da ligação com regiões regulatórias presentes em sítios de *splicing*.

Fatores de transcrição: proteínas capazes de regular a expressão gênica, por meio da ligação com promotores e/ou sequências regulatórias, a qual ocorre pela presença de domínios de ligação específicos.

Fita molde de DNA: fita de DNA na direção 3'-5' utilizada pela RNA polimerase II como molde para a síntese de uma molécula de pré-RNAm complementar.

Hemimetilado: o DNA encontra-se no estado hemimetilado quando apenas uma das fitas contém o grupamento metil.

Heterocromatina: região da cromatina altamente compactada e caracterizada por hipoacetilação de histonas e presença de metilações repressoras no DNA e nas histonas.

Ilhas CpG: regiões da cromatina enriquecidas em dinucleotídeos CpG (citocinas precedidas de guaninas), que se encontram preferencialmente metiladas.

Imprinting genômico: fenômeno epigenético no qual um alelo de certos genes é inativado por metilação.

In silico: análises realizadas a partir de ferramentas computacionais.

Motivo: sequência de aminoácidos presentes em uma proteína, que exercem uma função bioquímica específica.

OncomiR: miRNA capaz de favorecer a progressão tumoral através da inibição de genes supressores tumorais.

Promotor: sequência genômica responsável por definir o local de início e direção da transcrição.

Sequência seed: região da sequência de miRNAs responsável por parear com RNAm, normalmente localizadas entre os nucleotídeos 2 e 8 da extremidade 5'.

Silencer: sequência genômica regulatória capaz de inibir a transcrição gênica através da interação com proteínas repressoras.

TATA box: sequência de DNA enriquecida em timinas e adeninas, a qual é encontrada na maioria dos promotores gênicos, sendo importante para a formação do complexo de iniciação da transcrição.

Transcriptoma: é definido como o conjunto completo de transcritos presentes em uma célula ou tecido específico.

Upstream: refere-se à posição relativa à extremidade 5' de uma molécula de RNA ou DNA. Por exemplo, sequências localizadas anteriormente ao promotor de um gene, na região 5', são consideradas *upstream* em relação a esse promotor.

LEITURAS RECOMENDADAS

Bhan A, Soleimani M, Mandal SS. Long Noncoding RNA and Cancer: A New Paradigm. Cancer Research. 2017.

Bushweller JH. Targeting transcription factors in cancer – from undruggable to reality. Nat Rev Cancer. 2019.

Lin S, Gregory RI. MicroRNA biogenesis pathways in cancer. Nature Reviews Cancer. 2015.

Roeder RG. 50+ years of eukaryotic transcription: an expanding universe of factors and mechanisms. Nat Struct Mol Biol. 2019.

Sawan C, Herceg Z. Histone modifications and cancer. Adv Genet. 2010.

REFERÊNCIAS BIBLIOGRÁFICAS

Auerkari EI. Methylation of tumor suppressor genes p16(INK4a), p27(Kip1) and E-cadherin in carcinogenesis. Oral Oncology. 2006.

Bielli P, Bordi M, Di Biasio V, Sette C. Regulation of BCL-X splicing reveals a role for the polypyrimidine tract binding protein (PTBP1/hnRNP I) in alternative 5' splice site selection. Nucleic Acids Res. 2014.

Chen M, Wong EM, Nguyen TL, Dite G, Stone J *et al*. DNA methylation-based biological age, genome-wide average DNA methylation, and conventional breast cancer risk factors. Sci Rep. 2019.

Gui CY, Ngo L, Xu WS, Richon VM, Marks PA. Histone deacetylase (HDAC) inhibitor activation of p21WAF1 involves changes in promoter-associated proteins, including HDAC1. Proc Natl Acad Sci USA. 2004.

Hajjari M, Salavaty A. Hotair: an oncogenic long non-coding RNA in different cancers. Cancer Biol Med. 2015.

Meng F, Henson R, Wehbe-Janek H, Ghoshal K, Jacob ST, Patel T. MicroRNA-21 regulates expression of the PTEN tumor suppressor gene in human hepatocellular cancer. Gastroenterology. 2007.

Naghizadeh S, Mohammadi A, Duijf PHG, Baradaran B, Safarzadeh E, Cho WC, Mansoori B. The role of miR-34 in cancer drug resistance. J Cell Physiol. 2020.

Poulikakos PI, Persaud Y, Janakiraman M, Kong X, Ng C *et al*. RAF inhibitor resistance is mediated by dimerization of aberrantly spliced BRAF (V600E). Nature. 2011.

Suraweera A, O'Byrne KJ, Richard DJ. Combination therapy with histone deacetylase inhibitors (HDACi) for the treatment of cancer: achieving the full therapeutic potential of HDACi. Frontiers in Oncology. 2018.

Xiao Y, Pan J, Geng Q, Wang G. LncRNA MALAT1 increases the stemness of gastric cancer cells via enhancing SOX2 mRNA stability. FEBS Open Bio. 2019.

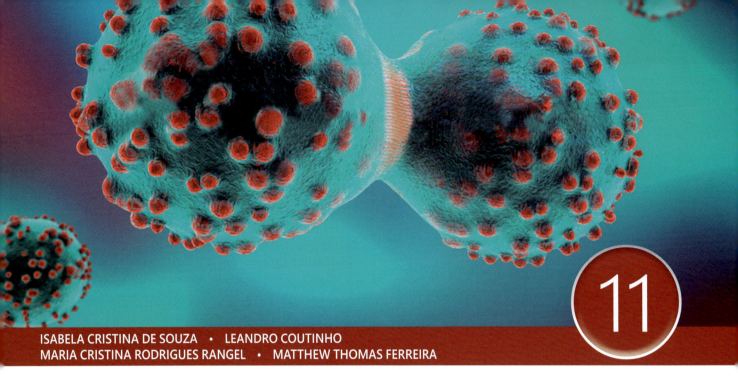

**ISABELA CRISTINA DE SOUZA • LEANDRO COUTINHO
MARIA CRISTINA RODRIGUES RANGEL • MATTHEW THOMAS FERREIRA**

Células-Tronco Tumorais

INTRODUÇÃO

Células-tronco tumorais (do inglês, *cancer stem cells* – CSCs), também conhecidas como células iniciadoras de tumor, são células somáticas responsáveis pelo crescimento sustentado e descontrolado de tumores malignos, e desempenham papéis importantes nos processos de progressão e recorrência do câncer. O câncer surge originalmente a partir de uma célula normal que adquire habilidade proliferativa descontrolada, e após inúmeros ciclos de divisão celular dará início a uma massa tumoral maligna pela expansão de diversas subpopulações celulares em conjunto com componentes do microambiente. Atualmente sabe-se que os tumores não são simplesmente uma massa de células tumorais fenotipicamente iguais, mas são bastante heterogêneos, constituídos por células tumorais em diferentes estados fenotípicos, além de células endoteliais, estromais e de origem hematopoiética, que constituem o microambiente tumoral.

CSCs são uma população de células de vida longa encontradas em pequena porcentagem nos tumores, podendo se autorrenovar por divisão simétrica ou assimétrica e dar origem a diversos e heterogêneos tipos de células que constituem a massa tumoral. O modelo de surgimento de tumores baseado nas CSCs surge para responder importantes questões acerca da tumorigênese e da heterogeneidade intratumoral, uma vez que são encontradas em vários tipos de tumores humanos e podem ser alvos atraentes para o tratamento do câncer.

UM DEBATE QUE MARCOU A HISTÓRIA

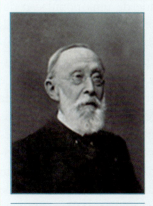 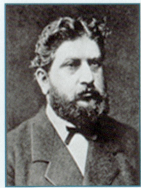

Rudolf Virchow (1821-1902)   **Julius Conheim** (1839-1884)

Em 1870 houve um debate entre Rudolf Virchow, conhecido como o "pai da patologia moderna", e seu aluno Julius Cohnheim a respeito do papel de células não diferenciadas em câncer. Virchow acreditava que os processos de desenvolvimento embrionário e tumoral estavam relacionados à divisão celular. Já Cohnheim suspeitava de que eram células embrionárias remanescentes "não utilizadas" durante o desenvolvimento – como Johannes Muller, em 1838, já havia descrito os tumores como sendo o desenvolvimento continuado de células embrionárias. Em 1907, Max Askanazy cunhou o termo células-tronco (*stammzellen*) para descrever tais células que permaneciam no adulto após seu desenvolvimento embrionário. Já em 1964, G. Barry Pierce interpretou seus achados em carcinomas embrionários como evidência da teoria de célula-tronco tumoral, pois as células se mantinham em um estado não diferenciado enquanto seus cromossomos permaneciam normais. Baseado nesses achados, ele propôs a teoria de que o câncer pode se originar não pelas mutações genéticas somáticas, mas por uma "indução" de origem não genética. As implicações disso repercutiram na comunidade científica, produzindo uma perspectiva nova da reversibilidade do fenômeno oncogênico.

O CONCEITO DE CÉLULAS-TRONCO NORMAIS (SCS)

Alguns tecidos humanos se autorrenovam continuamente por meio da atividade de uma população dedicada de células-tronco normais (do inglês, *stem cells* – SCs), também conhecidas como células-tronco adultas. Ao contrário da grande parte das células que constituem os tecidos humanos, as SCs têm vida longa e são capazes de gerar progênies celulares ao longo da vida do indivíduo para regenerar as múltiplas células especializadas (de vida curta) que realizam funções específicas nos tecidos de origem. As SCs são descritas como células indiferenciadas ou imaturas que têm a dupla capacidade de autorrenovação e potencial de diferenciação. Ou seja, essas células passam por inúmeras divisões celulares, e a cada divisão, pelo menos uma das células-filhas mantém a capacidade de divisão ilimitada, ao passo que a outra célula-filha (progenitora) terá potencial limitado de divisão e dará origem às células diferenciadas do tecido. A habilidade de autorrenovação permite a expansão da subpopulação de SCs no tecido, gerando uma população duradoura de células que irão continuamente gerar novas SCs, células progenitoras e diferenciadas.

Stammzelle

O termo "célula-tronco" aparece na literatura científica pela primeira vez em 1868 nas obras do biólogo alemão Ernst Haeckel (1867-1915), grande apoiador da teoria da evolução de Darwin. Haeckel desenhou uma série de árvores filogenéticas para representar a evolução dos organismos por descendência de ancestrais comuns e chamou essas árvores de *stammbaume* (árvores-tronco). Neste contexto, ele utilizou o termo *stammzelle* (células-tronco) para descrever o ancestral unicelular – organismo a partir do qual ele presumiu que todos os organismos multicelulares evoluíram.

A princípio, acreditava-se que as SCs estavam presentes apenas em certos tecidos, como o sangue, o fígado e o epitélio intestinal, mas elas foram reconhecidas por estarem presentes em todos os tecidos do corpo humano. Alexander Maksimov, um histologista russo, que desenvolveu e introduziu a teoria da hematopoiese, foi o primeiro a propor o termo "célula-tronco" no início do século XX. Aproximando-se do final do mesmo século, Dominique Bonnetand e John Dick (1997) identificaram que certas células em camundongos com leucemia, quando transplantadas para outros camundongos eram capazes de gerar leucemia. As características dessas células demonstraram uma similaridade com as SCs. A massa tumoral derivada dos novos tumores nos camundongos incluía células tumorigênicas e não tumorigênicas. Já nos anos 2000, esse fenômeno avançou e foi identificado em câncer de mama, colón e cérebro, surgindo, pois, uma hipótese mais detalhada de "células iniciadoras de tumor".

O SURGIMENTO DAS CÉLULAS-TRONCO TUMORAIS (CSCS)

Propriedades comuns entre SCs e CSCs, como o potencial de autorrenovação e pluripotência, além de vias de sinalização compartilhadas por esses dois fenótipos, têm levado os cientistas a formular um novo conceito para o surgimento do câncer. O conceito de CSCs ou células iniciadoras de tumor surge com a hipótese de que apenas certas subpopulações de células tumorais têm a capacidade de conduzir a iniciação, progressão e recorrência dos tumores. Esse subconjunto de células tumorais tem a capacidade de iniciar e manter tumores quando transplantados em animais imunocomprometidos, devido à sua autorrenovação e à geração de progênies diferenciadas. A diferenciação de CSCs resulta na heterogeneidade celular em tumores, além de exibir resistência inerente a drogas e intensificar o potencial invasivo, que desempenha um papel crítico na formação inicial do tumor e progressão metastática. Portanto, CSCs podem ser um alvo importante na erradicação de muitos tipos de câncer.

Células-tronco pluripotentes induzidas (iPSCs)

O uso de células-tronco embrionárias (do inglês, *embryonic stem-cells* – ESCs) em pesquisas ainda é controverso do ponto de vista ético. Portanto, a descoberta de células-tronco pluripotentes induzidas (do inglês, *induced pluripotent stem cells* – iPSCs) abre uma nova página na pesquisa com CSCs. iPSCs são reprogramadas a partir de células completamente diferenciadas para assumir as características de ESCs, incluindo a capacidade de dar origem a todos os tipos de células do corpo. Este processo foi estabelecido pela reprogramação de fibroblastos diferenciados com os quatro genes de *stemness* Oct4, c-myc, Klf4 e Sox2 (*Yamanaka factors*). O progresso científico com iPSCs até o momento tem sido muito promissor. iPSCs são consideradas um substituto ideal para as ESCs, e muitos esforços têm sido feitos para entender sua natureza. A contribuição mais importante das iPSCs para a Medicina é o potencial de geração células-tronco para aplicações clínicas sem sacrificar embriões.

Um grande esforço tem sido feito para determinar a origem das CSCs em tecidos tumorais. Atualmente tem sido proposto que eventos como a instabilidade genômica, o microambiente tumoral inflamatório, a fusão celular e a transferência lateral de genes devem ser considerados como possíveis originadores das CSCs; no entanto, a origem exata das CSCs permanece indefinida até então. Algumas hipóteses têm sido amplamente discutidas na literatura sobre a sua origem, as quais indicam que essas células surgiriam a partir da conversão de SCs e/ou células progenitoras mediante o acúmulo de mutações, levando à sua transformação maligna. Ou, ainda, que CSCs surgiriam a partir de células diferenciadas mediante o processo de desdiferenciação celular que envolve reprogramação na qual estão envolvidos fatores de transcrição como SOX-2 e OCT-4 (Figura 11.1).

MODELOS DE DESENVOLVIMENTO DO CÂNCER – COMPREENDENDO A ORIGEM E A EVOLUÇÃO DA DOENÇA

A maioria dos processos de carcinogênese consiste em sequências de etapas que iniciam o câncer, nas quais mutações somáticas parecem ser eventos primordiais. Porém, divisão celular anormal e alterações genéticas e epigenéticas podem também originar um processo tumorigênico, indicando que a hipótese de mutação nem sempre é um evento causal isolado na formação de um tumor. Ainda, considerando que a teoria de mutação somática não pode explicar *per se* a complexidade/heterogeneidade dos tecidos tumorais, outras teorias/modelos devem ser consideradas(os). De fato, com o avanço das análises genômicas foi possível identificar que muitos tumores apresentam alta heterogeneidade intratumoral, sendo formados por células com características e capacidades diferentes, além de heterogeneidade intertumoral, na qual os indivíduos com o mesmo tipo de tumor apresentam características distintas (por exemplo: câncer de mama é classificado de acordo com os subtipos moleculares descritos – luminal A, luminal B, Her2+ e triplo negativo). [Para saber mais sobre o conceito de heterogeneidade tumoral, consulte o Capítulo 6.]

Conforme o tumor evolui, a heterogeneidade também é modulada por fatores intrínsecos (alterações genéticas e epigenéticas) e extrínsecos (microambiente tumoral) ao tumor. Considerando-se que muitos tumores não respondem aos tratamentos disponíveis, a compreensão dos mecanismos envolvidos no surgimento de tumores com características heterogêneas é fundamental para o desenvolvimento de terapias mais efetivas. Desse modo, três modelos (a seguir) têm sido propostos para explicar a origem e a heterogeneidade tumoral: o modelo de evolução clonal, o modelo de célula-tronco tumoral e o modelo dinâmico (Figura 11.2).

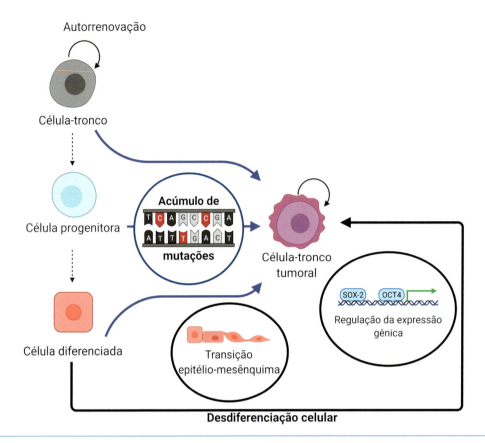

Figura 11.1 ● Origem das células-tronco tumorais (CSCs). Há duas hipóteses amplamente discutidas na literatura sobre a origem das CSCs: 1) a partir de células-tronco normais e/ou células progenitoras mediante o acúmulo de mutações (setas em azul), levando à transformação maligna dessas células; 2) a partir de células diferenciadas mediante o processo de desdiferenciação celular (seta em preto) que envolve uma reprogramação celular, na qual estão envolvidos fatores de transcrição como SOX-2 e OCT-4/3, o processo de transição epitélio-mesênquima. Além disso, as células-tronco apresentam a capacidade de autorrenovação e as mesmas vias que controlam esse fenótipo estão ativadas nas CSCs, além da expressão dos mesmos marcadores de superfície celular. Já as células progenitoras têm uma capacidade parcial de autorrenovação, mas possuem alta taxa de proliferação, o que aumenta sua exposição para a aquisição de alterações genéticas, levando à formação das CSCs. As setas tracejadas indicam a hierarquia de diferenciação celular, descrito inicialmente como um processo unidirecional.

(I) Modelo de evolução clonal

O modelo de evolução clonal ou modelo estocástico foi conceituado por Peter Nowell em 1976, e define que qualquer célula é capaz de promover a tumorigênese a partir do acúmulo de mutações em seu DNA. Essa célula irá se dividir, originando outras células denominadas clones, que também poderão sofrer alterações genéticas e/ou epigenéticas, resultando em subpopulações de células distintas. Por meio de pressão seletiva, ocorrerá a seleção de clones mais resistentes e com maior potencial tumorigênico, contribuindo assim para a heterogeneidade intratumoral e para a manutenção do tumor (Figura 11.2). Assim, a alta instabilidade genética levará à manutenção de diferentes subpopulações de células tumorais, selecionadas ao longo do tempo pela maior habilidade proliferativa e capacidade de gerar novos tumores. Alguns exemplos de estudos conduzidos que identificaram o comportamento de evolução clonal estão apresentados na Tabela 11.1; entre eles está o estudo de Ding e colaboradores (2012) que, a partir da análise de sequenciamento, identificaram a presença de um clone fundador no tumor primário de leucemia mieloide aguda (LMA) e verificaram que o mesmo adquiriu novas mutações evoluindo para recidiva tumoral.

(II) Modelo de célula-tronco tumoral

O modelo de célula-tronco tumoral ou hierárquico propõe que as CSCs constituem uma pequena população do tumor que, por suas características de autorrenovação e diferenciação celular, são responsáveis por sua origem e manutenção, como discutido anteriormente.

Células-Tronco Tumorais

Diagrama de Hacker

Em um estudo feito sobre o desenvolvimento do crustáceo *Cyclops* em 1892, o zoólogo Valentin Hacker (1864-1927) identificou uma grande célula que foi internalizada pelo embrião após gastrulação. Hacker observou que esta célula, que ele também chamou de célula-tronco (*st*), sofreu divisão celular assimétrica, e uma das células-filhas deu origem à linhagem germinativa, enquanto a outra deu origem ao tecido mesodérmico.

Considerando o tecido normal, a célula-tronco ocupa a hierarquia mais alta, formando os demais tipos celulares. Segundo esse modelo – também chamado de modelo hierárquico – o mesmo ocorre na formação do tumor, no qual a CSC irá formar as demais células tumorais, por meio de divisão assimétrica, produzindo um clone e uma célula-filha com capacidade para se dividir e se diferenciar (Figura 11.2).

A noção de células iniciadoras de tumor foi apresentada pela primeira vez por Lapidot e colaboradores (1994), ao demonstrarem que quando células de leucemia mieloide aguda (LMA) eram transplantadas em camundongos imunodeficientes havia a recapitulação

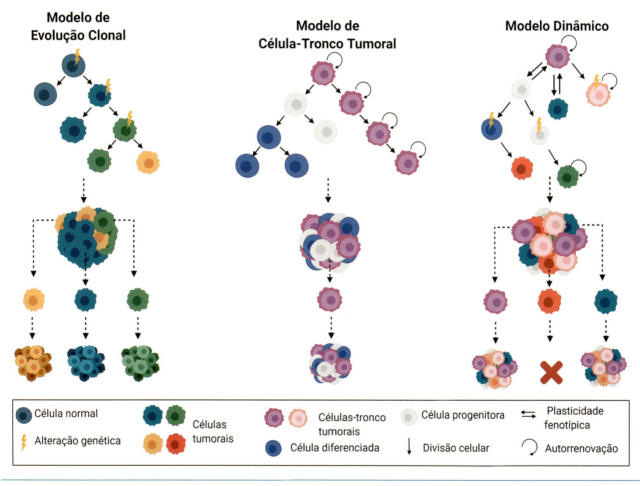

Figura 11.2 ● Modelos de desenvolvimento do câncer. Os modelos em câncer auxiliam na compreensão da origem e da heterogeneidade dos tumores. À esquerda, o modelo de evolução clonal, no qual qualquer célula está suscetível às alterações genéticas (raio amarelo) e, mediante o processo de pressão seletiva, os clones mais resistentes persistem e são predominantes no tumor (célula tumoral azul). No centro, o modelo de CSC, no qual apenas as CSCs constituem a maior hierarquia celular e têm capacidade para a iniciação tumoral, sendo as responsáveis por modular a heterogeneidade. À direita, o modelo dinâmico que representa a união dos modelos anteriores, no qual células do tipo não CSC podem adquirir as características do tipo CSC por alterações genéticas e epigenéticas e pela interação com o microambiente tumoral, resultando na plasticidade celular. Além disso, para cada um dos modelos, as células tumorais apresentam capacidade tumorigênicas distintas: no modelo de evolução clonal, qualquer célula tumoral é capaz de iniciar a formação do tumor, porém este será diferente do tumor original; no modelo de CSC, as CSCs são capazes de recapitular a heterogeneidade do tumor original; e no modelo dinâmico, as CSCs e células com plasticidade fenotípica são capazes de formar um tumor com as mesmas características que o anterior.

desse tipo tumoral naqueles animais, sugerindo, desta forma, que a LMA é sustentada por uma subpopulação de células tumorais com características tronco. Três anos depois, Bonnet & Dick (1997) obsevaram que essas células apresentavam também a capacidade de diferenciação, estabelecendo assim o modelo hierárquico ou CSC. Na Tabela 11.1 estão representados outros exemplos de estudos que auxiliaram na elucidação deste modelo.

(III) Modelo dinâmico

Embora pareçam conflitantes, os modelos de seleção clonal e CSCs não são mutuamente exclusivos, e diversos tipos de tumores podem ter comportamentos diferentes a partir da influência do microambiente tumoral gerenciando os dois fenótipos.

De acordo com a hipótese clássica de CSC, há uma hierarquia de diferenciação unidirecional e estática, em que não CSCs não podem gerar CSCs (Figura 11.1). No entanto, torna-se cada vez mais evidente que células diferenciadas podem ser revertidas a CSCs, a partir de novas alterações genéticas e modificações epigenéticas. A partir da observação de que células do tipo não CSC são capazes de induzir tais características, verificou-se uma plasticidade celular no modelo de CSC; isso quer dizer que as células são capazes de transitar entre os diferentes fenótipos (CSC e não CSC) e modular a heterogeneidade tumoral. Esta nova hipótese de heterogeneidade abre caminho para um modelo de plasticidade, que sustenta a ideia de que o estágio diferenciado das células pode ser convertido de volta a um estágio indiferenciado ou estágio semelhante a uma célula-tronco. Assim, CSCs

Tabela 11.1 • Exemplos de tumores que seguem os modelos de evolução clonal, CSC ou dinâmico

	Tumor	Evidências	Referências
Modelo de evolução clonal	Cérebro	Presença de mutação em p53 em pares de amostras de astrocitomas (tumor de baixo grau) e recidiva, e também em pares de amostras de astrocitomas e glioblastomas.	Sidransky et al., 1992
	Leucemia mieloide aguda	O sequenciamento de pares de tumor primário e de recidivas de oito pacientes com LMA revelou a presença de um clone fundador no tumor primário que evoluiu e/ou sofreu expansão clonal na recidiva.	Ding et al., 2012
	Mama	As mesmas mutações somáticas presentes na metástase do câncer de mama lobular e no tumor primário, submetido à ressecção cirúrgica nove anos antes do surgimento da metástase.	Shah et al., 2009
	Pâncreas	A população clonal presente na metástase representa uma evolução daquela presente no tumor primário.	Yachida et al., 2010
Modelo Cancer Stem Cells	Cérebro	Identificação e purificação de CSCs em diferentes fenótipos de tumores cerebrais, a partir da expressão do marcador CD133$^+$.	Singh et al., 2003
	Leucemia mielóide aguda	Identificação de uma população de células iniciadoras de LMA após transplantação em camundongos imunodeficientes. As células foram identificadas com base na expressão dos marcadores de superfície celular CD34$^+$CD38$^-$.	Lapidot et al., 1994
		As células iniciadoras da formação de LMA in vivo (CD34+CD38−) têm capacidade de diferenciação, proliferação e de autorrenovação.	Bonnet & Dick, 1997
	Mama	Distinção entre populações tumorigênicas e não tumorigênicas a partir da expressão de marcadores de superfície celular CD44 e CD24 em células humanas de câncer de mama cultivadas in vivo.	Al-Hajj et al., 2003
Modelo dinâmico	Cabeça e pescoço	A superexpressão do gene BMI-1 em células de carcinoma epidermoide de cabeça e pescoço promoveu a aquisição do fenótipo stemness nas mesmas.	Yu et al., 2011
	Cólon e reto	As células tumorais do cólon e reto adquirem o fenótipo stemness pela interação com o microambiente e pela alta atividade da via Wnt.	Vermeulen et al., 2010
	Mama	Demonstração da aquisição das características de CSCs em modelo de câncer de mama por meio da indução do processo de transição epitélio-mesênquima.	Morel et al., 2008

podem ser consideradas uma subpopulação dinâmica de células tumorais, em que sua condição multipotente é uma característica transiente.

Portanto, um terceiro modelo, denominado modelo dinâmico ou unificado, surge, no qual as CSCs, por meio de divisões celulares, são responsáveis pela expansão de novos clones e por originar células diferenciadas que, mediante alterações genéticas e epigenéticas ou por interação com o microambiente tumoral (Figura 11.2), podem adquirir o fenótipo de *stemness*.

MECANISMOS REGULATÓRIOS DO FENÓTIPO *STEMNESS*

O fenótipo *stemness* faz jus a um conjunto de características apresentadas pela subpopulação de CSCs, tais como as capacidades de iniciação tumoral, autorrenovação a longo prazo, proliferação, crescimento e recapitulação da heterogeneidade celular do tumor primário, dessa forma promovendo tanto a manutenção quanto o desenvolvimento tumoral. Fatores intrínsecos, como mutações e alterações epigenéticas, assim como fatores extrínsecos, como interações com células estromais presentes no microambiente tumoral, são cruciais para a indução e manutenção do fenótipo *stemness*.

Alterações genéticas e epigenéticas podem induzir a ativação aberrante de algumas vias embrionárias durante o processo de tumorigênese estando estas diretamente relacionadas ao desenvolvimento e manutenção de características de células-tronco. As principais vias embrionárias que se encontram desreguladas em diferentes tipos de tumores sólidos são as vias de sinalização Notch, Wnt/β-catenina, Hedgehog e TGF-β. Essas vias são capazes de regular e manter diferentes características da subpopulação de CSCs, tais como capacidade de autorrenovação, proliferação e crescimento; por conseguinte, estão diretamente relacionadas ao controle do fenótipo *stemness* dessas células. Ademais, esses fatores intrínsecos cooperam entre si no intuito de promover a plasticidade celular, permitindo que células que não exibem características de células-tronco passem a apresentar tais características, assim como a manutenção desse fenótipo em células que já o possuem.

O ambiente no qual as células tumorais estão inseridas é composto por diferentes tipos celulares, os quais não apresentam fenótipo maligno [por exemplo, células estromais e imunológicas), assim como por fatores solúveis (por exemplo, citocinas e quimiocinas) e insolúveis (por exemplo, componentes da matriz extracelular (MEC)]. Este ambiente é denominado microambiente tumoral (*tumor microenvironment* – TME) e exerce um papel importante na manutenção das características das CSCs. [Para mais detalhes sobre microambiente tumoral, consultar o Capítulo 14.] Além disso, a interação entre CSCs e o microambiente em seu entorno promove a capacidade de autorrenovação, proliferação e diferenciação em células progenitoras, promovendo, assim, a subpopulação de CSCs.

Os fibroblastos associados ao câncer (*cancer-associated fibroblats* – CAFs) representam um dos tipos celulares que estão presentes no estroma tumoral. Estudos têm relatado que CAFs são capazes de interagir com CSCs e promover a manutenção do seu fenótipo ao induzir a ativação de vias embrionárias, como Wnt/β-catenina e Hedgehog, assim como a secreção de fatores solúveis, como o fator derivado de células estromais 1 (SDF-1), o qual interage com seu receptor, CXCR4, presente na superfície das CSCs. O eixo SDF1/CXCR4 é crucial para a manutenção das características de células-tronco, visto que a inibição dessa via resulta em perda de marcadores de *stemness* e da capacidade de diferenciação das CSCs. Outro tipo de célula que compõe o TME são os macrófagos associados ao tumor (*tumor-associated macrophages* – TAMs), os quais também promovem interações com CSCs estimulando e mantendo características de *stemness*. TAMs são capazes de promover o nicho de CSCs, assim como sua capacidade de autorrenovação e invasão. Além disso, TAMs induzem a expressão de mucina-1 (MUC1), uma glicoproteína presente na superfície apical de células epiteliais e capaz de promover *stemness*. A expressão de MUC1 é acompanhada, nesse contexto, pela secreção de interleucina 6 (IL-6), a qual também é capaz de induzir o fenótipo de célula-tronco durante o processo de carcinogênese. TAMs também são capazes de induzir a expressão de Sox2, um fator de transcrição capaz de regular a pluripotência das CSCs. Além disso, as células-tronco mesenquimais (*mesenchymal-stem cells* – MSCs), também presentes no TME, atuam regulando a capacidade de *stemness* por meio da ativação da via de sinalização Notch e mecanismos dependentes da secreção de IL-6, como a ativação do eixo JAK/STAT que está intimamente relacionado à manutenção das características de células-tronco.

Uma das características marcantes de tumores sólidos é a hipóxia. Esta característica promove invasão e metástase ao induzir o processo de transição epitélio-mesênquima (do inglês, *epithelial-mesenchymal transition* – EMT), assim como o fenótipo de *stemness*. [Para mais detalhes sobre os processos de invasão e metástase, bem como de EMT, consultar o Capítulo 15.] A superexpressão de fatores induzíveis à hipóxia (*hypoxia-inducible factors* – HIFs), tais como HIF-1 e HIF-2, tem sido relatada em diferentes tipos de câncer. Esses fatores são capazes de regular uma gama de vias de sinalização, tais como Notch e Wnt/β-catenina, assim como são capazes de induzir a expressão de fatores de transcrição associados à indução de pluripotência, como por exemplo, Sox2, Oct3/4 e Nanog. Todos esses fatores contribuem para a manutenção da capacidade de autorrenovação, sobrevida celular, angiogênese, invasão e metástase. Além disso, os HIFs são capazes de alterar o metabolismo das CSCs adaptando-as a ambientes hipóxicos e escassos em nutrientes. Um dos principais nutrientes necessários para a conservação das CSCs é a glutamina, aminoácido crucial para a manutenção do potencial de proliferação, controle do balanço *redox* e síntese de aminoácidos não essenciais. No entanto, em situações de privação de nutrientes, as CSCs são altamente adaptáveis, possuindo diferentes mecanismos, como a ativação do processo de autofagia, para a sua manutenção em ambientes hostis.

Portanto, a promoção e manutenção do fenótipo *stemness* é resultado da interação de diferentes fatores, intrínsecos e extrínsecos, capazes de manter a subpopulação de CSCs (Figura 11.3) e, consequentemente, a manutenção e progressão do processo de tumorigênese, assim como a heterogeneidade intratumoral e sua recapitulação após eliminação da massa tumoral primária.

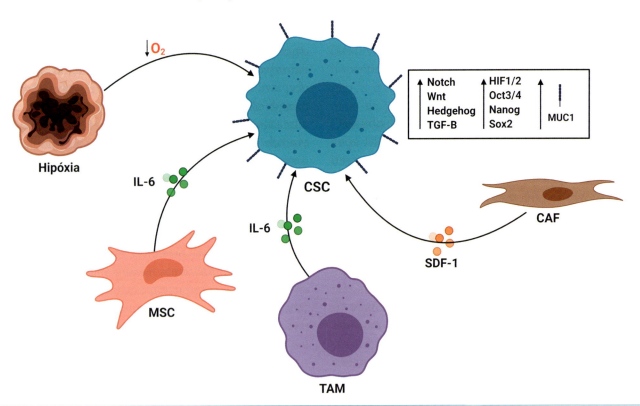

Figura 11.3 • Participação de fatores intrínsecos e extrínsecos no processo de regulação do fenótipo de *stemness*. Alterações genéticas e epigenéticas podem provocar uma ativação anormal de diferentes vias de sinalização embrionárias (por exemplo, Notch, Wnt/β-catenina, Hedgehog e TGF-β), promovendo a manutenção das características de CSC. TAMs e MSCs secretam IL-6 que atua nas CSCs induzindo a expressão de Sox2 e ativação da via Notch. Além disso, TAMs são capazes de induzir a expressão de MUC1, um marcador de stemness, na superfície das CSCs. CAFs interagem com CSCs induzindo a ativação das vias Hedgehog e Wnt/β-catenina, além de secretar SDF-1, o qual interage com seu receptor, CXCR4, presente na membrana celular das CSCs, promovendo a manutenção do fenótipo stemness. A hipóxia também apresenta um papel importante na indução e manutenção de stemness em células tumorais ao induzir a expressão de fatores de transcrição associados à pluripotência, tais como Oct3/4, Nanog e Sox2, e ativar as vias Notch e Wnt/β-catenina por meio da expressão de fatores induzíveis à hipóxia (Hypoxia-inducible-factors – HIFs). IL-6 (Interleukin 6); SDF-1 – Stromal-derivedfactor 1; TAM – Tumor-associatedmacrophage; MSC - Mesenchymalstemcell; CAF – Cancer-associatedfibroblast.

MARCADORES DE CÉLULAS-TRONCO TUMORAIS

A expressão de proteínas de superfície permite o isolamento e estudo de diferentes tipos celulares por meio de técnicas moleculares, tais como citometria de fluxo e utilização de *beads* magnéticas. Essas metodologias podem ser aplicadas com a finalidade de selecionar e isolar a subpopulação de células que exibem características de célula-tronco entre as células de uma massa tumoral. Outro fator importante neste contexto é que a expressão dessas proteínas de superfície permite o desenvolvimento de estratégias terapêuticas no intuito de eliminar a subpopulação de CSCs e, dessa forma, reduzir as chances de recidivas e desenvolvimento de mecanismos de resistência a terapias.

A utilização de marcadores de superfície para identificação e isolamento de CSCs foi inicialmente aplicada no estudo de cânceres hematológicos. Por meio dos receptores CD34$^+$/CD38$^-$ tornou-se possível a identificação da subpopulação de CSCs em pacientes com leucemia mieloide aguda (LMA). As células tumorais exibindo este fenótipo possuíam características de células-tronco e capacidade de recapitular a LMA quando injetadas em camundongos imunodeficientes. Em tumores sólidos, o primeiro tipo de câncer a ser estudado no contexto de CSCs foi o câncer de mama. Al-Hajj e colaboradores (2003) identificaram e isolaram uma subpopulação de células tumorigênicas expressando o imunofenótipo CD44$^+$/CD24$^-$ em oito pacientes diagnosticadas com câncer de mama. Quando as células com este fenótipo foram injetadas em camundongos imunocomprometidos, elas apresentaram a capacidade de iniciar e recapitular o câncer de mama nesses animais. O mesmo resultado não fora obtido quando células tumorais expressando o imunofenótipo CD44$^+$/CD24$^+$ eram utilizadas.

Atualmente, inúmeros receptores de superfície têm sido identificados como marcadores de CSCs em diferentes tipos de tumores, tais como câncer de mama, cólon, cérebro, ovário, pulmões e estômago. Os marcadores usados para a identificação das subpopulações de CSCs variam de acordo com o tipo tumoral estudado. Por exemplo, como supracitado, o imunofenótipo CD44$^+$/CD24$^-$ é utilizado para a identificação de CSCs de tumores da mama. Além disso, o marcador CD49f tem se mostrado crucial para a manutenção das características de *stemness* das CSCs de tumores mamários e, dessa forma, a associação de CD44 e CD49f tem sido usada para identificação dessa subpopulação celular. O marcador CD44 também é utilizado para identificação de CSCs em glioblastomas, assim como o marcador CD133. Este também é expresso pela população de CSCs de diferentes tumores, tais como de próstata, colorretal e de fígado.

Os marcadores de CSCs são utilizados como fator prognóstico, assim como de predição e resposta à terapia. O marcador CD44 atua como fator de prognóstico independente em pacientes com glioblastoma. A alta expressão desse marcador está associada com um pior prognóstico e resistência à quimioterapia e radioterapia. Além disso, o aumento da expressão do receptor CD44 em células de câncer de mama também está associado com resistência a terapias antineoplásicas convencionais, ao passo que a diminuição dos níveis de CD44 tem sido relacionada com a resposta à quimioterapia em pacientes com câncer gastrointestinal. Ademais, o marcador CD133 tem sido considerado como marcador de prognóstico emergente em pacientes com tumores cerebrais. Aqueles tumores com alta expressão de CD133 estão associados com uma pior sobrevida quando comparados a pacientes que não superexpressam esse marcador.

Portanto, os marcadores de CSCs têm sido amplamente estudados, com o intuito de aprimorar o manejo clínico de pacientes oncológicos e de evitar o desenvolvimento de resistência a terapias, assim como de recidivas. No entanto, apesar do relato de diferentes marcadores para CSCs, a identificação dessas subpopulações de células em uma massa tumoral ainda é bastante desafiadora devido à falta de especificidade dos marcadores utilizados, assim como a plasticidade celular a qual torna a população de CSCs muito instável, visto que as células pertencentes a essa subpopulação são capazes de alterar suas características fenotípicas com facilidade.

Tabela 11.2 ● Perfil de marcadores de CSCs em diferentes tipos de câncer

Marcador	Câncer	Imunofenótipo
CD44	Mama	CD44$^+$/CD24$^-$
	Cólon	CD44$^+$/CD133$^+$
	Pâncreas	CD24$^+$/CD44$^+$/EpCAM$^+$/CD133$^+$
CD24	Ovário	CD24$^+$
	Cólon	CD24$^+$
	Pâncreas	CD24$^+$/CD44$^+$/ESA
CD49f	Mama	CD49f$^+$/CD44$^+$/CD24$^-$
CD133	Glioblastoma	CD133$^+$/CD44$^+$
	Colorretal	CD133$^+$
	Fígado	CD133$^+$/CD44$^+$
	Próstata	CD133$^+$/CD44$^+$
CD34	Hematológicos	CD34$^+$/CD38$^-$

CSCs = células-tronco tumorais

CSC, EMT, METÁSTASE E RESISTÊNCIA TERAPÊUTICA

Conforme ocorre a progressão da doença, apesar dos inúmeros avanços no tratamento do câncer, muitos pacientes não responderão às terapias e estarão sujeitos à progressão e recorrência do tumor, o que poderá resultar na diminuição da taxa de sobrevivência.

A transição epitélio-mesênquima (EMT), processo reversível no qual uma célula epitelial adquire características de uma célula mesenquimal alterando sua morfologia e conferindo a capacidade invasiva, está associada à formação de CSC em alguns tumores, pois alguns fatores de transcrição de EMT, como Twist, Snail, estão associados à autorrenovação celular. A interação com o microambiente tumoral também é capaz de induzir essa transição dos fenótipos, pela ação de células do sistema imune, do estroma, fatores de crescimento e citocinas. [Para mais detalhes sobre EMT, consultar o Capítulo 15.] Além disso, conforme ocorre a progressão da doença, algumas células tumorais podem invadir os tecidos e, por meio da corrente sanguínea, atingir demais órgãos e tecidos, estabelecendo um novo tumor. Esse processo é denominado metástase, e será abordado em detalhes no Capítulo 15.

As CSCs participam do processo de progressão tumoral de duas formas: pela transição epitélio-mesênquima, que permite que elas migrem para outros tecidos onde irão estabelecer a metástase, ou pela plasticidade fenotípica, na qual qualquer célula tumoral que esteja migrando altera seu fenótipo para CSC no sítio metastático. As células também podem induzir o estado de quiescência nos sítios metastáticos (neste estado, as células não estão se dividindo), tornando-se ativas após estímulos do microambiente.

Além de promoverem a origem, manutenção e progressão tumoral, as CSCs representam um importante mecanismo de resistência terapêutica, sendo responsáveis pela repopulação tumoral que ocorre nos casos de recidiva ou progressão da doença, ou seja, após a quimioterapia ou radioterapia as CSCs sobrevivem, formando novamente o tumor e com as mesmas características, recapitulando sua heterogeneidade. [Para mais informações sobre os tratamentos citados, consulte o Capítulo 22.]

As CSCs apresentam diferentes mecanismos, intrínsecos e extrínsecos, que atuam na modulação da resistência ao tratamento

- **Autorrenovação:** as vias de sinalização Wnt/β-catenina, Hedgehog, Notch e BMI1 que atuam no desenvolvimento embrionário e na manutenção das células-tronco normais são preferencialmente expressas nas CSCs, regulando o processo de autorrenovação.
- **Reparo do dano ao DNA:** o tratamento por quimioterapia ou radioterapia promove lesões no DNA das células que levam à morte celular. As CSCs apresentam aumento dos mecanismos de reparo, além de regularem o ciclo celular, levando as células para o estado quiescente, onde podem recrutar todo maquinário de reparo, permitindo a sua sobrevivência.
- **Evasão da apoptose:** as CSCs apresentam aumento da expressão de genes antiapoptóticos, como *BCL2* e *BCL-XL*, que produzem as respectivas proteínas que impedem a indução de apoptose (processo de morte celular descrito no Capítulo 9), promovendo a sobrevivência dessas células.
- **Efluxo de drogas:** as proteínas transportadoras da família ABC são expressas em diferentes células e atuam na defesa contra insultos do ambiente, além de contribuírem com a resistência a múltiplas drogas no câncer. As CSCs apresentam aumento dessas proteínas em sua superfície, como a glicoproteína-P (*ABCB1*), proteínas 1 e 2 associadas a múltiplas drogas (*MRP1* e *MRP2*) e proteínas de resistência do câncer de mama (*BCRP*), promovendo a saída dos agentes quimioterápicos das células, reduzindo sua concentração e contribuindo com a resistência ao tratamento.
- **Transição epitélio-mesênquima:** esse processo permite que as células sem o fenótipo CSC adquiram tais características e com isso é possível modular a resistência ao tratamento.
- **Atividade de ALDH:** a enzima aldeído desidrogenase (ALDH) promove a conversão dos aldeídos em ácidos carboxílicos, que são mais fracos, impedindo que aldeídos tóxicos se depositem nas CSCs.

- **Quiescência:** a indução da célula na fase G_0 do ciclo celular permite que a CSC entre num estado de quiescência, não proliferativo, o que a torna resistente ao tratamento que tem como alvo células em divisão. Esse estado é reversível, portanto, as CSCs podem revertê-lo e retornarem ao ciclo, proliferando novamente.
- **Plasticidade celular:** representa a capacidade de transitar entre os diferentes fenótipos, ou seja, de uma CSC ser capaz de se diferenciar ou uma célula tumoral diferenciada retomar o fenótipo CSC. Essa plasticidade representa um desafio no tratamento do tumor, uma vez que as células usam desse mecanismo para resistir, garantindo a permanência do tumor.
- **Microambiente tumoral:** a interação entre as CSCs e citocinas (IL-4, IL-6), fibroblastos associados à câncer (CAFs, do inglês cancerassociated fibroblastos), fatores de crescimento (EGF) permitem a modulação da resistência às terapias.

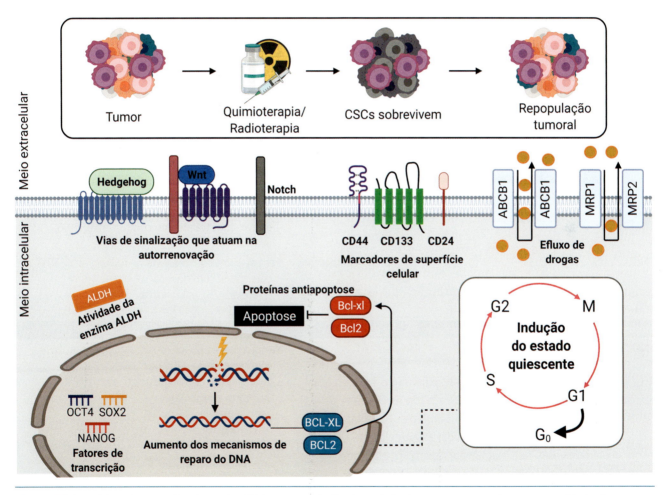

Figura 11.4 • Mecanismos utilizados pelas CSCs na modulação da resistência ao tratamento. Por sua capacidade de autorrenovação e diferenciação celular, as células-tronco tumorais são capazes de sobreviver após o tratamento por quimioterapia ou radioterapia e promover a repopulação tumoral, reconstituindo a heterogeneidade do tumor (esquema superior). Essa resistência à terapia empregada é modulada por diversos mecanismos (esquema inferior): aumento da ativação das vias de sinalização envolvidas no processo de autorrenovação (Hedgehog, Wnt e Notch); expressão de marcadores de superfície celular (CD24, CD44 e CD133); aumento das proteínas transportadoras que atuam no efluxo dessas drogas, como a cisplatina, da célula (ABCB1, MRP1, MRP2); aumento da atividade da enzima ALDH; aumento dos mecanismos de reparo do DNA; fatores de transcrição como NANOG, OCT4 e SOX2 que atuam na transcrição de genes associados ao fenótipo stemness; indução do estado quiescente, no qual as células tnão estão proliferando e assim não são alvos do tratamento (estado reversível); aumento das proteínas antiapoptóticas impedindo indução da morte celular (Bcl2 e Bcl-xl).

ABORDAGENS TERAPÊUTICAS

Diante das evidências de que as CSCs estão envolvidas no processo de resistência aos tratamentos convencionais e recidivas, novas abordagens terapêuticas direcionadas às CSCs têm emergido nas últimas décadas (Tabela 11.3). Essas terapias baseiam seus alvos nas diferentes características dessa subpopulação como a expressão dos marcadores celulares, utilizando anticorpos ou drogas direcionados para inibir o crescimento tumoral; a inibição de vias de sinalização que regulam o fenótipo *stemness*, como Notch, Hedgehog e Wnt-β-catenina; o microambiente tumoral, caracterizado por diferentes tipos celulares e moléculas que atuam modulando tal fenótipo. Outros fatores, como a angiogênese, metástase e o próprio metabolismo, também são alvos importantes na eliminação dessas células. É importante lembrar que os tumores apresentam uma diversidade de células com diferentes marcadores, vias regulatórias que se comunicam, de modo que é necessária a combinação de diversas estratégias, bem como a associação com os tratamentos convencionais, para atingir tanto as populações CSCs como as do tipo não CSC.

Inúmeros ensaios clínicos (do inglês, *clinical trials*) estão sendo desenvolvidos. A exemplo, o ensaio clínico de fase I e II NCT04427449, em fase de recrutamento, tem como público-alvo pacientes diagnosticadas com câncer de mama na faixa etária de seis meses a 72 anos. O objetivo é extrair os linfócitos T das participantes; esses linfócitos, por meio da utilização de um vetor lentiviral, são modificados geneticamente para expressar um receptor quimérico capaz de reconhecer células tumorais que expressam CD44. Outra abordagem envolvendo marcadores de CSCs é explorada no ensaio clínico NCT01214512, que recrutou 229 pacientes diagnosticados com câncer colorretal e teve como objetivo avaliar a eficácia do ensaio de diagnóstico *in vitro*

Tabela 11.3 • Ensaios clínicos baseados na expressão de marcadores CSCs, vias de sinalização e microambiente tumoral como alvo

Identificação	Alvo	Fase do estudo	Tumor	Resultados	Referências
Marcadores de CSCs					
NCT01358903	CD44	I	Tumores sólidos	21% dos pacientes apresentaram doença estável após tratamento com anti-CD44.	Menke-van der Houven van Oordt et al., 2016
NCT02541370	CD133	I	Carcinoma hepatocelular, pancreático ou colorretal metastáticos	Três pacientes com resposta parcial e 14 com doença estável (n=23), utilizando a terapia CART-CD133.	Wang et al., 2018
Inibição de vias de sinalização					
NCT01098344	Notch	I	Pâncreas	Na combinação do inibidor com gencitabina, 68% dos pacientes em estadiamento avançado apresentaram doença estável e resposta parcial em 5%.	Cook et al., 2018
NCT01546038	Hedgehog	II	LMA	46,4% de 69 pacientes apresentaram resposta completa com duração mediana de 94 dias e sobrevida global mediana de 14,9 meses.	Cortes et al., 2018
Microambiente tumoral					
NCT00512252	CXCR4	I/II	LMA (recidiva)	46% de remissão completa no uso do inibidor de CXCR4 associado à quimioterapia.	Uy et al., 2012
NCT01184807	IL-6	I	Pulmão (células não pequenas)	Resposta parcial em pacientes com EGFR mutado, tratados com inibidor OPB51602.	Wong et al., 2015

de CD24 da Micromedic utilizando *western blotting* e ELISA para analisar os níveis de CD24 nos linfócitos periféricos, estando o aumento desse marcador relacionado ao diagnóstico de câncer colorretal.

DESAFIOS E PERSPECTIVAS

As CSCs são importantes na manutenção e progressão tumoral, e o conhecimento sobre suas características é fundamental para compreensão da biologia tumoral e para o desenvolvimento de novas terapias. Porém, mesmo com os avanços na área, há alguns pontos que precisam ser elucidados, como: (1) a necessidade de compreender as diferentes populações de CSCs nos diferentes tumores; (2) a maioria dos estudos é conduzida em modelos animais imunodeficientes, e tais modelos não são capazes de recapitular a complexidade biológica dos tumores de pacientes; (3) a plasticidade, que acaba por comprometer terapias-alvo, uma vez que tais células transitam entre os diferentes fenótipos, o que aponta para a necessidade de associar tais terapias aos tratamentos tradicionais; (4) por compartilharem as mesmas vias regulatórias com as células-tronco normais, estratégias de inibição de determinada via podem resultar em efeitos colaterais importantes que precisam ser mais bem controlados, entre outras questões.

Tais questões refletem alguns dos desafios no estudo das CSCs, que, como vimos, são muito importantes para a manutenção e progressão do tumor, além de atuarem na modulação da resistência terapêutica. Por isso, o estudo das CSCs tem relevância clínica, uma vez que a caracterização dessa população de células, juntamente com a compreensão das vias sinalização e demais características, permitirá evoluirmos a maneira como pensamos e tratamos a doença.

GLOSSÁRIO

Autorrenovação: capacidade que as células-tronco apresentam de proliferar, originando células idênticas à original, com as mesmas capacidades. Essa autorrenovação se dá por divisão celular mitótica especializada, na qual a célula-tronco é capaz de originar uma (divisão assimétrica) ou duas (divisão simétrica) novas células-tronco filhas ou células progenitoras.

Balanço redox: no contexto celular, refere-se à soma dos produtos do potencial de redução e da capacidade redutora de uma série de pares redox.

Células-tronco adultas: células somáticas definidas pela característica de perpetuação desse estado fenotípico através da habilidade de autorrenovação e também da geração de células maduras de determinado tipo de tecido através da diferenciação.

Clone: refere-se a células geneticamente idênticas, que possuem uma mesma célula ancestral.

Diferenciação: processo geral pelo qual as células progenitoras definem, por ativação de mecanismos genéticos e epigenéticos, determinadas características especializadas de uma célula madura.

Divisão assimétrica: quando uma célula-mãe origina duas células-filhas distintas entre si após o processo de divisão celular.

Divisão simétrica: quando uma célula-mãe origina duas células-filhas iguais a ela após o processo de divisão celular.

Clinical trial: estudo de pesquisa clínica em que um ou mais sujeitos humanos são prospectivamente designados a uma ou mais intervenções (que podem incluir placebo ou outro controle) para avaliar os efeitos dessas intervenções nos desfechos biomédicos ou comportamentais relacionados à saúde.

Fenótipo: refere-se às características observáveis em um organismo ou população, como morfologia, propriedades bioquímicas ou fisiológicas e comportamento. O fenótipo é resultado da expressão de genes do organismo junto a fatores ambientais, e a interação entre eles.

Imunofenótipo: é obtido a partir da técnica de imunofenotipagem, a qual, por meio da utilização de anticorpos contra proteínas de superfície ou não, permite a identificação de tipos celulares específicos que compõem determinado tecido.

Plasticidade celular ou plasticidade fenotípica: capacidade que uma célula apresenta de sofrer alterações fenotípicas como resposta a alterações ambientais, podendo reverter ao fenótipo original.

Repopulação tumoral: formação do tumor após período de tratamento.

Transição epitélio-mesênquima: processo no qual as células epiteliais passam por modificações morfológicas, perdendo suas características de adesão e adquirindo características de células mesenquimais, com uma morfologia fusiforme, permitindo sua migração e invasão de tecidos adjacentes.

Tumorigênese: refere-se à origem de um tumor, seja ele benigno ou maligno.

LEITURAS RECOMENDADAS

Capp JP. Cancer Stem Cells: From Historical Roots to a New Perspective. J Oncol. 2019 Jun 11; 2019:5189232. doi: 10.1155/2019/5189232. PMID: 31308849; PMCID: PMC6594320.

https://agencia.fapesp.br/grupo-investiga-genes-que-dao-as-celulas-tumorais-caracteristicas-de-celulas-tronco/21884/

Kobaiashi, Natália Cristina Ciufa e Noronha, Samuel Marcos Ribeiro de. Células-tronco de câncer: uma nova abordagem do desenvolvimento tumoral. Rev. Assoc. Med. Bras. [online], 2015, vol.61, n.1, pp.86-93. ISSN 0104-4230. https://doi.org/10.1590/1806-9282.61.01.086.

Rangel MC, Bertolette D, Castro NP, Klauzinska M, Cuttitta F, Salomon DS. Developmental signaling pathways regulating mammary stem cells and contributing to the etiology of triple-negative breast cancer. Breast Cancer Res Treat. 2016 Apr;156(2):211-26. doi: 10.1007/s10549-016-3746-7. Epub 2016 Mar 11. PMID: 26968398; PMCID: PMC4819564.

REFERÊNCIAS BIBLIOGRÁFICAS

Al-Hajj, M; Wicha, MS; Benito-Hernandez, A; Morrison, SJ; Clarke, MF. Prospective identification of tumorigenic breast cancer cells. PNAS, v. 100, n. 7, p. 3983-3988, 2003.

Bonnet, D; Dick, JE. Human acute myeloid leukemia isorganized as a hierarchy that originates from a primitive hematopoietic cell. Nature Medicine, v. 3, n. 7, p. 730-737, jul. 1997.

Cook, N et al. A phase I trial of the γ-secretase inhibitor MK-0752 in combination with gemcitabine in patients with pancreatic ductal adeno carcinoma. British Journal of Cancer, v. 118, n. 6, p. 793-801, 20 mar. 2018.

Cortes, JE et al. Glasdegib in combination with cytarabine and daunorubicin in patients with AML or high-risk MDS: Phase 2 study results. American Journal of Hematology, v. 93, n. 11, p. 1301-1310, 1 nov. 2018.

Ding, L et al. Clonal evolution in relapsed acute myeloid leukaemia revealed by whole-genome sequencing. Nature, 2012.

Lapidot, T et al. A cell initiating human acute myeloid leukaemia after transplantation into SCID mice. Nature, v. 367, n. 6464, p. 645-648, 1994.

Menke-van der Houven van Oordt, CW et al. First-in-human phase I clinical Trial of RG7356, an anti-CD44 humanized antibody, in patients with advanced, CD44-expressing solid tumors. Oncotarget, v. 7, n. 48, p. 80046-80058, 1 nov. 2016.

Morel, AP et al. Generation of breast cancer stem cells through epithelial-mesenchymal transition. PLoS ONE, v. 3, n. 8, 6 ago. 2008. Shah, SP et al. Mutational evolution in a lobular breast tumour profiled at single nucleotide resolution. Nature, 2009.

Nowell, PC. The clonal evolution of tumor cell populations. Science, v. 194, n. 4260, p. 23-28, 1 out. 1976.

Sidransky, D et al. Clonal expansion of p53 mutant cells is associated with brain tumour progression. Nature, v. 355, n. 6363, p. 846-847, 1 fev. 1992.

Singh, SK et al. Identification of a Cancer Stem Cell in Human Brain Tumors. Cancer Research, v. 63, n. 18, 2003.

Uy, GL et al. A phase 1/2 study of chemosensitization with the CXCR4 antagonist plerixafor in relapsed or refractory acute myeloid leukemia. Blood, v. 119, n. 17, p. 3917-3924, 19 abr. 2012.

Wang, Y et al. CD133-directed CAR T cells for advanced metastasis malignancies: A phase I trial. Oncoimmunology, v. 7, n. 7, 3 jul. 2018.

Vermeulen, L et al. Wnt activity defines colon cancer stem cells and is regulated by the microenvironment. Nature Cell Biology, v. 12, n. 5, p. 468-476, maio 2010.

Wong, AL et al. Phase I and biomarker study of OPB-51602, a novel signal transducer and activator of transcription (STAT) 3 inhibitor, in patients with refractory solid malignancies. Annals of Oncology, v. 26, n. 5, p. 998-1005, 1 maio 2015.

Yachida, S et al. Distant metastasis occurs late during the genetic evolution of pancreatic cancer. Nature, v. 467, n. 7319, p. 1114-1117, 28 out. 2010.

Yu, CC et al. Bmi-1 regulates snail expression and promotes metastasis ability in head and neck squamous cancer-derived ALDH1 positive cells. Journal of Oncology, v. 2011, 2011.

MATERIAL DE APOIO

https://www.biocompare.com/Editorial-Articles/126327-Cell-Sorting/#:~:text=Sorting%20with%20magnetic%20beads&text=Magnetic%20bead%20separation%20is%20a,been%20attached%20to%20specific%20antibodies.

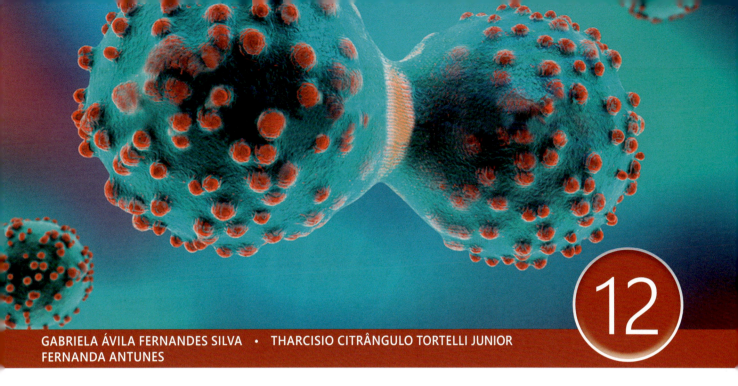

GABRIELA ÁVILA FERNANDES SILVA • THARCISIO CITRÂNGULO TORTELLI JUNIOR
FERNANDA ANTUNES

Metabolismo da Célula Tumoral

INTRODUÇÃO

Metabolismo pode ser definido como um sistema complexo de reações químicas que produzem e utilizam energia de maneira regulada. O metabolismo consiste em dois processos: catabolismo (conversão de macromoléculas em energia) e anabolismo (biossíntese de macromoléculas com utilização de adenosina trifosfato (ATP). A energia utilizada pelas células é derivada da oxidação de combustíveis metabólicos como carboidratos, proteínas e lipídeos. A escolha de cada fonte energética é dependente do estado dietético e hormonal do organismo, além do tipo de tecido.

Grande parte dos tecidos utilizam a fosforilação oxidativa como principal via de produção de ATP; entretanto, alguns tipos celulares específicos como glóbulos vermelhos, a córnea, o cristalino, regiões da retina, testículos, leucócitos e fibras musculares brancas utilizam a glicólise como principal mecanismo de produção de ATP.

Células tumorais possuem grande capacidade adaptativa para sustentar seu crescimento e desenvolvimento. Devido às características teciduais, em que a distribuição de recursos é completamente irregular em tumores sólidos, células tumorais em distintas regiões do tumor possuem diferentes soluções em termos de captação e processamento de nutrientes para fins metabólicos. Essas diferenças regionais ocorrem devido à baixa qualidade dos vasos sanguíneos formados pelo tumor, o que eleva à pressão intersticial e dificulta a distribuição de nutrientes e oxigênio ao longo do tecido tumoral.

As diferenças metabólicas permitem que diversos subtipos de células tumorais se desenvolvam de formas diferentes dentro do tumor. Células tumorais proliferativas, migratórias ou com características de células-tronco possuem diferentes vias metabólicas ativadas, variando do uso preferencial da glicose a diferentes substratos para serem usados pela mitocôndria na fosforilação oxidativa, como a glutamina e ácidos graxos, conferindo à célula tumoral grande capacidade de reorganizar seu metabolismo frente a mudanças na distribuição de nutrientes e oxigênio. Isso confere uma alta plasticidade metabólica na célula tumoral, levando a uma grande heterogeneidade metabólica das células dentro do tecido tumoral.

Esta heterogeneidade metabólica permite que diferentes células sejam metabolicamente acopladas, favorecendo a proliferação celular e o crescimento tumoral. Na massa tumoral também são encontradas células localizadas em áreas de menor hipóxia e que utilizam predominantemente a fosforilação oxidativa para suprir sua alta demanda energética e usam fontes de carbono disponíveis no microambiente oriundas de células não tumorais. Desta forma, não há competição, pela glicose, disponível, que possa ser utilizada livremente pelas células tumorais que se encontram em condições de hipóxia e cuja principal fonte de energia advém da glicólise. A Figura 12.1 representa esquematicamente a heterogeneidade metabólica tumoral.

FUNÇÕES DO METABOLISMO

O metabolismo de células tumorais, ou não, tem três finalidades distintas: obtenção de energia, síntese de macromoléculas, e manutenção da homeostase bioquímica.

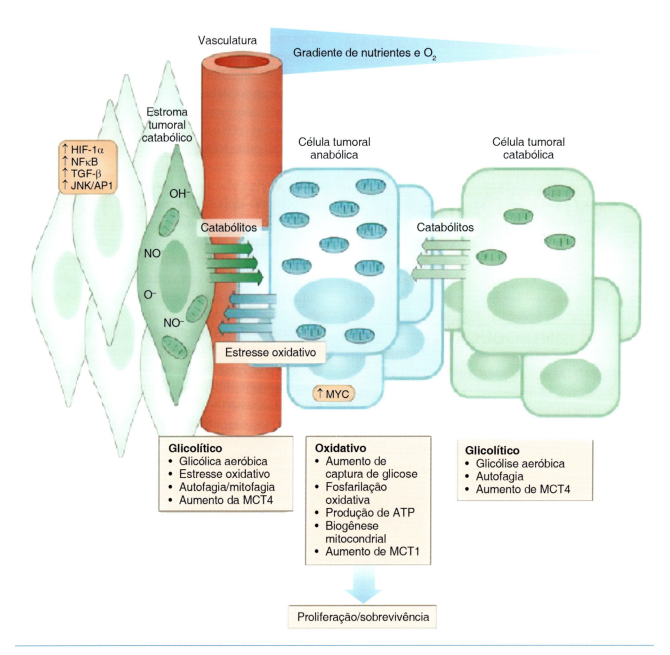

Figura 12.1 • Heterogeneidade metabólica em tumores. O metabolismo das células tumorais pode variar, dependendo das influências do microambiente tumoral e da distância dessas da vasculatura. Células tumorais localizadas próximas do suprimento sanguíneo beneficiam-se do acesso a nutrientes e oxigênio, produzindo ATP aerobicamente via fosforilação oxidativa, além da indução de vias anabólicas, permitindo assim uma rápida proliferação. O estresse oxidativo decorrente desta elevada taxa proliferativa induz glicólise e autofagia nas células estromais do entorno, gerando catabólitos, como lactato e cetonas, os quais são absorvidos pelas células tumorais anabólicas, e utilizados para abastecimento do ciclo do ácido tricarboxílico nas mitocôndrias e produção de ATP (efeito Warburg reverso). De maneira similar, a baixa disponibilidade de nutrientes requisita que células tumorais localizadas afastadas da vasculatura e próximas à população de células tumorais anabólicas utilizem vias catabólicas alternativas como autofagia, permitindo assim melhor adaptação para suprir suas necessidades anabólicas e de fontes de energia.

Metabolismo da Célula Tumoral

A obtenção de energia é a principal função do metabolismo em qualquer célula e isso se dá a partir de um processo controlado da quebra de macromoléculas, em que o principal combustível é a glicose. A quebra da glicose ocorre em uma série de etapas, seja no citoplasma, por meio da glicólise, ou na mitocôndria, através da fosforilação oxidativa. Neste processo, uma molécula inicial de glicólise libera energia aos poucos, que é armazenada na forma de (ATP), conhecida como a principal moeda energética celular.

Outras formas de captação de energia, além da glicose, também existem, e são muito utilizadas por células tumorais. De maneira geral, essas formas levam à formação de acetilcoenzima A (acetil-CoA) para a ativação da fosforilação oxidativa por meio do ciclo do ácido tricarboxílico (ciclo TCA ou ciclo de Krebs), na mitocôndria. Entre elas podemos citar a via glutamato/glutamina e a metabolização de ácidos graxos que fornecem substratos diretamente para as mitocôndrias realizarem fosforilação oxidativa.

Toda célula em crescimento e proliferação necessita de matérias-primas para seu desenvolvimento, e o metabolismo glicolítico fornece boa parte delas. Uma de suas derivações, a via das pentoses-fosfatos (via de PPP) é um importante fornecedor de ribose-5-fosfato, que é um precursor de nucleotídeos para a síntese de ácidos nucleicos, sendo essa derivação fundamental para a síntese de DNA, necessária para a duplicação celular.

A manutenção da homeostase bioquímica é fundamental para o desenvolvimento de qualquer célula. Células tumorais possuem diversas adaptações bioquímicas em vias de sinalização em relação a células não tumorais, mas precisam manter um equilíbrio interno para que seu funcionamento não seja prejudicado. Dessa forma, o metabolismo tem importante papel nessa manutenção. A via de PPP, mencionada acima, além de produzir precursores de nucleotídeos para a síntese de DNA, produz fosfato de dinucleotídeo de nicotinamida adenina (NADPH), um importante agente redutor, necessário para a manutenção do estado oxidativo celular. Além disso, acetil-CoA é um importante regulador de eventos epigenéticos, por meio da acetilação de histonas, o que modifica o perfil de expressão gênica celular.

O EFEITO WARBURG

Geralmente, tumores sólidos usam a via glicolítica como fonte principal de metabolismo, porém isso não impede que certos tipos tumorais usem a fosforilação oxidativa para obtenção de energia. O câncer de mama do tipo luminal, por exemplo, tem preferência maior pela fosforilação oxidativa em relação aos subtipos HER2 e triplo negativo, que são mais glicolíticos. Câncer de pulmão tem grande dependência de glutamina, e seu metabolismo é um importante alvo terapêutico.

Nos anos de 1920, Otto Warburg constatou a importância da via glicolítica para a célula tumoral. Anteriormente, ele observou que ovos de ouriços-do-mar aumentavam a captação de oxigênio, o que levava a uma rápida proliferação celular. Baseando-se nisso, Warburg postulou que células tumorais também possuíam maior capacidade de captar oxigênio em relação às não tumorais. Sua principal descoberta foi que, em células tumorais, ao contrário do esperado, não há maior captação de oxigênio em relação a células não tumorais, mas, mesmo na presença de oxigênio, essas células continuam a produzir lactato, um dos subprodutos finais da glicólise. Essa descoberta foi chamada de fermentação aeróbica ou efeito Warburg.

A ideia principal é que, mesmo na presença de oxigênio, necessário para a fosforilação oxidativa, células tumorais preferem utilizar o metabolismo glicolítico. Otto Warburg, erroneamente, creditou sua descoberta a uma disfunção mitocondrial. Entretanto, esta hipótese não foi confirmada, visto que as mitocôndrias são essenciais para fornecer não apenas energia, mas também diversos intermediários metabólicos utilizados para proliferação e crescimento tumoral, como aminoácidos para a síntese proteica, ribonucleotídeos para a duplicação de DNA, lipídeos para a síntese de membranas celulares e NADPH utilizado contra as espécies reativas de oxigênio.

Não se sabe exatamente o porquê de células tumorais preferirem a glicólise à fosforilação oxidativa. Embora essa troca de via metabólica energética preferencial ocasione a utilização da glicose de maneira menos eficiente quando comparada à fosforilação oxidativa, a glicólise resulta em uma produção de ATP mais rápida. A produção de ATP via fosforilação oxidativa é 18 vezes maior do que a gerada por glicólise; no entanto, a sua taxa de produção é 100 vezes mais rápida na glicólise do que na fosforilação oxidativa. Ainda, a glicólise permite o aumento de intermediários metabólicos que são utilizados para atender a alta demanda bioenergética e de biossíntese, necessárias para manutenção das altas taxas proliferativas dos tumores.

Em termos de eficiência energética, no mesmo intervalo de tempo que uma célula não tumoral obtém energia a partir de uma molécula de glicose para gerar

36 moléculas de ATP, uma célula tumoral, em condições de normóxia, gera 36 moléculas de ATP a partir de uma molécula de glicose e mais 20 moléculas de ATP a partir de dez outras moléculas de glicose, produzindo mais 20 moléculas de lactato. Em condições de anoxia, a célula tumoral produz 26 moléculas de ATP e 26 moléculas de lactato a partir de treze moléculas de glicose. Em resumo, no mesmo intervalo de tempo que uma célula não tumoral produz 36 moléculas de ATP, a partir de uma molécula de glicose, a célula tumoral produz 56 moléculas de ATP, a partir de 11 moléculas de glicose, em condições de normóxia e produz 26 moléculas de ATP a partir de 13 moléculas de glicose, em condições de anoxia (Tabela 12.1).

Tabela 12.1. Rendimento energético em diferentes condições (relação molar)

Células não transformadas: 1 Glicose 36 ATP
Célula tumoral em normóxia: 11 Glicoses 56 ATP
Célula tumoral em hipóxia: 13 Glicoses 26 ATP

Mesmo sendo menos eficientes, células tumorais tendem a realizar mais glicólise, quando comparadas às células não tumorais. A maior produção de ATP pela célula tumoral poderia justificar a preferência pela glicólise, pois essa diferença forneceria uma vantagem adaptativa em células tumorais com alta taxa de proliferação ao competir por recursos. Porém, cálculos empíricos indicam que a quantidade de ATP necessária para a proliferação celular seria muito menor do que o produzido por células tumorais glicolíticas. Nesse caso, a produção de ATP não seria um passo limitante na proliferação celular, não sendo suficiente para explicar a preferência pela via glicolítica.

Outra proposta do porquê a célula tumoral prefere a via glicolítica é a necessidade da síntese de macromoléculas para sustentar seu crescimento desenfreado. A baixa eficiência energética, nesse caso, seria compensada pelo fornecimento de carbono para a síntese de moléculas, através dos desvios metabólicos da via glicolítica. Ao analisar o fluxo de carbono durante a glicólise na célula tumoral, pode-se verificar que a maioria dos carbonos fornecidos pelas moléculas de glicose acaba por formar lactato, o qual é secretado pela célula tumoral. Portanto, apesar da necessidade de carbono para gerar outras macromoléculas, há grande perda de carbono para a formação de macromoléculas através da secreção de lactato. Hoje, sabe-se que a mitocôndria, além de fornecer ATP como fonte de energia através da fosforilação oxidativa, é grande fonte de matéria-prima para a síntese de aminoácidos, nucleotídeos e biossíntese lipídica.

Talvez o metabolismo glicolítico da célula tumoral se justifique quando se pensa no tumor como uma doença de tecido, e não como uma doença celular. Considerando-se o microambiente tumoral, o metabolismo glicolítico tem grande importância para o desenvolvimento tumoral. Como consequência do efeito Warburg, há maior produção de lactato que torna o microambiente ácido, o que pode ser deletério para células normais, mas confere vantagens adaptativas às células tumorais. A acidose tecidual do microambiente tumoral eleva a capacidade migratória e invasiva do tumor, favorece a migração de agregados de células tumorais, a evasão do sistema imune e resistência à morte celular. Além disso, a secreção de lactato aumenta os níveis de VEGF (fator de crescimento endotelial vascular), que induz a formação da neovasculatura tumoral.

Durante a progressão tumoral, os tumores adquirem grande plasticidade metabólica devido à sua interação com o microambiente que contém células não tumorais, como fibroblastos, que são estimulados a produzir e liberar metabólitos que são utilizados pelas células tumorais como fontes de carbono (ácidos graxos, lactato, alanina) permitindo que os tumores adaptem-se a variações na disponibilidade de nutrientes a fim de favorecer a proliferação celular, crescimento e progressão tumoral. Esse fenômeno é conhecido como "efeito Warburg reverso", que pode ser definido como um modelo de dois compartimentos no qual as células do estroma do microambiente tumoral são induzidas pelas células tumorais a metabolizar a glicose via glicólise aeróbica, fornecendo intermediários metabólicos que serão utilizados pelas células tumorais para fosforilação oxidativa nas mitocôndrias.

GLICÓLISE

O metabolismo energético em células eucariotas utiliza, predominantemente, o carboidrato glicose como substrato para a produção de ATP como fonte energética. A glicose pode ser metabolizada via glicólise no citoplasma, tendo como produtos finais o lactato, sendo secretado pela célula, e o piruvato, que será utilizado na fosforilação oxidativa, através de sua metabolização via ciclo do ácido tricarboxílico nas mitocôndrias, na presença de oxigênio. Frequentemente, as células utilizam ambas as vias para produção energética, embora, normalmente, uma via predomine em relação à outra, dependendo do tipo celular.

A via glicolítica é responsável pela metabolização anaeróbia da glicose em lactato com produção de ATP e NADH. A glicose é transportada através da corrente sanguínea para o interior das células por meio de diferentes transportadores de glicose, como GLUT1, GLUT2, GLUT3, GLUT4 que são diferentemente expressos em diferentes tecidos. Frequentemente, os receptores GLUT são expressos em células tumorais, durante a progressão tumoral.

A glicólise ocorre no citosol de todas as células do corpo humano para a geração de energia essencial para a sobrevivência celular, embora muitos tecidos utilizem esta via apenas em emergências, visto que apenas 2 mols de ATP são produzidos a partir de 1 mol de glicose, não necessitando da presença de oxigênio. A glicólise ocorre em dez etapas individuais sequenciais utilizando diferentes enzimas, como descrito na Figura 12.2.

VIAS ALTERNATIVAS DA GLICÓLISE

A glicólise, além de ser responsável pela produção de ATP, também fornece diversos precursores necessários para a síntese de outras macromoléculas como aminoácidos, nucleotídeos, lipídeos e outras moléculas, como exemplificado na Figura 12.3.

VIA DAS PENTOSES FOSFATO

A glicose pode ser usada na via das pentoses fosfato (PPP) para produção de NADPH que mantém a glutationa no estado reduzido, favorecendo a eliminação de peróxidos orgânicos e inorgânicos que causam danos celulares que podem desencadear processos de morte celular. Além disso, a via das pentoses também é responsável pela produção de ribose fosfato utilizada na síntese de nucleotídeos como ATP, DNA e RNA. A via de PPP (Figura 12.4) se origina a partir de uma ramificação na primeira etapa da glicólise, onde consome glicose-6-fosfato (G6P) e produz NADPH e ribose 5-fosfato (R5P), diferentemente da glicólise e da oxidação aeróbia de glicose. Além disso, também desvia os carbonos de volta para a via glicolítica ou gliconeogênica. Essa via mostrou ser importante para a regulação da homeostase e biossíntese da redução e oxidação

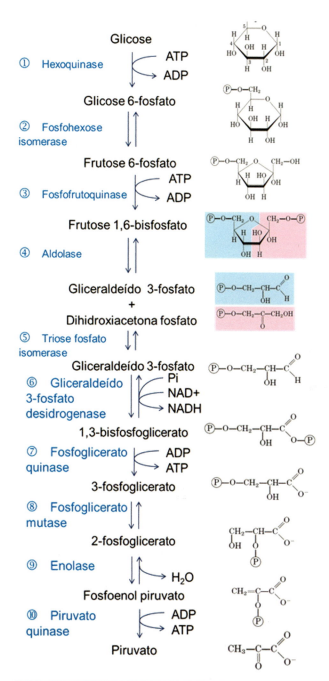

Figura 12.2 ● A via glicolítica. A glicose é metabolizada pela enzima hexoquinase formando glicose-6-fosfato que, por meio da ação da fosfo-hexose isomerase, origina frutose 1,6-bifosfato, que é um substrato para aldolases na formação de gliceraldeído 3-fosfato e di-hidroxiacetona fosfato. A di-hidroxiacetona fosfato pela ação da triose fosfato isomerase gera gliceraldeído 3-fosfato que é metabolizado a 1,3-bisfosfoglicerato pela gliceraldeído 3-fosfato desidrogenase, com produção de NAD+ e NADH. O 1,3-bisfosfoglicerato é metabolizado pela fosfoglicerato quinase a 3-fosfoglicerato com a produção de ATP. O 3-fosfoglicerato é então metabolizado pela fosfoglicerato mutase a 2-fosfoglicerato que sofre ação da enolase, formando fosfoenol piruvato juntamente com a liberação de H_2O. O fosfoenol piruvato é metabolizado pela enzima piruvato quinase, formando piruvato e ATP.

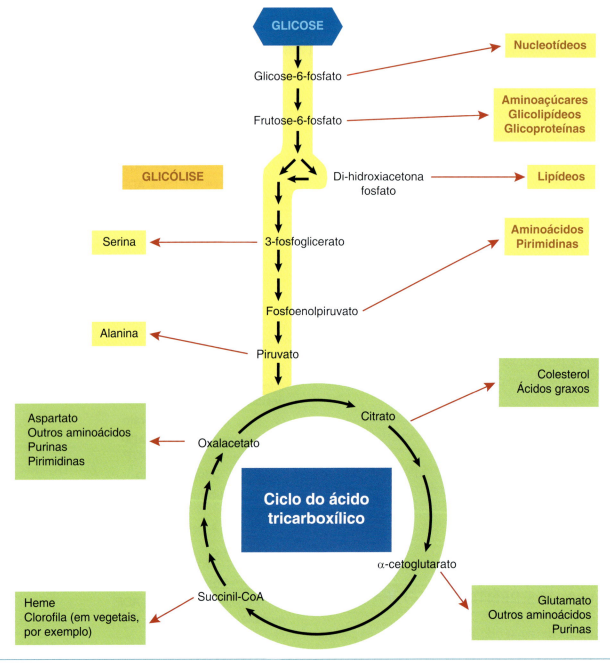

Figura 12.3 ● Macromoléculas fornecidas pela glicólise e ciclo do ácido tricarboxílico. Aminoácidos, nucleotídeos, lipídeos, açúcares e outros produtos fornecidos pela metabolização da glicose via glicólise e/ou ciclo do ácido tricarboxílico são utilizados por outras vias metabólicas para a produção de diversas macromoléculas celulares.

celular. O NADPH reduzido produzido é essencial para essa regulação, pois tampona intermediários reativos de oxigênio aprimorados diretamente e, indiretamente, regenera a forma oxidada da glutationa (GSH), que neutraliza os níveis intracelulares de ROS. Já na fase não oxidativa via de PPP, as enzimas transaldolase (TALDO) e transcetolase (TKT) atuam recrutando intermediários glicolíticos adicionais, a frutose-6-fosfato (F6P) e gliceraldeído-3-fosfato (G3P), para a obtenção de fosfopentoses.

O fato de a via de PPP gerar fosfopentoses (produção de altas taxas de síntese de ácido nucleico) e fornecer NADPH (necessário para síntese de ácidos graxos e sobrevivência celular em condições de estresse) são eventos importantes para células tumorais. Estas irão modular o fluxo da via de PPP de maneira direta ou indireta. Diante disso, a rede regulatória do fluxo da via de PPP representará uma adaptação metabólica significativa em diversos contextos de patologias malignas humanas, entre elas o câncer.

Metabolismo da Célula Tumoral

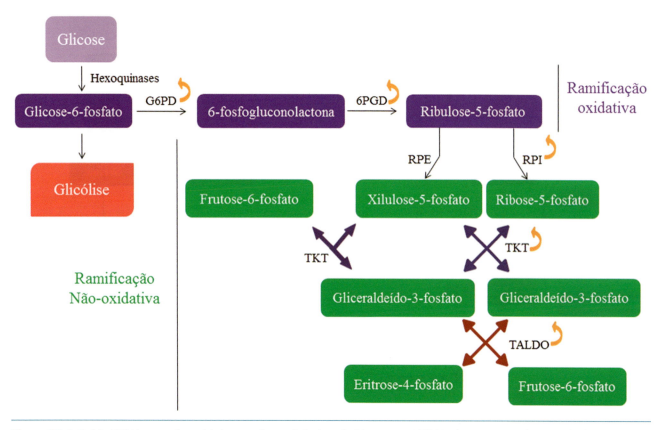

Figura 12.4 • Via PPP. Nas reações oxidativas, a glicose-6-fosfato desidrogenase (G6PD) irá converter a glicose-6-fosfato em 6-fosfogluconolactona. Esta é, então, convertida em ribulose-5-fosfato (Ru5P) a partir da ação da 6-fosfogluconato desidrogenase (6PGD). Ocorrerá a isomerização de Ru5P via RPI (ribose-5-fosfato isomerase) ou RPE (ribulose-5-fosfato epimerase), gerando ribose-5-fosfato ou xilulose-5-fosfato, respectivamente. Já nas reações não oxidativas, TKT e TALDO estão envolvidas nas reações relativamente complexas de interconversão. As setas curvas em amarelo sinalizam que G6PD, 6PGD, RPI, TKT e TALDO se encontram superexpressos em células tumorais.

VIA DE CARBONO-1

A via de carbono-1 envolve os ciclos de folato e metionina e faz com que as células produzam unidades de um carbono (grupos metil), para que sejam utilizadas na biossíntese de precursores anabólicos importantes e para reações de metilação. O aceptor universal de um carbono é o tetraidrofolato (THF), o qual é obtido a partir do ácido fólico da dieta.

Unidades de um carbono advindas de aminoácidos, como serina e glicina, serão recebidas por THF. Como consequência, o "THF metilado" resultante poderá existir em várias formas intercambiáveis com uma estrutura química variável. Entre essas formas, encontram-se formil-THF, metil-THF e metileno-THF, que irão, respectivamente, doar suas unidades de um carbono para a síntese de purinas, a via de reciclagem de metionina (através do processo de metilação da homocisteína) e síntese de timidilato.

Estudos demonstraram que o metabolismo de carbono-1 é um processo crucial relacionado à sobrevivência e proliferação de células tumorais. Existem duas enzimas, a MTHFD2 (metilenotetraidrofolato desidrogenase) e a SHMT2 (serina hidroximetiltransferase), as quais são mais expressas em linhagens celulares tumorais advindas de pacientes com câncer. Além disso, o metabolismo de carbono-1 está relacionado às reações redox, através da produção de glutationa.

Como já citado, a serina é uma fonte de carbono-1, e as células tumorais são, de maneira particular, mais suscetíveis a uma privação de unidades de carbono-1 a partir de uma restrição de serina ou da inibição da síntese de novo de serina (Figura 12.5), bem como a partir da conversão da serina em glicina, por intermédio do sistema de clivagem da glicina. Existe também o fato de que a direcionalidade da conversão da serina e da glicina é importante no metabolismo de células do câncer e dados sugerem que a SHMT2 mitocondrial é a

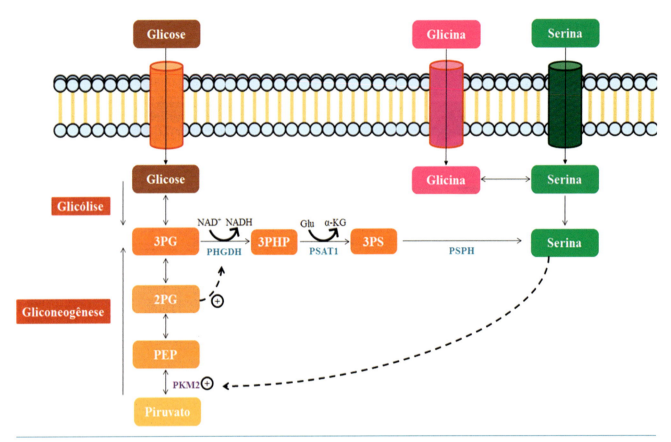

Figura 12.5 • Síntese de serina na via de carbono-1. As células podem captar serina e glicina a partir de transportadores de aminoácidos neutros ou sintetizadas de novo. Na via de síntese de serina, utiliza-se o 3-fosfoglicerato (3PG), intermediário glicolítico ou gliconeogênico. A PHGDH (fosfoglicerato desidrogenase) irá catalisar a primeira etapa da oxidação dependente de NAD+, em que 3PG será convertido em 3PHP (3-fosfo-hidroxipiruvato). Já a fosfoserina aminotransferase 1 (PSAT1) fará a conversão de 3PHP para 3PS (3-fosfoserina), a partir de uma reação de transaminação dependente de glutamato (Glu). A PSPH (fosfoserina fosfatase) é responsável pela etapa final da síntese de serina, a partir da hidrólise de 3PS. Quando em concentrações fisiológicas, a serina se comporta como um ativador alostérico da isoforma M2 da piruvato quinase (PKM2), catalisando a etapa final da glicólise. Em uma situação de privação de serina nas células, a atividade de PKM2 é menor, levando a um desvio no *pool* de 3PG para a síntese de serina. O 2PG (2-fosfoglicerato) atua como um ativador de PHGDH.

principal enzima envolvida na conversão de serina em glicina neste cenário. Foi relatado que a SHMT2 é induzida por hipóxia e suporta o crescimento do tumor a partir de reações redox mitocondriais.

FOSFORILAÇÃO OXIDATIVA

A glicólise também ocorre na presença do oxigênio, mas neste caso o produto final é o piruvato e não o lactato. A decisão entre a formação de lactato ou piruvato ocorre graças à expressão de lactato desidrogenase (LDH) A ou B, que fazem a conversão entre lactato ou piruvato. A LDH é diferentemente expressa em diversos tumores, de acordo com a necessidade metabólica no tecido tumoral.

O piruvato é então transportado para as mitocôndrias onde acontece a conversão em COe acetil-CoA, que é então completamente oxidada no ciclo TCA formando 34 mols de ATP, CO_2 e H_2O a partir de 1 mol de glicose. Portanto, muito mais ATP é produzido pela fosforilação oxidativa (34 ATP/glicose) do que na glicólise (2 ATP/glicose).

O ciclo TCA é responsável por cerca de dois terços do total da oxidação de carbonos que ocorre na maioria das células. O ciclo de Krebs ocorre nas mitocôndrias e inicia-se com a oxidação da acetil-CoA produzida pela oxidação do piruvato proveniente da glicólise, β-oxidação de ácidos graxos provenientes da lipólise ou deaminação/oxidação de aminoácidos provenientes da proteólise, resultando em CO2, H2O e equivalentes de redução (NADH e FADH2), como demonstrado na Figura 12.6.

A fosforilação oxidativa ocorre a partir da transferência de elétrons provenientes da oxidação de NADH

Metabolismo da Célula Tumoral

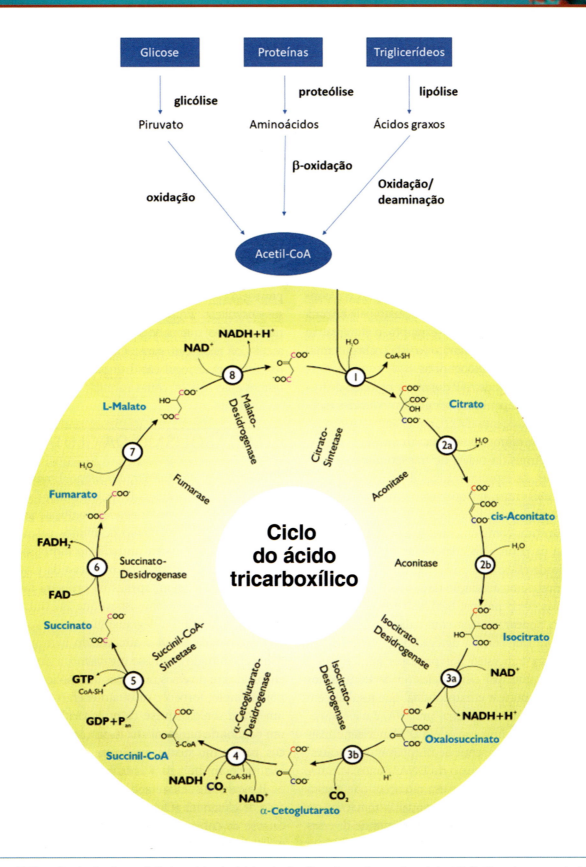

Figura 12.6 ● Produção de acetil-CoA e ciclo do ácido tricarboxílico. A acetil-coenzima A (acetil-CoA) pode ser produzida por meio da oxidação do piruvato proveniente da quebra da glicose via glicólise, da β-oxidação de aminoácidos oriundos da proteólise de proteínas, bem como da oxidação/deaminação de ácidos graxos originados pela lipólise de triglicerídeos. A acetil-CoA é direcionada então para as mitocôndrias onde será metabolizada pelo ciclo do ácido tricarboxílico resultando em CO_2, H_2O e equivalentes de redução (NADH e $FADH_2$).

e FADH$_2$ através dos transportadores de elétrons mitocondriais para o O$_2$, que é o aceptor final de elétrons. Esses transportadores são organizados em quatro grandes complexos (complexos I-IV, arranjados de maneira não linear), com geração de energia livre para a síntese do ATP pela ATP sintase (complexo V) na membrana interna das mitocôndrias. A velocidade de síntese do ATP nas mitocôndrias é diretamente proporcional à velocidade na utilização de ATP pelas células.

O ciclo de Krebs também gera intermediários metabólicos que são utilizados em diversos processos celulares biossintéticos. Entretanto, para manter o ciclo TCA funcional é necessário reações que forneçam esses intermediários; essas reações são denominadas reações anapleróticas, e um dos principais exemplos é a conversão de piruvato e CO$_2$ em oxaloacetato pela enzima piruvato carboxilase. Em outro exemplo, o glutamato é convertido em alfa-cetoglutarato (α-KG) pela glutamato desidrogenase nas mitocôndrias.

Além da produção de ATP durante o processo de fosforilação oxidativa, também podem ser produzidas espécies reativas de oxigênio (ROS), como ânions superóxido, peróxido de hidrogênio e radical hidroxila livre pelo escape de elétrons da cadeia de transporte de elétrons mitocondriais. As espécies reativas de oxigênio causam danos celulares, uma vez que interagem com diversas macromoléculas, como fosfolipídeos presentes na membrana plasmática, com consequente peroxidação destes e aumento da permeabilidade celular, gerando influxo exacerbado de cálcio que pode iniciar diversos processos deletérios, como a indução de apoptose. Outras macromoléculas como prolina, histidina, arginina, cisteína e metionina podem interagir com radicais hidroxila, favorecendo a fragmentação e agregação de proteínas cuja disfunção leva à digestão por proteases intracelulares. Entretanto, o principal efeito deletério de ROS são os danos ao DNA nuclear e mitocondrial que resultam em mutações. O DNA mitocondrial (mtDNA) é mais suscetível a esses danos, uma vez que o DNA nuclear é mais protegido devido à presença de histonas e de mecanismos mais eficientes de reparo do DNA. Danos ao mtDNA resultam, em sua maioria, em mutações que afetam a produção de energia celular, enquanto mutações no DNA nuclear favorecem o desenvolvimento de diversas neoplasias por causa da ativação de proto-oncogenes e inativação de genes supressores tumorais. Entretanto, as células também apresentam diversos mecanismos de defesa celulares contra as espécies reativas de oxigênio. Entre eles, podemos citar a enzima superóxido dismutase que catalisa a conversão de superóxido em peróxido de hidrogênio que é removido pela catalase com a formação de H$_2$O e O$_2$. A glutationa peroxidase catalisa a redução de peróxido de hidrogênio e de peróxido de lipídeos por meio da transferência de elétrons da glutationa reduzida para formar H$_2$O e glutationa oxidada que sofre ação da glutationa redutase para voltar à forma glutationa reduzida utilizando NADPH produzido pela via das pentoses como doador de elétrons. Algumas vitaminas provenientes da dieta, como vitaminas C e E, além do β-caroteno, também fornecem proteção contra ROS.

Ademais, a proliferação descontrolada e característica das células tumorais faz com que os substratos anabólicos para a síntese de DNA, proteínas e lipídeos sejam essenciais nesses processos, e o ciclo TCA é responsável em providenciar intermediários fundamentais para processos anabólicos. Entre estes, um importante intermediário é o citrato, que pode deixar a mitocôndria e fornecer acetil-CoA necessário para a síntese de ácidos graxos e colesterol, além da regulação da expressão gênica por mecanismos epigenéticos, como a acetilação de histonas.

METABOLISMO DA GLUTAMINA

O estudo da glutamina é muito antigo. Em meados dos anos 1800, foi considerada, pela primeira vez, como uma molécula com propriedades significativas. Ao longo dos anos, o pensamento de muitos pesquisadores era de que a amônia encontrada em hidrolisados proteicos era obtida a partir da liberação da glutamina e de asparagina. Porém, apenas na primeira metade do século XX é que se demonstrou que as células são capazes de sintetizar ou degradar glutamina.

Considerada como o aminoácido livre mais abundante encontrado em nosso organismo, a glutamina está envolvida em diversos processos metabólicos, podendo, por exemplo, fornecer substrato energético, agir como um precursor da síntese de aminoácidos, atuar como um doador de nitrogênio na formação de ácidos nucleicos, bem como auxiliar na síntese de proteínas intracelulares e contribuir para a homeostase redox.

Basicamente, existem duas enzimas envolvidas na ação da glutamina (Figura 12.7). Diante do processo de catálise de conversão de glutamato em glutamina e da utilização da amônia como fonte de nitrogênio e do consumo de ATP, a glutamina sintetase (GS) é essencial para que a síntese da glutamina e a regulação do metabolismo do nitrogênio ocorram. A outra enzima, a glutaminase (GLS), realiza o processo inverso, em que a glutamina sofre hidrólise convertendo-se em NH$_4^+$ e glutamato

Metabolismo da Célula Tumoral

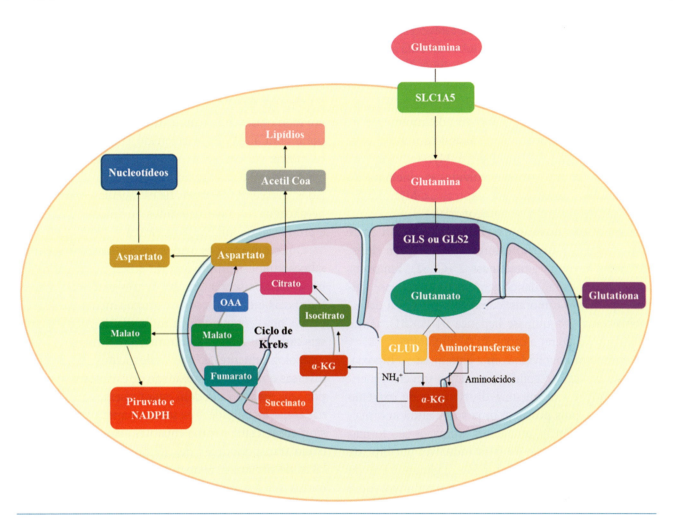

Figura 12.7 ● Vias metabólicas relacionadas à glutamina. A entrada da glutamina na célula de mamíferos ocorre a partir de transportadores, como o SLC1A5 (transportador de aminoácido neutro dependente de sódio), conhecido como ASCT2. A glutamina pode, também, contribuir para a biossíntese de nucleotídeos e para a síntese de N-acetilglucosamina (UDP-GlcNAc) de difosfato de uridina (UDP-GlcNAc), apoiando tanto o dobramento, quanto o tráfego de proteínas. Além disso, a glutamina pode ser convertida em glutamato pela ação da glutaminase (GLS ou GLS2). Por sua vez, o glutamato contribui na síntese de glutationa e é convertido em alfa-cetoglutarato (α-KG) pela ação de um dos dois conjuntos de enzimas, glutamato desidrogenase (GLUD) ou aminotransferase, tendo como subprodutos NH_4^+ e aminoácidos, respectivamente. O α-KG obtido entra no ciclo de Krebs, podendo fornecer energia para a célula. O malato que sairá do ciclo de Krebs pode produzir piruvato e NADPH, reduzindo seus equivalentes, e o oxaloacetato (OAA) pode ser convertido em aspartato para auxiliar na síntese de nucleotídeos. De modo alternativo, o α-KG, no ciclo de Krebs, pode atuar em um processo denominado carboxilação redutiva, produzindo citrato, sustentando a síntese de lipídeos e acetil-CoA.

novamente. É importante salientar que o glutamato pode ser usado também para a produção de NADPH ou ser convertido em piruvato e α-KG. Além disso, o glutamato é precursor da glutationa, enzima considerada como principal antioxidante celular, além de ser fonte de grupamentos aminas que constituem aminoácidos não essenciais, tais como alanina, glicina, entre outros, que são utilizados na síntese de macromoléculas.

Muitos estudos relataram alto consumo de glutamina em diversos tipos de tumores, como câncer de pâncreas, ovário e mama, sendo esses dados também confirmados clinicamente. Evidências mostraram que a concentração plasmática de glutamina é menor em diferentes tipos de tumores, quando comparada à concentração encontrada na ausência desses tumores.

A glutamina está envolvida em diversas funções importantes em células tumorais, já que, quando essas células sofrem uma reprogramação metabólica, se tornam altamente dependentes da glutamina para sobreviverem e proliferarem. Em uma situação de privação de glutamina, as células tumorais sofrem parada do seu ciclo celular e sua consequente morte.

Alterações oncogênicas em células tumorais reprogramam o metabolismo da glutamina. Oncogenes, como KRAS (*kirsten ras oncogene*) e c-Myc, estão envolvidos neste processo, no qual KRAS aumenta a expressão gênica de enzimas que estão envolvidas no metabolismo da glutamina em células transformadas por esse oncogene. Já c-Myc tem a habilidade de se ligar transcricionalmente a regiões promotoras de importação de glutamina de alta afinidade, resultando em maior captação de glutamina. Além disso, c-Myc também tem como alvos diretos genes envolvidos na melhora da glutaminólise e, quando superexpresso, c-Myc induz a expressão de glutaminase mitocondrial.

A regulação da ação da glutamina também pode ocorrer via ação de supressores tumorais. Um deles, p53, ativa a via de glutaminase 2 (GLS2), removendo ROS para evitar danos genômicos às células. Outros supressores tumorais, como pRb (proteína do retinoblastoma) e a quinase hepática B1 (LKB1), têm a habilidade de alterar a captação de glutamina.

Outro fator envolvido com a glutamina é a hipóxia. Tumores de aspecto sólido apresentam um crescimento acelerado e exibem uma distribuição de oxigênio heterogênea, pois possuem uma vasculatura anormal. Como consequência, ambientes hipóxicos são formados e levam à ativação do fator induzível por hipóxia 1 (HIF1). Em condições de hipóxia, a glutamina muda de um metabolismo oxidativo para um redutivo. Além disso, ocorre um acúmulo de lactato, subproduto da glicólise induzida por HIF1. Este acúmulo proporciona mudança no gradiente do pH celular, resultando na progressão do tumor; também ativa c-Myc, o qual afeta de maneira direta a glutaminólise.

A glutamina atua não só na regulação do metabolismo de células cancerígenas, mas também na sinalização intracelular para promover o crescimento tumoral. Quando a glutamina é expulsa do citoplasma, por exemplo, leva à captação de leucina. Esta, por sua vez, irá ativar a proteína quinase mTORC1 (alvo mecanístico do complexo 1 da rapamicina), a qual atua em conjunto com outros estímulos para a regulação da síntese de proteínas, biogênese ribossomal e autofagia.

METABOLISMO DE ÁCIDOS GRAXOS

Apesar da preferência da célula tumoral em usar a glicose e a glutamina como combustíveis para seu metabolismo, há outros tipos de moléculas capazes de fornecer energia após sua degradação. Um tipo de molécula com essa função em qualquer célula são os ácidos graxos. Todas as gorduras e óleos usados por sistemas biológicos provêm de ácidos graxos, servindo como reservatório energético para uma eventual necessidade.

O excesso de ingestão calórica leva à obesidade, um importante fator de risco para a incidência de câncer em todo o mundo. O aumento do índice de massa corporal (IMC) está correlacionado com maior risco de se morrer de câncer. O aumento de peso corporal e tecido adiposo resulta em níveis hormonais desregulados, crescendo os níveis de estrogênio e insulina, hiperglicemia, ou níveis elevados de lipídeos circulantes e promoção de inflamação tecidual.

Quimicamente, os ácidos graxos são ácidos carboxílicos cuja estrutura varia de quatro a 36 carbonos, podendo apresentar grupos de três carbonos, grupos hidroxilas e ramificações de grupos metila em sua cadeia. Como comparação, a molécula de glicose possui seis carbonos em sua estrutura.

Biologicamente, as funções dos ácidos graxos são tão diversas quanto a possibilidade de estruturas formadas por seus carbonos. Podem estar presentes em membranas como fosfolipídeos e esteróis, participam de vias de sinalização celular como cofatores enzimáticos, servem como transportadores de elétrons e âncoras hidrofóbicas de proteínas, chaperonas intracelulares, além de outras funções sistêmicas como emulsificantes do trato digestório e na formação de hormônios.

Células tumorais usam o potencial energético de moléculas de ácidos graxos como fonte de energia quando a demanda energética se torna incapaz de ser suprida pela oxidação de glicose e glutamina. Eles são obtidos por células tumorais pela hidrólise citoplasmática de triglicerídeos, por vias autofágicas ou pela síntese *de novo* de lipídeos a partir da própria glicose ou glutamina.

Além disso, o microambiente tumoral possui reservatórios de tecido adiposo branco, onde adipócitos maduros secretam ácidos graxos, que são captados por células tumorais. Esses reservatórios de tecido adiposo branco já foram descritos em tumores de mama, cólon, próstata, rim e melanoma, e sua localização frequentemente está relacionada com a frente de invasão de células tumorais, que aproveitam os ácidos graxos secretados pelos adipócitos como fonte de energia e NADPH, o que leva ao aumento da proliferação celular, invasão e quimiorresistência.

Além da fonte externa provida por adipócitos presentes no tecido tumoral, os ácidos graxos podem ser sintetizados na célula tumoral através da conversão de acetil-CoA em malonil-CoA pela acetil-CoA carboxilase (ACC), que é direcionado para a síntese *de novo* de ácidos graxos. Esse processo é conhecido como FAS (*fatty acid synthesis*), e a elongação de novas cadeias de ácidos graxos ocorre pela FASN (*fatty acid synthase*).

Ácidos graxos são mais eficientes como armazenadores de energia em relação à glicose. Eles produzem duas vezes mais ATP em relação à glicose e até seis vezes mais ATP, quando sua versão de armazenamento é comparada com o glicogênio. Para a obtenção desses ATPs, os ácidos graxos passam por um processo cíclico de oxidação conhecido como FAO (*fatty acid oxidation*), ou via de β-oxidação, que leva à sua degradação controlada, assim como na glicólise. Em cada etapa de degradação são produzidos agentes redutores, como NADH e FADH$_2$, através da oxidação de acetil-CoA, que participam da cadeia transportadora de elétrons para a produção de ATP.

A regulação da FAO em tumores está intimamente relacionada com a ativação de AMPK (AMP – *activated protein kinase*). AMPK é um sensor energético que é ativado quando a oferta de ADP e AMP está aumentada e a oferta de ATP está reduzida, o que leva ao aumento da ativação de vias de degradação de macromoléculas. A ativação de AMPK bloqueia a ação de ACC, iniciando a degradação de ácidos graxos via FAO.

FAO tem também importância no controle do nível redox da célula tumoral. Normalmente, esse controle ocorre pela via das pentoses fosfatos, a qual produz o agente redutor NADPH, mas em determinadas situações, quando, por exemplo, há o desprendimento de células tumorais da matriz extracelular, a via glicolítica tem sua atividade diminuída e, consequentemente, há a diminuição da produção de NADPH. Isso aumenta o estresse oxidativo celular, levando a célula à morte, em um processo chamado anoikis. Para compensar a diminuição da produção de agentes redutores pela via glicolítica, há o aumento da FAO, o que eleva os níveis de acetil-CoA, sendo convertido em citrato. O citrato pode ser exportado da mitocôndria para participar de vias de produção de NADPH, protegendo a célula tumoral contra o excesso de espécies reativas de oxigênio.

VIAS REGULATÓRIAS

Existem diversas vias de sinalização envolvidas no metabolismo do câncer. Acredita-se que todos os oncogenes, de alguma forma, levam a algum grau de modificação no metabolismo celular, aumentando a plasticidade metabólica da célula tumoral. Estudos indicam que o metabolismo energético alterado das células tumorais pode ser ocasionado por diversos fatores, como mutações no DNA mitocondrial, aumento do estresse oxidativo, adaptação à hipóxia crônica e ativação de oncogenes e/ou inativação de supressores tumorais, como TP53, HIF1α, cMYC, entre outros.

Aqui, daremos enfoque nas principais vias de sinalização que controlam o metabolismo de células tumorais.

PI3K/AKT/mTOR

A via de sinalização PI3K/AKT/mTOR (Figura 12.9) é composta por estímulos extracelulares e ambientais, os quais são traduzidos em sinais intracelulares que conduzem funções celulares, tais como crescimento celular, proliferação, motilidade, sobrevivência e tráfego vesicular. Esta via pode afetar as células em diferentes pontos da tumorigenicidade, entre elas a angiogênese, progressão do ciclo celular e metástase.

AKT (proteína quinase B), gene efetor regulado por PI3K (fosfatidilinositol 3-quinase), possui a habilidade de estimular células tumorais e, inclusive, modificar sua maneira de consumir glicose no processo de glicólise aeróbia. Quando ativado por PI3K, PDK1 (proteína quinase dependente de fosfoinositídeos-1) e mTORC2 (alvo mecanístico do complexo 2 da rapamicina), AKT acelera a respiração anaeróbia, e o catabolismo oxidativo

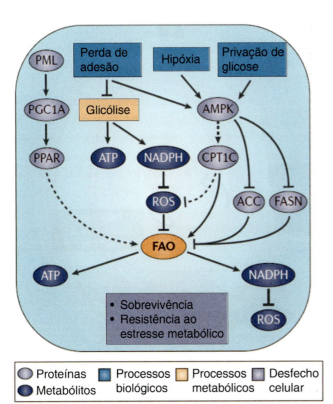

Figura 12.8 • Ativação e regulação da *fatty acid oxidase* (FAO).

aeróbio nas células após essa ativação regula positivamente a expressão de GLUT1, GLUT2 e GLUT4. Este processo direciona esses transportadores de glicose para a membrana da célula, o que proporcionará maior captação de glicose.

A sinalização de PI3K/AKT/mTOR, como já citado, está envolvida na promoção da angiogênese tumoral, o que leva a uma alteração no equilíbrio homeostático em direção a fatores que são pró-angiogênicos. Esse processo se dá a partir da indução de NOS (óxido nítrico sintase) e da inibição de GSK-3β (glicogênio sintase quinase 3) e FOXO (*forkhead box O*), gerando então um aumento na expressão de HIF1α, o qual induz a ativação transcricional de VEGF.

HIF1α E cMYC

O perfil metabólico das células tumorais pode ser determinado pela expressão de fatores de transcrição como HIF1α e cMYC. De maneira geral, HIF1α favorece a glicólise e inibe fosforilação oxidativa, enquanto cMYC modula ambos os processos. HIF1α regula a glicólise favorecendo a transcrição de GLUT-1, hexoquinase-2 (HK-2), lactato desidrogenase e piruvato desidrogenase quinase-1 (PDK-1). HIF1α também está relacionado à inibição da fosforilação oxidativa, uma vez que reduz a conversão de piruvato a acetil-CoA, inibe a expressão de genes-alvo de cMYC, além de reduzir a massa mitocondrial via degradação seletiva de mitocôndrias por autofagia.

Já cMYC, que se encontra desregulado em diversos tumores, é um importante fator de transcrição que se liga a 10-15% de todas as regiões promotoras do DNA, participando de diferentes processos celulares. A manutenção da via glicolítica em tumores também está associada com a alta taxa de conversão de piruvato em lactato com o objetivo de garantir elevada taxa de NAD+/NADH, que é fundamental para manutenção da glicólise.

O fator de transcrição pleiotrópico MYC participa de diversos processos celulares, como proliferação, diferenciação, metabolismo, apoptose e estabilidade do genoma. MYC é relacionado à patogênese de diversos tipos de cânceres humanos. Em muitas células normais,

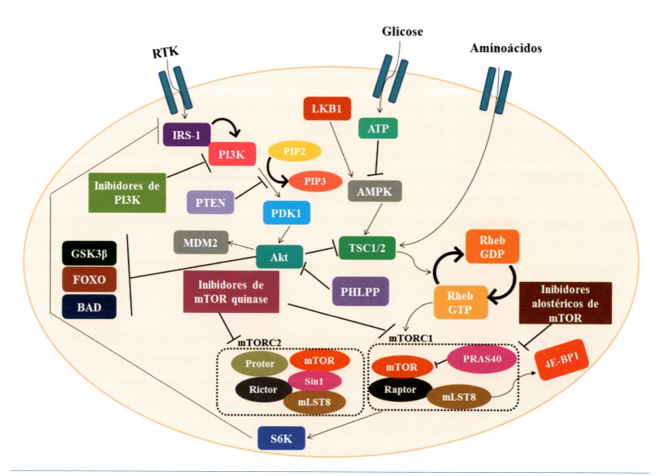

Figura 12.9 ● Visão geral da sinalização de PI3K/AKT/mTOR. A indução de PI3K é feita por receptores de tirosinas quinases (RTK), os quais são receptores para fatores de crescimento e insulina. A energia e o *status* nutricional fazem a regulação da sinalização de mTOR.

a ativação de MYC, sozinha, é impedida de causar tumorigênese a partir de diversos mecanismos controlados genética e epigeneticamente, como parada proliferativa, apoptose e senescência. Quando a ativação de MYC ocorre, esses mecanismos são ignorados, fomentando, então, características associadas ao câncer, como por exemplo, proliferação e crescimento celular, alterações no metabolismo celular, entre outras. MYC também está associado à determinação do destino das células tumorais, uma vez que pode induzir *stemness* e bloquear a senescência e diferenciação celular. Pode atuar, também, em mudanças no microambiente tumoral, tais como ativação da angiogênese e supressão da resposta imune.

Para estimular rapidamente o crescimento celular, MYC pode reprogramar o metabolismo das células tumorais de uma maneira consideravelmente diferente das células normais. A atuação metabólica de MYC (Figura 12.10) é caracterizada pelo aumento da captação de glicose e de glutamina, bem como pela maior produção de lactato e alteração no metabolismo de aminoácidos. Além disso, MYC possui a capacidade de alterar o metabolismo em diversos tipos de células, principalmente porque quase todos os tipos celulares expressam genes metabólicos de maneira basal. Presume-se que isso seja possível, devido à função amplificadora da expressão gênica que MYC apresenta. Com isso, em uma situação em que há a indução de MYC, genes metabólicos já expressos sofrem maior amplificação para ajudar nas necessidades bioenergéticas da célula que está desenvolvimento.

A primeira vez que se fez uma conexão entre MYC e a regulação do metabolismo da glicose foi a partir de uma triagem para genes-alvo de MYC, em que foram observados genes como da LDH A e outros 20 genes-alvo putativos de MYC. No aspecto metabólico, cMYC leva à ativação de genes que favorecem a captura da glicose (GLUT-1) e a glicólise (PDK1 e LDH), aumentando a produção e secreção de lactato, favorecendo o "efeito Warburg". No entanto, cMYC também está associado à biogênese e ao funcionamento mitocondrial, favorecendo então a fosforilação oxidativa. Além disso, outros genes envolvidos no metabolismo da glicose foram relacionados com MYC. Entre

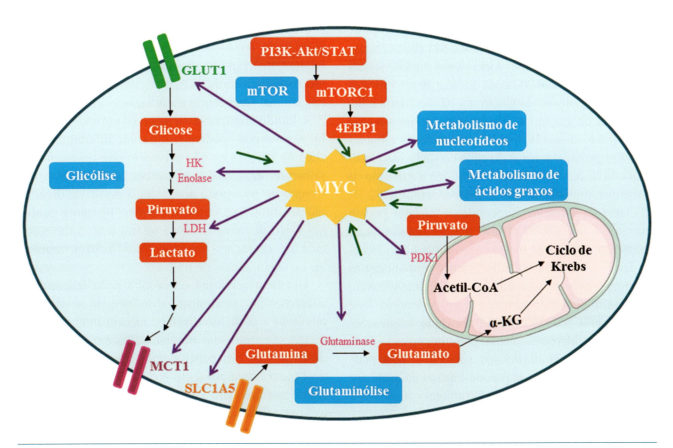

Figura 12.10 ● Atuação de MYC no metabolismo celular. MYC está envolvido na regulação da glicólise a partir de genes-alvo que modulam a captação e quebra de glicose para a produção de lactato. Também, MYC pode promover o metabolismo da glutamina para obtenção de energia, por meio de uma fonte alternativa, e controlar o metabolismo de ácidos graxos e nucleotídeos. As setas roxas indicam os papéis positivos para expressão da proteína MYC. Já as setas verdes representam os papéis positivos que essas vias de sinalização desempenham na regulação de MYC.

eles, encontramos, hexoquinase 2 (HK2), fosfofrutoquinase (PFK) e enolase (ENO1). Devido a essas conexões, diz-se que MYC é capaz de estimular genes que elevam o transporte da glicose, sendo então catabolizada em trioses e piruvato e, por fim, lactato.

Outro dado interessante é que HIF1α transativa o transportador de glicose, bem como os genes glicolíticos em comum com MYC. Enquanto HIF1α transativa esses genes em condições hipóxicas, MYC regula o mesmo conjunto de genes em condições não hipóxicas. Isso pode implicar uma contribuição de MYC no efeito Warburg, ou na capacidade de converter a glicose em piruvato e, depois, em lactato, mesmo sob tensão de oxigênio adequada.

Existe também a possibilidade de MYC induzir genes que conferem oxidação mitocondrial, a partir do ciclo de Krebs. Admite-se dizer, então, que MYC pode estimular a oxidação da glicose e produção de lactato em normóxia e, diante de um quadro de hipóxia, MYC, juntamente com HIF1α, induzirá PDK1, levando à supressão da respiração mitocondrial.

Na literatura é descrito que linhagens celulares humanas que superexpressam MYC são dependentes de glutamina e que, na ausência desta, as células entram em processo de apoptose. Além disso, outros estudos demonstraram que MYC pode induzir genes envolvidos no metabolismo da glutamina para conferir a dependência da glutamina. Na presença de uma tensão de oxigênio adequada, o α-KG (derivado da glutamina) sofre oxidação a partir do ciclo de Krebs; isso indica que MYC tem a habilidade de induzir a oxidação da glutamina, juntamente com a glicólise aeróbica.

Outros metabólitos mitocondriais também podem favorecer a oncogênese e processos de transformação neoplásica, e por esse motivo estas moléculas são definidas como oncometabólitos. Como exemplo citamos o acúmulo de succinato, fumarato e 2-hidroxiglutarato que podem ser observados em diversos tumores. Esse acúmulo está primordialmente associado a mutações que inativam diferentes enzimas presentes no ciclo TCA, promovendo o acúmulo dos seus substratos, o que pode desencadear condições de pseudo-hipóxia mediada por HIF1α, favorecendo a progressão tumoral.

PGC1α

Tanto a biogênese como a respiração mitocondrial também são controladas pelo fator de transcrição coativador PGC1α (*peroxisome proliferator-activated receptor coactivator 1α*) que é regulado por cMYC. PGC1α é tipicamente pouco expresso em condições normais, mas é fortemente induzido, em resposta ao aumento de demandas energéticas e metabólicas em tecidos altamente metabólicos, como os tumores. Além disso, evidências experimentais demonstram que o fenótipo migratório invasivo das células tumorais depende de um elevado metabolismo mitocondrial induzido via ativação de PGC1α. Este fenômeno pode ser exemplificado pelo fato de que a transição epitélio-mesênquima, um dos primeiros passos no processo de metástase, é promovida por biogênese mitocondrial e pela fosforilação oxidativa. As vias reguladas por PGC1α, mTOR e cMyc estão envolvidas com a biogênese e com a atividade mitocondrial em células metastáticas e podem suprimir a expressão de E-caderina para estimular a expressão de outros fatores associados à transição epitélio-mesênquima, como vimentina e snail.

p53

A proteína p53 é multifuncional e está envolvida nos eventos de regulação do ciclo celular, diferenciação, inflamação, resposta imune, metabolismo, processos induzidos por hormônios, transcrição, reparo de DNA, epigenoma, senescência e autofagia.

Quando comparamos células normais com células tumorais, podemos observar diferenças entre elas. As funções de p53 selvagem são, quase universalmente, desativadas no câncer humano. Essa inativação de p53 pode acontecer a partir de diversos mecanismos, tais como mutações, ligação a proteínas virais de maneira direta ou indireta, como resultado de alterações cujos produtos ativam, regulam ou carregam sinais de p53.

Um fator relevante é que p53 pode responder a alterações no metabolismo e influenciar as vias metabólicas a partir de diversos mecanismos. Essas alterações, estimuladas por mutações em p53, podem desempenhar um papel significativo na manutenção do câncer. Exemplo disso é quando p53 promove a fosforilação oxidativa e dificulta o processo de glicólise nas células, levando a um desequilíbrio que será crítico para a transformação celular induzida por esse oncogene.

A proteína p53 está relacionada a várias vias do metabolismo celular, como é possível verificar na Figura 12.11. Importante dizer que existe a repressão da expressão de vários transportadores de glicose a

Metabolismo da Célula Tumoral

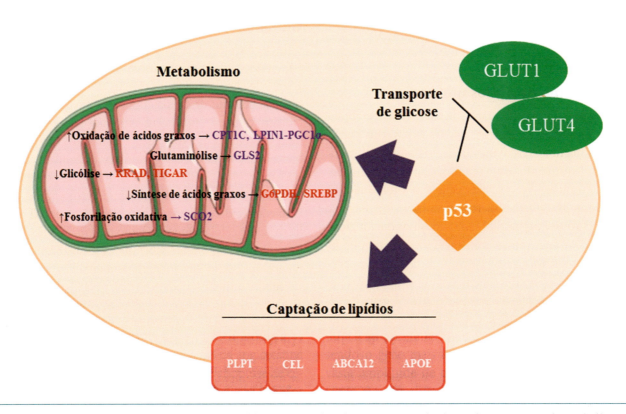

Figura 12.11 ● p53 selvagem e o metabolismo celular. O p53 pode inibir o transporte de glicose, bem como a própria glicólise e a síntese de ácidos graxos. Além disso, pode promover absorção de lipídeos, oxidação de ácidos graxos e os processos de fosforilação oxidativa e glutaminólise. Nos eventos de fosforilação oxidativa, glutaminólise e oxidação de ácidos graxos, os genes encontrados em roxo são regulados positivamente por p53, ao passo que, nos processos de glicólise e síntese de ácidos graxos, os genes em vermelho são regulados negativamente.

partir de p53, como o GLUT1 e GLUT4, além de controlar de maneira indireta a expressão de GLUT3 pela repressão de IKK. Existe a possibilidade, também, de p53 limitar o fluxo glicolítico a partir da ativação de TIGAR (glicólise induzível por TP53 e regulador de apoptose) e RRAD (proteína de ligação ao GTP RAD) ou da regulação de PGAM (fosfoglicerato mutases) e hexoquinase 2.

Em contrapartida, p53 pode promover o fluxo de piruvato e glutamato na mitocôndria para uso no ciclo de Krebs, regulando determinadas enzimas, como PDK2 (piruvato desidrogenase quinase isoforma 2), PARK2 (parkina) e GLS2, bem como controlar níveis de lactato em células tumorais a partir da repressão de MCT1 (transportador de monocarboxilato 1). De maneira geral, p53 parece favorecer mais uma respiração mitocondrial do que o processo de glicólise, indo a uma direção oposta ao efeito Warburg, em que se tem um aumento da glicólise aeróbia, presente em muitas células tumorais.

Outra via associada com p53 é a via de PPP, a qual pode ser apoiada por p53 a partir da ativação de TIGAR, que irá estimular intermediários glicolíticos a fluir pela via de PPP oxidativa ou pela ativação de AKT e SP1, os quais vão promover a expressão do gene PPP. Entretanto, a repressão da expressão de PFKFB4 (6-fosfofruto-2-quinase/frutose-2,6-bifosfatase 4) ou a ligação direta e a inibição de G6PD (glicose-6-fosfato desidrogenase) por p53 podem levar à supressão da via de PPP.

Uma função que p53 também pode apresentar é a função de antioxidante, ajudando, simultaneamente, na supressão e na progressão do tumor. É importante dizer que, mesmo que p53 tenha mostrado a capacidade de promover autofagia e suprimir a transformação de células *in vitro*, é mais comum que a autofagia esteja ligada à promoção tumoral. Diante dessas informações, podemos pensar que, embora a resposta de p53 ocorra para limitar o desenvolvimento do câncer, atividades individuais de p53 que auxiliam na sobrevivência celular podem, também, ser uma vantagem para a progressão do tumor, principalmente se essas atividades conseguirem ser desacopladas das funções de eliminação celular do p53.

METABOLISMO COMO ALVO TERAPÊUTICO

Metabolismo de ácidos graxos

Como a célula tumoral é capaz de alterar seu metabolismo de forma muito eficiente devido às diversas condições microambientais, o metabolismo da célula tumoral vem sendo estudado como um importante alvo terapêutico. As soluções encontradas pela célula tumoral para compensar as diferentes ofertas de nutrientes e oxigênio ao longo do tecido tumoral são usadas por qualquer célula e tecido, mas células não transformadas têm preferência pela fosforilação oxidativa, e a distribuição regular de oxigênio e nutrientes em tecidos sadios acaba por fazer com que a célula não transformada, de maneira geral, utilize a fosforilação oxidativa, tendo a glicose como fonte principal de combustível. A célula tumoral, por outro lado, utiliza outras soluções, como o efeito Warburg, o metabolismo de glutamina ou a degradação de ácidos graxos. Essa diferença metabólica torna possível a utilização de abordagens nesses alvos, diminuindo os efeitos colaterais dos possíveis tratamentos.

A dependência da célula tumoral pela oxidação de ácidos graxos em situações de estresse torna essa via um importante alvo terapêutico. Células indiferenciadas têm grande dependência de FAO, o que torna essa via um alvo terapêutico em células que possuem grande resistência à quimioterapia. Diversos inibidores de FAO, através da inibição do transportador de ácidos graxos para a mitocôndria CPT1, vêm sendo testados em estudos pré-clínicos e clínicos. Outros alvos da via de FAO, como inibidores de 3-KAT, a qual catalisa o passo final da FAO, também vêm sendo testados, e já são utilizados em alguns países. A Tabela 12.2 mostra alguns compostos que utilizam como alvo a inibição de FAO.

Glutamato/glutamina

Existem estratégias farmacológicas atualmente utilizadas para a inibição do metabolismo da glutamina no câncer. Diante do fato de a glutaminólise ter um papel importante no metabolismo de células tumorais, sinalização e crescimento celulares, potenciais caminhos para terapias podem ser mais bem explorados e utilizados. Observou-se que a benzilserina e a L-γ-glutamil-p-nitroanilida (GPNA) podem inibir a atividade de ASCT2 (transportador de aminoácidos neutro e dependente de sódio tipo 2, também conhecido como SLC1A5), além de suprimir a proliferação de células tumorais tanto *in vitro*, quanto *in vivo*. Entretanto, é importante saber que esses medicamentos, a menos que sejam direcionados para uma via precisa nessas células tumorais, podem induzir toxicidade em células saudáveis que necessitam de glutamina para outras vias.

O sulfeto de bis-2-(5-fenilacetamido-1,2,4-tiadiazol-2-il) etil (BPTES), CB-839 e o composto 968, inibidores de moléculas pequenas, fazem parte de uma nova classe de medicamentos que são direcionados ao metabolismo que inibem isoformas de glutaminase não habitualmente expressas em células normais. O inibidor BPTES pode suprimir o crescimento tumoral *in vitro* e *in vivo*; porém, por apresentar baixa solubilidade e biodisponibilidade, não é um candidato ideal para inibição da glutaminase.

Atualmente em fase de testes clínicos, o CB839 é um inibidor mais potente e seletivo, quando comparado ao BPTES. Isso foi observado nos casos de células de câncer de mama triplo negativo e em células de leucemia (ambas requerem glutamina para seu crescimento), em que se obteve um efeito antitumoral significativo. Já o medicamento 968 é um inibidor específico da isoforma mais curta da glutaminase do tipo renal, conhecida como GAC, mas seus efeitos também já foram demonstrados em diversos tipos de câncer, como células de câncer de cérebro, pâncreas e mama. Esses são muito resistentes à quimioterapia convencional. Entretanto, mesmo que a

Tabela 12.2. Intervenções farmacológicas da oxidação de ácidos graxos

Composto	efeito sobre a oxidação de ácidos graxos	Alvo	Aprovado para o uso clínico
Trimetazidina	Inibição	Inibidor de 3-cetoaciltiolase (3-KAT)	Europa e Ásia
Ranolazina	Inibição	Inibidor de carnitina-palmitoiltransferase 1 (CPT1)	Europa e Estados Unidos
Etomoxir	Inibição	Inibidor de carnitina-palmitoiltransferase 1 (CPT1)	Inibidor de carnitina-palmitoiltransferase 1 (CPT1)
Perhexina	Inibição	Inibidor de carnitina-palmitoiltransferase 1 (CPT1)	Inibidor de carnitina-palmitoiltransferase 1 (CPT1)
Oxfenicina	Inibição	Inibidor de carnitina-palmitoiltransferase 1 (CPT1)	Não

inibição por CB839 e 968 tenha maior eficácia e menor toxicidade, é importante considerar os possíveis efeitos colaterais desse processo no metabolismo da glutamina.

De maneira geral, alternativas foram propostas como alvos na terapia do câncer, nas quais incluem transaminases, transportadores de glutamina e glutamato, asparagina sintetase e glutamato desidrogenase. Porém, o que se encontra até o momento são estudos ainda em fase pré-clínica, e existe uma falta de inibidores potentes e seletivos dessas proteínas, mesmo que cada um desses alvos possua uma promessa científica. É importante que exista uma compreensão abrangente no que se refere ao metabolismo da glutamina, uma vez que novos caminhos podem ser explorados para o desenvolvimento de novas estratégias na terapia do câncer, principalmente nos casos de tumores avançados ou resistentes a medicamentos.

Metformina

Células-tronco tumorais têm como preferência o metabolismo fosforilativo mitocondrial. Normalmente, essas células são difíceis de serem tratadas, levando à falha no tratamento. Além disso, células do microambiente tumoral, como linfócitos T reguladores ou macrófagos M2, que ajudam no desenvolvimento do tumor, também utilizam o metabolismo fosforilativo mitocondrial como fonte primária de ATP. Nesse sentido, o bloqueio da mitocôndria por fármacos como a metformina pode prover um benefício terapêutico para o paciente, quando combinado com outras terapias. A metformina foi testada como um adjuvante para quimioterapia em muitos tipos de câncer, como câncer de ovário, glioblastoma e câncer de pulmão de células não pequenas (NSCLC).

A metformina pertence a uma classe de medicamentos antidiabéticos e é usada em todo mundo para o tratamento de diabetes tipo II. Estudos epidemiológicos constataram que pacientes com diabetes tipo II, que usam metformina como primeira linha de tratamento, apresentam menor incidência e mortalidade por diferentes tipos de câncer, comparando-se pacientes com diabetes tipo II que usam outros medicamentos para tratamento.

Metformina atua inibindo o complexo 1 da mitocôndria e bloqueando a fosforilação oxidativa. Esse bloqueio aumenta os níveis de AMP e ADP, diminuindo os níveis de ATP, levando a um estresse metabólico, o que ativa AMPK. Quando ativada, AMPK regula vários mecanismos que levam à economia de ATP, inibindo o metabolismo anabólico e promovendo o metabolismo catabólico. AMPK atua também como inibidor da via mTor, ativada em diferentes tipos tumorais.

GLOSSÁRIO

Acetil-CoA: molécula carreadora ativada possuindo um grupo acetila ligado à coenzima A (CoA) por uma ligação tioéster.

Ácido graxo sintase (FAS): enzima presente nos seres humanos, codificada pelo gene FASN, que catalisa a síntese de ácidos graxos.

Ácido láctico: composto orgânico de função mista que participa de vários processos bioquímicos, sendo o lactato a forma ionizada deste ácido.

Ácido pirúvico: composto orgânico contendo três átomos de carbono, formado no fim da glicólise.

Ácidos graxos: ácidos monocarboxílicos de cadeia normal que apresentam o grupo carboxila (–COOH) ligado a uma longa cadeia alquílica, saturada ou insaturada.

ADP (adenosina 5'-difosfato): nucleotídeo produzido pela hidrólise do fosfato terminal do ATP. Pode regenerar o ATP ao ser fosforilado.

ATP (adenosina 59-trifosfato): nucleosídeo trifosfatado composto por adenina, ribose e três grupos fosfato. É o principal transportador de energia química nas células.

Cadeia respiratória (cadeia transportadora de elétrons): cadeia transportadora de elétrons presente na membrana mitocondrial interna utilizada para geração de ATP.

Ciclo do ácido cítrico (ciclo do ácido tricarboxílico, TCA, ciclo de Krebs): via metabólica central que oxida moléculas de alimento, gerando os carreadores ativados NADH e FADH2, GTP e liberando CO2.

Efeito Warburg: condição metabólica em que a célula tumoral prefere utilizar a glicólise como fonte de energia, mesmo na presença de oxigênio.

FAD/FADH2: transportadores de elétrons que atuam no ciclo do ácido cítrico e na oxidação dos ácidos graxos.

Fator de crescimento endotelial vascular (VEGF): proteína estimuladora do crescimento de vasos sanguíneos.

Fermentação: via metabólica anaeróbica de geração de energia envolvida na oxidação de moléculas orgânicas.

Fosforilação oxidativa: processo no qual a formação de ATP ocorre pela transferência de elétrons através de uma molécula de oxigênio.

Glicólise: via metabólica que ocorre no citosol onde açúcares são degradados de maneira incompleta, com a produção de ATP, até a formação de lactato ou piruvato.

Gordura: lipídeo de armazenamento de energia nas células.

Gotas lipídicas: forma de armazenamento de energia nas células onde há lipídeos em excesso.

IMC: Índice de massa corporal: medida internacional usada para calcular se uma pessoa está no peso ideal.

Matriz mitocondrial: compartimento interno da mitocôndria.

Membrana mitocondrial externa: membrana que separa a mitocôndria do citosol.

Membrana mitocondrial interna: membrana mitocondrial que delimita o espaço da matriz mitocondrial com invaginações chamadas cristas.

Metabolismo: a soma dos processos químicos que ocorrem em uma célula viva, podendo levar à síntese ou degradação de macromoléculas.

NAD+/NADH: sistema de transporte de elétrons que participa de reações de oxidação e redução. NAD+ recebe um íon hidreto para se tornar o carreador ativado NADH, que doa seus elétrons de alta energia para a formação de ATP na fosforilação oxidativa.

NADP+/NADPH: sistema de transporte de elétrons, usado nas vias de biossíntese redutiva, e não nas vias catabólicas.

Oxidação: processo em que há perda de elétrons de um átomo.

Potencial redox: afinidade de um composto por elétrons.

Redução: Processo em que há ganho de elétrons de um átomo.

Respiração aeróbica: processo em que a célula obtém energia a partir de moléculas orgânicas. Durante a degradação do composto, os átomos de carbono e de hidrogênio se combinam com oxigênio para formar CO_2 e H_2O.

ROS ou espécies reativas de oxigênio: compostos químicos resultantes da ativação ou redução do oxigênio molecular.

β-Oxidação de ácidos graxos (FAO): processo catabólico de ácidos graxos que leva a sua degradação, formando acetil-CoA.

LEITURAS RECOMENDADAS

The Emerging Hallmarks of Cancer Metabolism, Cell Metab. 2016, Jan 12;23(1):27-47. doi: 10.1016/j.cmet.2015.12.006.

Princípios de Bioquímica, de Lehninger. 7. Ed.

REFERÊNCIAS BIBLIOGRÁFICAS

Alberts BO. Biologia Molecular da Célula. 6. ed. Porto Alegre: Ed. Artmed, 2017. ISBN 978-85-8271-423-2.

Aoki M, Fujishita T. Oncogenic Roles of the PI3K/AKT/mTOR Axis. Curr Top Microbiol Immunol, v. 407: 153-189, 2017. ISSN 0070-217X. Disponível em: <https://www.ncbi.nlm.nih.gov/pubmed/28550454>.

Attané C, Muller C. Drilling for Oil: Tumor-Surrounding Adipocytes Fueling Cancer. Trends Cancer, v. 6, n. 7, p. 593-604, 07 2020. ISSN 2405-8025. Disponível em: <https://www.ncbi.nlm.nih.gov/pubmed/32610069>.

Chang CH et al. Posttranscriptional control of T cell effector function by aerobic glycolysis. Cell, v. 153, n. 6, p. 1239-51, Jun 2013. ISSN 1097-4172. Disponível em: <https://www.ncbi.nlm.nih.gov/pubmed/23746840>.

Cho ES et al. The Pentose Phosphate Pathway as a Potential Target for Cancer Therapy. Biomol Ther (Seoul), v. 26, n. 1, p. 29-38, Jan 2018. ISSN 1976-9148. Disponível em: <https://www.ncbi.nlm.nih.gov/pubmed/29212304>.

Devlin TMO. Manual de Bioquímica com Correlações Clínicas. 7. São Paulo: Ed. Blucher, 2011. ISBN 978-8521205920.

Ducker GS, Rabinowitz JD. One-Carbon Metabolism in Health and Disease. Cell Metab, v. 25, n. 1, p. 27-42, 01 2017. ISSN 1932-7420. Disponível em: <https://www.ncbi.nlm.nih.gov/pubmed/27641100>.

Evans JM et al. Metformin and reduced risk of cancer in diabetic patients. BMJ, v. 330, n. 7503, p. 1304-5, Jun 2005. ISSN 1756-1833. Disponível em: <https://www.ncbi.nlm.nih.gov/pubmed/15849206>.

Gandhi N, Das GM. Metabolic Reprogramming in Breast Cancer and Its Therapeutic Implications. Cells, v. 8, n. 2, 01 2019. ISSN 2073-4409. Disponível em: <https://www.ncbi.nlm.nih.gov/pubmed/30691108>.

Gowans GJ *et al.* AMP is a true physiological regulator of AMP-activated protein kinase by both allosteric activation and enhancing net phosphorylation. Cell Metab, v. 18, n. 4, p. 556-66, Oct 2013. ISSN 1932-7420. Disponível em: <https://www.ncbi.nlm.nih.gov/pubmed/24093679>.

Hirschhaeuser F, Sattler UG, Mueller-Klieser W. Lactate: a metabolic key player in cancer. Cancer Res, v. 71, n. 22, p. 6921-5, Nov 2011. ISSN 1538-7445. Disponível em: <https://www.ncbi.nlm.nih.gov/pubmed/22084445>.

Koppenol WH, Bounds PL, Dang CV. Otto Warburg's contributions to current concepts of cancer metabolism. Nat Rev Cancer, v. 11, n. 5, p. 325-37, May 2011. ISSN 1474-1768. Disponível em: <https://www.ncbi.nlm.nih.gov/pubmed/21508971>.

Liberti MV, Locasale JW. The Warburg Effect: How Does it Benefit Cancer Cells? Trends Biochem Sci, v. 41, n. 3, p. 211-218, Mar 2016. ISSN 0968-0004. Disponível em: <https://www.ncbi.nlm.nih.gov/pubmed/26778478>.

Peck B, Schulze A. Lipid Metabolism at the Nexus of Diet and Tumor Microenvironment. Trends Cancer, v. 5, n. 11, p. 693-703, 11 2019. ISSN 2405-8025. Disponível em: <https://www.ncbi.nlm.nih.gov/pubmed/31735288>.

Simabuco FM *et al.* p53 and metabolism: from mechanism to therapeutics. Oncotarget, v. 9, n. 34, p. 23780-23823, May 2018. ISSN 1949-2553. Disponível em: <https://www.ncbi.nlm.nih.gov/pubmed/29805774>.

Stine ZE *et al.* MYC, Metabolism, and Cancer. Cancer Discov, v. 5, n. 10, p. 1024-39, Oct 2015. ISSN 2159-8290. Disponível em: <https://www.ncbi.nlm.nih.gov/pubmed/26382145>.

Tman BJ, Stine ZE, Dang CV. From Krebs to clinic: glutamine metabolism to cancer therapy. Nat Rev Cancer, v. 16, n. 11, p. 749, 11 2016. ISSN 1474-1768. Disponível em: <https://www.ncbi.nlm.nih.gov/pubmed/28704361>.

Vanhove K *et al.* Glutamine Addiction and Therapeutic Strategies in Lung Cancer. Int J Mol Sci, v. 20, n. 2, Jan 2019. ISSN 1422-0067. Disponível em: <https://www.ncbi.nlm.nih.gov/pubmed/30634602>.

Vats D *et al.* Oxidative metabolism and PGC-1beta attenuate macrophage-mediated inflammation. Cell Metab, v. 4, n. 1, p. 13-24, Jul 2006. ISSN 1550-4131. Disponível em: <https://www.ncbi.nlm.nih.gov/pubmed/16814729>.

Yang L, Venneti S, Nagrath D. Glutaminolysis: A Hallmark of Cancer Metabolism. Annu Rev Biomed Eng, v. 19, p. 163-194, 06 2017. ISSN 1545-4274. Disponível em: <https://www.ncbi.nlm.nih.gov/pubmed/28301735>.

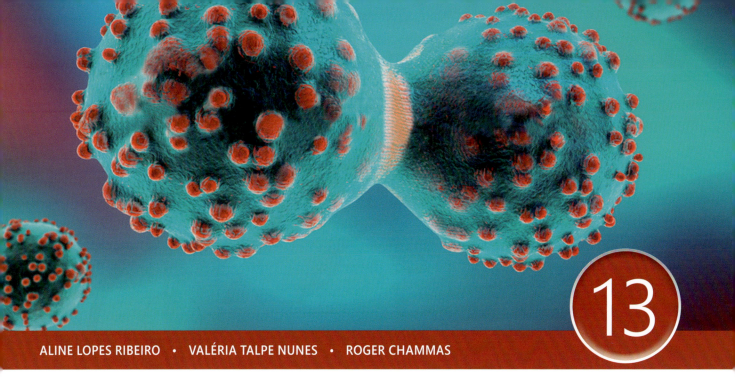

ALINE LOPES RIBEIRO • VALÉRIA TALPE NUNES • ROGER CHAMMAS

Angiogênese

VASCULOGÊNESE E ANGIOGÊNESE FISIOLÓGICA

O sistema vascular é responsável pela circulação de sangue oxigenado entre o coração, pulmões e tecidos-alvo. Os vasos sanguíneos penetram virtualmente em todos os tecidos do corpo humano viabilizando o acesso de nutrientes, hormônios, oxigênio e outros gases necessários às funções celulares, além de serem vias de tráfego das células imunológicas e permitirem a eliminação dos resíduos metabólicos. Também podem ir além do papel estrutural, participando ativamente das redes de sinalização envolvidas em diversos processos fundamentais, como a regeneração tecidual e a organogênese.

Todos os vasos, independentemente do calibre e da função, são revestidos internamente por uma monocamada de células endoteliais, denominada túnica íntima. Circundando esse endotélio, encontram-se as células de músculo liso formando a camada ou túnica média. Os vasos sanguíneos maiores, como as artérias e veias, precisam de uma parede mais espessa e resistente de tecido conectivo e apresentam muitas camadas de células musculares lisas. Já os vasos mais delgados, como os capilares e arteríolas, possuem menos camadas ou nenhuma camada de células de músculo liso e, em vez disso, são circundados pelos pericitos. Os pericitos são células cujos prolongamentos estabilizam a estrutura dos pequenos vasos e regulam a permeabilidade e o fluxo sanguíneo, além de diversas outras funções abordadas adiante. Por fim, a camada mais externa, chamada de túnica adventícia, contém matriz extracelular (MEC), fibroblastos e células progenitoras.

O sistema vascular se desenvolve e amadurece essencialmente por meio de dois processos rigorosamente regulados: vasculogênese e angiogênese. Os tecidos tumorais também podem se tornar vascularizados por outros processos, como o mimetismo vasculogênico e a cooptação de vasos, conforme veremos adiante. Para compreender melhor o conceito de angiogênese e sua distinção com o termo vasculogênese, vamos entender como ocorre o início da formação do sistema vascular durante o período embrionário.

Já nas primeiras fases do desenvolvimento humano, a troca limitada de gases e metabólitos do embrião com o sangue materno apenas por difusão torna-se insuficiente e demanda a formação de um sistema de transporte mais complexo. Os primeiros sinais do desenvolvimento do plexo vascular primitivo são observados quando células indiferenciadas da mesoderme

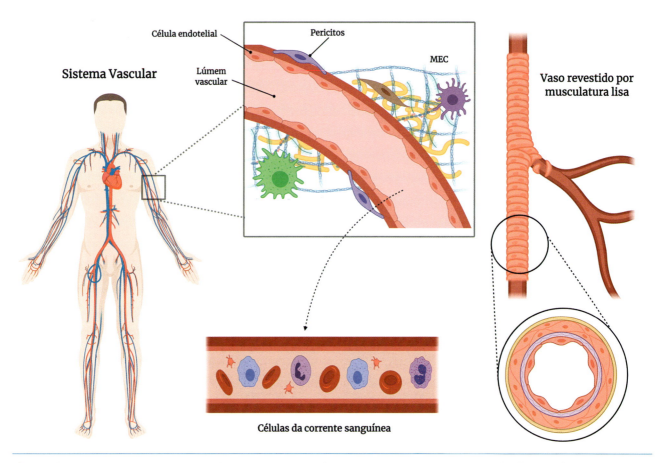

Figura 13.1 • Estrutura dos vasos sanguíneos. Os vasos sanguíneos possuem uma monocamada de células endoteliais envolta de células de músculo liso. Os vasos mais delgados, como os capilares e arteríolas, são circundados pelos pericitos no lugar das células de músculo liso. Os pericitos emitem prolongamentos e estabilizam a estrutura dos pequenos vasos, regulam a permeabilidade e o fluxo sanguíneo. Externamente, encontram-se a matriz extracelular (MEC), os fibroblastos e as células progenitoras.

extraembrionária vão se comprometendo progressivamente com a diferenciação em células endoteliais. Após a diferenciação, as células endoteliais migram e se fusionam formando uma malha vascular primitiva, em um processo denominado vasculogênese. Paralelamente, os vasos já formados vão se ramificando e expandindo pelo processo chamado angiogênese até formar uma estrutura hierarquicamente organizada, sendo, assim, diferente da vasculogênese, na qual os vasos são gerados pela diferenciação e agregação *in situ* de células precursoras endoteliais; na angiogênese, os novos vasos são formados a partir de estruturas vasculares preexistentes.

A angiogênese é o processo predominante na formação dos vasos a partir da terceira semana até as fases mais tardias do desenvolvimento embrionário. Além disso, a angiogênese também pode ser retomada na vida pós-natal em alguns eventos fisiológicos fundamentais e recorrentes, como as mudanças no endométrio durante o ciclo menstrual, gravidez, hipertrofia do músculo esquelético, cicatrização e regeneração tecidual.

Dada sua relevância, os desequilíbrios da angiogênese já foram implicados em uma lista crescente de mais de 70 condições patológicas. Por exemplo, a angiogênese insuficiente pode desencadear doenças isquêmicas e levar ao acidente vascular cerebral e infarto do miocárdio, além de provocar distúrbios ulcerativos e neurodegeneração. Por outro lado, o crescimento anormal dos vasos pode favorecer distúrbios inflamatórios, hipertensão pulmonar, doenças oculares, e tem papel relevante para a progressão do câncer, como abordaremos neste capítulo.

MECANISMOS MOLECULARES E CELULARES DA ANGIOGÊNESE

Ao longo das últimas décadas, vem aumentando, cada vez mais, nossa compreensão acerca da complexidade molecular e celular dos mecanismos que governam a formação dos vasos. A angiogênese ocorre por meio de um processo altamente ordenado e que depende

Angiogênese

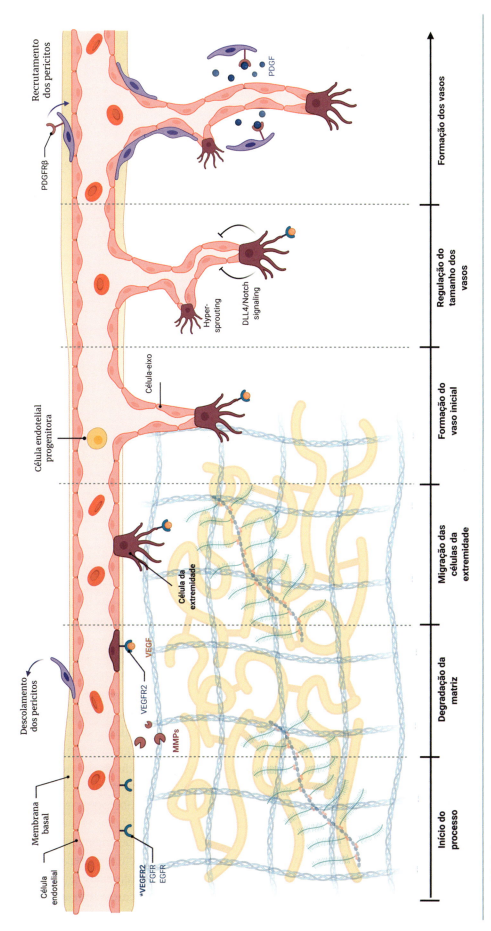

Figura 13.2 • Estágios da angiogênese. Os estímulos angiogênicos levam à ativação das células endoteliais quiescentes, ocorre a seleção dinâmica entre as células da extremidade, e as células seguidoras envolvem as vias de sinalização de DLL4 e Notch. Posteriormente, outros fatores, como as MMPs, facilitam a degradação da membrana basal e da matriz extracelular e o descolamento de pericitos. Os estímulos angiogênicos direcionam e facilitam a proliferação e migração de células endoteliais. Nas fases mais tardias de resolução, ocorre o depósito da nova membrana basal e maturação do novo vaso após recrutamento dos pericitos dependente de uma sinalização envolvendo PDGFB/PDGFRB.

de extensas redes de sinalização envolvendo as células endoteliais, as células murais associadas (células do músculo liso vascular e pericitos), além de outros tipos celulares que compõem o microambiente dos tecidos, como, por exemplo, as células do sistema imune.

O primeiro passo para a angiogênese é a ativação das células endoteliais. Nos tecidos adultos, as células endoteliais permanecem quiescentes na maior parte do tempo, mas retêm sua notável plasticidade e capacidade de responder rapidamente aos estímulos fisiológicos. As células endoteliais são ativadas pelos chamados fatores de crescimento angiogênicos ou fatores pró-angiogênicos. Entre os principais fatores, estão o fator de crescimento do endotélio vascular – VEGF; o fator de crescimento de fibroblasto – FGF; o fator de crescimento epidérmico – EGFs; as angiopoietinas; e ainda as citocinas, como a interleucina 8 (IL-8). Quando ativadas, as células endoteliais sofrem mudanças no metabolismo, na expressão gênica e no fenótipo, e agem em resposta aos comandos extracelulares. Elas, então, iniciam a migração para a área perivascular em direção ao estímulo, onde irão proliferar e, finalmente, formar os brotos primários.

A extremidade distal de cada broto primário contém células endoteliais especializadas, denominadas células da extremidade (do inglês, *tip cells*). Essas células são móveis, invasivas, altamente polarizadas e conduzem o broto endotelial. As demais células que compõem o broto primário são chamadas de células-eixo ou seguidoras (do inglês, *stalk cells*). Estas, por sua vez, são guiadas pelos sinais das células da extremidade e proliferam para alongar o broto primário. Em fases mais posteriores da angiogênese, as células-eixos vão, então, se rearranjar para formar lúmen vascular.

A seleção do papel transiente e mutável das células da extremidade e das células seguidoras é um evento que depende da integração de pistas do microambiente extracelular com as cascatas de sinalização envolvendo principalmente as vias de VEGF e Notch. As células endoteliais com níveis mais altos da proteína de membrana DLL4, do receptor do fator de crescimento do endotélio vascular 2 (VEGFR2), do fator de crescimento derivado de plaquetas (PDGF) e níveis mais baixos do receptor do fator de crescimento do endotélio vascular 1 (VEGFR1) e da atividade de Notch têm maior chance de assumir e manter a posição de liderança na formação do broto. As células com esse perfil enviam sinais inibitórios paras as vizinhas e, por meio da ativação da via de Notch, orientam para que se especializem em células seguidoras.

A motilidade das células da extremidade ocorre por ação de dois tipos de projeções da membrana plasmática: os lamelipódios, que promovem o movimento, e os filopódios, que se estendem além dos lamelipódios e se direcionam à migração. Os filopódios das células endoteliais detectam diferenças nas concentrações dos sinais atrativos e induzem polimerização de actina, estendendo-se em direção do estímulo angiogênico. Ambas as projeções são capazes de se fixar na matriz extracelular por meio de adesões focais e formar uma ponte entre o citoesqueleto e a matriz. Quando há um número suficiente de adesões, a contração dos filamentos de actina dentro dos filópodes puxa a célula endotelial da extremidade em direção ao ponto de ancoragem e realiza o movimento migratório.

Ainda, para que as células endoteliais migrem e invadam a área perivascular, é necessário que ocorra a degradação da membrana basal e da matriz extracelular. As células endoteliais quando ativadas liberam enzimas proteolíticas, incluindo metaloproteinases (MMPs), serina proteinases, cisteína proteinases, aminopeptidases e outras. Essas proteases formam complexos multiproteicos ligados à superfície celular por meio de jangadas lipídicas da membrana plasmática. Conforme ocorre a degradação da matriz extracelular, as proteases também contribuem para a angiogênese liberando fatores de crescimento antes presos na matriz e expondo novos locais de adesão que auxiliam na migração das células endoteliais.

Em especial, as MMPs são consideradas a classe principal de proteases envolvidas na degradação da membrana basal e da matriz extracelular durante a angiogênese. Embora cada membro tenha sua própria especificidade, as MMPs em conjunto são capazes de degradar um amplo, senão todo o espectro de proteínas da matriz. As MMPs produzidas por células endoteliais são: MMP-1, MMP-2, MMP-9 e MT-1-MMP (metaloproteinase tipo membrana-1). Essas MMPs estão envolvidas em mais do que a quebra das barreiras para a migração das células endoteliais; elas também funcionam auxiliando na fixação, proliferação, migração e proliferação das células endoteliais. Além disso, as MMPs também podem gerar ou liberar fragmentos de matriz que inibem a angiogênese, como angiostatinas ou endostatinas.

A etapa subsequente da angiogênese é a formação e expansão do lúmen vascular. Acredita-se que esse espaço entre as células endoteliais seja criado por diferentes mecanismos de acordo com o contexto ou que, em muitos casos, mais de um mecanismo possa ocorrer simultaneamente. Um processo comumente observado nos estudos é o achatamento das células endoteliais seguidoras contra o espaço na matriz extracelular criado pelas células da extremidade, iniciando uma área luminal. O modelo mais discutido para a expansão do lúmen consiste na coalescência de vacúolos intracelulares que eventualmente se fundem com a membrana plasmática e com os espaços luminais extracelulares recém-formados. Outro modelo mostra a formação do lúmen pela invaginação da membrana apical das células endoteliais induzida pela pressão sanguínea do lúmen na célula da extremidade.

Em nível molecular, a expansão do lúmen é mais provavelmente estimulada por proteólise dependente de MT1-MMP, que parece facilitar os eventos de fusão vacúolo-vacúolo para ajudar a expandir o compartimento luminal durante esse processo. As interações integrina-ECM também desempenham um papel funcional crítico durante a lumenogênese e a estabilização do vaso.

Nesta etapa, a maioria dos vasos recém-formados são apenas pequenos tubos de células endoteliais, cuja arquitetura ainda é tortuosa e muitas vezes apresenta extremidades cegas. Funcionalmente, esses vasos também são imaturos, com escassas junções intercelulares e ainda sem a cobertura das células murais. Essas características da rede neovascular durante esta fase da angiogênese podem ser comparadas à vasculatura de um tumor sólido.

Diferentemente do contexto patológico, a angiogênese fisiológica atinge a fase de remodelamento e maturação dos vasos novos. Quando o microambiente muda para um perfil antiangiogênico, o surgimento de novos vasos é bloqueado e ocorre a regressão dos vasos sanguíneos que não são funcionais e que não foram perfundidos. Apenas uma minoria de vasos se integrará com sucesso à rede existente, restabelecendo um fluxo laminar estável e sofrendo maturação.

A maturação visa o retorno a um estado de quiescência de células endoteliais e a homeostase vascular. Os principais eventos da maturação envolvem o recrutamento e fixação de células murais, os pericitos e células musculares lisas vasculares, que atuarão como estabilizadoras de rede vascular. Nesta fase, também ocorre o reforço de junções entre as células endoteliais através da expressão de caderina endotelial vascular (VE-caderina) e o remodelamento gradual da matriz extracelular para compor a arquitetura do estado inicial.

O recrutamento e a diferenciação dos pericitos são eventos principalmente mediados pelo fator de crescimento derivado de plaquetas beta (PDGF-β), produzido pelas células endoteliais durante a maturação. O PDGF-β se liga aos receptores expressos nos pericitos (PDGFR-β) e promove sua migração e adesão às paredes dos vasos. Reciprocamente, a presença dos pericitos estimula a produção do fator transformador de crescimento beta (TGF-β) pelas células endoteliais. Essa proteína multifuncional torna as células endoteliais menos responsivas aos estímulos pró-angiogênicos, além de estimular a diferenciação e atividade das células murais.

Os processos de maturação dos vasos promovem a estabilização da rede de vasos remanescentes, restaurando a arquitetura e a função originais e permitindo o retorno do tecido à homeostase.

MODULADORES ENDÓGENOS DA ANGIOGÊNESE E SEUS PRINCIPAIS PAPÉIS NO CONTEXTO TUMORAL

A existência de fatores angiogênicos foi inicialmente postulada com base na forte resposta de formação de novos vasos induzida por tumores transplantados. Posteriormente, foi demonstrado que esses fatores também agem no organismo de forma a controlar o processo de vascularização em situações fisiológicas. Muitas moléculas pertencentes a uma ampla gama de classes e vias foram implicadas como reguladores positivos ou negativos da angiogênese (Tabela 13.1). Nesta parte do capítulo, vamos explorar alguns dos principais ativadores e supressores endógenos da angiogênese fisiológica e como estão envolvidos no processo da angiogênese tumoral.

ATIVADORES ENDÓGENOS DA ANGIOGÊNESE

VEGF-A e PlGF: os primeiros fatores de crescimento do endotélio vascular

O fator de crescimento do endotélio vascular A, VEGF-A ou apenas VEGF é um dos principais e mais explorados ativadores pró-angiogênicos. Sua potente ação como citocina e desencadeador de vários processos e vias no endotélio justifica a extensa investigação de suas particularidades, especialmente em busca de alvos terapêuticos para o tratamento do câncer. Descoberto pelo Dr. Judah Folkman (veja o Boxe 1 – Tratamentos antiangiogênicos), o fator VEGF-A foi o primeiro

Tabela 13.1 • Os moduladores da angiogênese

Fatores supressores ou antiangiogênicos					
Peptídeos/ proteínas	Citocinas	Supressores tumorais	Proteases e inibidores de proteases	Microminerais	Moduladores endógenos
Angiostatina	Interleucina 12	p53 pRb	Inibidores teciduais de metaloproteinases	Zinco (Zn)	Fragmento 16k da prolactina VEGI Trombospondina 1 Angiotensina (ECA) Endostatina
Fatores ativadores ou pró-angiogênicos					
VEGF-A PDGF PIGF aFGF e bFGF	Interleucinas 1, 6 e 8	c-Myc c-Jun	Catepsina Gelatinase A e B	Cobre (Cu)	Integrina alfa V-beta-3 ($\alpha_V\beta_3$) Eritropoetina (EPO)

Fonte: adaptada de Kerbel, Robert S. Tumor angiogenesis: past, present and the near future. *Carcinogenesis*, v. 21, n. 3, p. 505-515, 2000; Chellappan, Dinesh Kumar et al. The role of bevacizumab on tumour angiogenesis and in the management of gynaecological cancers: A review. *Biomedicine & Pharmacotherapy*, v. 102, p. 1127-1144, 2018.

descrito da família de glicoproteínas que também comporta outros fatores de crescimento endotelial como: VEGF-B, VEGF-C, VEGF-D, VEGF-E e VEGF-F; e o fator de crescimento placentário (PIGF) (Tabela 13.2).

Como vimos anteriormente, a angiogênese envolve processos altamente complexos e coordenados, exigindo a ativação sequencial de uma série de receptores por numerosos ligantes. Entretanto, a sinalização de VEGF frequentemente representa uma etapa crítica de limitação da taxa de angiogênese fisiológica. O VEGF também tem grande importância na angiogênese patológica, especialmente associada ao crescimento de tumores.

Tabela 13.2 • Principais proteínas da família de fatores de crescimento endotelial

Proteína	Função
VEGF-A	Angiogênese: migração e mitose das células endoteliais; ativação de metaloproteinases; ativação de integrina αVβ3; criação do lúmen dos vasos e fenestrações. Quimiotaxia de macrófagos e granulócitos Vasodilatação
VEGF-B	Angiogênese embrionária
VEGF-C e VEGF-D	Linfangiogênese
PIGF	Angiogênese em processos de inflamação, reparação de tecidos e também na tumorigênese

A ação do VEGF-A se dá por meio da interação com os receptores tirosina quinases expressos somente pelas células do endotélio vascular VEGFR-1 e VEGFR-2; VEGFR-2 parece ser o receptor principal na resposta angiogênica mediada por VEGF, enquanto VEGFR-1 age como um "sequestrador" de VEGF-A, restringindo sua disponibilidade a VEGFR-2. A ativação de VEGFR-2 leva à maior permeabilidade das membranas celulares e a um influxo de cálcio no citoplasma até quatro vezes maior do que a concentração basal. Por consequência, são ativados processos de sobrevivência, proliferação e migração endotelial, o que induz uma potente resposta angiogênica. VEGF também aumenta a permeabilidade vascular, e o extravasamento do conteúdo vascular para o espaço extravascular reduz a coagulação do fibrinogênio e deposição de fibrinas, formando uma matriz inicial para o crescimento de novos vasos.

A hipóxia é considerada o ativador mais importante da expressão de VEGF. Este efeito é amplamente baseado na regulação dependente de oxigênio do fator de transcrição do HIF-1α. Além disso, vários outros fatores de crescimento – como EGF, TGF, FGF – e citocinas inflamatórias – como IL-1α e IL-6 – podem ser liberados por componentes celulares do microambiente e cooperar com a hipóxia na regulação da liberação de VEGF.

O RNA mensageiro (mRNA) de VEGF é regulado positivamente em muitos tumores humanos. Assim como em condições fisiológicas, o VEGF age sobre os vasos tumorais, desencadeando efeitos que incluem a ativação das vias de proliferação e inibição das vias de apoptose das células endoteliais, bem como o recrutamento de células progenitoras hematopoiéticas e endoteliais. Além disso, o VEGF presente no microambiente tumoral também pode modular o sistema imunológico. Por exemplo, o VEGF inibe a diferenciação de células dendríticas e, dessa forma, prejudica a resposta imune antitumoral do hospedeiro. Por fim, VEGF parece ter influência direta nas células tumorais. Vários tipos de células tumorais podem expressar VEGFR1 ou VEGFR2 e já foi visto que a ativação desses receptores por VEGF pode promover a proliferação.

O fator de crescimento placentário (PlGF) foi o segundo membro da família dos fatores VEGF descrito. Seu nome advém de sua descoberta, por Maglione e colaboradores em 1991, de uma biblioteca de cDNA de placenta humana. Assim como VEGF-A, PlGF se liga aos receptores VEGFR-1 e VEGFR-2, sendo capaz de ligar com mais afinidade a VEGFR-1 e liberar o VEGF-A para se ligar e ativar VEGFR-2, induzindo assim o processo de forma indireta. Porém, PlGF também é capaz de induzir diretamente a angiogênese por amplificar a ação de VEGF-A pela ativação de VEGFR-2, podendo regular a interação entre os receptores gerando a ativação angiogênica por heterodímeros VEGFR-1/2.

PlGF é ultimamente associado ao processo angiogênico, principalmente durante o desenvolvimento embrionário na formação dos vasos placentários e no crescimento e diferenciação do trofoblasto, tendo uma baixa expressão basal em tecidos adultos, como no coração, pulmão, músculo esquelético e tireoide. Porém, embora suas propriedades estejam associadas a angiogênese, estudos com camundongos *knockout* para o gene *plgf* revelaram que, apesar da sua alta expressão na placenta dos roedores, a ausência de PlGF não comprometeu o desenvolvimento dos embriões, nem acarretou, nos adultos, comprometimento do coração e pulmão quando induzida a angiogênese fisiológica nesses tecidos pelo estímulo do exercício físico nos animais. Isso pode indicar uma certa redundância funcional nos indivíduos adultos de PlGF no desenvolvimento e manutenção vascular. Entretanto, nota-se que, em situação tumoral, o bloqueio de PlGF ultimamente prejudica a angiogênese tumoral. Estudos em câncer colorretal com tratamento quimioterápico em combinação com inibidores de VEGF antiangiogênicos demonstraram que a resistência adquirida ao tratamento pode-se dar pela atividade de PlGF suprindo a ativação das vias angiogênicas na ausência de VEGF-A.

PDGF

O fator de crescimento derivado de plaquetas (PDGF) é uma glicoproteína dimérica que faz parte de uma família composta por suas cinco isoformas: PDGF-AA (*PDGFA*), -BB (*PDGFB*), -CC (*PDGFC*), -DD (*PDGFD*), e -AB (heterodímero de PDGFA e PDGFB). Essas proteínas interagem com os dois monômeros do receptor de tirosina quinase, PDGFRα (PDGFRA) e PDGFRβ (PDGFRB). Outros membros também compõem a família PDGF, incluindo alguns outros à subfamília VEGF.

O PDGF foi descoberto em plaquetas, suas principais produtoras, participando da coagulação no processo de reparo tecidual; mas suas funções vão muito além. Esses fatores são os principais mitógenos para vários tipos de células de origem mesenquimal, incluindo fibroblastos, células de músculo liso, células da glia e pericitos. Além de estimular a proliferação de suas células-alvo, oferecem uma importante contribuição no desenvolvimento embrionário, atuando sobre a diferenciação, sobrevivência e migração celular. As funções do PDGF também se estendem ao endotélio vascular, uma vez que tem papel significante sobre a formação de novos vasos durante a angiogênese.

Durante a etapa de maturação vascular da angiogênese, a ativação da sinalização PDGFβ/ PDGFRβ desempenha uma tarefa muito importante no recrutamento de pericitos para os vasos recém-formados. Nesta comunicação, o PDGFβ derivado de células endoteliais da extremidade (*tip cells*) se liga no receptor PDGFRβ presente nos pericitos e estimula sua migração para os brotos endoteliais e sua diferenciação.

Em tumores, a expressão de PDGF-BB por células endoteliais é heterogênea e isso pode explicar a cobertura irregular de pericitos dos vasos tumorais. Ademais, a superatividade de PDGF está relacionada ao desenvolvimento tumoral. A produção exacerbada do fator pode promover o crescimento tumoral por estimulação de vias parácrinas, dada a descoberta de que o oncogene retroviral *v-sis* derivado do gene PDGF-B é capaz de produzir uma proteína semelhante a PGDF (PGDF-*like*) que estimula as vias de crescimento celular de maneira autócrina. Estudos em tumores humanos, como no dermatofibrossarcoma e glioblastoma, explorando a ação de PDGF, demonstraram que uma alta atividade desta via tanto pela superexpressão de PDGF quanto por proteínas PDGF-*like* produz maior taxa de proliferação celular tumoral.

aFGF e bFGF: uma dupla dinâmica, os primeiros fatores angiogênicos

Os fatores de crescimento de fibroblastos ácido (aFGF ou FGF-1) e básico (bFGF ou FGF-2) foram os primeiros fatores angiogênicos descobertos. A família FGF comporta cerca de 20 fatores com aproximadamente 30 a 70% de identidade em suas sequências de aminoácidos. A importância dos FGFs na angiogênese foi estudada profundamente na literatura; ambos se demonstraram como potentes indutores de migração e proliferação de células endoteliais *in vitro* e sendo altamente angiogênicos *in vivo* em diversos tecidos.

Os fatores FGF têm alta afinidade com as cadeias de proteoglicanos heparan sulfato (HSPGs) da superfície celular e na matriz extracelular, gerando um reservatório de fatores que pode ser liberado regularmente. Os HSPGs também agem como co-receptores modulando a ação dos FGFs; os receptores de tirosina quinase de FGF, conhecidos como FGFRs, são os principais desencadeadores da resposta a FGFs.

Além de induzir um fenótipo pró-angiogênico nas células endoteliais, tanto aFGF quanto bFGF são capazes de induzir a produção de MMPs; especialmente bFGF causa a liberação de vesículas da superfície da membrana celular contendo MMP-2 e MMP-9, juntamente com os inibidores de metaloproteinase TIMP-1 e TIMP-2, estimulando a formação de estruturas de pré- capilares em células endoteliais cultivadas em Matrigel® (*corning life sciences*).

No câncer, mutações nos receptores FGFR parecem ser as principais causas de uma ação aberrante de FGFs. A importância de sinalização de fatores de crescimento de fibroblastos na tumorigênese foi trazida à tona no pioneiro estudo conduzido por Greenman e colaboradores (2007), no qual analisou-se um *screening* com mais de 1000 mutações somáticas encontradas nos éxons de 518 genes codificadores de proteínas quinase em 210 diferentes tipos de cânceres humanos. Nos casos de mutações não sinônimas, os componentes da via de FGF formam os mais comumente mutados. Em câncer de bexiga, cerca de 50% dos casos apresentam mutações somáticas em FGFR-3, e em carcinoma de endométrio mutações em FGFR-2 em 12% dos tumores.

Oncogenes c-*Jun* e c-*Myc*

O fator de transcrição c-Jun faz parte do complexo de ativação AP-1 juntamente com c-Fos, sendo um fator-chave na regulação de uma pletora de respostas a estímulos como citocinas, fatores de crescimento, estresse e infecções por vírus e bactérias; e processos celulares como diferenciação, proliferação e apoptose. Dada a vasta amplitude de funções essenciais reguladas por AP-1, é interessante a noção de que c-Jun foi o primeiro fator de transcrição identificado como oncogene em colaboração pioneira entre vários pesquisadores, desvendando a conexão entre AP-1/JUN/FOS.

O papel de c-Jun é bem conhecido e extensivamente discutido na literatura, porém sua atuação como também um fator pró-angiogênico ainda estão sendo elucidados. Foi explorada a atividade de c-Jun como fator promotor de angiogênese utilizando-se um modelo murino, em que observou-se que sobre a ação de desoxirribozimas (DNAzimas – moléculas de DNA com capacidade catalítica) com alvo em c-Jun efetivamente bloqueou a proliferação, migração, invasão e formação do túbulo das células endoteliais. Em câncer de mama, encontrou-se uma forte correlação entre a forma fosforilada de c-Jun e uma maior expressão de VEGF *in vivo*.

O fator de transcrição c-Myc também está envolvido em diversos processos celulares essenciais e, assim como c-Jun, pode também se comportar como oncogene. Seu papel principal em células normais está relacionado à progressão do ciclo celular, e sua expressão é ativada por fatores mitogênicos e também pode desencadear o processo apoptótico. Em células tumorais há um descontrole nessa regulação, produzindo altos níveis de c-Myc. Em relação à angiogênese, Baudino e colaboradores (2002) demonstraram que a deficiência de c-Myc em embriões de camundongos *knockout* para o gene *myc* é deletéria, principalmente produzindo falhas na formação dos vasos embrionários e eritropoiese associadas a não expressão de VEGF-B e uma expressão anormal de TSP-1, ANG-1 e ANG-2.

Interleucina 8

A interleucina 8, também conhecida como CXCL8, é uma quimiocina da subfamília CXC com propriedades pró-inflamatórias e que também parece ter um papel no processo angiogênico. Sua expressão é principalmente regulada pela atividade transcricional de seu promotor em resposta ao fator nuclear κB (NFκB), e também por estímulos inflamatórios como TNF e IL-1β, estresse como situação de hipóxia e em resposta a hormônios esteroides. A sinalização por IL-8 atinge a via de proteínas tirosina quinase e promove a transativação de receptores de fatores de crescimento, como VEGF-A em células endoteliais, além de induzir a fosforilação e ativação do receptor VEGFR 2 e ter um papel importante na modulação do microambiente tumoral.

O papel pró-angiogênico da IL-8 foi alvo de estudo *in vitro* e *in vivo* em diversos tipos de tumores humanos. Em cânceres cerebrais, a expressão de IL-8 está relacionada a uma maior vascularização tumoral; em melanoma uveal foi observado que IL-8 é um importante participante na resposta tumoral ao tratamento antiangiogênico e a irradiação e, em câncer colorretal, a superativação de IL-8 e de seu receptor CXCR2 são fatores importantes no desenvolvimento desse tumor e são explorados como alvos terapêuticos.

Integrina alfa-V -beta-3 (αVβ3)

As integrinas são uma subclasse de moléculas de adesão que realizam a interface entre o citoesqueleto e a matriz extracelular ou entre o citoesqueleto e as junções intercelulares. A ligação entre integrinas e seus alvos produz uma cascata de sinalização tanto de eventos químicos quanto mecânicos nas células e promove proliferação, migração, diferenciação e sobrevivência.

A integrina αVβ3 consiste em duas subunidades: a αV e a β3, que juntas formam uma molécula capaz de se ligar a diversos componentes da matriz extracelular e que participa de uma gama de processos celulares, incluindo a angiogênese. Sua ação principal é a de interagir com outros fatores e promover as vias essenciais para o processo de indução e formação de vasos como bFGF, MMP-2, PDGF, receptores de VEGF e insulina.

A angiogênese tumoral é altamente dependente do remodelamento da matriz extracelular, da capacidade migratória das células endoteliais e de sua adesão às integrinas. Como resultado, as integrinas são importantes agentes no estabelecimento de novos vasos tumorais. A integrina αvβ3 é uma das mais estudadas e muitas descobertas colocaram a αvβ3 em foco como um promotor angiogênico tumoral fundamental. Seu papel durante a angiogênese tumoral é ligar e ativar MMP-2 durante a migração da célula endotelial da extremidade do brotamento, o que contribui para a degradação da matriz e facilita a migração celular. Os antagonistas αvβ3 podem inibir o crescimento do tumor em vários tipos de câncer. O uso de anticorpos contra integrinas específicas ainda está sendo testado em ensaios clínicos em gliomas, melanomas, câncer de próstata e outros.

HIF

O fator induzido por hipóxia, HIF, é um regulador transcricional chave para o processo de angiogênese em resposta à demanda metabólica de oxigênio. Este fator é formado por um heterodímero αβ, e tanto a subunidade HIF-α quanto a HIF-1β são isoformas codificadas por *loci* distintos e com papéis particulares: HIF-α são as unidades induzidas por hipóxia enquanto HIF-1β se comportam como proteínas nucleares constitutivas.

Quando as células são expostas a condições de hipóxia, o processo de hidroxilação dos domínios dependentes de oxigênio dos subtipos de HIF-1α é evitado e eles escapam da degradação proteossomal. Os subtipos HIF-1α então dimerizam com HIF-1β e se associam com coativadores transcricionais. O complexo transcricional subsequentemente reconhece elementos responsivos à hipóxia em vários genes, resultando na adaptação fisiológica à hipóxia. É importante notar que outros estímulos além da hipóxia, como óxido nítrico e espécies reativas de oxigênio, também podem ativar os HIFs.

Uma das principais funções de HIF para a angiogênese é o aumento da transcrição de VEGF e da estabilidade de seu mRNA. A descoberta da ação de HIF-1 na adaptação e resposta à disponibilidade de oxigênio proporcionou, em 2019, o Prêmio Nobel de Fisiologia e Medicina aos pesquisadores William Kaelin Jr, Peter J. Ratcliffe e Gregg L. Semenza (https://www.nobelprize.org/prizes/medicine/2019/summary/).

A maioria dos cânceres humanos exibe níveis aumentados de subtipos de HIF. Uma multiplicidade de mecanismos genéticos e ambientais contribui para alterações na atividade do HIF em tumores sólidos. Além da ativação por hipóxia, o sistema HIF também é induzido ou amplificado por uma ampla gama de estímulos promotores de crescimento e vias oncogênicas, tais como insulina, fator de crescimento semelhante à insulina-1, fator de crescimento epidérmico e as vias mutantes da quinase Ras e Src. Os genes-alvo do HIF desempenham papéis importantes em todos os aspectos da biologia do câncer, incluindo angiogênese, sobrevivência celular, metabolismo, invasão e metástase. Dissecar a via do HIF é de grande importância clínica porque a resposta

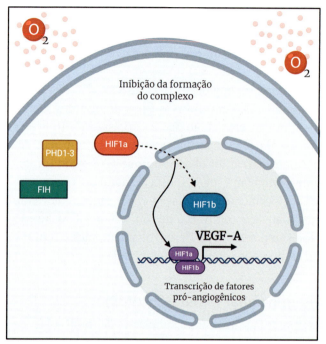

Figura 13.3 • Vias de sinalização envolvidas na ativação de angiogênese em resposta à hipóxia. Ativação da via de HIF em situação de normóxia (níveis fisiológicos de oxigênio) e em hipóxia (falta de oxigênio). Na situação de normóxia, HIF1a está sequestrado pelo complexo de hidrolisação que o induz para degradação pela via ubiquitina proteossomo. Já em hipóxia não há a formação do complexo, e HIF1a é liberado para ser recrutado no núcleo e forma o complexo ativador de transcrição com HIF1b, induzindo, assim, a expressão de genes pró-angiogênicos. Fonte: Adaptada de Scholz, Carsten C; Taylor, Cormac T. Hydroxylase-dependent regulation of the NF-κB pathway. *Biological chemistry*, v. 394, n. 4, p. 479-493, 2013.

hipóxica se correlaciona com a progressão do tumor e resistência à terapia. Várias estratégias de tratamento anticâncer que visam a via do HIF já foram aplicadas em ambientes clínicos. No entanto, os resultados inconclusivos dos ensaios clínicos sugerem que uma análise mais aprofundada da biologia do HIF e uma melhor seleção de subpopulações de pacientes são necessárias.

TNF

O fator de necrose tumoral (TNF) é uma citocina com papel central na homeostase do sistema imune e inflamação, podendo ter diversos tipos de ação de acordo com o contexto celular, induzindo processos como: apoptose, necrose e regressão de certos tipos tumorais, função que originou seu nome; ativação imune, diferenciação e migração celular; e o foco deste capítulo, a angiogênese. Apesar de seu nome indicar uma função antitumoral, em diversos cânceres humanos TNF se comporta como um promotor do processo tumorigênico, sendo observada sua colaboração na carcinogênese de pele, hepática e gastrointestinal. Sua relação com a angiogênese parece ser igualmente dúbia, podendo ser tanto um promotor quanto um supressor, dependendo do contexto tumoral.

SUPRESSORES ENDÓGENOS DA ANGIOGÊNESE

Angiostatina e endostatina: os fragmentos antiangiogênicos

A angiostatina é um potente inibidor angiogênico, derivada do fragmento N-terminal do plasminogênio, precursor da enzima plasmina presente no sangue. Possui de três a quatro domínios *Kringle*, pertencentes a uma classe de domínios proteicos denominada pela semelhança de sua estrutura quaternária com as dobras em anel de um famoso biscoito escandinavo *kringla* (da antiga língua nórdica: "círculo"), mais conhecido pelo mundo como os *pretzels*.

Em 1998 Claesson-Welsh e colaboradores do grupo do Dr. Judah Folkman (veja o Boxe 1 – *Tratamentos*

Angiogênese

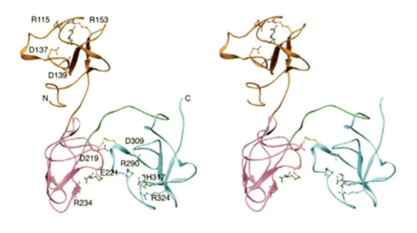 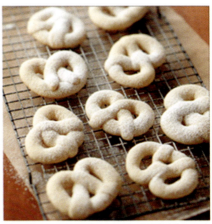

Figura 13.4 • Estrutura dos domínios *Kringle* da angiostatina humana e o biscoito *kringle* que originou o nome da estrutura. Adaptado de Abad, Marta C et al. The X-ray crystallographic structure of the angiogenesis inhibitor angiostatin. Fonte: *Journal of molecular biology*, v. 318, n. 4, p. 1009-1017, 2002.

antiangiogênicos) publicaram um dos primeiros trabalhos *in vitro* demonstrando o papel específico da angiostatina tanto como indutor dose-dependente de apoptose de células endoteliais em cultura, quanto como um inibidor de migração e formação do tubo endotelial induzida por VEGF nessas células. Os domínios *kringle* da angiostatina são essenciais para seu papel antiangiogênico, sendo responsáveis pela inibição da proliferação das células endoteliais e também estímulo à apoptose.

Já a endostatina é um fragmento do colágeno XVIII, e corresponde à porção C-terminal do domínio globular dessa proteína localizada nas paredes de vasos e membranas basais. Assim como a angiostatina, a endostatina é um forte inibidor angiogênico, e seu mecanismo de ação também é específico em células endoteliais. Sua ação é principalmente a inibição das vias dos receptores de fatores de crescimento pró-angiogênicos, como ERK1, VEGF e bFGF.

As propriedades antiangiogênicas da angiostatina e endostatina foram exploradas em tratamentos combinados com quimioterapia e radioterapia e outros agentes antitumorais, dado que sua ação é exclusivamente sobre as células endoteliais, buscando-se, assim, um efeito sinergístico que tanto afeta as células malignas em si e a vasculatura tumoral.

Supressores tumorais: p53 e pRb, os guardiões antitumorais

A proteína celular antígeno tumoral p53 talvez seja uma das mais extensivamente estudadas na ciência, dado seu essencial papel de *guardiã do genoma* dos metazoários (veja o capítulo 10). A maioria dos tumores humanos apresenta alterações na expressão de p53, sendo o gene mais frequentemente mutado em uma vasta amplitude de cânceres e alvo de oncoproteínas virais. As primeiras indicações do papel de p53 como supressor da vascularização tumoral vêm de diversos estudos clínicos que demonstraram que tumores com mutações em p53 apresentavam maior vascularização do que tumores p53 selvagem. Estudos moleculares desvendaram mais profundamente a relação de p53 com a angiogênese, demonstrando a função da proteína guardiã do genoma também como inibidora de vias relacionadas à hipóxia e inibição transcricional de genes pró-angiogênicos e ativação de vias antiangiogênicas, entre elas a ativação da trombospondina-1 (TSP-1), a qual estudaremos mais adiante, ativadores de plasminogênio, entre outros. Essa vasta ação combinada seria a principal contribuição de p53 na supressão do processo em tumores p53 selvagem.

A proteína pRb, produto do gene do retinoblastoma, faz parte da fina regulação negativa do ciclo celular essencial para o controle da proliferação celular. Sua atuação, juntamente com as proteínas p107 e p130, inibe a progressão da fase G1 para a fase S do ciclo celular, principalmente com sua forma fosforilada interagindo e impedindo que fatores de transcrição da família E2F atuem na ativação do ciclo. A importância como supressor de pRb revela-se assim como p53 na ausência de função dessa proteína em muitos tumores humanos, sendo o mais proveniente dos casos nos retinoblastomas hereditários infantis, em que indivíduos que recebem uma cópia mutada do gene dos pais desenvolvem o tumor na retina em idade muito precoce. Sua atuação da angiogênese vem sendo explorada sobretudo em sua interação com HIF-1α, principal fator de transcrição ativado durante a hipóxia e angiogênese relacionada à falta de oxigênio.

A relação dos supressores tumorais TP53 e pRb no processo de angiogênese foi definida em modelos celulares expressando oncoproteínas virais. Por exemplo, as proteínas precoces E6 e E7 de papilomavírus humanos de alto risco, como o HPV-16, ligam-se respectivamente a TP53 e pRB. Quando infectados por retrovírus codificadores de E6 e E7, queratinócitos humanos primários sofrem o processo de transformação celular, adquirindo a capacidade de proliferação descontrolada; além de secretarem uma série de fatores pró-angiogênicos, como VEGF, TNFalfa, IL-8, IL-6 e IL-1beta. Ainda, essas células transformadas também deixam de expressar reguladores negativos do processo de angiogênese.

Trombospondina-1, o primeiro modulador endógeno

A trombospondina-1 (TSP-1) foi o primeiro fator endógeno antiangiogênico identificado e, interessantemente, também o primeiro gene-alvo da ação de p53. Sua primeira descrição foi em 1971 pela Dra. Nancy Lewis Baenziger, que a localizou na membrana externa de plaquetas humanas, demonstrando também sua função na ativação de diversos processos nas células sanguíneas. Posteriormente, com a descoberta de outras trombospondinas, desvendaram-se suas multifunções em diversos processos fisiológicos e seu papel como glicoproteínas secretadas na matriz extracelular (ECM). No processo angiogênico, TSP-1 é modulador negativo da proliferação, adesão e migração das células endoteliais, também promovendo sua apoptose, e a perda de sua expressão é dada como um passo essencial no *gatilho angiogênico* na progressão tumoral. O gene produtor de TSP-1 é inibido, em resposta à expressão de diversos oncogenes, como *myc* (c-Myc), *src* (SCR) e *ras* (Kras).

Estratégias terapêuticas com TPS-1 têm sido amplamente exploradas na literatura, geralmente buscando o aumento da inibição angiogênica mediada pela trombospondina-1 endógena.

Interleucina 12

As interleucinas, apesar de seu papel primordial na resposta e modulação imune, podem também induzir outras vias e mecanismos com um papel antitumoral. Por promover a produção de interferon gama (IFN-γ), a interleucina 12 (IL-12) acaba por induzir programas antiangiogênicos mediados por genes responsivos a interferon e pela mediação entre linfócitos e células endoteliais. Estudos demonstraram a diminuição da produção de VEGF em tumores induzida pela presença de IFN-γ mediada por IL-12, e tratamentos com a interleucina mostraram uma redução na produção de metaloproteinases remodeladoras necessárias para a neoangiogênese tumoral, além de diminuir a ativação da integrina $a_v\beta_3$ nas células endoteliais, essencial para sua adesão e sobrevivência.

Essas ações imunomoduladoras e antiangiogênicas indicaram a IL-12 como um promissor agente terapêutico, porém tem-se descrito nos estudos clínicos uma certa limitação de eficácia da interleucina 12 como tratamento, especialmente em estudo *in vitro* em camundongos imunossuprimidos, dada a complexa rede imune necessária para a ação da IL-12, dependendo de sua capacidade de induzir a expressão de IFN-γ.

A seguir, a Tabela 13.3 exemplifica os principais passos do processo angiogênico e as moléculas que o regulam.

ANGIOGÊNESE TUMORAL: O GATILHO ANGIOGÊNICO

Considere uma célula tumoral que sofreu uma série de mutações e que, por consequência, certos oncogenes foram ativados, ao passo que a expressão de genes supressores específicos foi comprometida. Ainda que essa célula tenha potencial ilimitado de multiplicação e se torne insensível aos sinais inibidores de crescimento e apoptóticos, as evidências atuais indicam que essas propriedades neoplásicas, apesar de serem necessárias, não são suficientes para que essa célula progrida a um tumor clinicamente detectável, metastático e letal. A expansão de uma massa tumoral além do tamanho microscópico inicial de até 1 mm de diâmetro requer que, primeiro, esse tumor seja capaz de recrutar e manter seu próprio suprimento sanguíneo. Como os tecidos normais, os tumores em desenvolvimento necessitam de oxigênio, metabólitos e de uma forma eficaz de remover os resíduos gerados.

Grande parte dos tumores pode permanecer *in situ*, dormente e sem vasculatura funcional por meses a anos. Nesta fase pré-vascular, as células tumorais proliferam, muitas vezes tão rapidamente quanto aquelas do tumor vascularizado. Contudo, a taxa de morte das células tumorais por apoptose contrapõe essa proliferação e mantém a massa tumoral em um estado estacionário. Apenas na fase vascular ocorrerá o crescimento exponencial do tumor.

Tabela 13.3 • O processo angiogênico e seus reguladores

Etapa da angiogênese	Fatores estimuladores	Fatores inibidores
Vasodilatação	VEGF	Angiopoietina-1
Maior permeabilidade vascular		
Extravasamento de proteínas plasmáticas		
Formação do broto endotelial	Angiopoetina-2	
Degradação da matriz extracelular	Metaloproteinases (MMPs)	TMP-1
Liberação de fatores de crescimento	Receptor de uroquinase (uPA)	Trombospondina-1
Proliferação e migração das células endoteliais	VEGF PDGF Angiopoietinas FGFs	
Recrutamento de pericitos e músculo liso	PDGF	
Formação do tubo e lúmen dos vasos	VEGF Angiopoietinas Integrinas	Trombospondina-1
Estabilização dos novos vasos	PAI-1	Angiopoietina-2
Manutenção, diferenciação e remodelamento	Angiopoietina-1 Tie-2	

Fonte: Adaptada de Pugh, Christopher W; Ratcliffe, Peter J. Regulation of angiogenesis by hypoxia: role of the HIF system. *Nature medicine*, v. 9, n. 6, p. 677-684, 2003.

Em vista disso, podemos questionar como um tumor durante seu desenvolvimento transforma seu fenótipo não angiogênico, com uma vasculatura inexistente ou não funcional, em um tumor com elevada capacidade de adquirir novos vasos para sustentar sua progressão? Basicamente, o acionamento do interruptor da angiogênese tumoral ou do gatilho angiogênico é atribuído ao aumento da síntese e liberação de fatores angiogênicos e à redução da concentração ou atividade de inibidores da angiogênese, deslocando assim o equilíbrio a favor da ativação e recrutamento das células vasculares.

A hipóxia é a condição determinante para iniciar a regulação molecular da angiogênese. Enquanto o tumor ainda não se tornou vascularizado, algumas células tumorais que se encontram fora do limite de difusão de oxigênio ficam em condição de hipóxia. A redução dos níveis de oxigênio, por sua vez, leva ao estímulo da transcrição do fator induzível por hipóxia (HIF). Este é o componente-chave na regulação positiva das proteínas pró-angiogênicas como: VEGF-A, angiopoietinas, PDGF-β, FGF e metaloproteinases. Quando a concentração destas proteínas excede a das proteínas antiangiogênicas, ocorre o início da sequência de eventos que culmina na angiogênese tumoral. Esse momento do gatilho angiogênico pode ocorrer em diferentes estágios da progressão do tumor, dependendo da natureza e do microambiente do tumor.

ESTRUTURA DOS VASOS TUMORAIS

Em condições fisiológicas, a angiogênese é rigidamente controlada por diversos fatores moleculares, forças mecânicas e hidrodinâmicas e, dessa forma, é otimizada para atender às necessidades de cada tecido. Embora a angiogênese tumoral compartilhe algumas características com a angiogênese fisiológica, ela não tem essa mesma regulação precisa. As células tumorais, juntamente com outras células que compõem o microambiente, produzem uma sinalização pró-angiogênica excessiva e sustentada. Por consequência, ocorre um remodelamento defeituoso da rede de vasos sanguíneos durante o crescimento do tumor, transformando a configuração vascular normal do tecido saudável em uma vasculatura tumoral caótica.

Os vasos sanguíneos dos tumores são desorganizados, irregularmente ramificados, seguem caminhos

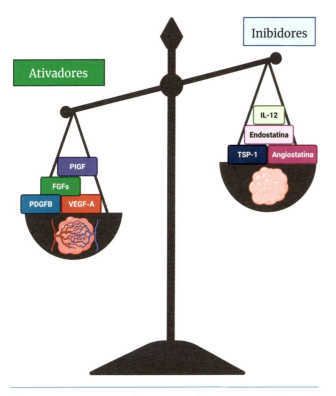

Figura 13.5 ● O equilíbrio angiogênico. A angiogênese é orquestrada por uma variedade de ativadores e inibidores. Os ativadores da proliferação e migração de células endoteliais são principalmente o fator de crescimento endotelial vascular (VEGF), fator de crescimento de fibroblastos (FGFs), fator de crescimento derivado de plaquetas (PDGF) e fator de crescimento epidérmico (EGF). Os inibidores angiogênicos, como a trombospondina-1 (TSP-1), angiotastina, endostatina e a interleucina, reduzem a proliferação e motilidade das células endoteliais. O equilíbrio entre os níveis de ativadores e inibidores determina se uma célula endotelial estará em um estado quiescente ou angiogênico. O desequilíbrio em favor dos ativadores desencadeia a angiogênese, em um fenômeno denominado gatilho angiogênico. Fonte: Adaptada de Bergers, Gabriele; Benjamin, Laura E. Tumorigenesis and the angiogenic switch. *Nature reviews cancer*, v. 3, n. 6, p. 401-410, 2003.

tortuosos, possuem extremidades cegas e são hiperpermeáveis. Esse vazamento excessivo se deve às diversas lacunas nos revestimentos do endotélio, da membrana basal e da menor cobertura de pericitos. A camada de células endoteliais dos vasos tumorais é mais delgada que nos vasos normais e permite o vazamento, devido à perda das junções entre células endoteliais e das células endoteliais com os pericitos e com a matriz extracelular. A membrana basal também pode apresentar anormalidades estruturais e na composição, ser descontínua ou ainda ausente em alguns tumores. Os pericitos, que circundam e estabilizam estruturalmente os vasos, frequentemente encontram-se em menor densidade.

Além de oferecer um suporte mecânico à camada de células endoteliais, os pericitos participam ativamente da regulação dinâmica da angiogênese. Os pericitos estabelecem uma sinalização parácrina e recíproca com as células endoteliais, fibroblastos e células do sistema imune, modulando algumas de suas atividades. Nos tumores, os pericitos podem ter um menor recrutamento mediado pelas células endoteliais. A falha na comunicação entre os pericitos e as células endoteliais durante a angiogênese tumoral impede que as células vasculares retornem ao estado quiescente e impossibilita a reestabilização estrutural e funcional dos vasos recém-formados. Os pericitos tumorais também podem apresentar mudanças na expressão de moléculas de adesão e de fatores secretados em relação aos pericitos de tecidos normais. Em conjunto, essas alterações podem contribuir para o desenvolvimento e manutenção de tumores. Alguns estudos demonstraram uma associação entre a menor cobertura de pericitos e o aumento da ocorrência de metástases.

Apesar de essas serem características gerais observadas nos vasos de tumores sólidos, é importante destacar que eles são altamente heterogêneos e podem ser categorizados em pelo menos seis tipos de vasos, de acordo com a morfologia e estado de maturação. Cada tipo de vaso também apresenta padrões particulares de expressão de moléculas sinalizadoras, receptores e moléculas de adesão celular em sua parede, principalmente em suas células endoteliais.

A distribuição de vasos tumorais é bastante irregular e a densidade varia, especialmente de acordo com o tamanho e com a localização do tumor. Frequentemente, observa-se uma compartimentação característica da vascularização de tumores sólidos. Em geral, a periferia tumoral apresenta uma resposta angiogênica mais robusta e pode, inclusive, apresentar uma densidade microvascular substancialmente maior que o tecido normal circundante. Em contraste, o centro tumoral é comumente pouco vascularizado e possui grandes áreas de insuficiência metabólica, isquemia e necrose.

Levando em consideração todas essas características, a vasculatura tumoral representa grande desafio no tratamento do câncer em tumores sólidos. A irrigação ineficiente dos tumores prejudica a captação dos agentes terapêuticos e representa um importante obstáculo ao tratamento. Além disso, a baixa captação da droga ou anticorpo terapêutico demanda que uma maior concentração seja administrada, o que aumenta a exposição das células normais e intensifica efeitos colaterais.

Angiogênese

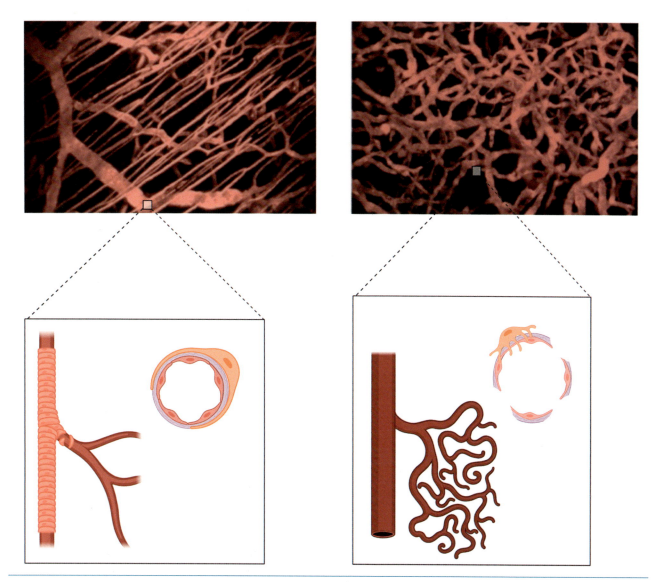

Figura 13.6 ● Representação esquemática dos vasos presentes em tecidos normais e em tecidos tumorais. Os quadrados pretos (em cima) revelam a ramificação desorganizada e tortuosa dos vasos tumorais (à direita), quando comparados com a organização dos vasos de tecidos normais (à esquerda). Abaixo, esquemas representando a organização interna dos vasos, com lacunas entre as células endoteliais e ausência de membrana basal nos vasos tumorais. Fonte: Adaptada de Jain, Rakesh K. Molecular regulation of vessel maturation. *Nature medicine*, v. 9, n. 6, p. 685-693, 2003.

MICROAMBIENTE TUMORAL

Os tumores se desenvolvem em um cenário hostil, tanto nos órgãos primários quanto nos órgãos-alvo da metástase, onde as interações com as células do tecido associado são fundamentais para que se adaptem rapidamente às condições adversas, como hipóxia, acidose e alterações metabólicas. As células não malignas do microambiente tumoral são manipuladas pelas células tumorais e adquirirem fenótipos anormais, passando a produzir quimiocinas e fatores de crescimento que sustentam a proliferação descontrolada e invasão das células tumorais. Entre as células que compõem um tumor encontram-se: fibroblastos associados ao câncer (CAFs), células endoteliais, pericitos, adipócitos e células imunes, como monócitos, macrófagos, linfócito e células dendríticas (DCs).

Entre os fenômenos favoráveis aos tumores gerados em sua interação com o microambiente, está a orquestração da angiogênese. As células tumorais, além de serem, por si sós, grandes produtoras de moléculas pró-angiogênicas, emitem sinais para que diversas outras células também se tornem fontes desses moduladores e sustentem a angiogênese nas fases subsequentes da progressão tumoral. Essas células estromais podem já ser residentes do tumor, como os CAFs, ou ser recrutadas da medula óssea, como as células do sistema imune. Veremos, a seguir, algumas funções dessas células durante a angiogênese tumoral.

Os CAFs têm funções pró-angiogênicas bem estabelecidas em tumores. Essas células produzem grande parte do VEGF-A presente no microambiente tumoral, além de serem capazes de colaborar com a angiogênese de maneira independente de VEGF-A por outros mecanismos. Por exemplo, o PDGF-C derivado das CAFs promove a angiogênese estimulando outros CAFs a secretar ainda mais fatores de crescimento pró-angiogênicos, como o fator de crescimento dos fibroblastos humanos 2 (FGF2) e osteopontina. Outros fatores secretados pelos CAFs ainda potencializam a angiogênese tumoral recrutando mais células endoteliais e monócitos da medula óssea. Embora os CAFs também secretem inibidores da angiogênese, os tumores podem superar suas propriedades antiangiogênicas aumentando adaptativamente a produção de fatores pró-angiogênicos.

O recrutamento de células do sistema imune inato conduzido pelo tumor também contribui consideravelmente para a angiogênese tumoral. As células imunes cooperam e sinergizam com as demais células do microambiente, bem como com as células malignas, estimulando a proliferação de células endoteliais e a formação de vasos sanguíneos. De maneira geral, essas células participam da angiogênese tumoral secretando persistentemente uma enorme gama de ativadores angiogênicos, como: VEGF, interleucina 8 (IL-8), fator de necrose tumoral alfa (TNF-α), fator de crescimento de hepatócitos (HGF) e metaloproteinases (MMPs).

Em especial, os macrófagos são recrutados ao estroma tumoral por meio de uma série de mediadores inflamatórios, entre eles o VEGF. São células-chave no desencadeamento do gatilho angiogênico e atuam também estimulando a proliferação das células endoteliais durante o brotamento angiogênico e convocando mais células endoteliais para a formação dos tubos. Na região perivascular de tumores, encontra-se um subconjunto de macrófagos associados a tumores altamente pró-angiogênicos, definidos originalmente como macrófagos do tipo M2. Essas células são responsivas à angiopoietina

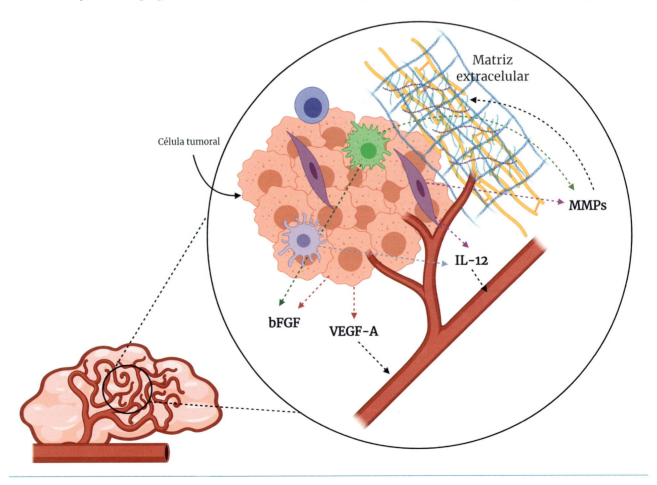

Figura 13.7 ● A "conversa" no microambiente tumoral. Células tumorais, bem como macrófagos, células dendríticas, a matriz extracelular, fibroblastos associados ao câncer e células-tronco mesenquimais podem promover angiogênese por meio da secreção ou expressão de diferentes fatores.

e capazes de induzir resistência aos medicamentos quimioterápicos, diminuindo a responsividade à radioterapia. A inibição específica desse eixo de regulação parece reforçar os efeitos benéficos dos tratamentos antiangiogênicos.

Os neutrófilos representam grande parte das células inflamatórias infiltradas em tumores. Assim como as demais células do sistema imune, os neutrófilos produzem fatores pró-angiogênicos, mas também contribuem para a angiogênese tumoral liberando importantes metaloproteinases (MMPs), incluindo MMP-9. A proteólise da matriz extracelular, por sua vez, também irá reverberar esse efeito ao liberar as moléculas bioativas.

PROCESSOS ALTERNATIVOS DE AQUISIÇÃO DE VASOS TUMORAIS

Além do crescimento dependente da angiogênese, muitos tumores podem apresentar outras vias de aquisição de vasculatura. Vários estudos demonstraram que muitos tumores sólidos podem progredir por meio de processos como mimetismo vasculogênico e cooptação vascular. Além disso, esses mecanismos parecem ser a base das falhas das terapias antiangiogênicas contra o câncer. Sugere-se que, juntamente com uma terapia antiangiogênica, esses mecanismos podem suprimir de forma mais eficaz o crescimento do tumor.

Mimetismo vasculogênico

Mimetismo vasculogênico refere-se à capacidade das células tumorais de se organizarem em estruturas semelhantes às vasculares para a obtenção de nutrientes e oxigênio, independentemente dos vasos sanguíneos normais ou da angiogênese. Este fenômeno foi descrito em melanoma altamente agressivo e, apesar de ter sido contestado durante muitos anos, foi subsequentemente relatado em vários tipos de tumores malignos, incluindo carcinomas de mama, ovários, próstata, bexiga e pulmões, bem como em sarcomas e gliomas.

As células tumorais com capacidade de realizar mimetismo vasculogênico apresentam notável grau de plasticidade. A assinatura molecular dessas células revela a expressão dos principais marcadores de células-tronco pluripotentes em conjunto com genes específicos de células epiteliais, fibroblastos e células endoteliais. VE-caderina, Notch e HIF-1α estão entre as moléculas mais relevantes envolvidas nas vias que controlam o mimetismo vasculogênico.

A VE-caderina, também conhecida como caderina 5 ou CD144, é uma proteína de adesão célula-célula comumente expressa por células endoteliais. A fosforilação de VE-caderina em vários resíduos pode modular a estabilidade e a permeabilidade da junção endotelial em diferentes contextos. Acreditava-se que a VE-caderina era específica para células endoteliais; entretanto, nas últimas décadas, ela foi encontrada em uma ampla variedade de células tumorais, nas quais contribui para a agressividade e para a aquisição do mimetismo. Já foi demonstrado que a regulação negativa de VE-caderina leva à inibição da formação do mimetismo vasculogênico.

A hipóxia, principal condição indutora da angiogênese, também é um importante estímulo para o mimetismo vasculogênico. O complexo HIF modula a expressão gênica de fatores como VEGF-A, VEGFR-1, osteopontina e VE-caderina, além de estabilizar o domínio intracelular de Notch e, consequentemente, ativar genes cujos promotores são responsivos a Notch, e desencadear sua via de sinalização. A via de Notch, por sua vez, regula a plasticidade e agressividade das células tumorais. O bloqueio do eixo Notch4-Nodal está associado à redução das redes de mimetismo vasculogênico e menor expressão de VE-caderina em melanoma invasivo.

Amplas evidências indicam que o mimetismo vasculogênico tem grande relevância para a prática clínica. Diversos estudos mostram que a presença dessas estruturas está significativamente associada à menor taxa de sobrevida geral em pacientes com tumores malignos, como osteossarcoma, gliomas, câncer de mama, câncer gástrico e câncer de pulmão. Sabe-se que tumores com a habilidade de realizar o mimetismo vasculogênico apresentam maior crescimento, progressão, metástase e invasão. Sendo assim, essa característica tem sido demonstrada como um potencial indicador de mau prognóstico.

Por fim, o mimetismo vasculogênico também é um importante mecanismo de resistência aos tratamentos antiangiogênicos. A depleção dos vasos tumorais causada por esses medicamentos torna o microambiente tumoral ainda hipóxico, o que pode então ativar o mimetismo vasculogênico. Uma visão mais aprofundada da sinalização molecular que desencadeia e promove a formação dessas estruturas pode auxiliar na concepção de novas terapias antitumorais associadas às terapias antiangiogênicas.

Cooptação de vasos

A cooptação de vasos sanguíneos é um processo não angiogênico pelo qual as células tumorais utilizam a vasculatura preexistente no tecido normal para atender às suas demandas metabólicas. Para tanto, as células tumorais podem migrar ao longo da superfície externa de vasos preexistentes ou se infiltrar entre eles e incorporá-los. As evidências disponíveis mostram que os tumores podem usar apenas a angiogênese, apenas a cooptação de vasos, ambos os mecanismos simultaneamente, ou ainda podem alternar dinamicamente entre os dois. Além disso, as metástases podem adotar um mecanismo de vascularização diferente daquele do tumor primário de origem.

A presença de cooptação de vasos em um tumor é basicamente determinada no nível histopatológico, no qual buscam-se características morfológicas que possam ser usadas para distinguir vasos cooptados daqueles recém-formados pela angiogênese. Um dos sinais de que ocorreu cooptação de vasos é a preservação da arquitetura vascular bem organizada. Isto está em contraste com a angiogênese tumoral, que resulta em uma vasculatura tipicamente caótica e desorganizada, como vimos na seção 5. Os marcadores imuno-histoquímicos também podem ser usados para confirmar se os vasos tumorais são de fato vasos cooptados.

Embora muitos tipos de tumores sólidos possam utilizar a cooptação de vasos, os mecanismos moleculares que coordenam esse processo são mal compreendidos. Estudos sugerem que alterações na motilidade e a adesão de células tumorais à vasculatura são essenciais na mediação da cooptação de vasos. Por exemplo, a motilidade das células tumorais durante a cooptação de vasos na metástase hepática parece envolver o Arp2/3, complexo de proteína relacionada à actina 2/3. Ademais, a expressão das moléculas de adesão integrina $\beta 1$, integrina $\alpha 6$ e L1CAM (molécula de adesão celular L1) facilita a fixação das células tumorais à superfície vascular. A existência de cooptação de vasos explica pelo menos algumas das deficiências dos agentes antiangiogênicos, incluindo os muitos casos de resistência intrínseca e adquirida. O tratamento com agentes antiangiogênicos pode induzir a mudança da angiogênese para a cooptação de vasos em modelos pré-clínicos. Estudos adicionais são necessários para entender melhor os mecanismos moleculares que orientam e sustentam as interações coesivas entre as células tumorais e a vasculatura.

LINFANGIOGÊNESE TUMORAL

A angiogênese tumoral é o processo que cimenta o crescimento tumoral e também sua expansão para sítios além de sua localização primária (veja também o capítulo 15). Porém, a linfangiogênese tumoral pode também ser uma via de expansão e metástase tumoral.

O sistema linfático é uma extensa rede de vasos que perfundem profundamente o organismo, conduzindo e absorvendo fluidos e células, regulando a homeostase dos tecidos e o patrulhamento imune, sendo considerado um dos principais órgãos imunes dos animais

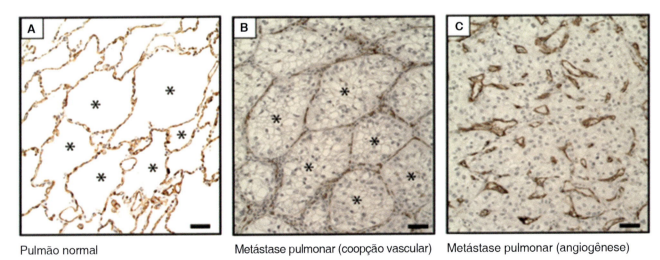

Figura 13.8 ● Cooptação de vasos em metástase de pulmão. Observamos a estrutura vascular conservada do tecido normal quando os vasos tumorais são originados por cooptação (b). Ao contrário, os vasos gerados por angiogênese perdem a estrutura original e são desorganizados. Fonte: Adaptada de Kuczynski, Elizabeth A; Reynolds, Andrew R. Vessel co-option and resistance to anti-angiogenic therapy. Angiogenesis, v. 23, n. 1, p. 55-74, 2020.

vertebrados. Vasos linfáticos estão presentes em todos os tecidos vascularizados, com a única exceção da matriz da medula óssea e do sistema nervoso central, apesar de existirem conexões entre o sistema de fluido cerebrospinal e o sistema linfático, e são especialmente predominantes em tecidos com alto contato com o ambiente e fatores externos com o epitélio da pele e de mucosas, como os intestinos.

A linfangiogênese em condições normais no organismo está relacionada à formação de novos vasos linfáticos e ocorre principalmente durante o desenvolvimento embrionário. No indivíduo adulto, o processo ocorre fisiologicamente durante a formação do *corpus luteum* durante o ciclo reprodutivo feminino e em situações de resposta imune inflamatória e reparo tecidual mediante injúrias. Já em situações patológicas, a linfangiogênese está associada à metástase tumoral como já citado, além de inflamação crônica, linfedema (condição em que o indivíduo apresenta edemas crônicos no corpo e imunidade prejudicada) e rejeição de órgãos transplantados.

A formação de novos vasos linfáticos é estimulada por fatores de crescimento da família VEGF. O receptor tirosina quinase VEGFR-3 foi um dos primeiros marcadores de células endoteliais linfáticas a ser descoberto por Kari K. Alitalo e colaboradores em 2005, que também descreveram o primeiro fator da família VEGF indutor da linfangiogênese: o VEGF-C. Atualmente sabe-se que, além de VEGF-C, outros membros da família, como o VEGF-D, são importantes para o estímulo e a maturação do sistema linfático, ligando-se ao receptor VEGFR-3 (Figura 13.9 e Tabela 13.2).

Vamos agora explorar um pouco mais a relação entre a formação de vasos linfáticos e a metástase tumoral. Em cânceres de mama, cólon, próstata e melanoma um fator crucial determinante para o prognóstico e também decisão de tratamento é a presença e extensão de metástases linfonodais regionais, ou seja, a presença de células malignas nos linfonodos próximos do tumor primário. Ainda não se sabe ao certo se as células tumorais apenas se encontravam "presas" nos linfonodos em uma fase latente de disseminação, ou se estes seriam sítios preferenciais para o início do processo metastático sistêmico.

No atual paradigma do entendimento do papel da linfangiogênese no câncer, existem duas vias distintas de crescimento de vasos linfáticos no contexto tumoral: a primeira delas seria a linfangiogênese tumoral em

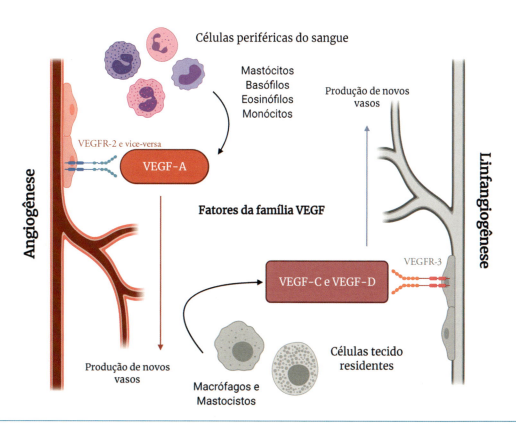

Figura 13.9 ● Comparação entre os processos de angiogênese e linfangiogênese e seus fatores reguladores. No processo angiogênico, VEGF-A é secretado por células periféricas sanguíneas e se liga ao receptor VEGFR-3 por VEGFR-2 e vice-versa. Fonte: Adaptada de Varricchi, Gilda *et al*. Innate effector cells in angiogenesis and lymphangiogenesis. Current opinion in immunology, v. 53, p. 152-160, 2018.

si que ocorre tanto no interior dos tumores como na periferia do sítio primário, enquanto a linfangiogênese linfonodal ocorre nos linfonodos sentinelas periféricos ao tumor. Todavia, ainda não se conhecem completamente os mecanismos moleculares por trás dessa indução. Estudos em camundongos com tumores encontraram uma superexpressão de VEGF-C; porém, somente uma parcela dos animais analisados exibiu uma aumentada incidência metastática. Na literatura nota-se que somente a expressão exacerbada de VEGF-C e VEGF-D não é suficiente para, consequentemente, uma maior metástase, podendo existir outros fatores limitantes envolvidos no processo metastático.

Uma das hipóteses para o possível efeito de VEGF-C e VEGF-D é que sua ação proporciona a primeira ponte de interação entre as células tumorais e as células endoteliais linfáticas, aumentando o contato tumoral e facilitando a sua entrada no sistema, além de aumentar a permeabilidade vascular das células endoteliais linfáticas, e ainda alterando o vazamento vascular e a pressão do fluido intersticial no tumor. O aumento dessa pressão pode ser um determinante importante para a sedimentação das células tumorais nos vasos. Sabe-se que pacientes com altas taxas de linfangiogênese apresentaram maiores taxas de recorrência de tumores secundários, mesmo em tratamento antiangiogênico, e ter a vascularização linfática como alvo terapêutico pode ser uma opção para esses pacientes. Nesses casos, tem-se a hipótese de que a regressão terapia-conduzida da vascularização sanguínea tumoral leva a uma situação de hipóxia que induz a expressão de fatores pró-linfangiogênicos. Estudos de *knockdown* gênico em camundongos tanto de VEGF-C quanto de seu receptor demonstraram resultados preliminares interessantes para possíveis tratamentos em câncer de mama e pulmão; porém, até então não existem terapias antilinfangiogênicas aprovadas pela FDA, em função do ainda limitado conhecimento das bases moleculares entre esse processo, possíveis drogas e a tumorigênese.

ANGIOGÊNESE E METÁSTASE

O processo metastático está intimamente relacionado à angiogênese tumoral, uma vez que, para poder adentrar a corrente sanguínea e se dirigir a um novo local, a célula tumoral depende da estrutura hiperpermeável do vaso tumoral, já descrita anteriormente. Os mecanismos pelos quais as células tumorais atingem a circulação serão vistos com mais detalhes no Capítulo 15 do livro, mas, grosso modo, este processo é facilitado às lacunas existentes no endotélio e na membrana basal.

Em 1929, o patologista americano James Ewing, fazendo frente à teoria do "solo e semente" do cirurgião inglês Stephen Paiget (veja o Capítulo 15), postulou que as células tumorais circulantes presentes na corrente sanguínea atingiriam novos sítios anatômicos em decorrência de processos puramente mecânicos. Ewing afirma que, ao atingirem vasos de calibre menor, as células tumorais teriam seu fluxo interrompido e se estabeleceriam no órgão em que ficaram "presas". Deste modo, seria esperado que os órgãos com maior nível de vasculatura também fossem aqueles com os maiores números de núcleos metastáticos. Entretanto, isto nem sempre é notado em diversos tipos tumorais, com diversas observações clínicas de pacientes e estudos em modelos animais demonstrando que certos tipos tumorais têm preferência pelo local da metástase, independente da anatomia da vasculatura. Na década de 1970, diversos estudos apontaram que, embora a retenção mecânica das células tumorais nos vasos de menor calibre tenha papel importante no estabelecimento da metástase, ela não é suficiente e o estabelecimento metastático depende também de características do local em que a célula irá se estabelecer.

Diversos fatores secretados pelo tumor (como fatores pró-angiogênicos já mencionados, citocinas, fatores de crescimento, microvesículas, entre outros) são responsáveis por preparar o local em que a célula metastática irá residir, também chamado de nicho pré-metastático. Esta preparação decorrente dos fatores secretados pelo tumor e de células recrutadas para o local da metástase pode resultar em aumento da angiogênese e da permeabilidade vascular no nicho metastático, em processos semelhantes aos já descritos neste capítulo.

Entretanto, diferentemente dos tumores primários, que têm modificações ocorrendo no seu microambiente desde o surgimento da lesão precursora, o sítio metastático não possui essas alterações tão avançadas. No que concerne à questão angiogênica, inicialmente no sítio metastático a vasculatura ainda é escassa, o que pode fazer com que a metástase entre em um processo de dormência, ou seja, um período prolongado de latência antes de começar a crescer e se tornar clinicamente aparente. Ainda, fatores antiangiogênicos liberados pelo próprio tumor primário afetam o balanço entre as fases proliferativas e apoptóticas das metástases, inibindo o crescimento desses tumores secundários em um processo denominado inibição endógena, e, em alguns casos, a remoção do tumor primário interrompe a liberação desses fatores antiangiogênicos, estimulando a proliferação das células que estavam dormentes nos sítios metastáticos.

Assim como a angiogênese, o processo de linfangiogênese no nicho pré-metastático também oferece grande contribuição para a ocorrência do processo metastático. A linfangiogênese que ocorre no sítio pré-metastático é responsável por grande parte da disseminação inicial das células tumorais pelos vasos linfáticos, e diversos fatores pró-angiogênicos secretados pelo tumor e pelas células do meio ambiente contribuem com a linfangiogênese linfonodal e linfangiogênese no nicho pré-metastático, sendo a presença de metástases linfonodais um indicativo do pior prognóstico da doença, em alguns casos.

BOXE 1. TRATAMENTOS ANTIANGIOGÊNICOS

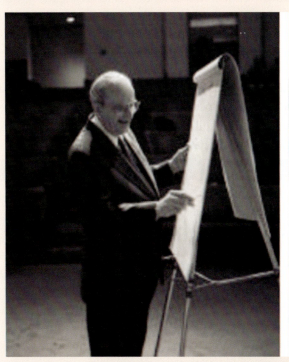
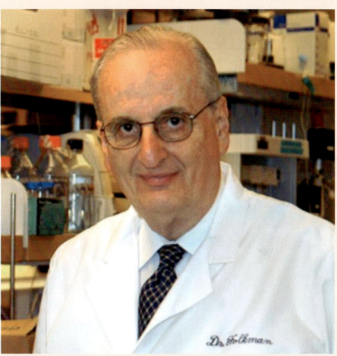

Figura 13.10 ● Dr. Moses Judah Folkman (1933-2008), o pai da pesquisa em angiogênese. Arquivo do Departamento de Oftalmologia, da Harvard Medical School (disponível em: https://eye.hms.harvard.edu/judahfolkman e http://waywiser.fas.harvard.edu/people/7652/judah-folkman)

A primeira terapia antiangiogênica foi proposta pelo Dr. Judah Folkman (1933-2008), médico pesquisador da Harvard Medical School e hoje reconhecido como pai da pesquisa em angiogênese. Seus trabalhos, *Tumor angiogenesis: therapeutic implications* (1971) e *Antiangiogenesis: a new concept for therapy of solid tumors* (1972), tornaram-se marcos da pesquisa do câncer, tanto no tratamento quanto na prevenção. Baseado no trabalho de outros proeminentes pesquisadores, entre eles Dr. Philippe Shubik (1921-2004), que concebeu o termo "angiogênese tumoral" (Greenblatt & Shubik, 1968), Folkman desenvolveu uma ousada hipótese: a maioria dos tumores primários sólidos tem uma prolongada fase de crescimento avascular e aparentemente dormente até atingirem entre 1 e 2 mm, a partir de onde a obtenção de nutrientes e troca de gases apenas por difusão não seria suficiente, e o tumor passaria então a responder a essa falta promovendo a liberação de fatores angiogênicos e recrutando células para produzir uma rede de vascularização própria, o gatilho angiogênico como já vimos no capítulo. Os fatores angiogênicos na hipótese de Folkman são os principais alvos para uma terapia, podendo ter sua produção ou ação biológica bloqueadas e assim impedir a expansão do tumor além da fase "dormente", e possivelmente sua regressão.

Atualmente, as terapias antiangiogênicas têm sido exploradas como possíveis combatentes da progressão tumoral com inibidores diretamente orientados para esses fatores angiogênicos que hoje conhecemos como uma vasta rede de moléculas, mas também buscando novas estratégias, como a "normalização" dos vasos tumorais (veja o Boxe 3), de forma a modular a resposta das células tumorais que tendem a adquirir um fenótipo mais agressivo mediante a hipóxia e falta de nutrientes, além de possivelmente facilitar a entrada de outros tratamentos pela maior perfusão intratumoral.

Uma variedade de inibidores angiogênicos já vem sendo empregada na clínica, principalmente com o uso de terapias baseadas em moléculas anti-VEGF, como o Bevacizumab (Avastin®, Genentech – EUA). Este foi o primeiro anticorpo atuando diretamente como inibidor de VEGF aprovado pela FDA (*Food and Drug Administration* dos Estados Unidos) e, a partir de 2014, pôde ser utilizado, tanto como tratamento único quanto em combinação, para uma variedade de tipos de câncer: câncer de rim metastático (mRCC), câncer não escamoso de células pequenas de pulmão (NSCLC), câncer colorretal metastático, glioblastoma recorrente (rGBM), câncer de colo de útero avançado e/ou metastático e também para vários tipos de câncer de ovário.

Na Tabela 13.4 encontramos os agentes antiangiogênicos aprovados pela FDA. A maioria deles são direcionados para atingir especificamente o VEGF, seu receptor ou outras moléculas específicas envolvidas na angiogênese.

Tabela 13.4 ● Lista de alguns dos agentes antiangiogênicos aprovados pela FDA

Nome	Classe	Alvo(s)	Aprovado para tratar
Axitinib	Inibidores de tirosina quinase	PDGFR, FLT3, VEGFRs, PDGFRs, cKIT	Carcinoma de células renais* avançado. É usado em pacientes cuja doença não melhorou com outra quimioterapia.
Bevacizumab	Anticorpo antiVEGF-A	VEGF-A	Câncer cervical sem melhora com outro tratamento, metástase ou recidiva. Câncer colorretal com metástase. Glioblastoma com recorrência em adultos. Carcinoma hepatocelular** metastático, ou não, que pode ser removido por cirurgia. Câncer de pulmão não escamoso de células não pequenas localmente avançado; não pode ser removido por cirurgia; apresentou metástase ou recidiva. Câncer epitelial do ovário, trompa de Falópio ou peritoneal primário. É usado com outros medicamentos em pacientes com estágio III, estágio IV ou doença recorrente.
Sorafenib	Inibidores de tirosina quinase	VEGFRs FGFRs, PDGFRs, FLT3	Carcinoma hepatocelular** que não pode ser removido por cirurgia. Carcinoma de células renais* avançado. Câncer de tireoide em certos pacientes com doença progressiva, recorrente ou metastática que não responde ao tratamento com iodo radioativo.
Sunitinib	Inibidores de tirosina quinase	VEGFRs, FGFR1, cKIT, PDGFR	Tumor estromal gastrointestinal*** em pacientes cuja condição piorou durante o tratamento com mesilato de imatinibe ou que não podem tomá-lo. Câncer de pâncreas em pacientes com tumores neuroendócrinos progressivos que não podem ser removidos por cirurgia, estão localmente avançados ou apresentam metástase. Carcinoma de células renais* em pacientes com doença avançada, ou como terapia adjuvante em adultos que foram submetidos a nefrectomia (cirurgia para remover o rim) e têm alto risco de recorrência.

(*Continua*)

Angiogênese

Tabela 13.4 ● Lista de alguns dos agentes antiangiogênicos aprovados pela FDA (continuação)

Nome	Classe	Alvo(s)	Aprovado para tratar
Ramucirumab	Anticorpo antiVEGFR2	VEGFR2	Câncer colorretal com metástase. Carcinoma hepatocelular** em doentes com níveis elevados de alfa-fetoproteína no sangue e que foram tratados com tosilato de sorafenibe. Câncer de pulmão de células não pequenas com metástase. Adenocarcinoma do estômago ou adenocarcinoma da junção gastroesofágica**** que está avançado ou metastatizou.
Pazopanib	Inibidores de tirosina quinase	VEGFRs, FGFR2, cKIT	Carcinoma de células renais* avançado. Sarcoma de partes moles avançado. É usado em pacientes que já foram tratados com quimioterapia.
Cabozantinib		VEGFRs, cKIT, cMET, Ret	Carcinoma hepatocelular** em pacientes que já foram tratados com sorafenibe. Câncer medular da tireoide que é progressivo e metastatizou. Carcinoma de células renais* avançado.

*Carcinoma de células renais: um tipo de câncer renal.
**Carcinoma hepatocelular: um tipo de câncer de fígado.
***Tumor estromal gastrointestinal: um tipo de câncer de estômago.
**** Adenocarcinoma da junção gastroesofágica: um tipo raro de câncer de esôfago.
Fonte: Informações originalmente publicadas no National Cancer Institute "Angiogenesis Inhibitors" (https://www.cancer.gov/about-cancer/treatment/types/immunotherapy/angiogenesis-inhibitors-fact-sheet). Acesso em 03/11/2020.

BOXE 2. MECANISMOS DE RESISTÊNCIA À TERAPIA ANTIANGIOGÊNICA

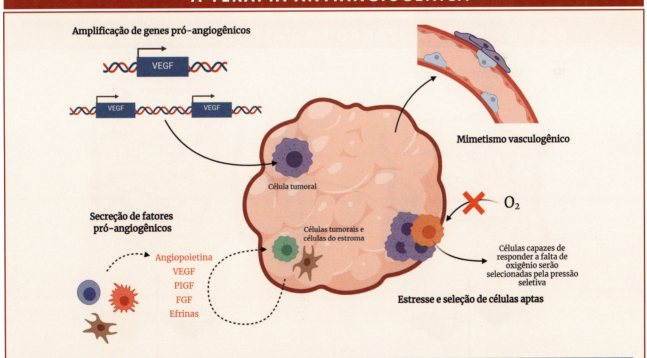

Figura 13.11 ● Mecanismos de resistência a tratamentos antiangiogênicos. As células tumorais amplificam genes angiogênicos em seu genoma, o que induz níveis mais elevados de expressão gênica, potencialmente exigindo maiores quantidades de drogas antiangiogênicas (A). Os tumores podem alternar entre angiogênese e outras formas de aquisição de vasos, como por exemplo a mimetismo vasculogênico (células tumorais que revestem os vasos – em azul) para garantir sua nutrição (B). Dentro dos tumores, células do microambiente expressam múltiplos fatores pró-angiogênicos, substituindo a produção das células tumorais prontamente. Além disso, pode ocorrer a expressão de proteínas angiogênicas alternativas após tratamento com agentes direcionados a VEGF (C). O aumento da hipóxia ocasionado pela terapia pode selecionar células com metabolismo mais adaptado a essa condição.

Criado com o *software* BioRender.com. Adaptado de Loges, Sonja; Schmidt, Thomas; Carmeliet, Peter. Mechanisms of resistance to anti-angiogenic therapy and development of third-generation anti-angiogenic drug candidates. Genes & cancer, v. 1, n. 1, p. 12-25, 2010.

Apesar dos resultados pré-clínicos promissores, as monoterapias antiangiogênicas não levaram aos benefícios clínicos esperados. Isso pode ser explicado pelo desenvolvimento de mecanismos de resistência. Esses mecanismos de resistência estão sendo explorados, e veremos aqui alguns, dos quais os tumores se utilizam para burlar o bloqueio de VEGF-A.

1. **Processos alternativos de aquisição de vasos**
   Mimetismo vasculogênico e cooptação de vasos proporcionam o suprimento sanguíneo na ausência da angiogênese tumoral.
2. **Redundância de fatores de crescimento pró-angiogênicos**
   Além do VEGF, alguns tumores expressam fatores pró-angiogênicos adicionais que podem conduzir a angiogênese durante a inibição farmacológica da sinalização do VEGF.
3. **Maturação dos vasos sanguíneos**
   Os vasos com maior nível de maturação têm maior estabilidade e também são refratários à inibição de VEGF.
4. **Células do microambiente tumoral**
   Várias células do microambiente, como fibroblastos e células do sistema imune, já foram implicadas na mediação da resistência à terapia antiVEGF.
5. **Estresse e adaptação metabólica**
   A inibição da angiogênese reduz o suprimento de oxigênio e nutrientes para as células tumorais, o que pode levar à seleção de células com alterações genéticas que permitem a elas sobreviver nessas condições (como perda de p53) e a uma adaptação metabólica.
6. **Aumento da agressividade do tumor**
   Foi relatado que drogas antiangiogênicas promovem maior invasividade local e aumento de metástases a distância em modelos pré-clínicos, em alguns casos, por indução de um fenótipo semelhante à transição epitelial-mesenquimal.

BOXE 3 – NORMALIZAÇÃO DA VASCULATURA TUMORAL

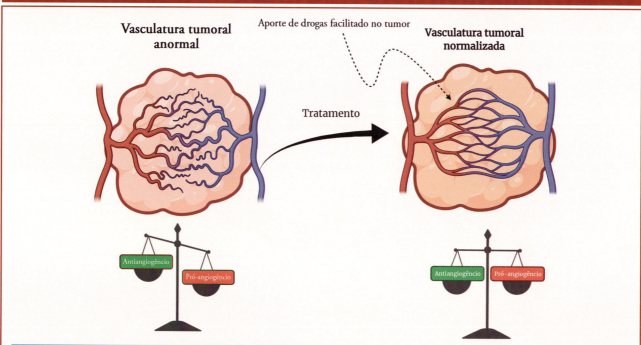

Figura 13.12 • Normalização dos vasos tumorais. As terapias que visam à normalização da vasculatura tumoral buscam atingir um balanço entre fatores antiangiogênicos e pró-angiogênicos de modo que a vasculatura tumoral seja "normalizada" e recupere um fenótipo mais semelhante à vasculatura do tecido normal, o que aumenta o alcance e a distribuição dos quimioterápicos ao longo da massa tumoral. Fonte: Adaptada de Jain, RK. Normalization of tumor vasculature: an emerging concept in antiangiogenic therapy. Sci. 307, 58-62, 2005.

As terapias antiangiogênicas ofereceram a esperança de um tratamento inovador contra o câncer baseando-se na ideia principal de reduzir a vascularização e, assim, privar as células tumorais do acesso aos nutrientes e ao oxigênio. Entretanto, quando administrados como agentes únicos, os medicamentos antiangiogênicos produziram apenas respostas modestas. Uma das causas associadas a essa ineficiência se deve ao desenvolvimento de resistência às quimioterapias frente a um microambiente hipóxico e à menor capacidade de distribuição do quimioterápico pelo tumor em consequência da redução da vascularização.

Em 2001, o professor e pesquisador Rakesh K. Jain propôs, em um comentário à revista Nature, a contraintuitiva estratégia terapêutica de que a vasculatura tumoral fosse primeiramente "normalizada" antes de sua destruição, a fim de melhorar a distribuição de drogas e oxigênio. Conforme vimos ao longo do capítulo, o desequilíbrio entre os fatores pró-angiogênicos e antiangiogênicos é responsável pela estrutura caótica dos vasos tumorais. A hipótese era de que as terapias antiangiogênicas eliminassem o excesso de fatores ativadores, responsáveis pela manutenção dos vasos em um estado imaturo, mais ineficiente. A redução de fatores pró-angiogênicos favoreceria o aumento de vasos funcionais, melhorando as condições de perfusão tumoral: normalizando assim a chegada de oxigênio, moléculas e medicamentos e células do sistema imune ao microambiente tumoral.

Nesse sentido, um estudo posterior mostrou que a administração do bevacizumabe, um anticorpo direcionado contra a potente molécula angiogênica VEGF, em combinação com quimioterapia, produzia um surpreendente aumento na sobrevida de cinco meses de pacientes com câncer colorretal. Os dados indicavam que, apesar da redução da densidade microvascular, não havia diminuição na captação de marcadores radioativos em tumores, o que sugeria que os vasos foram "normalizados" e se mostraram mais eficientes na entrega dos agentes quimioterápicos do que na ausência de tratamento com bevacizumabe.

Existem dificuldades a se enfrentar com esse tipo de estratégia terapêutica, apesar de bastante promissora. A primeira seria encontrar a "janela de normalização", ou seja, saber o cronograma ideal da terapia antiangiogênica com quimioterapia e/ou radioterapia, definindo melhores períodos e doses, para que os vasos sejam de fato normalizados. Definir esses parâmetros é particularmente um desafio, uma vez que podem variar entre pacientes e tipos de tumor, ou ainda de acordo com o estadiamento do tumor, mesmo dentro de um mesmo tipo de câncer. Outra dificuldade é a grande heterogeneidade dos tumores, o que faz com que talvez sejam necessários diferentes alvos pró-angiogênicos para cada contexto. A definição de um biomarcador da normalização vascular seria um passo crucial para uma terapia antiangiogênica mais acurada e definitiva, e tratamentos personalizados podem ser alternativas para trazer a normalização tumoral como terapia coadjuvante mais próxima da clínica.

GLOSSÁRIO

DNAzimas: cadeias nucleotídicas de DNA com capacidade catalítica.

In situ: palavra em latim que significa "no sítio" ou "na posição"; utiliza-se para descrever um tumor primário no local de sua origem.

In vitro: palavra em latim que significa "no vidro", é utilizada para se referir a estudos e/ou experimentos realizados em culturas celulares, bactérias, vírus e moléculas biológicas fora de um contexto natural, em um organismo.

In vivo: palavra em latim que significa "no vivente" ou "no ser vivo"; refere-se a estudos e/ou experimentos realizados em organismos vivos, como camundongos e também seres humanos.

Knockout: termo em inglês que significa nocaute, utilizado para experimentos de expressão gênica em que o gene em questão tem sua expressão inoperante ou muito diminuída, ab-rogando sua função.

Matrigel: matriz gelatinosa proteica produzida por células de sarcoma de murino Engelbreth-Holm-Swarm; é utilizada em estudo de cultura celular e matriz extracelular.

Screening: protocolo experimental em que se analisa uma grande quantidade de amostras e/ou dados buscando encontrar grupos entre essas amostras que possuam as características a serem exploradas na hipótese do estudo.

LEITURAS RECOMENDADAS

Bergers G, Benjamin, Laura E. Tumorigenesis and the angiogenic switch. Nature reviews cancer, v. 3, n. 6, p. 401-410, 2003.

Carmeliet P. Angiogenesis in life, disease and medicine. Nature, v. 438, n. 7070, p. 932-936, 2005.

Chung AS, Lee J, Ferrara N. Targeting the tumour vasculature: insights from physiological angiogenesis. Nature Reviews Cancer, v. 10, n. 7, p. 505-514, 2010.

Jain RK. Normalization of tumor vasculature: an emerging concept in antiangiogenic therapy. Science, 307, 58-62. 2005.

Zuazo-Gaztelu I, Casanovas O. Unraveling the role of angiogenesis in cancer ecosystems. Frontiers in oncology, v. 8, p. 248, 2018.

REFERÊNCIAS BIBLIOGRÁFICAS

Baenziger NL, Brodie GN, Majerus PW. A thrombin-sensitive protein of human platelet membranes. Proceedings of the National Academy of Sciences, v. 68, n. 1, p. 240-243, 1971.

Baudino TA *et al*. c-Myc is essential for vasculogenesis and angiogenesis during development and tumor progression. Genes & development, v. 16, n. 19, p. 2530-2543, 2002.

Claesson-Welsh L *et al*. Angiostatin induces endothelial cell apoptosis and activation of focal adhesion kinase independently of the integrin-binding motif RGD. Proceedings of the National Academy of Sciences, v. 95, n. 10, p. 5579-5583, 1998.

Folkman J. Anti-angiogenesis: new concept for therapy of solid tumors. Annals of surgery, v. 175, n. 3, p. 409, 1972.

Folkman J. Tumor angiogenesis: therapeutic implications. New england journal of medicine, v. 285, n. 21, p. 1182-1186, 1971.

Greenblatt M, Philippe SK. Tumor angiogenesis: transfilter diffusion studies in the hamster by the transparent chamber technique. Journal of the National Cancer Institute, v. 41, n. 1, p. 111-24, 1968.

Greenman C *et al*. Patterns of somatic mutation in human cancer genomes. Nature, v. 446, n. 7132, p. 153-158, 2007.

Loges S, Schmidt T, Carmeliet P. Mechanisms of resistance to anti-angiogenic therapy and development of third-generation anti-angiogenic drug candidates. Genes & cancer, v. 1, n. 1, p. 12-25, 2010.

Maglione D *et al*. Isolation of a human placenta cDNA coding for a protein related to the vascular permeability factor. Proceedings of the National Academy of Sciences, v. 88, n. 20, p. 9267-9271, 1991.

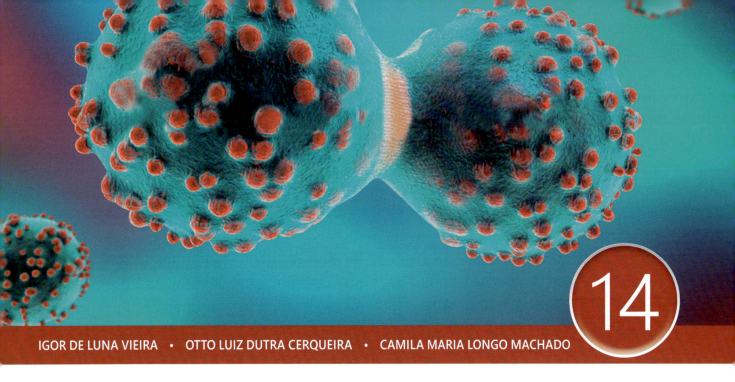

IGOR DE LUNA VIEIRA • OTTO LUIZ DUTRA CERQUEIRA • CAMILA MARIA LONGO MACHADO

Microambiente Tumoral

INTRODUÇÃO

A Organização Mundial da Saúde (OMS) no ano de 2020 classificou o câncer como "uma doença que pode iniciar-se em qualquer célula de órgão ou tecido a partir do momento em que começa a proliferar descontroladamente e invadir órgãos do mesmo indivíduo". Descrever as miríades do câncer com precisão é uma tarefa desafiadora, envolvendo cientistas das áreas básicas do conhecimento até aplicadas em diagnóstico que pesquisam a Oncologia lado a lado para construir e entender este complexo quebra-cabeça. Desenvolver o conceito de "câncer" passa por um processo dinâmico de conhecimento que está em evolução em campos de Biologia, Medicina, Engenharia e Tecnologia. Dessa maneira, são importantes e imprescindíveis os constantes investimentos em pesquisa para avanço do conhecimento em Oncologia e Tecnologia em associação com a personalização da Medicina.

Em 1971, o pesquisador Judah Folkman demonstrou que o tumor tem mecanismos responsáveis por induzir o recrutamento de vasos sanguíneos orientados para a massa tumoral, fenômeno conhecido como angiogênese, que foi visto no capítulo anterior. O trabalho também demonstrou evidências da participação de células endoteliais do microambiente como imprescindíveis ao desenvolvimento e progressão do tumor. Mostrou ainda que a presença dessas estruturas era responsável por impulsionar e dar aporte nutricional ao crescimento do tumor. Os tumores não eram apenas um agrupado de células, e a inibição das células endoteliais experimentalmente levaria à remissão tumoral. Esses primeiros ensaios demonstraram que só as células transformadas e em processo de proliferação descontrolada são responsáveis pela formação da neoplasia. Assim saíram os primeiros trabalhos descrevendo células não tumorais no ambiente do tumor que contribuiriam e seriam imprescindíveis para o processo de formação e progressão tumoral.

Essas células em proliferação descontrolada resultam em uma massa sólida e complexa de tecido com uma diversidade de células do tecido de origem do tumor (parênquima), células do tecido conjuntivo, células do sistema nervoso, endotelial, linfático e sistema imunológico. As células não tumorais e as proteínas que formam o arcabouço estrutural (matriz extracelular) constituem o estroma tumoral. Se considerarmos parênquima, estroma e mais todos os pequenos RNAs, DNA, pH do nicho, vesículas extracelulares, metabólitos e moléculas produzidas e secretadas pelas células, podemos formar o conceito de microambiente tumoral (do inglês, *tumor microenvironment* – TME), termo emprestado da ecologia (Figura 14.1). O TME pode ser interpretado como um bioma onde as células tumorais sobrevivem e evoluem em sintonia com o estroma. Novas características conferidas pela adição de células do estroma permitem ao tumor ampliar seu tamanho e seguir os passos da tumorigênese de modo espaço-temporal.

A partir daí também se entende que as mutações gênicas não são o único foco necessário da pesquisa em câncer. E nesse contexto ganhou-se nova perspectiva de abordagem para que o complexo quebra-cabeça, o câncer, seja reconhecido como mais de 100 doenças de *performance* ampla e complexa. Porém, sabe-se que o microambiente tecidual contribui para o processo de seleção evolutiva de clones celulares ocasionando a heterogeneidade tumoral. Processos locais de estrangulamento de vasos com diminuição de aporte de oxigênio e aumento de hipóxia disparam o processo dinâmico evolutivo de seleção do mais apto, um conceito emprestado da Genética evolutiva, porém na Oncologia ocorre em curto espaço de tempo. Dentro do processo de tumorigênese e posteriormente durante a metastização, as células tumorais sofrem pressões adaptativas que podem resultar em novos clones de células genética ou epigeneticamente diferentes das parentais. Esses clones, ainda que em condições extremas, como baixo pH e falta de oxigênio, são mais adaptados e assim conseguem proliferar e aumentar o *pool* de células tumorais locais ou circulantes. Este conceito de células bem adaptadas, que deixam mais cópias de si mesmas no TME, ficou conhecido como "fitness". O termo também foi emprestado da Genética e evolução que dá nome aos seres mais bem adaptados a um ambiente natural e com sucesso sexual, isto é, deixam um maior número de descendentes e tornam-se as espécies prevalentes. Assim, esses clones são capazes de reeducar as células próximas e a distância a migrarem em direção ao tumor e a trabalharem em benefício do crescimento e adaptação tumoral. Esse movimento pode atrair diversos tipos de células que participaram ativamente da manutenção da massa tumoral. As células tumorais atuam como as líderes do TME, subordinando as células não tumorais com ação autócrina, pleiotrópica e sinergética.

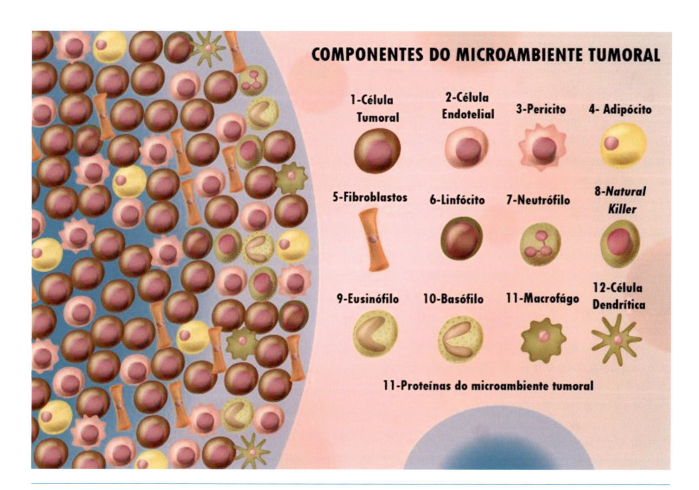

Figura 14.1 • Componentes celulares do microambiente tumoral.

HETEROGENEIDADE CELULAR NO MICROAMBIENTE TUMORAL

A evolução do tumor começa quando uma célula do tecido normalmente se transforma, e dispõe de características gênicas como alta taxa de proliferação. Os genes das vias de proliferação celular e metabolismo, RAS-MAPK e PI3K-AKT-mTOR são encontrados frequentemente em mutações iniciais durante o processo de diferenciação das células normais, denominado tumorigênese. Não só estas, mas mutações genéticas herdadas das gerações parentais (pais e mães), como a mutação do gene APC (do inglês, *adenomatous polyposis coli*) que leva ao desenvolvimento do câncer de cólon intestinal. Os mecanismos genéticos podem ser adicionados às pressões microambientais como agentes químicos indutores de câncer (carcinogênicos), radiação, privação ou excesso de nutrientes, baixa oxigenação e ativação crônica do sistema imune. Esses agentes epigenéticos (externos) acarretam a metilação ou desmetilação do DNA, remodelamento da cromatina e modificações pós-translacionais. Esse processo dinâmico leva à formação de um mosaico tecidual, com proliferação de apenas um clone (Figura 14.2), ou células tumorais advindas de diferentes clones e de células-tronco tumorais (Figura 14.3) dentro de um mesmo tumor em um único indivíduo. Esse fenômeno é conhecido como heterogeneidade das células tumorais (HCT).

Com o projeto genoma ocorreu grande avanço e barateamento na tecnologia do sequenciamento. Esse grande advento permitiu decifrar a trajetória evolucionária do tumor pelas mudanças genéticas e sua evolução temporal. A técnica de sequenciamento NGS (*next generation sequencing*) de múltiplas regiões do tumor e o sequenciamento *single cell*, combinados com diferentes

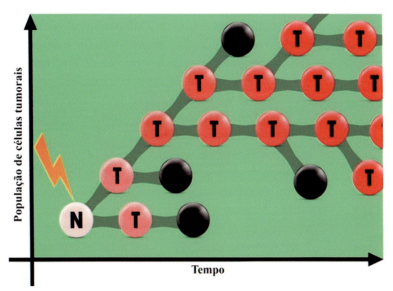

Figura 14.2 • Modelo de expansão clonal. O gráfico mostra a evolução dos clones de acordo com o crescimento e evolução da população relativamente ao tempo. O fenômeno inicia-se quando um carcinógeno, representado pelo raio amarelo, transforma uma célula normal (N). As células transformadas ou tumorais (T) inseridas no microambiente inóspito sofrem pressão seletiva; os clones fracos são eliminados (esferas negras), e os clones com maior *fitness* proliferam com intensidade superior. Esse ciclo é mantido ad infinitum.

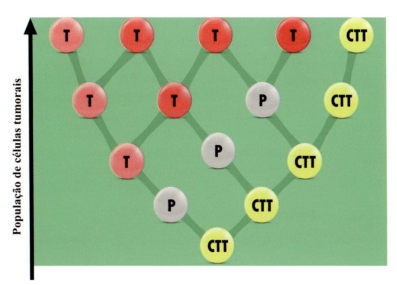

Figura 14.3 • Modelo de expansão clonal por células-tronco tumorais. O gráfico mostra a evolução dos clones, de acordo com a evolução da população dos clones. As células-tronco tumorais (CTT) representadas em amarelo têm a vantagem de como se autorrenovar e se transformar em células progenitoras (P), que por sua vez se diferenciam em células tumorais maduras (T). As células tumorais (T) representadas em diferentes intensidades de vermelho exibem clones distintos, que sofrem pressão seletiva do microambiente.

algoritmos computacionais, têm ajudado a desvendar a árvore filogenética (termo emprestado da Genética e evolução que é a representação gráfica em forma de árvore que apresenta as relações evolutivas entre várias espécies que possam ter um ancestral em comum) das células tumorais em um câncer. Esses métodos permitiram reconstruir a história da HCT e talvez predizer sucesso ou insucesso de estratégias terapêuticas.

Os mecanismos conhecidos que levam ao fenômeno de HCT ocorrem devido a mutações somáticas, heterogeneidade epigenética, instabilidade cromossomal numérica e estrutural que alteram as características fenotípicas das células tumorais e selecionam as células mais resistentes. Cânceres sólidos, como o melanoma e câncer de pulmão, apresentam maior diversidade de HCT, devido a altas concentrações de carcinógenos que os tecidos normais de origem recebem a todo o momento, como luz solar e tabaco.

Durante esse complexo processo de evolução tumoral, diferentes subpopulações de células tumorais podem ser formadas. Estas subpopulações, de natureza clonal, interagem umas com as outras, ora competindo, ora colaborando. A separação física de clones metastáticos pode acentuar ainda mais a heterogeneidade tumoral. Nessas condições, os pacientes, em geral em estadios avançados, podem apresentar múltiplas doenças molecularmente diferentes.

COMPONENTES CELULARES DO MICROAMBIENTE TUMORAL

Células endoteliais

Células endoteliais da vasculatura tumoral foram as primeiras células não tumorais descritas pela literatura no TME. Há dois tipos distintos dessas células, com diferentes marcadores de membranas: as endoteliais, que formam os vasos sanguíneos (CETs), e as células endoteliais linfáticas (LECs), que formam os vasos linfáticos.

O processo de formação de vasos novos no tumor é conhecido como angiogênese, já visto no capítulo anterior. Os componentes endoteliais do TEM são importantes porque, além de participarem das trocas de nutrientes, trocas gasosas, eliminação de metabólitos, são intermediários no tráfego de células entre o tumor e o organismo. Por exemplo, são tanto a porta de entrada para as células do sistema imune recrutadas da medula óssea como também a porta de saída para as células tumorais metastáticas, e componentes acelulares liberados pelos tumores. Além do recrutamento de CETs para a região do tumor, como descrito no capítulo anterior, o aumento da liberação de moléculas presas na matriz ou expressas pelas células do TEM, como VEGF, EGF, PLGF, PDGF e bFGF, também funciona como sinais de recrutamento de células e remodelação do TEM. A grande quantidade de mediadores inflamatórios presentes no TEM produzidos pelas células tumorais, reações teciduais, como morte celular e células do sistema imune, induzem o aumento de proliferação, migração e reorganização estrutural em comparação com as células endoteliais normais. O recondicionamento microambiental dado pelo aumento de células tumorais em proliferação, a consequente diminuição de aporte de oxigênio e nutrientes com concomitante acréscimo de morte de células por necrose disparam o aumento da expressão de proteínas de adesão (CD62E, E-selectinas, ICAM, VCAM-1) que facilitam o processo de parada, rolamento e diapedese dos leucócitos de sangue periférico. O recrutamento e a formação de vasos imaturos dentro do TME dão-se pelo desbalanço entre os estímulos pró-antiangiogênicos e antiangiogênicos presentes levando à formação de um endotélio repleto de fenestras que aumentam o extravasamento de quimiotáticos solúveis (CCL2, CCL22, CCL28, CXCL8, e CXCL12) no TME, bem como vesículas extracelulares e células circulantes tumorais (CTCs). Esses mediadores químicos facilitam o recrutamento de células supressoras mieloide-derivadas (MSDCs) e células T regulatórias. Assim, alterações físico-químicas iniciadas pelos eventos iniciais de tumorigênese e hipóxia determinam um endotélio que tem também aumentada a infiltração de células T regulatórias (Tregs). Por outro lado, as células endoteliais expressam moléculas que favorecem a imunossupressão do microambiente tumoral, como FAS-L (CD95) e PD-L1 que induzem apoptose e exaustão de linfócitos T citotóxicos, além de interferir na maturação de células dendríticas. As mesmas alterações microambientais iniciais resultam na reprogramação de macrófagos do fenótipo antitumoral (M1) ao fenótipo pró-tumoral (M2). Portanto, a vasculatura tumoral formada pelas células endoteliais do TME impacta negativamente para o desenvolvimento tumoral e de terapias. As CETs possuem papel fundamental na tumorigênese e estão relacionadas com o prognóstico e tratamento de pacientes com câncer.

Pericitos

Células murais, ou pericitos, são células extremamente plásticas de origem mesenquimal, encontradas envolvidas na constituição de vasos sanguíneos e capilares, aparecendo em contato com a membrana basal e entre células endoteliais. A função normal destas células está relacionada ao suporte e estabilização dos vasos sanguíneos. No TME os pericitos são responsáveis por secretar fatores de forma parácrina que induzem proliferação e espalhamento das células endoteliais. O recrutamento de pericitos aos vasos do tumor é principalmente mediado pelo fator de crescimento derivado de plaqueta PDGF produzido no microambiente, muitas vezes pela própria célula tumoral. A interação entre fibroblastos e vasos tumorais também pode atrair pericitos mediante a produção de TGF-β1 localmente, o que levaria ao estímulo e associação dos pericitos ao tecido endotelial do tumor. Os pericitos também podem ser progenitores de adipócitos da gordura branca, células dendríticas foliculares, músculo esquelético e fibroblastos em tecidos fibróticos, como o músculo cardíaco infartado. Este microambiente cardíaco após injúria torna-se rico em mediadores supressores que induzem a expressão de marcadores tronco-mesenquimais ou estromais, como CD44, CD73, CD90 e CD105. Alguns tratamentos já em curso visam ao bloqueio direto ou indireto de fatores receptores em pericitos (imatinib) para inibir angiogênese, por impedi-los no auxílio ao processo de amadurecimento, recrutamento e proliferação de vasos desempenhado pelas células endoteliais. Esses tratamentos poderão inibir tanto o processo de desenvolvimento do tumor primário como a progressão tumoral.

Adipócitos

Já é discutida hoje em dia a interpolação entre câncer e obesidade. A quantidade de adipócitos dentro do TME causa instabilidade tecidual como aumento de regiões de hipóxia tecidual. A inflamação crônica causada pelos altos níveis circulantes de proteína C reativa representa uma condição que liga diretamente obesidade e câncer. Os adipócitos também são células de reservatório de gorduras e reguladoras da temperatura. Os adipócitos em tecidos normais são conhecidos por suas funções autócrinas, parácrinas e endócrinas relacionadas ao metabolismo, inflamação e proliferação. Os adipócitos associados ao tumor (AATs) são responsáveis por uma diversa gama de produtos secretados no microambiente tumoral. Entre esses produtos secretados podemos citar os hormônios leptina e sua contraparte regulatória, a adiponectina, relacionados à proliferação. Os AATs também secretam produtos relacionados ao recrutamento de macrófagos ao TME, como as quimiocinas (C-C motif), ligante 2 (CCL2), 5(CCL5). A interleucina 6 (IL-6), IL-1β, PGE-2 e TNFα constroem um *loop* pró-inflamatório entre macrófagos e adipócitos. Também podemos citar o fator de necrose tumoral alfa (TNF-α), outro produto secretado pelos AATs no TME responsável pela indução de inflamação e alterações nas endoteliais do TME como descrito acima. O câncer compartilha com a obesidade citocinas de microambiente tecidual que fazem parte do desenvolvimento de ambas as patologias. Por exemplo, pacientes com câncer de mama têm acúmulo dos mediadores em adipócitos TNFα, IL6, CCL5, aromatase, leptina, resistina, autotaxina, HGF, PAI-1, COL6A3, MMP11 e metaloproteinases que degradam a matriz extracelular (MMP2 e MMP9), os mesmos encontrados durante o desenvolvimento da obesidade. Esses marcadores também se demonstraram, com o tempo, de ruim prognóstico às pacientes com câncer de mama e obesidade.

Fibroblastos

Os fibroblastos são células encontradas no tecido conjuntivo que produzem e secretam as proteínas que constituem a matriz extracelular (do inglês, *extracellular matrix* – ECM), o componente acelular (poliproteico) do estroma. A matriz extracelular faz o arcabouço de sustentação e elasticidade tecidual, além de armadilhar citocinas inativas e ativas e fatores de crescimento. Este reservatório de moléculas pode prontamente, em caso de quebra de barreira (como um corte na pele), fisiologicamente ativar o processo de atração e ativação da regeneração tecidual pela liberação dos fatores ali armadilhados.

Os subtipos de fibroblastos variam morfologicamente e funcionalmente, a depender dos estímulos moleculares e celulares do microambiente tecidual. Fibrócitos diferenciados guardam memória biológica e funcional do TME original, por algumas multiplicações demonstrando que este processo de diferenciação dos fibroblastos, mesmo quando retirado do contexto microambiental, pode ainda permanecer por um tempo. A origem dessas células também pode ser difusa, pois, tanto pode se derivar de precursores mesenquimais, quanto de células epiteliais que passaram pelo processo de transição epitelial-mesenquimal (EMT) (processo que será discutido em mais detalhes no Capítulo 15). Além disso, podem se diferenciar em fibrócitos e miofibroblastos, dependendo dos estímulos desencadeadores presentes no TME. Analogamente, usando modelo com tumores reimplantados no mesmo paciente, já foi demonstrado que implantes com tecidos estromais associados ao tumor propiciam maior taxa de implantação e crescimento tumoral quando comparados a implantes tumorais puros.

No modelo de câncer de mama, os fibroblastos em contato com as células tumorais modificam seu fenótipo para fibroblastos associados a tumor (do inglês, CAF) através da via de Notch. O fenótipo do CAF também pode ser ativado por outros produtos como o fator de crescimento fibroblasto básico (FGFb), fator de crescimento derivado de plaqueta (PDGF), espécies reativas de oxigênio (ROS), receptor de tirosina quinase (RTK), fator de crescimento transformante beta (TGF-β1) e fator de necrose tumoral (TNFα). Após serem corrompidos pelas células tumorais, os fibroblastos se transformam em CAF e adquirem capacidade pró-tumoral. Os fibroblastos normais têm papel fundamental na cicatrização de tecidos normais, e essa função é revertida nos CAFs para produção de uma matriz tumoral única e permissiva ao ambiente tumoral com características pró-tumoral imunossupressora e metastática. Para a concretização desse nicho do tumor, os CAFs produzem e depositam, nesse ambiente, colágenos, elastinas, fibronectina e também metaloproteinases, que são enzimas de remodelamento da matriz. A secretômica de proteínas não relacionadas à matriz extracelular produzidas pelos CAFs influencia positivamente as células tumorais e todas as células do microambiente pela produção e deposição de VEGF na região. Os CAFs também produzem citocinas e quimiocinas IL-6, CXCL9 e TGFβ, que levam à redução das respostas das células T, o que vai provocar um efeito de imunossupressão de caráter pró-tumoral. Os CAFs também podem modular o metabolismo sistêmico da região por via do IL-6 e assim imunossuprimir de modo mais potente esse microambiente tumoral.

CAFs compreendem uma subpopulação estromal associada a carcinomas epiteliais invasivos com populações mistas de fibroblastos e miofibroblastos residentes no estroma invadido. O processo de EMT muda o padrão de expressão gênica nas células epiteliais de forma a provocar profundas alterações fenotípicas. Desde a morfologia a receptores de membrana sofrem drásticas modificações. Assim, células em formato epitelial possuem morfologia "cuboide" quando passam a formato mesenquimal, exibem morfologia mais fusiforme, assemelhando-se ao fibroblasto residente no estroma peritumoral. As moléculas de coesão celular também sofrem uma virada pós-EMT; em vez de E-caderina, passam a expressar N-caderinas, propiciando uma afinidade a células estromais. As análises dos padrões de expressão gênica de CAF ressaltam fortes semelhanças entre essas células e os fibroblastos presentes nos locais das feridas.

O processo de cicatrização de feridas tem diversas características que compartilham em fisiologia ao TME. Inicialmente, a agregação plaquetária resulta na liberação de seus grânulos contendo fator de crescimento derivado das plaquetas (PDGF) e fator de crescimento transformador-β (TGF-β). O que atraem, ativam e estimulam sua proliferação de fibroblastos, sendo alguns diferenciados em miofibroblastos. Esta subpopulação celular é especializada na secreção de metaloproteinases de matriz (MMPs) para remodelamento da ECM. No contexto tumoral, as próprias células associadas a um tumor pré-maligno secretam PDGF e desencadeiam uma cascata de eventos que irão influenciar profundamente, afetando não só o estroma, como também os epitélios circunvizinhos à invasão maligna. A ativação dos CAFs no contexto tumoral gera ainda alças de retroalimentação positiva, uma vez que fibroblastos estimulam células tumorais através de mediadores como EGF, por exemplo, que secretam de volta fatores mitogênicos, como fatores de crescimento de fibroblastos (FGF), formando um *looping* de sinalização heterotípica. A secreção de MMPs afeta não só as propriedades "acelulares" das fibras de colágenos e proteoglicanos associados à matriz, como também a liberação e ativação de mediadores e fatores de crescimento depositados no TME. A digestão da ECM por MMP e heparanases libera fatores como o fator de crescimento de fibroblastos básico (bFGF), EGF, TGF-β e interferon-© (IFN-©) e alteram a dureza do TME, o que atrai para o nicho peritumoral células do sistema imune, como monócitos (precursores de macrófagos estromais), e outras células do sistema imune, como neutrófilos, eosinófilos, basófilos, mastócitos e linfócitos, conforme o que será discutido a seguir.

Células do sistema nervoso

O sistema somatossensorial faz parte da organização tecidual fisiológica e de um circuito que comunica fisicamente o cérebro ao resto do organismo. O sistema organizado de nervos autônomos e motores recebe e responde ao sistema nervoso central para que os tecidos possam de fato responder aos estímulos externos.

Mas, em 2001, demonstrou-se em modelos de câncer de próstata que o componente neural não era tecido em espera (*bystander*), mas dentro do TME poderia também promover a tumorigênese e auxiliar o escape de células à periferia do órgão para permitir o estabelecimento de metástases. As células tumorais do TME recrutam preferencialmente componentes neuronais locorregionais através de mediadores, como VEGF, NGF, epinefrina, BDF, vesículas extracelulares, entre outros. Além disso, foi demonstrado que há muitos tipos tumorais largamente enervados provenientes de várias origens, como gânglio espinal, células nervosas progenitoras da zona subventricular que migram pelo sistema vasculatório periférico até o sítio tumoral e transdiferenciação de células-tronco presentes no tumor em componentes neuronais. Curiosamente, demonstrou-se empiricamente que até mesmo as células tumorais podem assumir uma forma símile às células do sistema nervoso.

A presença de epinefrina B1 como carga de membrana em vesículas extracelulares provenientes de câncer de cabeça e pescoço pode induzir um fenótipo de enervação tecidual símile ao estabelecimento desse tecido quando o sistema nervoso periférico está em desenvolvimento. Outros grupos encontraram efeitos contrários, no mesmo tipo tumoral, como a presença de miRNA-34a em EV para suprimir a neurogênese de neurônios sensoriais locais. Mas ainda há muito campo de estudo sobre a participação destas células não só na construção do TME, mas também como ponte de metástase.

CÉLULAS DO SISTEMA IMUNE NO MICROAMBIENTE TUMORAL

Células NK e linfócitos

As linhas de defesa imune antitumorais incluem tanto respostas inatas quanto adaptativas. As células *natural killer* (NK) atuam na eliminação de células transformadas através de mecanismos inatos. Exercem suas ações citotóxicas em células com pouca ou nenhuma expressão de HLA (MHC em camundongos), como forma de conter a imunoedição tumoral. Além disso, reconhecem padrões associados a estresse celular (DAMPs), comumente encontrados em células transformadas. Resultantes deste processo podem emergir: i) linfócitos B secretores de anticorpos (plasmócitos); ii) linfócitos T auxiliares, que modulam o processo imune através da secreção de citocinas; iii) linfócitos T citotóxicos, que reconhecem e matam células contendo os antígenos tumorais desencadeadores da resposta. A ativação das células T pode ser regulada negativamente através das chamadas moléculas coinibidoras, que também são geralmente referidas como "pontos de controle imunológicos" (*immune checkpoints*, PD1, CTLA4). Esses sinais coinibitórios diminuem a imunidade ao inibir a proliferação de células T, entre outros mecanismos. Devido à natureza imunossupressora do TME, diversos trabalhos apontam a superexpressão dessas moléculas em diversos tipos de tumores, tanto na célula tumoral, quanto em linfócitos infiltrados.

Linfócitos infiltrantes de tumor (TILs) são "leucócitos" que deixaram a circulação sanguínea e penetram ativamente em tumores primários, nódulos linfáticos acometidos por invasões tumorais e metástases viscerais de vários tipos de câncer. Foram descritos pela primeira vez por Robert Virchow em 1863, mas só em 1969, Wallace Clark sugeriu o termo "linfócitos infiltrantes de tumor" para se referir a essas células imunes infiltradas como parte da resposta do hospedeiro ao câncer. Atualmente, o termo TILs refere-se a um grupo heterogêneo composto não apenas de células T efetoras, mas também de células tolerogênicas ou regulatórias (Treg), células T funcionalmente exauridas, células assassinas naturais (NK), macrófagos, células dendríticas (DCs), células supressoras de origem mieloide (MDSCs) e outros tipos de células imunológicas. A identificação de intenso infiltrado linfocitário em tumores pode ser um fator de bom prognóstico importante. O *immunoscore* é uma ferramenta baseada na intensidade e no perfil do infiltrado de células imunes em tumores, e demonstrou ser superior à classificação TNM (tumor × linfonodos × metástases) para pacientes com câncer colorretal. Aliado a isso, o advento da terapia com *checkpoint blockade* (bloqueio farmacológico dos *immune checkpoints*) reforçou a ideia de que existe uma imunidade adaptativa antitumoral mediada por linfócitos T citotóxicos. Porém, também ficou claro que, durante a progressão tumoral, essas linhas de defesa do sistema imune vão se tornando ineficazes ou insuficientes para conter o crescimento e disseminação tumoral.

Os linfócitos auxiliares (do inglês, T *helper* ou Th) são as células efetoras da imunidade adaptativa. Cada célula expressa um receptor clonal para reconhecimento de um determinante antigênico diferente. A extrema diversidade do repertório dos receptores de antígenos é gerada de um pequeno número de genes a partir de recombinação somática. Uma vez ativados, são capazes de se proliferar rapidamente e suprir as defesas necessárias para eliminação do antígeno relacionado. Morfologicamente, os linfócitos são bem semelhantes. Entretanto, a aparência não reflete sua heterogeneidade e diversidade funcional. Os linfócitos são classificados de acordo com marcadores em suas membranas celulares, o que reflete diretamente na sua função. A Tabela 14.1 esquematiza os principais tipos e seus respectivos marcadores.

Tabela 14.1 • Classificação geral das células derivadas de precursor linfoide

Células	Receptor	Marcadores	Função
Linfócitos B	BCR	MHC classe II, CD19 e CD20	Imunidade humoral/plasmócitos
Linfócito T auxiliar	TCRαβ	CD3 e CD4	Secreção de citocinas e fatores de crescimento que modulam outras células imunes
Linfócito T citotóxico	TCRαβ	CD3 e CD8	Células tumorais, lise de células infectadas por vírus e aloenxertos
Linfócito T gama delta	TCRγδ	CD3, frequentemente CD4 e CD8 negativos	Citotoxicidade e regulação da resposta imune
Natural killer T	CD1d	CD16, CD56 e CD3	Papel pró-inflamatório e papel anti-inflamatório no TME e de interface entre a resposta imune inata e adaptativa

Originadas de uma subpopulação de células T, as células NKT reconhecem lipídeos apresentados por CD1d através de uma molécula semelhante ao MHC-I. Algumas dessas células possuem um receptor de células T (NKt-I, T semi-invariante), e quase todas reconhecem o lipídeo α-galactosilceramida (α-GalCer). Os tipos NKT-II geralmente não reconhecem α-GalCer, e desempenham papéis regulatórios na imunidade tumoral. A NKT tipo II induz supressão da imunidade ao tumor enquanto as NKT-I fazem parte do reconhecimento e resposta antitumoral.

O microambiente tumoral acumula uma grande diversidade de células, como exposto anteriormente, que operam de maneira sinérgica e contribuem para a manutenção de um nicho altamente imunossupressor. Um desses mecanismos é o acúmulo de quimiocinas e mediadores de perfil imunomodulador no microambiente tumoral, tais como IL-10, TGF-β, PGE2, argininase, iNOS, fazendo com que seja mantida a imunossupressão local e até mesmo, em alguns casos, sistêmica. Entre as respostas imunes supressoras, está a geração de linfócitos T reguladores (Treg), que, em condições normais, regulam/inibem a resposta do sistema imune frente a antígenos próprios (self). No contexto tumoral, este mecanismo é subvertido para a supressão de respostas imunes antitumorais, gerando tolerância aos antígenos tumorais. Evidências na literatura sugerem que CAFs, TAMs e células mielomonocíticas atuam restringindo o acúmulo de células T no nicho peritumoral. A vasculatura tumoral também desempenha um papel ativo na restrição da entrada de células T no TME. Em tumores de rim, bexiga, ovário, cólon, próstata e mama foi demonstrado que o ligante Fas (FasL) acumula-se na vasculatura tumoral e induz apoptose em células T. Assim, altos níveis de FasL endotelial são acompanhados por poucas células T CD8+, mas abundantes células T regulatórias (Tregs). Além disso, a apoptose de células T ativadas foi demonstrada pela secreção de exossomos contendo TRAIL e FasL, que desativam ainda a resposta citotóxica normal de células *natural killer* (NK). Alternativamente, alguns tumores, como melanoma, podem evitar a citotoxicidade mediada por células NK modulando negativamente a expressão de ligantes de receptor NK de ativação (por exemplo, MICA ou MICB) ou induzindo uma diminuição na expressão de receptores de ativação (por exemplo, NKG2D) em células NK.

Neutrófilos

Os neutrófilos são células fagocíticas do sistema imune inato que atuam nas primeiras fases da reação tecidual a uma injúria. A morfologia com núcleos segmentados em lóbulos levou à sua denominação de polimorfonucleares, mesmo grupo dos eosinófilos. Diferentemente dos macrófagos, possuem tempo de meia-vida consideravelmente menor, cerca de um a dois dias após penetrarem nos tecidos-alvos, onde muitas vezes sofrem o processo de morte celular regulada denominado NETosis, em que a cromatina da célula é exposta em forma de rede, o que aumenta ainda mais a sinalização pró-inflamatória. Os neutrófilos desenvolvem-se na medula óssea e se acumulam em tumores, onde assumem um fenótipo símile ao macrófago tipo 2; por isso, foi dado a esta população intratumoral o nome de TN2. Assim como os M2, estas células estão associadas a prognóstico ruim, por exemplo em adenocarcinomas de mama e de pulmão.

Eosinófilos

Os eosinófilos são granulócitos do sistema imunológico comumente envolvidos no combate a parasitas pluricelulares, como helmintos, e coadjuvantes em reações alérgicas. Por secretarem citocinas e mediadores que induzem a polarização de células Th2, e, portanto, macrófagos do tipo 2, estão frequentemente relacionados ao processo de iniciação e progressão tumoral. Entretanto, onde pesquisou-se a secreção de IgE induzida por helmintos ou protozoários percebeu-se uma reação inversa entre a população de eosinófilos como gerador de um ambiente pró-tumoral, até mesmo porque estas células também podem secretar mediadores antitumorais (por exemplo, TNF-α, *granzyme*, *cationic proteins*, e IL-18). Originadas na medula óssea, são atraídas por eotaxinas (eotaxin-1/CCL11, eotaxin-2/CCL24, eotaxin-3/CCL26), alarminas e DAMPs (como o HGMB1); e assim penetram no TME através de integrinas na membrana de células endoteliais no nicho tumoral. As células tumorais e de sistema imune podem secretar VEGF e Ang-1 (angiopoietina-1) e assim retroalimentar o recrutamento de eosinófilos para o TME. Uma vez dentro do TME, podem também receber estímulos para continuar proliferando e retroalimentando este ciclo.

Basófilos

Assim como os eosinófilos, os basófilos são produzidos na medula, e possuem grânulos no citoplasma com histamina e leucotrienos, também muito similares aos mastócitos. Os basófilos são granulócitos sanguíneos que, em sítios específicos, ajudam a orquestrar a resposta inflamatória. Também produzem mediadores pró-angiogênicos canônicos (VEGF, Ang-1) e não canônicos (leucotrienos) que favorecem o aumento de angiogênese e recrutamento de células como os macrófagos (e as vistas acima) que reorganizarão o TME a um fenótipo pró-tumoral.

Macrófagos

Macrófagos são células mieloides do sistema imune, de habilidades fagocíticas inatas, seja de microrganismos invasores e/ou depurando tecidos necróticos. Os macrófagos existem em uma variedade de fenótipos que diferem, a depender dos estímulos disponíveis no momento de sua maturação. Os fenótipos podem ser predominantemente separados em duas categorias principais: M1 e M2. Os macrófagos M1, ativados por interferon-γ, fator de necrose tumoral (TNFα) e padrões moleculares associados a danos (DAMPs), possuem perfil mais pró-inflamatório modulando o microambiente através da secreção de IL-6 e TNF. Já os macrófagos M2 possuem perfil mais anti-inflamatório, como os vistos na fase platô de cicatrização tecidual. Da mesma forma como no processo de cicatrização, os M2 induzidos pela hipóxia secretam VEGF, citocinas e MMPs que favorecem a angiogênese, digestão e remodelamento da ECM. Até mesmo por essas coincidências biológicas, levou-se ao conceito de que os tumores são considerados "feridas que nunca cicatrizam", ou seja, nunca sofrem regulação do microambiente para indução da fase de resolução tecidual.

As células tumorais cooptam macrófagos. Os macrófagos associados a tumor (TAMs) em quantidade elevada podem estar associados a um pior prognóstico em gliomas, pulmão, colo do útero, bexiga, próstata, ovário e carcinomas de mama. Os TAMs se reúnem em regiões necróticas de tumores de forma a blindar o sistema imune de sinais teciduais de "alarme", pela secreção de citocinas, imunossupressores como IL-10 e TGF-β. Também em decorrência da hipóxia tecidual, que leva ao aumento de mediadores químicos como óxido nítrico, há indução da produção de VEGF, que atrai mais macrófagos ao TME. Os TAM-M2 acabam aumentando a quantidade de VEGF no TME e produzem óxido nítrico sintase (NOS), fator de crescimento epidérmico (EGF) e TGF-β1.

M2 seriam do tipo pró-tumoral, fagocitam debris tumorais e, em vez de apresentar antígenos tumorais a linfócitos T, os encobrem favorecendo a tolerância imunológica. Além disso, a secreção de MMPs induz a digestão de ECM e da lâmina basal. Alguns autores sugerem que TAMs podem ser uma combinação de macrófagos M1 e M2. Diante deste cenário, algumas estratégias clínicas visam diretamente aos TAMs, incluindo a inibição da diferenciação de macrófagos, a prevenção do recrutamento de monócitos para o tumor, indução de fagocitose e bloqueio de *checkpoint*. A reprogramação do fenótipo de macrófago M2 em direção ao fenótipo M1 pró-inflamatório foi sugerida como uma abordagem terapêutica promissora para tratamento de câncer ginecológico.

Células dendríticas

As células dendríticas (DCs) são células circulantes ou residentes em tecidos que atuam como sensores capazes de iniciar a imunidade inata e apresentar antígenos a linfócitos T para elaboração de respostas imunes adaptativas. DCs possuem receptores de reconhecimento a padrões moleculares (TLRs) e outros receptores que, quando sensibilizados, deflagram a liberação de citocinas e quimiocinas no local, recrutando e ativando, assim, outras células protagonistas das respostas imunes. Existem duas populações principais de DCs que diferem em suas propriedades fenotípicas e funções principais, clássicas e plasmocitoides. São células centrais para o direcionamento do tipo e frequência de resposta imune e isso se dá de acordo com o perfil de citocinas secretadas.

A apresentação de antígenos é um evento crucial na gênese de respostas imunes adaptativas. As células apresentadoras de antígenos (APCs) captam esses antígenos nos tecidos periféricos, processando-os através de digestões proteolíticas e, após migrarem para órgãos linfoides secundários, os apresentam para linfócitos T no contexto de moléculas de classe I ou II do complexo principal de histocompatibilidade (do inglês, *major histocompatibility complex* – MHC). Além das moléculas do MHC (HLA, em seres humanos), uma série de outras moléculas são necessárias neste contexto. Essas moléculas, também conhecidas como coestimuladoras, são importantes para a complementação dos sinais bioquímicos necessários à ativação dos linfócitos T que irão reconhecer os antígenos apresentados. Além disso, as moléculas coestimuladoras sinalizam e são afetadas pelo grau de diferenciação, maturação e ativação das APCs. Uma apresentação de antígenos na ausência de moléculas coestimuladoras pode gerar tolerância imunológica, pois o sistema imune não reconhece esses antígenos como ameaças, mas, sim, como "próprios". Durante a progressão do câncer, entretanto, a discriminação do "próprio" e "não próprio" pelo sistema imune é especialmente difícil por se tratar de células que surgiram a partir dos respectivos tecidos "normais". Diversos fatores no microambiente tumoral, como a presença de IL-10, TFG-b e IDO, fazem com que as DCs permaneçam imaturas ou não expressem moléculas coestimulatórias necessárias à correta apresentação de antígenos tumorais e, consequentemente, falham na elaboração de respostas imunes adaptativas antitumorais.

Fatores e metabólitos produzidos pelas células do TME, como lipídeos (PUFas, lipoxigenases, etc.), ATP extracelular (liberado por células que morreram no TME), imunossupressores (IL-10 e TGF-β), impedem a maturação de DC e efetiva apresentação de antígenos tumorais a linfócitos T, presentes nos linfonodos. As DCs também se tornam inativas após o processo de hipóxia no TME aumentar a presença de espécies reativas de oxigênio, lipídeos e proteínas peroxidadas, e um acréscimo da ativação de um processo de ativação de resposta intracelular a proteínas não maduras (*unfolded protein response*, ou UPRs). Estas características teciduais impediram o pleno funcionamento durante um longo período da imunoterapia de transferência adotiva de DCs retiradas de pacientes e primadas a antígenos tumorais em pacientes portadores de tumores sólidos.

COMPONENTES NÃO CELULARES DO MICROAMBIENTE TUMORAL

Mediadores químicos e proteicos

Os mediadores mais frequentemente envolvidos com o desenvolvimento e a progressão do câncer encontrados no TME são: oxigênio, pH, concentrações de íons livres, metais e metabólitos. Conforme mencionado algumas vezes acima, as regiões de hipóxia no TME são um processo comum e que derivam várias alterações fisiológicas no TME. A hipóxia tecidual pode ativar diretamente fatores de transcrição (HIF1α) imediatos que ativarão todo um programa de aumento de fatores pró-angiogênicos, como por exemplo, o VEGF. Como consequência, não só a ativação de células endoteliais, pericitos e fibroblastos ocorrerá, mas também o recrutamento em cascata das células do sistema imune que, uma vez dentro do TME, serão subvertidas pelo mesmo. A hipóxia tecidual também afeta a função das células do sistema imune; por exemplo, o aumento de liberação de HIF1α aumenta a proliferação de um fenótipo glicolítico de CTLs. Macrófagos Arg1+ presentes em TME hipóxicos e em modelos de câncer de mama em camundongos apresentam deficiências de ativação e migração quando bloqueia-se a expressão de HIF1α. Por outro lado, HIF1α pode induzir o aumento de Tregs no TME, o que afeta consideravelmente o perfil tecidual para um ambiente tolerigênico e pró-tumoral.

Glutamina e glutamato são importantes metabólitos para adaptação das células tumorais às vias glicolíticas no TME em alta taxa de hipóxia. Glutamina e glicose são substratos para o metabolismo do glutamato, para produção de energia, carbono e nitrogênio para as células do estroma e parênquima. As células tumorais são capazes de utilizar proteínas captadas do TME para degradá-las em resíduos de glutamina através de um mecanismo de macropinocitose ativado por RAS. As células do TME são capazes de converter piruvato a lactato através da ação da lactato desidrogenase A. O pH que passa de fisiológico a ácido (pH 5,8-6,6) é devido ao acúmulo de lactato extracelular que afeta não só as células tumorais e imunes, como também a organização das proteínas de matriz. O lactato e pH ácido presente no TME é capaz de polarizar os macrófagos presentes no tumor a um fenótipo M2-símile, com as mesmas funções do macrófago M2. Estas variações também alteram os sais e íons presentes no TME, como a liberação de sódio (Na) e potássio (K+) que aumentam a função de células Th17 e CTLs, respectivamente.

Ácidos graxos alteram a função de algumas células imunes presentes no TME; portanto, ultimamente têm recebido os holofotes para investigação científica. Ácidos graxos de longa cadeia, FAO (do inglês, *fueled by long-chain fatty acid oxidation*), oxidados no TME-hipóxicos, são ativadores de reprogramação de células efetoras (Teff e M1) para um perfil imunorregulatório (T memória e M2). Ácidos graxos supersaturados também funcionam como potencializadores de citocinas pró-inflamatórias, como IL23 durante a resposta de Th17, à medida que ácidos graxos poli-insaturados aumentam o perfil de citocinas anti-inflamatórias (IL10) no TME.

Vesículas extracelulares derivadas de tumores

Virtualmente todas as células dentro e fora do microambiente tumoral podem produzir e secretar vesículas extracelulares (do inglês, *extracellular vesicles* – EVs). As EVs contêm citosol e são formadas por uma bicamada lipídica derivada das células. Essas entidades biológicas podem variar em tamanho e origem, abrangendo desde exossomos (Exo) (normalmente com tamanho inferior a 100 nm) com origem endossômica até ectossomos (de 100 nm a 1 µm) que são microvesículas derivadas principalmente da membrana plasmática por brotamento. As EVs desempenham um papel na remodelação do microambiente tumoral (TME) e auxiliam na progressão tumoral. As EVs que são derivadas de tumores são responsáveis pela formação do nicho pré-metastático. Uma vez liberadas, as EVs podem servir como mensageiras entre as células nos tecidos vizinhos ou em locais distantes em todo o corpo, como nódulos linfáticos ou baço, que alteram e modulam a resposta imune local e sistêmica a tumores localizados ou metástases.

O câncer de próstata (CaP) pode liberar essas vesículas na urina, no fluido seminal, no plasma em condições saudáveis, bem como no câncer. Em melanoma, câncer pancreático, carcinoma adrenocortical e glioblastomas as EVs estão envolvidas no tráfego de ácido nucleico entre tumor e estroma, intravasamento de células tumorais, angiogênese, formação de nicho metastático e regulação negativa da resposta imune antitumoral. A análise proteômica revelou que EVs mostram diferenças em seu conteúdo proteico, dependendo do estádio do tumor. EVs de cânceres mais agressivos carregam mais proteínas que estão principalmente envolvidas em moléculas de sinalização (GTPases, apoptose, regulação do sistema imunológico), enquanto EVs de cânceres menos agressivos têm proteínas envolvidas no metabolismo celular (vias mitocondriais, síntese de carboidratos, ácidos graxos). As EVs também podem conter moléculas específicas associadas à membrana com potencial implicação na sinalização celular, modelagem de células imunes ou tratamento de entrega ao microambiente tumoral ou metástase. As EVs derivadas de células de mieloma podem promover a tubulogênese *in vitro* e aumentar a densidade dos microvasos *in vivo* por meio de VEGF.

A compactação inicial do núcleo da célula é observada durante o processo de apoptose, seguida pela quebra do núcleo em fragmentos discretos. As células rompem corpos apoptóticos ou vesículas (chamadas ApoBDs, um tipo de vesícula com 1-5 µm de diâmetro). Esses ApoBDs são vesículas extracelulares ligadas à membrana citoplasmática que podem ser preenchidas com organelas intactas, componentes nucleares, proteínas degradadas, pequenos RNAs ou DNA fragmentado. Vários fatores podem desencadear a apoptose, como agentes quimioterápicos, radiação ionizante, dano ao DNA, choque térmico, privação de fatores de crescimento, bem como níveis aumentados de espécies reativas de oxigênio. Duas famílias de proteínas principais, Bcl-2 e caspase, foram descritas como controladores-chave durante o desenvolvimento de um processo apoptótico. Estas vesículas são capazes de modular o TME para um local de extenuada resposta imune, além de, uma vez na corrente sanguínea, ocupar sítios de interação de CTLs e NK causando a degranulação destas células para gerar o complexo de ataque à membrana não em células tumorais, mas em vesículas.

Matriz extracelular (ECM)

O movimento de células no interior do TME é dado pelas proteínas do citoesqueleto e moléculas da membrana que interagem com as proteínas da ECM. Muitas vezes, essas proteínas podem interagir e gerar sinalizações intracelulares às células do TME no sentido de sinalizar aumento de proliferação, iniciação de migração, e até mesmo desencadear abrandamento ou supressão à resposta imune ao tumor.

Esta interação permite a modificação morfológica para que ocorra a migração celular através do substrato (arcabouço de proteínas da ECM) ou através do estroma no microambiente tumoral *in vivo*. A habilidade infiltrada em tumores é orientada por inúmeras moléculas, entre elas um conjunto de proteínas de adesão denominadas integrinas e seus ligantes na matriz extracelular.

Em tumores cerebrais (gliomas), as proteínas de membrana em balsas lipídicas (β1 integrinas) podem ser combinadas às subunidades dispersas (α4 e α5) para enfim interagir com ECM (por ligação à fibronectina). Estas mesmas proteínas também podem ser expressas nesses tumores para também iniciar uma sinalização para que a célula tumoral aumente sua taxa de divisão, resultando no aumento da massa tumoral. A característica comum das integrinas é que estas interagem com moléculas matriz que possuam grupos proteicos ricos em resíduos do tipo RGD (arginina-glicina-ácido aspártico). Na ECM dos tecidos, as moléculas que possuem tal motivo são a fibronectina que é encontrada na ECM do TME ou normal. Outra integrina expressa em tumores cerebrais com papel na migração celular é a α6β1, que está ligada à implantação das células no TME, através de interação com seus ligantes na matriz, a laminina.

Além das integrinas, fibronectina, laminina e colágeno, outra glicoproteína de adesão e receptores de ácido hialurônico (CD44) também são importantes no processo de adesão, migração de células tumorais *in vitro* e *in vivo*. Esta glicoproteína de adesão tem participação importante no processo de metastização rápida, a partir da interação entre ligantes e matriz promovendo a adesão e desadesão, para ativar sinais intracelulares para duplicação celular, transformação oncogênica e metástase. Estas características relacionadas à perda de adesão demonstram a adaptação e a diminuição de dependência do substrato que as células tumorais possuem. Como causa dessa independência é possível o desenvolvimento de estruturas hipercelulares tridimensionais organizadas *in vitro*, como os organoides ou estruturas organotípicas. Whitehead e colaboradores (1987) demonstraram organoides funcionais formados a partir do cultivo de células de linhagem de carcinoma de cólon em base de ágar. As diferenças de estresse oxidativo em diferentes regiões de esferoides da linhagem celular derivada do glioma humano BMG-1, validando assim a utilização dessas estruturas como modelos verossímeis *in vitro* para o desenvolvimento de novas terapias antitumorais. Para tal, é importante estabelecer um perfil de moléculas expressas na superfície, matriz ou interior das células tumorais, como os receptores de fatores ligados aos fenômenos de interação imunológica das células do TME.

CÉLULAS DO MICROAMBIENTE TUMORAL: COMPLEXA REDE DE INTERAÇÕES E DESAFIO TERAPÊUTICO

A ideia de que o sistema imune age como uma das barreiras que inibe o surgimento e a progressão de tumores é antiga. Já num passado mais próximo, Macfarlane Burnet e colaboradores propuseram o conceito de "imunovigilância antitumoral", que postulava que células imunes sentinelas, timo-dependentes, agiriam para o controle e a eliminação de células malignas. Esta hipótese foi muito discutida e a falta de evidências experimentais decorrentes das limitações tecnológicas da época gerou um acirrado debate. Entretanto, extensos dados apresentados na literatura têm fortalecido e expandido este conceito. Apesar da vigilância, porém, tumores desenvolvem estratégias para escapar dessas respostas imunes, tanto inatas quanto adaptativas, e os mecanismos vão desde a imunoedição, onde ocorre a seleção de variantes de células tumorais não (ou pouco) imunogênicas (fenômeno também conhecido como imunosseleção), até a imunossubversão, onde são formadas respostas imunes supressoras das defesas antitumorais.

As células não tumorais do microambiente tumoral operam de maneiras conflitantes: tanto antagonistas quanto promotores de tumor podem ser encontrados, em várias proporções, na maioria, senão em todas as lesões neoplásicas. A resultante dessas "forças" é que vai determinar qual o destino da neoplasia: progressão ou eliminação. Caso o tumor prospere e supere as linhas de defesa antitumorais, as medidas terapêuticas a serem adotadas devem considerar uma problemática multifacetada, e não restrita apenas às células tumorais. Em vez disso, será mais promissor intervir nas células que fornecem suporte fisiológico vital, ao minar a elaborada rede de suporte estromal da qual a maioria das células tumorais depende, como ilustrado na Figura 14.4. Aliado a isso, estratégias de imunoterapia podem restabelecer as defesas imunes naturais do organismo, que provavelmente são curativas e com o mínimo de efeitos colaterais.

Microambiente Tumoral

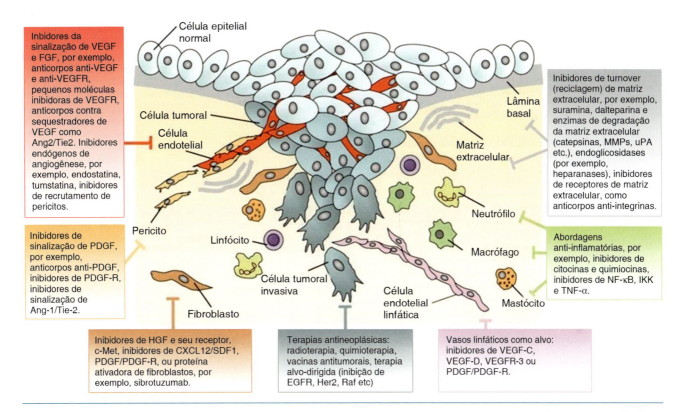

Figura 14.4 ● Estratégias terapêuticas possíveis para atingir diferentes células no microambiente tumoral. Fonte: Retirada de JA Joyce, Cancer Cell 7:513-520, 2005 [33].

LEITURAS RECOMENDADAS

Rossi GR, Trindade ES, Souza-Fonseca-Guimaraes F. Tumor Microenvironment-Associated Extracellular Matrix Components Regulate NK Cell Function. Front Immunol., 2020; 11:73. Published 2020 Jan 29. doi:10.3389/fimmu.2020.00073.

Kaymak I, Williams KS, Cantor JR, Jones RG. Immunometabolic Interplay in the Tumor Microenvironment. Cancer Cell, 2020 Sep 23:S1535-6108(20)30478-5. doi: 10.1016/j.ccell. 2020.09.004. Epub ahead of print. PMID: 33125860.

Jin MZ, Jin WL. The updated landscape of tumor microenvironment and drug repurposing. Signal Transduct Target Ther., 2020 Aug 25; 5(1):166. doi: 10.1038/s41392-020-00280-x. PMID: 32843638; PMCID: PMC7447642.

Hinshaw DC, Shevde LA. The Tumor Microenvironment Innately Modulates Cancer Progression. Cancer Res., 2019 Sep 15; 79(18):4557-4566. doi: 10.1158/0008-5472.CAN-18-3962. Epub 2019 Jul 26. PMID: 31350295; PMCID: PMC6744958.

Cheng YQ, Wang SB, Liu JH, Jin L, Liu Y, Li CY, Su YR, Liu YR, Sang X, Wan Q, Liu C, Yang L, Wang ZC. Modifying the tumour microenvironment and reverting tumour cells: New strategies for treating malignant tumours. Cell Prolif., 2020 Aug; 53(8):e12865. doi: 10.1111/cpr.12865. Epub 2020 Jun 26. PMID: 32588948; PMCID: PMC7445401.

REFERÊNCIAS BIBLIOGRÁFICAS

Van Scott EJ and Reinertson RP. The modulating influence of stromal environment on epithelial cells studied in human autotransplants. J Invest Dermatol, 1961. 36: p. 109-31.

Zhang BC et al. Tumor-associated macrophages infiltration is associated with peritumoral lymphangiogenesis and poor prognosis in lung adenocarcinoma. Medical Oncology, 2011. 28(4): p. 1447-1452.

Zhang W et al. Expression of tumor-associated macrophages and vascular endothelial growth factor correlates with poor prognosis of peripheral T-cell lymphoma, not otherwise specified. Leukemia & Lymphoma, 2011. 52(1): p. 46-52.

Sica A and Mantovani A. Macrophage plasticity and polarization: in vivo veritas. J Clin Invest, 2012. 122(3): p. 787-95.

Yang M, McKay D, and Pollard KW. Diverse Functions of Macrophages in Different Tumor Microenvironments. 2018. 78(19): p. 5492-5503.

Patysheva M, Rakina M, and Kzhyshkowska J. Oncoimmunology.

Allavena P and Mantovani A. Immunology in the clinic review series; focus on cancer: tumour-associated macrophages: undisputed stars of the inflammatory tumour microenvironment. Clin Exp Immunol, 2012. 167(2): p. 195-205.

Krishnan V et al. Tumor associated macrophages in gynecologic cancers. Gynecol Oncol, 2018. 149(1): p. 205-213.

Coffelt SB, Wellenstein MD and de Visser KE. Neutrophils in cancer: neutral no more. Nature Reviews Cancer, 2016. 16(7): p. 431-446.

Gentles AJ et al. The prognostic landscape of genes and infiltrating immune cells across human cancers. Nat Med, 2015. 21(8): p. 938-945.

Guermonprez P et al. Antigen presentation and T cell stimulation by dendritic cells. Annual review of immunology, 2002. 20(1): p. 621-667.

Fernandez NC et al. Dendritic cells directly trigger NK cell functions: cross-talk relevant in innate anti-tumor immune responses in vivo. Nature medicine, 1999. 5(4): p. 405-411.

Kinsey GR and Okusa MD. Expanding role of T cells in acute kidney injury. Current opinion in nephrology and hypertension, 2014. 23(1): p. 9.

Pinho MP, Bergami-Santos PC and Barbuto JAM. T cell stimulation by dendritic cell-tumor cell hybrids is enhanced in the presence of free dendritic cells. Journal for immunotherapy of cancer, 2013. 1(1): p. 1-1.

Schuler G, Schuler-Thurner B and Steinman RM. The use of dendritic cells in cancer immunotherapy. Current opinion in immunology, 2003. 15(2): p. 138-147.

Fuchs EJ and Matzinger P. Is cancer dangerous to the immune system? in Seminars in immunology, 1996. Elsevier.

Mahnke K et al. Immature, but not inactive: the tolerogenic function of immature dendritic cells. Immunology and cell biology, 2002. 80(5): p. 477-483.

Berrington JE et al. Lymphocyte subsets in term and significantly preterm UK infants in the first year of life analysed by single platform flow cytometry. Clin Exp Immunol, 2005. 140(2): p. 289-92.

Lee N et al. Tumour-infiltrating lymphocytes in melanoma prognosis and cancer immunotherapy. Pathology, 2016. 48(2): p. 177-187.

Bruni D and Angell HK. The immune contexture and immunoscore in cancer prognosis and therapeutic efficacy, 2020. 20(11): p. 662-680.

Sakaguchi S et al. Regulatory T cells and immune tolerance. Cell, 2008. 133(5): p. 775-787.

Curiel TJ. Tregs and rethinking cancer immunotherapy. Journal of Clinical Investigation, 2007. 117(5): p. 1167.

Platten M, Wick W. Tregs in gliomas – the jury is still out. Neuro-oncology, 2015: p. nov034.

Ramos RN et al. What are the molecules involved in regulatory T-cells induction by dendritic cells in cancer? Clinical and Developmental Immunology, 2013.

Ehrlich P. Ueber den jetzigen Stand der Karzinomforschung, 1908.

Burnet F. The concept of immunological surveillance, 1970.

Thomas L. On immunosurveillance in human cancer. The Yale journal of biology and medicine, 1982. 55(3-4): p. 329.

Hanahan D, Weinberg, RA. Hallmarks of cancer: the next generation. cell, 2011. 144(5): p. 646-674.

Dunn GP, Old LJ and Schreiber RD. The immunobiology of cancer immunosurveillance and immunoediting. Immunity, 2004. 21(2): p. 137-148.

Teng MW et al. From mice to humans: developments in cancer immunoediting. Journal of Clinical Investigation, 2015. 125(9): p. 3338.

Zitvogel L, Tesniere A and Kroemer G. Cancer despite immunosurveillance: immunoselection and immunosubversion. Nature Reviews Immunology, 2006. 6(10): p. 715-727.

Dunn GP, Old LJ and Schreiber RD. The three Es of cancer immunoediting. Annu. Rev. Immunol., 2004. 22: p. 329-360.

Joyce JA. Therapeutic targeting of the tumor microenvironment. Cancer Cell, 2005. 7(6): p.513-20.

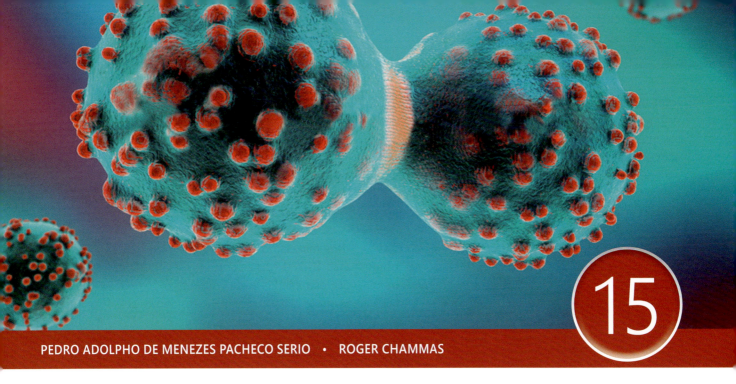

PEDRO ADOLPHO DE MENEZES PACHECO SERIO • ROGER CHAMMAS

Invasão e Metástase

INTRODUÇÃO

Nos capítulos anteriores aprendemos sobre os processos envolvidos na formação, constituição e progressão de um tumor em tecido primário, ou seja, o tecido no qual ele foi originalmente formado. No presente capítulo, desenvolvemos discussão de tópicos relativos ao processo de invasão e metástase das células malignas que constituem esses tumores primários, desde suas alterações morfológicas, até a colonização de outros tecidos. Na Oncologia, o termo metástase se refere ao evento no qual células de um tumor primário migram para tecido distante de forma ativa (desenvolvimento de programas de mudança de fenótipo) ou de forma passiva (tumor expansivo), por fim colonizando novo tecido e formando nova massa tumoral.

Primeiramente, é importante destacar quão importante o assunto "metástase" é no aspecto de pesquisa, tanto clínica quanto básica. Mesmo com a contínua evolução nas diversas modalidades de tratamento, no rastreamento e no desenvolvimento de novos fármacos, a metástase é a principal causa de mortalidade em pacientes com câncer (Chaffer; Weinberg, 2011). De fato, na última década nossa compreensão sobre o processo envolvido na disseminação de células malignas em tecidos secundários evoluiu; porém, muitos pontos ainda precisam ser elucidados.

Atualmente, o modelo representativo no qual o processo de metástase se dá que possui maior força de evidência se baseia em uma cascata em que: (I) algumas células de câncer ganham a capacidade de se desassociar de seu nicho tecidual primário e invadir localmente; (II) intravasão dessas células na corrente sanguínea ou linfática, sendo nesse momento denominadas células tumorais circulantes (CTC); (III) por meio de processo de extravasão, invadem tecido distante; (IV) mediante colonização bem-sucedida, formam nova massa tumoral (Figura 15.1).

Nos tópicos a seguir abordaremos efeitos e consequências direta e indiretamente relacionados com as interações de células tumorais com a matriz extracelular (MEC) e as mutações sofridas pelas mesmas. Por isso, indica-se a leitura prioritária dos Capítulos 5, 6 e 14 antes de prosseguir com o presente capítulo.

Invasão local

Em seguida, vamos discutir os principais processos pelos quais células tumorais podem ser capazes de gerar, estimular ou desviar, para que as cascatas dos processos de metástase ocorram. Para isso, importa recordar

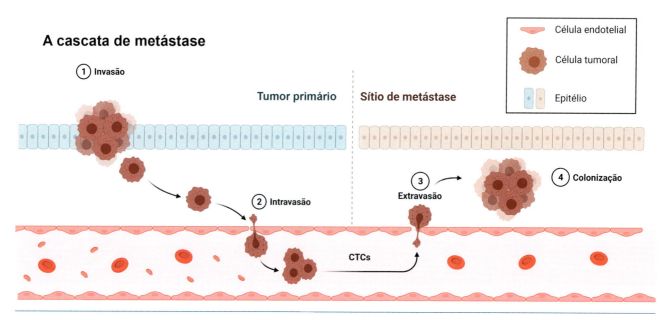

Figura 15.1 ● Cascata simplificada de metástase. O esquema demonstra a cascata de metástase de forma simplificada. Os passos descritos serão desenvolvidos ao longo do capítulo.

que a atividade anormal dessas células é principalmente influenciada por alterações genéticas e epigenéticas, como inicialmente abordado nos Capítulos 5 e 6. Conforme brevemente discutido no Capítulo 11, alguns estudos sugerem que grande parte de células com capacidade metastática são originárias de células-tronco que sofreram alterações genéticas e/ou epigenéticas, e, portanto, possuem a capacidade intrínseca desse tipo celular, de migração e proliferação juntamente com os programas ativados pelas alterações ocorridas. Com efeito, alguns tipos de câncer apresentam perfil de expressão gênica com assinaturas similares às identificadas em células não diferenciadas, como marcadores de células embrionárias e marcadores de metabolismo presentes em células-tronco. Algumas características que também vão de acordo com as de células-tronco são: capacidade de autorrenovação e diferenciação, fuga de programas de morte celular, quiescência, entre outras. Entretanto, a relação células-tronco/metástase ainda permanece sendo um campo com alguns pontos a serem preenchidos, já que nem todas as células malignas que apresentam características de células-tronco entram em processo de metástase, assim como células sem assinaturas gênicas relacionadas com células-tronco podem ser encontradas em sítios de metástase (Shiozawa et al., 2013).

Em tecido epitelial comum, as células se encontram densamente agrupadas e firmemente aderidas. Para que uma célula ou um conjunto de células cancerosas originárias de um carcinoma consigam invadir tecido adjacente às mesmas, devem desvencilhar-se desse complexo epitelial e romper a barreira da membrana basal. Para isso, é necessário que a célula adquira comportamento diferencial, o qual pode ser alcançado de diferentes maneiras durante a progressão do tumor primário.

Os primeiros passos para a inicialização de invasão local de células malignas são a perda ou diminuição de adesão célula-célula seguida de interação alterada entre células e matriz e resistência à *anoikis* (veja o Capítulo 9 – Boxe 1). Durante a progressão tumoral, células malignas podem adquirir novas alterações genéticas (veja o Capítulo 6) e expressão gênica desviada da normalidade (veja o Capítulo 10). Tais alterações, sejam elas apresentadas em células provenientes de clonalidade/células-tronco tumorais (veja o Capítulo 11), podem apresentar disfuncionalidade em proteínas de adesão, alterações na dinâmica do citoesqueleto, vias de sinalização de promoção de angiogênese, proliferação e migração.

BOXE 1

Durante este capítulo, a importância das proteínas de adesão será frequentemente ressaltada, porém optamos por focar principalmente em integrinas, caderinas e selectinas (selectinas, principalmente no processo de extravasão e sobrevivência no fluxo). No entanto, é importante destacar que existem diversas outras proteínas, moléculas e regiões celulares responsáveis por processos de adesão que também possuem importância no processo de metástase. Junções de oclusão (TJ – *tight junction*), desmossomos e junções comunicantes (GJ – *gap junctions*) são classes de junções célula-célula que ocorrem principalmente em tecidos epiteliais. As principais funções dessas junções são de barreira física, ancoragem celular e comunicação intercelular, respectivamente. Assim como as caderinas, que fazem parte da categoria de junções aderentes (AJ – *adherens junctions*), a expressão das proteínas envolvidas nas classes citadas acima está frequentemente alterada em diferentes tipos de câncer.

Na adesão célula-MEC, outros dois importantes atores são a molécula de adesão CD44, a qual interage com diversos componentes da MEC, incluindo colágeno e ácido hialurônico, e é expressa por diversas células do sistema imune inato e adaptativo, como linfócitos e monócitos; e a quinase de adesão focal (FAK – *focal adhesion kinase*), que interage diretamente com integrinas e é essencial para a transdução de sinal da mesma, consequentemente tendo função no controle do citoesqueleto celular (Martin *et al.*, 2013).

O processo de ligação do complexo proteico formado diante da interação de integrinas com os componentes da MEC juntamente com as actinas do citoesqueleto celular é denominado adesão focal, processo esse que estará presente nas células líderes do conjunto de células em migração e ocasionará a mudança de polarização das mesmas. Portanto, as células malignas guias serão ricas em filamentos de actina, terão capacidade mecânica aumentada e apresentaram protrusões e regiões contráteis em sua estrutura que estarão em contato constante com a MEC, as quais irão guiar o caminho pelo qual a invasão ocorrerá.

BOXE 2

A TEM não é um evento exclusivo no câncer; ocorre naturalmente no corpo humano em situações específicas, sendo classificada em três tipos. O Tipo 1 ocorre na embriogênese, em que células epiteliais se diferenciam em células mesenquimais para gerar tecidos primitivos, como mesoderme e endoderme. O Tipo 2 está presente em processos inflamatórios crônicos de cicatrização de feridas e fibrose. Por fim, o Tipo 3 é o tipo de TEM de que falaremos neste capítulo. Como descrito anteriormente, caracteriza-se por alterações genéticas e epigenéticas que resultam na alteração de fenótipo celular para um similar ao de células mesenquimais.

Um dos principais exemplos que temos desse tipo de evento é a perda de funcionalidade da proteína de adesão célula-célula, denominada E-caderina, a qual se encontra mutada e/ou menos expressa em diversos tipos de câncer. Frequentemente, a disfuncionalidade de E-caderina é acompanhada por atividade aumentada de N-caderina, uma caderina mesenquimal cuja sinalização permite a ativação de vias de migração celular, promovendo também alteração estrutural do citoesqueleto celular.

Em câncer, o processo pelo qual células malignas sofrem alteração de expressão gênica e alterações genéticas e epigenéticas, resultando na dissociação de seu tecido primário, promoção de migração e proliferação, alteração para fenótipo mesenquimal e consequente invasão em tecidos distantes, é comumente denominado transição-epitélio-mesênquima (TEM) (Boxe 2). Tal processo está presente (mesmo que em diferentes níveis) em quase todos os modelos de invasão em câncer e é guiado por múltiplas vias de sinalização.

O fator de crescimento transformante beta (TGF-β – *transforming growth factor beta*) é um dos principais e mais estudados atores no processo de TEM. Trata-se de uma citocina secretada principalmente por macrófagos, responsável por múltiplas funções diretamente relacionadas com a inibição de processos pró-tumorais, como inibição de proliferação e promoção de apoptose (veja o Capítulo 9). Diante das características de controle citostático do TGF-β, o mesmo é considerado primariamente como supressor tumoral; porém, em estágios avançados do câncer, células malignas ganham a capacidade de ignorar a atividade supressora deste fator. Adicionalmente, TGF-β passa a agir de forma pró-tumoral, induzindo supressão de adesão celular, ativando fatores de transcrição diretamente relacionados com sinalização mesenquimal, e induzindo a ativação de vias de sinalização pró-tumorais, como Wnt, Notch e Ras.

Diretamente relacionados com a sinalização de TGF-β, os fibroblastos associados ao câncer (FACs ou, em inglês, CAFs – *cancer associated fibroblasts*) são vitais para a progressão tumoral. FACs são fibroblastos presentes no microambiente tumoral que apresentam atividade contínua, ou seja, mantêm-se ativados. Mais importante, o fenótipo apresentado por FACs por vezes se aproxima ao fenótipo de células tumorais, uma consequência do processo de reprogramação da transição epitélio-mesenquimal. Além disso, os fatores liberados por esses fibroblastos também possuem relação direta com a mudança de fenótipo de células tumorais, como o próprio TGF-β.

Inúmeros laboratórios já relataram um *cross-talk* entre células tumorais e FACs, em que as primeiras agem recrutando FACs e influenciam diretamente em sua sinalização desviada, e os segundos liberam fatores pró-tumorais e promovem TEM em células tumorais. Adicionalmente, por meio de junções celulares, FACs participam de processos de invasão de células de câncer, podendo inclusive ser assistencial na atividade proteolítica e, portanto, favorecer a invasão até mesmo de células que não estejam com o fenótipo mesenquimal ativo (Kwa; Herum; Brakebusch, 2019).

Recentemente, o uso de FACs em terapias tem conquistado entusiasmo de múltiplos grupos de pesquisa, com diferentes aproximações sendo investigadas. Uma opção teoricamente simples se baseia na maior estabilidade de FACs em comparação com o tecido tumoral. Dito isto, marcadores de superfície celular presentes em FACs que tenham influência direta na interação tumor-estroma podem ser vistos como potenciais alvos de tratamento. Ativada ou super-expressa em grande parte de fibroblastos do estroma peritumoral, a proteína de ativação de fibroblastos (FAP – *fibroblast activation protein*) pode ser referenciada como um desses exemplos. Recentemente, terapias modernas, como as aplicadas com receptores de antígenos quiméricos (do inglês, CARs – *chimeric antigen receptors*), também foram desenvolvidas em direcionamento aos FACs, inclusive na FAP, acima mencionada. O desenvolvimento de tais terapias vem sendo mencionado como grande potencial em terapias complexas e teranóstica (Duperret *et al.*, 2018; Kakarla *et al.*, 2013; Watabe *et al.*, 2020).

Além das interações células-células, a MEC também possui grande peso em todo o processo de invasão. Diante da interação tumor-estroma, proteases responsáveis pela degradação de componentes da MEC, como as metaloproteinases de matriz (MMPs – *matrix metalloproteinases*), são liberadas, degradando tipos específicos de componentes da matriz e facilitando invasão celular. Além disso, tais fatores conversam diretamente com fatores de promoção de neoangiogênese (veja o Capítulo 13), como VEGF, que promove a formação de novo tecido endotelial e consequentemente facilita a distribuição de nutrientes para a massa tumoral, além de dispor múltiplas rotas para que células realizem o processo de intravasão, que será discutido mais à frente no capítulo. Adicionalmente, a dissociação de células à MEC acarreta a ativação de vias intrínsecas e extrínsecas de morte celular por apoptose, processo esse denominado *anoikis*. Porém, células tumorais frequentemente possuem expressão e ativação desregulada de fatores de sobrevivência e proliferação, como EGFR, e fatores associados ao estresse hipóxico, como o fator induzido por hipóxia (HIF – *hypoxia-inducible factor*), que por sua vez podem inibir a cascata de ativação de caspases e, consequentemente, proporcionam resistência à *anoikis* (Kim *et al.*, 2012) (veja o Capítulo 9) (Figura 15.2).

Ainda no foco da relevância da MEC, destaca-se a família de proteínas de adesão, denominadas integrinas, as quais são responsáveis por controlar a adesão de células epiteliais com componentes da MEC, como, por exemplo, colágenos e lamininas. As integrinas estão diretamente relacionadas com vias de sinalização de migração e proliferação e apresentam expressão elevada em diversos tipos de câncer. De fato, a expressão de tais proteínas tem sido frequentemente relacionada com a expressão concomitante de marcadores de células-tronco e de invasividade celular.

Diante dos processos sumariamente descritos acima, é importante destacar que tais aspectos não seguem uma linearidade específica e também não necessariamente ocorrem em conjunto; grande parte dos tumores apresentam heterogeneidade considerável, devido à ação de múltiplas mudanças ocasionadas por alterações genéticas, epigenéticas e dependentes da estrutura física e composição química do sítio no qual eles se encontram. O processo de invasão de células malignas pode ser dividido em invasão multicelular e invasão de célula única, em que ambas as categorias podem transitar entre programas de invasão caracterizados por morfologia e fenótipo diferencial.

Invasão multicelular

Dentro da invasão multicelular, a invasão celular coletiva é a mais comumente identificada entre os diversos tipos de câncer. Nesta categoria, destaca-se a integridade da maioria das proteínas de adesão célula-célula, permitindo, portanto, que as células de câncer mantenham-se unidas, mesmo após o início do processo de migração. O conjunto aderido de células tumorais é geralmente composto por camadas celulares que mantêm seu aspecto epitelial e pelas chamadas "células líderes", que irão compor a vanguarda que guiará o direcionamento no qual a invasão ocorrerá.

que também possuem importância no processo de metástase. Junções de oclusão (TJ – *tight junction*), desmossomos e junções comunicantes (GJ – *gap junctions*) são classes de junções célula-célula que ocorrem principalmente em tecidos epiteliais. As principais funções dessas junções são de barreira física, ancoragem celular e comunicação intercelular, respectivamente. Assim como as caderinas, que fazem parte da categoria de junções aderentes (AJ – *adherens junctions*), a expressão das proteínas envolvidas nas classes citadas acima está frequentemente alterada em diferentes tipos de câncer.

Na adesão célula-MEC, outros dois importantes atores são a molécula de adesão CD44, a qual interage com diversos componentes da MEC, incluindo colágeno e ácido hialurônico, e é expressa por diversas células do sistema imune inato e adaptativo, como linfócitos e monócitos; e a quinase de adesão focal (FAK – *focal adhesion kinase*), que interage diretamente com integrinas e é essencial para a transdução de sinal da mesma, consequentemente tendo função no controle do citoesqueleto celular (Martin *et al*., 2013).

O processo de ligação do complexo proteico formado diante da interação de integrinas com os componentes da MEC juntamente com as actinas do citoesqueleto celular é denominado adesão focal, processo esse que estará presente nas células líderes do conjunto de células em migração e ocasionará a mudança de polarização das mesmas. Portanto, as células malignas guias serão ricas em filamentos de actina, terão capacidade mecânica aumentada e apresentaram protrusões e regiões contráteis em sua estrutura que estarão em contato constante com a MEC, as quais irão guiar o caminho pelo qual a invasão ocorrerá.

Em câncer, o processo pelo qual células malignas sofrem alteração de expressão gênica e alterações genéticas e epigenéticas, resultando na dissociação de seu tecido primário, promoção de migração e proliferação, alteração para fenótipo mesenquimal e consequente invasão em tecidos distantes, é comumente denominado transição-epitélio-mesênquima (TEM) (Boxe 2). Tal processo está presente (mesmo que em diferentes níveis) em quase todos os modelos de invasão em câncer e é guiado por múltiplas vias de sinalização.

BOXE 2

A TEM não é um evento exclusivo no câncer; ocorre naturalmente no corpo humano em situações específicas, sendo classificada em três tipos. O Tipo 1 ocorre na embriogênese, em que células epiteliais se diferenciam em células mesenquimais para gerar tecidos primitivos, como mesoderme e endoderme. O Tipo 2 está presente em processos inflamatórios crônicos de cicatrização de feridas e fibrose. Por fim, o Tipo 3 é o tipo de TEM de que falaremos neste capítulo. Como descrito anteriormente, caracteriza-se por alterações genéticas e epigenéticas que resultam na alteração de fenótipo celular para um similar ao de células mesenquimais.

Um dos principais exemplos que temos desse tipo de evento é a perda de funcionalidade da proteína de adesão célula-célula, denominada E-caderina, a qual se encontra mutada e/ou menos expressa em diversos tipos de câncer. Frequentemente, a disfuncionalidade de E-caderina é acompanhada por atividade aumentada de N-caderina, uma caderina mesenquimal cuja sinalização permite a ativação de vias de migração celular, promovendo também alteração estrutural do citoesqueleto celular.

O fator de crescimento transformante beta (TGF-β – *transforming growth factor beta*) é um dos principais e mais estudados atores no processo de TEM. Trata-se de uma citocina secretada principalmente por macrófagos, responsável por múltiplas funções diretamente relacionadas com a inibição de processos pró-tumorais, como inibição de proliferação e promoção de apoptose (veja o Capítulo 9). Diante das características de controle citostático do TGF-β, o mesmo é considerado primariamente como supressor tumoral; porém, em estágios avançados do câncer, células malignas ganham a capacidade de ignorar a atividade supressora deste fator. Adicionalmente, TGF-β passa a agir de forma pró-tumoral, induzindo supressão de adesão celular, ativando fatores de transcrição diretamente relacionados com sinalização mesenquimal, e induzindo a ativação de vias de sinalização pró-tumorais, como Wnt, Notch e Ras.

Diretamente relacionados com a sinalização de TGF-β, os fibroblastos associados ao câncer (FACs ou, em inglês, CAFs – *cancer associated fibroblasts*) são vitais para a progressão tumoral. FACs são fibroblastos presentes no microambiente tumoral que apresentam atividade contínua, ou seja, mantêm-se ativados. Mais importante, o fenótipo apresentado por FACs por vezes se aproxima ao fenótipo de células tumorais, uma consequência do processo de reprogramação da transição epitélio-mesenquimal. Além disso, os fatores liberados por esses fibroblastos também possuem relação direta com a mudança de fenótipo de células tumorais, como o próprio TGF-β.

Inúmeros laboratórios já relataram um *cross-talk* entre células tumorais e FACs, em que as primeiras agem recrutando FACs e influenciam diretamente em sua sinalização desviada, e os segundos liberam fatores pró-tumorais e promovem TEM em células tumorais. Adicionalmente, por meio de junções celulares, FACs participam de processos de invasão de células de câncer, podendo inclusive ser assistencial na atividade proteolítica e, portanto, favorecer a invasão até mesmo de células que não estejam com o fenótipo mesenquimal ativo (Kwa; Herum; Brakebusch, 2019).

Recentemente, o uso de FACs em terapias tem conquistado entusiasmo de múltiplos grupos de pesquisa, com diferentes aproximações sendo investigadas. Uma opção teoricamente simples se baseia na maior estabilidade de FACs em comparação com o tecido tumoral. Dito isto, marcadores de superfície celular presentes em FACs que tenham influência direta na interação tumor-estroma podem ser vistos como potenciais alvos de tratamento. Ativada ou super-expressa em grande parte de fibroblastos do estroma peritumoral, a proteína de ativação de fibroblastos (FAP – *fibroblast activation protein*) pode ser referenciada como um desses exemplos. Recentemente, terapias modernas, como as aplicadas com receptores de antígenos quiméricos (do inglês, CARs – *chimeric antigen receptors*), também foram desenvolvidas em direcionamento aos FACs, inclusive na FAP, acima mencionada. O desenvolvimento de tais terapias vem sendo mencionado como grande potencial em terapias complexas e teranóstica (Duperret *et al.*, 2018; Kakarla *et al.*, 2013; Watabe *et al.*, 2020).

Além das interações células-células, a MEC também possui grande peso em todo o processo de invasão. Diante da interação tumor-estroma, proteases responsáveis pela degradação de componentes da MEC, como as metaloproteinases de matriz (MMPs – *matrix metalloproteinases*), são liberadas, degradando tipos específicos de componentes da matriz e facilitando invasão celular. Além disso, tais fatores conversam diretamente com fatores de promoção de neoangiogênese (veja o Capítulo 13), como VEGF, que promove a formação de novo tecido endotelial e consequentemente facilita a distribuição de nutrientes para a massa tumoral, além de dispor múltiplas rotas para que células realizem o processo de intravasão, que será discutido mais à frente no capítulo. Adicionalmente, a dissociação de células à MEC acarreta a ativação de vias intrínsecas e extrínsecas de morte celular por apoptose, processo esse denominado *anoikis*. Porém, células tumorais frequentemente possuem expressão e ativação desregulada de fatores de sobrevivência e proliferação, como EGFR, e fatores associados ao estresse hipóxico, como o fator induzido por hipóxia (HIF – *hypoxia-inducible factor*), que por sua vez podem inibir a cascata de ativação de caspases e, consequentemente, proporcionam resistência à *anoikis* (Kim *et al.*, 2012) (veja o Capítulo 9) (Figura 15.2).

Ainda no foco da relevância da MEC, destaca-se a família de proteínas de adesão, denominadas integrinas, as quais são responsáveis por controlar a adesão de células epiteliais com componentes da MEC, como, por exemplo, colágenos e lamininas. As integrinas estão diretamente relacionadas com vias de sinalização de migração e proliferação e apresentam expressão elevada em diversos tipos de câncer. De fato, a expressão de tais proteínas tem sido frequentemente relacionada com a expressão concomitante de marcadores de células-tronco e de invasividade celular.

Diante dos processos sumariamente descritos acima, é importante destacar que tais aspectos não seguem uma linearidade específica e também não necessariamente ocorrem em conjunto; grande parte dos tumores apresentam heterogeneidade considerável, devido à ação de múltiplas mudanças ocasionadas por alterações genéticas, epigenéticas e dependentes da estrutura física e composição química do sítio no qual eles se encontram. O processo de invasão de células malignas pode ser dividido em invasão multicelular e invasão de célula única, em que ambas as categorias podem transitar entre programas de invasão caracterizados por morfologia e fenótipo diferencial.

Invasão multicelular

Dentro da invasão multicelular, a invasão celular coletiva é a mais comumente identificada entre os diversos tipos de câncer. Nesta categoria, destaca-se a integridade da maioria das proteínas de adesão célula-célula, permitindo, portanto, que as células de câncer mantenham-se unidas, mesmo após o início do processo de migração. O conjunto aderido de células tumorais é geralmente composto por camadas celulares que mantêm seu aspecto epitelial e pelas chamadas "células líderes", que irão compor a vanguarda que guiará o direcionamento no qual a invasão ocorrerá.

Invasão e Metástase

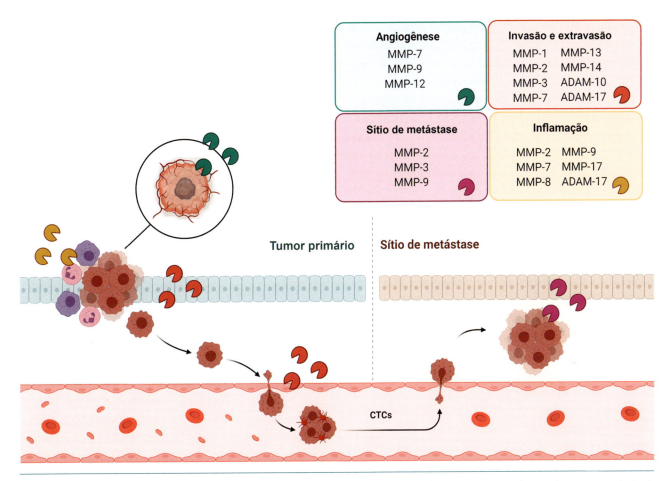

Figura 15.2 ● Principais metaloproteases em invasão e metástase. Sumarização das principais metaloproteinases nas principais etapas de invasão e metástase.

As células na vanguarda (ou frente de migração) do conjunto celular são caracterizadas por expressão gênica de perfil mesenquimal, com morfologia similar às mesmas. A morfologia de tais células favorece processos de contratilidade e motilidade, por meio de protrusões formadas por interações de complexos de actina, miosina e integrinas. Em um complexo sistema de ciclos de *feedback*, a interação de integrinas com componentes da MEC promove ligação intracelular de filamentos de actina e sua consequente polimerização. A polimerização de actinas, que são proteínas que compõem o citoesqueleto das células, acarreta a liberação dos chamados fatores de troca de nucleotídeos de guanina (GEFs – *guanine nucleotide exchange factors*), que por sua vez promovem a liberação do sinal de pequenas proteínas G (GTPases), as quais estão diretamente envolvidas com o controle da regulação do citoesqueleto e de geração de energia mecânica nas células, seja por meio de contração e protrusão de fibras de actina e miosina, ou pela atividade de liberação de energia de fibras de estresse.

Além da maior motilidade de células malignas, é importante destacar o papel das proteases na progressão do processo de invasão. Em um ambiente em homeostase, processos que envolvem proteases, sejam elas de membrana ou secretadas, são devidamente controlados em uma complexa rede de interações a fim de que não haja atividade ou inibição exacerbada das mesmas (veja o Capítulo 14). Por exemplo, famílias específicas de proteases, como MMPs e serino-proteases, são diretamente inibidas por inibidores teciduais de MMPs (TIMPs – *tissue inhibitors of MMPs*) e serpinas, respectivamente. Porém, diferentes famílias de proteases podem agir na ativação ou na inibição de membros de outras famílias. Bom exemplo dessas interações são as serino-proteases, que constituem a maior família de proteases em humanos. Dois dos seus muitos membros, o ativador de plasminogênio do tipo uroquinase (uPA – *urokinase plasminogen activator*) e do tipo tecidual (tPA – *tissue plasminogen activator*), como indicado nos nomes, promovem ativação de plasminogênio, responsável principalmente pela degradação de fibrinas e fibronectinas da MEC. No entanto, plasminogênio também possui a capacidade de ativar alguns tipos de MMPs secretados, assim como uPA e tPA podem ativar

255

catepsinas, outra família de proteases que agem na ativação de algumas MMPs e que podem ser inibidas por inibidores de serino-proteases (serpinas), além de seus membros possuírem seus inibidores próprios.

Como demonstrado no exemplo sumarizado acima, a interação das múltiplas famílias e inibidores de proteases forma uma rede extremamente complexa; porém, em ambiente tumoral, seja em função de alterações genéticas, expressão gênica desviada e/ou interação diferencial entre tumor-estroma, a atividade de tais enzimas está frequentemente aumentada, e/ou seus respectivos inibidores, com atividade comprometida.

Células na vanguarda da invasão se beneficiam da ação de proteases principalmente por meio da adesão focal de suas protrusões, já que proteases, como metaloproteinases e catepsinas, possuem afinidade com integrinas e com componentes da MEC, como colágeno e fibrina. Além disso, células pró-inflamatórias do sistema imune podem infiltrar o tecido tumoral e liberar citocinas indutoras de atividade proteolítica, como, por exemplo, interleucina 6, liberada por macrófagos (Boxe 3), fibroblastos, entre outros tipos celulares, responsável pela indução de secreção de metaloproteinases 2 e 9 (veja o Capítulo 14), que respondem pela degradação de tipos específicos de colágeno. Interessantemente, mesmo que células cancerosas não apresentem fenótipo mesenquimal e, portanto, não possuam liberação aumentada de proteases, os FACs podem servir a esse papel para que a degradação da MEC ocorra, secretando principalmente MMPs (Sevenich; Joyce, 2014).

BOXE 3

Frequentemente denominados macrófagos associados ao tumor (MATs ou, em inglês, TAMs – *tumor associated macrophages*), os macrófagos possuem grande importância em todas as etapas de invasão e metástase de células tumorais. Antes e durante a intravasão, antes e durante o estabelecimento de metástase a distância e durante o processo de colonização, MATs promovem a liberação de fatores pró-inflamatórios, fatores angiogênicos, liberação de proteases, indução da atividade de fatores de crescimento e participam de processo de escape do sistema imune (veja o Capítulo 16). Sendo um agente tão onipresente em diversas malignidades, os macrófagos já foram e continuam sendo as células não neoplásicas mais estudadas na área da Oncologia.

A atividade proteolítica das células guia de invasão permite que as mesmas possam abrir seu caminho no tecido. Além disso, a atividade exacerbada de proteases no ambiente tumoral e peritumoral pode contribuir para o quadro de acidose metabólica, fator esse que conhecidamente favorece a progressão tumoral (veja o Capítulo 12). Outros fatores frequentemente presentes em tumores, como hipóxia e sinalização de células endoteliais, também estão diretamente relacionados com a promoção de atividade proteolítica.

A invasão celular coletiva pode apresentar diferentes conformações, dependendo do tecido em que ela ocorre e do nível de interação de células líderes e células da retaguarda com os componentes da MEC. A ponta de uma massa invasora de células malignas é constituída de poucas unidades ou múltiplas camadas de células que irão apresentar protrusões ricas em actina, enquanto a retaguarda geralmente apresentará maior volume celular, ajudando na expansão do diâmetro da rota de invasão, conforme a mesma ocorre (Figura 15.3). Interessantemente, em densos agrupamentos, algumas células da retaguarda sequer entram em contato com a MEC, já que se encontram totalmente envoltas pelas demais células tumorais, formando estruturas luminais.

Na transição entre invasão multicelular e de célula única se encontra a invasão de fluxo multicelular. Nessa categoria de invasão, as células apresentam fraca adesão entre elas e se posicionam em "fila" (ou corrente) no caminho da invasão. Outro fator importante nesta categoria é que a força de tração não é realizada apenas por células líderes e sim por todas as células, tornando a velocidade de migração comparável à das células invasivas individuais e, logicamente, maior que a de células migrando coletivamente. Enquanto a maioria dos aspectos de motilidade de células de invasão coletiva se baseia em durotaxia, ou seja, movimento guiado por contato de substrato sólido e sua respectiva rigidez (no caso, contato célula-MEC), as células em invasão de fluxo multicelular são geralmente guiadas por meio de quimiotaxia, em que a liberação de quimiocinas e citocinas é o principal agente de promoção de migração celular (Pandya; Orgaz; Sanz-Moreno, 2017).

Finalmente, células malignas podem se dissociar completamente de um tecido tumoral e iniciar programa de invasão, sendo tal categoria denominada invasão de célula única.

Invasão e Metástase

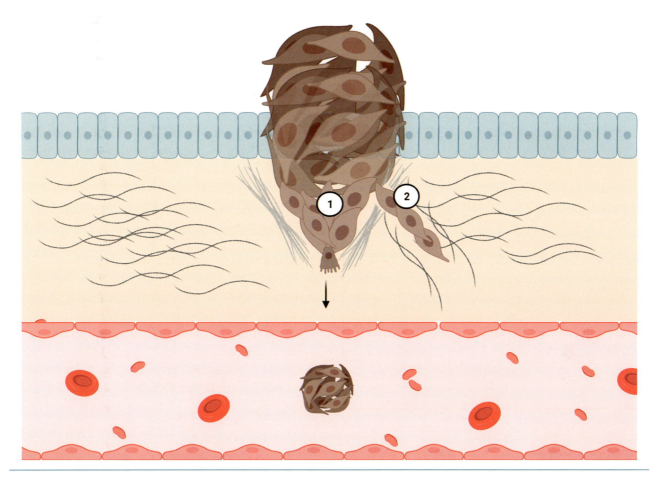

Figura 15.3 • Invasão celular coletiva e invasão de fluxo multicelular. 1) Invasão celular coletiva: células da fronte de invasão com protrusões ricas em actina e com liberação de proteases. 2) Invasão de fluxo multicelular: células invadindo em "fila".

Invasão de célula única

As características que compõem uma célula que invade tecido local individualmente são extremamente similares às anteriormente apresentadas em células da vanguarda na invasão coletiva, apresentando perfil de expressão gênica e morfologia mesenquimal, protrusões ricas em actinas e adesão focal e atividade proteolítica. A principal diferença entre ambas as categorias está na integridade de proteínas de adesão célula-célula, como caderinas, cuja disfunção é o principal agente na permissividade da dissociação de células únicas com o conjunto tumoral; sendo assim, esse tipo específico de invasão de célula única é denominado tipo mesenquimal.

Assim como as células da vanguarda da invasão coletiva, as células únicas de tipo mesenquimal são, portanto, dependentes de proteases, para que o caminho da invasão seja aberto, e dependentes de adesão focal de integrinas, para que a durotaxia ocorra. No entanto, existe uma segunda categoria de células individuais, que possuem capacidade de invasão, mas são independentes de atividade de degradação da MEC ou ligação com a mesma por meio de integrinas, denominada invasão ameboide.

As células de invasão do tipo ameboide possuem esse nome devido ao seu formato elíptico e sua capacidade de modular sua estrutura celular de acordo com o tecido circundante. O evento de formação de protrusões e contrações por meio de fibras de actina descrito acima no tópico de células na vanguarda da invasão coletiva também se aplica para a presente categoria de invasão. De fato, tais células apresentam alta atividade em vias de sinalização de controle de morfologia celular, como a via RhoA e suas respectivas GTPases. Por meio da alta capacidade de deformação, tais células conseguem invadir tecidos não densos sem a necessidade de atividade proteolítica; em vez disso, as células de perfil ameboide se espremem nas pequenas lacunas e vãos nos tecidos e procedem com sua migração. Desta forma, o caminho seguido por essas células não é dependente de adesão focal, mas sim da homogeneidade de características físicas do substrato de matriz extracelular percorrida pelas células no processo de invasão (Clark; Vignjevic, 2015).

BOXE 4

Entre os programas de invasão, existe o processo pelo qual células malignas não impõem ou não necessitam impor força de tração. Em um ambiente tumoral, devido à atividade desviada do tumor e do microambiente ao redor, a presença e consequentemente pressão exercida pelo fluxo intersticial é muito maior, em comparação com um tecido saudável. O nível elevado de pressão favorece o fluxo intersticial no sentido tumor-tecido adjacente e pode favorecer a invasão passiva de células malignas. O próprio crescimento expansivo de uma massa tumoral irá colaborar para o aumento de pressão e efluxo do interstício e favorecer o processo descrito acima. Como todo esse processo trata principalmente da evasão passiva de células, considera-se que essas células invadem de forma independente de adesão focal e/ou ação obrigatória de processos de transição de fenótipo.

Transições entre programas de invasão

Tendo as principais categorias de invasão apresentadas, é importante destacar e reforçar os principais aspectos responsáveis pelas transições de um programa de invasão para outro e ao mesmo tempo apresentar alguns fatores adicionais.

Os aspectos que fazem uma célula de um grupo aderido de células invasoras se desvencilhar e invadir tecidos de forma individual são multifatoriais e não totalmente compreendidos; porém, alguns fatores apresentados anteriormente são de direta relevância. O primeiro e talvez o mais óbvio seria a perda de adesão célula-células. Além disso, a força física e o contato direto que a MEC exerce em células tumorais (e vice-versa) influenciam diretamente na liberação de enzimas de degradação e citocinas, que podem ou não demonstrar atividade desviada, dependendo das alterações genéticas presentes naquelas células. Resumidamente, a transição do estilo de invasão é altamente sensível às mudanças moleculares, químicas e físicas impostas ao sistema tumoral e ao microambiente ao seu redor (Figura 15.4).

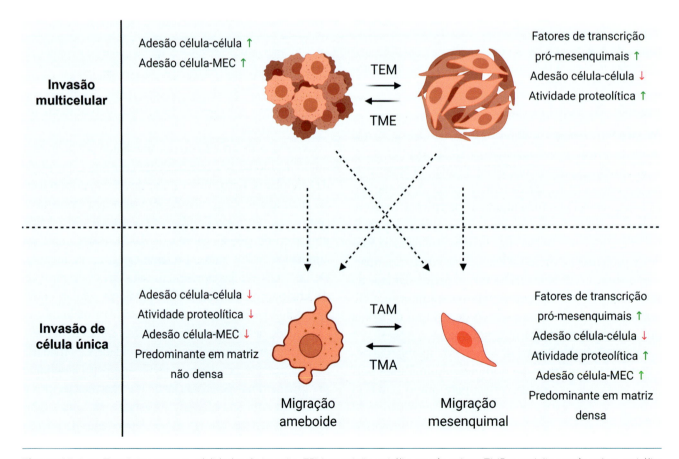

Figura 15.4 ● Transições entre modalidades de invasão. TEM: transição epitélio-mesênquima; TME: transição mesênquima-epitélio; TAM: transição ameboide-mesenquimal; TMA: transição mesenquimal-ameboide.

Invasão e Metástase

Para transitar de um programa de invasão coletiva para um de invasão de célula única de classe mesenquimal, o principal fator se encontra na perda de função de proteínas de adesão célula-célula, como caderinas, enquanto as demais características das células da vanguarda se mantêm as mesmas durante essa transição, uma vez que já se encontram com perfil mesenquimal.

Para transitar de invasão coletiva para invasão de célula única de perfil ameboide (transição coletiva-ameboide (TCA ou, em inglês, CAT – *collective-amoeboid transition*) acredita-se que a perda de função de integrinas do tipo β1 seja necessária. Tal integrina é responsável pela manutenção da interação célula-MEC, e sua disfunção colabora para que células dissociadas adquiram o perfil ameboide. Diferentemente das células de estrutura mesenquimal, que apresentam protrusões alongadas, as células em forma ameboide apresentam curtos e múltiplos braços, similares a pequenas bolhas, as quais agem "escaneando" o tecido ao redor da célula, de modo a guiá-la na direção mais apropriada. Portanto, o outro fator, como apontado acima, seria a densidade do tecido circundante, ou seja, tecidos majoritariamente densos irão apresentar predominância de programas de invasão do tipo mesenquimal, enquanto tecidos mais frouxos serão permissivos a programas de invasão ameboide, e vice-versa.

Existe também a possibilidade de transição entre ambos os programas de invasão de célula única: transição mesenquimal-ameboide (TMA) e transição ameboide-mesenquimal (TAM). Os componentes que influenciam essas transições podem ser reciclados dos processos descritos acima, apesar de a identificação precisa da cascata envolvida nas transições não ser completamente compreendida (Krakhmal *et al.*, 2015).

Intravasão

Com um programa de invasão ativo, células tumorais conseguem finalmente invadir tecido adjacente ao tumor e podem consequentemente desembocar em vasos sanguíneos e linfáticos previamente existentes ou neoformados. A geração de novos vasos sanguíneos e linfáticos em tecidos intratumorais e peritumorais é frequentemente desbalanceada, apresentando composição de células endoteliais em conformações desorganizadas, com falhas em suas junções e lacunas entre as mesmas, fator esse que facilita o processo no qual células malignas invadem vasos linfáticos e sanguíneos, denominado intravasão.

O fator determinante principal para que células tumorais invadam vasos linfáticos ou sanguíneos é simplesmente a disponibilidade dos mesmos nos nichos de invasão local. Ambos os processos de formação de novos vasos (angiogênese e linfogênese) estão presentes em tumores, mas a formação de vasos sanguíneos costuma ser mais comum e consequentemente mais abundante. No entanto, vasos linfáticos são estruturalmente mais fáceis de ser invadidos, devido à sua composição endotelial mais frouxa, e apresentam menor tensão quando comparados com a tensão natural exercida pelo fluxo nos vasos sanguíneos. No fim, o fluxo em vasos linfáticos é continuado nos vasos sanguíneos, porém algumas células tumorais são depositadas em linfonodos proximais ao tumor primário, tornando a contagem de linfonodos invadidos por células tumorais um marcador clínico de progressão tumoral.

Fatores de crescimento pró-angiogênicos, como VEGF, são responsáveis pela formação de vasos sanguíneos em diversos processos naturais no corpo humano; porém, em ambiente tumoral os mesmos apresentam atividade anormal e contribuem para formação de vasos sanguíneos disformes, com diversos vãos e maior diâmetro no lúmen. O receptor do fator de crescimento epidermal (EGFR – *epidermal growth factor receptor*), apesar de possuir função principal relacionada com proliferação celular, apresenta alta expressão gênica em diversos tecidos tumorais, a qual é amplamente relacionada com aumento da capacidade de intravasão de células (Chiang; Cabrera; Segall, 2016).

Diversos estudos apontam uma interessante relação entre ligantes e receptores presentes em macrófagos e células tumorais, que interagem entre si em ciclos de interações parácrinas. Um dos mais relevantes e estudados eventos desse tipo é a interação do fator de crescimento epidermal (EGF – *epidermal growth factor*), que é liberado por macrófagos e pode ligar-se diretamente com o EGFR de células tumorais, assim como o fator estimulador de colônias (CSF – *colony stimulating factor*), que é liberado por células tumorais e pode ligar-se diretamente com o receptor do fator estimulador de colônias (CSFR – *colony stimulating factor receptor*) de macrófagos. Como demonstrado por múltiplos autores, a comunicação entre macrófagos e células tumorais por meio desses dois ligantes e seus respectivos receptores é vital para a promoção de atividade proteolítica e intravasão bem-sucedida (Condeelis; Pollard, 2006).

Receptores e ligantes de fatores de crescimento também aparentam estar fortemente relacionados com a frequência de intravasão de células malignas, como o anteriormente mencionado TGF-β, vital para o processo de TEM. Interessantemente, alguns estudos apontam que a promoção de intravasão por TGF-β pode ocorrer por meio de sua interação com o receptor do anteriormente citado CSFR (Figura 15.5).

As vias descritas acima são processos identificados em diferentes modelos de câncer, mas não representam a totalidade dos componentes envolvidos no processo de intravasão; porém, representam os atores mais profundamente estudados desse evento. Ao invadir a corrente sanguínea, células tumorais podem "navegar" para tecidos distantes do tumor primário. Durante esse processo, tais células são denominadas células tumorais circulantes (CTCs – *circulating tumor cells*).

Células tumorais circulantes

Ao entrar na corrente sanguínea, as células malignas enfrentam os seus principais desafios: sobreviver ao estresse recebido pela pressão exercida pelo próprio fluxo sanguíneo, fugir da ação de células do sistema imune e sobreviver em um ambiente sem disponibilidade de adesão à MEC. De fato, estudos demonstraram

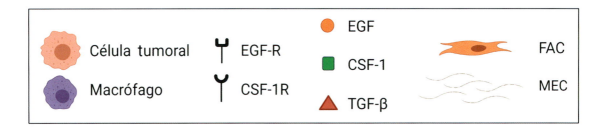

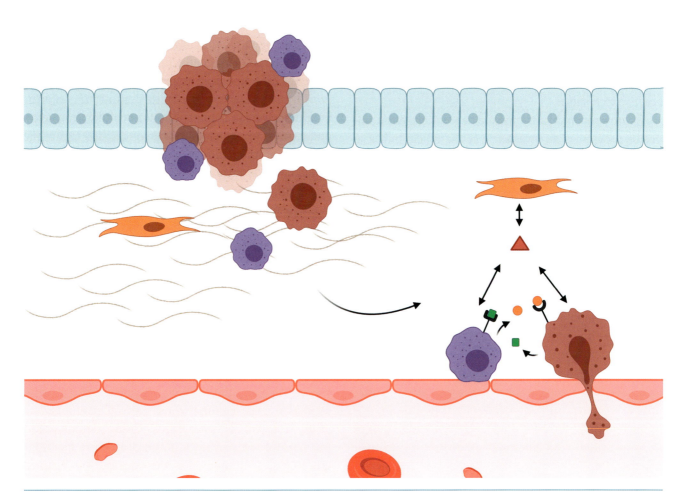

Figura 15.5 ● Intravasão. A figura demonstra a interação simplificada de algumas das principais moléculas/células envolvidas no processo de intravasão.

que CTCs podem se aproveitar de um mesmo artifício para superar os primeiros dois desafios citados. Na corrente sanguínea, as células tumorais circulantes podem se ligar com plaquetas (Boxe 5), formando pequenos êmbolos com as mesmas, e consequentemente criando uma proteção física contra o estresse imposto pela pressão nos vasos e uma capa de proteção contra a detecção de células do sistema imune. Para superar o último desafio, as células invasoras devem ser capazes de fugir de processos de apoptose que se ativam naturalmente diante de ausência de adesão focal com a MEC. Mesmo com todos esses artifícios, o sucesso de migração de células para tecidos distantes ocorre em baixas frequências. Estima-se que menos de 0,01% dessas células conseguem colonizar com sucesso outros tecidos, apesar de o fluxo diário de novas CTCs originárias do tumor primário se encontrar na casa de milhões de unidades (Massagué; Obenauf, 2016).

BOXE 5

A expressão do fator tecidual na membrana de células de tumores epiteliais favorece a adesão das mesmas às plaquetas. O conjunto de plaquetas unidas a CTCs forma pequenos coágulos e protegem as células malignas do reconhecimento de células *natural killers* (NKs), tanto de forma física, formando um "escudo" ao redor das células tumorais, como de forma química, liberando fatores que irão inibir a atividade dessas células imunes. A ligação de plaquetas e células de câncer também pode promover a liberação de TGF-B, que irá agir na inibição de células NK e adicionalmente garantir a manutenção do fenótipo de TEM, como descrito anteriormente.

As selectinas, moléculas de adesão célula-célula em condição de fluxo hemodinâmico, são extremamente importantes nesse processo. Essa família de moléculas de adesão possui diferentes membros, com capacidade de ligação em células de carcinoma, células endoteliais e componentes da corrente sanguínea, como plaquetas. Diversos laboratórios demonstraram que a atividade de selectinas é vital para a ligação de plaquetas com CTCs e, portanto, vital para o processo de metástase.

CTCs podem apresentar perfil de expressão mesenquimal similar ao de células-tronco, sendo esse outro fator contribuinte para sua sobrevivência até o momento de colonização. Com efeito, a simples presença/detecção de CTCs no sangue já é importante, visto que elas se apresentam muitas vezes isoladas e em agrupamentos com outras CTCs, fatos esses que por si sós reforçam os modelos de invasão coletiva e individual, e os fenótipos envoltos nos mesmos, além de esclarecerem que, na verdade, ao contrário do que estudos mais antigos apontavam, o evento de disseminação de células provenientes de tumores não é algo característico exclusivamente de estágios tardios do câncer, mas sim podem ocorrer a partir de estágios iniciais. O ponto relevante nesse caso é a frequência na qual um novo sítio metastático é gerado de forma bem-sucedida, como discutido mais à frente neste capítulo (Bendas; Borsig, 2012; Micalizzi; Maheswaran; Haber, 2017).

Além da importância biológica de CTCs tanto no reforço de modelos de invasão, quanto na própria efetividade de células em migrarem para tecidos distantes, recentes avanços na tecnologia garantiram enorme importância clínica às mesmas. Atualmente, com o avanço e barateamento da técnica de sequenciamento de nova geração (NGS – *next generation sequencing*) e com o surgimento de técnicas para identificação e isolamento de CTCs do sangue, pesquisadores da área clínica demonstraram o potencial das células circulantes provenientes do tumor para detecção prévia de avanço e/ou reincidência tumoral. As células tumorais que invadem a corrente sanguínea compartilham as mesmas alterações genéticas presentes nas células do tumor primário; além disso, podem apresentar alterações adicionais provavelmente obtidas por processo de clonalidade. O primeiro fator é relevante, pois a simples detecção e contagem de CTCs permite o acompanhamento da progressão do câncer, já que sua presença aumentada geralmente é equivalente ao avanço ou reincidência do mesmo. O segundo fator tem sido destrinchado atualmente em diversos artigos e em diversos tipos de câncer. A análise temporal de alterações somáticas de CTCs permite o acompanhamento e possível compreensão das possíveis alterações primárias e obtidas por clonalidade que podem ter relevância clínica, como alterações em genes supressores de tumor e oncogenes. A identificação de tais alterações também pode servir de guia para a aplicação de medicina personalizada (Figura 15.6).

O principal desafio envolvido na aplicação de técnicas de sequenciamento em CTCs está na abundância/separação dessas células e ao preço envolvido na técnica em si, já que CTCs representam um material escasso e, portanto, necessitam de sequenciamento em maior escala (maior cobertura, maior número de leituras. (Veja o Capítulo 33.)

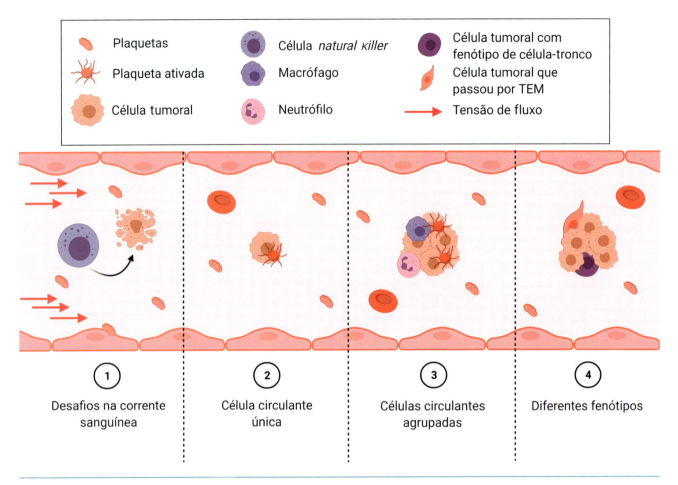

Figura 15.6 • Células tumorais circulantes. 1) Alguns dos desafios impostos à sobrevivência de CTCs no fluxo sanguíneo são a tensão exercida pelo mesmo e a ação de células do sistema imune, como *natural killers*. 2) e 3) CTCs podem viajar a corrente sanguínea individualmente ou agrupadas com outras células tumorais e outras células presentes no sangue. 4) As CTCs podem apresentar diferentes fenótipos, como perfil mesenquimal e/ou de célula-tronco tumoral.

Adicionalmente ao valor clínico direto que a análise de CTCs possui, diversos estudos também demonstraram seu valor como marcador prognóstico. Em alguns tipos de câncer, como no câncer de mama, a presença de CTCs agrupados foi relacionada com pior prognóstico. Estudos complementares demonstraram que CTCs agrupados possuem maior capacidade metastática do que células circulantes individuais. Atualmente, a própria composição desses agrupamentos de células circulantes tem sido foco de exploração, já que aparentemente muitos dos componentes têm relação direta com a capacidade de as células colonizarem outros órgãos com sucesso. Um bom exemplo desse caso seriam os recentes estudos destacando a importância de neutrófilos associados a conjuntos de CTCs, sendo diretamente relacionados com a potência da atividade das células circulantes. A investigação de CTCs, tanto como marcador de relevância clínica, quanto no desenvolvimento de conhecimento dos processos de invasão e metástase, é um campo em rápida expansão e possivelmente trará novos conhecimentos ao campo da Oncologia (Cabel et al., 2017).

Tendo em conta que as CTCs tenham sobrevivido ao ambiente agressivo da corrente sanguínea, o último passo para a colonização bem-sucedida de um tecido distante do tumor primário seria o inverso da intravasão, em que dessa vez as células devem ser capazes de migrar do interior de um vaso, transpassando pelo endotélio do mesmo e da membrana basal e se depositando em um novo tecido. Esse processo é denominado extravasão.

Extravasão

A princípio, para que uma ou um conjunto de células tumorais rompa a barreira interna do endotélio de um vaso, primeiramente faz-se necessário que a mesma consiga manter-se aderida. A adesão ao endotélio pode ocorrer por meio de proteínas de adesão ou simplesmente devido ao diâmetro dos vasos. Por exemplo, microvasculaturas podem possuir diâmetro pequeno o suficiente para reter conjuntos de CTCs. Outra opção seria a simples permeabilidade que alguns vasos possuem em tecidos específicos.

Apesar de o processo de extravasão, por definição, poder ser considerado o inverso de intravasão, é importante destacar que os aspectos que proporcionam cada um podem ser bem diferentes. A intravasão é diretamente dependente da influência da interação tumor-estroma, fator esse que não estará presente durante a extravasão; ou então, se estiver, apresenta-se em escala muito menor. Por exemplo, a intensa interação de células pró-inflamatórias e a sinalização desviada de fatores pró-angiogênicos que afetam atividades proteolíticas e influenciam na formação de vasos disformes no tumor primário provavelmente não se farão presentes em tecidos saudáveis distantes. Ainda assim, alguns estudos mostram que, em alguns tipos de câncer, CTCs são capazes de ativar processos similares àqueles de invasão local, promovendo degradação de componentes da barreira endotelial por meio de secreção de metaloproteinases, recrutamento de células pró-inflamatórias e indução da atividade de fatores de crescimento, ou provavelmente podem apresentar programas de invasão ameboide, como descrito na seção sobre invasão de célula única.

Com base no que foi apresentado acima, seria simples e lógico concluir, portanto, que o local em que a metástase ocorre em relação ao tumor primário é dependente principalmente da proximidade de um órgão em relação ao outro, do fluxo e da interação dos vasos sanguíneos entre um órgão e outro e, por fim, da estrutura e permeabilidade dos vasos do órgão-alvo da metástase. Com efeito, esses fatores podem ser aplicados de forma correta em alguns tipos de câncer, como no de mama, em que um dos tecidos mais frequentemente afetado por metástases é o pulmão, um órgão proximal, com microvasculaturas e permeabilidade. Porém, esses aspectos não podem ser tão simplesmente transferidos para outros tecidos, como metástases no sistema nervoso central, também razoavelmente frequentes em câncer de mama e em outros tipos de câncer. Adicionalmente, essa problematização pode ser vista em outros exemplos entre tumor primário e sítio de estabelecimento de metástase. Além disso, não abrange o desafio envolvido na necessidade de adaptação das células em um nicho de composição provavelmente bem diferente do tumor primário do qual as mesmas são originárias.

Em 1889, o cientista Stephen Paget abordou este tema mediante levantamento da hipótese de que o sítio específico que a metástase se verifica e a bem-sucedida progressão da mesma não ocorre apenas devido a fatores intrínsecos ao fluxo sanguíneo e às estruturas dos vasos, mas sim mediante interação/afinidade entre as células tumorais e o microambiente que elas irão preferencialmente invadir. A hipótese de Paget foi nomeada *seed and soil*, em que *seed* (semente) representa a célula, e *soil* (solo) o microambiente a ser invadido, ou seja, para que, ao ser plantada, a semente cresça e progrida, o solo deve ser fértil e adequado. Sendo assim, cientistas passaram a investigar por que determinados tipos de tumores geram metástases preferencialmente em determinados tipos de tecidos. Tais pesquisas nos forneceram diversas evidências de que, de fato, células tumorais são capazes de enviar sinais para nichos de metástase antes da própria conclusão da mesma, sendo esses nichos denominados nichos pré-metastáticos (NPMs ou, em inglês, PMNs – *pre-metastatic niches*) (Figura 15.7) (Langley; Fidler, 2011).

Sendo finalmente capazes de atravessar a barreira endotelial, as células malignas irão encontrar-se em um ambiente totalmente novo, sem as vantagens naturalmente concedidas pelo ambiente do tumor primário; portanto, tais células devem ser capazes de sobreviver e proliferar nesse ambiente pouco favorável.

Mesmo obtendo sucesso na sobrevivência no novo tecido, não significa que as células invasoras irão facilmente implementar programas de proliferação. Na verdade, inúmeros estudos demonstram que esses invasores iniciais se mantêm em um estado quiescente até que o ambiente seja suficientemente favorável para o desenvolvimento de uma metástase definitiva. Enquanto isso, células invasoras provavelmente irão manter-se em dormência no tecido e formar micrometástases. O ponto de desequilíbrio na "luta de braço" entre a imposição do novo ambiente às células malignas e o estabelecimento de proliferação contínua para formação bem-sucedida de nova massa tumoral ainda não é bem compreendido, mas acredita-se que o recrutamento de células pró-inflamatórias e a capacidade intrínseca das células malignas em promover os múltiplos programas de progressão tumoral são vitais.

Os NPMs são estabelecidos por meio da interação de fatores e vesículas extracelulares (veja o Capítulo 4) liberados pelas células tumorais. Entre os fatores, alguns exemplos de importantes agentes são: VEGF, que participa do processo de permeabilidade de tecido endotelial; fatores de coagulação, como o fator tecidual, que ajuda na liberação de fatores de coagulação por plaquetas,

ONCOLOGIA – DA MOLÉCULA A CLÍNICA

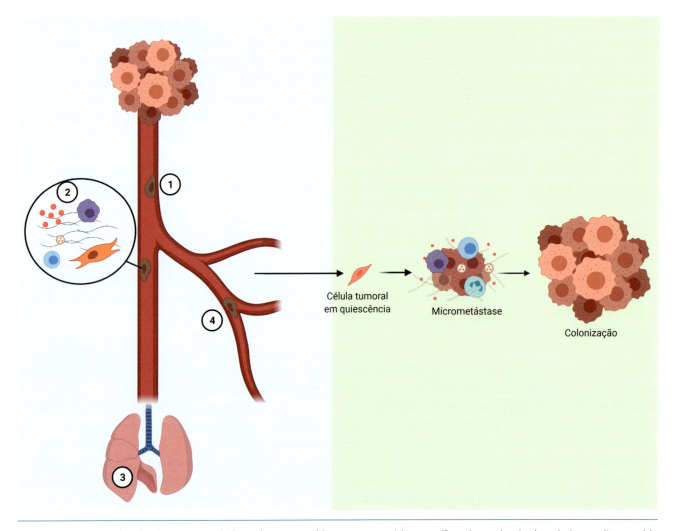

Figura 15.7 ● *Seed and soil* e NPMs. (1) CTCs podem ser atraídas para um tecido específico, dependendo da quimioatração exercida por ele, além de sua disponibilidade de células de adesão. (2) CTCs tendem a se estabelecer em nichos com o ambiente previamente preparado para as mesmas, com a presença de fatores suficientes para seu estabelecimento e desenvolvimento. (3) A proximidade anatômica pode influenciar no sítio de metástase. (4) CTCs podem se estabelecer em tecido ao ficarem presas em microvasculaturas.

acúmulo de plaquetas no local de coagulação e consequente criação de local de depósito de CTCs; liberação de citocinas, que por sua vez recrutam células mieloides, promovendo atividade de proteases; vesículas extracelulares, que podem carrear moléculas de adesão para o microambiente pré-tumoral, facilitando então o estabelecimento das células invasoras (Martin *et al.*, 2013).

As selectinas, além de demonstrarem importante função na proteção de células tumorais na corrente sanguínea (veja o Boxe 4), também são vitais no estabelecimento do NPM. Estudos demonstram que sítios endoteliais que expressam selectinas favorecem a ancoragem de células de carcinoma; além disso, a atividade de selectinas está diretamente relacionada com a atividade e o recrutamento de células pró-inflamatórias.

Além de preparar o local para a recepção adequada de células tumorais, os próprios atores desses processos, como fatores de crescimento e células mieloides, são alvos preferenciais de ligação de células malignas; consequentemente, eles contribuem para o direcionamento delas (nichos influenciados pela composição do estroma do tecido e quimiocinas do tumor).

Como discutido anteriormente na seção sobre intravasão, os linfonodos são frequentemente usados como marcadores de progressão tumoral, devido ao fato de que células malignas podem se concentrar neles. De fato, a capacidade de linfonodos de drenagem e acúmulo de células invasoras pode acarretar subsequente acúmulo dos próprios fatores pró-tumorais liberados por essas células. Consequentemente, esses órgãos contribuem diretamente para o estabelecimento de NPMs, uma vez que são uma fonte rica da maioria dos componentes citados nos parágrafos acima (Sleeman, 2015).

Resumidamente, os fatores e componentes secretados pelas células tumorais podem afetar diferentes tecidos. As consequências desses agentes no microambiente desses tecidos vão torná-los, ou não, alvo oportuno para que ocorra a metástase de forma organotrópica, de acordo com a composição natural do tecido e com a influência externa recebida; além disso, o ambiente em si, caso suficientemente afetado, será permissivo para a invasão e colonização de CTCs e, em consequência, para a geração de novo tumor.

Colonização

Após o estabelecimento de um local receptivo para células tumorais, faz-se necessária a evolução do microambiente desse novo tecido, de modo a torná-lo favorável de forma similar às condições encontradas em um tecido tumoral primário. Nesse contexto, células de origem mieloide, como macrófagos, atuam interagindo com o estroma do novo tecido invadido e estimulam liberação de fatores pró-metastáticos e inflamatórios, como o fator de necrose tumoral alfa (TNF-α – *tumor necrosis factor alpha*), que por sua vez favorece cascatas de sinalização de proliferação e sobrevivência. A atividade de degradação da MEC continua sendo importante nesses novos tecidos, por ser essencial para a expansão da massa tumoral, assim como fatores promotores de angiogênese, como VEGF, colaborando com a distribuição mais eficaz de nutrientes nos novos nichos metastáticos (Massagué; Obenauf, 2016) (veja o Boxe 6, a seguir).

> **BOXE 6**
>
> Em tumores secundários, ou seja, com colonização e progressão bem-sucedida de células metastáticas, grande parte das células apresentam perfil não mesenquimal. Portanto, apesar de muito menos estudada do que a transição epitélio-mesênquima (TEM), acredita-se que células também possam traçar o processo inverso, que seria chamado de transição mesênquima-epitélio (TME). Esse processo poderia ser favorável para novos tecidos colonizados, já que células epiteliais são caracterizadas por maior adesão ao tecido e à MEC. Também se levanta a hipótese de que nem todas as células malignas necessitam passar pela TEM para invadir tecidos distantes.

Durante este capítulo, o leitor provavelmente notou que frases como "ainda não é bem compreendido" e outras similares apareceram em um número razoável de vezes. O fato demonstra quão complexo o tema sobre invasão e metástase pode ser e quanto ainda pode ser explorado (Figura 15.8).

Revisamos os processos envolvidos desde as mudanças internas e externas que as células tumorais sofrem ou estão expostas, para que programas de invasão sejam exercidos, até os desafios dos trajetos de CTCs na corrente sanguínea e as barreiras impostas para a colonização de células tumorais em novo tecido. Podemos concluir que a metástase em câncer não é um evento que

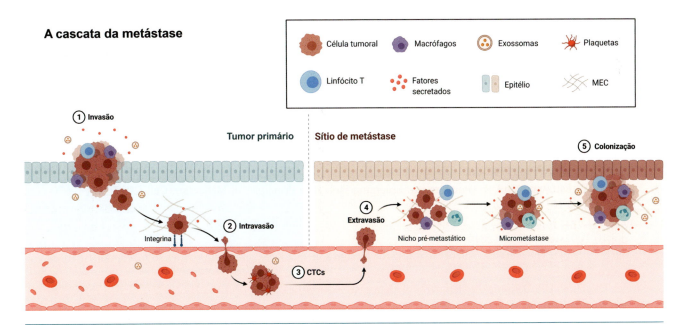

Figura 15.8 ● Invasão e metástase. A figura mostra o sumário mais detalhado (veja a Figura 15.1) dos processos de invasão e metástase discutidos no capítulo.

ocorre facilmente; pelo contrário, para que isso ocorra, múltiplas variáveis precisam acontecer em sincronia ou, no mínimo, em sequência. Ao mesmo tempo, assim como nos capítulos anteriores, vimos quão eficiente a maquinaria de células tumorais pode ser.

No próximo capítulo, vamos olhar mais profundamente para os artifícios que essas células usam para fugir das ações de nossas células do sistema imune, que, na teoria, deveriam agir na completa eliminação das células do câncer.

GLOSSÁRIO

Fenótipo: termo utilizado na Genética para referenciar as características observáveis de um organismo, que são originárias das características genéticas desse organismo.

Rastreamento: na área da saúde, é constituído de exames de prevenção de desenvolvimento de patologias. Por exemplo, mamografia anual.

Invasão local: no contexto do tumor, é o processo no qual o tumor se expande sem invadir tecidos vizinhos ao tumor primário.

Matriz extracelular: conjunto de macromoléculas que compõem o espaço entre tecidos, além de suporte e proteção física para células; é responsável pelo auxílio da comunicação intercelular.

Epigenética: área da Genética que estuda as alterações químicas que modificam a ativação e a desativação de genes.

Epitélio: tipo de tecido organizado em justaposição (pouco espaço entre as células); geralmente compõe dutos e outras cavidades.

Membrana basal: estrutura entre os tecidos epitelial e conjuntivo, composta por diferentes tipos de fibras, como colágeno.

Clonalidade: em câncer, o termo se refere às mudanças genéticas que uma célula tumoral sofre conforme o tumor progride.

Angiogênese: processo de formação de nova vasculatura.

Proliferação: no contexto celular, é o processo no qual células se dividem para formar novas células.

Migração: no contexto celular, é o processo pelo qual células migram de um local primário para um secundário.

Citoesqueleto celular: suporte físico interno das células, composto por uma complexa rede de filamentos.

Mesênquima: tecido conectivo embrionário que origina os tecidos conjuntivos do corpo humano.

Citocinas: substâncias secretadas por células do sistema imune, envolvidas no controle do mesmo.

Hipóxia: privação de oxigênio.

Homeostase: no contexto do corpo humano, trata-se do termo referenciado ao equilíbrio de todos os sistemas biológicos de um humano.

Acidose metabólica: desequilíbrio no balanceamento ácido/base no sangue, com consequente diminuição do pH.

Linfonodos: pequenos órgãos que compõem o sistema linfático.

LEITURAS RECOMENDADAS

Krakhmal NV, Zavyalova MV, Denisov EV, Vtorushin SV, Perelmuter VM. Cancer Invasion: Patterns and Mechanisms. Acta Naturae. 2015;7(2):17-28.

Lambert AW, Pattabiraman DR, Weinberg RA. Emerging Biological Principles of Metastasis. Cell. 2017;168(4):670-691. doi:10.1016/j.cell.2016.11.037.

Pandya P, Orgaz JL, Sanz-Moreno V. Modes of invasion during tumour dissemination. Mol Oncol. 2017;11(1):5-27. doi:10.1002/1878-0261.12019.

Psaila B, Lyden D. The metastatic niche: adapting the foreign soil. Nat Rev Cancer. 2009;9(4):285-293. doi:10.1038/nrc2621.

Welch DR, Hurst DR. Defining the Hallmarks of Metastasis. Cancer Res. 2019;79(12):3011-3027. doi:10.1158/0008-5472.CAN-19-0458.

REFERÊNCIAS BIBLIOGRÁFICAS

Bendas G, Borsig L. Cancer cell adhesion and metastasis: selectins, integrins, and the inhibitory potential of heparins. International journal of cell biology, v. 2012, p. 676731, 12 Feb. 2012.

Cabel L et al. Circulating tumor cells: clinical validity and utility. International journal of clinical oncology / Japan Society of Clinical Oncology, v. 22, n. 3, p. 421-430, Jun. 2017.

Chaffer CL, Weinberg RA. A perspective on cancer cell metastasis. Science, v. 331, n. 6024, p. 1559-1564, 25 Mar. 2011.

Chiang SPH, Cabrera RM, Segall JE. Tumor cell intravasation. American Journal of Physiology. Cell Physiology, v. 311, n. 1, p. C1-C14, 1 Jul. 2016.

Clark AG, Vignjevic DM. Modes of cancer cell invasion and the role of the microenvironment. Current Opinion in Cell Biology, v. 36, p. 13-22, Oct. 2015.

Condeelis J, Pollard JW. Macrophages: obligate partners for tumor cell migration, invasion, and metastasis. Cell, v. 124, n. 2, p. 263-266, 27 Jan. 2006.

Duperret EK et al. Alteration of the Tumor Stroma Using a Consensus DNA Vaccine Targeting Fibroblast Activation Protein (FAP) Synergizes with Antitumor Vaccine Therapy in Mice. Clinical Cancer Research, v. 24, n. 5, p. 1190-1201, 1 Mar. 2018.

Kakarla S et al. Antitumor effects of chimeric receptor engineered human T cells directed to tumor stroma. Molecular Therapy, v. 21, n. 8, p. 1611-1620, Aug. 2013.

Kim YN et al. Anoikis resistance: an essential prerequisite for tumor metastasis. International journal of cell biology, v. 2012, p. 306879, 23 Feb. 2012.

Krakhmal NV et al. Cancer invasion: patterns and mechanisms. Acta naturae, v. 7, n. 2, p. 17-28, Jun. 2015.

Kwa MQ, Herum KM, Brakebusch C. Cancer-associated fibroblasts: how do they contribute to metastasis? Clinical & Experimental Metastasis, v. 36, n. 2, p. 71-86, 7 Mar. 2019.

Langley RR, Fidler IJ. The seed and soil hypothesis revisited – the role of tumor-stroma interactions in metastasis to different organs. International Journal of Cancer, v. 128, n. 11, p. 2527-2535, 1 Jun. 2011.

Martin TA et al. Cancer Invasion and Metastasis: Molecular and Cellular Perspective – Madame Curie Bioscience Database – NCBI Bookshelf. 2013.

Massagué J, Obenauf AC. Metastatic colonization by circulating tumour cells. Nature, v. 529, n. 7586, p. 298-306, 21 Jan. 2016.

Micalizzi DS, Maheswaran S, Haber DA. A conduit to metastasis: circulating tumor cell biology. Genes & Development, v. 31, n. 18, p. 1827-1840, 15 Sep. 2017.

Pandya P, Orgaz JL, Sanz-Moreno V. Modes of invasion during tumour dissemination. Molecular Oncology, v. 11, n. 1, p. 5-27, 2017.

Sevenich L, Joyce JA. Pericellular proteolysis in cancer. Genes & Development, v. 28, n. 21, p. 2331-2347, 1 Nov. 2014.

Shiozawa Y et al. Cancer stem cells and their role in metastasis. Pharmacology&Therapeutics, v. 138, n. 2, p. 285-293, 1 May. 2013.

Sleeman JP. The lymph node pre-metastatic niche. Journal of Molecular Medicine, v. 93, n. 11, p. 1173-1184, Nov. 2015.

Watabe T, Liu Y et al. Theranostics Targeting Fibroblast Activation Protein in the Tumor Stroma: ^{64}Cu- and ^{225}Ac-Labeled FAPI-04 in Pancreatic Cancer Xenograft Mouse Models. Journal of Nuclear Medicine, v. 61, n. 4, p. 563-569, 2020.

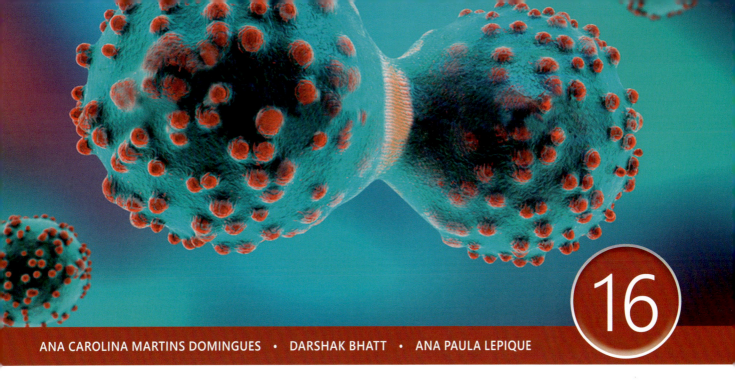

ANA CAROLINA MARTINS DOMINGUES • DARSHAK BHATT • ANA PAULA LEPIQUE

Resposta Imune e Evasão

O SISTEMA IMUNOLÓGICO E O CÂNCER

O sistema imunológico é um conjunto de células e moléculas que trabalham para manter a homeostase do organismo e cujo objetivo é a sobrevivência. Esse sistema funciona através da constante vigilância de tecidos do organismo, e decisões constantes de resposta ou tolerância imunológica.

Essas respostas imunológicas nada mais são do que as reações que esse sistema tem ao encontrar microrganismos, demais células, moléculas e partículas que se apresentam aos componentes desse sistema. Sendo assim, desde vírus até as nossas próprias células estão sujeitas a essas respostas, sejam elas respostas efetoras, reguladoras, ou anérgicas. E não apenas moléculas e células próprias, mas também não próprias podem culminar na ausência de resposta imune – por exemplo, não só toleramos, como precisamos da nossa microbiota que, apesar de não ser própria, está em homeostase com o organismo (veja mais sobre microbioma no Capítulo 18). Por outro lado, elementos próprios, como células que sofreram mutação genética ou células infectadas, podem ser uma ameaça, elicitando respostas imunes de eliminação.

Apesar de as células tumorais serem células próprias, comumente alterações genéticas que participam ou têm efeito causal no processo de carcinogênese podem fazer com que essas células sejam reconhecidas como diferentes das células vizinhas do mesmo tecido. Antígenos são moléculas ou compostos capazes de disparar respostas imunes adaptativas e podem ser próprios (autoantígenos), ou ter origem em elementos externos (como patógenos ou alimentos). Antígenos tumorais são, na maioria das vezes, resultados de alterações moleculares que geram epítopos novos, não expressos por células regulares. Permitem que células de imunidade adaptativa reconheçam o câncer como ameaça e ataquem as células neoplásicas através de ativação antígeno-dependente, mediada por células apresentadoras de antígeno.

Maior parte do nosso conhecimento sobre imunogenicidade vem de estudos em camundongos, principalmente das décadas de 1950 e 1960, e demonstraram que tumores induzidos pelo uso de carcinógenos químicos ou vírus oncogênicos eram, em sua maioria, imunogênicos. Isso significa que eles possuíam antígenos capazes não apenas de serem reconhecidos, mas de induzir respostas pelo sistema imunológico. Mais ainda, demonstrou-se que um animal imunizado com células tumorais irradiadas era capaz de rejeitar células tumorais vivas inoculadas nele posteriormente.

Estudos de imunogenicidade tumoral em camundongos também demonstraram que tumores causados por diferentes estímulos carcinogênicos geravam diferentes antígenos, e as respostas imunes entre eles não eram cruzadas. Por outro lado, estudos com vírus carcinogênicos revelaram que um vírus determinado sempre gerava antígenos similares, em que as respostas imunes contra as células tumorais poderiam ser cruzadas entre diferentes camundongos. Em conjunto, esses resultados indicavam que eventos genéticos, como mutações ou translocações, poderiam gerar antígenos de forma aleatória, enquanto infecções geravam antígenos de origem do patógeno. Nos dois casos, os antígenos tumorais são exclusivos das células neoplásicas, não sendo apresentados por células saudáveis do mesmo organismo.

Por outro lado, quando tumores espontâneos foram comparados com tumores causados por agentes carcinogênicos, observou-se que os tumores espontâneos não eram rejeitados em experimentos como o descrito acima. Isso levou à crença de que tumores humanos (que são espontâneos) não podem ser imunogênicos. No entanto, posteriormente demonstrou-se que tumores espontâneos também podem ter antígenos-alvo da resposta imune antitumoral.

Esses antígenos são reconhecidos quando apresentados por moléculas do complexo principal de histocompatibilidade (MHC) para linfócitos T, ou na forma solúvel para linfócitos B. Apesar de não necessariamente imunogênicos, antígenos tumorais podem disparar respostas imunes, principalmente quando acompanhados de sinais bioquímicos que representem perigo, em geral provenientes de padrões moleculares associados a patógenos (PAMPs) ou a danos celulares (DAMPs). Além de respostas efetoras, as respostas também podem ser reguladoras, de forma a evitar danos ao tecido saudável. No entanto, essas vias reguladoras acabam sendo utilizadas também como mecanismos de evasão das células cancerosas à eliminação pelo sistema imunológico, como veremos mais adiante.

AS TEORIAS DA IMUNOVIGILÂNCIA E IMUNOEDIÇÃO

Em 1909, Paul Ehrlich formulou uma hipótese de que o nosso organismo possui mecanismos capazes de suprimir o desenvolvimento de células aberrantes – tumores. Mais tarde, Lewis Thomas e Frank MacFarlane Burnet postularam que o sistema imune reconhece e elimina células neoplásicas devido à expressão de neoantígenos (novos antígenos, derivados da neoplasia, antes desconhecidos pelo organismo, descritos acima como antígenos tumorais), de forma a restaurar a homeostase no organismo.

A teoria da imunovigilância de Thomas e Burnet, no entanto, não explica como, em alguns casos, o câncer prevalece, já que existe uma imunovigilância que o reconhece e o elimina. Sendo assim, além da fase de imunovigilância, a teoria da imunoedição postula que, havendo alguma célula tumoral remanescente depois da etapa de eliminação (imunovigilância), ocorre uma seleção de células tumorais com menor imunogenicidade, ou seja, com menor capacidade de promover uma resposta imune, uma vez que elas foram as únicas que não foram eliminadas por esse sistema e agora serão as progenitoras das novas células tumorais (Figura 16.1).

Nesse processo, o sistema imune acaba exercendo uma pressão seletiva nas células tumorais e, se não erradicá-las, promove a seleção de clones resistentes que a longo prazo serão o fenótipo dominante. Os clones resistentes podem ser clones que deixaram de expressar o antígeno tumoral reconhecido pelo sistema imune, ou por mecanismos de evasão de respostas imunes. Esse processo não é pontual e a seleção de variantes resistentes ocorre sempre que há alguma tentativa de eliminar estas células – seja esta tentativa intrínseca, como a ação do sistema imune, ou extrínseca, como o uso de uma droga antitumoral. Além disso, outros fatores não relacionados ao sistema imune, como a carga mutacional genética, podem favorecer clones específicos a progredir e impactar na evolução e heterogeneidade da população de células tumorais.

Resposta Imune e Evasão

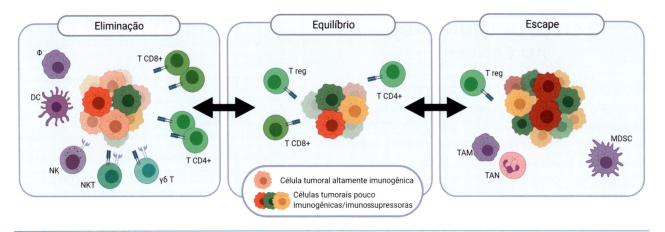

Figura 16.1 • Imunoedição do câncer. As células do sistema imune interagem com as células neoplásicas em um processo dinâmico de três fases: eliminação (imunovigilância), equilíbrio, e escape. Células de imunidade inata e adaptativa (algumas não representadas aqui), por intermédio de fatores solúveis e expressão de receptores, podem favorecer a progressão, ou eliminação do câncer. Se as respostas imunes de eliminação forem insuficientes para erradicar todos os clones de células transformadas, apenas os clones mais imunogênicos, ou seja, que são mais facilmente reconhecidos pelo sistema imune, serão eliminados. Então, células tumorais menos imunogênicas ou imunossupressoras entram em equilíbrio com as células imunes e, eventualmente, escapam e progridem, originando um câncer mais resistente, que evoluiu pela pressão seletiva exercida pelo sistema imune. Φ, macrófago; DC, célula dendrítica; NK, célula *natural killer*, ou assassina natural; NKT, célula NKT; γδ T, célula T γδ; T CD4+, célula T CD4+; T CD8+, célula T CD8+; Treg, célula T reguladora; TAM, macrófago associado ao tumor; TAN, neutrófilo associado ao tumor; MDSC, célula supressora de origem mieloide.

BOXE 1 – A INTERAÇÃO DAS RESPOSTAS IMUNES COM AS METÁSTASES

As metástases são focos de desenvolvimento de células tumorais derivadas do local primário onde o câncer começou. Dessa forma, o sistema imune tem ambígua responsabilidade na formação de metástases: por células de fenótipo imunossupressor, pode promover a progressão tumoral e facilitar a invasão das células tumorais do foco primário para tecidos vizinhos, e migração pela corrente sanguínea para outros órgãos do corpo; e por células de fenótipo efetor, que também atuam tentando eliminar o câncer. Mas, considerando que o câncer já sucedeu e se instalou em outros órgãos, uma resposta antitumoral em um dos focos é capaz de se expandir para todos os outros? Relembrando, o sistema imune exerce uma pressão evolutiva nas células tumorais, no sentido de que, ao tentar eliminar todos os clones e falhar em erradicá-los, apenas os clones resistentes sobrevivem e progridem. Sendo assim, um câncer metastático evoluiu em diversos pontos nessa batalha com o sistema imune e é agora muito mais resistente. Apesar de todas as células tumorais terem se originado primariamente de uma única célula transformada, se o tempo entre a metastização e o diagnóstico é muito longo, as diferentes pressões seletivas que os diferentes focos sofreram podem diferenciar as metástases do tumor primário de forma que uma terapia que funcione em um foco pode não funcionar em outro. Desta forma, é extremamente importante utilizar terapias antitumorais o quanto antes após o diagnóstico, assim como diferentes abordagens combinadas para tentar atingir as células neoplásicas e seus mecanismos de resistência diversos. Modelos animais utilizando as mesmas células tumorais injetadas em diferentes locais mostram que é possível eliminar um mesmo câncer com diferentes focos utilizando estratégias de imunoterapia combinadas. O modelo consiste em fazer três focos tumorais, sendo dois da mesma linhagem e um terceiro de origem diferente, e tratar apenas um dos focos. Observa-se que o tumor tratado regride, assim como o tumor de mesma linhagem celular, mas não o de outro câncer. Ou seja, a resposta imune montada é tumor-específica. No entanto, neste tipo de ensaio com modelo *in vivo* (com animais) as células não tiveram tempo para se diferenciar, uma vez que são inoculadas milhares a milhões de células de uma só vez e o tumor se estabelece em aproximadamente uma semana para já então ser tratado e analisado. Em um câncer espontâneo a situação é diferente, considerando-se que o tempo de progressão é maior, assim como as oportunidades para aumento da heterogeneidade dos tumores, principalmente se o momento de tratamento for muito tardio na progressão da doença.

O CICLO DE IMUNIDADE AO CÂNCER

Alterações genéticas aleatórias ocorrem cotidianamente e uma parcela delas altera a sequência de aminoácidos em proteínas de vias oncogênicas ou de vias supressoras de tumor. Quando estas alterações passam despercebidas pela vigilância do sistema de reparo do DNA, as células transformadas podem progredir e se tornar um câncer. O sistema imune consegue muitas vezes eliminar essa neoplasia antes que ela progrida e antes de o hospedeiro manifestar sintomas clínicos. Sendo assim, indivíduos podem ter malignidades das quais nunca souberam, pois seus sistemas imunológicos conseguiram combatê-las antes que fossem detectáveis.

Justamente por terem menor atividade imune, indivíduos imunossuprimidos têm maior chance de ter câncer. Por exemplo, há proporcionalmente maior incidência de câncer em pessoas transplantadas (que precisam tomar drogas imunossupressoras pelo resto da vida) do que em pessoas imunocompetentes, o que evidencia a importância do sistema imune na prevenção da progressão tumoral.

Apesar de uma parcela considerável dos casos de câncer ser devido a infecções, a maior parte deles provém de alterações genéticas que permitem às células transformadas proliferar sem controle. Por outro lado, essas mesmas mutações fazem com que as células neoplásicas apresentem neoantígenos que as delatam ao sistema imune, culminando em respostas imunológicas específicas contra essas células. No entanto, esta é apenas uma etapa do ciclo que o câncer e o sistema imune estabelecem no paciente oncológico e pode ser manipulada pelo câncer de diferentes formas.

Daniel Chen e Ira Melmann descreveram a imunidade ao câncer mediada por células T em um processo cíclico de sete etapas, com fatores estimuladores e inibidores atuando em todas elas, contribuindo para uma ação antitumoral ou tolerância (Figura 16.2). O ciclo se inicia com a liberação de antígenos tumorais,

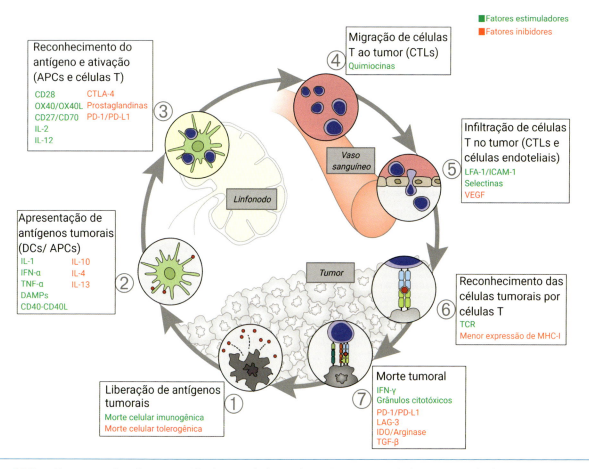

Figura 16.2 • Fatores que interferem no ciclo de imunidade ao câncer. Fatores estimuladores (em verde) favorecem respostas antitumorais, enquanto fatores inibidores (em vermelho) favorecem a evasão do câncer às respostas imunes de eliminação no ciclo de imunidade ao câncer mediado por células T. Células supressoras, como MDSCs e T reguladoras, também são importantes agentes inibidores da resposta antitumoral, apesar de não estarem representados aqui. Fonte: adaptada de Chen e Mellman (2013).

os quais são processados e apresentados por células apresentadoras de antígenos (APC) aos linfócitos T. Essa liberação de antígenos também promove outras respostas imunológicas essenciais à atividade antitumoral do sistema imune, como a liberação de citocinas. Após a apresentação do antígeno aos linfócitos T, estes se expandem em clones antígeno-específicos e migram pelos vasos sanguíneos, passando por entre as células endoteliais das paredes desses vasos para chegar até o tumor. As células T com seus receptores de célula T (TCR) se ligam e reconhecem de forma específica o antígeno tumoral, agora apresentado pela própria célula tumoral por meio das proteínas do seu complexo principal de histocompatibilidade de classe I (MHC-I). Esse reconhecimento leva a célula T efetora a eliminar a célula tumoral, o que libera ainda mais antígenos tumorais e sinais de perigo e reforça o ciclo.

Não apenas esses neoantígenos, mas também esses sinais de perigo, moléculas endógenas chamadas padrões moleculares associados ao dano (DAMPs), são essenciais para gerar respostas imunes antitumorais. Esses DAMPs são reconhecidos por receptores de padrões moleculares (PRRs), como receptores do tipo *toll* (TLRs) presentes em membranas, ou por receptores intracelulares capazes de ativar o sistema inflamassoma (Figura 16.3). Esses PRRs são receptores inatos, mas expressos por células de ambas as imunidades inatas e adaptativas, e são importantes para a ativação das respostas de citotoxicidade mediada por células NK, por exemplo, e no coestímulo para ativação de linfócitos T.

Cada uma das etapas desse ciclo sofre a influência de fatores inibidores e estimuladores, de forma a equilibrar a resposta imune. Por exemplo, olhando para a primeira etapa, a morte da célula tumoral pode não apenas ser

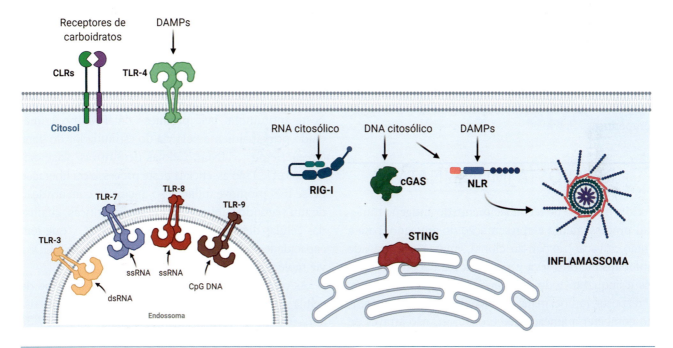

Figura 16.3 • Sensores inatos das respostas imunes antitumorais. Células imunes têm uma variedade de proteínas e sensores expressos de forma inata que reconhecem as perturbações ao seu redor. Como os sistemas biológicos são regulados por moléculas de diferente natureza bioquímica, o sistema imune inato evoluiu para reconhecer essa gama de diferentes sinais. Esses receptores, ou sensores moleculares, podem reconhecer sinais associados ao tumor e assumir um modo de ação imediato para uma rápida ativação das respostas imunológicas. A partir da esquerda, CLRs (receptores de lectina tipo C) são capazes de detectar moléculas contendo carboidratos. TLRs (receptores do tipo *toll*) podem reconhecer uma variedade de DAMPs, incluindo proteínas de choque térmico (SHPs) extracelulares, RNA endossomal e moléculas de DNA metiladas. Receptores do tipo RIG-I (gene 1 induzido por ácido retinoico) podem detectar RNA intracelular não próprio, enquanto sensores de DNA intracelular, como as proteínas cGAS (GMP-AMP cíclico), podem detectar DNA não próprio no citoplasma, ou ser ativados pela presença de quantidades anormais de DNA no citosol. NLRs (receptores do tipo NOD) e ALRs (receptores do tipo AIM2) são sensores intracelulares bem conhecidos que reconhecem DAMPs, incluindo DNA não próprio. Ao serem ativados, formam complexos moleculares chamados de inflamassomas, que podem induzir um tipo de morte celular inflamatória chamada piroptose (veja mais sobre morte celular no Capítulo 9). A estimulação desses sensores pode levar à ativação de uma cascata complexa de sinalização de proteínas e resultar na expressão de vários genes e proteínas relacionados à imunidade. O papel funcional desses genes e suas respectivas proteínas depende diretamente do tipo de sinal e do contexto em que são ativados, resultando, assim, em respostas imunológicas antitumorais e respostas regulatórias pró-tumorais.

imunogênica, com a liberação de DAMPs, mas também tolerogênica. Em várias etapas do ciclo, citocinas como interferons alfa e gama (IFN-alfa e IFN-gama), fator de necrose tumoral alfa (TNF-alfa) e diversas citocinas e outros mediadores inflamatórios atuam como fatores estimuladores ou inibidores. Células não imunes, como fibroblastos, células epiteliais e endoteliais (de vasos sanguíneos, por exemplo), também expressam receptores capazes de perceber DAMPs, que levam à liberação de citocinas e quimiocinas que auxiliam nas respostas imunes antitumorais inatas e adaptativas.

No entanto, no câncer essas etapas podem estar controladas, possibilitando a evasão à resposta imune. Por exemplo, os antígenos tumorais podem não ser detectados e, mesmo que sejam, as células T podem gerar uma resposta reguladora em vez de citotóxica, dependendo dos sinais coinibidores, ou coestimuladores. Mesmo que seja gerada uma resposta citotóxica, a célula T pode não migrar para o tumor ou, ao chegar lá, não infiltrá-lo, ou até mesmo infiltrá-lo só para então ser inibida, por estar em um ambiente extremamente supressor. Entender esse ciclo de imunidade e os componentes que interferem a favor ou contra a progressão do câncer é essencial quando pensamos em estratégias terapêuticas eficientes.

RESPOSTA IMUNE INATA

Todo o processo de reconhecimento do antígeno tumoral, processamento e apresentação do antígeno, para a então ativação, expansão clonal, migração e ação de linfócitos efetores leva vários dias para acontecer. Antes e enquanto todo esse processo adaptativo ocorre, a resposta imune inata do organismo já está tentando combater a ameaça que é o câncer, não através de reconhecimento direto de antígenos tumorais, mas por outros processos.

As principais células do sistema imune inato envolvidas nas respostas tumorais são células dendríticas, macrófagos, e células *natural killer* (NK), e também neutrófilos, eosinófilos, e as células linfoides inatas NKT e T γδ. Além da resposta celular, fatores solúveis, notavelmente citocinas de quatro diferentes famílias (Tabela 16.1), têm função central não apenas na resposta imune inata antitumoral, mas também na resposta imune adaptativa. Além disso, essas citocinas podem promover a progressão do câncer, por exemplo, ao estimular a diferenciação de células supressoras e reguladoras (Tabela 16.2).

Células dendríticas

A resposta do sistema imune a células tumorais danificadas ou em processo de morte pode ser, em diferentes níveis, tolerogênica ou imunogênica. No segundo caso, entre todos os sinais que a célula tumoral libera, os sinais de "me coma", assim como citocinas, quimiocinas e DAMPs, prevalecem. O reconhecimento dos DAMPs por células imunes inatas promove uma resposta antitumoral pela produção de IFN tipo 1, mediado principalmente pela via do estimulador do gene de interferon (STING). Células dendríticas plasmocitoides (pDC) são essenciais neste processo e a liberação desse IFN promove inflamação, inclusive com ativação de um segundo subtipo de células dendríticas, chamadas células dendríticas convencionais (cDC), que têm capacidade de apresentar antígenos a células T CD8+ via moléculas de MHC-I.

As células dendríticas (DC) são o principal tipo de célula apresentadora de antígeno profissional do sistema imune e, rotineiramente, coletam amostras de

Tabela 16.1 ● As quatro famílias de citocinas

Família	Exemplos	Funções
Interleucinas (IL)	IL-1 a IL-18	Citocinas produzidas por linfócitos e monócitos que regulam o crescimento e a diferenciação de outras células, principalmente linfócitos e células-tronco hematopoiéticas. Também podem ter outros efeitos biológicos.
Quimiocinas	IL-8, RANTES*, MIP (proteína inflamatória de macrófagos)	Citocinas são agentes quimiotáticos e quimiocinéticos para leucócitos. Elas estimulam a migração celular e atraem macrófagos fagocíticos e linfócitos. Quimiocinas desempenham uma função central na resposta inflamatória.
Fator de necrose tumoral (TNF)	TNF-alfa, TNF-beta, ligante de Fas (FasL)	Citocinas citotóxicas às células tumorais e têm outros efeitos, como promover a inflamação e febre. Algumas podem induzir a apoptose.
Hematopoietinas	Epo (eritropoietina), fatores estimuladores de colônia	Citocinas que estimulam e regulam os processos de crescimento e diferenciação na geração de células sanguíneas (hematopoiese).

*RANTES: Do inglês, *"regulated on activation, normal T expressed and secreted"*. Também chamada de CCL5 e membro da superfamília de citocinas IL-8.

Tabela 16.2 ● Principais citocinas envolvidas nas respostas imunes

Citocina	Célula de origem	Função
IL-1 (interleucina-1)	Monócitos/macrófagos, células endoteliais, fibroblastos, células neuronais, células da glia, queratinócitos, células epiteliais	Produz uma grande variedade de efeitos na diferenciação e função das células envolvidas em respostas imunes efetoras e inflamatórias. Também afeta o sistema nervoso central e endócrino. É um pirogênio.
IL-2 (interleucina-2, fator de crescimento de célula T)	Células T (Th1)	Estimula a proliferação e diferenciação de células T, potencializa a atividade citotóxica das células NK, e promove proliferação e secreção de imunoglobulinas por linfócitos B ativados.
IL-3 (interleucina-3)	Células T, queratinócitos, células neuronais, mastócitos	Estimula a produção e diferenciação de macrófagos, neutrófilos, eosinófilos, basófilos e mastócitos.
IL-4 (interleucina-4, fator 1 de crescimento de célula B, BCGF-1)	Células T (Th2), macrófagos, mastócitos, basófilos, células B	Induz a diferenciação de células T CD4 naive em células T auxiliares, induz a proliferação e diferenciação de células B, tem diversos efeitos nas células T, monócitos, granulócitos, fibroblastos, e células endoteliais.
IL-6 (interleucina-6, fator de diferenciação de células T citotóxica e célula B)	Células Th2, monócitos, macrófagos, fibroblastos, hepatócitos, células endoteliais, células neuronais	Ativa células hematopoiéticas, induz o crescimento de células T e B, hepatócitos, queratinócitos e células nervosas. Estimula a produção de proteínas de fase aguda.
IL-8 (interleucina-8)	Monócitos, células endoteliais, células T, queratinócitos, neutrófilos, hepatócitos	Quimioatraente para células polimorfonucleares (PMNs) e células T, promove liberação de grânulos e expressão de receptores em PMNs, inibe a adesão de PMNs a endotélios ativados por citocinas, promove a migração de PMNs através de endotélios não ativados.
IL-10 (interleucina-10)	Células T (Th2), células B, macrófagos, queratinócitos	Reduz a produção de IFN, IL-1, TNF, e IL-6 por macrófagos. Em combinação com IL-3 e IL-4, promove crescimento de mastócitos e, em combinação com IL-2, promove crescimento de células T citotóxicas e diferenciação de células B.
IFNs a/b (interferons alfa/ beta)	Células T, células B, monócitos/macrófagos, fibroblastos	Atividade antiviral e antiproliferativa, estimula a atividade dos macrófagos, aumenta a expressão de proteínas MHC classe I nas células, e regula o desenvolvimento da resposta imune específica.
IFN-g (interferon gama)	Células T (Th1 e CTLs*), células NK	Ativação de células T, macrófagos, neutrófilos, e células NK, atividade antiviral e antiproliferativa, aumenta a expressão das moléculas de MHC-I e MHC-II em várias células. A
TNF-alfa (fator alfa de necrose tumoral)	Células T, macrófagos, células NK	Tem uma variedade de efeitos devido a sua habilidade em mediar a expressão de genes para fatores de crescimento e citocinas, fatores de transcrição, receptores, mediadores inflamatórios, e proteínas de fase aguda. Tem um papel na resistência a infecção por ser um agente imunoestimulador e media a resposta inflamatória. É citotóxico às células tumorais.
TNF-beta (fator beta de necrose tumoral)	Células T, células B	Idem TNF-a.
G-CSF (fator estimulador de colônia de granulócitos)	Células T, macrófagos e neutrófilos	Aumenta a diferenciação e ativação de neutrófilos.
M-CSF (fator estimulador de colônia de macrófagos)	Células T, neutrófilos, macrófagos, fibroblastos, células endoteliais	Estimula várias funções dos monócitos e macrófagos, promove crescimento e desenvolvimento de colônias de macrófagos de precursores não diferenciados.
TGF-alfa e beta (fator de crescimento e transformação alfa e beta)	Todos os leucócitos	Tem papel no desenvolvimento embrionário, diferenciação celular, secreção de hormônios e função imunológica. Promove a diferenciação de células T reguladoras, inibe a proliferação de células B e evita a maturação de monócitos em macrófagos.

antígenos de vários tecidos e, se ativadas, migram para os linfonodos, onde interagem com linfócitos T para promover respostas imunes adaptativas. Portanto, as células dendríticas desempenham uma função crucial como mediadoras entre as respostas imune inata e adaptativa.

Quanto às suas funções antitumorais, as DCs são conhecidas por ativar linfócitos citotóxicos e auxiliares. Mediante ativação, DCs produzem citocinas, que, dada a exposição a DAMPs e outros sinais do microambiente tumoral, podem ser IL-12, citocinas ativadoras de células *natural killer* e linfócitos T com perfil citotóxico. As cDCs têm características morfológicas típicas de células mieloides e secretam citocinas como TNF-alfa, IL-12, IL-6, enquanto as pDCs têm características morfológicas semelhantes às células B e são conhecidas por exibirem respostas imunes mediadas via IFN-alfa.

Macrófagos

Os sinais que essas células recebem no microambiente tumoral, sejam eles conteúdo intracelular extravasado durante um processo de morte, ou linfócitos ativados, por exemplo, determinam a função que a célula vai assumir. Macrófagos associados ao tumor (TAM) e neutrófilos associados ao tumor (TAN) que sofreram reprogramação assumem funções que variam entre dois fenótipos extremos: do tipo 1, ou antitumoral, ou do tipo 2, pró-tumoral. Os macrófagos são células de alta plasticidade, que podem mudar de fenótipo mediante pequenos estímulos do ambiente. A presença de IFN-gama induz sua diferenciação em macrófagos M1, que passam a produzir moléculas intermediárias das espécies reativas de nitrogênio e oxigênio, e ainda citocinas pró-inflamatórias como IL-12, que promove diferenciação de linfócitos T CD4+ Th1.

Já IL-10, IL-4 e IL-13 inibem o fenótipo M1 e promovem diferenciação em macrófagos M2, produtores de IL-10 e TGF-beta (fator beta de transformação do crescimento) com baixa capacidade de apresentação de antígeno, mas alta atividade de enzimas imunomoduladoras, como indoleamine 2,3-dioxigenase (IDO) e arginase. IDO converte o aminoácido triptofano em quinurenina, podendo induzir as células T à morte celular por privação de triptofano. Além disso, quinurenina induz fenótipo T regulador. IDO também pode ser expressa por células dendríticas tolerogênicas. A arginase também reduz a disponibilidade de um aminoácido importante para linfócitos, a arginina, suprimindo a expressão de CD3 e prejudicando a transdução do sinal do complexo TCR-CD3. Esses diferentes fenótipos de TAM produzem quimiocinas específicas que recrutam demais células de perfil igualmente supressor ou efetor. A plasticidade dos macrófagos inclui a possibilidade de uma reeducação fenotípica de macrófagos M2 para macrófagos M1, mediante estímulos de IFN-gama, por exemplo.

Como fagócitos profissionais, cuja principal função é engolfar e destruir patógenos como bactérias e vírus, macrófagos também podem fagocitar células mortas ou em processo de morte, que liberem DAMPs ou com sinais bioquímicos indicativos de estresse. Por exemplo, os macrófagos podem detectar sinais de "me coma" em células neoplásicas, como a fosfatidilserina, para iniciar o engolfamento e a destruição dessas células. Por outro lado, também existem sinais de "não me coma" presentes nas células saudáveis, como as moléculas de CD47, que inibem o macrófago de fagocitar essas células sadias. Além disso, os macrófagos expressam moléculas receptoras de Fc que medeiam a fagocitose de células tumorais dependente de anticorpos.

Como falamos anteriormente, macrófagos ativados por sinais pró-inflamatórios durante uma resposta imune podem aumentar a expressão de moléculas antitumorais, como espécies reativas de nitrogênio (NOS), para matar células tumorais sem entrar em contato direto com essas células. Citocinas como interferons e fatores de necrose tumoral secretados por macrófagos e células dendríticas também podem ter propriedades antitumorais ao prevenirem o crescimento tumoral, ou induzirem a morte de células tumorais.

Neutrófilos

Semelhante aos macrófagos, os neutrófilos são outro tipo de células fagocíticas que são recrutadas para tecidos por estímulos quimiotáticos, como citocinas e quimiocinas secretadas por células do estroma e células epiteliais. No caso de pacientes com câncer, os neutrófilos podem ou não ser frequentes no microambiente tumoral. No entanto, quando presentes, eles sofrem diferenciação de acordo com o contexto no qual estão inseridos, podendo exercer funções antitumorais, ou pró-tumorais, ao assumir fenótipos tolerogênicos que promovem o crescimento do tumor. De forma similar aos macrófagos, os neutrófilos infiltrados no tumor são divididos em dois fenótipos extremos, com variações intermediárias.

Um deles é o fenótipo N1, que secreta espécies reativas de oxigênio e nitrogênio capazes de matar as células tumorais diretamente. Além disso, esses neutrófilos N1 podem induzir a produção de TNF-alfa, atividade citotóxica mediada por FAS, e secretar citocinas para estimular a atividade do linfócito T citotóxico. Alternativamente, na presença de citocinas anti-inflamatórias, como TGF-beta, os neutrófilos se diferenciam do fenótipo N2, um subtipo caracterizado por secretar menor quantidade de espécies reativas de oxigênio e nitrogênio, induzir menor citotoxicidade mediada por FAS e não induzir a atividade do linfócito T citotóxico. Além disso, esses neutrófilos N2 secretam moléculas angiogênicas, como VEGF, que podem promover metástase tumoral e também dissolver a matriz extracelular através da produção de metaloproteinases, que apoiam a migração de células tumorais.

Células *natural killer*

Embora as células *natural killer* (NK) sejam ativadas pelo IFN-gama das próprias células NK e dos linfócitos T ativados, elas podem ativar sua atividade antitumoral mediante o reconhecimento direto de DAMPs por receptores de estresse, ou ao encontrar células tumorais com baixa expressão de moléculas de MHC-I. Células neoplásicas comumente diminuem a expressão das moléculas de MHC-I e conseguem evadir a resposta adaptativa do linfócito T citotóxico. No entanto, células NK expressam receptores de MHC (ou HLA, nomenclatura para o MHC humano), como membros das famílias NKG2 (grupo 2 dos receptores de célula NK) e KIR (receptores tipo imunoglobulina da célula NK), que conseguem detectar essa anomalia e ativar a atividade citotóxica da célula. O receptor NKG2D, por exemplo, reconhece sinais de estresse (por exemplo, ULBP e MICA) e promove lise

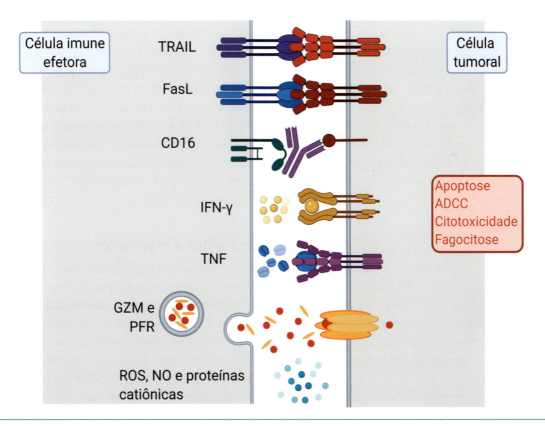

Figura 16.4 ● Mecanismos de eliminação das células tumorais. Células tumorais podem ser induzidas à apoptose pela expressão de receptores do fator de necrose tumoral (como TRAIL e ligante de Fas, FasL), assim como pela liberação de TNF e IFN-gama por células imunes. Células tumorais opsonizadas podem ser reconhecidas por receptores Fc (por exemplo, CD16), que induzem a citotoxicidade celular dependente de anticorpo (ADCC). Outras moléculas solúveis podem ser citotóxicas à célula, levando à morte da célula tumoral, como proteases e proteínas catiônicas. Espécies reativas de oxigênio (ROS) e óxido nítrico (NO) também podem induzir o estresse oxidativo nas células tumorais (que em alguns contextos podem ser agentes pró-tumorais). Em conjunto, perforinas (PFR) fazem poros na membrana da célula-alvo e granzimas (GZM) induzem a morte celular via procaspase 3. No entanto, outras formas de internalização de alguns desses fatores solúveis já foram descritas, como a ligação a glicosaminoglicanos, endocitose e pinocitose. Células tumorais também podem ser diretamente fagocitadas por macrófagos em processos mediados por anticorpos, pela ativação de TLRs, ou sinais de "me coma" (não mostrados aqui).

da célula tumoral. Em sua atividade efetora, a célula NK libera perforinas e granzimas diretamente na célula-alvo que, respectivamente, formam poros na membrana da célula tumoral e induzem a morte celular programada. Elas também podem expressar o ligante de Fas (FasL) ou o ligante do indutor de apoptose relacionado ao TNF (TRAIL), que igualmente promovem a morte da célula tumoral (Figura 16.4).

Essas células recebem o nome de "assassinas naturais" (do inglês, *natural killer*), por dispensarem sinais de ativação para exercerem sua função citotóxica sobre células que não expressam as moléculas de MHC classe I devidamente, como é o caso das células tumorais. Essa capacidade de detectar e destruir células com expressão anormal de marcadores de MHC-I é uma das principais mediadoras da atividade efetora das células NK, por agir seletivamente em células com expressão anormal dessas moléculas de histocompatibilidade, preservando células saudáveis que expressam níveis normais de MHC-I.

Assim como os macrófagos, células NK expressam receptores Fc, mais especificamente Fc gama RIII, também conhecido como CD16. Esta molécula é um receptor bioquímico que se liga à porção Fc dos anticorpos de classe IgG. Através desses receptores Fc, as células NK podem reconhecer e lisar células tumorais por reconhecimento mediado por anticorpo e subsequente citotoxicidade.

Células linfoides inatas

Apesar de menos populares que os linfócitos T e B e as células NK, existem populações de células de origem linfoide que são consideradas de origem inata, entre elas as células NKT e as células T $\gamma\delta$. Elas receberam a letra "T" no nome por passarem pelo processo de maturação no timo e possuírem o receptor de célula T (TCR). Essas células, apesar de linfócitos T, têm ação principalmente inata.

As células NKT recebem esse nome por possuírem TCR e a molécula auxiliadora CD4, assim como os linfócitos T CD4+, e os receptores de estresse e receptores Fc, como as células NK. Elas também podem ser ativadas pelo IFN tipo 1 produzido pelas outras células de imunidade inata sobre as quais comentamos anteriormente, e por IFN-g e IL-17. Células NKT tipo 1 (iNKT) reconhecem principalmente antígenos lipídicos derivados de tumor apresentados por moléculas CD1d, que são moléculas estruturalmente similares às moléculas de MHC-I; quando ativadas, liberam IL-2, IL-12 e IFN-gama. A atividade efetora dessas células é citotóxica, da mesma forma que a das células NK e linfócitos T citotóxicos.

Não menos importantes, as células T $\gamma\delta$ também possuem o receptor de célula T, mas se diferenciam das demais células linfoides principalmente por terem TCR com subunidades $\gamma\delta$ em vez das convencionais $\alpha\beta$ e não terem sua ativação restrita à presença de moléculas MHC. Esses linfócitos T citotóxicos são importantes agentes na imunovigilância, principalmente do epitélio e mucosas, e na eliminação de tumores tanto por atividade citotóxica, quanto pela produção de citocinas, notavelmente IFN-gama.

Apesar de estudos com alguns modelos experimentais em camundongos apontarem células T $\gamma\delta$ produtoras de IL-17 como mediadoras de progressão tumoral e metástases, em humanos existem subpopulações dessas células que expressam IFN-gama e têm atividade antitumoral. Similarmente às células NK e NKT, as células T $\gamma\delta$ reconhecem sinais de estresse em células tumorais e coestímulo por TLRs, e exibem um fenótipo semelhante a essas células, com aumento da expressão de receptores de célula NK (como NKp40, NKp44 e NKG2D) mediante ativação. Devido à sua ativação rápida e independente de moléculas de MHC e importância na imunovigilância antitumoral, células T $\gamma\delta$ têm sido estudadas como agentes de imunoterapia pela transferência adotiva a paciente com câncer.

Eosinófilos e mastócitos

Por fim, eosinófilos e mastócitos são leucócitos presentes em reações alérgicas, mas que também são encontrados no microambiente tumoral, mesmo que com menor frequência. Como granulócitos, eles também podem liberar mediadores solúveis que afetam as células imunes vizinhas e promovem inflamação sistêmica. Por exemplo, eosinófilos podem utilizar granzimas, proteínas catiônicas e intermediários de espécies reativas de oxigênio e nitrogênio para promover citotoxicidade tumoral, além de produzir TNF-alfa e IL-18. DAMPs, como HMGB1 (do inglês, *high mobility group box 1*) e IL-33, induzem induzem a migração de eosinófilos em regiões de dano ou morte celular e hipóxia, característico do microambiente tumoral.

Apesar de serem indicadores de bom prognóstico em diversas neoplasias, como câncer de mama, colorretal, melanoma e câncer de fígado, eosinófilos também são associados a mau prognóstico,

Resposta Imune e Evasão

principalmente em câncer cervical, de ovário e linfoma de Hodgkin. Igualmente, mastócitos podem apresentar atividade pró-tumoral ou antitumoral, a depender do contexto imune do microambiente (Figura 16.5). Notavelmente, um dos principais componentes dos grânulos de mastócitos associados ao tumor (TAMCs) é a triptase, uma serino-protease com potencial angiogênico.

Imunidade humoral

Como veremos mais vezes no capítulo, as respostas imunes inatas e adaptativas se conversam e dependem uma da outra. Elementos de resposta imune inata (sem especificidade pelo antígeno) são essenciais à resposta antígeno-específica, e vice-versa. Exemplo disso é a opsonização de células por anticorpos (resposta adaptativa) para a eliminação das células tumorais por agentes da imunidade inata.

As células tumorais podem ser opsonizadas, ou seja, cobertas com moléculas que servem como sinal para algum agente efetor do sistema imune inato. Um linfócito B ativado pelo antígeno tumoral se torna um plasmócito, uma célula especializada em produzir um anticorpo específico para o antígeno reconhecido, e estes anticorpos podem opsonizar as células tumorais por se ligarem ao antígeno pelo qual têm especificidade, desde que o mesmo seja um antígeno de superfície, de forma que a célula fica envolta em anticorpos. Os antígenos envolvidos nesse tipo de resposta devem ser necessariamente de membrana.

Essa opsonização facilita vários processos inatos, como a citotoxicidade induzida pelos receptores Fc, conforme descrito acima. Relembrando, todo anticorpo contém um fragmento de ligação ao antígeno (Fab), composto por cadeias pesada e leve, e um fragmento cristalizável (Fc), formado por domínios constantes que não se ligam ao antígeno, mas sim a receptores Fc expressos por algumas células. Células opsonizadas também podem ser fagocitadas por macrófagos ao reconhecerem o anticorpo com seu receptor Fc, por um processo denominado fagocitose mediada por anticorpo.

Esses receptores Fc e demais receptores inatos, ou seja, herdados da linhagem germinativa sem posteriores modificações genéticas, limitam a ação antitumoral das células inatas, pois antígenos tumorais não podem ser reconhecidos por elas e tampouco o organismo terá memória imunológica dessa malignidade. Sendo assim, a resposta imune adaptativa, que passa por um processo de expansão clonal e gera células de memória em resposta ao antígeno reconhecido, aumenta a potência da resposta imune contra as células tumorais, sendo a principal resposta contra o câncer no organismo.

PROCESSAMENTO E APRESENTAÇÃO DE ANTÍGENOS

Antígenos tumorais

Frequentemente, carcinogênese pode promover a expressão de macromoléculas imunogênicas por células tumorais. Evidências experimentais e clínicas identificaram essas macromoléculas como antígenos tumorais, que eram anormais em estrutura, concentração ou localização, ou eram macromoléculas normais expressas em tempo incoerente durante o ciclo de vida do indivíduo, animal ou paciente.

Em geral, a maioria dos antígenos tumorais identificados são proteínas; no entanto, carboidratos e lipídeos incomuns também podem atuar como antígenos quando há desregulação nas vias celulares associadas à sua síntese e modificação. Além disso, é bastante comum encontrar glicolipídeos ou glicoproteínas complexas como antígenos funcionais. Para uma compreensão mais ampla, os antígenos tumorais podem ser classificados como antígenos associados ao tumor (TAA) e antígenos específicos do tumor (TSA).

Em maior parte dos casos, TAAs são proteínas, carboidratos ou lipídeos normais que são expressos de maneira anormal em relação a seu estado em condições-padrão. TAAs são frequentemente descritos como a molécula certa expressa na concentração errada, por exemplo, a superexpressão do receptor HER2 no câncer de mama; ou no lugar errado, como proteínas de testículo expressas em células de melanoma; ou no tempo errado, por exemplo, antígenos embrionários, como a alfa-fetoproteína, expressos em células adultas malignas.

Já os antígenos específicos do tumor (TSA) são moléculas novas, no sentido de serem expressas apenas pelas células tumorais, mas não por células saudáveis. Portanto, esses antígenos também são conhecidos como neoantígenos tumorais (surgindo como um produto da carcinogênese). Muitos TSAs são produtos de proteínas mutadas frequentemente associadas à regulação da proliferação celular e apoptose, por exemplo, resultantes das mutações de TP53 que culminam em respostas de apoptose.

ONCOLOGIA – DA MOLÉCULA A CLÍNICA

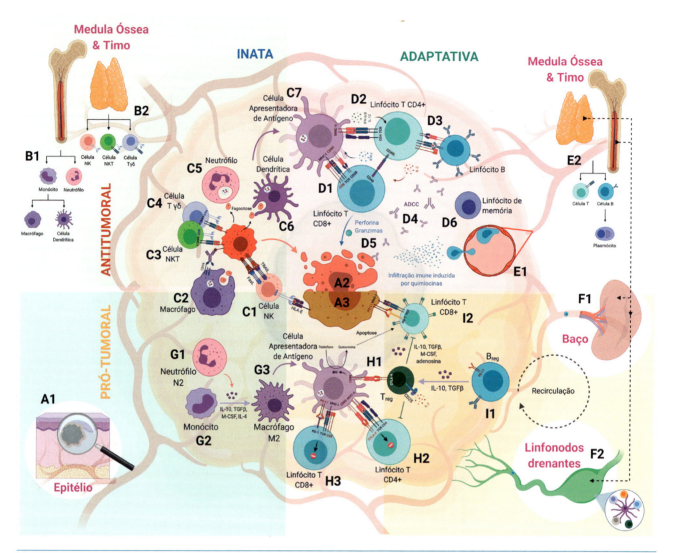

Figura 16.5 ● **Respostas imunológicas no contexto tumoral.** A comunicação de células imunes com células cancerosas é dinâmica e complexa, podendo culminar em respostas imunológicas antitumorais ou pró-tumorais. Aqui, temos uma visão ampliada do microambiente tumoral de um tumor epitelial hipotético (A1) e uma gama de interações complexas que ocorrem entre as células cancerosas e as células imunológicas. Para uma projeção abrangente dessas interações, a figura é dividida em respostas inatas (metade esquerda da figura) e respostas adaptativas (metade direita da figura), e também respostas antitumorais (metade superior da figura), indutoras de morte das células tumorais (A2), e respostas pró-tumorais (metade inferior da figura), que propiciam a sobrevivência das células tumorais (A3). No topo da figura, da esquerda para a direita, no contexto das respostas antitumorais, vemos que as células imunes inatas, como monócitos, neutrófilos, células NK, células NKT e células T-yd surgem da medula óssea durante a hematopoiese (B1), em que alguns deles podem depender do ambiente tímico (B2) ou estímulos (citocinas tímicas) para ativação e/ou maturação. Essas células imunes inatas desempenham um papel importante no microambiente tumoral (C1-C7). Por exemplo, as células NK (C1) e as células NKT (C3) reconhecem e matam as células tumorais por meio de sinais de ausência de MHC-I. Além disso, as células NKT (C3) e as células T-yd (C4) podem causar oncólise por reconhecimento de antígenos tumorais. Células fagocíticas, como células dendríticas (C2), neutrófilos N1 (C5) e macrófagos M1 (C6) também exercem uma função importante na morte de células tumorais ao liberar citocinas pró-inflamatórias e, posteriormente, fagocitar o tumor apoptótico – e então possível apresentação de antígenos a linfócitos T (C7). O processo de apresentação do antígeno representa uma etapa-chave que une as respostas antitumorais imunes inatas e adaptativas. Podemos ver que uma célula apresentadora de antígeno pode induzir a ativação específica do TCR de células T CD8 e T CD4 através da interação MHC-I-CD8 (D1) ou MHCII-CD4 (D2), assim como pela ligação de correceptores (por exemplo PD-1 e PD-L1, ou CTLA-4 e CD80), e ativação de IL-2. A ativação das células T CD4 promove a sinalização pró-inflamatória entre as células imunes e aumenta a função dos linfócitos T CD8 citotóxicos efetores. Além disso, as células T CD4 também contribuem na estimulação e ativação da produção de anticorpos de células B (D3) e respostas imunes relacionadas. Os plasmócitos podem secretar anticorpos específicos ao antígeno tumoral que contribuem no aumento da opsonização, fagocitose e atividade citotóxica dependente de anticorpos (ADCC) das respectivas células imunes. Da mesma forma, as células T CD8 específicas do antígeno secretam granzimas

(Continua)

Resposta Imune e Evasão

e perforinas (D5) quando interagem com as células tumorais e induzem sua oncólise. Uma resposta antitumoral de memória ou de longo prazo (D6) pode ser estabelecida devido à geração de linfócitos de memória (células B ou T) após a devida ativação dessas células. O acúmulo de sinais pró-inflamatórios, como quimiocinas e citocinas no microambiente tumoral, pode induzir a infiltração de células imunes (E1) no tumor. Como explicado anteriormente, todas as células imunes presentes na periferia se originam da medula óssea, que é também onde as células B amadurecem, onde os linfócitos T sofrem seleção e maturação no timo. Órgãos imunológicos secundários, como baço (F1) e linfonodos (F2), também desempenham papel importante no fornecimento do ambiente necessário para a maturação de células imunológicas, apresentação de antígenos, seleção de células B baseada no centro germinativo e muitos outros processos que fazem parte de respostas imunes inatas e adaptativas. Uma característica importante a ser observada é que as células imunológicas podem entrar no microambiente tumoral e sair,dele, dependendo dos sinais de citocina presentes. Indo da esquerda para a direita no cenário pró-tumoral, vemos que as células imunes inatas não apresentam reações antitumorais por causa da aquisição de fenótipos regulatórios. Neutrófilos N2 (G1) secretam sinais anti-inflamatórios como IL-10, M-CSF, TGF-B e IL-4 que resultam em um microambiente tumoral regulador. Esses sinais reguladores podem distorcer a polarização de monócitos virgens (G2) que infiltram o tumor em um fenótipo de macrófago tipo M2 (G3), de natureza anti-inflamatória. Um aumento na frequência de macrófagos M2 pode causar ativação de células T reguladoras (H1) e, simultaneamente, impedir a ativação de células T convencionais (H2eH3). Essas células apresentadoras de antígenos reguladoras expressam moléculas inibidoras de *checkpoint*, como PD-L1 e CTLA-4, que induzem a exaustão e inativação de células T, evitando assim respostas antitumorais. A atividade de linfócitos reguladores, como células T e B reguladoras, promove a sobrevivência de células anti-inflamatórias relacionadas (I1) e, subsequentemente, evita a atividade de células T citotóxicas efetoras (I2).

Apresentação de antígeno via MHC-I

O antígeno tumoral nada mais é que uma parte da célula tumoral apresentada na sua superfície através dos complexos MHC-I, ou que está na matriz extracelular ou sangue, por exemplo, capaz de elicitar uma resposta imune adaptativa. Como já discutimos, esse antígeno tumoral precisa ser uma estrutura celular que sofreu alguma alteração, pois o sistema imune não reconheceria o câncer como ameaça se a estrutura apresentada fosse igual às estruturas das demais células do organismo. Sendo assim, antígenos se diferenciam de DAMPs no sentido de que os últimos geram respostas inatas, enquanto os antígenos geram respostas adaptativas, que requerem células que sofreram rearranjo gênico durante o seu desenvolvimento e, consequentemente, têm alta especificidade.

Todas as células animais somáticas nucleadas, incluindo o câncer, apresentam proteínas próprias pela via do MHC-I. Constitutivamente, proteínas recém-sintetizadas no interior das células são clivadas pelo sistema proteassoma em peptídeos, que serão levados ao lúmen do retículo endoplasmático por uma bomba especializada chamada TAP e encontrarão moléculas do MHC-I. Eles formarão um complexo trimérico maduro, contendo a cadeia alfa de MHC-I, a cadeia de beta2 microglobulina e um peptídeo. Esse complexo será transportado por vesículas para a superfície celular (Figura 16.6).

Cada célula expressa um conjunto de moléculas de MHC, que são polimórficas na região de ligação ao antígeno. Dessa forma, cada célula apresenta, ao mesmo tempo, diferentes peptídeos próprios em sua superfície, pois as moléculas do MHC-I possuem sítios de afinidade ligeiramente diferentes que permitem a ligação de peptídeos variados. Assim, quando uma célula cancerosa sintetiza uma proteína mutada e um fragmento dela é apresentado em sua superfície, ela pode ser reconhecida como não própria e gerar uma resposta de eliminação.

Enquanto os linfócitos T auxiliares reconhecem proteínas do MHC-II com o auxílio da molécula CD4, os linfócitos T citotóxicos reconhecem apenas proteínas do MHC-I, com auxílio da molécula CD8. Sendo assim, esses linfócitos citotóxicos seriam incapazes de ser ativados por antígenos extracelulares, fagocitados ou endocitados por APCs e apresentados pela via de MHC-II. No entanto, em um fenômeno peculiar chamado "apresentação cruzada", peptídeos externos podem ser apresentados via moléculas de MHC-I de pDCs para linfócitos T CD8+ virgens (Figura 16.6). Uma etapa importante do processo de ativação de linfócitos é o processo de expansão clonal, caracterizado por proliferação intensa, gerando um número grande de células específicas contra o antígeno em questão. Essas células, que em geral são ativadas em tecidos linfoides secundários, migram para o tecido tumoral, onde desencadearão respostas efetoras.

Apresentação de antígeno via MHC-II

Já as células apresentadoras de antígenos (APCs) fagocíticas – macrófagos e células dendríticas (DC) – fagocitam ou internalizam fragmentos celulares por endocitose. A parte proteica desses fragmentos é quebrada em peptídeos nos endossomos dessas células que então se unem às

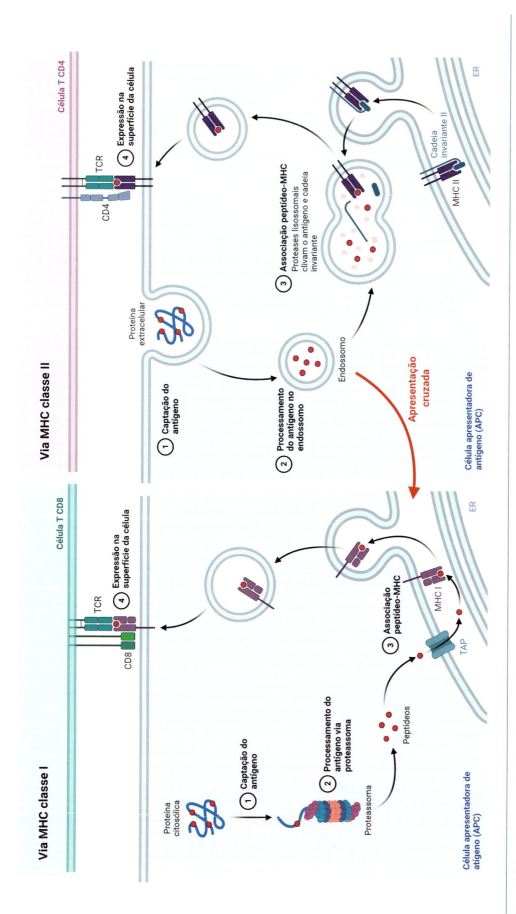

Figura 16.6 • Apresentação de antígenos e ativação imune via moléculas do MHC. As moléculas do MHC são proteínas de membrana com domínios extracelulares que se ligam a fragmentos de peptídeos de proteínas que foram degradadas no interior da célula. As moléculas de MHC se ligam a esses fragmentos antes de atingirem a superfície da célula apresentadora de antígeno. Existem duas classes diferentes de moléculas MHC, que correspondem aos dois principais tipos de células T. As moléculas MHC de classe I (à esquerda) coletam peptídeos derivados de proteínas intracelulares degradadas no citosol pelo proteassoma. Eles são expressos em vários tipos de células, incluindo muitas células epiteliais. As moléculas de MHC de classe I ligam-se a peptídeos intracelulares e então são reconhecidas por células T CD8+ citotóxicas. As moléculas de MHC de classe II (à direita) se ligam a peptídeos derivados de proteínas extracelulares que foram endocitadas e processadas por meio da maquinaria do MHC de classe II. Certas células apresentadoras de antígeno são capazes de fagocitar e processar antígenos extracelulares e, em seguida, apresentar esses complexos antígeno-MHC I às células T CD8+. Este processo é conhecido como apresentação cruzada (seta vermelha no centro). A apresentação cruzada permite que as células T CD8+ (que normalmente são ativadas por antígenos intracelulares) sejam ativadas por antígenos extracelulares. Esta é uma parte importante do desenvolvimento da imunidade contra tumores, uma vez que os tumores são uma fonte de antígenos extracelulares.

Resposta Imune e Evasão

proteínas do MHC de classe 2 (MHC-II). Essas moléculas de MHC-II são provenientes do retículo endoplasmático e se unem ao endossomo com os antígenos por vesículas provenientes do complexo de Golgi. O complexo de proteínas MHC-II-antígeno formado no endossomo migra então até a superfície da APC, onde é exposto para apresentação do antígeno às células T CD4+ (Figura 16.6).

Os linfócitos B também são apresentadores de antígeno profissionais, pois internalizam e processam antígenos e os apresentam via moléculas do MHC-II para linfócitos T CD4+. No entanto, essas células não são fagocíticas, e sua endocitose é mediada pelo receptor de célula B (BCR). Isso quer dizer que esses linfócitos são APCs antígeno-específicas e não promíscuas, como os macrófagos ou DCs. Os linfócitos B internalizam somente moléculas a que aquele clone específico se liga, devido ao rearranjo gênico que este clone específico sofreu durante seu desenvolvimento na medula óssea.

Na maior parte dos casos, a apresentação do antígeno na superfície da APC via proteínas do MHC-II ocorre nos órgãos linfoides secundários e é feita pelas DCs. No linfonodo, células T CD4+ auxiliares reconhecem esse antígeno e a molécula de MHC-II pelo TCR. Similarmente aos linfócitos B, os linfócitos T passam por rearranjo gênico durante sua maturação no timo, de forma que cada clone terá um TCR específico para um antígeno. Sendo assim, somente o clone de linfócito T auxiliar que for antígeno-específico reconhecerá o complexo MHC-II-antígeno.

O reconhecimento pelo TCR do antígeno apresentado via MHC é apenas o primeiro sinal necessário para uma ativação completa de ambos os linfócitos T CD4+ e TCD8+. Além do antígeno, é necessário um segundo sinal proveniente de moléculas coestimuladoras, principalmente CD80 e CD86 que se ligam ao receptor CD28, nos linfócitos T, e geralmente um terceiro sinal que influencia o processo de diferenciação de linfócitos T, as citocinas (Figura 16.7). A afinidade da ligação entre o TCR e as moléculas de MHC-antígeno, a quantidade de antígeno apresentado, assim como quais e quão intensamente expressas são as moléculas

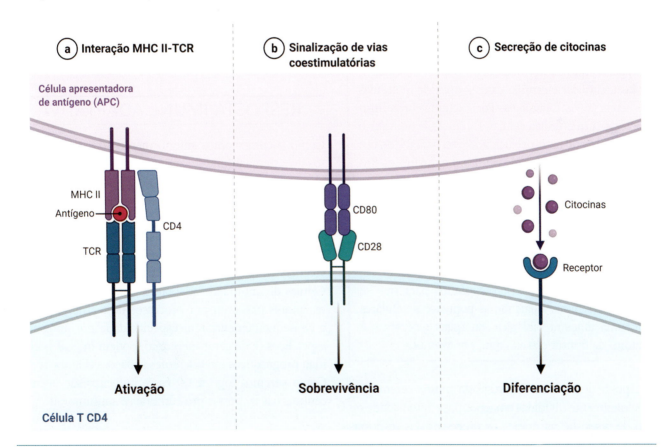

Figura 16.7 • Três sinais são necessários para a completa ativação das células T. No entanto, todos acontecem simultaneamente no contexto da sinapse imunológica e é o sinal resultante dos estímulos que ativa ou inibe a célula T. (**a**) O primeiro sinal é proveniente do reconhecimento do complexo antígeno-MHC (aqui representado pelo MHC-II) pelo TCR do linfócito T (aqui representado pelo linfócito T auxiliar) para promover ativação desta célula. (**b**) Um segundo sinal de ativação de correceptores estimuladores, principalmente CD28 e seus ligantes CD80/CD86, promove a sobrevivência da célula. (**c**) Mas apenas na presença de citocinas como IL-12 e TGF-beta durante a apresentação do antígeno essas células são completamente ativadas e se diferenciam de células virgens ou não-primadas ou não ativadas ou *naive*.

correceptoras e a presença de citocinas determinam se um linfócito T será ativado, qual a amplitude da resposta e qual será o fenótipo do linfócito após a diferenciação. Caso algum destes sinais seja insuficiente, a célula pode ficar anérgica em vez de ativada.

> **BOXE 2. CD8, CD45, CD152... AFINAL, O QUE É UM CD?**
>
> CD é uma sigla do inglês, *cluster of differentiation*, utilizada para registrar moléculas identificadas na superfície das células. Em tradução livre, a sigla significa agrupamento de diferenciação, e se refere a um possível grupo de elementos (muitos CDs são formados por várias subunidades) que nos permite diferenciar uma molécula da outra, e muitas vezes uma célula da outra. Por exemplo, CD3 é expressa exclusivamente na superfície de linfócitos T, justamente por fazer parte do complexo TCR que reconhece o antígeno e transduz o sinal de ativação. Infelizmente, essas moléculas foram numeradas por ordem de descoberta, de forma que CD152, por exemplo, não nos permite inferir nada sobre o que a molécula é – apenas que ela foi descoberta depois de CD151. Mas identificar e estudar esses grupos de moléculas é essencial na Oncologia. Por exemplo, uma imunoterapia que utiliza células T com TCR quimérico (CAR-T) pode ter especificidade para o CD19 de um paciente com linfoma de células B e, assim, os linfócitos citotóxicos quiméricos vão atacar apenas as células que têm esse CD, ou seja, os linfócitos B (mas tanto os neoplásicos quanto os saudáveis). De forma similar, uma técnica muito comum na pesquisa básica e na pesquisa clínica em Oncologia é a citometria de fluxo. Nesta técnica, anticorpos monoclonais, específicos para um CD, são usados para que se possa determinar quais são as populações celulares de uma amostra biológica, ou quais receptores e fatores de transcrição elas têm, por exemplo.

Apesar de as etapas da resposta imune serem convencionalmente divididas em fenótipos e intensidade ou tipo de resposta, na prática os processos das respostas imunológicas acontecem de forma simultânea e em escalas diferentes. Por exemplo, representa-se didaticamente o processo de escaneamento das células T como sendo um linfócito por vez conferindo se o antígeno apresentado é compatível. Na realidade, estima-se que cerca de 500 linfócitos T virgens interagem com uma única DC ao mesmo tempo, o que explica como na prática um linfócito T antígeno-específico consegue encontrar um antígeno apresentado via moléculas de MHC por esta célula. Para maximizar as chances desse encontro, os linfócitos continuamente recirculam entre o sangue e os órgãos linfoides secundários (linfonodos, baço, tecidos linfoides associados a mucosas), migrando para as zonas de célula T (principalmente nos linfonodos) e voltando a recircular se ainda estiverem virgens.

Igualmente, não haverá necessariamente apenas uma célula com especificidade para um antígeno específico, pois durante o processo de maturação dos linfócitos T no timo há rearranjo gênico na sequência dos TCRs, que acontece de forma aleatória, e não só garante receptores para uma variedade imensa de antígenos, mas também possibilita que haja mais de uma célula com a mesma especificidade. Sendo assim, todas as células específicas para o mesmo antígeno são ativadas com a apresentação deste antígeno a esses clones. No entanto, é muito improvável que diferentes linfócitos reconheçam o mesmo epítopo, ou seja, o mesmo local de ligação; portanto, a resposta pode ser mediada por diferentes clones para um mesmo alvo, mas que geralmente reconhecem diferentes epítopos.

RESPOSTA IMUNE ADAPTATIVA

Como já comentamos anteriormente, todos os elementos do sistema imune se conversam para gerar respostas eliminatórias, ou reguladoras no paciente oncológico. O contexto imune tem a capacidade de indicar o prognóstico de pacientes de determinados tipos de câncer ao considerar o tipo, a densidade, a localização e o fenótipo das células imunes no tumor, associado à sobrevivência de pacientes com diferentes tipos de câncer. Células de imunidade adaptativa, ou seja, células cujos receptores passaram por processos de rearranjo gênico e consequentemente têm especificidade por antígenos específicos (e de gerar memória), podem indicar bom e mau prognósticos em diferentes situações (Figura 16.8). Como veremos logo mais, esses linfócitos são agentes centrais nas respostas pró-tumorais e antitumorais.

Expansão clonal, migração e infiltração

Depois de receber os três sinais de ativação, sobrevivência e diferenciação, os linfócitos T passam por um processo de expansão clonal, que é a intensa proliferação do clone com o TCR antígeno-específico para formar um "exército" de linfócitos efetores. Durante a expansão

Resposta Imune e Evasão

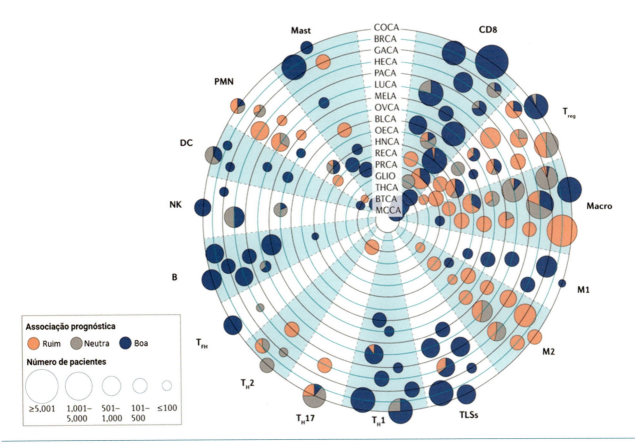

Figura 16.8 • Contexto imune e prognóstico. Uma análise com mais de 70 mil pacientes de quase 300 estudos estabeleceu uma associação prognóstica em 17 diferentes tipos de câncer, de acordo com a presença ou ausência de 15 diferentes tipos de células imunológicas. O tamanho do círculo indica o número de pacientes em cada estudo e a cor: o prognóstico sendo rosa, prognóstico bom; cinza, prognóstico neutro; e azul, prognóstico ruim. Linfócitos T CD8+ (CD8), macrófagos M1 (M1), estruturas linfoides terciárias (formações linfoides similares às dos órgãos linfoides secundários, mas em tecidos não linfoides, TLS), linfócitos Th1 (Th1), linfócitos T foliculares (Tfh), linfócitos B (B), células NK (NK), e células dendríticas (DC) foram associados a bons prognósticos na maioria dos cânceres analisados, enquanto células T reguladoras (Treg), macrófagos (Macro), mas principalmente macrófagos M2 (M2), linfócitos Th17 (Th17) e Th2 (Th2), e células supressoras de origem mieloide polimorfonucleares (PMN, um dos grupos de MDSC) foram associados principalmente a prognósticos ruins. Mastócitos (Mast) foram associados a bons e maus prognósticos nos diferentes tipos de câncer em proporções similares. BLCA, câncer de bexiga; BRCA, câncer de mama; BTCA, câncer do trato biliar; COCA, câncer colorretal; GACA, câncer gástrico; GLIO, glioma; HECA, carcinoma hepatocelular; HNCA, câncer de cabeça e pescoço; LUCA, câncer de pulmão; MCCA, carcinoma de células de Merkel; MELA, melanoma; OECA, câncer de esôfago; OVCA, câncer de ovário; PACA, câncer pancreático; PRCA, câncer de próstata; RECA, carcinoma de célula renal; THCA, câncer de tireoide. (Adaptado de Bruni *et al.*, 2020.)

---

clonal, o linfócito modula a expressão de seus receptores de quimiocinas, de forma a conseguir migrar ao local em que se encontra o antígeno – e o tumor. Células T virgens expressam o receptor da esfingosina-1-fosfato (S1P), de forma que podem recircular entre o sangue e órgãos linfoides secundários ao se ligarem a essas moléculas nos vasos sanguíneos.

Quando ativada, a célula T passa a expressar CD69 em altas concentrações, o que diminui a expressão de S1P e faz com que o linfócito não migre para o sítio tumoral antes de finalizar o processo de diferenciação na zona T do tecido linfoide secundário. Esse processo de ativação pelo reconhecimento do antígeno apresentado nos órgãos linfoides dura pelo menos dois dias, seguido pelo mesmo período para expansão clonal.

Ao fim deste processo, a expressão de CD69 é reduzida nos clones ativados, permitindo que eles migrem pelos vasos sanguíneos e se orientem ao local do tumor por meio de gradiente de concentração de quimiocinas tecido-específicas (Figura 16.9). Esse processo ocorre de forma exponencial durante um a três dias, de forma que, se somarmos o tempo necessário de reconhecimento do antígeno e ativação, expansão clonal e migração, a resposta adaptativa do linfócito T leva pelo menos cinco a seis dias e está no seu auge por volta do sétimo dia desde o reconhecimento até a atividade efetora.

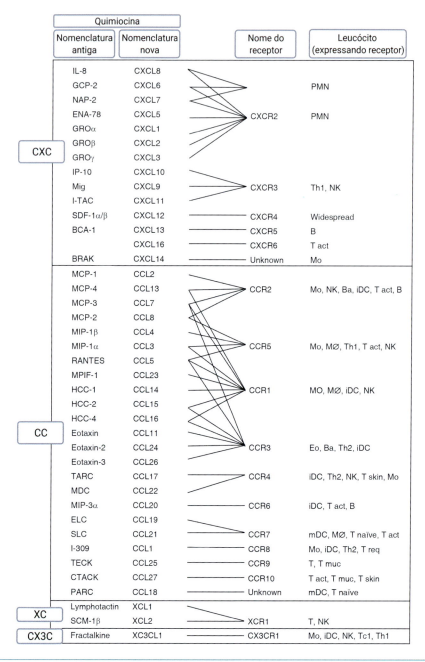

Figura 16.9 ● O sistema das quimiocinas. As quimiocinas, seus ligantes e um repertório de receptores predominantes em diferentes populações de leucócitos estão listados aqui. Os ligantes são identificados com um antigo acrônimo e a nova nomenclatura. A primeira parte do nome identifica a família da quimiocina, de um total de quatro famílias, cujos nomes descrevem a ligação entre os dois primeiros resíduos de cisteína na molécula. Um receptor de quimiocina expresso por leucócitos, indicado pelo "R" no nome, pode ter mais de um ligante (quimiocina), indicado pelo "L" no nome. BCA, quimiocina ativadora de células B; BRAK, quimiocina de mama e rim; CTACK, quimiocina que atrai células T cutâneas; ELC, quimiocina do ligante do receptor induzido pelo vírus Epstein-Barr; ENA-78, fator de ativação de neutrófilos derivado de células epiteliais (78 aminoácidos); GCP, proteína quimioatrativa de granulócitos; GRO, oncogene relacionado ao crescimento; HCC, quimiocina hemofiltrado CC; IP, proteína induzível por interferon; I-TAC, quimioatraente de células T induzíveis por interferon; MCP, proteína quimioatrativa de monócitos; MDC, quimiocina derivada de macrofagia; MIG, monocina induzida por interferon γ; MIP, proteína inflamatória de macrófagos; MPIF, fator inibidor do progenitor mieloide; NAP, proteína ativadora de neutrófilos; PARC, quimiocina pulmonar regulada por ativação; RANTES, regulada após ativação por células T normais – expressas e secretadas; SCM, motivo C único; SDF, fator derivado de células do estroma; SLC, quimiocina de tecido linfoide secundário; TARC, quimiocina do timo regulada por ativação; TECK, quimiocina expressa pelo timo; Ba, basófilos; CC, quimiocina com as duas primeiras cisteínas em posições adjacentes; Eo, eosinófilos; iDC, células dendríticas imaturas; MC, mastócitos; mDCs, células dendríticas maduras; Mo, monócitos; Mø, macrófagos; NK, células assassinas naturais (*natural killer*); PMN, células polimorfonucleares; T act, células T ativadas; T naive, células T virgens; T muc, células T com origem na mucosa; Treg, células T reguladoras; pele T, células T com origem na pele. (Adaptado de Singh *et al.*, 2011.)

Linfócitos T citotóxicos

Os linfócitos T têm em comum a expressão do receptor de célula T (TCR), uma proteína integral de membrana heterodimérica com sítios de ligação a um antígeno específico. Por ter porções citoplasmáticas muito curtas, o TCR sempre está associado a moléculas acessórias, CD3 e cadeia zeta, formando o complexo do receptor de antígeno. As moléculas acessórias apresentam sítios intracitoplasmáticos conhecidos como ITAM, do inglês, *immunoreceptor tyrosine based activation motif*, que faz a transdução intracelular do sinal proveniente do TCR. Durante a sinapse imunológica e reconhecimento do antígeno apresentado via moléculas do MHC, o complexo do TCR precisa ainda de moléculas auxiliadoras CD4 ou CD8, que se ligam respectivamente às moléculas MHC-II e I, estabilizando o conjunto durante a apresentação do antígeno. Além disso, a ligação das moléculas acessórias ao MHC ativa a tirosina *kinase* Lck, que fosforila os resíduos tirosina dos imunorreceptores com motivos de ativação à base de tirosina (ITAMs) que iniciam uma cascata de sinalização que culmina na ativação de diversas vias relacionadas à função efetora dos linfócitos, mediadas por fatores de transcrição como o NF-κB (fator nuclear aberrante kB) e NFAT (fator nuclear de células T ativadas) (Figura 16.10).

Os linfócitos T citotóxicos (CTLs) possuem especificamente a molécula auxiliar CD8 e se diferenciam em células citotóxicas mediante os três sinais de ativação, conforme discutimos no tópico de apresentação de antígeno. Sua função citotóxica é como a das demais células *killer* que comentamos anteriormente: agem liberando granzimas, perforinas, expressando FasL e TRAIL (Figura 16.4).

As células T são muitas vezes consideradas as principais células efetoras de atividade antitumoral, uma vez que são citotóxicas, promovendo morte celular das células neoplásicas de forma específica, e gerando células de memória residentes e circulantes. Tumores "quentes", ou seja, com alta concentração de células imunes e, principalmente, de linfócitos T

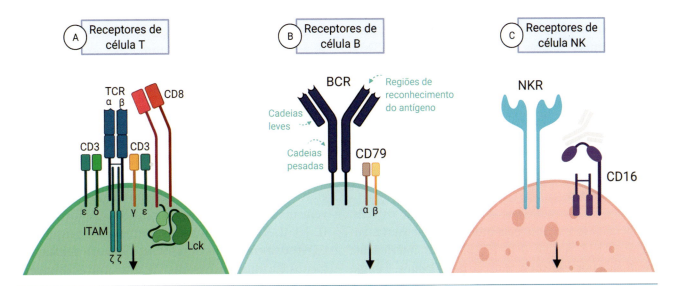

Figura 16.10 ● Receptores ativadores de células linfoides. **A.** O receptor de célula T (TCR) reconhece o antígeno apresentado via moléculas de MHC, mas depende do grupamento de diferenciação CD3 para transdução do sinal via fosforilação dos ITAMs (imunorreceptores com motivos de ativação à base de tirosina) pela *kinase* Lck (proteína tirosina quinase específica de linfócitos). As moléculas auxiliadoras (aqui representada por CD8, mas também CD4) se ligam às moléculas de MHC e estabilizam o complexo TCR-MHC. **B.** Células B reconhecem antígenos solúveis através do receptor de célula B (BCR), uma imunoglobulina com a mesma estrutura dos anticorpos produzidos por essa célula, covalentemente ligada à molécula CD79, crucial à transdução do sinal de ativação. **C.** Diferentemente dos receptores de célula T e B, os receptores de célula NK (NKR) não possuem especificidade por um antígeno, mas reconhecem sinais inatos de estresse. O principal deles é a ausência de MHC-I na célula ligante. Receptores estimulatórios como NKp30, NKp44 e NKp46 e moléculas da família dos receptores tipo imunoglobulina de célula NK (KIR) são ativados ao se ligarem com os respectivos ligantes na célula tumoral, mas podem não ativar a célula NK se vias inibidoras como as de NKG2A e LIR-1 (receptor 1 de leucócito semelhante à imunoglobulina) reconhecerem moléculas de MHC na célula-alvo. Frequentemente células tumorais diminuem a expressão de MHC-I e os receptores inibitórios da célula NK ficam sem ligantes, deixando apenas os sinais das vias estimulatórias ativarem essa célula citotóxica. A ativação dessa célula também pode ocorrer pelo reconhecimento de anticorpos opsonizando células tumorais, através de receptores da porção Fc, como CD16, pelo processo de citotoxicidade mediada por células dependentes de anticorpos (ADCC).

citotóxicos infiltrados, têm comumente os melhores prognósticos e respostas à imunoterapia, justamente por possibilitar a eliminação da neoplasia e gerar memória celular antitumoral.

No entanto, como discutiremos mais à frente no capítulo, no microambiente tumoral essas células podem ficar exaustas, como resultado de apresentação crônica de antígenos e consequente superexpressão de moléculas coinibidoras, como PD-1, TIM-3 e LAG-3. Além da expressão desses receptores, o fenótipo exausto é caracterizado por baixa capacidade de proliferação em resposta ao antígeno, baixa secreção de IFN-gama e baixa citotoxicidade.

Linfócitos T auxiliares

Os linfócitos T auxiliares (do inglês, T *helper* – Th) não receberam este nome em vão: eles são essenciais para as atividades efetoras de linfócitos T citotóxicos, linfócitos B e macrófagos. Como vimos no tópico sobre apresentação de antígenos, o sinal de diferenciação (sinal três) de citocinas que as células T recebem induz a polarização de diferentes subtipos de células efetoras. No caso das células T CD8+, elas sempre se diferenciam em células citotóxicas, mas os linfócitos T CD4+ podem assumir diferentes fenótipos, convencionalmente Th1, Th2, Th17, Th foliculares (Tfh) e T reguladores (Treg), entre outros. E não apenas as células T auxiliares são comumente separadas em Th1, Th2 e Th17, mas também as respostas imunes relacionadas às citocinas que essas células liberam.

Th1 e Th2, assim como discutimos sobre os CDs, receberam esses nomes pela ordem de descoberta, enquanto Th17 remete à IL-17, principal interleucina produzida por essa subpopulação de linfócitos. Tfh são chamados assim por estarem presentes nos folículos de linfonodos e auxiliarem a ativação de linfócitos B, enquanto células Treg recebem o nome pela função reguladora da resposta de linfócitos efetores. Essa divisão considera não apenas as citocinas necessárias para estimular a diferenciação de cada tipo, mas também quais citocinas essas células liberam e, consequentemente, quais outras células elas auxiliam na sua atividade efetora mediada por citocinas.

Para a diferenciação de linfócitos naive em linfócitos Th1, são necessários estímulos de IL-12 pela APC no momento da ativação destas células. Quando ativadas, elas medeiam a resposta antitumoral celular, ao produzirem IFN-gama, TNF-alfa e IL-2. A última tem papel importante na ativação de linfócitos T citotóxicos e células. Os linfócitos T auxiliares também podem se diferenciar em linfócitos Th2 mediante estímulo da IL-4. Esses linfócitos são importantes para a geração de imunglobulinas E (IgE), principalmente, e medeiam a resposta antitumoral humoral, pela produção de várias citocinas, entre elas IL-4 e IL-10. Porém, tanto linfócitos Th2 quanto linfócitos Th17 podem ser associados a maus prognósticos em pacientes oncológicos (Figura 16.8). Esses linfócitos Th17 associados a prognósticos ruins têm suas funções pró-tumorais associadas principalmente às IL-17 e IL-23; além disso, recebem estímulos de diferenciação principalmente do TGF-beta e da IL-6.

Linfócitos Tfh são essenciais nos processos de maturação e diferenciação de linfócitos B nos centros germinativos de folículos e órgãos linfoides secundários, e se diferenciam por estímulos de IL-16 e IL-21. Linfócitos B ativados necessitam de um segundo sinal proveniente do linfócito T auxiliar, tanto pela liberação de IL-10, IL-4 e IL-21, quanto da expressão do ligante de CD40 (via coestimuladora). Esse processo auxilia linfócitos B a trocarem o isotipo de anticorpo e realizarem o processo de maturação por afinidade.

BOXE 3. TECNOLOGIAS DE CÉLULA ÚNICA NA PESQUISA DO CÂNCER

Os cânceres são doenças em constante evolução, devido a diferentes fatores intrínsecos às células tumorais, mas também aos estímulos externos derivados de seus respectivos microambientes. Embora a pesquisa oncológica tenha alcançado muita força nas últimas décadas, a tradução da pesquisa básica para ambientes clínicos continua sendo um desafio, devido à complexidade das características biológicas das células cancerígenas e à heterogeneidade dos tumores. Sendo assim, distinguir e identificar a heterogeneidade tumoral em perfis morfológicos e fenotípicos distintos permanece um objetivo desafiador, mas imperativo no diagnóstico e tratamento do câncer. O surgimento da tecnologia de "célula única" (do inglês, *single cell*) nos últimos anos forneceu uma ferramenta poderosa para resolver essa dificuldade e avançar nos estudos de pesquisa do câncer. Essa tecnologia fornece meios para detectar células cancerígenas raras, como células tumorais circulantes (CTCs) e células-tronco tumorais (CSCs), analisar a heterogeneidade intratumoral (ITH), revelar o mecanismo de metástase tumoral, investigar alterações epigenéticas e, finalmente, orientar estratégias de tratamento individualizado. A tecnologia de célula única disponível atualmente consiste em duas vertentes: separação de célula única e análise de célula única.

Isolamento de células individuais para análise: Para realizar qualquer tipo de ensaio de sequenciamento de célula única, o primeiro passo é o isolamento de células individuais do sistema de interesse. O método de escolha para purificar milhares de células individuais é o FACS (separação celular ativada por fluorescência), em que as células são separadas com base nas diferenças de tamanho da célula, morfologia (forma e granulosidade) e expressão de proteínas de superfície. A micromanipulação fornece uma abordagem alternativa quando apenas algumas células estão disponíveis e a inspeção visual de uma célula é desejada antes do sequenciamento. Nesta técnica, as células são aspiradas com uma micropipeta de vidro sob o microscópio. No entanto, esse método é muito trabalhoso e não é adequado para análises de células únicas com alto rendimento. Mais recentemente, dispositivos microfluídicos permitiram a separação de células únicas em compartimentos individuais, onde elas possam ser monitoradas visualmente e posteriormente processadas.

Análise de célula única: A análise de perfis genômicos, transcriptômicos e proteômicos de células cancerosas individuais tornou-se possível após o avanço na tecnologia de célula única.

O sequenciamento do genoma de uma única célula do DNA envolve o isolamento de uma célula em particular, amplificação de todo o seu genoma ou região de interesse, construção de bibliotecas de sequenciamento e, em seguida, aplicação do sequenciamento de DNA de próxima geração (NGS) (por exemplo: *Illumina, Ion Torrent*). O sequenciamento de DNA de uma única célula tem sido amplamente utilizado para estudar a fisiologia normal das células e doenças. A resolução de uma única célula pode revelar os papéis da heterogeneidade genética intratumoral no desenvolvimento do câncer ou na resposta ao tratamento, por exemplo.

O sequenciamento de RNA de célula única (scRNA-seq) fornece os perfis de expressão transcriptômica de células individuais. Embora não seja possível obter informações completas sobre todos os RNAs expressos por cada célula, devido à pequena quantidade de material disponível, padrões de expressão gênica podem ser identificados por meio de análises de agrupamento gênico. Isso pode revelar a existência de tipos de células raras em uma população de células que podem nunca ter sido vistos antes.

A análise proteômica de célula única é comumente abordada por métodos baseados em anticorpos, com proteínas fluorescentes ou espectroscopia de massa (MS).

- Os métodos baseados em anticorpos usam anticorpos projetados para se ligarem a proteínas de interesse, permitindo que a abundância relativa de vários alvos individuais seja identificada por uma de várias técnicas diferentes.
- Alternativamente, isótopos de metais raros, normalmente não encontrados em células ou tecidos, podem ser anexados aos anticorpos individuais e detectados por espectrometria de massa para identificação simultânea e sensível de proteínas.
- A proteômica baseada em espectrometria de massa é realizada isolando poços individuais de células únicas, as quais são posteriormente lisadas e suas proteínas digeridas em peptídeos. Os peptídeos de cada célula única são covalentemente marcados (como um código de barras) com marcadores de massa em *tandem* isobáricos (TMT) e, dessa forma, os peptídeos marcados com a mesma sequência (e, portanto, massa) aparecem como um único grupamento de massa/carga durante as análises. O instrumento MS isola esses grupamentos e os fragmenta. Além disso, MS gera fragmentos de peptídeos que facilitam a sua identificação, e cuja abundância reflete a quantidade de proteínas nas amostras correspondentes (células únicas).

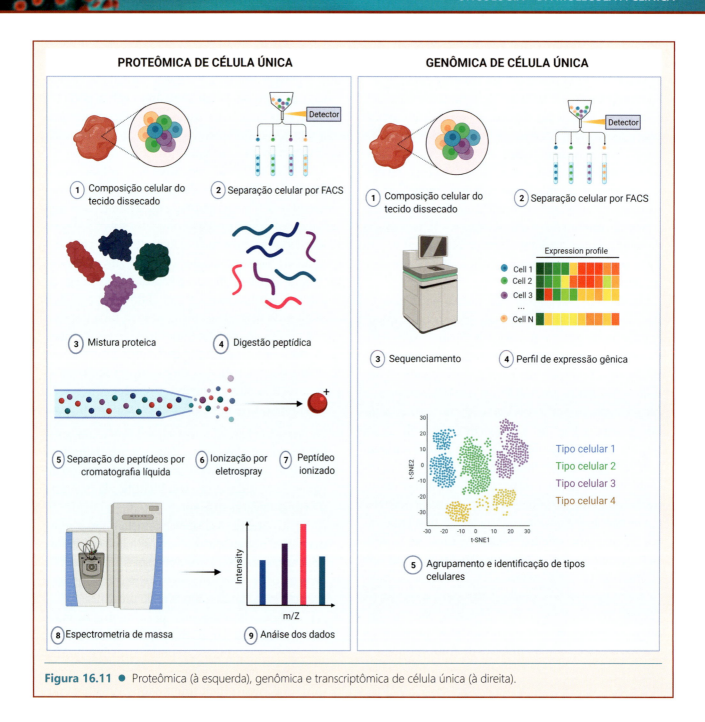

Figura 16.11 • Proteômica (à esquerda), genômica e transcriptômica de célula única (à direita).

Linfócitos T reguladores

Células T reguladoras (Treg) recebem esse nome por regular a função de linfócitos T efetores. Entre os mecanismos desta regulação, linfócitos Treg podem induzir apoptose em células T efetoras pela liberação de granzimas e perforinas, ou inibir a atividade efetora por intermédio de citocinas, como TGF-beta e IL-10. O TGF-beta inibe a sinalização do TCR e suprime alguns fatores de transcrição como T-bet e GATA-3, necessários para a diferenciação de fenótipos efetores nas células T, enquanto a IL-10 inibe o sinal 2 necessário à ativação desses linfócitos – a via coestimuladora de CD28 e seus ligantes.

Linfócitos virgens expressam uma quantidade baixa de CD25, a subunidade alfa do receptor de IL-2, justamente por não estarem ativados. Mediante ativação, os linfócitos aumentam a expressão de CD25 e dependem dessa sinalização para o processo de expansão clonal. Células T reguladoras apresentam alta expressão constitutiva de CD25, podendo privar células T efetoras do sinal dessa citocina e induzi-las à morte celular. Além disso, linfócitos T reguladores dependem fortemente do fator de transcrição FOXP3 para suprimir outros fatores de transcrição como NF-κB e NFAT para suprimir a expressão de genes como da IL-2, associados a funções efetoras dos linfócitos T.

De forma similar a CD25, a expressão de CTLA-4 por células Treg pode estimular a atividade da enzima IDO. Como também discutiremos mais à frente, condições do microambiente como a hipóxia podem mediar respostas T reguladoras, por exemplo mediando a liberação de adenosina que inibe a célula T efetora.

Linfócitos B

Não apenas os linfócitos T e outras células imunes, mas também os linfócitos B têm função ambígua no contexto tumoral. Além de poderem apresentar antígenos via moléculas MHC-II e, via síntese de anticorpos, mediar a morte celular dependente de anticorpos, evidências sugerem que anticorpos produzidos por plasmócitos podem gerar imunocomplexos circulantes que induzem células supressoras de origem mieloide (MDSC) no microambiente tumoral. Linfócitos B infiltrados no tumor podem liberar TNF e, apesar de terem papel antitumoral, também ativam a sinalização de NF-kB juntamente com a do transdutor de sinal e ativador do fator de transcrição 3 (STAT3) nas células neoplásicas, levando à progressão tumoral.

Até o momento, vários estudos apontaram que há um equilíbrio entre as células efetoras do sistema imunológico, como células mieloides pró-inflamatórias, linfócitos T citotóxicos, células NK, e plasmócitos, e as células imunes reguladoras, como células reguladoras de origem mieloide e células T reguladoras. Evidências recentes obtidas a partir de modelos de câncer e modelos autoimunes sugeriram a existência de linfócitos B reguladores que modulam as respostas imunes em tumores sólidos e hematológicos.

As informações coletadas de modelos murinos sugerem que as células B reguladoras podem ser definidas como células B que expressam citocinas reguladoras, como IL-10, TGF-beta, e/ou expressam ligantes reguladores da resposta imunológica, tal como PD-L1, para inibir a função das células T efetoras e/ou células NK. Observou-se que as células B reguladoras atenuam a imunidade tumoral mediada por células T e facilitam a conversão de células T em células T reguladoras.

Memória antitumoral

Uma importante característica das células de imunidade adaptativa é a capacidade de gerar memória, e ambos os linfócitos T e B ativados podem gerar essas células. Após os três sinais de ativação dos linfócitos T, os processos de diferenciação em fenótipos efetores, reguladores, ou de memória acontecem concomitantemente à expansão clonal. Essas células T podem gerar células de memória tanto circulantes quanto residentes do tecido no qual o antígeno foi reconhecido.

Células T efetoras de memória (T_{EM}) são um subtipo celular que ainda mantém um fenótipo efetor, caracterizado, entre outros, pela alta expressão do receptor G1 do tipo lectina de célula *killer* (KLRG1), e circulam pelo corpo, passíveis de reativação. Outros tipos de célula T de memória incluem células T de memória residentes de tecido (T_{RM}) que, como o próprio nome diz, são residentes no tecido, mais especificamente o tecido de origem do tumor, e podem assim fazer imunovigilância para uma possível recidiva. No entanto, estudos mais recentes apontam que, devido ao alto grau de diferenciação dessas células, elas frequentemente morrem ou entram em exaustão.

Outros subtipos de células T de memória menos diferenciadas, as células-tronco de memória (T_{SCM}) e as células T de memória com fenótipo virgem (T_{MNP}), têm maior capacidade na geração de células efetoras e células de memória, além de responderem rapidamente a estímulos antigênicos e expressarem alguns fatores de células efetoras. Sendo assim, essas populações são importantes no processo de eliminação do câncer em pacientes, devido à potencial imunização e proteção que oferecem.

REGULAÇÃO DA RESPOSTA IMUNE AO TUMOR

A ativação e ação das células imunes dependem de coestímulos das células com as quais interagem, ou vias de regulação da resposta imune, também chamados de ponto de controle imunológico (do inglês, *immune checkpoint* – ICP). No microambiente tumoral, todas as células expressam essas moléculas e interagem entre si, enviando sinais de estímulo ou inibição, seja entre APCs, células efetoras, células supressoras/reguladoras, células estromais, ou células tumorais. No entanto, porque os linfócitos T efetores são os mais relevantes na eliminação das células tumorais, o estudo das vias de regulação no microambiente tumoral foca em grande parte nessas populações de células.

Vias inibidoras de CTLA-4

Thomas Burnet, um dos criadores da teoria da imunovigilância que discutimos no início do capítulo, junto de sua equipe, fez a descoberta da primeira molécula de ICP, sem saber ainda do que se tratava de fato. Eles a nomearam proteína 4 associada ao linfócito citotóxico (CTLA-4), catalogada como CD152.

O CTLA-4 é uma proteína estocada em vesículas citoplasmáticas de linfócitos T virgens que, mediante estímulos provenientes do TCR e de vias coestimuladoras, como a ligação de CD28 na célula T aos ligantes CD80 ou CD86 na APC, é exocitada para a membrana celular. Agora expressas na superfície deste desse linfócito, duas subunidades se unem formando um homodímero, capaz de se ligar aos ligantes CD80 e CD86 com afinidade cerca de 20 vezes maior do que CD28. Sendo assim, CTLA-4 "rouba" o lugar de CD28 na ligação com CD80 e CD86, dando fim ao estímulo positivo proveniente dessa via e enviando um sinal negativo proveniente da via de CTLA-4 e B7, diminuindo a proliferação, sobrevivência e produção de citocinas pela célula T.

Quanto maior o sinal estimulador proveniente do TCR e vias coestimuladoras, maior é a translocação de CTLA-4 para a superfície celular. A alta expressão e sinalização da via de CTLA-4 gera um *feedback* negativo que induz a endocitose dessas moléculas, de forma que a concentração desses receptores na membrana diminui rapidamente, após algumas horas ou dias do início da ativação da célula T. É importante ressaltar que essas vias de regulação ocorrem em diferentes momentos do ciclo de imunidade ao câncer. A via de CTLA-4 e CD80/CD86, por exemplo, afeta a ativação do linfócito efetor, ou seja, é um mecanismo de regulação nos estágios iniciais da resposta imune. Já outras vias, como de PD-1 e PD-L1 e PD-L2, como veremos a seguir, afetam principalmente a fase efetora da resposta, induzindo o linfócito já ativado à exaustão, prevenindo a morte da célula tumoral (Figura 16.11).

E não apenas linfócitos T efetores, mas também linfócitos T reguladores expressam CTLA-4. Na verdade, estas células de perfil supressor expressam essas moléculas de forma constitutiva em sua superfície e não apenas em resposta a sinais ativadores. Elas utilizam esses ICPs ao se ligarem a APCs e induzem nestas células um fenótipo tolerogênico, por exemplo, ao aumentar a atividade de IDO, e indiretamente reduzem a ativação e função efetora dos linfócitos.

As vias inibidoras de PD-1

Outra via amplamente estudada desde a ascensão dos ICPs e também alvo de intervenções terapêuticas é a via da morte celular programada 1 (PD-1). Esta molécula coinibidora é da mesma família das moléculas CD28 e CTLA-4, mas é expressa não somente em linfócitos T ativados e exaustos, como também em linfócitos B, monócitos e mastócitos. Sua expressão aumenta mediante estímulos do TCR e BCR e de citocinas como IL-2, promovendo o seu engajamento com os ligantes 1 (PD-L1) e 2 (PD-L2). Apesar de PD-1 ter maior afinidade por PD-L2, PD-L1 é mais expresso e consequentemente se liga com mais moléculas de PD-1 comparado a PD-L2.

PD-L1 é uma molécula amplamente expressa, não somente em células imunes (linfócitos T e B, macrófagos, DC e neutrófilos), mas também em células do endotélio de vasos capilares e de órgãos como coração, pulmão, fígado e pele, por exemplo. Além disso, é altamente expressa em alguns tumores, como linfoma de células B e câncer de mama triplo negativo. Sua expressão aumenta mediante estímulos de citocinas como IFN-gama, IL-2, IL-12, IL-15 e IL-17, promovendo sua ligação com PD-1. Em linfócitos T efetores expressando PD-1, o imunorreceptor com motivo modificador baseado em tirosina (ITSM) na porção citoplasmática de PD-1 é fosforilado mediante engajamento com PD-L1 e recruta proteínas (SHP 1 e 2) que inibem a transdução do sinal proveniente do TCR. A falta desse sinal induz morte, anergia ou exaustão no linfócito T efetor.

Já a expressão de PD-1 em células T reguladoras no microambiente tumoral e engajamento a PD-L1 no tumor promove sua maior proliferação e atividade supressora de linfócitos efetores. Quando PD-1 de linfócitos T reguladores se ligam a PD-L1 em APCs, a função dos linfócitos efetores é igualmente inibida. Diferentemente de PD-L1, a expressão de PD-L2 é restrita a APCs, alguns fenótipos de macrófago e poucos tumores, e sua ligação a PD-1 induz sinais coinibidores no linfócito T. Entretanto, PD-L2 pode ter atividade antitumoral por vias independentes de PD-1, estimulando o linfócito T citotóxico e citocinas Th1. PD-L1 também foi associado com atividades pró-inflamatórias por vias independentes de PD-1. Na ausência ou não de engajamento de PD-L1, a expressão de PD-L2 é aumentada e a inibição da célula T efetora pode ainda ocorrer.

Além de CTLA-4 e PD-(L)1

O câncer se utiliza das vias de regulação das respostas imunes para evadi-las e progredir, tanto pela modulação da expressão de moléculas de ICP, quanto de moléculas coestimuladoras, que vão muito além das vias de PD-1 e ligantes, e CTLA-4 e ligantes. Entre as vias coestimuladoras, como a de CD28 e seus ligantes CD80/CD86, a via de OX40 e OX40L é um exemplo de possível alvo terapêutico no câncer, ao intervir na fase de ativação da célula T (Figura 16.2).

E não apenas os linfócitos T efetores, mas também células NK têm sua atividade citotóxica inibida por células tumorais. Por exemplo, células tumorais podem superexpressar o MHC não clássico HLA-E, que induz a superexpressão do heterodímero NKG2A (membro A do grupo 2 da célula NK)-CD94 nas células NK e linfócitos T CD8+. Além disso, células NK estão envolvidas, por exemplo, nas vias de PD-1, TIM-3 e LAG-3 no microambiente tumoral (Figura 16.12C).

Para modular a expressão dessas vias aberrantes no câncer, a utilização de anticorpos monoclonais (mAb), principalmente antagonistas, para bloquear as interações entre as moléculas das vias de PD-1 e PD-L1, e CTLA-4 e B7, e agonistas, para estimular vias como de OX40 e OX40L, mudou o curso do tratamento terapêutico, possibilitando respostas completas em pacientes oncológicos (veja mais sobre imunoterapia no Capítulo 24). Como veremos a seguir, além da desregulação dessas vias, o câncer se vale de outros mecanismos para evadir a resposta imune antitumoral.

RESISTÊNCIA TUMORAL E EVASÃO IMUNE

A resistência é uma resposta a estímulos externos que tem por objetivo diminuir os efeitos adversos que eles possam causar no indivíduo. Como um importante mecanismo de sobrevivência, a resistência permite a um organismo se adaptar sob pressões evolutivas. No entanto, quando se trata de patologias, a sobrevivência de agentes causadores de infecção e câncer pode ser promovida pela resistência a respostas imunes. Sendo assim, a resistência funciona

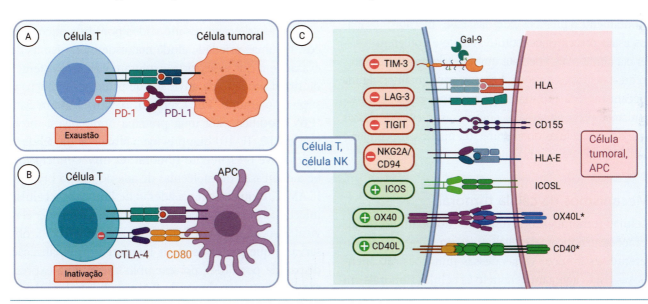

Figura 16.12 • Vias de regulação da ativação de células imunes efetoras. **A.** A superexpressão de PD-L1 nas células tumorais promove a ligação deste receptor com PD-1, expressa na superfície de algumas células imunes no microambiente tumoral, entre elas as células T. Esse estímulo inibidor promove exaustão no linfócito efetor ativo, que permanece no microambiente, mas não exerce sua atividade antitumoral. Quando expressas no momento de reconhecimento do antígeno nos órgãos linfoides secundários, podem culminar na inativação da célula. **B.** A via de CTLA-4 também gera sinais inibidores das células T, mas apenas no momento da apresentação de antígenos. Sendo assim, a célula T pode não ser ativada, mesmo ao reconhecer o antígeno tumoral apresentado pela APC. Células T reguladoras expressam CTLA-4 constitutivamente e, no contexto tumoral, sua superexpressão induz a atividade de IDO em APCs e consequente morte de células T efetoras. **C.** Além das vias de PD-1, CTLA-4 e CD28, outras vias inibidoras e estimuladoras, principalmente entre células T e células NK com células tumorais e APCs, estão moduladas no contexto tumoral. *OX40L e CD40 não são comumente expressos por células tumorais, mas sim por APCs. PD-1, morte celular programada 1; PD-L1, ligante 1 da morte celular programada 1; CTLA-4, proteína 4 associada ao linfócito T citotóxico; TIM-3, domínio de imunoglobulina de células T e domínio de mucina 3; Gal-9, galectina 9 (receptor de membrana e forma solúvel podem se ligar a TIM-3); LAG-3, gene 3 de ativação de linfócitos; HLA, antígeno leucocitário humano; TIGIT, imunorreceptor de células T com domínios de imunoglobulina e ITIM (imunorreceptor com motivo de inibição à base de tirosina); NKG2A, membro A do grupo 2 de receptores de célula NK; HLA-E, antígeno leucocitário humano (não convencional); ICOS, coestimulador de célula T induzível; ICOSL, ligante do coestimulador de célula T induzível; OX40L, ligante de OX40; CD40L, ligante de CD40.

como um adversário às terapias, porque ela permite ao alvo terapêutico escapar e evoluir contra o tratamento.

Um tipo de resistência primária a fatores externos provém da expressão de fenótipos de linhagens germinativas, à qual chamamos de resistência inata. Enquanto isso, a resistência secundária se desenvolve durante a exposição e adaptação a fatores externos, sendo assim nomeada de resistência adaptativa. Esses conceitos nos ajudam a entender os mecanismos pelos quais as células tumorais apresentam resistência às respostas imunes. As células tumorais exibem ambos os mecanismos primários e secundários para evadir o sistema imune do indivíduo e se estabelecer como câncer.

MECANISMOS TUMORAIS INTRÍNSECOS DE EVASÃO À RESPOSTA IMUNE

A resistência primária é caracterizada por responder prontamente a pressões externas. Esses mecanismos inatos estão presentes constitutivamente e conferem resistência ainda mais imediata quando falamos de tumores frente a respostas imunes. A seguir, apresentamos alguns mecanismos da própria célula tumoral, e também mecanismos provenientes das complexas interações dessas células com células do estroma, da matriz extracelular e de fatores secretados no microambiente tumoral.

Mecanismos da célula tumoral

Células tumorais são o resultado do acúmulo de alterações genéticas e epigenéticas na presença de diferentes estímulos. Várias dessas mutações são silenciosas e não agregam benefício às células tumorais em termos de sobrevivência. No entanto, algumas mutações em proteínas imunorreguladoras podem favorecer o reconhecimento e a eliminação dessas células pelo sistema imune.

Células tumorais podem secretar menos DAMPs ou apresentar menos sinais de estresse, o que promove seu escape e ganho de vantagem adaptativa. Em alguns casos, também foi observado que as células tumorais podem manter níveis ótimos da expressão de MHC-I para escapar do reconhecimento por células NK. E não apenas HLA clássicos, mas também HLA-E, como comentamos anteriormente, e HLA-G, por exemplo, podem estar superexpressos na célula tumoral e inibir a função das células citotóxicas NK e T CD8+. Mesmo quando detectadas por células T ou NK, as células tumorais podem evitar vias de morte celular extracelulares, como apoptose mediada por FAS, devido à menor expressão dessa proteína ou mutações nos receptores de membrana envolvidos nessas vias (Figura 16.13).

Outra forma de as células tumorais evitarem o ataque pelo sistema imune é pela expressão de moléculas de superfície reguladoras, mais conhecidas como moléculas de *checkpoint*, que inativam a função imune efetora. Um estudo recente demonstrou que a sinalização de interferon pela via canônica de JAK-STAT é uma das principais na regulação da ativação de PD-L1/PD-L2 em tumores. Ensaios clínicos mostraram uma melhora na sobrevida de pacientes tratados com anticorpos monoclonais como durvalumab, pembrolizumab, atezolizumab e avelumab, cujo alvo é a via PD-1/PD-L1. Além dessas que discutimos anteriormente, células tumorais podem expressar sinais de "não me coma" através da expressão das moléculas CD24 e CD47, as quais suprimem a fagocitose mediada por macrófagos ao ativarem a proteína alfa reguladora de sinal (SIRP-a), por exemplo.

No caso de cânceres induzidos por vírus oncogênicos, há uma variedade ainda maior de mecanismos de evasão, em que esses vírus exploram vias preexistentes ou tiram proveito da atividade de proteínas virais para supressão imune. Por exemplo, o vírus Epstein-Barr (EBV) codifica para uma proteína homóloga à interleucina 10 (IL-10) que previne a atividade da célula T e promove crescimento tumoral. O EBV também inibe a expressão de moléculas de adesão, como LFA-3 e ICAM-1, o que previne a adesão de linfócitos a células infectadas e promove escape tumoral. Já em câncer cervical associado ao papilomavírus humano (HPV), observa-se que proteínas virais interferem na sinalização disparada por PRRs, por exemplo alterando a expressão de genes-alvo da via de IFN tipo I, interferindo na ativação da via cGAS-STING e de TLRs, com o consequente resultado na redução de respostas inflamatórias e ineficiência de disparo de respostas imunes.

Mecanismos mediados pelo microambiente

O ciclo de imunidade ao câncer se desenvolve na vizinhança do microambiente tumoral, que consiste em células e fatores não tumorais e não imunes. Entre eles, podemos destacar: células do estroma, que contribuem para o volume tumoral; células epiteliais, que regulam a vascularização; a matriz extracelular, a qual fornece a estrutura para tumores sólidos; e uma abundância de fatores solúveis que incluem, entre outros, citocinas, como

Resposta Imune e Evasão

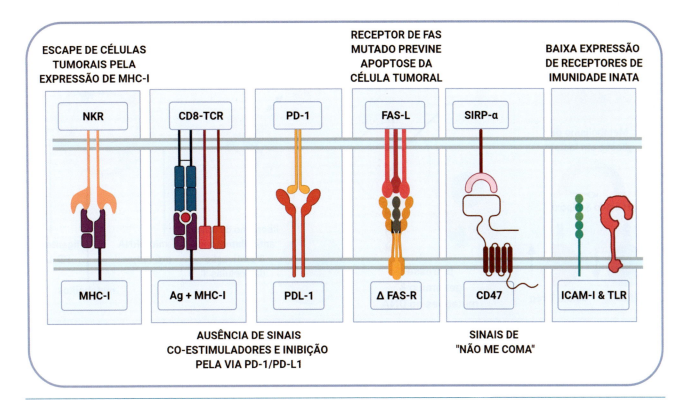

Figura 16.13 ● Evasão imunológica por mecanismos individuais nas células tumorais. (a) A expressão de MHC-I por células tumorais permite que estas células não sejam reconhecidas por células NK. (b) A regulação negativa de moléculas coestimuladoras positivas e a expressão de receptores coinibidores, como PD-L1, por células tumorais levam à inativação de células T. (c) As células tumorais podem escapar da morte celular mediada por FAS-L devido à mutação (Δ) no receptor FAS expresso por células tumorais. (d) Podem evitar a fagocitose por macrófagos através da expressão de sinais antifagocíticos, como CD47. (e) Podem regular negativamente a expressão de vários receptores imunes inatos da família TLR e moléculas de adesão celular como ICAM-I no intuito de prevenir a fixação de células imunes.

IL-4, IL-10; hormônios, por exemplo prostaglandina, testosterona, e estrogênio; vesículas extracelulares; e fatores de crescimento, como TGF-beta e VEGF. Sendo assim, há comunicação entre os componentes do microambiente tumoral com as células tumorais que culminam em uma variedade de mecanismos de resistência discutidos a seguir e que promovem escape imune tumoral.

As células tumorais frequentemente apresentam reprogramação metabólica, conhecida como efeito de Warburg. Para manter alta taxa de proliferação, células tumorais podem utilizar, preferencialmente, a via glicolítica, em vez da fosforilação oxidativa, mesmo na presença de oxigênio. Apesar do baixo rendimento de moléculas de ATP por molécula de glicose, essa reprogramação leva ao acúmulo de metabólitos que servem para a síntese de biomoléculas, como nucleotídeos e ácidos graxos, além da síntese de NAPDH, necessária para o balanço redox das células. Essa reprogramação faz com que as células tumorais tomem muita glicose do meio, reduzindo a sua disponibilidade, e secretem altas concentrações de lactato no espaço extracelular (Figura 16.14). O lactato é uma molécula supressora, capaz de inibir linfócitos T efetores e células dendríticas. Além disso, seu transporte é acompanhado de prótons, de forma que o pH extracelular torna-se ácido, o que é desfavorável à função das células T efetoras, mas não das T reguladoras e células supressoras de origem mieloide (MDSC).

A inflamação crônica do microambiente tumoral induz a ativação constitutiva e a presença de espécies reativas de oxigênio e nitrogênio, liberadas por macrófagos e neutrófilos a fim de induzir a morte tumoral. No entanto, as células tumorais podem inibir ou metabolizar essas espécies reativas extracelulares pela secreção das enzimas, como catalase ou superóxido dismutase, que mantém o equilíbrio redox. Simultaneamente, essas espécies reativas podem contribuir com a progressão tumoral, através do acúmulo de mutações causadas por estresse oxidativo. Em outras circunstâncias, as células tumorais podem promover um fenótipo restaurador a essas células mieloides e torná-las anti-inflamatórias pela secreção de estímulos angiogênicos, como o fator de crescimento endotelial vascular (VEGF).

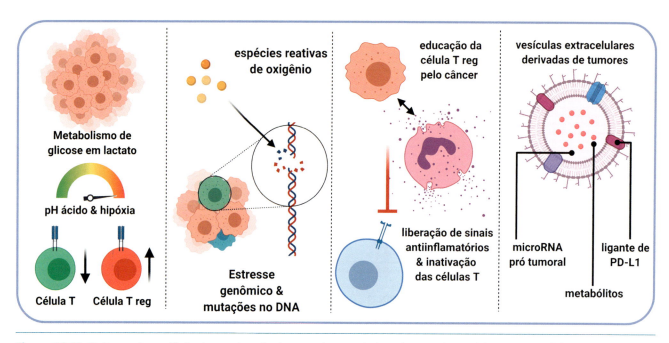

Figura 16.14 ● Escape imunológico tumoral mediante mecanismos relacionados ao microambiente. **A.** As células tumorais sofrem o efeito Warburg em ambientes com hipóxia e passam a utilizar glicose, resultando na produção de lactato, o que torna o pH do microambiente tumoral ácido, inibindo assim a função das células T efetoras. **B.** As espécies reativas de oxigênio promovem danos ao DNA e causam mutações que possibilitam a evolução do tumor. **C.** Os macrófagos associados ao tumor são anti-inflamatórios e causam supressão de células T efetoras. **D.** Vesículas extracelulares derivadas de tumor podem conter proteínas reguladoras como PD-L1 em suas superfícies, assim como micro-RNAs que funcionam como agentes anti-inflamatórios.

No contexto de sinais secretados, as células tumorais produzem citocinas anti-inflamatórias como IL-10 e TGF-beta para promover a proliferação de células imunes reguladoras, como MDSC e células T reguladoras, no microambiente. Por exemplo, monócitos derivados de células mononucleares do sangue periférico (PBMCs) diferenciam-se em macrófagos M2 na presença de IL-4 ou IL-10 secretada por tumores. Estudos recentes definiram um conjunto de células imunológicas chamadas células supressoras de origem mieloide (em inglês, *myeloid derived suppressor cells* – MDSCs), frequentemente observadas no microambiente tumoral, onde exibem funções pró-tumorais. Essas células são heterogêneas em seu fenótipo, mas compartilham uma origem mieloide comum. Semelhante a outras células mieloides, as MDSCs interagem com células T, células NK e demais células da linhagem mieloide, como células dendríticas e macrófagos, regulando as atividades destas células no organismo. Entre essas MDSC, que suprimem a ativação imunológica e exibem funções pró-tumorais, podemos citar subpopulações de macrófagos associados ao tumor do fenótipo M2, como discutido a seguir.

A adenosina extracelular sintetizada pelas ectonucleotidases CD39 e CD73 é uma nova descoberta, nomeada "mediadora do ponto de controle imunológico", ou *immune checkpoint*, por interferir com respostas imunes antitumorais. A adenosina trifosfato (ATP) extracelular gera um ambiente pró-inflamatório, enquanto a quebra do ATP em adenosina pelas ectonucleotidases cria um ambiente anti-inflamatório. Neste cenário, a CD39 converte o ATP, ou ADP (adenosina difosfato), em adenosina monofosfato (AMP) que é então convertida em adenosina pela CD73. Uma variedade de células, incluindo células imunes (especialmente MDSCs e T reguladoras), presentes no microambiente tumoral são capazes de realizar esse processo enzimático pela expressão de CD39/CD73, e então promover resistência a respostas imunes antitumorais.

O estudo da comunicação célula-célula mediada por vesículas extracelulares tem demonstrado como os tumores podem explorar esse mecanismo para educar outras células do microambiente. Várias pesquisas têm mostrado que vesículas contendo micro-RNAs e proteínas reguladoras derivadas de células tumorais podem alterar o comportamento e a função da célula que recebe a vesícula. Para citar assuntos que já discutimos neste capítulo, células tumorais secretam vesículas contendo PD-L1 em sua superfície, o que previne a proliferação de células T efetoras. Além disso, essas vesículas de origem tumoral podem secretar fragmentos pró-tumorais de RNAs não codificantes, os quais podem treinar células do estroma a alterar o seu estado metabólico ou secretar fatores anti-inflamatórios no microambiente.

BOXE 4 – COOPERAÇÃO PRÓ-TUMORAL ENTRE CÉLULAS DO CÂNCER, CÉLULAS ESTROMAIS E CÉLULAS IMUNES

Durante a progressão do tumor, inúmeras situações podem ocorrer de forma a promover ajuda mútua entre células tumorais. A produção de fatores de crescimento solúveis é o exemplo mais claro de cooperação entre células neoplásicas, demonstrado pela observação da secreção do fator de crescimento semelhante à insulina II (IGF2) por células tumorais, propiciando a proliferação e evasão de apoptose em células neuroendócrinas de câncer pancreático.

Outros exemplos incluem o papel de células tumorais com mutações na isocitrato desidrogenase 1 (IDH1) em glioblastomas secundários, mutualismo metabólico entre células neoplásicas hipóxicas e oxigenadas, interações mediadas pela produção de ácido lático e angiogênese, e o efeito Warburg. A cooperação também pode ser mediada pelo estroma. Fibroblastos normais, por exemplo, são recrutados e ativados pelo tumor, tornando-se fibroblastos associados ao câncer (CAFs) e adquirindo funções pró-tumorigênicas, secretando fatores de crescimento e citocinas que promovem a progressão tumoral. A natureza cooperativa do efeito Warburg é clara: a produção de energia por meio da glicólise é menos eficiente para uma célula do que por fosforilação oxidativa quando o oxigênio não é limitado, mas induz um efeito benéfico para o tumor como um todo, como por exemplo, a acidificação do microambiente provocada pelos metabólitos produzidos pelas células glicolíticas cooperativas.

As células cancerosas podem, inclusive, promover o efeito Warburg em CAFs vizinhos, por meio de um processo conhecido como 'efeito Warburg reverso'; esses CAFs, então, secretam metabólitos que podem ser usados pelas células tumorais e oxidados para a produção de energia, viabilizando o crescimento tumoral e metástase. Além disso, também foi observado que células tumorais secretam citocinas anti-inflamatórias como IL-4 e IL-10 para promover o fenótipo regulador de várias células apresentadoras de antígenos, especialmente macrófagos. Isso permite que as células tumorais retribuam a cooperação com células imunes reguladoras destinadas à progressão do tumor por meio de um fornecimento constante de sinais anti-inflamatórios por polarização induzida.

MECANISMOS TUMORAIS ADAPTATIVOS DE EVASÃO À RESPOSTA IMUNE

Como vimos nos capítulos anteriores, os cânceres se desenvolvem através de repetidos processos de expansão clonal, diversificação genética e seleção clonal em meio a um microambiente dinâmico. As respostas imunes podem erradicar clones suscetíveis, mas podem igualmente, e acidentalmente, promover uma pressão seletiva para a expansão de variantes resistentes. Portanto, essa resistência secundária contra a imunidade antitumoral é gerada por alterações somáticas que evoluem ao longo da resposta imune. Este é um exemplo bem estudado da corrida armamentista travada entre o tumor e o sistema imunológico, na qual o dinâmico ciclo de imunidade ao câncer evolui simultaneamente tanto para uma melhor resposta antitumoral, como para novos mecanismos de escape imune para a sobrevivência tumoral. Esses mecanismos de resistência secundária são mais tardios no desenvolvimento tumoral devido ao tempo necessário para a sua evolução; no entanto, são mecanismos de longo prazo, justamente devido à seleção dos mecanismos mais resistentes ao longo do tempo.

BOXE 5 – IMUNIDADE CONCOMITANTE

No início do século XX os mecanismos de crescimento do tumor foram intensamente estudados. Paralelamente ao sucesso dessas investigações, surgiram grandes expectativas quanto à capacidade potencial do sistema imunológico em prevenir ou tratar doenças malignas. Verificou-se que os animais podem ser imunizados e se tornar resistentes ao crescimento de células tumorais transplantáveis. Resistência semelhante ao reimplante de células tumorais foi observada em camundongos que rejeitaram "espontaneamente" o primeiro enxerto tumoral. Em 1906, Ehrlich descobriu que o crescimento de um segundo inóculo de células tumorais pode ser suprimido em camundongos com tumor em crescimento. Em 1908, Bashford e seu grupo confirmaram essa descoberta e conduziram um estudo mais aprofundado desse fenômeno. Eles chegaram à conclusão de

ONCOLOGIA – DA MOLÉCULA A CLÍNICA

que a resistência de um hospedeiro, acometido por um tumor primário em crescimento, em desenvolver um tumor secundário é mediada por mecanismos imunológicos. Esse fenômeno foi denominado imunidade tumoral concomitante. A imunologia experimental do tumor testemunhou um tremendo progresso, de 1957 a 1960. Isso foi possível pelo uso de cepas consanguíneas de camundongos, tumores singênicos e novas abordagens metodológicas. Prehn e Main, em 1957, conseguiram mostrar que, após a excisão de tumores induzidos por metilcolantreno, os camundongos se tornaram resistentes ao segundo desafio tumoral. Essa resistência era específica para o antígeno tumoral e não era mediada pelos antígenos de histocompatibilidade. Testes de resistência de camundongos excisados por tumor e expostos a um segundo desafio de desenvolvimento tumoral se tornaram um modelo experimental clássico para o estudo da resposta imune antitumoral, imunogenicidade e especificidade antigênica de células tumorais. Com essas e outras técnicas imunológicas desenvolvidas posteriormente, ficou demonstrado que um sistema imunológico pode reconhecer células tumorais e gerar respostas robustas contra a neoplasia.

Seleção clonal no câncer

A resposta imune precoce contra a iniciação e a progressão do tumor leva ao fenômeno de imunoedição que comentamos mais cedo neste capítulo, no qual células tumorais inerentemente imunogênicas são eliminadas. Posteriormente, células tumorais menos imunogênicas sobrevivem e recolonizam o tumor (Figura 16.15). Esse fenômeno pode ser o resultado de mutações pontuais não imunogênicas, como mutações nas proteínas Ras, mas que são tumorigênicas. Além disso, a perda total de proteínas supressoras de tumor, como TP53, leva à ausência de antígenos associados ao tumor. Essas células tumorais acumulam mutações devido à função defasada do sistema de reparo de dano ao DNA, o que cria espaço para que elas evoluam e tenham antígenos não imunogênicos. Células tumorais também podem mascarar os antígenos, ao escondê-los do sistema imune por modificações pós-transcricionais, como glicosilações ou sialiações.

Tolerância a antígenos tumorais na ausência de coestimulação

A falha tanto das células tumorais quanto das células apresentadoras de antígeno (APCs) em expressar altos níveis de MHC-I ou MHC-II e sinais coestimuladores pode impedir a ativação de respostas específicas pelos linfócitos T. Sendo assim, mesmo na presença de antígenos associados ou derivados do tumor, a respectiva

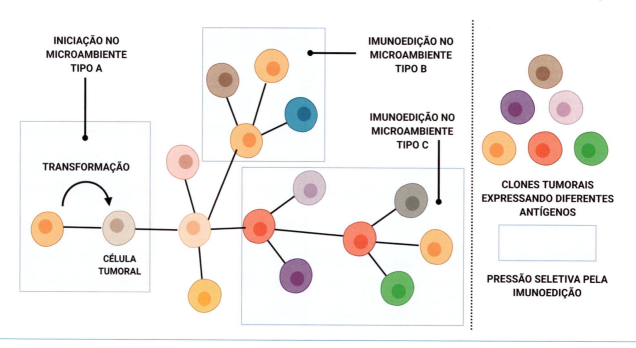

Figura 16.15 ● A imunoedição auxilia na evolução do tumor e na seleção de clones menos imunogênicos. Aqui, as células tumorais inerentemente imunogênicas são eliminadas por meio de respostas imunes antígeno-específicas. Posteriormente, células tumorais menos imunogênicas sobrevivem e recolonizam o tumor. Isso leva a uma seleção imune de células tumorais, resultando em um câncer resistente.

célula T reativa pode não ser estimulada para funções efetoras. Neste caso, o microambiente tolerogênico tem um papel importante na regulação do estado de ativação de APCs primárias, como as células dendríticas. Além disso, sinais anti-inflamatórios produzidos por células mieloides residentes tumorais podem evitar a expansão clonal de células T antígeno-específicas e consequentemente sua resposta efetora antitumoral.

OPORTUNIDADES PARA TERAPIAS ANTITUMORAIS

Vimos ao longo do capítulo que o câncer consegue escapar da imunovigilância e promover respostas imunes tolerogênicas e regulatórias, por mecanismos da própria célula tumoral, como a modulação de receptores de membrana, ou do microambiente tumoral, como alterações no pH. Entender esses mecanismos é essencial para a identificação de oportunidades terapêuticas antitumorais e subsequente desenvolvimento de estratégias, principalmente combinadas, que tenham como alvo diferentes etapas do ciclo de imunidade ao câncer e alcancem a variedade de fenótipos de células neoplásicas presentes no microambiente tumoral. Nos Capítulos 22, 23 e 24 deste livro vamos discutir algumas diferentes estratégias terapêuticas já existentes e ainda em estudo para o tratamento dessas doenças.

GLOSSÁRIO

Adaptativo: qualidades ou características que surgem como resultado de adaptação ou evolução a influências externas.

Anticorpo antagonista: anticorpo que, ao se ligar ao seu alvo, bloqueia ou reduz drasticamente a ação ou via proveniente da sua ligação com receptores.

Anticorpo monoclonal (mAb): anticorpos idênticos provenientes de células clones.

Antígeno: molécula ou composto capaz de disparar respostas imunes adaptativas em um organismo.

Autoimunidade: resposta imunológica de eliminação contra antígenos próprios, que ocasionam dano ao tecido saudável.

Canal iônico: proteína formadora de poro na membrana celular com permeabilidade seletiva por algum íon, como cálcio ou potássio.

Catabólito: produto resultante do catabolismo de uma molécula, ou seja, da quebra dessa molécula.

Célula apresentadora de antígeno (APC): células que são capazes de apresentar antígeno profissionalmente, via moléculas do MHC de classe 2. São elas as células dendríticas, macrófagos e linfócitos B.

Célula polimorfonuclear (PMN): refere-se a três tipos de leucócitos granulares: eosinófilos, basófilos e neutrófilos.

Células germinativas: células embrionárias que dão origem aos gametas sexuais.

Células NK: célula inata citotóxica de origem linfoide.

Células NKT: célula citotóxica intermediária das respostas inata e adaptativa com receptores Fc, de estresse, complexo TCR-CD3 e molécula auxiliar CD4.

Células supressoras de origem mieloide (MDSCs): grupo heterogêneo de células imunes, de origem mieloide, provenientes de células-tronco da medula óssea que possuem forte atividade imunossupressora, e não imunoestimuladora.

Células T γδ: célula citotóxica intermediária das respostas inata e adaptativa com TCR codificado pelos genes γ e δ e receptor de estresse, sentinela de tecidos epiteliais.

Células T reguladoras (Treg): linfócitos T supressores que modulam o sistema imune, mantendo tolerância a antígenos próprios e prevenindo doenças autoimunes por diminuir a indução e proliferação de células T efetoras.

Células T virgens: linfócitos T maturados no timo por seleção positiva e negativa, mas que permanecem inativados, por não terem sido expostos ainda ao antígeno pelo qual têm especificidade.

Células transformadas: células geneticamente e morfologicamente diferentes das células do tecido de origem.

Citocinas: peptídeos secretados por células imunes com função sinalizadora.

Citotoxicidade: capacidade de promover toxicidade a uma célula.

Complexo de histocompatibilidade principal (MHC): *locus* do DNA contendo genes que codificam proteínas capazes de se ligarem a peptídeos para serem apresentados na superfície da membrana plasmática celular.

DAMPs (padrões moleculares associados ao dano): sinais moleculares que ativam resposta imune, indicando células não saudáveis no ambiente local.

Diapedese: passagem ou extravasamento de células imunes por entre as junções das células endoteliais de vasos sanguíneos.

Diferenciação celular: processo de modulação da expressão gênica em células especializando sua forma ou função.

Endocitose: internalização de entidades extracelulares para o espaço intracelular. São subtipos de endocitose a fagocitose e a pinocitose.

Endossomos: vesículas intracelulares formadas pela invaginação da membrana celular durante o processo de endocitose.

Epítopo: parte, ou local no antígeno, onde anticorpos e receptores de célula B e T se ligam. Um antígeno geralmente tem vários epítopos. Portanto, respostas oligoclonais (de diferentes clones de células) podem ser geradas contra um mesmo antígeno, mas que se ligam a diferentes epítopos nele.

Espécies reativas (de oxigênio e nitrogênio): moléculas instáveis e altamente reativas capazes de oxidar moléculas e consequentemente causar dano à célula.

Estresse oxidativo: condição de desequilíbrio entre a concentração de oxidantes e antioxidantes em um organismo, resultando em excesso de espécies reativas e consequente dano ao DNA e outras moléculas.

Exocitose: processo ativo de transporte de vesículas intracelulares para o meio externo.

Exógeno: elemento de origem externa.

Expansão clonal: processo de divisão de uma única célula em vários clones idênticos específicos para um único antígeno.

Expressão constitutiva: expressão incessante de uma molécula, independentemente de estímulos externos.

Fagocitose: tipo especializado de endocitose na internalização de partículas extracelulares sólidas através da extensão da membrana plasmática.

Fator de crescimento endotelial vascular (VEGF): sinal proteico que estimula a formação de vasos sanguíneos.

Feedback **positivo:** aumento da produção ou liberação de um fator em resposta à presença de outro fator, ou dele mesmo.

Fenótipo: características observáveis de um organismo ou unidade viva resultantes da interação do genótipo e do ambiente.

Genoma haploide: genoma de apenas um conjunto cromossômico.

Hipóxia: baixo teor de oxigênio em um tecido.

HLA: proteínas humanas do complexo de histocompatibilidade principal, envolvidas na apresentação de antígenos intracelulares.

Homeostase: manutenção do equilíbrio e conservação da fisiologia e funções de um organismo.

Homodímero: molécula formada por duas subunidades idênticas.

Imunocompetente: com capacidade de desenvolver resposta imunológica com eficiência-padrão, dentro da normalidade.

Imunoedição: processo de três fases – imunovigilância, equilíbrio e escape de células tumorais – que descreve a interação do sistema imunológico e o câncer. Em um primeiro momento, o sistema imune reconhece e elimina o câncer, mas pode falhar na sua erradicação e entrar em equilíbrio com as células neoplásicas remanescentes, que em consequência escapam e progridem.

Imunogenicidade: capacidade de um elemento promover resposta imunológica, seja ela celular, ou humoral.

Imunoglobulina: classe de proteínas produzidas por plasmócitos, sinônimo de anticorpo.

Imunossuprimido: inabilidade ou capacidade reduzida de desenvolver resposta imunológica.

Imunoterapia: intervenção terapêutica que modula a ação do sistema imune.

Imunovigilância: capacidade do sistema imune em reconhecer e gerar uma resposta eliminatória à ameaça. Corresponde à fase de eliminação da imunoedição.

Inato: qualidades ou características que são naturais ao sujeito/organismo. Por exemplo, células de imunidade inata têm mecanismos de defesa não específicos, herdados da linhagem germinativa e que não sofreram posterior rearranjo gênico para um alvo específico.

Indoleamine 2,3-dioxigenase (IDO): enzima do metabolismo do triptofano com atividade aumentada em células mieloides supressoras, principalmente macrófagos M2, no contexto tumoral. Ela reduz a disponibilidade do aminoácido para as células T e, consequentemente, induz a inibição desses linfócitos.

Infiltrado imune: populações de células do sistema imunológico, identificadas no microambiente de tumores sólidos.

Inflamação crônica: resultado da liberação de citocinas pró-inflamatórias de células imunes, assim como da ativação constitutiva do sistema imune inato.

Inflamassoma: complexo multiproteico citoplasmático que detecta sinais de estresse independentes de infecção e ativa citocinas altamente pró-inflamatórias.

Interferon (IFN): citocinas que são secretadas mediante infecção viral e "interferem" na replicação viral em células vizinhas por induzir uma gama de respostas imunes.

Interferon: subtipo de citocinas que participa e interfere nos processos inflamatórios e infecciosos.

Intrínseco: de constituição própria do indivíduo/unidade viva.

Leucócito: células do sistema imunológico, também conhecidas por células/glóbulos brancos.

Linfócito T auxiliar: tipo de linfócito T que expressa a molécula auxiliadora CD4, libera citocinas inflamatórias e coopera na ativação de linfócitos T citotóxicos e linfócitos B.

Linfonodo drenante: o primeiro linfonodo a receber e filtrar a linfa proveniente do tumor. Frequentemente é analisado para a presença de células tumorais, o que permite a identificação do estágio de determinados cânceres.

Matriz extracelular (ECM): matéria não viva secretada por células que preenchem os espaços entre as células em um tecido, protegendo e auxiliando a mantê-las unidas. Pode ser semifluida ou rígida como um osso. É composta principalmente por proteínas, incluindo colágenos, elastina, reticulina, glicoproteína, proteoglicanos, fibronectina, lamininas e osteopontinas.

Memória imunológica: habilidade do sistema imune em reconhecer e montar uma resposta eliminatória rapidamente frente a uma segunda exposição ao antígeno.

Metilação do DNA: modificação química do DNA que não altera a sequência de nucleotídeos, mas adiciona um radical metil no carbono 5 de citosinas. Resulta em maior condensação da cromatina e consequente inibição da transcrição de determinados genes.

Microambiente tumoral (TME): ambiente localizado do tumor. Consiste, além dos heterogêneos tipos de célula tumoral, em células imunes, fibroblastos, vasos sanguíneos, moléculas de sinalização e matriz celular (ECM).

Microbiota: população de microrganismos residentes em determinado local. Inclui bactérias, vírus, protozoários, fungos e arqueas.

MicroRNA: pequena molécula (de aproximadamente 22 nucleotídeos) de RNA não codificante que funciona como silenciador e regulador pós-transcricional da expressão de um gene.

Moléculas de adesão celular: proteínas de superfície que estão envolvidas na ligação da célula com outras células ou com a matriz extracelular (ECM).

Moléculas de *checkpoint* imunológico: proteínas de superfície expressas em células mamíferas que regulam a atividade efetora das células imunes, podendo inibi-las ou estimulá-las.

Neoantígeno: antígeno novo, ao qual o sistema imune não foi previamente exposto.

Neoplasia: agrupamento celular anormal resultante de um processo patológico de proliferação celular descontrolada.

Opsonização: processo de recobrir uma partícula ou célula com anticorpos como intermédio da ação do sistema complemento, da atividade citotóxica, ou fagocitose dependente de anticorpo.

Órgãos linfoides secundários: tecidos linfoides em que há interação entre linfócitos e outras células para intermédio das respostas imunes. Incluem linfonodos, baço, tonsilas, adenoide e placas de Peyer.

Padrões moleculares associados ao dano (DAMPs): moléculas biológicas endógenas que induzem resposta inflamatória independente de infecção.

Papilomavírus humano (HPV): vírus que contém DNA como material genético, pertencente à família *Papillomaviridae*. É o principal agente causador de câncer cervical.

Peptídeo: cadeia de dois ou mais aminoácidos ligados em cadeia, podendo formar proteínas quando combinados em estruturas quaternárias.

Pirogênio: substâncias ou moléculas capazes de causar febre.

Plasmócito: linfócito B ativado produtor de grandes quantidades de um único tipo de anticorpo.

Plasticidade: capacidade de alterar sua conformação mediante estímulos externos.

Ponto de controle imunológico – *immune checkpoint* (ICP): vias de regulação da ação do sistema imune por meio da interação de moléculas expressas na superfície de células com moléculas expressas por células imunes e que influenciam na sua inibição ou ativação.

Pressão evolutiva: efeito de influências externas em um organismo ao longo do tempo. Qualquer mudança no ambiente que propicie mutações específicas a sucederem. Por exemplo, o uso de antibióticos promove a morte de bactérias suscetíveis e permite microrganismos com genes de resistência a sobreviverem e proliferarem.

Prognóstico: avaliação do provável desenvolvimento de uma condição, ou doença.

Proteassoma: complexo proteico capaz de clivar proteínas endereçadas para proteólise.

Proteínas de fase aguda: proteínas do sangue cuja concentração altera durante respostas inflamatórias.

Quimera: combinação de diferentes elementos em uma única estrutura. Células T com receptor quimérico (células CAR-T) recebem esse nome porque foram geneticamente modificadas para ter TCRs com um sítio de reconhecimento específico para uma molécula, além do sítio de ligação ao antígeno.

Quimiocinas: subtipo de citocinas quimiotáticas capazes de induzir a migração de células imunes.

Quimiotaxia (quimiotático): movimento/deslocamento mediado por um gradiente químico, promovido por quimiocinas.

Rearranjo gênico: processo de reordenação da sequência de um gene, gerando um código para uma nova proteína.

Receptor de célula B (BCR): proteína transmembrana formada por imunoglobulinas expressas na membrana plasmática de células B para reconhecimento específico de antígeno.

Receptor de célula T (TCR): complexo proteico expresso na superfície de células T para reconhecimento específico de antígenos apresentados via moléculas de MHC.

Receptor de estresse: moléculas expressas na superfície de algumas células imunes que permitem reconhecimento inato de ameaças e disparam ativação de atividade citotóxica.

Receptores do tipo *toll* (TLR): classe de proteínas transmembrana que reconhecem estruturas conservadas, como ácidos nucleicos de diferentes seres vivos.

Receptores Fc: receptores inatos capazes de reconhecer o fragmento cristalizável (Fc) das cadeias pesadas de anticorpos de determinadas subclasses.

Resistência: habilidade de um organismo resistir a influências prejudiciais, como doenças, agentes tóxicos ou infecções.

Tolerância: estado de ausência de resposta imune a substâncias ou tecidos que têm a capacidade de provocar uma resposta imune em determinado organismo.

Vesículas extracelulares (EV): partículas de bicamada lipídica não replicativas que são naturalmente liberadas pelas células. Vesículas de origem endógena são nomeadas exossomas, enquanto vesículas originadas da membrana celular são nomeadas microvesículas.

Vírus Epstein-Barr (EBV): vírus que contém DNA como material genético, pertencente à família *Herpesviridae* que infecta linfócitos B e células epiteliais. É o agente causador de diversas patologias.

Zona de célula T: região do paracórtex nos linfonodos na qual os linfócitos se agregam para encontrar células apresentando antígenos.

LEITURAS RECOMENDADAS

Chen DS, Mellman I. Elements of cancer immunity and the cancer-immune set point. Nature, [s. l.], v. 541, p. 321-330, 18 jan. 2017. Disponível em: https://doi.org/10.1038/nature21349.

Huntington ND, Cursons J, Rautela J. The cancer-natural killer cell immunity cycle. Nature Reviews Cancer, [s. l.], v. 20, p. 437-454, 24 jun. 2020. Disponível em: https://doi.org/10.1038/s41568-020-0272-z.

McGranahan N, Swanton C. Clonal Heterogeneity and Tumor Evolution: Past, Present, and the Future. Cell, v. 168, p. 613-628, 2017. Disponível em: https://doi.org/10.1016/j.cell.2017.01.018.

Nam AS, Chaligne R, Landau DA. Integrating genetic and non-genetic determinants of cancer evolution by single-cell multi-omics. Nature Reviews Genetics, 2020. Disponível em: https://doi.org/10.1038/s41576-020-0265-5

Papalexi E, Satija R. Single-cell RNA sequencing to explore immune cell heterogeneity. Nature Reviews Immunology, v. 18, p. 35-45, 2018. Disponível em: https://doi.org/10.1038/nri.2017.76

REFERÊNCIAS BIBLIOGRÁFICAS

Abbas AK, Lichtman AH, Pillai S. Imunologia Celular e Molecular. 8. ed. Rio de Janeiro: Elsevier, 2015. 1262 p. ISBN 978-85-352-8164-4.

Bruni D, Angell HK, Galon J. The immune contexture and immunoscore in cancer prognosis and therapeutic efficacy. Nature Reviews Cancer Nature Research, 4 ago. 2020. Disponível em: https://doi.org/10.1038/s41568-020-0285-7.

Chen DS, Mellman I. Oncology meets immunology: The cancer-immunity cycle. Immunity Review, v. 39, n° 1, p. 1-10, 2013. Disponível em: https://doi.org/10.1016/j.immuni.2013.07.012.

Gong T, Liu L, Jiang W, Zhou R. DAMP-sensing receptors in sterile inflammation and inflammatory diseases. Nature Reviews Immunology, [s. l.], v. 20, p. 95–112, 26 set. 2019. Disponível em: https://doi.org/10.1038/s41577-019-0215-7.

Kim R, Emi M, Tanabe K. Cancer immunoediting from immune surveillance to immune escape. Immunology, [s. l.], v. 121, n. 1, p. 1-14, 26 mar. 2007. Disponível em: doi:10.1111/j.1365-2567.2007.02587.x.

Mak TW, Saunders ME, Jett BD. Primer to the immune response: Academic cell. Amsterdam: Elsevier, 2014. ISBN 978-0-12-385245-8.

Murphy K, Travers P, Walport M. Imunobiologia de Janeway. 7. ed. Porto Alegre: Artmed, 2010. 899 p. ISBN 978-85-363-2175-2.

Palucka AK, Coussens LM. The Basis of Oncoimmunology. Cell, v. 164, n. 6, p. 1233-1247, mar. 2016. Disponível em: https://doi.org/10.1016/j.cell.2016.01.049.

Pettit SJ, Seymour K, O'Flaherty E, Kirby JA. Immune selection in neoplasia: towards a microevolutionary model of cancer development. British Journal of Cancer, [s. l.], v. 82, p. 1900-1906, 23 maio 2000. Disponível em: https://doi.org/10.1054/bjoc.2000.1206.

Piconese S, Campello S, Natalini A. Recirculation and Residency of T Cells and Tregs: Lessons Learnt in Anacapri. Frontiers in Immunology, [s. l.], 5 maio 2020. Disponível em: https://doi.org/10.3389/fimmu.2020.00682.

Pogrebniak, KL, Curtis C. Immune evasion in cancer: Mechanistic basis and therapeutic strategies. Trends in genetics. v. 34, n° 8, p. 639-651, 2018. Disponível em: https://doi.org/10.1016/j.tig.2018.05.007.

Singh R, Lillard JW, Singh S. Chemokines: Key players in cancer progression and metastasis. Frontiers in Bioscience – Scholar, v. 3 S, n. 4, p. 1569-1582, 1 jun. 2011. Disponível em: http://www.bioscience.org/2011/v3s/af/246/list.htm.

Vinay DS, Ryan EP, Pawelec G, Talib WH, Stagg J, Elkord E *et al.* Harnessing Tumor Evolution to Circumvent Resistance. Seminars in Cancer Biology, v. 35, p. S185-198, 2015. Disponível em: https://doi.org/10.1016/j.semcancer.2015.03.004.

Weinberg RA. The biology of cancer. 2. ed. New York: Garland Science, 2014. 962 p. ISBN 978-0-8153-4219-9.

Woo SR, Corrales L, Gajewski TF. Innate Immune Recognition of Cancer. Annual Review of Immunology i, [s. l.], v. 33, p. 445-474, 22 jan. 2015. Disponível em: https://doi.org/10.1146/annurev-immunol-032414-112043.

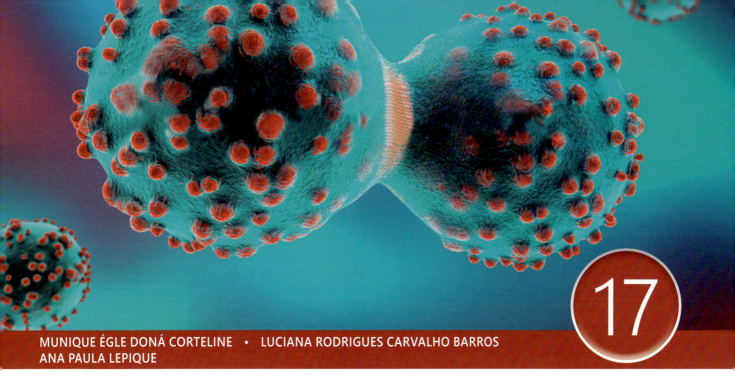

MUNIQUE ÉGLE DONÁ CORTELINE • LUCIANA RODRIGUES CARVALHO BARROS
ANA PAULA LEPIQUE

Inflamação e Estilo de Vida

INTRODUÇÃO

Entre as causas do câncer estão fatores genéticos como as variantes germinativas e os fatores ambientais. Os riscos ambientais se devem a diversos carcinógenos, substâncias capazes de alterar a regulação genética ou epigenética das células. Hábitos de vida associados à exposição prolongada a agentes carcinogênicos aumentam significativamente o risco de desenvolvimento de tumores. Entre esses hábitos podemos citar: contato direto com químicos, consumo excessivo de alimentos ultraprocessados, sedentarismo, atividade sexual desprotegida, hábito de fumar e ingestão de álcool, exposição a patógenos e inflamação crônica. São raros os tumores exclusivamente ligados a fatores hereditários, familiares e étnicos. Mas, alguns fatores genéticos tornam pessoas mais suscetíveis ao desenvolvimento de câncer e à ação de agentes externos. A exposição prolongada ou crônica a diversos fatores de risco explica a maior frequência de tumores em idades mais avançadas.

A INFLAMAÇÃO AGUDA E CRÔNICA NO CONTEXTO DO CÂNCER

A inflamação aguda tem papel essencial na resposta contra agentes patogênicos. Durante esse processo há vasodilatação e extravasamento de plasma para o tecido, além do recrutamento de leucócitos para o sítio de injúria. A secreção de citocinas, como TNF-alfa (*tumor necrosis factor alpha*), e de quimiocinas por células residentes dos tecidos induz o recrutamento de neutrófilos e monócitos em questão de minutos. Essas células atuam na fagocitose de células mortas e potenciais patógenos presentes no sítio de injúria e no preparo do tecido para a cicatrização, através da secreção de TGF-beta (*transforming growth factor*) e VEGF (*vascular endothelial growth factor*). A inflamação também é importante para a ativação de células apresentadoras de antígenos, principalmente células dendríticas, e secreção de citocinas como IL-4, IL-6 e IL-12, que participam da indução de fenótipos específicos de linfócitos T. Na inflamação aguda, o patógeno (se houver) é eliminado, o tecido é remodelado e a inflamação cessa.

No caso da inflamação crônica, o processo inflamatório é duradouro e as citocinas encontradas no microambiente são diferentes, em geral com baixa produção de TNF-alfa e alta produção da citocina anti-inflamatória TGF-beta. Essa mudança leva a diferenciação de macrófagos para o perfil M2 e linfócitos T CD4+ do tipo Th2 (*T helper* 2). Esse perfil de resposta induz a ativação de células T CD8+ com baixa capacidade citotóxica e alta expressão de PD-1, que são incapazes de eliminar células infectadas ou transformadas. A inflamação crônica pode levar à produção de espécies reativas de oxigênio (ROS) e radicais livres que podem causar danos ao DNA. Processos de inflamação crônica são causa de patologias diversas como, por exemplo, o esôfago de Barrett, provável causa de adenocarcinoma esofágico. Outros exemplos são evidenciados pela alta incidência de câncer colorretal em pacientes com a doença de Crohn, câncer de pâncreas em pacientes com pancreatite e câncer de fígado em pacientes com hepatite, entre outros.

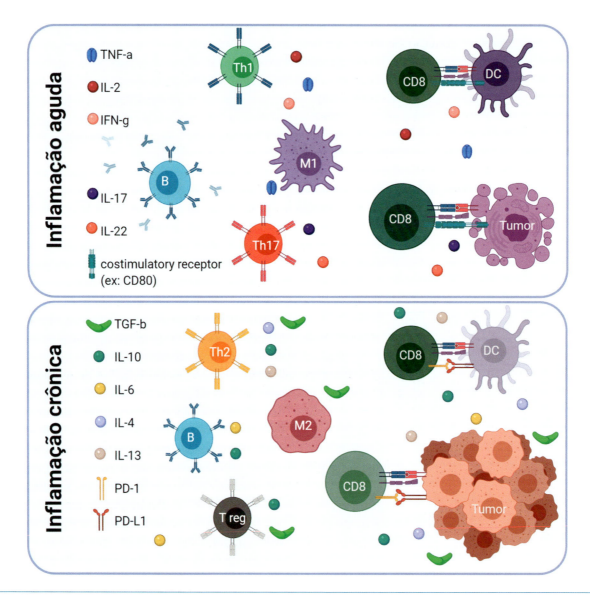

Figura 17.1 ● Diferentes citocinas presentes no microambiente levam a fenótipos de macrófagos, linfócitos T e B distintos entre a inflamação aguda e crônica. Na inflamação aguda, o perfil de citocinas, como interferons (IFN) e IL-2, induz os fenótipos de linfócitos Th1 e macrófagos M1 com alta capacidade de fagocitose, além de linfócitos B ativados e produzindo anticorpos. A apresentação de antígenos é induzida pelo aumento da expressão de HLA de classes I e II e de receptores coestimuladores, como B7-1 e B7-2 (ou CD80 e CD86), nas células dendríticas. É um ambiente favorável à eliminação de células infectadas por patógenos intracelulares como os vírus e células transformadas. Na parte debaixo da figura, no contexto de inflamação crônica, as citocinas presentes no microambiente são de perfil de resposta Th2 e macrófagos M2, com alta produção de TGF-beta pelas células do infiltrado imune e também por células residentes nos tecidos, como os fibroblastos. A presença de TGB-beta e IL-6 leva os linfócitos T a se tornar células T regulatórias, com alta produção de IL-10 e expressão de receptores inibitórios, como o CTLA-4. Essas citocinas anti-inflamatórias diminuem a expressão de receptores de ativação e a apresentação de antígenos pelas células dendríticas, comprometendo a atividade citolítica dos linfócitos T CD8+. Nesse contexto, as células infectadas por vírus ou em processo oncogênico expressam moléculas inibitórias (como o PD-L1/2) são capazes de escapar do sistema imune e proliferar.

A INFLAMAÇÃO CRÔNICA E CARCINOGÊNESE

Conforme foi visto na seção anterior, as citocinas são moduladoras do sistema imune e definem o perfil de resposta celular aos diferentes insultos sofridos pelo organismo. Citocinas, como TGF-beta e IL-6, com papéis importantes na inflamação, quando produzidas cronicamente, induzem a produção de proteínas de matriz celular pelos fibroblastos teciduais, gerando fibrose. Por outro lado, essas citocinas podem ter papel na formação de metástases. Para que uma célula transformada colonize outro tecido com sucesso, formando metástase, ela precisa ser capaz de migrar e invadir outros tecidos. TGF-beta e IL-6, produzidos tanto por células tumorais como por células estromais, incluindo células do sistema imune, contribuem para o processo conhecido como transição epitélio-mesênquima. Essas citocinas ativam as vias Wnt e RAS, no caso de TGF-beta, e STAT3, no caso de IL-6, que sabidamente contribuem para a formação de metástases.

A angiogênese, desenvolvimento de novos vasos sanguíneos, contribui para o crescimento tumoral. Conforme os tumores crescem, as células necessitam de mais nutrientes e de O_2. Os macrófagos associados ao tumor, também conhecidos como TAMs, normalmente têm perfil similar ao definido como M2 ou alternativo. Esses macrófagos são tipicamente anti-inflamatórios e envolvidos em atividade de cicatrização. Produzem fatores de crescimento, incluindo o VEGF (fator de crescimento endotelial vascular), e enzimas capazes de remodelar a matriz extracelular, como as metaloproteinases. Dessa forma, essa população de células frequentemente encontrada em tumores ajuda a induzir a vascularização e facilita o crescimento tumoral. Há tumores em que os TAMs representam uma fração significativa do infiltrado inflamatório, sendo recrutados por moléculas secretadas por células tumorais como CSF-1 e CCL2. Há dados da literatura que mostram que alta expressão desses fatores está associada a pior prognóstico para os pacientes.

As células mieloides supressoras (MDSC) são frequentemente encontradas em tumores e apresentam correlação positiva com a progressão tumoral. Essa população é capaz de induzir aumento de vascularização, modular as células apresentadoras de antígenos reduzindo a produção de IL-12, que é uma citocina indutora do fenótipo Th1 em linfócitos T, tipicamente células antitumorais citotóxicas. As MDSC também causam estresse oxidativo e inibem diretamente a atividade de linfócitos T.

INFECÇÕES CRÔNICAS COMO CAUSA DE CÂNCER: MECANISMOS DE CARCINOGÊNESE DE PATÓGENOS

Aproximadamente 18% de cânceres humanos têm infecções como fator etiológico. Patógenos como vírus, bactérias e helmintos causam infecções que, em uma porcentagem dos infectados, levam ao desenvolvimento de câncer (IARC, 2012) (Boxe 1). Tipicamente, nas situações em que esses patógenos causam câncer, observam-se infecções persistentes ou recorrentes. Ou ainda, no caso de alguns vírus, latência. Com isso, em geral entre a infecção inicial e a detecção de sinais clínicos de câncer, vários anos e até décadas se passam. Durante esse período, alterações causadas pelas infecções e outras alterações consecutivas acumulam-se nas células infectadas, de forma que estas constantemente sofrem um processo de pressão seletiva, que pode culminar com a transformação celular e câncer.

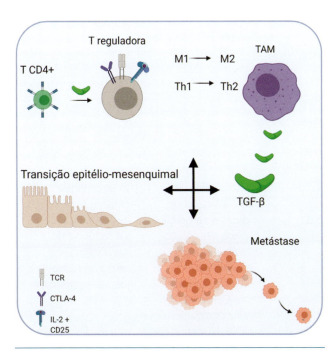

Figura 17.2 ● O papel central do TGF-beta produzido pelos macrófagos associados ao tumor (TAM) na progressão do câncer. O TGF-beta muda o perfil da resposta imune de Th1 para Th2, macrófagos M1 para M2 e induz a diferenciação dos linfócitos T CD4+ em T reguladoras. É capaz de induzir a produção de proteínas de matriz extracelular por fibroblastos causando fibrose na inflamação crônica. Através da sinalização das vias de Wnt e RAS, induz a transição epitélio-mesenquimal licenciando as células tumorais para perda de adesão célula-célula e progressão para a metástase.

BOXE 1. PATÓGENOS E CÂNCER

Patógeno	Doenças	Tumor associado	Mecanismo molecular	Formas de prevenção
Vírus				
HBV, HCV	Hepatites virais aguda e crônica	Hepatocarcinoma Classe I de risco de câncer pela IARC	Inibição de p21, indução de ROS, indução da via de wnt/beta-catenina, inflamação crônica 1	Uso de seringas/agulhas descartáveis, teste em doadores de sangue e uso de camisinha. Vacina somente para HBV
EBV (*Epstein-Barr vírus*)	Mononucleose (doença do beijo)	Linfoma de Burkitt, linfoma de Hodgkin e outros linfomas não Hodgkin, câncer de estômago. Classe I de risco de câncer pela IARC		Evitar contato com a saliva e secreções de mucosa como beijo na boca
HPV (papiloma vírus humano)	Verrugas genitais	Diversos tipos de câncer como cervical, de pênis, vagina e vulva, além da garganta. Classe I de risco de câncer pela IARC	Parece não estar associado diretamente a carcinogênese, mas a baixa imunidade aumenta o risco de desenvolver tumores	Uso de seringas/agulhas descartáveis, teste em doadores de sangue e de camisinha. Evitar aleitamento materno de mães portadoras
HHV-8 (vírus herpes humano 8)		Sarcoma de Kaposi, principalmente em pessoas imunodeficientes como infectadas pelo HIV. Classe I de risco de câncer pela IARC		
HTLV-1 (vírus linfotrópico T humano)	Poucos sintomas. Similar a resfriado comum	Leucemia/linfimas de células T (ATLL). Classe I de risco de câncer pela IARC	A oncoproteína viral Tax-1 altera o ciclo celular, a transcrição gênica, sinalização celular e sistema imune inato. Por exemplo, interage com CBP/p300, induz sinalização via NF-kB e ativa receptores do tipo Toll (TLR)2	Uso de seringas/agulhas descartáveis, teste em doadores de sangue e de camisinha. Evitar aleitamento materno de mães portadoras
MCV (*Merkel cell polymavirus*)		Câncer de pele (Merkel cell carcinoma)	Antígeno T viral leva à replicação do DNA viral e ativação do gene BIRCS que codifica à proteína survivina 3	Faz parte da microbiota da pele normal. Indivíduos imunodeficientes são suscetíveis à integração desses vírus nas células

(*Continua*)

Inflamação e Estilo de Vida

BOXE 1. PATÓGENOS E CÂNCER (*continuação*)

Patógeno	Doenças	Tumor associado	Mecanismo molecular	Formas de prevenção
Bactérias				
Helicobacter pylori	Gastrite	Gástrico	Alterações causadas pelo fator de virulência CagA levam à quebra da dupla fita de DNA pelo sistema de secreção 4 (T4SS) que induz XPA e XPF Alterações epigenéticas por metilação de genes de reparo de DNA como o NDRG2 e inativação de PTEN, facilita a metástase pela transição epitélio-mesenquimal e perda das junções célula-célula e indução da proliferação celular 4	Lavar as mãos e consumir água filtrada. Evitar alimentos que estimulam a secreção de suco gástrico como café e refrigerante, e alimentos que irritam a mucosa como pimenta e carnes processadas. Tratamento com antibiótico.
Protozoários				
Trypanosoma cruzi	Doença de Chagas	Câncer gástrico, uterino e leiomioma	Desconhecido	Evitar que o inseto conhecido como "barbeiro" forme colônias e uso de telas em residências
Helmintos				
Schistosoma haematobium, japonicum e mansoni	Esquistossomose	Câncer de bexiga, colorretal, pulmão e hepatocarcinoma. Classe I de risco de câncer pela IARC (*S. haematoblum*)	Inflamação crônica, estresse oxidativo causado pelas moléculas do parisita 5	Evitar contato com água de chuva e de enchente. Fazer uso de água filtrada. Possuir saneamento básico
Opisthorchis viverrini e Clonorchis sinensis	Opistorquiase (verme de fígado)	Colangiocarcinoma	Infiltração crônica, estresse oxidativo causado pelas moléculas do parasita, proliferação celular, indução mediada por H. pylori S.	Cozinhar peixes de água doce. Tratamento com drogas anti-helmínticas

Os patógenos associados a câncer podem apresentar mecanismos diretos ou indiretos de carcinogênese, como será apresentado a seguir, e apresentam vários mecanismos de evasão do sistema imune.

Mecanismos diretos de carcinogênese apresentados por patógenos

Há décadas, alguns vírus são conhecidos como agentes causadores de câncer e considerados carcinógenos tipo 1 pela Organização Mundial da Saúde. Podemos citar papilomavírus humano (HPV), vírus Epstein Barr (EBV) e vírus do sarcoma de Kaposi (ambos da família *Herpesviridae*), vírus da leucemia de células T humana (HLTV), vírus que causam hepatites, HBV e HCV e o próprio HIV como agentes carcinogênicos.

Vários desses patógenos apresentam mecanismos diretos de carcinogênese, ou seja, proteínas codificadas por seu genoma podem levar a mecanismos de transformação celular. Em processos de replicação ou integração no genoma da célula hospedeira, esses vírus podem causar mutações ou outras alterações genômicas. Por exemplo, HPV, principal fator etiológico de câncer do colo uterino e outros tumores anogenitais e orofaríngeos, tem mecanismos de carcinogênese muito bem definidos e são explicados a seguir: As oncoproteínas E6 e E7 inibem os supressores de tumor p53 e pRb, respectivamente, levando à ativação do ciclo e consequente proliferação celular e evasão de mecanismos de apoptose, mesmo que sejam detectados erros no DNA. Além disso, a proteína E6 ativa a transcrição do fator hTERT, necessário para a atividade de telomerase e imortalização das células infectadas. O HPV inibe a produção de TNF-alfa, uma importante citocina capaz de induzir a expressão de receptores estimulatórios nas células de Langerhans que residem na cérvice uterina. Essas células captam antígenos celulares e virais e induzem a resposta imune contra os patógenos. A menor produção de TNF-alfa leva à baixa expressão de CD80 e por sua vez a um fenótipo de células T CD4+ do tipo Th2, geralmente associado à progressão de tumores. Em tumores mais avançados, muitos macrófagos e linfócitos T CD8+ são encontrados, evidenciando que a resposta imune contra o vírus e as células tumorais existe, mas não é eficaz. EBV é um herpesvírus que infecta tanto células epiteliais como linfócitos B. Nos linfócitos B, EBV pode assumir até quatro diferentes tipos de latência, e algumas das proteínas típicas de algumas dessas fases são indutoras de proliferação celular. Por exemplo, as proteínas LMP1, LMP2 (*latent membrane proteins*) são capazes de ativar via de STAT e beta-catenina, vias de sinalização comumente ativadas em câncer. Com isso, infecção por EBV pode causar tanto linfomas como carcinoma nasofaríngeo. Outro exemplo é a proteína Tax, expressa por HTLV-1, ativadora do fator de transcrição NF kappa-B e de proliferação de linfócitos T, aumentando o risco para o desenvolvimento de leucemia.

Mecanismos indiretos de carcinogênese induzidos por patógenos

Na década de 1980, alguns pesquisadores formularam a hipótese de que os cânceres, principalmente os carcinomas, que têm origem epitelial, são resultados de "feridas que nunca curam" ou processos de cicatrização que não seguem o processo normal. Essa hipótese é muito interessante porque suas bases mostram que processos inflamatórios crônicos e o surgimento do câncer estão associados via citocinas, como o TGF-beta, que induzem o estroma a produzir proteínas de matriz extracelular que acabam formando redes fortes na estrutura de um granuloma, dificultando a entrada de leucócitos no microambiente tumoral. A cicatrização advinda da inflamação autolimitada, como no caso de uma quebra da barreira intestinal, é benéfica e consiste em seis passos: influxo de neutrófilos, eliminação dos antígenos, resolução da ativação, fagocitose dos debris celulares por macrófagos, saída de macrófagos e cicatrização. Na inflamação crônica, várias etapas são comprometidas, levando à fibrose (causada por TGF-beta e IL-13) e culminando na perda de elasticidade e função do tecido. Se a fibrose for intensa, o lúmen do intestino pode ficar menor. Em um processo controlado, a sinalização via TGF-beta leva ao fenótipo mesenquimal das células e permite sua migração para o fechamento do sítio da lesão. Porém, na inflamação crônica e tumores, essa sinalização pode levar à metástase.

Um dos cinco tumores mais comuns no mundo é o hepatocarcinoma, majoritariamente causado pela infecção crônica do HBV ou HCV. Depois de 20 ou 30 anos da infecção, 20-30% dos pacientes desenvolvem cirrose, e uma porcentagem menor dos infectados desenvolve hepatocarcinoma. Antígenos virais de HBV acumulam-se nos hepatócitos infectados, gerando dano celular, inflamação, hiperplasia, desregulação da transcrição gênica e aneuploidia, que em último caso leva à malignidade. Todavia, não só as células infectadas respondem à infecção. Durante a progressão da doença no fígado, citocinas e quimiocinas são secretadas, levando ao recrutamento de células do sistema imune, que inicialmente colaboram com a destruição do tecido, através de indução de morte celular e produção de espécies reativas de oxigênio (ROS, *reactive oxygen species*) e de nitrogênio (NOS). A indução de morte promove proliferação de hepatócitos, e na presença de ROS e NOS, há chance de indução de mutações no genoma das células hepáticas. Com o tempo, mecanismos tolerogênicos são disparados, de forma que nem a infecção é eliminada, nem o tecido volta ao estado normal. Dessa forma, principalmente através de mecanismos indiretos de carcinogênese, HBV e HCV podem levar ao desenvolvimento de hepatocarcinoma.

Helicobacter pylori é uma bactéria gram-negativa que infecta a mucosa gástrica, e que é encontrada em até 40% da população. Sabidamente, é associada ao câncer gástrico. Essas bactérias conseguem ficar em contato com a mucosa gástrica, e contêm um sistema de secreção que inclui uma proteína chamada CagA (*cytotoxin associated gene A*) que é capaz de entrar nas células epiteliais e causar alterações como a transição epitélio-mesênquima citada anteriormente. Esse seria um mecanismo de transformação direto e essa é a primeira proteína bacteriana de que temos evidências de poder participar do processo de transformação celular. Entretanto, mais bem estabelecidos na literatura são os mecanismos indiretos de transformação disparados por *H. pylori*. Lesões na barreira epitelial levam à síntese e secreção de mediadores inflamatórios, que por sua vez recrutam células do sistema imune, causando inflamação. Essas bactérias contêm padrões moleculares que ativam vias de sinalização como a via de TLR, promovendo a ativação de NF kappa-B e secreção de fatores como IL-8 e IL-6. Além do recrutamento de células, como dito anteriormente, IL-6 ativa STAT3, que pode induzir a transição epitélio-mesênquima.

Finalmente, helmintos como os dos gêneros *Opisthorchis*, *Clonorchis* e *Schistosoma* também são considerados carcinógenos tipo 1. Helmintos comumente geram infecções persistentes. Além disso, no caso de *Opisthorchis* e *Clonorchis*, a ingestão frequente de carne de peixe cru contaminado com cercarias desses parasitas leva à reinfecção e, portanto, persistência das lesões causadas pela mesma. Nos dois últimos casos, esses parasitas causam colangiocarcinoma, um tipo de câncer que se desenvolve nos dutos da vesícula biliar ou em dutos hepáticos. Ao se movimentar pelos tecidos, eles causam lesões no epitélio e inflamação. No caso de *Schistosoma haematobium*, os ovos depositados na bexiga dos hospedeiros também causam inflamação crônica e câncer de bexiga. As lesões causadas por esses parasitas levam ao aumento da expressão de ciclo-oxigenase (COX2), iNOS, EGFR, fatores que promovem inflamação e proliferação. Além disso, respostas imunes, com perfil Th2 ou misto, também são observadas. Observa-se, ainda, ativação de mecanismos de exaustão ou tolerância em linfócitos T, em parte devido à exposição crônica aos antígenos dos parasitas (Arora *et al.* 2019).

BOXE 2

Políticas de saúde fomentadas por governos têm o objetivo de evitar doenças como câncer.

No Vietnam, o governo recomenda que as pessoas evitem comer peixes crus de áreas contaminadas com *Opisthiorchis viverrini*, e também evitem alimentos fermentados. A combinação da inflamação causada pela infecção por esse parasita com compostos presentes em alimentos, principalmente carnes fermentadas, causam o chamado colangiocarcinoma. As pessoas que reduzem seu consumo de peixes contaminados crus apresentam menor risco de desenvolvimento desse tipo de tumor.

Outro exemplo importante é o linfoma de Burkitt em crianças na África. Apesar de infecção por EBV ser o principal fator etiológico para esse tipo de câncer, nessa população específica, há indicações muito fortes de que malária possa agravar os casos. Evidências mostram que a infecção por *Plasmodium falciparum*, agente etiológico da malária, gera uma interação intensa entre as hemácias infectadas pelo parasita com linfócitos B infectados por EBV, causando ativação persistente dos linfócitos B, com proliferação sustentada, o que pode aumentar o risco de transformação dessas células. Governos de vários países da África incentivam a população a usar redes de proteção contra mosquitos, para evitar a transmissão de *P. falciparum*. Esse hábito não apenas protege a população contra malária, como também pode reduzir o risco e a gravidade de linfoma de Burkitt nas crianças de áreas endêmicas para malária.

Hábitos de vida: álcool e tabagismo

Hábitos como o fumo, sedentarismo e consumo de bebidas alcoólicas são bem estabelecidos na literatura como fatores de risco para câncer.

O tabagismo é a causa de muitos tipos de câncer, incluindo câncer de pulmão, laringe (caixa vocal), boca, esôfago, garganta, bexiga, rim, fígado, estômago, pâncreas, cólon e reto e colo do útero, bem como leucemia mieloide aguda. Pessoas que usam tabaco sem fumaça (rapé ou tabaco de mascar) têm risco aumentado de câncer de boca, esôfago e pâncreas. A exposição ativa ou passiva ao fumo, considerado como uma das principais causas de câncer e de morte, ocasiona danos ao DNA decorrentes de inúmeros produtos carcinogênicos presentes no tabaco, quando queimado, e absorvidos pelas mucosas do organismo. Quando inalada, a fumaça libera catecolaminas e gera vasoconstrição, diminuindo a perfusão tecidual. Quando há lesões, inicia-se a cicatrização do tecido, mas a nicotina influencia negativamente esse processo, em virtude do seu efeito de vasoconstrição, postergando os reparos ou até mesmo os impedindo.

A fumaça do cigarro aumenta a produção de citocinas pró-inflamatórias, como TNF-alfa, IL-1, IL-6, IL-8, GM-CSF, e diminui citocinas anti-inflamatórias, como a IL-10. A fumaça tem capacidade de ativar macrófagos, neutrófilos e células dendríticas. Neutrófilos ativados por fumaça de cigarro liberam NETs (*neutrophils extracellular traps*), que são o conteúdo de seus grânulos junto com a cromatina, gerando uma verdadeira rede sobre o tecido onde enzimas proteolíticas, fatores pró-inflamatórios e moléculas reativas geram danos teciduais importantes. Além desses efeitos pró-inflamatórios, a fumaça do cigarro tem o efeito oposto sobre a resposta de linfócitos T, por exemplo, inibindo a produção de IFN e, por consequência, a diminuição da apresentação de antígenos e ativação de linfócitos T. A exposição prolongada leva a resposta imune ao perfil Th2 e doenças alérgicas, com alta produção de IgE pelos linfócitos B. Todo esse cenário propicia a carcinogênese por danos no DNA causados pela nicotina e a progressão tumoral devido ao perfil Th2 de resposta e baixa ativação de linfócitos T citotóxicos.

O álcool também é conhecido como um carcinógeno humano por causar diversos tipos de câncer. Conforme publicações da IARC, há evidências claras de que o consumo de álcool está associado ao desenvolvimento dos seguintes tipos de câncer: da cavidade oral, faringe, esôfago, cólon, reto, fígado e mama. Os eventos associados ao consumo de álcool que envolvem a carcinogênese incluem a metabolização do etanol em acetaldeído, um produto químico tóxico que pode danificar o DNA e proteínas. As alterações genéticas em genes que codificam enzimas envolvidas no metabolismo do álcool, como a aldeído desidrogenase (ADH), podem conferir maior risco ao desenvolvimento de câncer.

O consumo de álcool também pode prejudicar a capacidade do corpo de absorver nutrientes que protegem o organismo de processos carcinogênicos como vitamina A, complexo de vitamina B, folato, vitamina C, vitamina D, vitamina E, e carotenoides. Existe o risco da introdução de contaminantes cancerígenos durante a fermentação e produção, como nitrosaminas, fibras de amianto, fenóis e hidrocarbonetos.

O consumo crônico de doses diárias de álcool gera um quadro hepático chamado esteatose, em que os hepatócitos aumentam a lipogênese (síntese de ácidos graxos), levando ao acúmulo de ácidos graxos no fígado. Esse quadro pode evoluir para cirrose e câncer hepático. O álcool também tem um efeito importante na microbiota intestinal, causando disbiose (aumento da frequência de bactérias diferentes das que formam o microbioma normal do organismo, que podem ser patogênicas, ou simplesmente podem causar respostas pró-inflamatórias – veja o Capítulo 18), aumento da permeabilidade intestinal e supressão da secreção de compostos antimicrobianos pelas células de Paneth. Como consequência, é montada uma resposta inflamatória contra o próprio álcool e seus metabólitos. A quebra da barreira epitelial do intestino pelo álcool leva à translocação de microrganismos da microbiota para o parênquima do tecido. As endotoxinas bacterianas são reconhecidas tanto por células epiteliais como por células que fazem a imunovigilância da mucosa, levando a uma resposta inflamatória crônica no próprio intestino, através do reconhecimento por receptores de PAMPs. Isso leva à ativação de células dendríticas, que fagocitam as bactérias e apresentam antígenos para linfócitos, ativando respostas adaptativas e inflamação. Além disso, endotoxinas podem chegar a outros órgãos, como o fígado, e também gerar inflamação hepática, que contribui com os mecanismos citados anteriormente. Finalmente, produtos bacterianos e citocinas podem ter efeito sobre o sistema nervoso central, causando neuroinflamação.

> **BOXE 3 – FATOR ETIOLÓGICO × FATOR DE RISCO**
>
> Fator etiológico é qualquer fator físico, químico ou biológico que cause uma doença. Para câncer, por exemplo, podemos dizer que mutação em p53 ou pRb ou ainda infecção por HPV são fatores etiológicos para alguns tipos de câncer. Diferentes são os fatores de risco – esses também podem ser fatores físicos, químicos ou biológicos que, sozinhos, não causam doença, mas aumentam o risco de desenvolvimento de uma doença causada por um determinado fator etiológico. Por exemplo, mulheres infectadas persistentemente com HPV de alto risco oncogênico apresentam risco significativamente maior de desenvolvimento de câncer do colo uterino. Além disso, mulheres multíparas (vários partos) apresentam risco ainda maior de desenvolvimento desse tipo de câncer. Os hormônios secretados durante a gravidez ligam-se à região promotora do genoma viral e aumentam a expressão de proteínas virais que participam do processo de transformação celular. Não existe possibilidade de múltiplos partos, por si sós, causarem câncer. Mas em mulheres persistentemente infectadas por HPV, sim, esse é um fator de risco.
>
> Além disso, fatores etiológicos podem se somar para aumentar o risco de desenvolvimento de câncer. É o caso de hepatocarcinoma: pacientes que, além de infecção por HBV ou HCV, também apresentam consumo de etanol têm maior risco de desenvolver esse tipo de câncer do que indivíduos que têm apenas a infecção ou apenas consumo álcool.

Hábitos de vida: dieta e obesidade

A principal forma de prevenção de muitas doenças envolve uma dieta saudável, atividades físicas regulares e manutenção de massa corporal. Alguns hábitos de vida, mesmo que aderentes a uma dieta saudável, podem gerar fatores de risco para o desenvolvimento de câncer, como aquecer o alimento a altas temperaturas (igual ou acima de 65°), o que produz acrilamida, composto sabidamente cancerígeno. Outros compostos com alto potencial carcinogênico são formados na carne carbonizada: as aminas heterocíclicas (HCAs) e os hidrocarbonetos aromáticos policíclicos (PAHs).

Alimentação com excesso de sal, incluindo o consumo de alimentos multiprocessados, eleva em 30% o risco de câncer gástrico.

O acompanhamento de massa corporal em câncer de mama na *Women's Health Initiative* mostrou que mulheres com massa normal e que ganharam mais de 5% do peso corporal apresentaram maior risco de desenvolvimento de câncer de mama. Vários ensaios clínicos randomizados com sobreviventes do câncer de mama relataram que intervenções para perda de peso geraram mudanças benéficas em biomarcadores que foram associados à obesidade e prognóstico.

A obesidade, acúmulo de gordura excessiva, gera uma síndrome metabólica no organismo, com o excesso de macronutrientes no tecido adiposo. O excesso de nutrientes leva ao estresse do retículo endoplasmático que resulta em proteínas mal enoveladas que ativam as vias de JNK, NF kappa-B e PKR, culminando na secreção das citocinas IL-6, TNF-alfa, MCP-1 (proteína quimiotática de monócitos), além de resistina e leptina. Esses são fatores pró-inflamatórios que podem contribuir, como descrito acima, com o processo carcinogênico. Além da inflamação, o tecido adiposo constitui uma fonte abundante de nutrientes para as próprias células tumorais, que podem, através da betaoxidação, utilizar ácidos graxos do tecido adiposo para obtenção de energia e intermediários metabólicos para a biossíntese de algumas moléculas importantes para a proliferação celular. Não é de espantar, portanto, que a obesidade seja associada a tumores que ficam próximos a fontes de tecido adiposo, como câncer de mama e câncer colorretal.

Macrófagos de tecido adiposo em situações de obesidade assumem o perfil inflamatório M1, e secretam citocinas pró-inflamatórias e quimiocinas, como CCL2, CCL3 e CCL5/RANTES, levando a mais recrutamento de células e retroalimentando um ciclo vicioso. A hipertrofia dos adipócitos aumenta a morte dos mesmos, o que promove a liberação de ácidos graxos livres, que são ativadores de TLR4, resultando na ativação de macrófagos que fagocitam essas células mortas e aumentam o processo inflamatório (Figura 17.3).

Evidências epidemiológicas muito fortes demonstram a associação entre obesidade e câncer. Mulheres que se encontram acima do peso ideal têm maior chance de desenvolver câncer de mama, têm o diagnóstico em estágios mais avançados e ainda pior resposta ao tratamento pré-menopausa e pós-menopausa. Estudos recentes mostram que o infiltrado de células

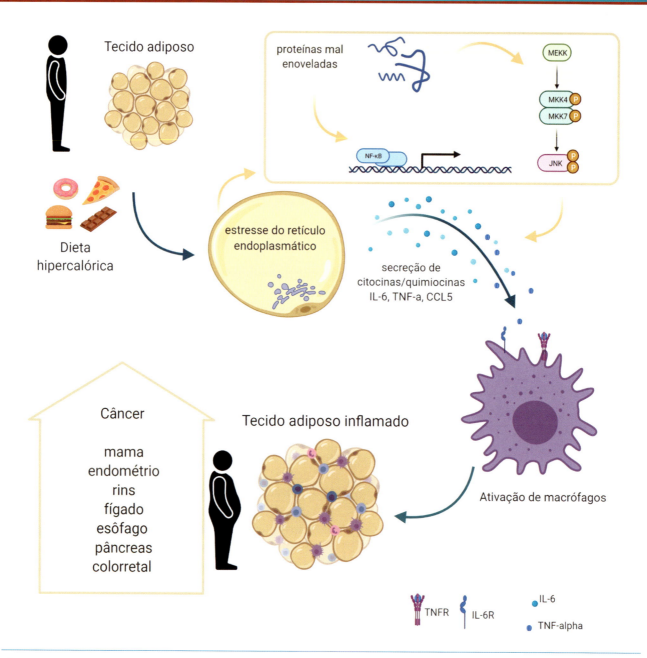

Figura 17.3 • A inflamação causada pela obesidade aumenta o risco de câncer. A dieta hipercalórica causa hipertrofia dos adipócitos, levando ao estresse do retículo endoplasmático nessas células, gerando proteínas mal enoveladas. O excesso de proteínas mal enoveladas ativa as vias de NF-kB, JNK e PKR, que culminam com a secreção de citocinas e quimiocinas pró-inflamatórias que atraem macrófagos e outros leucócitos para o tecido adiposo. Os macrófagos encontram debris celulares de adipócitos e geram mais citocinas, alimentando um ciclo vicioso de inflamação. Essas citocinas atingem órgãos distantes, como o fígado, e induzem inflamação crônica nesses órgãos, que muda o perfil de resposta para Th2 e aumenta a chance de progressão do câncer.

do sistema imune nos tumores de câncer de mama é diferente entre as pacientes magras e as obesas. As mulheres obesas têm menos linfócitos T CD8+ no tumor e essas células são associadas a um melhor prognóstico, provavelmente devido à atividade citotóxica dos mesmos. Outros tumores também estão ligados à obesidade, como os tumores colorretais, do endométrio, rins, fígado, esôfago e pâncreas. Entretanto, a atividade física diminui o risco de desenvolver esses e outros tumores, como de faringe, laringe, ovário, próstata e estômago.

Além de citocinas, o tecido adiposo produz quantidades excessivas de hormônios, como o estrogênio, cujos níveis elevados foram associados a riscos aumentados de câncer de mama, endométrio, ovário e alguns outros. Muito aumentada em pacientes obesos, a leptina é responsável pela proliferação celular, enquanto a adiponectina, que tem efeitos antiproliferativos, aparece em níveis subnormais. Os níveis sanguíneos elevados de insulina e fator de crescimento semelhante à insulina-1 (IGF-1) também podem promover o desenvolvimento de câncer de cólon, rim, próstata e endométrio.

Bons hábitos auxiliam na prevenção de câncer como o de mama (em mulheres que já passaram pela menopausa), cólon, reto, endométrio (revestimento do útero), esôfago, rim, pâncreas e vesícula biliar. No entanto, há poucas evidências sobre se a perda de peso melhora a recorrência do câncer ou o prognóstico.

Peixes ricos em gordura e óleo de peixe contêm ácidos graxos poli-insaturados de cadeia longa eicosapentaenoico (EPA) e docosaexaenoico (DHA), conhecidos como ômega-3 (n-3PUFAs). Seus produtos metabólicos são conhecidos como resolvinas e têm papel na resolução de respostas inflamatórias. Por exemplo, macrófagos tratados com LPS e DHA, simultaneamente, secretam níveis significativamente mais baixos de TNF-alfa do que macrófagos tratados apenas com LPS. Com isso, esses compostos inibem a carcinogênese, retardam o crescimento de tumores e aumentam a eficácia da radioterapia e de várias drogas quimioterápicas. Esses suplementos têm sido utilizados como tratamento associado às terapias antineoplásicas ou até mesmo à caquexia (síndrome inflamatória e metabólica caracterizada por perda significativa de massa corporal).

Hábitos de vida: urbanização

As condições de vida interferem diretamente nos riscos de câncer. Contaminantes ou substâncias poluentes no ar atmosférico (gases, materiais particulados e compostos orgânicos voláteis) interferem na saúde e no bem-estar humano, e ainda causam efeitos danosos ao meio ambiente. Esses efeitos são vistos com maior frequência na vida urbana e associados ao maior tráfego veicular. Quando se associam a processos infecciosos, 26% dos casos seriam evitáveis nos países em desenvolvimento pela prevenção destas infecções.

Fontes de poluição com material particulado (MP) podem ser naturais, como vulcões, incêndios florestais, poeira levada pelo vento, vapores naturais; também podem ser antropogênicas (produzidas pelo homem), como atividade industrial, construção, queima de combustíveis fósseis, etc. Há evidência suficiente de associação entre poluição ambiental e câncer de pulmão e de bexiga.

Historicamente, observou-se que exposição a agentes nocivos em atividades de trabalho era associada a alguns tipos de câncer. Por exemplo, no século 18, na Europa, crianças que limpavam chaminés apresentavam incidência significativamente mais alta de carcinoma de escroto do que o restante da população. Nessa época, banhos eram raros, e as crianças frequentemente expunham a pele aos resíduos acumulados nas chaminés, o que eventualmente causava câncer. Outro

---

BOXE 4 – TECIDO ADIPOSO COMO FONTE DE NUTRIENTES PARA CÉLULAS TUMORAIS

As células tumorais sofrem reprogramação metabólica. Essas células proliferam em uma taxa mais rápida que outras células do organismo e, portanto, precisam de mais nutrientes e energia. Essa questão ficou muito famosa pela descrição do efeito Warburg. Otto Warburg demonstrou que células tumorais utilizam a via glicolítica em vez da fosforilação oxidativa (dependente de oxigênio), mesmo quando a pressão parcial de oxigênio é normal. Apesar de a via glicolítica apresentar menor rendimento de moléculas de ATP/molécula de glicose, ela tem a vantagem de fornecer moléculas intermediárias para vias de síntese de macromoléculas, necessárias para que as células possam crescer e proliferar, e NAPDH, importante para o balanço redox das células. Porém, ao longo de vários anos de pesquisa, percebeu-se que células de diferentes tumores podem ter metabolismo muito plástico e utilizar outras fontes de nutrientes além da glicose. Por exemplo, muitos tumores usam glutamina, e alguns tumores usam também ácidos graxos. Há descrição de que tumores de mama e intestino, tecidos em que há associação com tecido adiposo, podem usar ácidos graxos, que são metabolizados pela betaoxidação, gerando acetilcoenzima A, que então é utilizada no ciclo de Krebs para produção de energia e também para obtenção de intermediários para síntese de macromoléculas necessárias para a proliferação. Importante: obesidade é fator de risco tanto para câncer de mama, como para câncer colorretal. Existe, portanto, a hipótese de que a disponibilidade de nutriente, na forma de ácidos graxos, juntamente com inflamação, sejam parte do que caracteriza obesidade como fator de risco para alguns tipos de câncer.

exemplo foi a incidência de mesotelioma em trabalhadores de minas de asbestos. Esses trabalhadores inalavam asbestos, que em pequenos cristais acumulavam-se nos pulmões, ativando inflamação através do sistema inflamassoma, e eventualmente causando câncer. Em muitos países proibiu-se a extração e uso de asbestos.

Os principais poluentes primários encontrados no ambiente urbano são óxidos de nitrogênio (NO2 ou NOx), compostos orgânicos voláteis (COVs), monóxido de carbono (CO) e dióxido de enxofre (SO2). Secundários, temos o ozônio (O3). Esses compostos, em contato com o epitélio respiratório, provocam a formação de radicais livres de oxigênio (ROS) e de nitrogênio (NOS) que induzem o estresse oxidativo, já supracitado. Ou seja, a concentração de radicais livres aumentada e não neutralizada por mecanismos antioxidantes pode iniciar uma resposta inflamatória com liberação de mediadores inflamatórios e recrutamento de leucócitos para os tecidos afetados, causando quadros de inflamação crônica, que, como descrito acima, constituem fator de risco para desenvolvimento de câncer.

Um aumento de 14% na incidência do câncer de pulmão foi visto em um estudo com 500.000 adultos, em 50 estados americanos, associado à elevação em 10 microgramas/m^3 na concentração de MP. Em vários estudos sugere-se o aumento de 20-30% do risco de incidência desse tipo de câncer quando há exposição crônica à poluição.

Em cidades, solventes comuns, como o benzeno, composto volátil produzido a partir da evaporação da gasolina e outros subprodutos do petróleo, e também do cigarro, encontram-se em níveis muito altos em postos de combustíveis. Profissionais que trabalham próximo a esses estabelecimentos, e em siderúrgicas, lidando com tintas e pinturas e trabalhando na produção da borracha de pneu desenvolvem sintomas agudos secundários à exposição ocupacional a esses solventes, que incluem dificuldade de respirar e aceleração dos batimentos cardíacos. Nas cidades, o nível de benzeno é elevado devido à queima da gasolina por veículos; a exposição crônica leva a alterações em células precursoras do sistema hematopoiético culminando com anemia, diminuição de plaquetas e dos leucócitos circulantes. A longo prazo, vem o aparecimento de leucemias e linfomas, que são os tipos de câncer mais comuns, não descartando o câncer de pulmão e bexiga.

Desde meados do século XX constata-se que a exposição de longo prazo à poluição do ar aumenta o desenvolvimento de câncer, especialmente o pulmonar, assim como, com a exposição aguda que causa efeitos graves adversos, a associação ao aumento de danos genéticos nas células.

Apesar dos dados apresentados acima, há estudos mostrando que trabalhadores rurais expostos a pesticidas também podem apresentar sintomas crônicos que levariam ao desenvolvimento de câncer. O glifosato, por exemplo, é um herbicida proibido em vários países do mundo, classificado como provável agente cancerígeno pela Organização Mundial da Saúde e utilizado no Brasil. Estudos *in vitro* demonstraram que glifosato pode induzir mutações em células humanas.

Prevenção do câncer e os hábitos saudáveis

A maioria dos tumores são evitáveis seguindo-se um estilo de vida com dieta equilibrada, atividade física regular, sem fumar, sem consumo de álcool e carnes cruas, sexo seguro, além da prevenção ou tratamento de infecções crônicas.

O acesso a exames regulares para detecção precoce de câncer, como colonoscopia, Papanicolau, exame de toque retal e de mama e proteínas tumorais no sangue como PSA (antígeno prostático específico) são alguns exemplos que contribuem muito para a diminuição da mortalidade por câncer (para saber mais, consulte o Capítulo 19).

Populações de países ricos e que têm acesso a tratamentos baseados em novas terapias-alvo e imunoterapias têm maior sobrevida livre de doença e sobrevida global. Embora muito eficientes e apresentando efeitos colaterais menos graves do que as quimioterapias tradicionais, as terapias-alvo dirigidas e imunoterapias têm alto custo, dificultando seu uso abrangente. Para saber mais sobre os tratamentos convencionais, terapias-alvo dirigidas e imunoterapias, consulte os Capítulos 22 a 24.

Há fortes evidências de que a prática regular de atividade física está associada a menor risco de sete tipos de câncer: cólon, mama, endométrio, rins, bexiga, esôfago e estômago. Em pacientes com câncer de mama, colorretal e próstata está comprovado que atividade física moderada reduz a incidência de morte e recidiva. Ainda, em pacientes com linfoma não Hodgkin, câncer de estômago e glioma maligno há estudos que pretendem demonstrar que atividade física pode reduzir os efeitos cardiotóxicos e neuropáticos induzidos por quimioterapia, e ainda melhora da função cognitiva, quedas, náuseas, dor, função sexual e tolerância ao tratamento.

Inflamação e Estilo de Vida

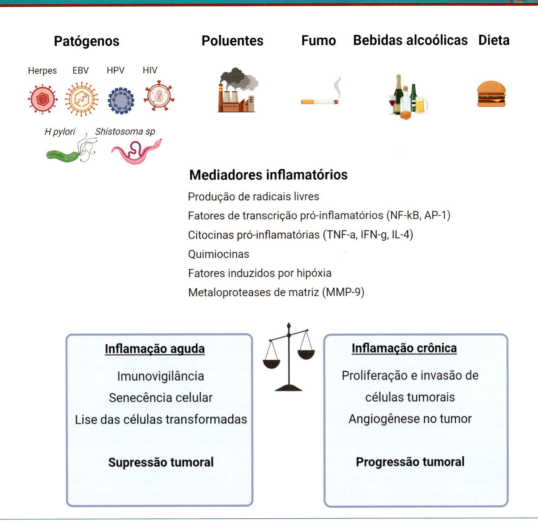

Figura 17.4 • Fatores de risco associados ao estilo de vida para o desenvolvimento de câncer. Diversos patógenos causam doenças agudas que são autolimitadas, mas por vezes geram inflamações crônicas que em último caso levam ao desenvolvimento de tumores. A inflamação aguda é capaz de suprimir a formação de tumores decorrentes dos mecanismos de imunovigilância e lise das células transformadas. Poluentes do ar, hábito de fumar ou mascar tabaco, consumo excessivo de bebidas alcoólicas e dieta desbalanceada podem levar à inflamação crônica em diversos tecidos, produção de radicais livres e citocinas.

Os efeitos biológicos do exercício físico incluem a regulação dos níveis hormonais principalmente sexuais, como estrogênio e controle do nível de insulina no sangue, diretamente ligado ao câncer de mama e cólon. Além disso, exercício físico moderado a intenso causa inflamação aguda e consequente resolução dessa inflamação, com volta do organismo ao estado de homeostasia para o reparo tissular, dentro de poucas horas. O processo de resolução da inflamação aguda auxilia na resolução de quadros de inflamação crônica que o paciente possa apresentar. Com isso, se durante o estado inflamatório há liberação de leucócitos na circulação sanguínea, definido com leucocitose transitória, aumento da concentração de creatinina quinase e proteína C reativa no soro, esse processo é revertido em seguida, e observa-se aumento na secreção de cortisol, que tem efeito anti-inflamatório.

Com o treinamento físico regular, prevalece o estado anti-inflamatório, que viabiliza, adapta e protege o organismo contra o desenvolvimento de patologias inflamatórias crônicas. Quando parece prevalecer um estado pró-inflamatório e pró-oxidante crônico e sistêmico junto à ação de hormônios e outras moléculas sinalizadoras, há regeneração e reparo das estruturas danificadas, o que transforma o processo em altamente benéfico.

Para a atividade planejada há exposição de sobrecargas progressivas de esforço para a melhora do desempenho físico. A aplicação explora variáveis, como a frequência dos exercícios, combinação de técnicas que geram a contração muscular e condicionamento, carga, duração das contrações, pausa entre estímulos, ação muscular e a velocidade e amplitude de execução do movimento.

O objetivo comum de um treinamento planejado e contínuo é provocar graus variados de microtraumas no tecido muscular estriado esquelético, tecido conjuntivo e tecido ósseo. Esses danos temporários resultam em uma resposta inflamatória aguda por neutrófilos e macrófagos que realizam a limpeza e reparo dos tecidos como resposta a esse estresse; com o treinamento contínuo, a frequência do processo se torna crônica. O tempo de descanso também tem o seu papel fundamental para a recuperação dos efeitos agudos, e otimiza a atuação das células inflamatórias tanto no dano quanto na regeneração.

Esse mecanismo que envolve todas as alterações citadas é dividido, basicamente, em três fases: degenerativa, regenerativa e de remodelamento, sendo essencial o equilíbrio entre as atividades pró-oxidantes e antioxidantes e pró-inflamatórias e anti-inflamatórias. E a comunicação intercélulas, interórgãos e intersistemas envolvidos nas informações dos traumas em um tecido específico é função das citocinas que são produzidas e liberadas principalmente pelo sistema imune, pela musculatura ativa e tecidos, como adiposo e endotelial, entre outros.

Esse grupo de glicoproteínas é responsável pela coordenação, amplificação e regulação dos eventos inflamatórios. No exercício físico, os traumas no tecido muscular são sinalizados ao cérebro, fígado, rins, endotélio, células imunes e sistema endócrino utilizando-as, o que promove a ação do reparo com o mecanismo do eixo hipotálamo-hipófise-adrenal e hipotálamo-hipófise-gônadas, e as ações anti-inflamatórias contribuem no processo.

O processo de aumento da síntese hepática também é considerado uma das respostas mais importantes: gera aumento de proteínas específicas no contexto inflamatório, como C-reativa (PCR), α-1-glicoproteína ácida, amiloide sérico-A, α-2-microglobulina, haptoglobina, fibrinogênio, transferrina e ceruloplasmina, entre outras, na corrente sanguínea.

Essas proteínas positivas ajudam a conter a amplificação potencialmente letal da inflamação. Para ter disponíveis maiores substratos, algumas proteínas como a albumina têm sua concentração diminuída, e são chamadas de proteínas negativas.

Os marcadores de inflamação são muito usados como resposta aguda e adaptação crônica ao exercício físico; são as citocinas, leucócitos, moléculas de adesão celular, cortisol, concentração sérica da CK e proteínas de fase aguda.

Os benefícios do exercício físico, ingestão de alimentos integrais, feijões, e redução do consumo de alimentos ultraprocessados são bem estabelecidos na literatura quando relacionados à prevenção do câncer, mas muitos estudos em humanos ainda são necessários na área de Oncologia.

Hábitos saudáveis e o tratamento da doença

Durante o tratamento oncológico também é de grande valia a aderência a hábitos de vida saudável. Pesquisadores holandeses, canadenses e australianos realizaram uma metanálise de 66 estudos descrevendo impacto positivo do exercício físico supervisionado sobre a melhora do quadro e qualidade de vida durante o tratamento oncológico e após seu término, o que afirma a recomendação de que o exercício físico gera benefícios não só preventivos com o equilíbrio do organismo, mas também durante o tratamento e após o seu término.

O objetivo da utilização dos PUFAs (do inglês, *poly-unsaturated fatty acids*, ácidos graxos poli-insaturados, AGPI) introduzidos em uma dieta equilibrada são a preservação da massa muscular durante a quimioterapia, a redução da resposta inflamatória, ou até mesmo aumento da resposta à terapêutica. Os tumores sólidos e hematológicos são muito estudados associados ao n-3PUFAs e muitas sugestões são evidenciadas.

As reservas energéticas na maioria dos organismos são dos lipídeos, que apresentam muitas funções celulares e efeitos benéficos à saúde humana, entre eles os ácidos graxos poli-insaturados ômega-3 (AGPI n-3), a que também atribuímos ações de redução inflamatória, ativação citoquímica e hipermetabolismo.

No câncer em específico, a resposta nutricional e metabólica recebe ações importantes, como combate à caquexia e otimização da evolução clínica e qualidade de vida dos doentes. A redução do apetite está muito presente e tem diversos fatores, como a perda de peso decorrente da degradação proteica que envolve o fator de necrose tumoral (TNF-α), as interleucinas-1 e 6 (IL-1 e IL-6) e o fator indutor de proteólise (PIF).

TNF-α, IL-1 e IL-6 estimulam as respostas metabólicas na fase aguda, com aumento de proteínas positivas, como proteína C reativa (PCR), fibrinogênio, alfa-1-antitripsina, ceruloplasmina, glicoproteína e haptoglobina, e com redução das proteínas negativas, como albumina, pré-albumina e transferrina.

A suplementação com ácidos graxos da família ômega-3 diminui a formação de citocinas pró-inflamatórias, maximiza a tolerância metabólica dos substratos energéticos e atenua o catabolismo proteico e proporciona impacto positivo no prognóstico. Na doença instalada, os benefícios são inúmeros, principalmente como modulador dos processos inflamatórios e imunológicos, o que reduz os efeitos das terapias antitumorais, já que terapêuticas com quimioterápicos e radioterapia impactam no organismo com o estresse oxidativo.

Ômega-3 é encontrado em alimentos de origem vegetal e de origem animal, e pelo controle dietético podemos alterar o processo de carcinogênese. Em uma dieta equilibrada, a ingestão diária oferece benefícios à saúde, inclusive na prevenção ao câncer.

A inflamação sistêmica leva à caquexia em pacientes com câncer

Há necessidade de atentarmos sobre ações, não só preventivas, mas também que melhorem a qualidade de vida dos indivíduos em tratamento ou que concluíram o processo. Um dos agravantes do câncer é a caquexia, que reduz a resposta ao tratamento quimioterápico e radioterápico, e acomete 80% dos pacientes em estado terminal, sendo a causa direta de morte entre 20-40%. Caracteriza-se por perda progressiva de tecido muscular e adiposo, acompanha os distúrbios do perfil bioquímico e a produção de citocinas pró-inflamatórias com aumento de TNF-alpha, IL-1 e IL-6. Ainda não se sabe se a secreção dessas citocinas é realizada pelas células tumorais, pela resposta inflamatória ao tumor ou pela quebra da barreira intestinal associada a disbiose.

Há a contribuição de compartimentos e órgãos, como tecido adiposo branco (TAB), fígado e outros durante a evolução da caquexia, que ativam a inflamação sistêmica e crônica. Na caquexia associada ao câncer gastrointestinal relatou-se redução de proteínas (ocludinas e claudinas) nas junções epiteliais e aumento da permeabilização, assim como maior translocação e diversidade bacteriana no soro e linfonodos mesentéricos nos pacientes caquéticos. O principal marcador clínico é a redução da massa corpórea, mas para o diagnóstico preciso deve ser considerada a presença de marcadores bioquímicos plasmáticos, como hipertrigliceremia, hipercolesterolemia e aumento de citocinas pró-inflamatórias, assim como anorexia e anemia. A caquexia apresenta-se em três estágios:

1. **Pré-caquexia:** alterações metabólicas e redução da massa corporal menor que 5%.
2. **Caquexia:** redução da massa corporal maior que 5%, seguida por anorexia e inflamação sistêmica.
3. **Caquexia refratária:** não responde aos tratamentos oncológicos, apresenta-se com expectativa de vida menor que três meses.

Em pacientes com câncer quando a caquexia está presente há relatos de saciedade, o que sugere relação com consumo e gasto energético. O desequilíbrio homeostático é proposto por muitos pesquisadores: fatores pró-caquéticos e anticaquéticos, juntamente com os produtos secretados pelo tumor; desta forma, para a progressão da síndrome, tanto o organismo hospedeiro como o tumor contribuem para sua evolução.

Muitos fatores do organismo contribuem para a progressão da caquexia no câncer, em especial o TAB, associado à secreção de grande gama de peptídeos com propriedades inflamatórias. Uma das suas funções é a secreção de adipocinas, influência direta na obesidade e diabete *mellitus* tipo 2 e/ou aterosclerose. Desde 2004, com a descoberta das adipocinas transformou-se o TAB em um órgão endócrino; então não apenas secreta leptina e adiponectina (adipocinas) mas também expressa resistina, TNF, IL-6, IL-10, IL-1b, IL-1a, entre outras citocinas e quimiocinas.

A composição do TAB inclui células imunológicas, e não apenas adiposas, e durante a caquexia há relatos de que na proporção de depósito há diferença entre os depósitos viscerais na sua progressão.

Dois processos estão relacionados com a redução do TAB na caquexia: a lipólise e o *browning*. A lipólise realiza a quebra do triacilglicerol com as enzimas lipolíticas que "removem" ácidos graxos da gotícula lipídica. E o *browning* induz o perfil de adipócito marrom, com indução de proteínas típicas dele.

O fígado também tem a capacidade de induzir e manter a inflamação sistêmica durante a caquexia pela secreção de fatores como citocinas e eicosanoides, e seu marcador é a albumina.

No câncer o surgimento da caquexia relaciona-se à redução da albumina, o que contribui para a progressão da doença devido ao desequilíbrio energético no ciclo de Cori com a incapacidade de realizar processos oxidativos.

Todos os fatores que envolvem o estilo de vida estão associados ao controle das respostas inflamatórias no organismo. O processo inflamatório, em sua fase aguda, exerce efeito benéfico como resposta homeostática, com ativação de componentes protetores da resposta imune. Em sua fase crônica, decorrente da perda de mecanismos de controle, e portanto persistente, a inflamação está associada a fatores de risco para doenças como o câncer.

GLOSSÁRIO

Adiponectina: hormônio peptídico secretado por adipócitos com papel central no controle de doenças causadas por obesidade.

Amiloide sérico A: família de apolipoproteínas com alta densidade, sintetizadas pelo fígado como parte da resposta inflamatória aguda; apresentam diversos efeitos no organismo.

Aminas heterocíclicas: componentes químicos aromáticos carcinogênicos formados durante o cozimento de alimentos, principalmente carnes, a altas temperaturas.

Aneuploidia: número anormal de cromossomos por célula.

Antígeno: qualquer molécula ou composto capaz de induzir resposta imune adaptativa.

Atividade citolítica: qualquer atividade biológica que leve à lise de células.

Beta-catenina: proteína sinalizadora, associada à via de Wnt; tem atividade de fator de transcrição e, quando ativada, é translocada para o núcleo. Na membrana está associada também à adesão celular.

Biomarcadores: termo amplamente usado para indicar sinais clínicos, bioquímicos ou biológicos que caracterizem uma observação do estado médico de pacientes e que possam ser medidos com acurácia e reprodutibilidade.

Carcinógeno: substância, radiação, ou elemento capaz de promover carcinogênese.

Catecolaminas: neurotransmissores envolvidos em resposta a estresse; controlam a pressão arterial.

Cérvice uterina: região que divide o trato genital feminino inferior e superior; apresenta um epitélio de transição que é frequentemente o alvo de infecções pelo papilomavírus humano.

CCL: quimiocinas com domínio C-C; apresentam diversos efeitos, principalmente o recrutamento de células.

Células de Langerhans: subpopulação de células dendríticas, encontradas em epitélios.

Células dendríticas: células de origem mieloide, assim chamadas por apresentarem vários dendritos quando maduras; são as principais células apresentadoras de antígenos para linfócitos T naive.

Cercaria: estágio larval de diversas espécies de vermes trematódeos.

Ciclo-oxigenase: enzima que inicia a síntese de prostaglandinas a partir de ácido araquidônico.

Claudina: proteína integral de membrana que faz parte da zônula oclusiva entre células epiteliais. Participa da adesão entre células, tendo papel na manutenção da integridade de epitélios.

CSF-1: fator estimulador de colônia 1; é uma citocina que funciona como fator de crescimento e diferenciação para células hematopoiéticas.

Debris: fragmentos de células mortas.

Doença de Crohn: doença inflamatória crônica do trato digestivo.

Endotoxina: moléculas que são parte da parede celular de bactérias; uma das mais conhecidas é o lipopolissacarídeo, que é reconhecido por receptores para padrões moleculares.

Esôfago de Barrett: condição patológica, em que o esôfago apresenta-se inflamado, em geral por excesso de acidez do estômago.

Fagocitose: processo pelo qual uma célula é capaz de englobar, em geral para destruir, outra célula ou um patógeno. As células que tipicamente apresentam essa atividade são neutrófilos, macrófagos e células dendríticas.

Fator indutor de proteólise: glicoproteína plasmática responsável pelo catabolismo de proteínas musculares, associada à caquexia em pacientes com câncer.

Fenótipo Th: expressão utilizada para definição de fenótipos de linfócitos CD4 auxiliares (*helper* – daí o Th).

Fibrinogênio: complexo glicoproteico que faz parte da cascata de coagulação sanguínea; é clivado em peptídeos que originam fibrina.

Herpesvírus: vírus de DNA dupla fita, da família *Herpesviridae*.

Hidrocarbonetos aromáticos policíclicos: componentes químicos aromáticos carcinogênicos formados durante o cozimento de alimentos, principalmente carnes, a altas temperaturas.

hTERT: telomerase transcriptase reversa – subunidade catalítica do complexo da telomerase humana; sua atividade é necessária para a manutenção do comprimento dos telômeros durante a replicação celular.

IARC: Agência Internacional de Pesquisa em Câncer.

Ig: imunoglobulina; pode ser o receptor BCR ou anticorpo. A última letra após Ig, A, E, G, caracteriza o isotipo da mesma. Cada isotipo apresenta mecanismos efetores próprios.

IL: interleucina; molécula proteica de sinalização entre células.

Imunovigilância: atividade de teste do ambiente para a detecção de possíveis agressões feitas por células residentes em tecidos, como células dendríticas, células NK, linfócitos e macrófagos. O termo foi criado justamente pela observação de que células do sistema imune poderiam detectar e eliminar células malignas.

Inflamassoma: complexo multiproteico intracelular, ativado por dano celular ou receptores para PAMPs, capazes de induzir respostas inflamatórias através da ativação de caspase-1 e liberação de citocinas.

Interferons: citocinas secretadas por diferentes tipos de células, com papel associado à resposta antiviral ou citotóxica, reconhecidos por receptores.

JNK: c-Jun N-terminal quinase é uma proteína sinalizadora que regula a atividade de várias outras proteínas através de fosforilação. Está envolvida em processos como estresse.

Leptina: hormônio peptídico produzido por adipócitos, com função pró-inflamatória.

Mecanismos tolerogênicos: mecanismos que levam à inibição de respostas imunes. Em situações normais são muito importantes para evitar que respostas imunes sejam disparadas contra antígenos próprios.

Mesotelioma: câncer do mesotélio; camada de células que envolvem órgãos internos do corpo. Mais comumente encontrado no pulmão.

Metaloproteinases: enzimas proteolíticas, tipo endopeptidades, cujo sítio catalítico contém um íon zinco (Zn^{+2}).

NF kappa-B: fator nuclear kappa-B; família de fatores de transcrição envolvidos em respostas inflamatórias, imunes, proliferação e sobrevivência celular.

Nitrosamina: compostos orgânicos reativos, cuja estrutura química contém um grupo nitroso (NO^+) ligado a uma amina desprotonada; normalmente são carcinogênicos.

PAMPs: padrões moleculares associados a patógenos; moléculas normalmente encontradas apenas em organismos, como bactérias, vírus, parasitas, etc. Seu reconhecimento por elementos da resposta imune inata ajuda na diferenciação entre elementos próprios e não próprios ao organismo.

p53: proteína supressora de tumor, conhecida como guardiã do genoma; funciona como um fator de transcrição, regulando a expressão de genes envolvidos em controle do ciclo celular, metabolismo, autofagia, reparo de DNA e outros.

PKR: proteína quinase dependente de RNA de dupla fita, envolvida em respostas antivirais.

pRb: proteína do retinoblastoma; proteína supressora de tumor, com capacidade de bloquear o ciclo celular. Foi descoberta em casos de um tumor raro, retinoblastoma, em que os dois alelos do gene que a codifica encontram-se mutados; daí o seu nome.

Proteína C reativa: proteína da fase aguda da inflamação, produzida pelo fígado e secretada para o sangue. Tem atividade no combate a patógenos, marcando-os para fagocitose e ativação do sistema complemento.

PUFAs: ácidos graxos poli-insaturados.

Ocludina: proteína integral de membrana que faz parte da zônula oclusiva entre células epiteliais. Participa da adesão entre células, tendo papel na manutenção da integridade de epitélios.

Quimiocinas: moléculas com atividade quimiotática.

Ras: proteína GTPase pequena, associada à membrana, normalmente ativada por sinais mitogênicos.

Regulação epigenética: modificações na cromatina que levam ao controle positivo ou negativo da expressão gênica.

Resistina: molécula sinalizadora secretada por adipócitos e outras células, como leucócitos. Sua atividade está envolvida em desenvolvimento de síndrome metabólica. Seu nome vem da observação do seu papel na resistência à insulina.

Resolvinas: mediadores lipídicos que resolvem respostas inflamatórias; são derivados de ácidos graxos, como ômega-3.

Síndrome metabólica: conjunto de pelo menos três de cinco condições clínicas – obesidade, alta pressão arterial, alta concentração de açúcar no sangue, alta concentração de triglicerídeos no sangue, baixa concentração de lipoproteína de alta densidade no sangue. É indicativa de risco de doenças cardiovasculares, diabete pré-clínica (resistência à insulina).

TAMs: macrófagos associados a tumores; em geral apresentam resposta pró-tumoral, mas seu fenótipo pode ser misto.

Transferrina: glicoproteína plasmática que transporta ferro iônico; tem papel microbicida.

Transição epitélio-mesênquima: processo pelo qual células epiteliais perdem seu fenótipo para ganhar características de células mesenquimais, incluindo a capacidade de migração e invasão de outros tecidos. É normalmente um passo importante para a formação de metástases.

TGF: Fator de crescimento tumoral; é uma citocina que, por inibir respostas imunes, indiretamente facilita o crescimento tumoral.

TLR: Receptores tipo Toll; reconhecem PAMPs e disparam respostas inatas e inflamatórias.

TNF: Fator de necrose tumoral; é uma citocina que tem atividade pró-inflamatória e pode induzir morte programada, dependendo da célula-alvo. Apesar do nome, muitas células tumorais são resistentes ao efeito de TNF.

STAT3: parte da família de fatores de transcrição "transdutores de sinal e ativadores de transcrição", ativados por enzimas tirosina quinase em resposta a diversos fatores, como fatores de crescimento e citocinas.

Wnt: proteína sinalizadora, em geral envolvida em proliferação celular e desenvolvimento.

LEITURAS RECOMENDADAS

https://www.iarc.fr/

Yi Z, Yuan Z. Hepatitis C Virus-Associated Cancers. Adv Exp Med Biol, 2017;1018:129-46.

Zhang LL, Wei JY, Wang L, Huang S, Chen JL. Human T-cell lymphotropic virus type 1 and its oncogenesis. Acta Pharmacol Sin, 2017;38(8):1093-103.

Arora R, Chang Y, Moore PS. MCV and Merkel cell carcinoma: a molecular success story. Curr Opin Virol, 2012;2(4):489-98.

Servetas SL, Bridge DR, Merrell DS. Molecular mechanisms of gastric cancer initiation and progression by Helicobacter pylori. Curr Opin Infect Dis, 2016;29(3):304-10.

van Tong H, Brindley PJ, Meyer CG, Velavan TP. Parasite infection, carcinogenesis and human malignancy. EBioMedicine, 2017;15:12-23.

Arora N et al. Neglected agent eminent disease: linking human helminthic infection, inflammation, and malignancy. Front. Cell. Infect. Microbiol., 9, 402 (2019).

Kolb R, Sutterwala FS & Zhang W. Obesity and cancer: inflammation bridges the two. Curr. Opin. Pharmacol. 29, 77-89 (2016).

SUGESTÕES DE LEITURA

Campbell, Kristin L;[1] Winters-Stone, Kerri M;[2] Wiskemann;[3] Maio, Anne M;[4] Schwartz, Anna L;[5] Courneya, Kerry S;[6] Zucker, David S;[7] Matthews, Charles E;[8] Ligibel, Jennifer A;[9] Gerber, Lynn H;[10,11] Morris, Stephen G;[12] Patel, Alpa V;[13] Hue, Trisha F;[14] Perna, Frank M;[15] Schmitz, Kathryn H.[16] Diretrizes de Exercícios para Sobreviventes do Câncer: Declaração de Consenso da Mesa-Redonda Multidisciplinar Internacional, Medicina e Ciência em Esportes e Exercício: Novembro 2019, Vol. 51, Ed. 11, pp. 2375-2390 doi: 10.1249/MSS.0000000000000002116.

Fabiana Reis;[1] Rebeca Boltes Cecatto;[2] Christina May Moran de Brito;[3] Paulo Marcelo Gehm Hoff;[4] Linamara Rizzo Battistella.[5] Impact of two different exercise programs on persistent cancer-related fatigue and physical fitness. Acta Fisiátr. 2012;19(4):198-202.

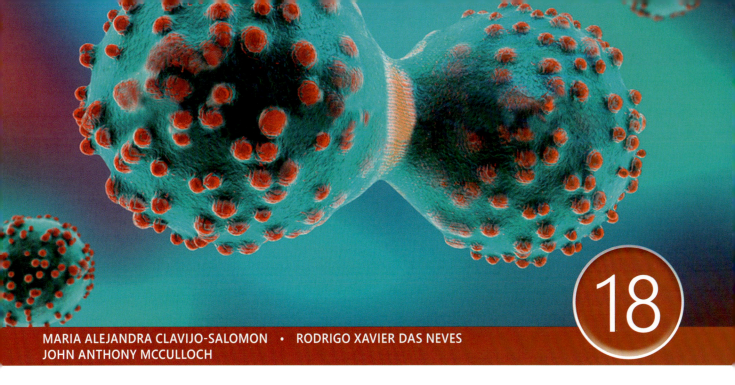

MARIA ALEJANDRA CLAVIJO-SALOMON • RODRIGO XAVIER DAS NEVES
JOHN ANTHONY MCCULLOCH

Microbioma

O QUE É MICROBIOMA E QUAL O SEU PAPEL NA IMUNIDADE

Mamíferos são os hospedeiros de uma abundância de espécies microscópicas, a microbiota, que compreende bactérias, arqueias, vírus, fungos e protozoários que conseguem se reproduzir de forma sustentada em um tecido do hospedeiro. A microbiota compreende a lista taxonômica de espécies propriamente ditas, enquanto o microbioma, apesar de ser usado frequentemente como sinônimo de microbiota, estritamente se refere ao bioma em que a microbiota reside, e inclui os seus genes (o metagenoma) e os produtos de seu metabolismo. O microbioma é considerado o órgão "virtual" do nosso corpo, que compreende 100 trilhões de microrganismos e mais de três milhões de genes únicos; em termos de variabilidade, e do ponto de vista genômico, os seres humanos são 99,9% idênticos entre si, porém estima-se que até 90% do nosso microbioma varie de um indivíduo a outro. Portanto, não é surpreendente que o microbioma dite em grande parte as nossas diferenças em termos de saúde e doença.

O microbioma tem diversas funções essenciais: promove a motilidade intestinal, regula a absorção de nutrientes, facilita a digestão de carboidratos complexos, reduz a inflamação intestinal, produz vitaminas, aminoácidos, ácidos graxos de cadeia curta, ácidos biliares secundários e fitoquímicos como terpenoides com ação antitumoral, auxilia na eliminação de xenobióticos como toxinas e medicamentos, contribui na defesa e proteção contra patógenos, previne alergias, mantém o pH da pele e das mucosas, melhora os níveis de glicose e lipídeos no sangue, regula o metabolismo energético, a cognição, as emoções e até o comportamento, e desempenha um papel primordial sobre o sistema imune.

Os sistemas de barreira (pele e mucosas), juntamente com o sistema imune, são os responsáveis por intermediar a conexão do nosso organismo com o microbioma que, na homeostase, se estabelece como uma relação simbiótica, na qual o organismo permite que a microbiota prospere em um lar pacífico, ao mesmo tempo que se beneficia das inúmeras vantagens de tê-la como hospede. A simbiose começa a se estabelecer no ato do nascimento, durante a passagem pelo canal do parto, na qual, tanto a pele quanto as mucosas do bebê são inicialmente colonizadas pela microbiota vaginal da mãe e posteriormente enriquecidas com a microbiota presente no colostro e no leite materno. É desde os primeiros dias de vida e até aproximadamente os três anos que o sistema imune, ainda imaturo, começa a forjar seu desenvolvimento, amadurecimento e funcionamento, através do diálogo com a microbiota recém-adquirida (Figura 18.1). Por isso, dependendo de como ocorre esta colonização no ato do nascimento e durante a amamentação nos primeiros meses de vida, a forma como o sistema imune reagirá, tanto na saúde quanto na doença, pode ser influenciada a curto e a longo prazo.

Vários mecanismos estão envolvidos na aceitação da microbiota indígena. A microbiota se instala apenas nas superfícies recobertas por peptídeos antimicrobianos produzidos pelas células da epiderme (pele) e células epiteliais (mucosas) e, no caso das mucosas, recobertas por muco e IgA proveniente do leite materno. Esses mecanismos fazem parte da barreira que evita que membros da microbiota atravessem o epitélio e consigam penetrar na *lâmina própria*, onde, caso isto acontecesse, os macrófagos residentes rapidamente os fagocitariam e os destruiriam. Além disso, o sistema imune imaturo do neonato mantém os mecanismos de tolerância que permitiram seu desenvolvimento no útero, como a preferência do sistema por linfócitos T e B reguladores em contraste com a sua contraparte efetora. Devido aos mecanismos de compartimentalização físicos, químicos e celulares e ao viés supressor do sistema imune do neonato, a colonização harmoniosa é favorecida (Figura 18.2).

Além da pele, as principais mucosas a serem colonizadas são a cavidade oral, as vias respiratórias superiores e os tratos geniturinário e gastrointestinal, sendo este último o local mais estudado e no qual residem 99% da nossa microbiota, na maior densidade e diversidade de espécies microbianas. Desde as superfícies, a microbiota interage o tempo todo com as células da epiderme (pele) e as células epiteliais (mucosas) e, graças a essa interação, estas células amadurecem e ganham a capacidade de produzir moléculas antimicrobianas, como as defensinas e lectina Reg3γ, e de expressar receptores de reconhecimento de padrões como o tipo Toll (TLR) e o tipo NOD, através dos quais essas superfícies "sentem" e controlam a microbiota. Em contraste com as respostas inflamatórias mediadas por esses receptores nos adultos, no neonato tais receptores são condicionados pela constante exposição a seus ligantes, padrões moleculares associados a micróbios (MAMPs), levando a um estado hiporresponsivo frente à microbiota, caracterizado pela produção de citocinas reguladoras, como IL-10. Do estudo dos camundongos de experimentação *germ-free* (GF) sabe-se que a falta de microbiota leva à diminuição da expressão desses receptores e à deficiência na produção de defensinas,

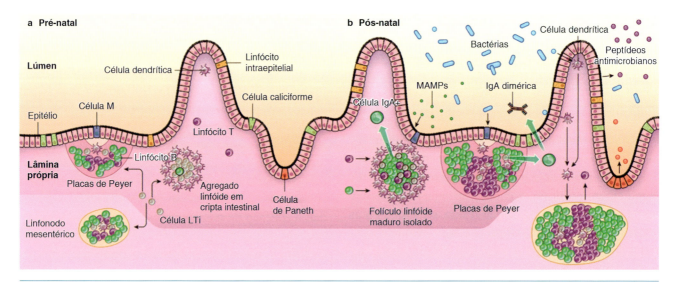

Figura 18.1 ● A mucosa e o sistema imune antes e depois do parto. Antes do nascimento, os tecidos linfoides das mucosas se desenvolvem pela ação de células de tecido linfoide (LTi) na lâmina própria, a qual é povoada por linfócitos T, B e células dendríticas imaturas. As bactérias que colonizam o intestino do neonato, imediatamente após o nascimento, iniciam vários eventos que afetam o desenvolvimento e a função da mucosa e do sistema imune. Transportados desde a superfície até o interior da mucosa pelas células M, antígenos intactos da microbiota são entregues às células dendríticas (DC) residentes da lâmina própria que os capturam, processam e apresentam a linfócitos T nos linfonodos mesentéricos, promovendo a diferenciação de linfócitos T reguladores (Treg) específicos; estes, por sua vez, voltam para a lâmina própria e se localizam nas placas de Peyer, onde promovem em linfócitos B a troca de classe de imunoglobulinas para IgA específicas para neutralizar a microbiota. Como consequência, amadurecem os folículos linfoides e aumenta o repertorio de linfócitos Treg e B nas placas de Peyer e linfonodos mesentéricos, que especificamente reconhecem e toleram a microbiota indígena. Na ausência de microbiota ou da microbiota apropriada, o amadurecimento do sistema imune é comprometido; a diferença é ditada pela microbiota que coloniza o recém-nascido durante a passagem pelo canal vaginal. Fonte: Maynard *et al.*, 2012.

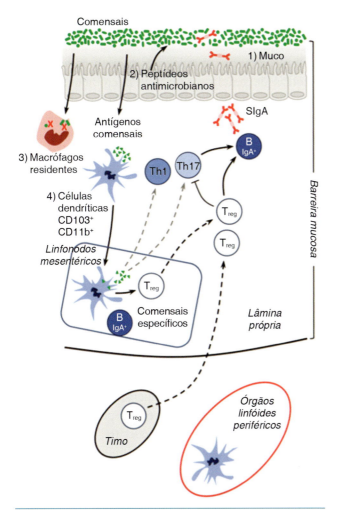

Figura 18.2 ● A barreira mucosa. A barreira mucosa é composta por (1) muco, sobre o qual se depositam, na parte externa, a microbiota e, na parte interna, (2) os peptídeos antimicrobianos e a imunoglobulina A secretora (sIgA), produzidos por células epiteliais e células plasmáticas, respectivamente; (3) os macrófagos residentes da lâmina própria, que rapidamente fagocitam bactérias que porventura cheguem a ultrapassar o escudo do muco; (4) as células dendríticas (DC) residentes da lâmina própria induzem a diferenciação de linfócitos T reguladores (Treg) específicos para tolerar a microbiota, promover a troca de classe de imunoglobulinas para IgA e controlar a ativação de linfócitos Th1 e Th17. A combinação da barreira epitelial, muco, IgA, DCs e linfócitos T compreende a barreira da mucosa, que limita a passagem da microbiota ao tecido linfoide associado ao intestino, evitando a inflamação. Fonte: Belkaid e Hand, 2014.

que, por sua vez, se associam com o aparecimento da doença de Crohn e a colite ulcerativa no intestino, da asma no trato respiratório e dermatite atópica e psoríase na pele. Quando um bebê nasce por cesárea, os recém-nascidos serão expostos e colonizados por uma microbiota diversa daquela presente no canal de parto. Essa diversidade explicaria diferenças no ótimo funcionamento dos mecanismos comentados acima.

Na lâmina própria também residem vários subtipos de linfócitos inatos ou não convencionais, como células NKT, ILCs (do inglês, *innate lymphoid cells*), células MAIT (do inglês, *mucosal associated invariant T cells*) e linfócitos Tγδ. O diálogo cruzado entre a microbiota e estas populações permite seu desenvolvimento, regulação e ativação. Por exemplo, ILCs do tipo 3 produzem citocinas como IL-22 que promove a reparação do tecido, o aumento na produção do muco e de moléculas antibacterianas e conseguem eliminar populações de linfócitos T reativos à microbiota. Estas células também conseguem reconhecer e se ativar na presença de produtos microbianos distintos a proteínas e peptídeos, como antígenos lipídicos (linfócitos Tγδ), esfingolipídeos (NKT) e riboflavina (MAIT).

Na lâmina própria se encontram também os órgãos linfoides secundários, conhecidos no intestino como placas de Peyer e linfonodos mesentéricos. Nestes locais ocorre uma interação importante entre os linfócitos T e B residentes e as células dendríticas (DCs) que patrulham a *lâmina própria*, a imunidade inata primando a adaptativa em resposta à microbiota. Intercaladas no epitélio que recobre a lâmina própria se encontram as células M (do inglês, *microfold*), especializadas na endocitose e fagocitose de antígenos produzidos pela microbiota. Estas células fazem a ponte desde a superfície até a lâmina própria onde liberam os antígenos intactos que são, então, capturados e processados por DCs, as quais migram aos órgãos linfoides secundários e os apresentam a linfócitos T. Esta apresentação de antígenos específicos da microbiota leva à diferenciação de linfócitos do tipo 17 (Th17) produtores de IL-22 e linfócitos T CD4⁺ reguladores (Treg), que posteriormente vão se tornar em linfócitos de memória microbiota específicos; linfócitos Treg, por sua vez, favorecem a troca de classe de imunoglobulinas produzidas por linfócitos B para IgA, que, nos centros germinativos, se especializam em células plasmáticas hiperprodutoras de IgA capazes de transpassar a superfície mucosa, e que, junto com os linfócitos Treg de memória, especificamente toleram os diferentes antígenos produzidos pela microbiota estabelecida e freiam possíveis linfócitos T efetores antígeno-específicos. Desta forma, o sistema imune adaptativo aprende a reconhecer e tolerar a microbiota "amigável", complementando assim a barreira que, robusta e especificamente, fica preparada para reconhecer, aprender e se adaptar a ela (Figura 18.2). Este mesmo mecanismo, restrito apenas à mucosa, complementa a tolerância oral a antígenos inócuos provenientes dos alimentos e permite que novas espécies, provenientes da microbiota constantemente cambiante pela alimentação, se estabeleçam saudavelmente.

Camundongos GF apresentam diminuição de tamanho e número dos centros germinativos nos órgãos linfoides secundários da lâmina própria e como resultado são deficientes na produção de IgA por células plasmáticas, apresentam defeitos na diferenciação dos linfócitos Treg e ausência de células MAIT. Estas, junto às deficiências descritas anteriormente, evidenciadas em camundongos GF, acabam levando à imaturidade do sistema imune que em consequência leva a um aumento na susceptibilidade a infecções patogênicas, a ponto de esses animais não poderem sobreviver em condições não estéreis.

O efeito da microbiota no organismo consegue ir além dos efeitos restritos à pele e mucosas através de seus subprodutos e metabólitos. A diferença dos microrganismos em si, que na homeostase não atravessam a barreira, é que estes metabólitos viajam pela corrente sanguínea, penetram os tecidos e conseguem ter variados efeitos sistêmicos. O mais relevante para o sistema imune é o efeito sobre a hematopoiese. Camundongos GF e camundongos selvagens tratados com antibióticos apresentam baixa frequência e defeitos funcionais no compartimento das células da linhagem mieloide na medula óssea, e também baixos níveis de G-CSF, GM-CSF e IL-17. Isto afeta não só aos precursores, mas também a sua subsequente diferenciação em neutrófilos, monócitos, macrófagos e DCs. Pequenas quantidades de *LPS* e ligantes dos receptores TLR e NOD produzidos pela microbiota induzem essas populações a sair da medula óssea ao sangue periférico para exercerem as suas diversas funções: migrar nos locais inflamados, produzir citocinas (IL-1b, IL-6 e IL-10), quimiocinas (CCL2), moléculas antimicrobianas como espécies reativas de oxigênio (ROS), e, no caso dos monócitos, se diferenciar em macrófagos ou DCs. O uso de antibióticos que afetam a microbiota, principalmente em neonatos, deve ser cautelosamente indicado, pois provoca leucopenia e desregula a função das células mieloides, o que leva a maior susceptibilidade a infecções patogênicas, risco de sepse e até desenvolvimento do diabetes tipo 1. Por isso, quanto mais diversa e complexa a microbiota do recém-nascido, maiores as chances de ter um compartimento mieloide robusto e funcional.

MICROBIOMA E TUMORIGÊNESE

Do tópico anterior aprendemos como o organismo se beneficia da simbiose com uma microbiota saudável, abundante, diversa e equilibrada, e entendemos como a falta dela afeta o correto desenvolvimento e funcionamento do sistema imune. Qualquer fator que possa prejudicar a microbiota, e consequentemente a barreira mucosa, tem o potencial de alterar esse equilíbrio. Entre estes fatores se encontram: a predisposição genética, o uso de antibióticos, as infecções e o estilo de vida (higiene excessiva, dieta inapropriada, sedentarismo, abuso do álcool, tabagismo, estresse – abordados no Capítulo 17).

A microbiota saudável se compõe de três tipos de microrganismos simbióticos: mutualistas (em que as duas espécies se beneficiam), comensais (uma espécie se beneficia, mas não agride a outra) e parasitas (uma espécie se beneficia, podendo agredir a outra). A microbiota mutualista e comensal protege as superfícies da excessiva proliferação de microrganismos parasitas e patógenos através da competição por espaço e nutrientes. O desequilíbrio entre esses três componentes, conhecido como *disbiose*, leva à fragilização e comprometimento da barreira mucosa, permitindo que microrganismos acessem a lâmina própria e que o sistema imune passe da tolerância à inflamação local e sistêmica, que ao se tornar crônica, aumenta o risco de tumorigênese (Figura 18.3). As populações patogênicas podem também produzir metabólitos genotóxicos, proteger-se com biofilmes, induzir mudanças no metabolismo energético, valer-se de mecanismos para evadir e suprimir o sistema imune e causar supressão dos mecanismos antitumorais da microbiota saudável, que, em conjunto, favorecem o desenvolvimento e crescimento de tumores (Figura 18.4).

Entre os mecanismos que envolvem os efeitos pró-tumorigênicos do sistema imune causados pela disbiose, está a ativação exacerbada dos receptores TLR e NOD pela excessiva estimulação dos microrganismos no interior dos tecidos e seus MAMPs. Entre os TLR destacam-se os eixos TLR4 e sua ativação pelo LPS produzido pelas bactérias gram-negativas e o TLR2 e sua ativação por peptidoglicano e ácido lipoteicoico, componentes da parede bacteriana. A hiperativação destes receptores, expressos nas células epiteliais aberrantes, leva ao aumento de várias vias de sinalização envolvidas com a sua sobrevivência, como STAT3 e NF-κB, e à produção de IL-17 e IL-23 por células mieloides, que

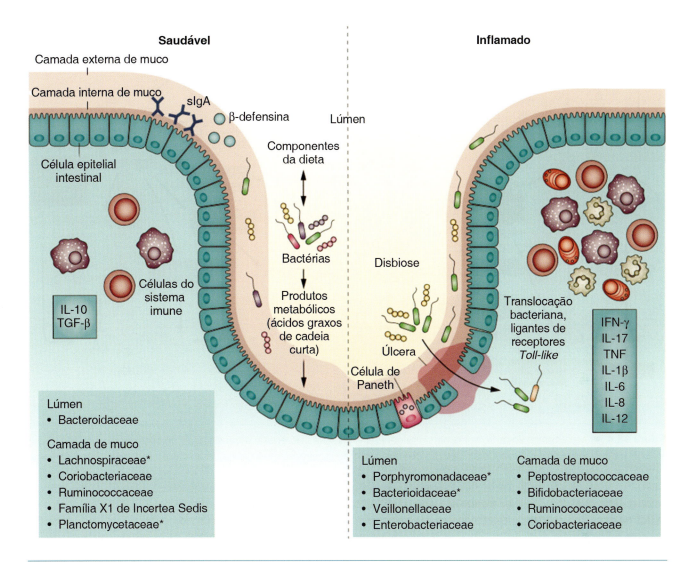

Figura 18.3 • Simbiose e tolerância *versus* disbiose e inflamação. Na mucosa saudável, os componentes da microbiota habitam sobre a camada de muco externa, enquanto na camada de muco interna se encontram as defensinas e a sIgA, formando o primeiro escudo da barreira mucosa; na lâmina própria, as células do sistema imune mantêm a vigilância e o viés tolerante do sistema, frente à microbiota simbiótica, que produz SCFAs, com ação anti-inflamatória e antitumoral. Em contraste, na disbiose, a espessura do muco fica comprometida e o epitélio, fragilizado, permitindo a translocação de bactérias no interior da lâmina própria, levando à inflamação crônica. As populações bacterianas prevalentes, tanto da mucosa saudável quanto da mucosa disbiótica, se encontram na parte inferior da figura. SCFA: ácidos graxos de cadeia curta. sIgA: imunoglobulina A secretora. Fonte: Sartor, 2015.

favorecem o crescimento tumoral. Entre os receptores NOD, destacam-se os eixos NOD2 e sua ativação pelo muramil dipepetídeo da parede bacteriana, e o NLRP6, componente do *inflamossoma* que reconhece o LPS e cuja ativação desencadeia a produção de caspase-1, IL-1β e IL-18, que favorecem a expansão de *Bacteroidetes*, associados com a displasia esofágica e o câncer de esôfago de células escamosas. A carcinogênese no cólon, fígado, intestino e pele, desencadeada pelo eixo TLR4-LPS, pode ser reversível na ausência do receptor, como constatado em modelos murinos deficientes em TLR4, enquanto a hiperativação de TLR4 nas células do epitélio aumenta a carga tumoral. Em contraste, a deficiência ou perda de função do receptor NOD2 tem se associado à susceptibilidade de desenvolver câncer colorretal em modelos murinos e em humanos; experimentos de *co-housing* mostram que a falta de NOD2 causa disbiose, e essa microbiota disbiótica, transferida a animais selvagens que convivem com os NOD2 deficientes, leva ao aumento do desenvolvimento de colite e câncer colorretal associado.

Patógenos são capazes de produzir genotoxinas que causam danos no DNA de células saudáveis, como a toxina de distensão citoletal (CDT), colibactina, BFT,

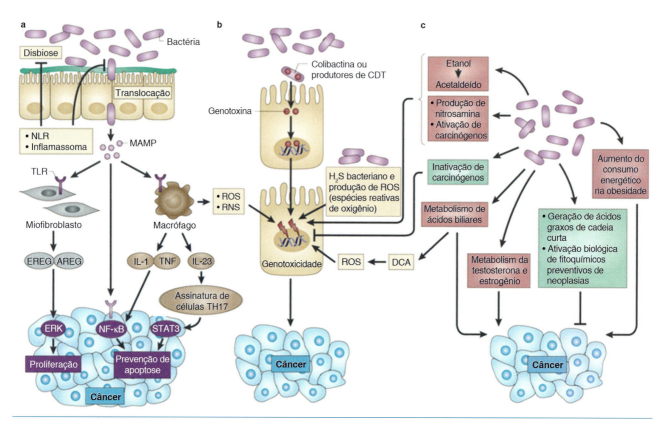

Figura 18.4 • Mecanismos do microbioma na tumorigênese. A disbiose favorece (a) a translocação de bactérias do intestino e seus MAMPs para a lâmina própria, levando à produção de citocinas inflamatórias pelas células imunes inatas e adaptativas. Esta inflamação crônica, localizada e sistêmica leva à transformação de células saudáveis mediante a hiperativação das vias de sinalização STAT3, NFκB e ERK, que favorecem a tumorigênese; (b) a proliferação de populações bacterianas parasitas e patogênicas capazes de produzir genotoxinas que causam danos permanentes ao DNA das células saudáveis, tornando-as aberrantes; (c) o desequilíbrio metabólico do microbioma resulta na ativação de carcinógenos, no metabolismo de hormônios e ácidos biliares secundários (DCA) e em alterações na captação de energia. Além disso, a disbiose impacta negativamente nos mecanismos antitumorais da microbiota saudável, como a inativação de carcinógenos, a geração de ácidos graxos de cadeia curta e de compostos fitoquímicos que previnem o câncer. CDT: toxina distensora citoletal; DCA: ácido deoxicólico; RNS: espécies reativas de nitrogênio; H_2S: ácido sulfídrico. Fonte: Schwabe e Jobin, 2013.

a toxina derivada de *Bacteroides fragilis*, espécies reativas de oxigênio (ROS), ácido sulfídrico, radicais livres de superóxido dismutase e fator necrosante citotóxico (CNF), todas com potencial carcinogênico. Cepas de *Escherichia coli* e *Enterobacteriaceae* produtoras de colibactina são mais frequentemente encontradas em amostras provenientes de pacientes com câncer colorretal do que em indivíduos saudáveis. A colibactina e a CDT induzem dano direto no DNA, parada transiente do ciclo celular em G2/M e instabilidade genômica, e podem levar as células epiteliais e as células do microambiente a secretarem fatores de crescimento. Em modelos murinos, a colonização por cepas de *E. coli* produtoras de colibactina, ou de *Enterococcus faecalis* produtores de radicais superóxidos induz carcinogênese no cólon de camundongos deficientes em IL-10. Outras genotoxinas, seus mecanismos e patógenos, reconhecidos agentes etiológicos de vários tipos de câncer como o *Helicobacter pylori* e o câncer gástrico são abordados no Capítulo 5.

Algumas bactérias são capazes de produzir *biofilmes*, com os quais criam microambientes que as protegem da ação dos peptídeos antimicrobianos e do sistema imune. Biofilmes levam ao aumento da permeabilidade da barreira mucosa e à maior ativação de STAT3 e produção de IL-6 pelas células do epitélio. Nos pacientes com câncer colorretal, os biofilmes se apresentam no intestino, distantes dos tumores primários; sua presença na mucosa se associa a altas taxas de proliferação de células e podem sugerir maior risco de desenvolvimento de câncer colorretal.

Um aspecto importante da disbiose no favorecimento da tumorigênese são as mudanças no metabolismo energético. Esta tem sido principalmente atribuída ao desequilíbrio induzido pelo consumo de dietas ocidentais, altamente calóricas e processadas. Sabe-se que o consumo de fibra e água é essencial para a saúde do microbioma e do intestino, e que a disbiose estabelecida pela falta ou deficiência desses componentes na dieta pode levar a doenças, desde refluxo, úlceras gástricas, até síndromes metabólicas, inflamatórias e obesidade; todas elas são fatores que predispõem o aparecimento de tumores. As mudanças energéticas, além de serem utilizadas por patógenos e células aberrantes para se multiplicarem, também afetam o metabolismo das populações saudáveis no que se refere à sua capacidade de inativação de carcinógenos provenientes da dieta, como amoníaco, aminas, fenóis, álcoois, sulfitos e nitrosaminas; à regulação do metabolismo de hormônios, como estrogênio e a produção de ácidos biliares secundários que, quando comprometida, favorece o crescimento de tumores de mama e hepáticos, respectivamente; e por último, à produção de moléculas antitumorais, como fitoquímicos e ácidos graxos de cadeia curta como o butirato, conhecido por regular a inflamação no intestino e associado com proteção ao desenvolvimento de câncer de fígado e cólon. Contudo, a exata contribuição do microbioma ligado à dieta e, por sua vez, à carcinogênese ainda não está bem compreendida.

Uma vez que o câncer se estabelece, o organismo se torna o ecossistema da microbiota disbiótica e das células neoplásicas, cujos membros interagem entre si para obter o máximo de ganho do hospedeiro e se perpetuar. Um dos mecanismos-chave da metástase é a transição epitélio-mesenquimal (EMT), na qual as células do tumor primário perdem a capacidade de adesão e ganham a capacidade de migrar e invadir locais distantes. Patógenos têm a capacidade de favorecer esta transição em vários tecidos: Porphyromonas gingivalis induz EMT na cavidade oral mediante a adesina fimA; Staphylococcus aureus pode exercer um papel importante na perda de características epiteliais de pólipos da cavidade nasal; Listeria fleischmannii tem sido associada com genes envolvidos na EMT no câncer de mama; Streptococci induzem perda de moléculas de adesão relacionadas a EMT no câncer de esôfago; a proteína CagA secretada pelo Helicobacter pylori causa EMT mediante a disfunção de junções no câncer de estômago; Fusobacterium nucleatum, tipicamente ausente no intestino, quando o coloniza causa a liberação do fator FadA e β-catenina que destroem as junções celulares ocasionando EMT no câncer colorretal. Além do mais, microrganismos, como Bacillus sp., Enterococcus, faecium e Escherichia coli, produzem moléculas quorum-sensing, que alteram a regulação de fatores de crescimento que facilitam a metástase.

A prova de conceito de que a microbiota no contexto errado tem efeito tumorigênico vem de estudos em modelos murinos com mutações genéticas que os levam a espontaneamente desenvolver tumores ou que, na presença de agentes carcinogênicos, desenvolvem tumores: os fatores de crescimento e seus receptores apresentam menos alterações em comparação com sua contraparte selvagem; o mesmo fenômeno acontece quando esses selvagens são tratados com antibióticos orais. Ainda, quando a microbiota do camundongo selvagem é transplantada a receptores GF, tumores são desenvolvidos mais rapidamente. Neste caso, a predisposição genética e os carcinógenos químicos são os fatores desencadeadores de disbiose, e esta microbiota disbiótica (ausente no camundongo GF ou eliminada pela ação dos antibióticos no camundongo selvagem) tem potencial tumorigênico em animais suscetíveis. Este fenômeno tem sido observado em modelos murinos de câncer colorretal, gástrico, hepático, pulmonar e de mama.

Em humanos, fenômenos de redução de tumores, inclusive de erradicação após a administração de antibióticos, têm sido observados nas infecções por *Helicobacter pylori* levando à redução de tumores e linfomas gástricos e nas infecções por *Borrelia burgdorferi*, *Campylobacter jejuni* e *Chlamydia psittaci* levando à erradicação de linfomas cutâneos, intestinais e oculares, respectivamente. Pode se especular que, ao destruir o agente causador de disbiose que induziu a inflamação e hiperproliferação de linfócitos causadores dos linfomas, seja restaurado o equilíbrio do microbioma, freando assim o crescimento tumoral. Uma vez que a maior parte da nossa microbiota se encontra no intestino, e seus metabólitos têm efeitos locais e sistêmicos, é de se esperar que a disbiose intestinal, além de promover tumorigênese no intestino, seja capaz de atingir também outros locais, inclusive distantes; por isso, não é surpreendente que o microbioma intestinal seja o mais amplamente estudado. Mas é bem provável que os microbiomas disbióticos específicos de cada local tenham um papel importante no desenvolvimento de tumores, porém sua participação na tumorigênese ainda é desconhecida.

MICROBIOMA E SEUS EFEITOS POSITIVOS E NEGATIVOS EM TERAPIAS ONCOLÓGICAS

Recentemente, houve um "boom" de estudos em microbiota associado a terapia oncológica (Figura 18.5). Este crescimento gerou muitas informações que não haviam

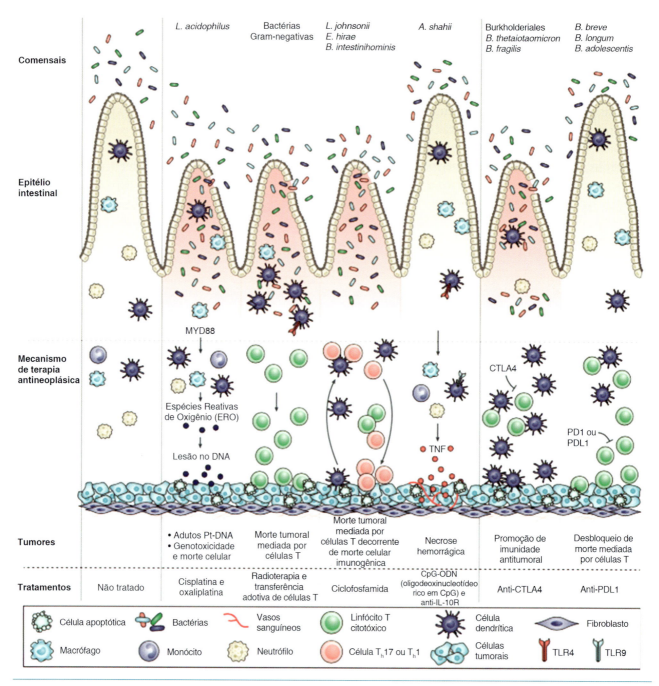

Figura 18.5 ● Mecanismos da microbiota na regulação da terapia oncológica. O tratamento com quimioterápicos à base de platina (Pt), radioterapia (TBI), ciclofosfamida (CTX) e com o inibidor de *checkpoint* anti-CTLA4 causa danos na camada de muco do intestino, fragilizando a integridade da barreira e permitindo que as bactérias penetrem na lâmina própria. As bactérias translocadas ativam as células imunes inatas e iniciam a inflamação local e sistêmica. Os mecanismos de eliminação do tumor variam com base no tipo de tratamento, e as espécies microbianas, que demonstraram afetar os mecanismos antitumorais dos mesmos, estão listadas no topo da figura. Já o tratamento com o oligodeoxinucleotídeo sintético CpG-ODN em combinação com anti-IL-10R e com o inibidor de *checkpoint* anti-PD-L1 não induz danos na barreira, e sua eficácia é favorecida por certas populações de bactérias, como *Alistipes shahii* e *Bifidobacterium spp*, respectivamente. Fonte: Roy e Trinchieri, 2017.

sido esclarecidas até o momento; com isso grandes expectativas vêm sendo "criadas" no âmbito de uma maior e melhor sobrevida durante o tratamento de câncer. No entanto, com a grande gama de artigos científicos publicados, veio a dúvida de se realmente a manipulação da microbiota afeta diretamente o tratamento oncológico. Uma grande margem dos estudos utilizando-se de amostras humanas ou de modelos animais mostrou que a utilização de antibióticos durante o tratamento oncológico afeta negativamente o tratamento do câncer, sendo um fator negativo ao combate do crescimento tumoral. Nestes casos, o antibiótico é um fator indutor de disbiose e apresenta uma relação negativa ao tratamento. Do tópico aprendemos como o fator disbiose é capaz de desencadear tumorigênese; aqui veremos como a disbiose é também um fator primordial a ser abordado no tratamento do câncer e aprenderemos sobre as diversas maneiras de manipular a microbiota como adjuvante do tratamento oncológico.

Um dos grandes pioneiros no estudo da terapia imunológica foi o Dr. William Coley em 1891. Em sua descoberta, ele verificou o efeito de bactérias vivas modulando e ativando o sistema imune de forma a combater o crescimento das células tumorais; em um dos seus relatos, tumores foram reduzidos de forma espetacular, levando o paciente a uma vida saudável. No entanto, este tratamento causou a morte de outros pacientes, devido ao fato de utilizar-se de bactérias vivas no tratamento e, consequentemente, levou os pacientes a um estado de sepse. Desde então, o estudo associando bactérias e sistema imunológico no combate ao câncer foi abandonado.

Uma nova era sobre estudos de microbiota e sistema imunológico no combate ao câncer iniciou-se e com resultados promissores. Um dos pioneiros nessa nova era, validando a relação disbiose com a terapia oncológica, foi o Dr. Giorgio Trinchieri, que mostrou o efeito do antibiótico induzindo disbiose e consequentemente modulando de forma negativa as células mieloides infiltradas no tumor. Sobre o efeito da quimioterapia, estas células liberam uma quantidade alta de ROS, que por sua vez induz autofagia nas células tumorais; mas observou-se que o tratamento com antibiótico inativou o efeito quimioterápico, devido à redução na produção de ROS pelas células mieloides e, em consequência, levou ao crescimento tumoral.

Em outros estudos, em vez de apenas verificar o efeito da disbiose, utilizou-se o tratamento com bactérias vivas. Essas bactérias foram isoladas em laboratório e fornecidas a camundongos por via oral; os animais tiveram sua microbiota modulada por inserção de novas bactérias, sendo estas promissoras para melhor resposta imune no tratamento tumoral. Um exemplo no estudo de microbiota e terapia imunológica mostrando o benefício da modulação foi publicado em 2015, no qual os autores observaram que a utilização de *Bacteriodes fragilis* e/ou *Bacteriodes thetaiotaomicron* leva a uma melhora significativa na resposta imune ao tratamento oncológico, com o uso do inibidor de *checkpoint*, anti-CTLA-4.

Três anos depois, os mesmos autores publicam um novo artigo mostrando a importância da microbiota intestinal no tratamento do câncer. Eles identificaram, em pacientes que responderam ao tratamento com o inibidor de *checkpoint* anti-PD-1, uma alta concentração da bactéria *Akkermansia muciniphila* que, por sua vez, estava reduzida nos pacientes que não responderam ao tratamento. Para a validação, eles utilizaram o método do *transplante de microbiota fecal* (FMT) em camundongos GF ou camundongos selvagens, livres de patógenos, tratados com antibióticos. Esses animais tiveram sua microbiota intestinal reconstituída por fezes de pacientes que responderam ao tratamento, os quais apresentavam um alto nível de *Akkermansia muciniphila*, e por fezes de pacientes que não responderam ao tratamento, os quais apresentavam baixo nível de *Akkermansia mucinipa*. Os resultados obtidos nos animais mostraram o observado em humanos: quando há um nível alto de *Akkermansia mucinipa*, os pacientes e os camundongos responderam ao tratamento com anti-PD-1, diminuindo o crescimento tumoral.

No entanto, até o presente momento não há consenso sobre qual família de bactérias realmente beneficia o paciente com o tratamento oncológico (Figura 18.6). Temos outro exemplo publicado em 2015, em que autores observaram a bactéria *Bifidobacterium* promovendo um efeito antitumoral em camundongos tratados com o inibidor de *checkpoint* anti-PD-L1. Nesse estudo, eles observaram que camundongos vendidos por uma empresa apresentavam microbiota diferente da dos vendidos por outra empresa, e essa alteração na microbiota proporcionava melhor resposta ao tratamento oncológico utilizando anti-PD-L1. Os animais que responderam melhor ao tratamento apresentavam um elevado nível de *Bifidobacterium*. Para validar se a resposta nesses animais se dava pela concentração elevada de *Bifidobacterium*, os autores transferiram a microbiota dos animais que responderam ao tratamento para os animais que não responderam ao tratamento e então observaram que esses animais passavam a responder ao tratamento e apresentavam redução no crescimento tumoral semelhante aos doadores da microbiota.

Tem sido descrito na literatura que a diversidade da microbiota está relacionada com a sobrevida global (OS) de pacientes com câncer. Um estudo publicado em 2014 mostrou que uma maior diversidade da microbiota se associa com uma maior sobrevida global em pacientes com câncer, em comparação com os pacientes que apresentaram intermediária ou baixa diversidade da microbiota. Os autores pontuaram que a exposição a antibióticos é um fator deletério, o qual, em

ONCOLOGIA – DA MOLÉCULA A CLÍNICA

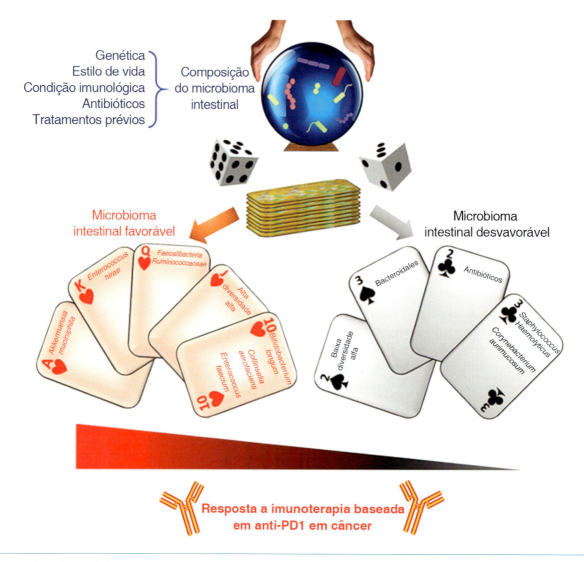

Figura 18.6 ● O papel do microbioma na imunoterapia com inibidores de *checkpoint*. A composição da microbiota intestinal do paciente oncológico é ditada por diversos fatores, como a genética, o estilo de vida, a dieta, morbidades, uso de antibióticos e outros medicamentos concomitantes, etc. Estes fatores em conjunto são extremamente variáveis e difíceis de controlar, a ponto de se poder considerar que uma microbiota favorável ou desfavorável seja atribuída ao acaso. Mas trabalhos recentes apontam que certas populações bacterianas podem estar mais presentes na microbiota de pacientes que satisfatoriamente respondem ao tratamento com anti-PD-1, enquanto outras poderiam ser mais prevalentes em pacientes não responsivos. No futuro, esse tipo de informações poderia ser usado na busca de biomarcadores preditivos de resposta à imunoterapia e, quem sabe, também auxiliar no desenvolvimento de novas terapias ou adjuvantes que visem a favorecer certas populações de bactérias no intestino de pacientes não respondedores e, assim, torná-los respondedores. Fonte: Vetizou e Trinchieri, 2018.

muitos casos, leva à redução da população de bactérias anaeróbicas e este evento, acontecendo repetidamente, ocasiona a redução da diversidade da microbiota e, como já discutido anteriormente, constitui mais uma evidência do uso de antibiótico interferindo no tratamento de câncer.

O fator primordial que tem sido discutido ao utilizar-se da modulação da microbiota é como modular/alterar as células imunes a atacarem as células tumorais. Na grande maioria dos estudos, a principal célula que vem sendo estudada é o linfócito T CD8$^+$ citotóxico (abordado no Capítulo 16). Na presença das células tumorais, a ativação e, consequentemente, a eficácia antitumoral destas células diminuem, devido ao aumento da expressão de moléculas inibidoras como PD-1 que ao se ligarem com o PD-L1 nos tumores e células do microambiente leva os linfócitos citotóxicos à anergia e senescência. Os artigos mostraram que a modulação da microbiota junto com a imunoterapia apresenta-se como uma grande alternativa para melhorar a eficácia dos linfócitos T CD8⁺ no combate ao câncer; com a modulação da microbiota se favorece a proliferação desses linfócitos, que, associados ao tratamento com anti-PD-1, levam o paciente a responder ao tratamento.

TERAPIAS E TESTES CLÍNICOS ENVOLVENDO O MICROBIOMA: DIETA, PROBIÓTICOS E TRANSPLANTE FECAL

Neste tópico iremos abordar como a manipulação da microbiota intestinal através de alimentos, probióticos e transplante fecal pode auxiliar no tratamento oncológico. No entanto vale ressaltar que esta é uma área de pesquisa nova e poucos dados têm sido publicados, mas grandes expectativas vêm sendo criadas.

Em 2019, a Dra. Christine Spencer e Dra. Jennifer Wargo apresentaram seus resultados em um dos congressos mais renomeados na Oncologia, o AACR (*American Association for Cancer Research*). Elas apresentaram como os fatores dietéticos afetam a microbiota intestinal e, por sua vez, influenciam a resposta da terapia imunológica em pacientes com melanoma. Em seus estudos, elas observaram que os pacientes que tinham um consumo alto de fibra também apresentavam maior diversidade da microbiota. Conforme o que aprendemos do tópico anterior, o nível de diversidade da microbiota é um fator importante para a resposta imunológica ao tumor, e isto também foi constatado pelas pesquisadoras. No entanto, a utilização de probióticos parece ser uma ideia boa e rápida para a manipulação da microbiota; porém, como descrito pelo grupo da Dra. Jennifer Wargo, a utilização de probiótico diminui a diversidade da microbiota levando a uma redução da resposta nos pacientes tratados com imunoterapia.

Um estudo publicado em 2019 verificou que animais tratados com dieta rica em lipídeo com 60% de gordura responderam ao tratamento com anti-PD-1 levando a uma redução no crescimento tumoral, enquanto os animais que recebiam uma dieta normal em lipídeos, carboidrato e proteína não apresentaram resposta ao tratamento. Então, os autores foram verificar em pacientes com o índice de massa corpórea (IMC) > 30 ou < 30 quem apresentava melhor resposta ao tratamento e melhor sobrevida. Eles identificaram que os pacientes classificados como obesos, os quais tinham o IMC > 30, responderam melhor ao tratamento, tendo uma melhor sobrevida.

Um resumo do ensaio clínico publicado pelo grupo do Dr. Gal Markel utilizou FMT e tratamento com anti-PD-1 em pacientes com melanoma metastático (NCT03353402). Os autores mostraram que o FMT aparenta ser uma técnica segura, não gerando efeitos colaterais, e que os pacientes em que a microbiota foi modificada apresentaram um perfil parecido com o doador, mostraram evolução no tratamento oncológico e passaram a responder ao tratamento com imunoterapia, ao qual não respondiam antes do FMT. Também foi observado que, nesses pacientes que tiveram uma evolução no tratamento, houve um aumento dos linfócitos T CD8⁺ localizados no tumor, sendo um fator positivo no combate ao tumor.

O grupo do Dr. John Lenehan, o principal investigador do ensaio clínico NCT03772899, apresentou parte de seus resultados em um importante congresso sobre câncer e imunoterapia. O autor relatou, em dois de seus pacientes com melanoma, que o tratamento com FMT é uma técnica segura e que, neles, o FMT, mais o tratamento com anti-PD-1, estabilizou o crescimento do tumor. De acordo com o autor, a estabilização do crescimento tumoral se deu pelo fato de que o tratamento com FMT aumentou o número de células T CD39⁺ CD8⁺ e reduziu o número das células PDL-1⁺ CD3⁻, levando a uma melhor resposta das células T CD8⁺ no combate ao tumor.

Outro estudo clínico foi conduzido pelo grupo do Dr. Diwakar Davar (NCT03341143), em que os pacientes com melanoma que não responderam ao tratamento com anti-PD-1 tiveram sua microbiota modulada ao receberem a microbiota de pacientes que responderam ao tratamento. No entanto, os pesquisadores ainda não têm resultados publicados, mas afirmam ser uma técnica segura e promissora ao combate de melanoma quando associada ao tratamento com imunoterapia.

MICROBIOMA TUMORAL

O microbioma tumoral refere-se à coleção de bactérias e seus genes que habitam nos tumores e, portanto, fazem parte do microambiente tumoral. Apesar de que há mais de 100 anos se conhece que bactérias podem se hospedar em células neoplásicas, sua caracterização foi sempre desafiante, do ponto de vista técnico, pela pequena quantidade desses microrganismos nesses ambientes. No caso de tumores da pele e mucosas, as bactérias poderiam ter migrado desses tecidos para o interior dos tumores; já no caso de tumores de locais considerados estéreis, as bactérias poderiam ter migrado em função do aumento da permeabilidade da vasculatura resultante da inflamação. Em ambos os casos, as bactérias poderiam estar se beneficiando do viés imunossupressor e metabólico dos tumores. Embora se desconheça o benefício que este fenômeno traz para a sobrevivência tanto de células quanto de bactérias, em 2017 foi descrito pelo grupo do Dr. Ravid Straussman do *Weizmann Institute of Science* que populações de *Gammaproteobacteria*, achadas em 76% das amostras de adenocarcinoma ductal pancreático (PDA), poderiam estar favorecendo as células neoplásicas com a resistência a gemcitabina. Já em 2019 foi descrito pelo grupo da Dra. Florencia McAllister que a composição da microbiota tumoral de pacientes com PDA era mais diversa em pacientes sobreviventes de longo prazo, em comparação com os de curto prazo. O transplante de fezes derivadas dos pacientes sobreviventes de longo prazo conseguiu evitar a progressão de PDA e aumentar o infiltrado inflamatório tumoral em modelos murinos, possivelmente através das mudanças induzidas pelo transplante na microbiota intestinal que acabou se refletindo na composição e diversidade da microbiota tumoral.

Recentemente, outro estudo do grupo do Dr. Ravid Straussman descreveu um catálogo de bactérias presentes em sete tipos diferentes de tumores humanos (mama, pulmão, ovário, pâncreas, melanoma, osso e cérebro), em uma coleção de mais de 1500 amostras provenientes de nove hospitais de quatro países diferentes; entre eles, tumores originários de tecidos onde normalmente não habita a microbiota humana. Os pesquisadores descobriram que bactérias se localizam no interior, tanto das células neoplásicas quanto das células infiltrantes do sistema imune, perto do núcleo. O fato de serem achadas nas células do sistema imune poderia sugerir que essas bactérias tenham um papel no grau de ativação de certas células do sistema imune, podendo assim interferir, positiva ou negativamente, na resposta aos tratamentos, especialmente à imunoterapia; de fato, acharam diferenças no microbioma tumoral de pacientes com melanoma que responderam ou não ao tratamento com imunoterapia.

Os tipos de bactérias achados variam entre os distintos tipos de tumores; inclusive, foram achadas associações entre populações microbianas e as características particulares de certos tipos de tumores, como é o caso de microbiomas tumorais de pulmão derivados de pacientes fumantes e não fumantes; o microbioma tumoral dos fumantes apresentava mais genes do metabolismo da nicotina, tolueno e outros químicos achados em cigarros.

Tumores de mama, por sua vez, se apresentaram com maior quantidade e diversidade de microbiota tumoral, em comparação com o tecido saudável adjacente ao tumor, e algumas espécies bacterianas se apresentaram unicamente no tumor. No estudo, foi possível cultivar *in vitro* algumas das bactérias extraídas das amostras de tumores de mama, provando assim a viabilidade, pelo menos de algumas populações da microbiota.

Apesar de o microbioma tumoral ser um fenômeno reconhecido há mais de um século, é uma das áreas do microbioma com mais perguntas em aberto. Espera-se que, no futuro, seja possível determinar como essas populações de microrganismos intratumorais contribuem para o desenvolvimento e progressão do câncer e entender como melhorar a resposta aos tratamentos oncológicos.

FERRAMENTAS DE METAGENÔMICA NA ANÁLISE DA COMPOSIÇÃO DO MICROBIOMA

Neste tópico, usaremos o termo microbioma, uma vez que vamos abordar técnicas para avaliar não somente a taxonomia de uma amostra, mas também a coleção dos genes presentes e/ou expressos pela microbiota. A concentração da microbiota varia, conforme a amostra de tecido ou secreção colhida; dependendo da amostra, estratégias de sequenciamento diferentes tornam-se necessárias para avaliar a composição da microbiota. A composição da microbiota pode ser inferida através da determinação do metagenoma, ou seja, a totalidade do material genético presente na microbiota.

Um dos desafios na determinação do microbioma de uma amostra é a proporção de material genético oriundo do hospedeiro na amostra. Fezes possuem uma proporção muito pequena de DNA do hospedeiro; de forma que após extração do material genético da amostra a quase totalidade de DNA obtido representa o microbioma. Já DNA, que é extraído de materiais com biomassa pequena (*low biomass*), como biópsias de tecidos, é composto de material genético do hospedeiro em proporções muito altas. Uma célula somática humana, por exemplo, contém 3×10^9 pares de base (bp), ao passo que uma célula bacteriana contém em média três ordens de grandeza a menos, com $\sim 4 \times 10^6$ bp.

Existem duas abordagens para inferir o microbioma de uma amostra por meio do sequenciamento de material genético obtido dela (Figura 18.7). Entre as duas, a mais antiga é a amplificação e sequenciamento do gene

Microbioma

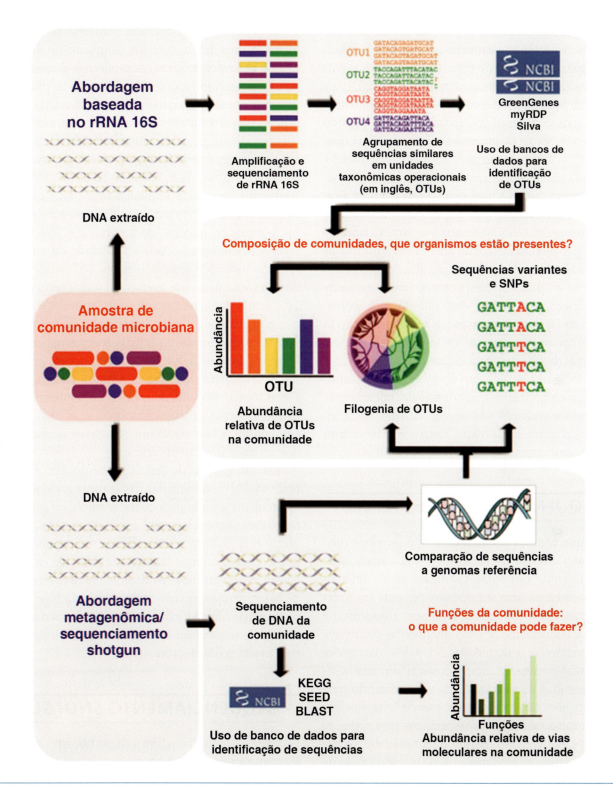

Figura 18.7 • Métodos para análise do metagenoma. O DNA extraído de amostras, tipicamente de fezes, pode ser analisado por duas abordagens: o sequenciamento 16S rRNA e o sequenciamento *shotgun*. Os táxons bacterianos presentes na amostra são definidos pela amplificação e sequenciamento do gene 16S rRNA. Grupos de sequências muito similares são agrupadas em unidades taxonômicas operacionais (OTUs) que podem ser comparadas com bases de dados e assim obter a abundância relativa de OTUs em cada amostra e seus vínculos filogenéticos. Já no sequenciamento *shotgun*, o DNA total da amostra é sequenciado e comparado com sequências de genomas de referência, fornecendo uma melhor resolução taxonômica e permitindo a avaliação de variações e polimorfismos de nucleotídeo único (SNPs); as sequências obtidas podem ser também comparadas com bases de dados funcionais, permitindo que para cada amostra seja obtida uma abundância relativa das vias e seus genes. Fonte da imagem: Morgan e Huttenhower, 2012.

que codifica a subunidade 16S do ribossomo presente em todas as bactérias e arqueias. A quantidade relativa de "tipos diferentes" de gene 16S rRNA representa a composição da microbiota. Por envolver uma etapa de amplificação do gene-alvo e o sequenciamento apenas do produto de amplificação (amplicon), é possível avaliar a microbiota de amostras com biomassa pequena, já que o DNA do hospedeiro não é amplificado. A segunda abordagem, mais custosa, é o simples sequenciamento do DNA total extraído da amostra. Essa abordagem é conhecida por sequenciamento *shotgun*. Por incluir o DNA do hospedeiro, o sequenciamento tipo *shotgun* geralmente é feito apenas em amostras de alta biomassa (com uma proporção alta de microbiota em relação a células do hospedeiro), tais como fezes, saliva, secreções e lavados, visto que uma alta contaminação do DNA extraído com DNA do hospedeiro (> 95%) requereria uma geração de sequências na ordem de centenas de *gigabytes* para avaliar o microbioma. Por outro lado, o sequenciamento tipo *shotgun* é agnóstico quanto ao componente taxonômico do microbioma, permitindo a avaliação não apenas de bactérias e arqueias, mas também de vírus, fungos e protozoários que venham a compor a microbiota na amostra.

SEQUENCIAMENTO 16S RRNA

O gene que codifica a subunidade 16S do ribossomo bacteriano (também conhecida por SSU – *small subunit*) é tido como um ótimo candidato para a inferência da microbiota, uma vez que está presente em todas as bactérias (seria impossível viver sem ribossomo) e apresenta regiões conservadas intercaladas com nove regiões variáveis, denominadas V1 a V9. As regiões conservadas podem ser usadas como alvo para amplificação por PCR de uma região do gene contendo uma ou mais regiões variáveis, usando *primers* (oligonucleotídeos) "universais" que são específicos para todas as bactérias e arqueias. No entanto, a sensibilidade e especificidade desses *primers* não é de 100%, resultando na omissão de algumas espécies bacterianas e na modesta amplificação do DNA mitocondrial do hospedeiro, todavia, não a ponto de tornar inútil essa abordagem.

A utilização do gene 16S como marcador filogenético foi desenvolvida originalmente nos anos 1990, por Carl Woese, e envolvia o sequenciamento do gene inteiro que codifica a subunidade 16s, com tamanho de ~1500 bp. Isso era feito através da técnica de Sanger, que permite leituras de sequenciamento de até 800 bp, permitindo assim a cobertura completa do gene por meio de duas leituras de um amplicon de 1500 bp, um de cada ponta. Técnicas modernas de sequenciamento, massivamente paralelas, como a plataforma *Illumina*, que domina o mercado, geram milhões de leituras de sequenciamento por corrida; no entanto, essas leituras são de pequeno comprimento. A plataforma *MiSeq* consegue gerar leituras pareadas de até 300 bp para cada leitura. As leituras são pareadas porque um fragmento de DNA é sequenciado a partir de ambas as extremidades. Para avaliação do gene 16S, de 1500 bp, o tamanho máximo de leitura (2 × 300 bp) não seria suficiente para cobrir a totalidade do amplicon. Por esse motivo, o sequenciamento 16S para avaliação do metagenoma é feito apenas em uma região do gene 16S, sendo mais comum um fragmento contendo toda a região variável 4 (v4), de tamanho aproximado de 300 bp. Dessa forma, ao utilizar sequenciamento com leituras pareadas de 2 × 250 bp ou 2 × 300 bp, o amplicon é coberto duas vezes, a partir de cada ponta. Dessa forma, são mitigados erros de sequenciamento, já que, em caso de discrepância entre as duas leituras sobrepostas, a base da leitura com maior qualidade em determinada posição prevalece.

Em um projeto de sequenciamento 16S é importante avaliar se o tamanho das leituras geradas é suficientemente grande para cobrir o amplicon gerado inteiro. Para sequenciamento de amplicons 16S, a única plataforma *Illumina* recomendada é o aparelho *MiSeq*, que consegue atingir leituras pareadas de 300 bp e possui quatro cromóforos distintos para determinação de bases, sendo uma cor única para cada base. Outras plataformas *Illumina* são recomendadas apenas para a técnica de sequenciamento tipo *shotgun*, em aplicações para avaliação do microbioma.

SEQUENCIAMENTO *SHOTGUN*

Um aspecto importante em relação ao uso da técnica *shotgun* para caracterização do microbioma é a quantidade de dados que é necessária para a obtenção de resultados que sejam representativos do microbioma. Pelo fato de a fragmentação e o sequenciamento do DNA da amostra serem aleatórios, para a avaliação representativa do microbioma torna-se necessária uma profundidade de sequenciamento maior que ~10 × para cada genoma para cobrir adequadamente os genomas da maior parte das espécies presentes. Idealmente, para amostras obtidas de hospedeiros humanos, é recomendado, para cada amostra, sequenciar uma quantidade aproximada de 3×10^9 bp (3 Gbp) de DNA não hospedeiro.

Apesar de haver várias plataformas de sequenciamento, até o momento, apenas a plataforma *Illumina* consegue gerar, a preços razoáveis, uma profundidade de sequenciamento grande o suficiente para cada amostra *shotgun*. Contudo, o tamanho de cada leitura (*read*) gerada por essa plataforma é bastante pequeno, em média por volta de 100 bp apenas. Para cobrir totalmente um único genoma bacteriano com profundidade 10 ×, seriam necessários, portanto, $\sim 3 \times 10^7$ bp. A quantidade de diferentes espécies bacterianas em uma amostra fecal está na ordem de centenas, e a proporção relativa entre elas é desigual, com algumas espécies dominando a amostra e outras estando presentes em abundâncias menores. Ademais, a quantidade exata de bp sequenciada para cada amostra varia em torno de um valor nominal, por razões técnicas. Logo, a caracterização do microbioma é expressa como uma proporção de cada espécie em relação ao total sequenciado para cada amostra, ou a abundância relativa de cada espécie. Dessa forma torna-se possível a comparação de cada espécie entre amostras.

METAGENÔMICA: DESAFIOS E SOLUÇÕES NA ANÁLISE DE DADOS

Dados obtidos por sequenciamento 16S rRNA

A geração de leituras de sequenciamento é apenas o primeiro passo para determinar a composição do microbioma, já que fragmentos de tamanho quase idêntico do gene 16S oriundos de diferentes espécies bacterianas estão presentes em proporções diferentes em um dado produto de amplificação metagenômica. A proporção relativa de cada sequência "diferente" no amplicon metagenômico pode ser considerada uma representação da abundância relativa de cada espécie que compõe o microbioma.

Para determinar os "diferentes tipos" de sequência, existem três pacotes de *software* que permitem a inferência segura da abundância relativa de espécies a partir de sequências brutas. Todos esses pacotes envolvem etapas iniciais de filtragem das sequências por qualidade e eliminação de quimeras (amplicons amplificados erroneamente a partir do DNA de mais de uma única espécie bacteriana). O pacote mothur (https://mothur.org/), mais antigo, e o pacote qiime (https://qiime2.org/) inferem unidades de taxonomia operacionais (OTUs – *operational taxonomic units*) que são clusterizações de sequências filtradas que apresentam identidade > 97%. Isso é feito para levar em consideração polimorfismo existente nas sequências de uma espécie e também erros de sequenciamento não detectados nas etapas anteriores. O pacote mais recente, dada2 (https://benjjneb.github.io/dada2/), no entanto, não clusteriza sequências similares em OTUs, mas corrige erros de sequenciamento *Illumina* através de um algoritmo que avalia as taxas de erro em diferentes posições de cada leitura. Dessa forma, as sequências corrigidas podem ser comparadas diretamente com uma base de dados taxonômica, e uma identidade de 100% é considerada uma classificação taxonômica positiva para a sequência.

As bases de dados usadas como referência para 16S são sequências do gene 16S de bactérias isoladas e caracterizadas taxonomicamente. As bases de dados são curadas manualmente ou (semi)automaticamente para assegurar a verossimilhança entre a sequência e seu táxon. As bases de dados mais comumente usadas hoje em dia são a base de dados silva (https://www.arb-silva.de/) e a base de dados de genes 16S do NCBI (https://ftp.ncbi.nlm.nih.gov/blast/db/), sendo a base de dados silva mantida por curadores de forma mais criteriosa.

DADOS OBTIDOS POR SEQUENCIAMENTO *SHOTGUN*

Na técnica de *shotgun*, o número de leituras referentes a cada espécie, necessário para calcular as abundâncias relativas, por sua vez, pode ser obtido por duas diferentes abordagens: o alinhamento a referência ou a identificação de k-meros. No alinhamento a referência, como a estratégia usada pelo *software* MetaPhlAnn, os milhões de leituras de sequenciamento são alinhados a genes que estão exclusivamente presentes em cada *clado taxonômico* (entidades taxonômicas funcionais em cada nível taxonômico – por exemplo *Escherichia coli*, no nível espécie, ou *Firmicutes*, no nível filo). Esses genes foram pré-computados em encontrarem-se presentes apenas em certos clados. A proporção do número de leituras que se alinham com genes de um clado em relação ao total de leituras alinhadas é a abundância relativa da espécie. Essa técnica permite a obtenção de resultados rápidos; no entanto, espécies ou linhagens que não estão presentes na base de dados de genes específicos para clado simplesmente são descartados como sendo não classificados (*unclassified*).

A segunda abordagem é a construção prévia de um dicionário de "palavras", de tamanho k (k-meros), com k geralmente igual a 31 bp, obtidas através da aplicação de uma "janela deslizante" (*sliding window*) nos genomas de espécies isoladas, bem caracterizadas e sequenciadas. Essas espécies encontram-se disponíveis no *genbank* do NCBI (NIH) sob a base de dados WGS https://www.ncbi.nlm.nih.gov/genbank/wgs/. A identificação taxonômica de uma sequência (por exemplo, uma leitura de sequenciamento do microbioma) pode ser obtida por meio da extração de k-meros e subsequente comparação dos k-meros presentes com os no dicionário de k-meros pré-computados para cada espécie. K-meros exclusivos para uma espécie (ou clado) presentes também na sequência a ser identificada taxonomicamente outorgam-na sua classificação taxonômica.

No entanto, esses dois métodos apenas retornam uma classificação taxonômica das leituras de sequenciamento, e não dizem nada sobre a funcionalidade do microbioma, como por exemplo, uma classificação funcional dos genes presentes. Recentemente, a capacidade computacional acessível a pesquisadores tem permitido a montagem metagenômica das leituras de sequenciamento oriundas de uma amostra de microbioma.

As leituras curtas, em vez de serem alinhadas a genes de referência ou terem k-meros extraídos delas, são submetidas a uma montagem computacional, que, assim como montar um quebra-cabeça, encontra sobreposições entre os milhões de leituras e, por meio de algoritmos baseados em teoria de grafos, consegue montar de forma segura milhares de leituras em sequências contíguas (*contigs*) representando o consenso da montagem. Esses *contigs* têm um tamanho várias ordens de grandeza maior que uma leitura de sequenciamento *Illumina*, permitindo assim uma classificação taxonômica por espectro de k-meros (como descrito acima) mais precisa do que quando feita diretamente em leituras. Ademais, esses *contigs* podem ser anotados funcionalmente *ab initio* através da identificação de sequências codificadoras de proteínas (CDSs), que por sua vez são classificadas funcionalmente por homologia a bases de dados de proteínas bem caracterizadas por evidência experimental. Dessa forma, a funcionalidade do microbioma pode ser caracterizada e expressa como abundância relativa de famílias de genes, independentemente da classificação taxonômica. Assim, até *contigs* que não puderam ser classificados taxonomicamente por pertencerem a espécies ou linhagens novas são ao menos caracterizados funcionalmente.

BOXE 1 – MICROBIOMA E CÂNCER

"Bactérias comensais e outros microrganismos (a microbiota) vivem em todas as barreiras superficiais de nosso corpo e são particularmente abundantes e diversos no intestino distal. Juntos, a microbiota e seu hospedeiro representam um metaorganismo no qual a interlocução entre microrganismos e células hospedeiras é necessária para a saúde e a sobrevivência. Os ancestrais mecanismos moleculares e celulares decorrentes das primeiras interações entre procariotas e eucariotas evoluíram para controlar a fisiologia e homeostase dos tecidos do hospedeiro, de forma dependente dos microrganismos. A microbiota influencia localmente na manutenção da homeostase da barreira e regula sistemicamente o metabolismo, hematopoiese, inflamação, imunidade e outras funções fisiológicas. Principalmente por causa de seus efeitos no metabolismo, inflamação e imunidade, mas também ao produzir toxinas que afetam o dano e reparo do DNA, bem como a proliferação celular, a microbiota regula o câncer no nível de predisposição, iniciação, instabilidade genética, suscetibilidade à resposta imune do hospedeiro, progressão e comorbidade. Evidências recentes mostram que a microbiota, e particularmente a microbiota intestinal, modula a resposta à terapia do câncer e a suscetibilidade a seus efeitos colaterais tóxicos. As respostas à quimioterapia, radioterapia e imunoterapia podem ser afetadas pela composição do intestino ou da microbiota associada ao tumor, levantando-se a possibilidade de que a microbiota poderia ser direcionada em pacientes com câncer para melhorar sua capacidade de resposta à terapia. Embora este esforço tenha sido limitado pelo nosso conhecimento incompleto das espécies bacterianas que afetam a resposta à terapia e os mecanismos subjacentes a esses efeitos, vários ensaios clínicos foram iniciados na tentativa de modificar a microbiota em pacientes tratados com inibidores de *checkpoints* usando modificação dietética, prebióticos, administração de espécies bacterianas únicas ou consorciadas e transplantes de microbiota fecal. Esses estudos ainda estão em andamento, mas alguns resultados preliminares e promissores já foram relatados." Dr. Giorgio Trinchieri.

BOXE 2 – FUNGOMA, VIROMA E OUTROS "OMAS" E SUA RELAÇÃO COM O CÂNCER

O hospedeiro do microbioma pode ser considerado como uma plataforma de interações entre reinos, que acontecem em todas as direções. Embora 99% da microbiota humana se componha de bactérias, também fazem parte desse ecossistema as arqueias, vírus, fungos e protozoários, que, apesar de serem minorias, na disbiose exercem papéis muito importantes. Do viroma fazem parte os retrovírus endógenos, vírus eucariotas e bacteriófagos (vírus que infectam bactérias); estes últimos poderiam auxiliar na proteção das superfícies mucosas contra bactérias patogênicas, como pode ter sido o caso no transplante fecal de fezes filtradas para a remoção de bactérias vivas, o qual se mostrou eficaz para o tratamento da colite causada pela infecção por *Clostridium difficile*. Porém, bacteriófagos disbióticos também poderiam eliminar bactérias benéficas e dessa forma favorecer populações com potencial tumorigênico. Vírus, como EBV, hepatite B e C, HPV e HTLV-1, podem causar câncer, imunodeficiência, inflamação crônica e se inserir no genoma de células saudáveis, tornando *proto-oncogenes* em *oncogenes* (abordados nos Capítulos 6 e 7). Tipicamente, fungos se encontram em baixas densidades em indivíduos saudáveis, em parte limitados pelos mecanismos das bactérias comensais; as interações entre fungos e bactérias podem ser neutras ou até vantajosas, mas para um paciente imunossuprimido, como um paciente com câncer, podem ser prejudiciais. Neles, não é surpreendente que o uso de antibióticos leve à colonização de pele e mucosas por fungos do fungoma, como a *Candida albicans*. Alterações no fungoma podem estar relacionadas com carcinoma de língua e câncer colorretal. Sobre o parasitoma, no qual se incluem protozoários e helmintos, ainda é rebatível se sua presença no intestino se considera simbiose ou disbiose. A presença de espécies, como *Blastocystis hominis* e *Trichuris trichiura* no intestino, pode estar associada à proteção contra atopia, doenças alérgicas, autoimunes e inflamatórias, incluindo a doença inflamatória intestinal; a interação entre bactérias e parasitas, por sua vez, pode ter relevância em pacientes com câncer, uma vez que indivíduos sem helmintos apresentam maior diversidade e abundância de espécies bacterianas, como *Bifidobacterium* spp., enquanto indivíduos com helmintos apresentam mais diversidade de *Bacteroidales* (Figura 18.6). Arqueias, por sua vez, são os componentes da microbiota humana menos estudados; a análise de seus rastros em fezes sugere que a maioria possui potencial de produzir metano, enquanto outras arqueias, em menor proporção, preferencialmente se desenvolvem em ambientes hipersalinos. Inúmeros enigmas ainda se encontram em aberto; entre eles, que relação poderiam ter com o câncer?

BOXE 3 – UTILIZAÇÃO DO MICROBIOMA COMO FERRAMENTA DIAGNÓSTICA

Parâmetros do microbioma, como a presença ou ausência de certos componentes, sua abundância, diversidade, proporção entre espécies, e também os seus metabólitos poderão ser usados no futuro como biomarcadores que, no contexto do câncer, visem a auxiliar na prevenção, tomada de decisões terapêuticas, monitoramento e predição de resposta a tratamentos. No momento, além de *H. pylori* e câncer gástrico, nenhum outro componente do microbioma tem sido traduzido em ferramenta diagnóstica para câncer. Estudos recentes apontam que a presença de *Fusobacterium* spp. nas fezes poderia ser usada no diagnóstico de câncer colorretal, porém o teste não é sensível o suficiente para ser traduzido à rotina clínica, além de falhar na detecção de câncer colorretal associado a outro tipo de bactérias. Em relação aos componentes da microbiota no prognóstico de câncer e predição de resposta, há indícios de que algumas espécies possam ser favoráveis ou desfavoráveis, mas não há consenso; de fato, estudos apontam que as mudanças entre as assinaturas do microbioma em populações distintas podem refletir costumes dietéticos locais, sugerindo que testes diagnósticos tenham limitações geográficas. Em relação ao monitoramento durante o tratamento oncológico, estudos sugerem que a abundância relativa de *Proteobacteria* antes da administração de quimioterapia em fezes de pacientes pediátricos de leucemia linfoblástica aguda pode predizer o desenvolvimento de neutropenia febril no início do tratamento, enquanto a presença de outras populações, como *Enterococcaceae* ou *Streptococcaceae* em qualquer fase do tratamento, pode predizer maior risco à infecção em fases subsequentes do tratamento. Além do estudo das populações, certamente as análises de metagenoma junto com o metaboloma (abordado no Capítulo 12) vão fornecer informações importantes sobre as interações entre os tumores e a microbiota, com potencial de serem traduzidas em biomarcadores. Mas, antes de ir além, é fundamental conectar as possíveis estratégias de diagnóstico com a realidade, desde a coleta da amostra, passando pela tecnologia de análise, até a interpretação dos dados. Vale considerar que as prioridades na conceição e desenvolvimento dessas ferramentas sejam em grande parte ditadas pela facilidade de adaptação à rotina clínica.

GLOSSÁRIO

Biofilmes: ecossistemas constituídos por uma comunidade de microrganismos que excretam uma matriz extracelular ou biopolímero, com a qual se aderem às superfícies e se protegem do microambiente.

Co-housing: quando dois ou mais indivíduos com microbiomas diferentes convivem no mesmo ambiente, compartilhando assim a microbiota.

Disbiose: desequilíbrio da microbiota saudável devido a mudanças quantitativas e qualitativas na sua composição, desencadeadas principalmente por fatores genéticos e ambientais.

Germ-free: refere-se a plantas ou animais de experimentação, que nascem e são mantidos em condições estéreis e, portanto, sem microbioma. São utilizados como ferramenta para o estudo do mesmo, uma vez que podem ser colonizados controladamente por populações de microrganismos conhecidos.

Inflamossoma: complexo multiproteico do sistema imune, responsável pela ativação das respostas inflamatórias.

Lâmina própria: As membranas ou túnicas mucosas são compostas por três camadas: a epitelial, a lâmina própria ou conectiva e a muscular da mucosa. A lâmina própria fornece suporte nutricional ao epitélio e nela se encontram os órgãos linfoides secundários e as células do sistema imune inato e adaptativo; é ali que ocorre a maioria das respostas do sistema imune frente à microbiota das mucosas.

LPS: ou lipopolissacárideo é uma endotoxina que compõe a membrana externa de bactérias gram-negativas; reconhecido pelas células do sistema imune via CD14 e TLR4.

Moléculas *quorum-sensing*: conjunto de sinais, através dos quais uma célula consegue perceber o número de bactérias que a rodeiam.

Senescência: processo de envelhecimento celular.

Simbiose: associação entre organismos de espécies diferentes, podendo ser, ou não, benéfica para as duas partes.

Transplante fecal: introdução de fezes provenientes de um doador saudável no trato digestivo de um paciente, com o intuito de reconstituir sua microbiota.

Xenobiótico: substância química que não é produzida naturalmente pelo organismo.

LEITURAS RECOMENDADAS

Belkaid Y, Harrison OJ. Homeostatic immunity and the microbiota. Immunity, v. 46, n. 4, p. 562-576, 18 abr. 2017.

Berg G *et al*. Microbiome definition re-visited: old concepts and new challenges. Microbiome, v. 8, n. 1, p. 103, 30 jun. 2020.

Nejman D *et al*. The human tumor microbiome is composed of tumor type-specific intracellular bacteria. Science, v. 368, n. 6494, p. 973-980, 29 maio 2020.

Roy S, Trinchieri G. Microbiota: a key orchestrator of cancer therapy. Nature Reviews Cancer, v. 17, n. 5, p. 271-285, maio 2017.

Schwabe RF, Jobin C. The microbiome and cancer. Nature Reviews Cancer, v. 13, n. 11, p. 800-812, nov. 2013.

REFERÊNCIAS BIBLIOGRÁFICAS

Bauer H, Horowitz RE, Levenson SM, Popper H. The Response of the Lymphatic Tissue to the Microbial Flora. Studies on Germ free Mice. The American Journal of Pathology, v. 42, n. 4, p. 471-483, abr. 1963.

Belkaid Y, Hand T. Role of the Microbiota in Immunity and inflammation. Cell, v. 157, n. 1, p. 121-141, 27 mar. 2014.

Davar D, Vetizou MA, Dzutsev A, Badger J, McCullogh J, Menna C, Pagliano O, Kirkwood JM, Trinchieri G, Zarour HM. Abstract IA38: Manipulating the gutmicrobiometo improve immunotherapy of melanoma. Cancer Immunology Research, v. 7, n. 2 Supplement, p. IA38-IA38, 1 fev. 2019.

Dietary factors affecting gutmicrobiomemay influence response to immunotherapy in melanoma patients. AACR Newsroom, Filadélfia, 27 fev. 2019. News Releases. Disponível em: < https://www.aacr.org/about-the-aacr/newsroom/news-releases/dietary-factors-affecting-gut-microbiome-may-influence-response-to-immunotherapy-in--melanoma-patients/>. Acesso em: 21 sep. 2020.

Elinav E, Garrett WS, Trinchieri G, Wargo J. The cancer microbiome. Nature reviews. Cancer, v. 19, n. 7, p. 371-376, jul. 2019.

Fecal Microbial Transplantation In Combination With Immunotherapy In Melanoma Patients (MIMIC). Clinicaltrials.gov, 11 dec. 2018. Disponível em:<https://clinicaltrials.gov/ct2/show/study/NCT03772899>. Acesso em: 5 out. 2020.

Fecal Microbiota Transplant (FMT) in Melanoma Patients. Clinicaltrials.gov, 14 nov. 2017. Disponível em: <https://clinicaltrials.gov/ct2/show/study/NCT03341143>. Acesso em: 5 out. 2020.

Fecal Microbiota Transplantation (FMT) in Metastatic Melanoma Patients Who Failed Immunotherapy. Clinicaltrials.gov, 27 nov. 2017. Disponível em: <https://clinicaltrials.gov/ct2/show/NCT03353402>. Acesso em: 5 out. 2020.

Galloway-Peña JR, Kontoyiannis DP. The gut mycobiome: The overlooked constituent of clinical outcomes and treatment complications in patients with cancer and other immunosuppressive conditions. PLOS Pathogens, v. 16, n. 4, p. e1008353, 2 abr. 2020.

Geller LT *et al*. Potential role of intratumor bacteria in mediating tumor resistance to the chemotherapeutic drug gemcitabine. Science, v. 357, n. 6356, p. 1156-1160, 15 set. 2017.

Hakim H *et al*. Gut Microbiome Composition Predicts Infection Risk During Chemotherapy in Children With Acute Lymphoblastic Leukemia. Clinical Infectious Diseases: na Official Publication of the Infectious Diseases Society of America, v. 67, n. 4, p. 541–548, jan. 2018.

Kim J.Y *et al*. The human gut archaeome: identification of diverse haloarchaea in Korean subjects. Microbiome, v. 8, n. 1, p. 114, 4 ago. 2020.

Lee YK, Mazmanian SK. Hasthe microbiota played a critical role in the evolution of the adaptive immune system? Science, v. 330, n. 6012, p. 1768-1773, 24 dez. 2010.

Maleki S, Lenehan J, Burton J, Silverman M, Parvathy SN, El-Hajjar M, Krishnamoorthy M. P864 Combination of fecal microbiota transplantation from healthy donors with anti-PD1 immunotherapy in treatment-naïve advanced or metastatic melanoma patients. Journal for Immuno Therapy of Cancer, v. 8, n. Suppl 1, 1 abr. 2020.

Marzano V *et al*. "Omic" investigations of protozoa and worms for a deeper understanding of the human gut "parasitome". PLOS Neglected Tropical Diseases, v. 11, n. 11, p. e0005916, 2 nov. 2017.

Riquelme E *et al*. Tumor Microbiome Diversity and Composition Influence Pancreatic Cancer Outcomes. Cell, v. 178, n. 4, p. 795- 806.e12, 8 ago. 2019.

Santiago-Rodriguez TM, Hollister EB. Human Virome and Disease: High-Throughput Sequencing for Virus Discovery, Identification of Phage-Bacteria Dysbiosis and Development of Therapeutic Approaches with Emphasis on the Human Gut. Viruses, v. 11, n. 7, 18 jul. 2019.

Vergara D, Simeone P, Damato M, Maffia M, Lanuti P, Trerotola M. The Cancer Microbiota: EMT and Inflammation as Shared Molecular Mechanisms Associated with Plasticity and Progression. Journal of Oncology, v. 2019, 20 out. 2019.

Whisner CM, Athena Aktipis C. The Role of the Microbiome in Cancer Initiation and Progression: How Microbes and Cancer Cells Utilize Excess Energy and Promote One Another's Growth. Current Nutrition Reports, v. 8, n. 1, p. 42-51, 2019.

Youngster I, Baruch E, Katz L, Lahat A, Brosh-Nissimov T, Schachter J, Koren O, Markel G, Boursi B. 90. Fecal Microbiota Transplantation in Metastatic Melanoma Patients Resistant to Anti-PD-1 Treatment. Open Forum Infectious Diseases, v. 6, n. Suppl 2, p. S7, 23 out. 2019.

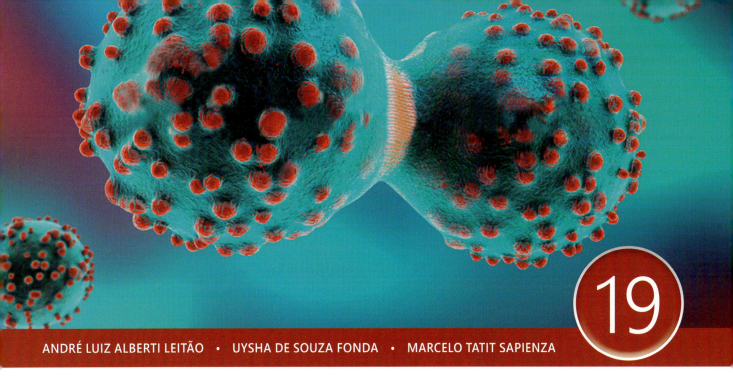

ANDRÉ LUIZ ALBERTI LEITÃO • UYSHA DE SOUZA FONDA • MARCELO TATIT SAPIENZA

Técnicas de Diagnóstico

OBJETIVOS DE APRENDIZAGEM

Após a leitura do capítulo, espera-se que o leitor entenda e diferencie os principais métodos utilizados no diagnóstico do câncer e os motivos de sua aplicação na investigação oncológica. O leitor será também capaz de refletir sobre a importância dos exames de rotina e testes para detecção precoce, assim como os futuros desafios que estes envolvem.

INVESTIGAÇÃO

Sinais e sintomas

Os sinais e sintomas do câncer (CA) variam de acordo com a localização da doença, volume tumoral e o quanto interfere na estrutura e função do órgão acometido e dos tecidos adjacentes. Exemplos de manifestações decorrentes da progressão local são a falta de ar ou tosse com sangramento em um paciente com câncer de pulmão infiltrando um brônquio e a dificuldade para deglutir alimentos em um paciente com câncer de esôfago. A variação de metabolismo e as alterações inflamatórias desencadeadas pelo tumor também geram efeitos sistêmicos, podendo haver aumento da taxa de metabolismo basal, fraqueza, fadiga e perda de peso.

Os sinais e sintomas podem ser intensos e precoces, caso a doença ocorra em alguma área crítica. Desta forma, um tumor de pequeno volume no cérebro pode desencadear dores de cabeça, convulsões, náuseas, sonolência ou outros sintomas diretamente relacionados à região afetada, tais como a perda de visão pelo acometimento do lobo occipital ou a perda do equilíbrio e coordenação motora por acometimento cerebelar.

Infelizmente, a maioria dos casos de câncer é assintomática em seu estágio inicial, com o aparecimento de sintomas perceptíveis somente com a progressão do tumor, dificultando o diagnóstico precoce e consequentemente levando a um pior prognóstico do paciente. No decorrer da progressão da doença e eventual ocorrência de metástases, os sinais e sintomas aumentam de intensidade e se multiplicam para as novas áreas afetadas. É comum haver aparecimento de dores localizadas em caso do aumento de massa tumoral e metástases que levem à compressão de órgão e nervos.

Um exemplo de doença com baixa taxa de sobrevivência devido à progressão assintomática é o câncer de pâncreas, doença em que a dificuldade de detecção precoce faz com que o diagnóstico seja feito em fases avançadas, em que já houve progressão local e mesmo a disseminação, a distância, da doença. A probabilidade de sobrevida em cinco anos de um paciente com câncer de pâncreas menor que 2 cm e sem disseminação (estádio I) é aproximadamente 40%, caindo para menos de 5% se houver metástases (estádio IV).

É notória a drástica redução da taxa de sobrevivência para diferentes neoplasias malignas, dependendo do estadiamento. O impacto da detecção precoce implica a necessidade da triagem periódica da população com exames físicos, laboratoriais e de imagem, com finalidade de detecção da doença assintomática (rastreamento ou *screening*). Câncer de pele não melanoma, mama, colo de útero, colorretal, próstata e pulmão são exemplos de câncer com alta taxa de ocorrência, podendo haver benefício da detecção e tratamentos precoces na população geral ou em grupos de maior risco específico.

Exame físico

O exame físico é etapa fundamental do diagnóstico de câncer, ao lado da história pessoal e familiar do paciente, em que sintomas e outros fatores de risco são investigados. É importante que os indivíduos tenham consciência de seu próprio corpo, buscando atendimento em serviço de saúde o mais cedo possível no caso de alterações suspeitas. A estratégia de conscientização deve estar somada às estratégias de rastreamento, que são aplicadas, mesmo na ausência de quadros suspeitos.

No caso do câncer de mama, as mulheres precisam estar conscientes do risco da doença e atentas para perceber alterações suspeitas, por meio da observação e palpação ocasionais das mamas em situações do cotidiano. Esse simples teste implica a procura de "caroços" ou nódulos em toda a extensão das mamas, regiões supraclaviculares e axilas, juntamente com inspeção visual estática e dinâmica na procura de assimetrias, edemas, retrações, ulceração ou eczemas e secreção papilar. Por ser um procedimento de muito baixo custo, este deve ser sempre valorizado na investigação, apesar de possuir limitações. Lesões mamárias pequenas ou profundas muitas vezes não são palpáveis até pelos médicos mais experientes, sendo necessária uma triagem por exames de imagem, principalmente para pacientes na faixa etária de risco e com histórico familiar positivo.

Assim, na investigação do câncer de mama, é recomendado pelo Ministério da Saúde que toda mulher, acima de 40 anos, procure um serviço de saúde para realizar o exame clínico das mamas anualmente, mesmo que não tenha sinais ou sintomas. Considerando-se que grande parte dos tumores podem ter exame físico normal em fases iniciais, toda mulher, entre 50 e 69 anos, deve fazer ao menos uma mamografia a cada dois anos.

Outros exemplos de testes de rastreamento ou *screening* populacional são a avaliação citológica de colo de útero (teste de Papanicolau), que possibilita a investigação e terapia precoce do câncer de colo de útero, e o toque retal para avaliação prostática em homens acima dos 50 anos.

Histórico familiar

O histórico familiar possui relevância como um indicador de indivíduos com maior risco do aparecimento da doença, que se beneficiam de medidas mais agressivas de triagem e prevenção. Além do compartilhamento genético, condições como hábitos e ambiente social podem aumentar o risco de desenvolvimento do câncer. Essa informação é significativa na estratificação de risco de pacientes que convivem ou conviveram com familiares que consomem ou façam uso de agentes carcinógenos (por exemplo, tabaco).

Durante o questionamento do histórico familiar, deve-se atentar para o grau de parentesco e tipo do câncer, idade aproximada do familiar no momento do diagnóstico, sobrevida e a causa do óbito, caso tenha ocorrido. Alguns guias de conduta assumem o risco proporcional à proximidade do parentesco e número de ocorrências, e tipo da doença e idade do diagnóstico como fatores na decisão da faixa etária inicial da triagem e exame mais indicado.

Outro fator muito importante à análise do histórico é a pesquisa de síndromes hereditárias. Estudos de hereditariedade em câncer têm beneficiado drasticamente o entendimento das bases genéticas e moleculares de vários tipos de câncer e, consequentemente, o aprimoramento dos agentes terapêuticos. Muitas vezes as alterações genéticas e moleculares de síndromes hereditárias são compartilhadas com a doença esporádica.

Mais uma vez tomando como exemplo o câncer de mama, a avaliação de rotina e a mamografia são recomendadas anualmente, a partir dos 35 anos, para mulheres com alto risco devido à história familiar para câncer de mama, parente de primeiro grau com câncer antes dos 50 anos, ou teste que evidencie mutação nos genes BRCA1 e BRCA2.

Observação macroscópica (tumores cutâneos)

Para assegurar a detecção precoce e maior chance de cura do câncer, é necessário o constante investimento

Técnicas de Diagnóstico

no rastreamento da doença, mesmo antes do aparecimento de sintomas, assim como a difusão do conhecimento básico das técnicas de investigação, como a observação macroscópica e o exame físico.

O grande potencial da observação macroscópica está na identificação inicial de tumores cutâneos, que representam a maioria de doenças neoplásicas diagnosticadas para ambos os gêneros no Brasil, motivado pelo impacto hereditário e pela constante exposição aos raios ultravioleta (UV) sem a correta proteção solar, que leva a mutações genéticas.

A maioria desses tumores é diagnosticada como câncer de pele não melanoma, sendo mais frequente o carcinoma basocelular, normalmente com sítio primário no rosto. As características macroscópicas desse tumor envolvem o aparecimento de nódulos ou micronódulos perolados e translúcidos. Os limites dos nódulos são esféricos e parecem mimetizar um "colar de pérolas", com a região central apresentando ulceração e pouco sangramento.

O segundo câncer de pele não melanoma mais frequente é o carcinoma epidermoide ou carcinoma de células escamosas. Essa doença se desenvolve no fundo da pele danificada pelo sol a partir da ceratose actínica. Pele escamosa e áspera com manchas que variam desde um leve rubor até eritema, comumente possuindo ulceração, hiperqueratose e telangiectasias com possível sangramento, são características desta doença.

Para o diagnóstico mais precoce possível é necessária a correta orientação da população para a observação de modificações persistentes na pele. O aparecimento de manchas que coçam, descamam e ardem, nódulos, feridas não cicatrizadas, persistentes em até 28 dias, é importante indicativo de uma avaliação clínica imediata.

Independente de os tumores cutâneos apresentarem achados clássicos na avaliação clínica, o diagnóstico definitivo é realizado pela biópsia de pele.

Síndromes paraneoplásicas

Os sintomas não diretamente ligados à invasão e obstrução de um órgão específico pelo câncer são conhecidos como síndromes paraneoplásicas. São desordens causadas por um efeito sistêmico no corpo a partir do tumor primário ou de suas metástases. Os sistemas frequentemente envolvidos nessas síndromes são: o neurológico, o endócrino, o hematológico, o dermatológico e o imunológico.

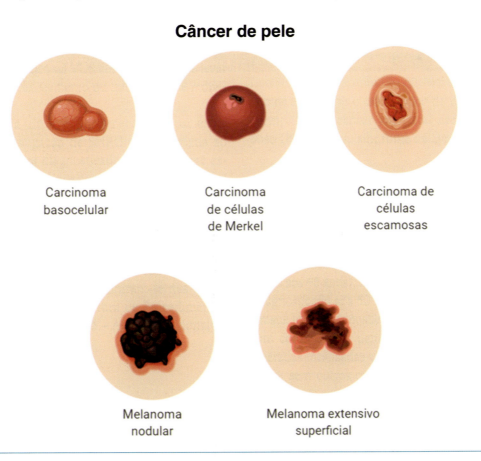

Figura 19.1 ● Exemplo de sinais macroscópicos de alguns tumores cutâneos.

Do ponto de vista da investigação, a observação oportuna de uma síndrome paraneoplásica resulta em um diagnóstico precoce e aumento da probabilidade de cura em um escopo considerável de tumores.

Câncer de pulmão de pequenas células, desordens linfoproliferativas, cânceres ginecológicos e de mama compõem o grupo de doenças mais associadas com as síndromes. O mecanismo principal para o desencadeamento das síndromes é produção ectópica de fatores hormonais, como hormônios, peptídeos, citoquinas e o desencadeamento de resposta imune pela neoplasia.

A Tabela 19.1 elenca as síndromes mais observadas, correlacionando possíveis doenças primárias.

DIAGNÓSTICO

Exame hematológico

A análise hematológica é extremamente relevante no diagnóstico e manejo do câncer. Algumas neoplasias malignas se caracterizam pela proliferação de células do sangue, como no caso dos linfomas (linfócitos) e leucemias (glóbulos brancos). Fazer a análise hematológica e detecção da quantidade de células circulantes é essencial no diagnóstico e seguimento destes quadros. A leucemia e o mieloma múltiplo se iniciam na medula óssea, e o linfoma frequentemente invade esta estrutura, com expansão do clone tumoral e redução das outras linhagens das células sanguíneas. Desta forma, é frequente a redução da eritropoiese e quadros de anemia, com redução de nível sérico da hemoglobina e do hematócrito. Entre as síndromes paraneoplásicas (Tabela 19.1) vários achados clínicos devem ser correlacionados com exames laboratoriais e anemia, entre eles a fadiga e fraqueza muscular.

Outras neoplasias malignas também apresentam frequente anemia e outras anormalidades hematológicas, decorrentes de suas características, como a expansão, invasão de tecidos adjacentes e metástases. Esses fenômenos levam a uma resposta inflamatória, imunológica e perda parcial ou total das funções do tecido invadido. A infiltração da medula óssea pelo tumor e a presença de hemólise, hemorragias e deficiência nutricional são eventos comuns durante a progressão da doença que podem acarretar alterações no hemograma com relevância prognóstica, apesar de muitas vezes pouco específicos.

Tabela 19.1 • Síndromes paraneoplásicas mais observadas

Síndrome	Achados clínicos	Achados laboratoriais	Câncer (CA) associado
SSIHA – síndrome de secreção inapropriada de hormônio antidiurético	Distúrbios de marcha, quedas, dor de cabeça, náusea, fadiga, cãibra, anorexia, letargia, convulsão, depressão respiratória e coma.	Hiponatremia média a grave. Aumento da osmolaridade urinária.	CA de pulmão de pequenas células, mesotelioma, bexiga, uretra, endométrio, próstata, orofaringe, timoma, linfoma, sarcoma de Ewing, cérebro, gastrointestinal, mama e adrenal.
Hipercalcemia	Fraqueza, letargia, ataxia, hipertonia, náuseas, vômito, braquicardia e hipertensão.	Hipercalcemia média a severa. Paratormônio (PTH) e proteína associada (PTHrP) reduzidos.	CA de mama, mieloma múltiplo, renal, células escamosas, linfoma, ovário e endométrio.
Cushing	Fraqueza muscular, edema periférico, hipertensão, ganho de peso, aumento na distribuição de gordura centrípeta.	Hipocalemia, aumento do cortisol sérico, elevação da corticotrofina noturna não supressa com dexametasona.	CA de pulmão de pequenas células, carcinoide brônquico, tumores neuroendócrinos, timo, carcinoma medular da tiroide, gastrointestinal, pancreático, adrenal e ovários.
Hipoglicemia	Sudorese, ansiedade, tremor, palpitação, fome, fraqueza, convulsão, confusão e coma.	Hipoglicemia, baixa insulina basal, queda do peptídeo C, normal a elevada razão entre IGF-2:IGF-1.	Mesotelioma, sarcomas, pulmão e gastrointestinal.

Além da anemia, a relação da inflamação com o desenvolvimento e progressão da doença é bem reconhecida e com diversos biomarcadores de processos inflamatórios sistêmicos já estudados como fatores prognósticos. Aceleração da velocidade de hemossedimentação (VHS) é um dos marcadores inflamatórios inespecíficos mais empregados na prática clínica, alterado não apenas em doenças infecciosas/inflamatórias, mas também em neoplasias. A razão neutrófilo-linfócito (NLR), relação monócito-linfócito e o *glasgow prognostic score* (GPS), que correlaciona a elevação sérica da proteína C-reativa com o decréscimo da concentração de albumina, são exemplos de indicadores bem estudados para prognóstico de CA colorretal, uterino e gástrico.

De forma minimamente invasiva, a aferição desses parâmetros confere um prognóstico inicial da doença e serve como base para o manejo terapêutico. Alterações hematológicas também podem ser decorrentes de abordagens terapêuticas, tais como a quimioterapia, terapias com radiação ionizante e imunoterapias, as quais apresentam diferentes graus de toxicidade para a medula óssea, em geral de forma dependente da dose. Nesse sentido, a detecção da anemia relacionada ao câncer é um dado crítico para monitorar ou interromper tratamentos com excessiva toxicidade e estabelecer a necessidade das terapias de reposição e resgate medular, incluindo a transfusão de sangue ou plaquetas, uso de fatores de estímulo para formação de leucócitos ou mesmo o transplante de medula.

Além do exame de sangue clássico, os marcadores moleculares e mesmo a biópsia líquida apresentam outra forma de analisar a doença, muitas vezes com achados mais específicos. Nesse modelo de biópsia, que será abordado no capítulo sobre biomarcadores, o oncologista recebe a informação de marcadores das células tumorais circulantes no sangue, o que pode incluir frações de DNA tumoral, que ajudam a definir a presença e o perfil de mutações genéticas das células tumorais, permitindo uma abordagem terapêutica personalizada.

Técnicas de biópsia e exame histopatológico

A partir do momento em que a suspeita de câncer foi levantada pelas avaliações clínica, física, histórico e exame laboratorial, o próximo passo é a confirmação diagnóstica. A confirmação é feita habitualmente pela biópsia do nódulo ou região suspeita (por exemplo, nódulo mamário no CA de mama, linfonodos no caso de linfomas, biópsia de medula óssea no caso de leucemias e mieloma múltiplo). A biópsia consiste na remoção de uma pequena quantidade do tecido que será preparado e avaliado no microscópio, e deve ser feita por método que ofereça menor potencial de dano ao paciente.

As características do tecido biopsiado são analisadas por microscopia quanto ao que se refere a tamanho e forma da célula e do núcleo, crescimento vertical e horizontal, invasão de tecido e índice mitótico, consistindo no padrão ouro para diagnóstico da maioria dos tumores.

A confirmação anatomopatológica do tipo de câncer é etapa fundamental para definir a conduta e o prognóstico do paciente. Um mesmo órgão pode apresentar diferentes tipos de câncer, tais como o câncer de mama de tipo ductal ou tubular. Além do tipo de câncer, o patologista classifica os tumores em grau, que está relacionado à agressividade do tumor. Grau 1 se refere a tumores bem diferenciados, com células parecidas com o tecido normal; grau 2 é intermediário ou moderadamente diferenciado; e grau 3 é um tumor com células pouco diferenciadas, em geral mais agressivo. O padrão das células e seu arranjo podem ser usados para classificar tumores específicos, como o escore de *Gleason* que pontua e soma padrões de uma área primária predominante e de uma área secundária para estimar a agressividade do CA de próstata.

Entre as várias técnicas disponíveis de biópsia, a escolha do procedimento varia de acordo com as dificuldades de acesso para retirada de amostra adequada. A tabela a seguir apresenta uma lista das técnicas mais comuns de biópsia e sua aplicação clínica.

Todo procedimento de biópsia, mesmo que pouco invasivo, possui uma faixa de risco variável com a sensibilidade da área manipulada. A escolha da técnica vai depender da geometria, agressividade e localização do tumor. Enquanto uma lesão suspeita e visível a olho nu pode ser abordada sem a necessidade de instrumentos de imagem, lesões internas, como nódulos pulmonares, devem ser abordadas com auxílio de equipamentos que proporcionam boa visualização e resolução anatômica para guiar o procedimento, além de técnicas anestésicas.

A biópsia de estruturas superficiais é frequentemente realizada com apoio da ultrassonografia, por exemplo na PAAF de nódulos tireoidianos ou mamários. A mamografia é outra ferramenta de destaque na orientação de biópsia de nódulos mamários.

A biópsia por radiologia intervencionista pode ser também empregada para lesões profundas, não palpáveis ou com maior risco no acesso. A radiologia

Tabela 19.2 • Biópsias comumente utilizadas em rotina clínica

Técnica	Descritivo	Aplicação comu
Punção aspirativa por agulha fina (PAAF)	Remoção de tecido, fluido ou pequenos pedaços do tumor através de uma agulha fina. A análise das características celulares é fundamental, pois a organização estrutural do tecido em geral se perde. Anestesia local é geralmente utilizada, além de ser um procedimento que causa pouco desconforto. No caso de acesso às áreas de alto risco, é necessário o acompanhamento de alguma modalidade de imagem como guia anatômico.	Nódulos em órgãos mais profundos, lesões císticas e linfonodos.
Biópsia de fragmento com agulha (BFA)	Remoção de tecido por uma agulha de calibre maior que a utilizada na PAAF. Consiste no posicionamento de uma agulha oca como guia até a lesão e retirada por agulhamento de uma amostra cilíndrica de até 6 mm de diâmetro e 12 mm de comprimento. Análise de características estruturais é possível, com a limitação do tamanho do fragmento. Geralmente é realizada com anestesia local ou sedação. Assim como a PAAF, também pode ser guiada por exames anatômicos em áreas com maior risco de abordagem. Possui custo e sensibilidade diagnóstica maiores que a PAAF.	Nódulos em órgãos mais profundos.
Biópsia excisional ou incisional	Denomina-se excisão quando há a total remoção cirúrgica do tumor e uma pequena quantidade de tecido normal ao redor (margem cirúrgica). A biópsia de um linfonodo suspeito de neoplasia em geral é excisional. Caso só seja possível a remoção parcial do tumor, a técnica é denominada incisional. Normalmente realizado com anestesia local, porém a anestesia geral é recomendada em casos de abordagens torácicas e abdominais.	Tumores em geral, linfonodos e lesões melanocíticas.
Biópsia do linfonodo sentinela	Consiste na identificação e biópsia excisional do(s) linfonodo(s) que faça a drenagem linfática direta de um tumor primário. A identificação é feita por injeção de um corante ou substância radioativa no local da doença, seguida da monitoração de sua progressão para os linfonodos.	Melanomas, CA de mama e vulva.
Punch	Técnica primária para obtenção de amostras profundas de lesões cutâneas. Com o uso de uma lâmina circular, a amostragem é realizada através de um corte cilindro envolvendo a epiderme, derme e gordura superficial, alcançando uma profundidade média de 5 mm.	Neoplasias cutâneas.
Saucerização (shaving)	Retirada da lesão com corte superficial envolvendo a epiderme e parte da derme, com o uso de bisturi ou lâmina flexível.	Tumores cutâneos clinicamente sugestivos de benignidade.
Biópsia endoscópica	Biópsia com o uso de uma câmera acoplada em um tubo flexível de fibra ótica inserido por um orifício natural do corpo (rinoscópio, endoscópio, broncoscópio e colonoscópio) ou através de uma incisão (laparoscopia, toracoscopia e mediastinoscopia). A transmissão de imagem em tempo real serve como guia para observação de regiões suspeitas e coleta de amostras.	Lesões internas que se beneficiem de abordagem cirúrgica menos invasiva.

Técnicas de Diagnóstico

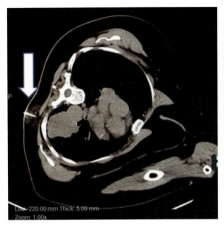 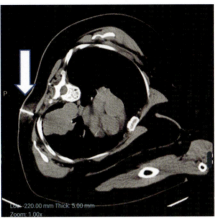 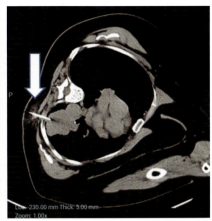

Figura 19.2 • Agulhamento de lesão expansiva de contornos lobulados no segmento VI do pulmão esquerdo, com progressão da agulha (setas) sendo mostrada nas imagens da esquerda para a direita. Fonte: Imagem cedida pelo serviço Núcleos – Radiologia e Medicina Nuclear.

intervencionista utiliza ultrassom (US), tomografia computadorizada (TC), ressonância magnética (RM) ou fluroscopia para definir o ponto de biópsia por agulhamento.

As amostras coletadas na biópsia são conservadas em formalina ou substância de mesma finalidade, encaminhadas para o laboratório anatomopatológico juntamente com os dados clínicos, laboratoriais, local de coleta e histórico radiológico. A finalidade desse processo é correlacionar critérios morfológicos por microscopia, observação macroscópica do espécime e/ou suas imagens, juntamente com todas as informações coletadas anteriormente, na busca de maior precisão diagnóstica. Caso o resultado seja inconclusivo, recomendam-se estudo imuno-histoquímico, análise de biomarcadores e expressão gênica.

Exames de imagem

Alguns exames de imagem já foram citados neste capítulo ao se abordar a investigação em indivíduos assintomáticos (por exemplo: mamografia no rastreamento do CA de mama) ou para guiar a biópsia de uma lesão suspeita. A principal indicação dos exames de imagem em casos de câncer já conhecido é a caracterização do tamanho e da extensão local, inclusive quanto à invasão de estruturas adjacentes, e a detecção do acometimento a distância de outros sítios por disseminação linfática ou hematogênica, dados fundamentais no estadiamento do paciente.

Os métodos de imagem são, portanto, uma ferramenta essencial para avaliação oncológica, com indicação no rastreamento, orientação de biópsia, estadiamento, planejamento de terapia, avaliação de resposta terapêutica, acompanhamento e avaliação de recidivas.

Existem diversas técnicas de imagem que são selecionadas de acordo com sua sensibilidade, especificidade e custo, sendo abordadas, a seguir, de forma resumida, as bases da ultrassonografia (US), radiografia simples (RX), tomografia computadorizada (CT), ressonância magnética (RM), medicina nuclear (cintilografia e PET) e métodos endoscópicos (Beyer *et al*. 2020).

Entre os métodos de imagem de menor custo e maior disponibilidade encontra-se a US. O equipamento tem um cristal que gera ondas sonoras em alta frequência (ultrassom) e detecta o seu eco, como se fosse um sonar de navio. Para melhorar a transmissão do ultrassom emitido pelo aparelho, é colocado um gel na pele do paciente. A imagem do paciente será formada de acordo com a capacidade dos tecidos de refletirem as ondas sonoras. Além da estrutura dos órgãos, a ultrassonografia é um método muito bom para avaliar o fluxo sanguíneo, por meio da variação da frequência das ondas de som que refletem no sangue em movimento, no chamado efeito Doppler. A ultrassonografia tem como vantagem não utilizar radiação ionizante; porém, é um método que depende bastante da experiência do profissional na obtenção e interpretação das imagens.

As imagens de transmissão por RX e CT utilizam emissões de radiação ionizante que atravessam o paciente e são detectadas em um sensor de estado sólido, a gás ou filmes fotográficos. Na radiografia simples (RX) o paciente é posicionado entre a fonte de raios X e um filme radiológico ou outro sistema detector. A sensibilização do filme irá variar de acordo com a

ONCOLOGIA – DA MOLÉCULA A CLÍNICA

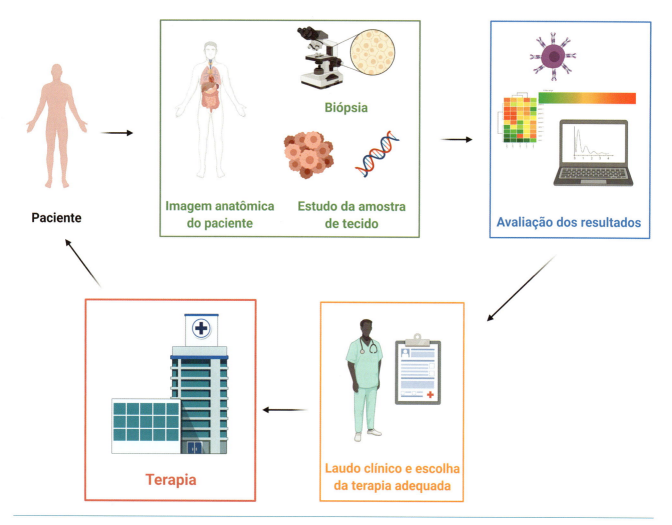

Figura 19.3 • Esquema das etapas de investigação de pacientes com câncer. Exames de imagem podem auxiliar na detecção de tumores e também são parte importante do estadiamento. A biópsia e o estudo de características teciduais são fundamentais para o diagnóstico. Os exames de imagem podem ser repetidos para avaliação de resultados da terapia ou seguimento.

intensidade da radiação que foi capaz de atravessar os diferentes tecidos. Por exemplo, em um RX de tórax os ossos irão atenuar muito a radiação e aparecerão com áreas claras, ao passo que os pulmões atenuam pouco e irão aparecer como áreas escuras. Da mesma forma, um câncer de pulmão atenua mais a radiação que o pulmão normal e poderá ser identificado. A radiografia corresponde a uma representação bidimensional (em um plano) de estruturas tridimensionais. A imagem resultante é, portanto, formada pela projeção de estruturas sobrepostas neste plano, o que cria dificuldades para a análise da imagem obtida.

A CT soluciona esta dificuldade decorrente da sobreposição por meio da rotação da fonte de radiação e dos detectores em torno do paciente. Esta rotação permite que a imagem seja reconstruída em cortes axiais, nos quais a intensidade de atenuação do feixe de raios X é representada por meio de uma escala de unidades Hounsfield. As imagens são analisadas pela observação morfológica dos órgãos decorrente de sua variação de densidade tecidual. Assim como no RX, as estruturas de menor atenuação serão representadas em tons escuros e as mais atenuantes em tons claros. A resolução da CT é submilimétrica, permitindo uma ótima precisão anatômica, com poucos minutos de aquisição de imagem e grande campo de visão. A reorganização das informações dos cortes de uma região permite que, além do plano transversal, as imagens sejam também apresentadas nos planos sagital e coronal.

A CT com contraste vale-se da administração ao paciente de substâncias capazes de aumentar a atenuação da radiação. Quando os meios de contraste são administrados por via intravenosa, os vasos sanguíneos e estruturas bem vascularizadas irão atenuar mais a radiação e ser mais bem identificados.

Técnicas de Diagnóstico

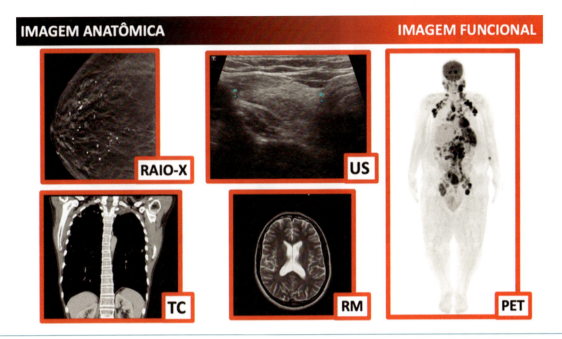

Figura 19.4 ● Exemplos de métodos de imagem empregados no diagnóstico e avaliação do paciente oncológico, que podem permitir a caracterização anatômica ou funcional de um tumor.

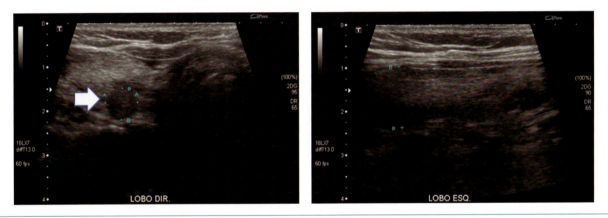

Figura 19.5 ● Exemplo de imagem de ultrassonografia da tireoide. Na imagem da esquerda é possível observar nódulo sólido de contornos regulares e bem definidos no lobo direito da tireoide (seta).

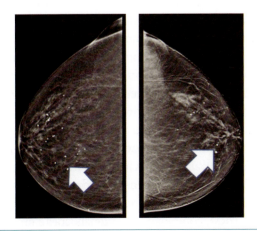

Figura 19.6 ● Exemplo de imagem de mamografia apresentando microcalcificações (setas nas microcalcificações em projeção mais inferior das mamas).

A RM alia uma boa resolução anatômica com uma excelente capacidade de discriminar diferentes tecidos. Introduzida no final da década de 1970, o princípio básico de formação de imagem na RM é a mensuração do relaxamento do *spin* nuclear dos prótons de átomo de hidrogênio. Para tanto, a região de imagem é primariamente submetida a um alto campo magnético estático, etapa necessária para alinhar os *spins* paralelamente ao campo. Após o alinhamento, uma onda de radiofrequência é emitida transversalmente ao campo magnético estático, causando a perturbação dos *spins* e aumentando o seu ângulo de precessão. Ao término do pulso de radiofrequência, os prótons irão irradiar a energia absorvida, retornando ao estado de equilíbrio com o paralelo ao campo magnético aplicado, processo conhecido como relaxamento.

351

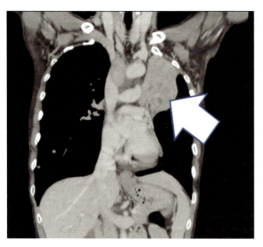
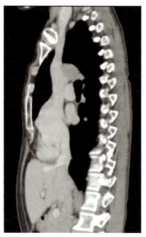
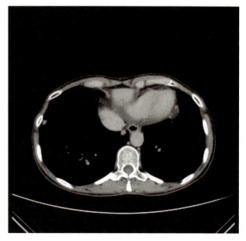

Figura 19.7 ● Exemplo de imagem de tomografia computadorizada (TC), em corte coronal (imagem da esquerda), sagital (imagem central), axial (imagem da direita). Este paciente apresentou múltiplos nódulos pulmonares e massa tumoral sólida no ápice do pulmão esquerdo (seta).

A intensidade do brilho na imagem é inversamente proporcional ao tempo de relaxamento, ou seja, regiões em que prótons retornam ao estado de equilíbrio mais rapidamente resultarão na maior intensidade luminosa da imagem. Um dos principais fatores que influenciam o tempo de relaxamento é o tamanho da molécula que contém átomos de hidrogênio, sendo o tempo proporcional ao tamanho da molécula. O relaxamento pode ser decomposto em dois vetores: relaxamento longitudinal (T1) e relaxamento transversal (T2). Ambos, T1 e T2, são utilizados, porém existem algumas características de brilho discordantes. Imagens ponderadas em T1 demonstram gordura com brilho acentuado e água com sinal escuro. Podem ser feitas em associação com a administração de um contraste paramagnético que, quando injetado na circulação, permite identificar com maior intensidade de sinal os vasos sanguíneos e estruturas bem vascularizadas. Já as imagens ponderadas em T2 terão um comportamento reverso de intensidade em relação a T1, com maior sinal na água que em gordura. Muitas lesões tumorais têm maior sinal nas imagens ponderadas em T2, cuja característica de brilho se assemelha a edemas.

Na RM também podem ser obtidas imagens em uma vasta modalidade de sequências, cada qual com sua especificidade, incluindo *fluid attenuation inversion recovery* (FLAIR), gradientes de eco (GRE) e imagens de restrição à difusão. O emprego de grande número de sequências pode levar à aquisição mais demorada das imagens. Pacientes que possuem claustrofobia ou dores ósseas provenientes de expansão medular, principalmente em coluna, muitas vezes precisam ser sedados para reduzir artefatos de movimentação ou para contornar a dor no posicionamento.

A medicina nuclear permite a pesquisa funcional e metabólica pelos exames de cintilografia e PET, baseados na detecção da radiação emitida por um radionuclídeo injetado. Os principais métodos empregados são a cintilografia plana ou tomográfica/SPECT (*single photon emission computed tomographic*) e a PET (*positron emission tomography*). A cintilografia ou SPECT é baseada na detecção dos raios emitidos por diferentes radiotraçadores. A PET emprega emissores de pósitrons, havendo a aniquilação do pósitron com um elétron e a emissão de raios , detectados por equipamento específico. Ambas as modalidades utilizam um radiotraçador com afinidade molecular com tecidos específicos. Esse radiofármaco é um composto com átomo radioativo em forma química ou ligado a uma molécula com características metabólicas específicas para o tecido de interesse.

O análogo da glicose marcado com flúor-18 (^{18}F-FDG) é um traçador bastante empregado em imagens oncológicas. Apesar da menor resolução espacial de TC e RM, a detecção de modificação metabólica e o aumento do metabolismo glicolítico podem preceder a alteração anatômica. Além da identificação de sítios acometidos por um tumor, o método é empregado para planejar ou avaliar a resposta a um tratamento. A imagem em medicina nuclear pode ser associada a imagens com maior resolução espacial em equipamentos híbridos, como PET/CT, SPECT/CT e PET/RM, combinando as modalidades e empregando de forma sinérgica o potencial de cada dispositivo.

Os métodos de imagem acima descritos permitem a detecção de estruturas profundas por meio de radiações

Técnicas de Diagnóstico

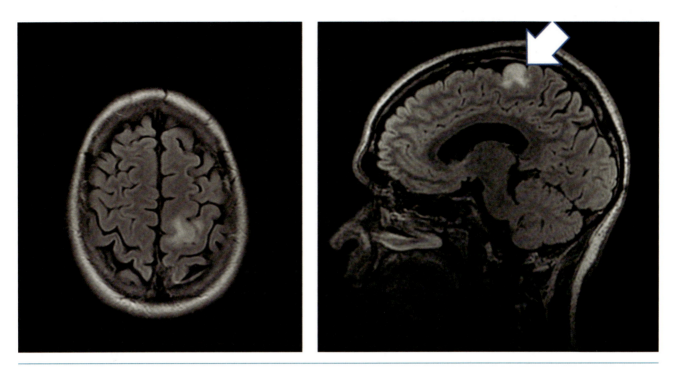

Figura 19.8 ● Exemplo de imagem de ressonância magnética (RM), em corte axial (imagem da esquerda) e sagital (imagem da direita). Em ambas as imagens é possível observar uma massa localizada na transição entre o giro frontal superior e pré-central esquerdo (*seta*).

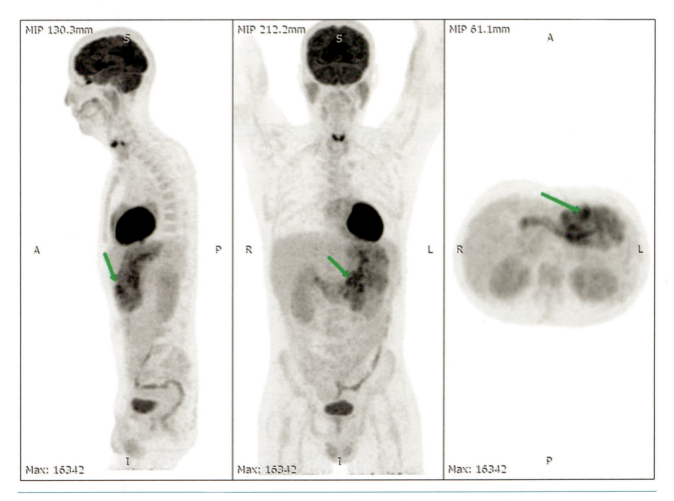

Figura 19.9 ● Exemplo de imagem de PET realizado após administração de ^{18}F-FDG. As imagens demonstram aumento do metabolismo de glicose na projeção gástrica, em paciente com linfoma não Hodgkin no estômago.

353

ionizantes, eletromagnéticas ou sonoras capazes de penetrar nos tecidos. Os métodos endoscópicos se valem da visualização direta de estruturas ocas por meio da introdução de um tubo flexível que tem na ponta uma câmara digital, que possibilita filmar/fotografar a superfície interna dos órgãos. A endoscopia em geral é feita sob sedação, com preparo para reduzir conteúdo no trato digestivo, e a insuflação de ar durante o procedimento permite distender e visualizar melhor a mucosa. A endoscopia digestiva alta é feita com a introdução do endoscópio por via oral, para analisar a mucosa do esôfago, estômago e duodeno. Na colonoscopia o instrumento é introduzido por via anal e viabiliza examinar o reto, cólon e parte do íleo terminal. Outros métodos endoscópicos incluem a nasofibroscopia, para avaliação da cavidade nasal, e a broncoscopia da árvore traqueobrônquica. Além da identificação visual, pólipos ou outras lesões suspeitas podem ser retirados e encaminhados para biópsia. Por vezes um CA em fase inicial pode até mesmo ser completamente removido por técnica endoscópica.

A avaliação de características moleculares dos tumores também pode ser investigada por métodos de imagem. A imagem molecular busca a visualização, caracterização e mensuração das alterações moleculares e celulares do câncer ou outras doenças. Em geral envolve a marcação de um agente de imagem que emita um sinal detectável a um ligante que possua afinidade com um receptor celular específico (sonda). Além da imagem de alvo molecular, o conceito também pode incluir imagens fisiológicas e metabólicas. A imagem molecular é uma área multidisciplinar, que envolve químicos, biólogos moleculares, físicos e especialistas em imagens, para o desenvolvimento de sondas moleculares custo-efetivas (Tabela 19.3).

Imuno-histoquímica

Além da avaliação anatomopatológica por microscopia, outras características de um tumor podem ser investigadas pela pesquisa de antígenos presentes no tecido. A imuno-histoquímica é uma técnica versátil, com aplicações desde o diagnóstico até pesquisas biomédicas, com base na ligação específica de anticorpos a antígenos e sua subsequente coloração.

Essa técnica é bastante empregada na rotina diagnóstica, com o uso de anticorpos para reconhecer os antígenos nos tecidos fixados em parafina. Os antígenos a serem estudados são agrupados em um painel, definido de acordo com o problema diagnóstico baseado na história clínica, características morfológicas do tumor e outros dados disponíveis.

Tabela 19.3 • Métodos de imagem molecular

Método	Bases da detecção	Vantagens	Desvantagens
Sistemas ópticos	Emissão de luz detectada por um sensor CCD (por exemplo: sonda fluorescente ou bioluminescência de reações químicas produtoras de luz)	Menor custo Não usa radiação ionizante Alto rendimento na triagem para alvos	Penetração tecidual limitada da luz dificulta avaliar órgãos profundos e a utilização em pacientes
Medicina nuclear (SPECT e PET)	Emissão de radiação pela sonda (por exemplo: sonda com substância radioativa)	Alta sensibilidade e especificidade Permite avaliar órgãos profundos Pode ser utilizada em pacientes	Alto custo Necessidade de infraestrutura para manipulação e preparo das sondas radioativas
Ressonância magnética	Alteração do campo magnético (por exemplo: acoplamento da sonda com ferro ou outros elementos paramagnéticos)	Não usa radiação ionizante Alta resolução e contraste de tecidos moles Boa sensibilidade	Alto custo Tempo de imagem longo
Ultrassonografia	Transmissão ou reflexão de ondas sonoras (por exemplo: sonda ligada a microbolhas de ar, com alta reflexão)	Não usa radiação ionizante Baixo custo Alta resolução espacial e temporal	Alvos limitados Necessidade de maior validação do método
Tomografia computadorizada	Aumento da atenuação tecidual (sondas com alta atenuação da radiação)	Alta resolução espacial Pode ser feita junto com outras modalidades para melhor localização	Necessária grande massa ligada ao alvo para modificar a atenuação, o que torna o método pouco sensível e pouco específico

Técnicas de Diagnóstico

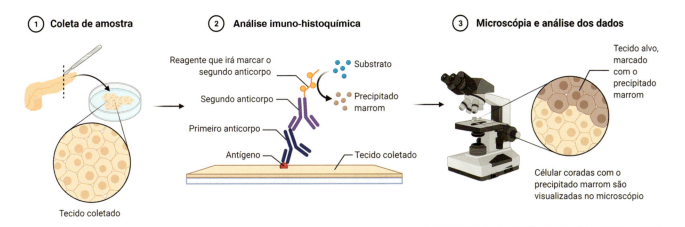

Figura 19.10 ● As etapas da análise por imuno-histoquímica. O antígeno contido na amostra de tecido é marcado com um primeiro anticorpo, em seguida com um segundo anticorpo ligado ao polímero HRP. Também é possível utilizar biotina ou fluorescência em vez do polímero HRP. Essa escolha vai depender de qual meio utilizado para analisar as imagens geradas ao final do processo de imuno-histoquímica.

De forma abrangente, a detecção de antígenos por IHQ, entre os quais os marcadores de proliferação celular e receptores para fatores de proliferação, pode ser utilizada como marcador prognóstico e definidor de conduta na terapia do câncer.

A IHQ permite esclarecer a origem de um tumor nos casos em que as células não apresentam morfologia ou arranjo característico no estudo anatomopatológico por microscopia óptica, muitas vezes por se tratar de tumores indiferenciados. Quando a biópsia é feita em um linfonodo ou metástase, o esclarecimento da origem do tumor direciona a investigação do provável sítio do tumor primário e ajuda a definir qual o melhor tratamento para cada paciente.

A IHQ também é rotineiramente empregada para determinar um subtipo ou características específicas do tumor em um paciente. Por exemplo, no CA de mama e de próstata é fundamental que se conheça a expressão de receptores hormonais (estrógeno e progesterona na mama, andrógeno na próstata), que além de trazerem informações prognósticas estabelecem se é possível o tratamento com bloqueadores de produção ou receptores hormonais.

Existem várias metodologias para aplicar a técnica da IHQ no tecido, mas, de modo geral, todas empregam duas etapas: preparação e coloração da amostra.

Na fase de preparação da amostra, além da escolha do anticorpo certo para direcionar os antígenos corretos, também é fundamental o preparo da amostra, de modo que mantenha a morfologia celular, a arquitetura do tecido e a capacidade de interação com o anticorpo dos alvos escolhidos. Logo após a coleta, o tecido deve ser preservado para evitar a quebra de proteínas celulares e a degradação da arquitetura normal do tecido. Antes da fase de fixação, são removidos antígenos derivados do sangue que podem interferir na detecção dos antígenos-alvo. Para isso é feita uma lavagem da amostra, com solução salina estéril para remover qualquer componente sanguíneo contido na amostra tecidual. A etapa seguinte é de fixação do tecido.

Na etapa de fixação do tecido é utilizado o composto chamado formaldeído, um reagente de caráter covalente que pode ser utilizado para fixação por perfusão ou imersão. O tecido fixado é incluído em cera de parafina que vai permitir realizar os cortes e o processamento posterior. Existem outros compostos utilizados para fixação do tecido; alguns deles são acetona e metanol. O meio de fixação adequado depende de como o antígeno-alvo reage a esses reagentes fixadores. Ao final dessa etapa, as amostras podem ser embaladas em material de inclusão criogênico e então congeladas em nitrogênio líquido. Essa amostra de tecido congelado é cortada em fatias finas em um criostato, transferida para uma lâmina de vidro, revestida com um adesivo e secada em estufa para preservar a morfologia e preparar a lâmina para a desparafinização.

A etapa de desparafinização é feita com um solvente orgânico. Nesta etapa é importante que a parafina seja completamente removida antes da etapa de coloração. Caso a parafina não seja completamente removida, os antígenos-alvos serão obscurecidos e os anticorpos não serão capazes de reagir com eles.

Os anticorpos primários e secundários, que serão utilizados para marcar a amostra, são diluídos em solução tampão que irá ajudar a estabilizar o anticorpo, provendo sua difusão uniforme e completa dentro da

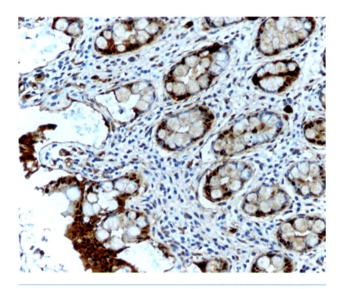

Figura 19.11 • Fotomicrografia ilustrativa de resultado de reação de imuno-histoquímica, utilizando anticorpos contra um marcador específico (neste caso, galectina-3 – áreas em marrom), em tecido contracorado com hematoxilina (em azul). Imagem cedida pela Dra. Camila Maria Longo Machado.

amostra. Em cada etapa de aplicação do anticorpo primário e secundário, é fundamental lavar a amostra, para remover anticorpos não ligados ou fracamente ligados de forma não específica. Os anticorpos ligados aos antígenos-alvo de imuno-histoquímica são detectados por meio de fluorescentes ou cromogênicos. Na detecção de fluorescência, o anticorpo primário ou secundário é conjugado a um composto fluorescente (fluoróforo) que é detectado por microscopia fluorescente. A detecção cromogênica é baseada em anticorpos conjugados a enzimas, que levam à formação de precipitados insolúveis e coloridos no ponto de localização do antígeno.

Biomarcadores diagnósticos

Como visto, a detecção de antígenos no tecido tumoral por IHQ pode ser considerada um marcador diagnóstico de determinado tipo de câncer. Além dos antígenos localizados no tecido tumoral, diferentes moléculas associadas ao câncer podem ser detectadas no sangue ou outros meios. Além do diagnóstico da doença, a mensuração desses marcadores pode ter correlação com o prognóstico ou ser usados para monitorar a resposta ao tratamento, conforme será visto mais detalhadamente no Capítulo 21.

Um biomarcador diagnóstico que merece destaque é o PSA, por sua ampla utilização como ferramenta para detecção do câncer de próstata. O PSA é o antígeno prostático específico utilizado para rastreamento em homens assintomáticos e também para investigação de pacientes com suspeita de câncer de próstata. O aumento da concentração do PSA no sangue implica maior risco de câncer, sendo comum estabelecer, como ponto de corte para prosseguir a investigação, os valores acima de 3 a 4 ng/mL. Além do toque retal, a investigação mais acurada é feita por métodos de imagem, com destaque para a ultrassonografia transretal, que permite também a retirada de amostras para biópsia, e a ressonância magnética.

Além da confirmação de CA de próstata, níveis muito elevados de PSA indicam maior risco de disseminação da doença, selecionando pacientes que podem se beneficiar de investigação por exames, como a CT ou cintilografia dos ossos, e indicando a melhor conduta terapêutica. Após a terapia, a normalização do PSA indica uma boa resposta, ao passo que a não redução da sua concentração ou um aumento indica que a doença provavelmente se encontra ativa.

DESAFIOS NO DIAGNÓSTICO

A informação e acesso à estrutura de saúde para diagnóstico precoce do câncer são aspectos críticos para o melhor tratamento e prognóstico da doença. A indicação de exames preventivos, que permitem detectar alguns tipos de câncer precocemente, será mais bem abordada no Capítulo 28. Entre os exames de rastreamento usados para detectar o câncer antes de o paciente apresentar sintomas, alguns já foram mencionados neste capítulo, tais como a mamografia para câncer de mama e a ultrassonografia com biópsia para o câncer de próstata. Apesar dos esforços de conscientização, grande parte da população não tem acesso ou não busca atendimento em fases precoces do câncer. A legislação estabelece que o Sistema Único de Saúde (SUS) tem prazo de 30 dias para a realização de exames a fim de comprovar o diagnóstico de câncer após pedido médico (Lei 13.896, de 30/10/2019).

Outros desafios se impõem nos cuidados dos pacientes que já têm o diagnóstico de câncer. A disponibilidade de informações adequadas de investigação é essencial para a definição de prognóstico e melhor opção de tratamento. O retardo no diagnóstico ou nas demais fases de investigação pode levar à progressão da doença e redução da chance de tratamento efetivo. Por este motivo, após o diagnóstico espera-se que o tratamento seja iniciado de forma rápida. Em 2012 a Lei 12.732,

| Técnicas de Diagnóstico

do Ministério da Saúde, estabeleceu que o primeiro tratamento oncológico no SUS deve ser iniciado, no máximo, 60 dias a partir da confirmação do câncer em laudo patológico. (Observatório de Oncologia, 2017.) O desafio maior é garantir acesso e recursos para investigação adequada dos pacientes com câncer em todo o país.

Por fim, quando se recebe o diagnóstico do câncer, há muitas dúvidas e incertezas sobre sua gravidade, chances de sobrevivência, resposta ao tratamento. Parte dessas dúvidas pode ser resolvida empregando os diferentes métodos diagnósticos, que irão estabelecer com mais clareza o tipo e o grau do tumor, seu estádio e prognóstico. Porém, mesmo empregando métodos que tragam a melhor informação possível, muitas vezes o paciente precisará conviver com algum grau de incerteza quanto a sua condição e evolução individual, em um desafio a ser enfrentado junto a seus familiares e equipe de saúde.

BOXE 1 – TERANÓSTICO

A terapia com radioisótopos tem grande potencial de desenvolvimento na Oncologia. Radiofármacos empregados no SPECT e PET emitem radiação gama ou pósitrons, para formação das imagens com finalidade diagnóstica. Quando o mesmo composto é marcado com um radionuclídeo que emita partículas beta e alfa, as características moleculares e a afinidade do fármaco são mantidas, porém com maior potencial destrutivo do tecido-alvo. O emprego de radiofármacos terapêuticos com composição e distribuição similar ao radiofármaco utilizado para diagnóstico é muitas vezes denominado teranóstico.

Um exemplo promissor de teranóstico é a avaliação e tratamento de pacientes com CA de próstata com metástases em progressão após tratamentos de primeira linha (McBean et al. 2019). O estudo PET/CT com ^{68}Ga-PSMA é feito após administração de radiofármaco emissor de pósitrons, que se liga ao PSMA/antígeno específico da membrana prostática. Pacientes com alta expressão do PSMA em suas metástases evidenciado pelo estudo PET são candidatos à terapia com o mesmo composto ligante de PSMA, porém marcado com lutécio-177, que é um emissor de partículas beta (^{177}Lu-PSMA).

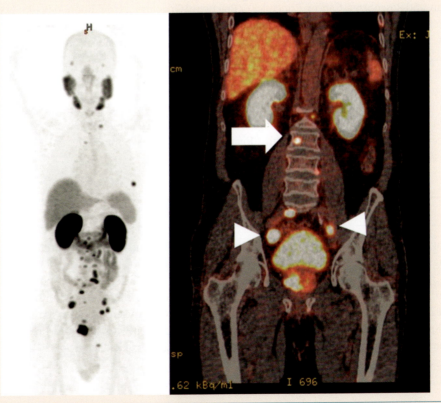

Figura 19.12 ● PET/CT com ^{68}Ga-PSMA de paciente de 83 anos com recorrência de câncer de próstata e metástases nos ossos (seta na coluna lombar) e linfonodos pélvicos (ponta de seta). A terapia com ^{177}Lu-PSMA é uma estratégia promissora nesta situação, configurando o uso teranóstico do ligante de PSMA.

GLOSSÁRIO

Biópsia: procedimento em que uma amostra de tecidos ou células deve ser colhida para posterior análise laboratorial.

Síndrome paraneoplásica: sinais e sintomas desencadeados na presença de um câncer no organismo e sem relação direta com invasão, obstrução ou presença de metástase.

Genes BRCA1 e BRCA2: genes com função de impedir o aparecimento de tumores através da reparação de moléculas de DNA danificadas. Sua mutação leva à perda desta capacidade de supressão de tumores e aumenta o risco de aparecimento de câncer de mama e de ovário.

Radiação ionizante: radiação eletromagnética ou partículas com energia suficiente para arrancar um elétron de um átomo ou molécula, levando à formação de íons.

Ressonância magnética: técnica de imagem médica que utiliza campos magnéticos fortes, ondas de rádio e gradientes de campo para obtenção de imagens anatômicas e funcionais.

Cintilografia: técnica de detecção com o uso de cristais que cintilam ao absorverem radiação ionizante.

Tomografia por emissão de pósitron (PET): exame da medicina nuclear que usa radionuclídeos emissores de pósitrons, cuja aniquilação é detectada pelo método de cintilografia para formar imagens.

Tomografia por emissão de fóton único (SPECT): exame da medicina nuclear que utiliza radionuclídeos emissores γ, que são detectados na gama câmara através da técnica de cintilografia.

CCD (*charge-coupled device*): sensor semicondutor que capta a imagem formada em uma matriz de capacitores acoplados. Por meio do CCD é possível gerar imagens de luz dentro e fora da faixa do visível.

Fluorescência: técnica utilizada para análise de tecido, no qual os anticorpos são marcados com componentes fluorescentes que localizam os antígenos correspondentes ao anticorpo testado.

LEITURAS RECOMENDADAS

DeVita, Hellman, and Rosenbergs. Cancer: Principles & Practice of Oncology, 11rd Edition. ISBN/ISSN 9781496394637.

Gale, Robert Peter. Diagnóstico de câncer. Manual MSD – versão para profissionais da saúde, 2018. Disponível em https://www.msdmanuals.com/pt/profissional/hematologia-e oncologia/vis%C3%A3o-geral-sobre-c%C3%A2ncer/diagn%C3%B3stico-de-c%C3%A2ncer. Acesso em 22/09/2020.

How Cancer Is Diagnosed. NIH – National Cancer Institute, 2019. Disponível em: https://www.cancer.gov/about-cancer/diagnosis-staging/diagnosis. Acesso em 22/09/2020.

Tests to Find and Diagnose Cancer. American Cancer Society, 2020. Disponível em: https://www.cancer.org/healthy/find-cancer-early/tests-to-find-and-diagnose-cancer.html. Acesso em 22/09/2020.

Guide to cancer early diagnosis. World Health Organization, 2017. Disponível em: https://www.who.int/cancer/publications/cancer_early_diagnosis/en/. Acesso em 22/09/2020.

REFERÊNCIAS BIBLIOGRÁFICAS

Beyer T, Bidaut L, Dickson J *et al*. What scans we will read: imaging instrumentation trends in clinical oncology. Cancer Imaging 20: 38 (2020). https://doi.org/10.1186/s40644-020-00312-3.

60 Dias para o câncer e o direito do paciente. Observatório de Oncologia, 2017. Disponível em: https://observatoriodeoncologia.com.br/60-dias-para-o-cancer-e-o-direito-do-paciente/#:~:text=Em%20vigor%20desde%202012%2C%20a,registrada%20no%20prontu%C3%A1rio%20do%20paciente. Acesso em 22/09/2020.

McBean R, O'Kane B, Parsons R, Wong D. Lu177-PSMA therapy for men with advanced prostate cancer: Initial 18 months experience at a single Australian tertiary institution. J Med Imaging Radiat Oncol. 2019 Aug; 63(4):538-545.

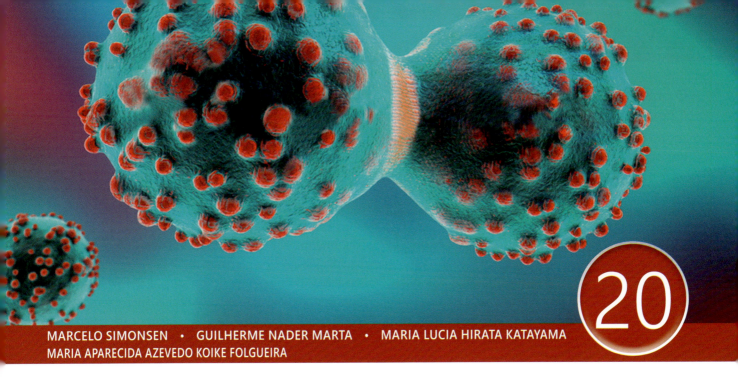

MARCELO SIMONSEN • GUILHERME NADER MARTA • MARIA LUCIA HIRATA KATAYAMA
MARIA APARECIDA AZEVEDO KOIKE FOLGUEIRA

Síndromes Hereditárias e Aconselhamento Genético

INTRODUÇÃO

Qual a diferença entre câncer esporádico e câncer hereditário?

A maioria dos cânceres é esporádica, isto é, origina-se de alterações genéticas somáticas, decorrentes de mutações aleatórias, que ocorrem em células teciduais a longo prazo. Entretanto, 10 a 20% dos cânceres têm agregação familiar, incluindo cerca de 5 a 10%, que se denominam hereditários.

Câncer hereditário é aquele em que se reconhece a transmissão entre gerações, isto é, parentes próximos e gerações subsequentes apresentam a doença. Já em câncer familiar, vários membros da família desenvolvem câncer ao longo da vida por influências genéticas, mas em geral associados a mutações de baixa penetrância, associadas ou não a influências do meio externo, como estilo de vida e ambiente.

A maioria dos cânceres hereditários está associada a uma "mutação germinativa", ou seja, que integrou no genoma do zigoto através do óvulo ou espermatozoide e, consequentemente, está presente em todas as células do corpo do indivíduo, o que predispõe à ocorrência de câncer em idade mais precoce do que a esperada em casos esporádicos.

A maioria dos casos de câncer hereditário é causada por mutação em um único gene (doenças de herança monogênica), e os genes afetados, em geral, têm função de controle do ciclo celular ou reparo de danos ao DNA. O padrão de herança da maior parte das síndromes hereditárias relacionadas ao câncer (SHRC) é autossômica dominante, sendo a penetrância (percentagem de indivíduos com determinado genótipo que expressam o fenótipo correspondente) variável de acordo com a síndrome. O conceito de expressão variável se refere à variabilidade do fenótipo entre indivíduos portadores de uma mesma mutação germinativa (por exemplo, indivíduos com mesma variante germinativa que desenvolvem neoplasias de agressividades distintas).

Na presença das seguintes características, deve-se levantar a suspeita de síndromes hereditárias relacionadas ao câncer (SHRC): (1) presença de vários tumores em desenvolvimento em um paciente, sincrônicos e metacrônicos; (2) ocorrência bilateral da neoplasia; (3) idade precoce de início da doença; (4) presença de história familiar. Tumores sincrônicos são definidos como duas ou mais neoplasias identificadas simultaneamente no mesmo paciente ou um segundo tumor identificado até seis meses após o diagnóstico inicial. Por sua vez, o tumor metacrônico é definido como uma segunda lesão primária identificada seis meses após a detecção do primeiro câncer.

O que é aconselhamento genético? E heredograma?

Aconselhamento genético é uma avaliação realizada por um especialista em Genética, com o objetivo de esclarecer e dar suporte no diagnóstico e tomada de decisão para pessoas que possam sofrer algum risco ou portar uma condição genética. Antes da solicitação de algum teste para investigação de uma possível síndrome genética específica, é preciso realizar uma avaliação preliminar (aconselhamento pré-teste), na qual são discutidos aspectos relativos à acurácia do teste, implicações clínicas, psicológicas e sociais do resultado do teste para o indivíduo e sua família. A proteção da confidencialidade do resultado dos testes genéticos deve ser amplamente assegurada. Embora ainda não completamente regulamentada pela legislação nacional, a importância da garantia legal da não discriminação de portadores de síndromes genéticas já é reconhecida pelas leis de diversos países, incluindo os Estados Unidos da América (*genetic information nondiscrimination act* – GINA), Alemanha e França, uma vez que o uso desse tipo de informação poderia, inclusive, acarretar prejuízos empregatícios e de acesso a planos de saúde aos portadores.

Um dos instrumentos mais utilizados na avaliação de pacientes com suspeita de SHRC é o heredograma, que se constitui de uma representação gráfica das relações de parentesco entre os indivíduos de uma família (em geral representada até a terceira geração), incluindo dados sobre o tipo de tumor (sítio primário), ocorrência de múltiplos tumores em um mesmo indivíduo, idade ao diagnóstico, data e causa do óbito (Figura 20.1). Essa avaliação, contudo, pode ser dificultada no caso de a história familiar não ser conhecida (por exemplo, em caso de filhos adotivos) e em pacientes cuja gestação foi produto de doações de óvulo ou esperma. Cabe ressaltar que a ausência de uma história familiar sugestiva de determinada síndrome não exclui a possibilidade de o indivíduo ser acometido por uma SHRC. Finalmente, para alguns tipos de SHRC, foram desenvolvidos critérios para avaliar se as informações contidas no heredograma são suficientes para que ele seja analisado. No caso de câncer de mama, por exemplo, um heredograma

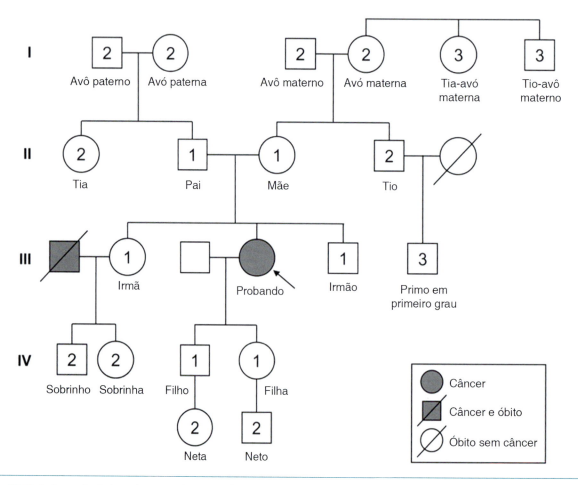

Figura 20.1 • Exemplo de heredograma: 1 parente de primeiro grau; 2 parente de segundo grau; 3 parente de terceiro grau relativo ao probando.

informativo deve conter, no mínimo, três familiares do sexo feminino de cada lado da família, que completaram pelo menos 45 anos de vida (tempo suficiente para que um possível familiar afetado desenvolva o fenótipo).

A redução dos custos de painéis multigenes (que avaliam simultaneamente dezenas de genes) tem feito com que esses testes sejam mais amplamente utilizados na prática clínica do que as pesquisas de genes únicos, o que vem tornando cada vez mais complexa a interpretação dos resultados obtidos. As variantes detectadas nesses testes são classificadas como: (1) variante germinativa benigna; (2) variante germinativa patogênica/provavelmente patogênica; (3) variante de significado desconhecido (*variant of unknown significance* – VUS). Resultados de testes negativos (ausência de variantes germinativas detectadas), bem como a detecção de variantes germinativas benignas não aumentam o risco de câncer do indivíduo testado, nem geram alterações em seu acompanhamento clínico. Variantes germinativas patogênicas/provavelmente patogênicas são aquelas relacionadas diretamente às SHRCs, cabendo discussões de suas implicações sobre o rastreamento de neoplasias, possíveis modificações terapêuticas e aconselhamento familiar. Pacientes cujos testes revelem presença de variante de significado desconhecido (VUS) precisam ser mantidos em programa de acompanhamento, uma vez que essas variantes podem ser futuramente reclassificadas como benignas ou patogênicas. Cabe salientar que o diagnóstico de VUS em geral não deve levar a modificações de rastreamento ou tratamento de indivíduos afetados.

A importância do reconhecimento de pacientes candidatos à investigação de SHRC está associada ao fato de que, uma vez diagnosticada uma síndrome específica, muitas vezes é possível personalizar medidas de rastreamento, programar e promover medidas clínico-cirúrgicas redutoras de risco, permitir o aconselhamento de familiares potencialmente afetados, e até modificar o tratamento para a neoplasia já diagnosticada.

As indicações de teste genético e cobertura pela saúde suplementar no Brasil encontram-se nas "Diretrizes de Utilização para Cobertura de Procedimentos na Saúde Suplementar", da ANS – Agência Nacional de Saúde Suplementar.

Quais as síndromes hereditárias relacionadas ao câncer (SHRC) e quais os genes mutados?

Existem várias síndromes hereditárias relacionadas ao câncer, e abordaremos, neste capítulo, as mais frequentes, incluindo a síndrome de câncer colorretal hereditário e a síndrome de câncer de mama e ovário hereditário. Algumas das síndromes e os genes mais frequentemente mutados estão relacionados na Tabela 20.1.

SÍNDROMES DE CÂNCER COLORRETAL HEREDITÁRIO

Quais são as síndromes de predisposição a câncer colorretal?

De acordo com estimativas do Instituto Nacional de Câncer (INCA) para o ano de 2021, o câncer colorretal é o segundo mais incidente no Brasil, considerando-se homens e mulheres, com mais de 40 mil casos diagnosticados anualmente, sendo a terceira maior causa de morte por câncer no país.

Aproximadamente 5-10% dos cânceres colorretais (CCR) estão relacionados a síndromes hereditárias de predisposição a câncer, sendo a mais comum a síndrome de Lynch, também chamada de câncer colorretal hereditário não poliposo (HNPCC). Já a síndrome de câncer colorretal poliposo tem características diversas e é menos frequente que HNPCC.

Quais genes podem estar afetados em HNPCC? Qual a chance de um carreador do gene mutado desenvolver câncer?

Vamos considerar o caso clínico de uma paciente, para exemplificar o câncer colorretal hereditário não poliposo (HNPCC) ou síndrome de Lynch.

Caso clínico

Paciente feminina, 71 anos, previamente hígida, inicia quadro de sangramento nas fezes há dois meses. A paciente relata história familiar de câncer de cólon em seu pai (diagnosticado aos 83 anos) e em sua filha (diagnosticada aos 46 anos), de câncer de pelve renal em seu filho (diagnosticado aos 50 anos) e de câncer de endométrio em sua irmã (diagnosticada aos 58 anos). A investigação com colonoscopia demonstra presença de duas lesões ulceradas localizadas em cólon sigmoide e cólon ascendente, sem outros concomitantes. A biópsia das lesões colônicas é compatível com adenocarcinoma tubular pouco diferenciado. O estudo imuno-histoquímico da neoplasia revela expressão preservada das proteínas correspondentes aos genes MLH-1, MSH-6 e PMS-2, porém nota-se perda de expressão de MSH2.

Tabela 20.1 ● Síndromes hereditárias relacionadas ao câncer e genes mais frequentemente mutados

Síndromes hereditárias relacionadas ao câncer	Genes	Incidência*	Principais neoplasias
Herança autossômica dominante			
Câncer colorretal hereditário não poliposo (HNPCC)	MSH2 MLH1 MSH6 PMS2	Aprox. 1:500	Cólon, endométrio, estômago, intestino delgado, urotelial
Síndrome do câncer de mama e ovário hereditário	BRCA1 BRCA2	1:500 a 1:1000	Mama, ovário, próstata, pâncreas
Neurofibromatose tipo 1	NF 1	1:3000	Neurofibroma, glioma de nervo óptico, neurofibrossarcoma
Retinoblastoma familiar	RB1	1:15000 a 1:20000	Retinoblastoma (frequentemente bilateral) na infância, tumores secundários tardios
Neoplasia endócrina múltipla tipo 2 (NEM2a)	RET	1:30000	Carcinoma medular de tireoide, feocromocitoma, hiperplasia primária da paratireoide
Polipose adenomatosa familiar (PAF)	APC	1:33000	> 100 adenomas colônicos, neoplasias gastrointestinais altas, tumores desmoides
Síndrome de Von Hippel-Lindau	VHL	1:36000	Carcinoma renal de células claras e outras neoplasias (usualmente benignas)
Síndrome de Li-Fraumeni	TP53	Rara	Espectro tumoral amplo, incluindo sarcomas, neoplasias de mama e leucemias
Herança autossômica recessiva			
Polipose associada a MUTYH (MAP)	MUTYH	–	Câncer colorretal, adenomas de cólon
Síndrome de ataxia telangiectasia	ATM	1:40000 a 1:100000	Linfoma não Hodgkin e leucemia
Anemia de Fanconi	FANC A-H	1:100000	Neoplasias hematológicas

*Frequência estimada a partir do número de portadores da mutação na população geral.
Fonte: Adaptada de Rahner N et al. Dtsch Arztebl Int. 2008 Oct;105(41):706-14 e www.genereviews.org.

Pelo seu heredograma (Figura 20.2), podemos perceber que existem cinco indivíduos com cânceres associados a HNPCC, isto é, câncer colorretal, câncer de endométrio e câncer de pelve renal; os indivíduos afetados pertencem a três gerações sucessivas; uma das filhas da paciente índice teve câncer aos 46 anos; a colonoscopia da paciente índice não demonstra polipose. Esta família, portanto, preenche critérios de Amsterdam II para detecção de HNPCC. Além disso, o estudo imuno-histoquímico do tumor demonstra a perda da expressão de uma proteína de reparo de *mismatch*, isto é, MSH2.

HNPCC é uma síndrome de herança autossômica dominante, de alta penetrância (80-90%), caracterizada pela ocorrência precoce de câncer colorretal (CCR) aos 45-60 anos (contra 69 anos na população geral), de localização, em geral, proximal (cólon direito), sendo frequente a ocorrência de neoplasias sincrônicas e metacrônicas.

A síndrome de HNPCC é causada por mutação germinativa em genes de reparo de DNA (*mismatch repair genes*): MLH1, MSH2, MSH6 e PMS2 ou por deleção germinativa em EpCAM (*epithelial-cell adhesion molecule*), a qual leva à inativação epigenética de MSH2. A penetrância pode variar de 20 a 80% para

Síndromes Hereditárias e Aconselhamento Genético

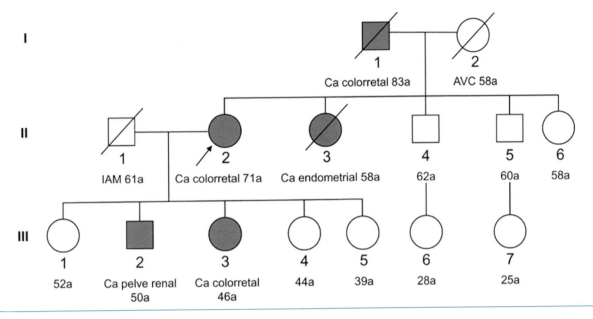

Figura 20.2 • Heredograma do caso clínico.

o desenvolvimento de câncer colorretal. Mutações em MLH1 ou MSH2 são responsáveis por 60 a 80% de todos os cânceres associados à síndrome de Lynch; outros casos são atribuíveis à mutação em MSH6 ou PMS2 e, raramente, ao EpCAM. Sob o ponto de vista molecular, uma mutação na linhagem germinativa em um dos genes de reparo de DNA leva a uma alta probabilidade de um segundo "hit" de mutação somática na outra cópia deste gene, desativando a função "mismatch repair", o que pode ocasionar o câncer. Como consequência, a deficiência de *mismatch repair* (dMMR) leva à instabilidade de microssatélites, que é caracterizada por alterações nos comprimentos de regiões repetitivas do DNA conhecidas como "microssatélites". Cabe ressaltar que a presença de instabilidade de microssatélites, contudo, não é exclusiva de HNPCC, sendo essa alteração mais comumente encontrada em casos esporádicos de câncer colorretal causados por hipermetilação do promotor de MLH1 ou, menos comumente, por alterações somáticas em ambos os alelos de genes de reparo (Figura 20.3).

Do ponto de vista histopatológico, os tumores de cólon relacionados a HNPCC são comumente pouco diferenciados, apresentam componente mucinoso, padrão de crescimento medular e infiltrado linfocitário abundante (em resposta aos numerosos neoantígenos gerados pela alta carga mutacional). Associa-se à síndrome um maior risco de desenvolvimento de neoplasias extracolônicas, sendo as mais comuns primárias de endométrio (a mais comum), intestino delgado, ureter/pelve renal, estômago, trato hepatobiliar, pâncreas,

ovário e sistema nervoso central (Figura 20.4). O diagnóstico de HNPCC em pacientes com CCR confere prognósticos distintos, a depender do estadiamento da neoplasia, estando associado a melhor prognóstico na doença localizada e a pior prognóstico na doença metastática/recorrente.

Quais os critérios para identificação de HNPCC?

Os critérios diagnósticos clínicos de HNPCC foram definidos pelos critérios de Amsterdam II, que apresentam alta especificidade, porém baixa sensibilidade (apenas 50% dos pacientes afetados pela síndrome preenchem esses critérios). Os critérios de Bethesda permitem a identificação de pacientes candidatos a teste de instabilidade. Esses critérios são apresentados na Tabela 20.2.

Quais testes podem ser feitos para identificação de HNPCC?

Os indivíduos com chance de serem portadores da síndrome de Lynch podem ser identificados através da avaliação do tumor para deficiência de reparo de *mismatch* (dMMR) ou através da presença de critérios clínicos de Amsterdam ou Bethesda.

Para uma identificação mais acurada de portadores da síndrome, recomenda-se testar todos os pacientes com câncer colorretal e de endométrio para deficiência de reparo de *mismatch* (dMMR), independente da idade

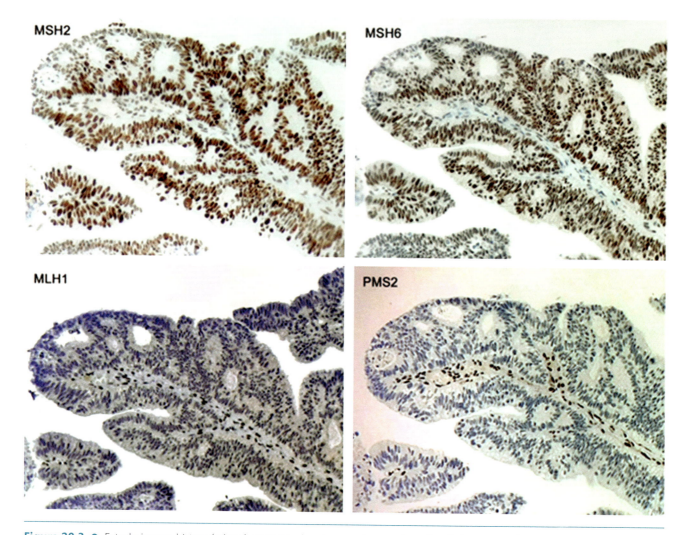

Figura 20.3 ● Estudo imuno-histoquímico de amostra de adenocarcinoma de endométrio mostrando expressão positiva de MSH2 e MSH6 e ausência de expressão de MLH1 e PMS2.

de apresentação da doença. É possível inclusive testar outros tumores que integram a síndrome de Lynch.

Tanto a avaliação de instabilidade de microssatélites, como a avaliação da expressão de proteínas do reparo de *mismatch* por imuno-histoquímica no tumor são testes de triagem para identificar indivíduos de maior risco de síndrome de Lynch. Entretanto, o diagnóstico de síndrome de Lynch é realizado pela detecção de mutação germinativa em genes de reparo de *mismatch*.

Os testes são em geral realizados em amostras do tumor e sangue dos pacientes. A reação de imuno-histoquímica é realizada utilizando-se anticorpos contra proteínas de reparo de *mismatch* e que podem estar ausentes quando os genes envolvidos na síndrome de Lynch estão mutados, isto é, MLH1, MSH2, MSH6 e PMS2. Apesar de não pertencer a este grupo de proteínas do complexo de MMR, a expressão de EPCAM também é pesquisada, pois, quando o gene está deletado,

ocorre o silenciamento epigenético do gene MSH2, levando a fenótipo semelhante à síndrome de Lynch.

A análise por imuno-histoquímica é considerada normal/negativa (indicando presença da expressão) quando as quatro proteínas estão expressas, sugerindo não ocorrência de mutação nos genes de reparo do DNA. Por outro lado, a ausência de expressão de um dos quatro genes do MMR indica resultado de imuno-histoquímica anormal/positivo (não marcação da proteína pelo anticorpo específico). Neste caso, é recomendado o teste genético, isto é, o sequenciamento do gene, para verificar uma possível mutação neste gene, cuja proteína não foi observada. A sensibilidade do teste de imuno-histoquímica é de 92-94% e a especificidade é de 88-100%.

Especificamente para ausência da expressão de MLH1 no tumor, testado pelo exame de imuno-histoquímica, pode ter ocorrido hipermetilação da região promotora do

Síndromes Hereditárias e Aconselhamento Genético

Tabela 20.2 ● Critérios diagnósticos para HNPCC

Critérios de Amsterdam II

Famílias com pelo menos três parentes apresentando um dos cânceres associados a HNPCC (câncer colorretal ou câncer de endométrio, ou de intestino delgado, ou de ureter ou pelve renal), sendo que:
1. Um indivíduo afetado deve ser parente em primeiro grau dos outros dois;
2. Pelo menos duas gerações sucessivas devem ser afetadas;
3. Pelo menos um caso de câncer deve ser diagnosticado antes dos 50 anos de idade;
4. O diagnóstico de polipose adenomatosa familiar deve ser excluído nos casos de CCR;
5. O diagnóstico das neoplasias deve ser confirmado por exame anatomopatológico.

Critérios de Bethesda revisados

1. Indivíduos com CCR em famílias que preenchem os critérios de Amsterdã; ou
2. Indivíduos com dois cânceres associados a HNPCC, incluindo CCR sincrônico e metacrônico ou cânceres extracolônicos (endométrio, ovário, estômago, intestino delgado, hepatobiliar, pelve renal ou ureter); ou
3. Indivíduos com CCR e com um parente em primeiro grau com CCR ou com câncer extracolônico associado a HNPCC e/ou com adenoma colorretal; um dos cânceres diagnosticados antes dos 45 anos, e o adenoma diagnosticado antes dos 40 anos; ou
4. Indivíduos com CCR ou câncer de endométrio diagnosticado antes dos 45 anos; ou
5. Indivíduos com CCR no cólon direito com padrão histopatológico indiferenciado, diagnosticado antes dos 45 anos; ou
6. Indivíduos com CCR com padrão histopatológico em anel de sinete, diagnosticado antes dos 45 anos; ou
7. Indivíduos com adenoma diagnosticado antes dos 40 anos.

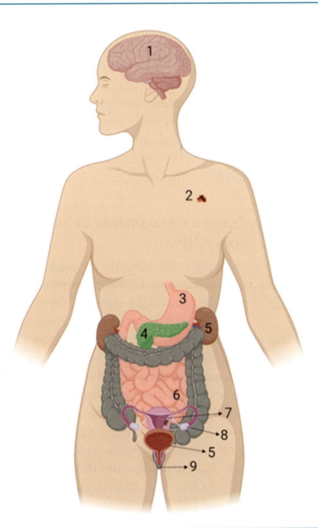

Risco de desenvolver este tipo de câncer durante a vida

	Câncer	%
1	Cerebral	1-4
2	Pele	4
3	Gástrico	2-30
4	Pâncreas ou Biliar	2-18
5	Trato Urinário	1-28
6	Intestino Delgado	2-8
7	Endométrio	15-60
8	Ovário	3-14
9	Colorretal	20-80

Figura 20.4 ● Taxa de incidência cumulativa e sítios de câncer mais frequentes em câncer colorretal hereditário não poliposo (HNPCC) ou síndrome de Lynch.

gene e/ou mutação gênica *BRAF* V600E. Estas situações caracterizam tumor esporádico. Se esses testes são negativos ou se a história familiar é sugestiva de síndrome de Lynch, deve-se proceder ao sequenciamento do gene em amostra de tecido normal ou células sanguíneas.

Outro teste importante é a detecção de instabilidade de microssatélites (MSI). Microssatélites são regiões de repetições de determinados nucleotídeos, que são encontrados ao longo do genoma. Durante a replicação do DNA, podem ocorrer erros, incluindo deleções e inserções de nucleotídeos. Essas alterações são detectadas e corrigidas pela via de reparo de *mismatch*, como detalhado no capítulo sobre reparo de DNA. A deficiência em uma ou mais proteínas de reparo de *mismatch* de DNA (dMMR) ocasiona um acúmulo de inserções ou de exclusões de nucleotídeos, que resulta em alteração do comprimento do microssatélite, ou seja, instabilidade de microssatélite (MSI). O teste de MSI analisa o comprimento de certos microssatélites de DNA da amostra de tumor, para detectar se eles ficaram mais longos ou mais curtos. Além de detectar indivíduos que devem ser testados para verificar se são portadores da síndrome de Lynch, a instabilidade de microssatélite passou a ser utilizada como biomarcador para a seleção de pacientes para imunoterapia com inibidores de pontos de checagem imunológicos.

Para o teste de MSI, é necessária uma amostra de DNA do tumor e de tecido normal para comparação de perfis alélicos de marcadores de microssatélites, mediante uma reação em cadeia da polimerase (PCR) e resolução por eletroforese capilar ou cromatografia. Os testes de PCR em uso analisam um painel predeterminado de sequências de microssatélites, que, em geral, são mononucleotídeos, como BAT-25 e BAT-26, ou dinucleotídeos. Mudanças no tamanho do fragmento de amplificação na amostra tumoral, em comparação com a amostra normal correspondente, são indicativas de MSI.

Os tumores são classificados como microssatélites estáveis (MSS) quando não ocorre alteração no *locus*, instabilidade de microssatélite baixa (MSI-L) ou instabilidade de microssatélite alta (MSI-H), de acordo com o número de *locus* com alteração de comprimento. Os testes de PCR para detecção de MSI têm sensibilidade de 85% e especificidade de 90% para a detecção de síndrome de Lynch.

A detecção de MSI pode também ser feita por sequenciamento nova geração (NGS) do exoma, genoma ou de alvos genômicos, através da análise bioinformática sofisticada. Nestes casos, inúmeras sequências de microssatélites podem ser analisadas.

Quando detectada a alteração de MSI no tumor, o paciente deve ser encaminhado para aconselhamento genético, para teste de mutação germinativa em genes de reparo de *mismatch* envolvidos na síndrome de Lynch. O teste genético consiste no sequenciamento do gene para detecção de mutação patogênica, com perda da função da proteína.

Como é feito o aconselhamento de pacientes com HNPCC? E de familiares saudáveis portadores da mutação gênica?

Confirmado o diagnóstico de HNPCC no paciente índice, a avaliação de membros da família com teste genético é recomendada a todos os familiares sob risco, iniciando-se pelos parentes de primeiro grau. O manejo clínico de indivíduos com síndrome de HNPCC confirmada inclui rastreamento com colonoscopia anual, iniciando-se aos 20 a 25 anos de idade, além de considerar avaliação ginecológica (clínica e/ou por imagem), endoscopia digestiva alta, avaliação de sedimento urinário e exame clínico em intervalos periódicos. Com estratégias redutoras de risco, é preciso considerar histerectomia e salpingo-ooforectomia bilateral em mulheres com prole constituída ou com idade próxima de 40 anos. Estudos de quimioprofilaxia com utilização de ácido acetilsalicílico estão em andamento para avaliar o impacto do uso dessa medicação na redução de risco de CCR.

Como é o tratamento de pacientes com HNPCC?

Além de implicações no rastreamento de neoplasias, o diagnóstico de HNPCC também afeta significativamente o manejo de pacientes com câncer colorretal. A cirurgia indicada para pacientes com câncer colorretal é a colectomia total com anastomose ileorretal (recomenda-se vigilância endoscópica anual do reto remanescente). O risco de tumor metacrônico é menor em pacientes que realizam colectomia total em relação às ressecções segmentares do cólon. O diagnóstico de HNPCC em paciente com CCR também tem impacto no tratamento sistêmico ao longo de diferentes estádios. No estádio II, o uso de quimioterapia adjuvante baseada em 5-fluorouracil não é recomendado, uma vez que não está associada a ganho de sobrevida em pacientes com dMMR. Já em pacientes com doença metastática (estádio IV), a incorporação de imunoterapia com inibidores de ponto de checagem imune vem mudando o paradigma de tratamento de pacientes com CCR metastático e presença de dMMR, estando associada a ganho de sobrevida e aumento da duração de resposta ao tratamento.

Quais as características da síndrome de câncer colorretal poliposo?

Além de HNPCC, outro grupo importante de síndromes hereditárias relacionadas a neoplasias colorretais são aquelas associadas à polipose, as quais correspondem a menos de 1% dos CCR.

Essas síndromes podem ser classificadas de acordo com a característica patológica dos pólipos:

- Pólipos adenomatosos
  - Polipose adenomatosa familiar (FAP)
  - FAP atenuada (AFAP)
  - Polipose associada a MUTYH (MAP)
- Pólipos hamartomatosos
  - Síndrome de Peutz-Jeghers (PJS)
  - Síndrome de polipose juvenil (JPS)
  - Síndrome de Cowden (CS).

A FAP é a síndrome de CCR com polipose mais comum e é causada por mutação no gene APC (*adenomatous polyps coli*). As características clínicas da FAP incluem o desenvolvimento de centenas a milhares de pólipos, com início na segunda década de vida. Cada pólipo adenomatoso da FAP tem a mesma chance de malignidade de um pólipo esporádico. Contudo, devido ao número de pólipos, o risco de CCR ao longo da vida é de aproximadamente 100% (penetrância 100%), sendo de 40 anos a idade mediana para diagnóstico de câncer colorretal. O manejo clínico da FAP inclui a realização de colonoscopia/sigmoidoscopia anal a partir dos 10-12 anos e indicação de colectomia profilática quando pólipos se tornam numerosos demais para serem manejados endoscopicamente ou quando adquirem características displásicas ou de carcinoma *in situ*. A AFAP é uma forma atenuada de FAP, caracterizada pela presença de menor número de pólipos (em geral < 100), idade de início 10-15 anos mais tarde do que na FAP.

Finalmente, a MAP é clinicamente comparável à FAP atenuada (AFAP), e uma das poucas SHRC de herança autossômica recessiva, com mutação germinativa bialélica de MUTYH. Deve-se considerar a possibilidade de MAP na presença de CCR em idade precoce, sem história familiar e presença de poucos pólipos (15-20 adenomas colônicos).

SÍNDROME DE CÂNCER DE MAMA E OVÁRIO HEREDITÁRIO

O câncer de mama é o câncer mais frequente em mulheres no Brasil, excluindo-se o câncer de pele não melanoma, e representa quase 30% dos cânceres no sexo feminino em 2020. Uma mulher tem risco de 10 a 12% de desenvolver câncer de mama até os 70 anos de idade. São estimados mais de 65.000 novos casos no Brasil ao longo de 2020.

A maioria dos cânceres de mama é esporádica, isto é, a célula do tecido mamário sofre mutações somáticas que predispõem à carcinogênese. Apenas 10-20% têm associação familiar, incluindo 5 a 10% dos casos que são considerados hereditários, nos quais pode ser identificada determinada mutação germinativa transmitida entre gerações.

O câncer de ovário é o sétimo câncer mais frequente em mulheres no Brasil, com estimativa de 6650 novos casos em 2020. Assim como ocorre no câncer de mama, uma porcentagem pequena dos casos é hereditária (20%) e a maioria dos casos são esporádicos, advindos de mutações somáticas. Com sobrevida de 47% em cinco anos, trata-se do mais letal entre os cânceres ginecológicos.

Nosso objetivo é caracterizar a síndrome de câncer de mama e ovário hereditário, identificar quais pacientes merecem investigação para determinar se são carreadoras de alelo mutado de genes de predisposição ao câncer, quais os genes afetados e quais as medidas para rastreamento e prevenção do câncer de mama e/ou ovário hereditário.

Caso clínico

MS é uma paciente do sexo feminino, com 39 anos, com diagnóstico recente de câncer de mama. Ela relata ter uma tia paterna que faleceu por câncer de ovário aos 56 anos e avô paterno que teve câncer de próstata aos 82 anos. MS tem uma família numerosa, sem outros casos de câncer. Uma de suas irmãs, de 33 anos, deseja saber se tem risco de câncer de mama e/ou ovário.

Para avaliar se esta paciente tem indicação de aconselhamento e teste genético, vamos considerar sua história familiar. Uma das maneiras mais utilizadas é verificar se essa história preenche os critérios para indicação de teste genético, preconizados pelo NCCN (*National Comprehensive Cancer Network* (NCCN – disponível em www.nccn.org). Estes critérios são revistos e atualizados periodicamente por um grupo de *experts* no assunto.

Trata-se de uma paciente que teve câncer em idade precoce, isto é, teve câncer com idade inferior a 45 anos. Este já seria um critério suficiente para indicar o aconselhamento e teste genético. Além disso, ela tem dois familiares próximos (até terceiro grau) que tiveram câncer de ovário ou câncer de próstata, que fazem parte do espectro de tumores da síndrome de câncer de mama e ovário hereditário.

Quais as síndromes de predisposição a câncer de mama e/ou ovário? Quais genes podem estar afetados?

Existem genes cuja alteração funcional pode levar à maior susceptibilidade ao câncer de mama e/ou ovário e podemos agrupá-los de acordo com a frequência do alelo mutante na população geral e o risco relativo de câncer.

Um dos grupos compreende os genes com frequência do alelo mutante rara a muito rara na população, mas cuja presença confere um alto risco de câncer de mama. Neste grupo temos BRCA1, BRCA2, TP53, CDH1, PTEN e STK11, envolvidos nas síndromes de câncer de mama e ovário hereditário (BRCA1 e BRCA2), síndrome de Li-Fraumeni (TP53), síndrome de câncer gástrico difuso hereditário (CDH1), síndrome de Cowden (PTEN) e síndrome de Peutz-Jeghers (STK11).

O segundo grupo é o dos genes com frequência do alelo mutante rara na população, cuja presença associa-se a risco moderado de desenvolver câncer de mama e/ou ovário. São exemplos os CHEK2, ATM, PALB2, BRIP1.

O terceiro grupo compreende alelos frequentes na população geral, isto é, são polimorfismos gênicos identificados em estudos de associação ampla do genoma ou GWAS (*genome wide association studies*). A presença de cada polimorfismo isoladamente confere um ligeiro aumento de risco de desenvolver câncer de mama, ao redor de 1,1 a 1,3 vez o risco da população geral. Entretanto, a presença de um conjunto destes polimorfismos em um mesmo indivíduo, como avaliado em escores de risco poligênico ou PRS (*polygenic risk score*), pode conferir alto risco de desenvolver câncer de mama.

Quais são as características da síndrome de câncer de mama e ovário hereditário associada à mutação em BRCA1 ou BRCA2?

Em pacientes com câncer de mama e/ou ovário, os genes mais frequentemente afetados são BRCA1 e BRCA2 e sua inativação está associada à síndrome de câncer de mama e ovário hereditário.

Estes genes têm esta denominação justamente por estarem associados à suscetibilidade ao câncer de mama (*BReast CAncer susceptibility genes*), e a mutação deles é considerada o fator de risco hereditário mais importante para o desenvolvimento do câncer de mama e de ovário. BRCA1 e BRCA2 estão localizados respectivamente nos cromossomos 17 e 13; ambos são genes supressores tumorais, responsáveis pela síntese de proteínas de reparo do DNA, especificamente neste caso, reparo por recombinação homóloga.

Como descrito no capítulo que aborda o reparo de DNA, uma das lesões mais nocivas para a célula é a quebra da dupla fita de DNA. Neste caso, a maneira mais precisa de reparo é a partir da recombinação homóloga, que é uma via ativa nas fases S e G2 do ciclo celular, que se utiliza das cromátides-irmãs como moldes do DNA original, para sintetizar um novo segmento na área lesada. Este mecanismo envolve um complexo de proteínas, entre as quais, BRCA1, BRCA2, RAD51, RAD52, ATM, FANC. Na ausência de BRCA1 ou BRCA2, o reparo não é fidedigno e fica propenso a erros, que podem culminar com instabilidade genômica.

A paciente de 39 anos com diagnóstico de câncer de mama, que abordamos no caso clínico, é portadora de mutação germinativa patogênica em BRCA1, indicando a presença da mutação em todas as células do organismo. Como existe história familiar de câncer no lado paterno da família, o pai, apesar de não apresentar câncer, realizou o teste, que foi positivo para a mesma mutação em BRCA1, presente na filha. Neste caso, a herança é autossômica dominante e a penetrância é alta. O indivíduo herda um alelo mutado de um dos genitores, o qual induz a produção de uma proteína truncada ou anômala, portanto, não funcional. Há também herança de um alelo tipo selvagem (não afetado) do outro genitor, que produz a proteína funcional. Logo, o mecanismo de reparo permanece funcionante. Em determinado momento, pode ocorrer um segundo evento (*second hit*) em uma célula somática, que ocasiona a lesão do alelo tipo selvagem de BRCA1 e sua consequente inativação. Logo, nesta célula em que ocorreu o segundo evento, não há mais a síntese de proteína funcionante e o reparo da lesão de dupla fita do DNA fica comprometido. A célula torna-se, então, propensa ao acúmulo de erros no DNA e à carcinogênese.

Síndromes Hereditárias e Aconselhamento Genético

Qual a frequência do alelo mutado de BRCA na população? E qual o risco de desenvolver câncer?

A prevalência populacional do alelo mutado de BRCA1 e BRCA2 é de cerca de 0,12% e 0,33%, respectivamente. Estima-se que em torno de 5% de todas as pacientes com câncer de mama e 20% das com câncer de ovário sejam carreadoras de um alelo mutante de BRCA. Em câncer de mama, a prevalência do alelo mutado varia com a idade do diagnóstico do câncer e história familiar, diagnóstico de outros cânceres, entre outros fatores. Por exemplo, uma mulher com diagnóstico de câncer de mama após os 65 anos tem chance menor que 2,5% de ser carreadora de alelo mutante; se a idade ao diagnóstico é abaixo de 51 ou abaixo de 36 anos, a chance aumenta para 6,8% e 17%, respectivamente. Na presença de história familiar, ou seja, paciente com diagnóstico de câncer de mama antes dos 50 anos e história de dois familiares com câncer de mama, a chance de alelo mutante chega a 30%. Já uma mulher que teve o diagnóstico de câncer de mama antes dos 50 anos e teve também o diagnóstico de câncer de ovário tem chance de 40% de ser portadora do alelo mutado.

Em carreadores do alelo mutado, a chance de expressar o fenótipo, isto é, a penetrância, é elevada. As portadoras de mutações no gene BRCA1 têm risco de 70% de desenvolver câncer de mama e 40% de desenvolver câncer de ovário ao longo da vida, e portadoras de mutações em BRCA2 mutado apresentam risco de 60% e 20%, respectivamente. Outros tumores também associados à síndrome são: câncer de tubas, peritônio, próstata, pâncreas e melanoma, para carreadores de mutação em BRCA2. Já os carreadores do alelo mutado de BRCA1 podem também desenvolver câncer de próstata e pâncreas, mas com frequência menor que os portadores de mutação em BRCA2, bem como carcinoma seroso de útero (Figura 20.5).

Quais pacientes com câncer de mama têm indicação de teste genético?

As portadoras da mutação em BRCA1 ou BRCA2 geralmente desenvolvem os cânceres associados à síndrome em idade mais precoce do que a média de idade da população que desenvolve a neoplasia.

De acordo com o NCCN (*National Comprehensive Cancer Network*) e a sociedade americana de aconselhamento genético, indica-se o teste genético nas situações apresentadas na Tabela 20.3.

A primeira testagem em uma família preferencialmente deve ser feita em pacientes com câncer. Apenas justifica-se testar primeiro um paciente sem câncer

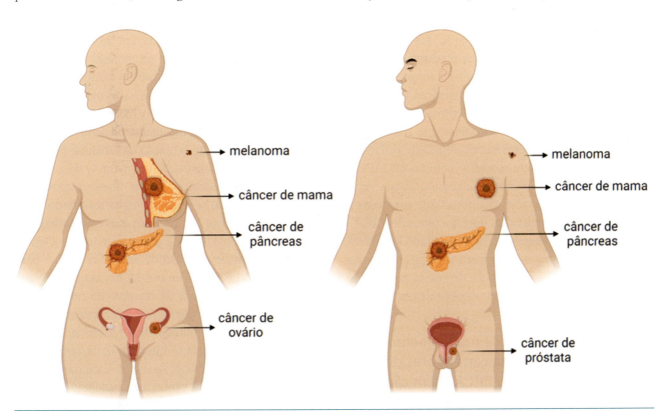

Figura 20.5 ● Sítios de câncer mais frequentes em câncer de mama e/ou ovário hereditário com mutação de BRCA1 ou BRCA2.

Tabela 20.3 • Visão geral das indicações de teste genético para pacientes com câncer de mama

Mulheres	• Com câncer de mama com idade até 45 anos; ou entre 46 e 50 anos e história familiar desconhecida (ou câncer de mama adicional, ou pelo menos um familiar próximo com câncer de mama, ou de ovário, ou de pâncreas, ou de próstata); ou com menos de 60 anos e tumor triplo negativo (não expressa receptores hormonais ou HER2); • Com câncer de mama em qualquer idade, com ancestralidade judia *ashkenazi*; ou com pelo menos um familiar próximo portador de câncer de mama em idade precoce (até 50 anos), ou câncer de ovário, ou de pâncreas, ou de próstata metastático (ou agressivo); • Com dois ou mais cânceres primários de mama (o primeiro desenvolvido com menos de 50 anos); ou com três ou mais cânceres, em qualquer idade; • Com câncer de ovário, tuba ou peritônio.
Homens	• Portadores de câncer de mama; ou portadores de câncer de próstata metastático (ou agressivo); • Portadores de câncer de próstata de qualquer grupo de risco (Gleason incluído) e descendente de judeu *ashkenazi*, ou quando algum parente próximo apresentar câncer de ovário, câncer de próstata metastático (ou agressivo), câncer de mama até os 50 anos ou dois parentes com câncer de mama ou próstata (em qualquer idade).
Ambos os sexos	• Portadores de câncer de pâncreas exócrino.
Familiares	• Familiares de primeiro ou segundo grau de pacientes portadores de mutação BRCA; • Descendentes de judeus *ashkenazy*.

associado a mutações em BRCA quando o membro afetado, por algum motivo, não pode ser testado.

A testagem deve ser realizada em laboratórios com experiência e certificação apropriada. Empresas que oferecem a testagem diretamente ao público por meio da *microarray* de polimorfismo de nucleotídeo único podem ter até 40% de resultados falso-positivos.

Para auxiliar na decisão sobre testagem, e eventualmente contribuir na interpretação dos resultados, existem modelos estatísticos para predizer o risco de um indivíduo desenvolver câncer ao longo da vida. Trata-se em geral de regressões logísticas que levam em consideração fatores de risco clínicos e histórico familiar. Se a probabilidade for maior que 20% para o câncer de mama, a paciente é considerada de alto risco. Da mesma forma existem modelos, como o BRCAPRO e BOADICEA (*brest and ovarian analysis of disease incidence and carrier estimation algorithm*) que predizem a probabilidade de o indivíduo portar a mutação BRCA.

Pacientes com mais de 65 anos de idade que apresentam câncer de mama sem história familiar suspeita apresentam baixa probabilidade de serem portadoras da mutação BRCA e não têm indicação de testagem.

Quais são as medidas de rastreamento e de redução de risco em carreadores de mutação em BRCA1 ou BRCA2 sem câncer?

De acordo com o NCCN (*National Comprehensive Cancer Network*), algumas medidas de rastreamento e de redução de risco podem ser adotadas, conforme a idade do indivíduo, preferências e desejo gestacional.

Como os portadores de mutação em BRCA1 ou BRCA2 apresentam risco de desenvolver câncer mais jovens do que outras mulheres, o rastreamento inicia-se mais precocemente do que na população comum, em geral dez anos antes do parente mais precocemente afetado, ou de acordo com a Tabela 20.4 (o que ocorrer antes).

A quimioprofilaxia baseada em hormonioterapia (tamoxifeno ou inibidor de aromatase) inibe preferencialmente o desenvolvimento de tumores com expressão de receptores hormonais, estes mais frequentemente associados à mutação em BRCA2. Em relação à mastectomia profilática, a consulta de aconselhamento deve abordar o grau de proteção da cirurgia, possibilidades e riscos da reconstrução mamária. O risco potencial de neoplasia mamária ocorrer, mesmo após mastectomia profilática, também deve ser ressaltado. Para minimizar o impacto psicológico, a reconstrução imediata deve ser considerada e discutida com a paciente.

Pode-se considerar o uso de anticoncepcional para reduzir o risco de câncer de ovário, ainda que não haja estudos conclusivos acerca da alteração do risco de câncer de mama associado ao uso de anticoncepcional em portadoras de BRCA mutado. Em relação à salpingo--ooforectomia profilática, é importante na consulta de aconselhamento abordar o desejo gestacional, o risco de desenvolvimento de câncer e o benefício esperado com a cirurgia profilática. Esta cirurgia induz menopausa precoce e seus efeitos colaterais, como osteoporose,

Tabela 20.4 • Orientações para seguimento de mulheres sem câncer carreadoras de mutação em BRCA1 ou BRCA2

Rastreamento	Autoexame das mamas a partir dos 18 anos, exame clínico a cada 6-12 meses a partir dos 25 anos, ressonância magnética anual entre 25-29 anos (dependendo do histórico familiar), mamografia anual a partir dos 30 anos (considerando também tomossíntese) e ressonância magnética das mamas; • Individualizar conduta a partir dos 75 anos; • Introduzir o rastreamento de câncer de ovário (em caso de não realização de salpingo-ooforectomia) com ultrassonografia transvaginal e CA125 no início do ciclo de 6/6 meses, a partir de 30 anos, ainda que as evidências indiquem que estes exames não sejam efetivos para a detecção de câncer de ovário em mulheres de alto risco; • Em homens, realizar autoexame das mamas e exame clínico anual a partir dos 35 anos; • Em homens portadores da mutação BRCA2, rastreamento de câncer de próstata com início aos 45 anos, com dosagem anual de PSA (*prostate specific antigen*) e toque retal; • Exame físico anual de toda a superfície corpórea e do olho para detecção de melanoma; • Em indivíduos de ambos os sexos, carreadores de mutação em BRCA2 ou BRCA1 ou outros genes e história de câncer de pâncreas em familiar de primeiro ou segundo graus, indicar rastreamento de câncer de pâncreas com ressonância magnética e colangiopancreatografia e/ou ultrassonografia transendoscópica anual, iniciando-se aos 50 anos.
Medidas de prevenção clínicas	• Considerar quimioprofilaxia com tamoxifeno, para redução de risco de câncer de mama, e anticoncepcional para câncer de ovário.
Medidas de prevenção cirúrgicas	• Considerar mastectomia bilateral redutora de risco (diminui em 90% o risco de câncer de mama); • Discutir a salpingo-ooforectomia profilática aos 35-40 em portadores de mutação do gene BRCA1 e aos 40-45 anos em portadores de mutação do BRCA2. O procedimento reduz em 80% o risco de câncer de ovário e diminui também o risco de câncer de mama em carreadoras de mutação em BRCA1 ou BRCA2. Pode-se considerar a histerectomia em mulheres carreadoras de mutação em BRCA1, pois alguns estudos sugerem risco discretamente aumentado de câncer seroso de endométrio.

ondas de calor e queda de libido. As orientações devem incluir o manejo dos sintomas climatéricos, assim como a possibilidade de reposição hormonal, pois pequenos estudos não randomizados indicam que não interfere no risco de câncer de mama. Entre 5 e 10% das pacientes submetidas a salpingo-ooforectomia profilática apresentam câncer de ovário/tuba oculta no espécime cirúrgico quando avaliado de forma criteriosa; por isso a cirurgia deve envolver lavado peritoneal e cortes mais finos no processamento histológico.

Quais são as medidas indicadas em pacientes com câncer carreadores de mutação em BRCA1 ou BRCA2?

O subtipo de câncer de mama mais frequentemente associado ao gene BRCA1 mutado é o triplo negativo (não expressa receptores de estrogênio, receptores de progesterona e de HER2 – *human epidermal growth factor receptor* 2). Já em pacientes portadoras de mutação de BRCA2, detectam-se mais frequentemente tumores com expressão positiva de receptores hormonais.

A testagem positiva impacta diferentes aspectos da abordagem terapêutica. Existem evidências de que a sobrevida global seja um pouco pior nas pacientes com câncer de mama portadoras de mutação em BRCA; entretanto, os dados não são conclusivos e as medidas terapêuticas podem minimizar esta diferença de sobrevida.

A mastectomia bilateral pode ser considerada para diminuir o risco de câncer na mama contralateral, assim como deve ser considerada a prescrição de inibidores da PARP (*poly ADP ribose polymerase*) no arsenal terapêutico. PARP está envolvido na via de reparo de excisão de bases (BER). O uso de inibidores de PARP, inativando a via de BER, em associação com a perda do reparo de recombinação homóloga, resultante da mutação em BRCA, culmina com a letalidade sintética.

Em relação ao câncer de ovário associado à mutação BRCA1/2, o tipo histológico costuma ser o seroso de alto grau. Entre 15-20% das pacientes apresentam mutações germinativas e em torno de 5% apresentam mutações somáticas. O tratamento cirúrgico de portadoras da mutação é o mesmo das não portadoras. A sensibilidade dos tumores a compostos de platina costuma ser melhor em portadoras da mutação em BRCA1 ou BRCA2. Em relação a terapias-alvo, a adjuvância com inibidores da PARP e inibidores da angiogênese tem resultados mais favoráveis em pacientes com câncer de ovário e mutação BRCA, mas estudos mais recentes estendem também as vantagens dessas medicações, em menor intensidade, a pacientes não portadores da mutação. A sobrevida das pacientes com câncer de ovário e mutação BRCA1 e especialmente BRCA2 costuma ser maior do que das pacientes sem a mutação.

Como pode ser feito o aconselhamento para constituição de família? E quanto à preservação de fertilidade em pacientes com BRCA mutado?

Para os carreadores de mutação em BRCA1 ou BRCA2 que desejam ter filhos, deve ser feito o aconselhamento sobre opções reprodutivas em relação a diagnóstico pré-natal, reprodução assistida e diagnóstico genético pré-implantação, após fertilização *in vitro*. Nestes casos deve-se considerar, também, que os casos de câncer se manifestam na idade adulta e que existem métodos de detecção precoce e prevenção, bem como tratamentos efetivos do câncer.

É importante ressaltar que, quando um dos pais é portador de um gene mutado, deve-se considerar testar o outro genitor, pois mutações bialélicas em genes como BRCA2, ATM e BRCA1 estão associadas à anemia de Fanconi, uma síndrome hereditária associada a anomalias congênitas, retardo de crescimento, pancitopenia, leucemia e tumores sólidos.

Os genes BRCA têm participação na gametogênese e as pacientes portadoras de mutação costumam ter maiores taxas de insuficiência ovariana prematura, assim como menor captação de óvulos e período mais longo de estimulação ovariana, do que as não portadoras nos procedimentos de fertilização assistida. Ainda assim, a criopreservação de oócitos e embriões pode e deve ser considerada em pacientes com diagnóstico de câncer de mama que tenham necessidade de postergar a gestação. Uma avaliação psicológica deve ajudar no processo de tomada de decisão dessas pacientes.

Aparentemente, a estimulação ovariana requerida para a coleta de óvulos não parece interferir na sobrevida de pacientes com câncer de mama e também não aumenta o risco no desenvolvimento de câncer de ovário neste grupo de pacientes. Embora sejam necessários mais estudos comparativos, até o momento considera-se seguro o procedimento neste contexto. A testagem genética do embrião antes da implantação já é factível e evita a transmissão da mutação para a geração subsequente.

A introdução de antagonistas de GNRH uma semana antes do início da quimioterapia e até o final da mesma tem o potencial de minimizar o risco de falência ovariana prematura. Ainda que a sociedade americana de oncologia clínica defenda que o uso da medicação é controverso para estas pacientes, a taxa de fertilidade costuma dobrar sem impactar negativamente na sobrevida das pacientes.

Como abordar pacientes com teste genético não informativo

As variantes são classificadas como variantes de significado desconhecido (*variant of unknown significance* – VUS) quando não se consegue estabelecer se esta é benigna ou patogênica. Variante de significado desconhecido ocorre em uma porcentagem considerável de exames e não apresenta comportamento clínico presumível. Os portadores devem ser conduzidos de acordo com o histórico familiar e não como se apresentassem resultados positivos. Se o indivíduo realizou teste com painel multigênico, aumenta-se o risco de variante de significado desconhecido.

Acredita-se que, no futuro, a maioria das variantes de significado desconhecido serão reclassificadas, com base em estudos epidemiológicos e clínicos, bem como em testes de avaliação funcional, mas acredita-se que a maioria dos casos serão enquadrados em variantes benignas ou com baixo risco para câncer.

Quais são as outras síndromes genéticas associadas à predisposição a câncer de mama e/ou ovário?

A presença de alelos mutados em alguns outros genes, como TP53, CDH1, PTEN e STK11, apesar de frequência muito rara na população, confere risco elevado de câncer de mama, como exposto anteriormente. As características destas síndromes estão relatadas a seguir.

Estão descritos também genes não BRCA com penetrância moderada a elevada associados ao câncer de ovário: BARD1, BRIP1, MRE11A, MSH2, MSH6, NBN, PALB2, RAD51C, RAD51D, TP53. Da mesma maneira, existem genes não BRCA associados ao câncer de mama: PALB2, NF1, ATM, BARD1, CHEK2, RAD51C e RAD51D.

SÍNDROME DE LI-FRAUMENI

A síndrome de Li-Fraumeni associa-se a mutações patogênicas em TP53, um gene supressor de tumor, muitas vezes chamado de guardião do genoma. A mutação germinativa é responsável por 1% dos cânceres de mama hereditários e os pacientes carreadores da mutação apresentam risco elevado, que pode chegar a quase 100%, de desenvolver algum dos cânceres associados à síndrome. No Brasil, a variante TP53 R337H é a mais frequentemente encontrada, principalmente no Sul e Sudeste do país.

Além de câncer de mama e ovário, sarcomas, câncer de SNC e leucemias apresentam grande prevalência. Também, cânceres raros como sarcomas de partes moles, osteossarcoma e carcinoma adrenocortical têm prevalência elevada na síndrome e frequentemente se manifestam na infância. Ao longo da vida os indivíduos afetados podem também apresentar múltiplos tumores primários em outros órgãos.

Os critérios para testagem consistem nos critérios clássicos e nos critérios de Chompret (Tabela 20.5). Indivíduos com familiares portadores da mutação do p53 já identificada também devem ser testados.

O rastreamento de câncer em pacientes com a síndrome Li-Fraumeni é complexo e deve ser feito em centros especializados. Devem ser orientados os sintomas iniciais dos cânceres envolvidos na síndrome. Aspectos psicológicos e relacionados à qualidade de vida dessas pacientes também devem receber atenção.

Síndrome de câncer gástrico difuso hereditário

Nesta síndrome os carreadores de mutação em CDH1 apresentam predisposição a desenvolver câncer gástrico difuso, que é uma forma agressiva de câncer gástrico, e/ou carcinoma lobular da mama. O gene CDH1 codifica a E-caderina, que é uma molécula de adesão célula-célula.

Síndrome de Cowden

Na síndrome de Cowden, associada à mutação no gene PTEN, ocorrem manifestações cutâneas peculiares, que são os triquilemomas, ou pápulas solitárias ou múltiplas em cabeça, rosto. As pessoas portadoras podem desenvolver câncer de mama, câncer folicular da tireoide e câncer de endométrio. Outras manifestações são múltiplos hamartomas de trato gastrointestinal, ganglioneuromas, macrocefalia, pigmentação macular da glande peniana e queratose palmoplantar múltipla. A síndrome de Cowden está associada à perda de função de PTEN. O gene PTEN codifica uma proteína fosfatase, que inibe a via de PI3K e AKT, que por sua vez controlam a progressão do ciclo celular e a sobrevivência celular.

Síndrome de Peutz-Jeghers

A síndrome de Peutz-Jeghers está associada a mutações no gene STK11. Nesta síndrome ocorrem predisposição a máculas mucocutâneas por deposição de melanina na pele e mucosas, polipose hamartomatosa intestinal e maior risco de carcinomas do trato GI, pâncreas, mama e tireoide. O gene STK11 codifica uma serina treonina quinase, com função de supressão tumoral, envolvida em polaridade celular, apoptose, entre outras funções.

Qual o papel de polimorfismos gênicos e escore de risco poligênico (*polygenic risk score* – PRS) no risco do câncer de mama?

O risco genético de câncer de mama pode também ser em parte atribuído a polimorfismos genéticos de baixa penetrância. Os estudos de associação ampla do

Tabela 20.5 • Critérios para testagem de Li-Fraumeni

Critérios clássicos (todos precisam estar presentes para indicar testagem)	• Diagnóstico de sarcoma antes dos 45 anos; • Parente de primeiro grau com câncer antes dos 45 anos; • Outro parente de primeiro ou segundo grau com câncer, com menos de 45 anos, ou sarcoma em qualquer idade.
Critérios de Chompret (apenas um deles presente é critério para testagem)	• Presença de cânceres típicos da síndrome (sarcoma de partes moles, osteossarcoma, tumor de sistema nervoso central, câncer de mama ou câncer adrenocortical) em pacientes com menos de 46 anos e pelo menos um parente de primeiro ou segundo grau também afetado com um dos tumores da síndrome com menos de 56 anos (outro tumor que não câncer de mama se o indivíduo índice apresenta câncer de mama) ou com múltiplos tumores primários em qualquer idade; • Indivíduo com múltiplos tumores primários, sendo pelo menos dois do espectro de tumores da síndrome e um deles ocorrendo antes dos 46 anos (excluindo-se múltiplos tumores de mama); • Indivíduos com carcinoma adrenocortical, carcinoma do plexo coroide, rabdomiossarcoma de subtipo anaplásico embrionário, em qualquer idade, independente da história familiar; • Câncer de mama antes de 31 anos.

genoma ou *genome wide association studies* (GWAS) descrevem um grande número de *loci* de suscetibilidade ao câncer de mama, que são relativamente mais frequentes em pacientes com câncer de mama e independentemente associados a pequenos incrementos de risco, ou seja, apresentam baixa penetrância. A maioria desses polimorfismos de nucleotídeo único (*single nucleotide polymorphisms* – SNPs) reside em regiões intrônicas ou intergênicas e podem estar envolvidos no controle da expressão gênica, rearranjos estruturais, entre outras funções. Embora o risco associado a cada uma dessas variantes possa ser modesto individualmente, os efeitos combinados dos perfis de SNPs, incorporados em algoritmos de previsão de risco e convertidos em um escore de risco poligênico (*polygenic risk score* – PRS), demonstraram que podem associar-se ao risco de desenvolver câncer. Entretanto, os escores de risco poligênico (PRS) ainda não apresentam aplicabilidade no aconselhamento genético.

NEOPLASIA ENDÓCRINA MÚLTIPLA (NEM)

As síndromes NEM são condições que causam hiperatividade e aumento de algumas glândulas endócrinas e, eventualmente, o desenvolvimento de neoplasias endócrinas. A síndrome de NEM1 é causada por mutação no gene NEM1 e está relacionada à predisposição a tumores da paratireoide, tumores pancreáticos e tumores hipofisários. O defeito genético em MEN2 envolve o proto-oncogene RET, sendo subclassificado em duas síndromes distintas: tipo 2A (NEM2A) e tipo 2B (NEM2B). A síndrome NEM2A clássica está associada a uma predisposição hereditária ao câncer medular da tireoide (CMT), feocromocitoma e hiperplasia primária da paratireoide. A síndrome NEM2B também apresenta predisposição herdada para CMT e feocromocitoma, porém pode estar associada ao desenvolvimento de neuromas.

Quais são as perspectivas?

Espera-se que a maior disponibilidade do teste genético e a maior testagem da população levem ao esclarecimento de parte das variantes de significado desconhecido (VUS). Além disso, o desenvolvimento de novos testes funcionais pode contribuir ainda mais para este fim.

Um dos testes promissores foi a edição genômica de células haploides, utilizando-se a técnica de CRISPR-CAS9, para expressar um alelo mutado de BRCA1. Como BRCA1 é fundamental para a sobrevivência da célula, quando a edição resultava em variante patogênica a célula não sobrevivia. Apesar de bastante trabalhosa, é possível que esta metodologia possa ser utilizada para esclarecer a funcionalidade de um grande número de variantes em grande número de genes.

A maior compreensão dos mecanismos de carcinogênese leva à adoção de tratamentos-alvo dirigidos. Deste modo, o tratamento vai ser cada vez mais específico. Uma possibilidade será a detecção de recidiva através da presença do alelo mutado no DNA tumoral circulante e possível uso de nanotecnologia para direcionar tratamento para doença microscópica.

O que se espera é que as pessoas possam viver com boa qualidade de vida, com a utilização de técnicas cada vez mais avançadas para manejar a predisposição ao câncer.

GLOSSÁRIO

Mutação germinativa: mutação gênica presente em células germinativas (espermatozoides e óvulos) que, portanto, podem ser transmitidas aos descendentes.

Probando: membro afetado por determinada doença, que procura assistência.

Familiar de primeiro grau: filhos, pai e mãe ou irmãos.

Familiar de segundo grau: avós, netos, tios, sobrinhos.

Familiar de terceiro grau: bisavôs, bisnetos, tios avôs.

LEITURAS RECOMENDADAS

Yurgelun MB, Hampel H. Recent Advances in Lynch Syndrome: Diagnosis, Treatment, and Cancer Prevention. Am Soc Clin Oncol Educ Book. 2018, May 23;38:101-109. doi: 10.1200/EDBK_208341. PMID: 30231390

Yoshida R. Hereditary breast and ovarian cancer (HBOC): review of its molecular characteristics, screening, treatment, and prognosis. Breast Cancer. 2020, Aug 29. doi: 10.1007/s12282-020-01148-2. Epub ahead of print. PMID: 32862296.

REFERÊNCIAS BIBLIOGRÁFICAS

Síndrome de câncer colorretal hereditário

Dung T Le. PD-1 Blockade in Tumors with Mismatch-Repair Deficiency. N Engl J Med 2015; 372:2509-2520.

Lynch HT, de la Chapelle A. Hereditary Colorectal Cancer. N Engl J Med 2003; 348:919-932.

NCCN Clinical Practice Guidelines in Oncology – NCCN Guidelines for Detection, Prevention, & Risk Reduction – Genetic/Familial High-Risk Assessment: Colorectal. version 1.2020; available at https://www.nccn.org (accessed October 10, 2020).

Nils Rahner, Verena Steinke. Hereditary cancer syndromes. Dtsch Arztebl Int. 2008 Oct;105(41):706-14.

Sinicrope FA. Lynch Syndrome – Associated Colorectal Cancer. N Engl J Med 2018; 379:764-773.

Yurgelun MB, Kulke MH, Fuchs CS, Allen BA, Uno H, Hornick JL, Ukaegbu CI, Brais LK, McNamara PG, Mayer RJ, Schrag D, Meyerhardt JA, Ng K, Kidd J, Singh N, Hartman AR, Wenstrup RJ, Syngal S. Cancer Susceptibility Gene Mutations in Individuals With Colorectal Cancer. J Clin Oncol. 2017 Apr 1;35(10):1086-1095. doi: 10.1200/JCO.2016.71.0012. Epub 2017 Jan 30. PMID: 28135145; PMCID: PMC5455355.

ANS – Resolução Normativa nº. 338/2013 – Anexo II Diretrizes de Utilização para Cobertura de Procedimentos na Saúde Suplementar – Diretrizes de Utilização dos Procedimentos Análise Molecular de DNA, pesquisa de Microdeleções e Microduplicações por Fish – Fluorecence in situ Hybridization e Instabilidade de Microssatélites (MSI), Detecção por PCR. (http://www.ans.gov.br/images/stories/Particitacao_da_sociedade/consultas_publicas/cp59/cp_59_anexoII_dutrol_2015_27_05_2015_semmarcacao.pdf – acesso 20 de outubro de 2020.)

Síndrome de câncer de mama e/ou ovário hereditário

Carbine NE, Lostumbo L, Wallace J, Ko H. Risk-reducing mastectomy for the prevention of primary breast cancer. Cochrane Database Syst Rev. 2018 Apr 5;4(4):CD002748. doi: 10.1002/14651858.CD002748.pub4. PMID: 29620792; PMCID: PMC6494635.

Eleje GU, Eke AC, Ezebialu IU, Ikechebelu JI, Ugwu EO, Okonkwo OO. Risk-reducing bilateral salpingo-oophorectomy in women with BRCA1 or BRCA2 mutations. Cochrane Database Syst Rev, 2018; 8(8):CD012464. Published 2018, Aug 24. doi: 10.1002/14651858. CD012464. pub2.

Findlay GM, Daza RM, Martin B, Zhang MD, Leith AP, Gasperini M, Janizek JD, Huang X, Starita LM, Shendure J. Accurate classification of BRCA1 variants with saturation genome editing. Nature. 2018 Oct;562(7726):217-222. doi: 10.1038/s41586-018-0461-z. Epub 2018 Sep 12. PMID: 30209399; PMCID: PMC6181777.

Gilpin CA, Carson N, Hunter AG. A preliminary validation of a family history assessment form to select women at risk for breast or ovarian cancer for referral to a genetics center. Clin Genet. 2000;58(4):299-308. doi:10.1034/j.1399-0004.2000.580408.x

Godet I, Gilkes DM. BRCA1 and BRCA2 mutations and treatment strategies for breast cancer. Integr Cancer Sci Ther. 2017, Feb; 4(1):10.15761/ICST.1000 228. doi: 10.15761/ICST.1000228. Epub 2017, Feb 27. PMID: 28706734; PMCID: PMC5505673.

NCCN Clinical Practice Guidelines in Oncology – NCCN Guidelines for Detection, Prevention, & Risk Reduction – Genetic/familial high-risk assessment: breast, ovarian, and pancreatic; version 1.2021; available at https://www.nccn.org (accessed October 10, 2020).

Tung NM, Boughey JC, Pierce LJ, Robson ME, Bedrosian I, Dietz JR, Dragun A, Gelpi JB, Hofstatter EW, Isaacs CJ, Jatoi I, Kennedy E, Litton JK, Mayr NA, Qamar RD, Trombetta MG, Harvey BE, Somerfield MR, Zakalik D. Management of Hereditary Breast Cancer: American Society of Clinical Oncology, American Society for Radiation Oncology, and Society of Surgical Oncology Guideline. J Clin Oncol. 2020 Jun 20;38(18):2080-2106. doi: 10.1200/JCO.20.00299. Epub 2020 Apr 3. PMID: 32243226.

Yanes T, Young MA, Meiser B, James PA. Clinical applications of polygenic breast cancer risk: a critical review and perspectives of an emerging field. Breast Cancer Res. 2020 Feb 17;22(1):21. doi: 10.1186/s13058-020-01260-3. PMID: 32066492; PMCID: PMC7026946.

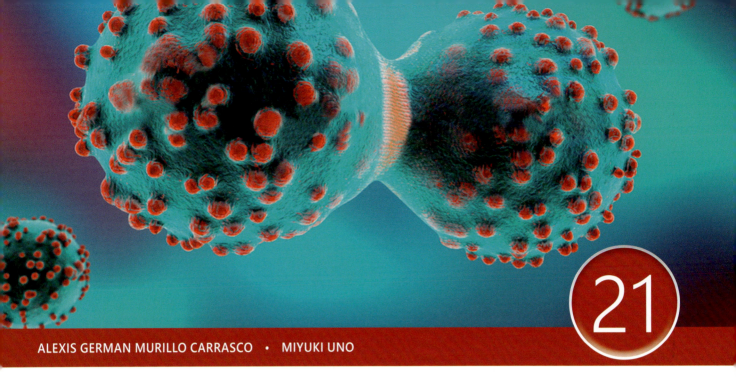

ALEXIS GERMAN MURILLO CARRASCO • MIYUKI UNO

Biomarcadores

DEFINIÇÃO

Os marcadores de cores são comumente utilizados para ressaltar frases ou palavras específicas mais importantes de algum texto, desta forma, indicando os pontos mais relevantes ou informações essenciais que ajudarão a lembrar do conteúdo no futuro. Na área da biologia, existem marcadores que possuem características biológicas, bioquímicas, antropológicas, entre outras, com grande relevância para o atendimento clínico de um indivíduo. Esses indicadores biológicos são chamados de biomarcadores e podem ser substâncias, estruturas ou processos que são mensuráveis e estão associados com alguma modificação do estado normal dos seres vivos.

Atualmente, estes biomarcadores ajudam a prever o momento no qual uma doença irá aparecer, progredir ou precisar de um tratamento específico. Desta forma, a rotina clínica tem se beneficiado com a melhora da conduta do profissional de saúde e com isso, atingindo bons resultados de intervenção em pacientes com uma determinada doença, e uma melhor sobrevida da população em geral. Contudo, para alcançar esse resultado contou-se com envolvimento contínuo de várias pesquisas, e recentes estudos têm focado em metodologias menos invasivas, utilizando fluidos corporais como amostras biológicas de testes, por serem obtidos facilmente quando comparados com amostras de tecido provenientes de biópsia ou de ressecção cirúrgica. Esses fluidos corporais podem ser saliva, urina, líquido cerebrospinal ou sangue periférico, chamados de *biópsias líquidas*.

Neste ponto, é importante esclarecer que a natureza dos biomarcadores faz com que estes sejam mensuráveis (quantificáveis) e nem sempre devem ser comparados com os desfechos clínicos (do inglês *clinical endpoints*), pois estes últimos estão relacionados com um estado geral do paciente e podem incluir fatores subjetivos como emoções, sentimentos ou sensações.

Um dos exemplos de biomarcadores mais usados no mundo para mostrar como alguns destes critérios funcionam na prática seria o hormônio Gonadotrófico Coriônico humano (hCG). Este hormônio é o responsável por fornecer condições físicas e metabólicas necessárias para o crescimento e manutenção do feto, isto é, um metabólito que acompanha o processo de gravidez, e também tem se mostrado ser relevante no câncer. Os níveis deste hormônio estão mais altos em mulheres gestantes quando comparados com aquelas que não estão. Assim, a quantificação deste hormônio permite detectar especificamente o processo de gravidez, a partir da semana seguinte à fecundação. Essa detecção pode ser feita utilizando testes em forma de tiras, as quais mostram uma banda a mais quando a quantidade de hormônio supera o limiar estabelecido (sensibilidade). Este teste pode ser realizado a qualquer momento, através de um processo minimamente invasivo, pois é necessária para este teste apenas uma amostra de sangue ou urina e os resultados são mostrados num período reduzido de tempo (entre 5 e 20 minutos). Isto determinará a presença de um feto em crescimento, inclusive antes de perceber o aumento da circunferência abdominal (antecipação). Finalmente, a informação deste biomarcador é muito relevante pela notificação de um eventual processo de gravidez, no entanto, existem pesquisas que pretendem obter mais dados e já antecipar o sexo do feto (atualmente, esta informação está disponível a partir da 14ª a 16ª semana). Neste caso, entre os potenciais alvos a serem estudados, temos marcadores no DNA circulante em plasma (do inglês, *cell-free DNA*; *cfDNA*) que podem ser analisados a partir de subprodutos de sangue da gestante e teriam a capacidade de informar características codificadas no DNA do feto (como o sexo ou doenças herdadas).

Como descrito anteriormente, a gravidez pode ser detectada antes de uma mudança na fisiologia e anatomia da mulher, sendo de grande valia se o mesmo parâmetro fosse alcançado para todos os tipos de câncer (por exemplo, na detecção precoce do câncer, ou seja, antes da visualização externa do tumor ou sintomas associados). Porém, devemos considerar que as condições biológicas, como câncer ou gravidez, não são apenas determinadas por um biomarcador, e sim, devemos considerar uma análise mais ampla para determinar o diagnóstico. Por exemplo, o mesmo hormônio hCG também é biomarcador para alguns tipos de câncer: coriocarcinoma e tumores no testículo, mas, a apresentação clínica destes tumores e a gravidez quando comparadas são notavelmente diferentes. Ou seja, devido a gravidez se iniciar com a junção dos gametas (óvulos e espermatozóides) e em seguida formarem uma série de tecidos num espaço que é destinado para isto, e pelo câncer formar tumores heterogêneos devido à modificação de tecidos e infiltração de outros tipos celulares não previstos.

RELEVÂNCIA DOS BIOMARCADORES EM CÂNCER

O câncer é definido como uma doença onde as células de um tecido começam a proliferar de forma descontrolada devido a múltiplos fatores genéticos e/ou ambientais. Nesta transformação, as células adquirem diferentes capacidades dirigidas ao crescimento do tumor e a disseminação da doença através da metástase. Essas capacidades são conhecidas como os *Hallmarks* do câncer e estão associadas a mecanismos que permitem a resistência aos processos de morte, asseguram a imortalidade replicativa e geram estratégias de evasão ao sistema imune (ver Capítulo 1 – Uma Breve História do Câncer). Desta forma, as células cancerosas conseguem uma instabilidade genômica que favorece a heterogeneidade tumoral e se prepara para a migração para outros focos corporais (metástase).

A heterogeneidade intratumoral é formada pela acumulação de um grande número de alterações genéticas (variantes) (ver Capítulo 6 – Alterações Genéticas), além de alterações na expressão gênica (ver Capítulo 10 – Modulação da Expressão Gênica e Epigenética), e modificações no metabolismo de células tumorais (ver Capítulo 12 – Metabolismo da Célula Tumoral). Logo, o tumor não está apenas formado por células neoplásicas, se não também por células-tronco (ver Capítulo 11 – Células-Tronco Tumorais), células formando vasos sanguíneos (ver capítulo 13 – Angiogênese), células do infiltrado imune (ver Capítulo 16 – Resposta Imune e Evasão), e microrganismos (ver Capítulo 18 – Microbioma).

Assim, há mecanismos evolutivos que levam à conservação de variantes patogênicas no tumor, com isto, criam-se diferentes sublinhagens de células tumorais, onde as mais adaptadas conseguirão duplicar-se, manter-se no tecido, e eventualmente transformar-se e migrar a um novo destino (metástases) (ver Capítulo 15 – Invasão e Metástase).

Desta forma, um tumor com estádio mais avançado terá um maior número de características para serem analisadas (mutações, alterações na expressão, mudanças no metabolismo e outros). Na busca de biomarcadores, devemos identificar as assinaturas moleculares mais frequentes entre esses tumores, e diferenciá-las de outros tipos celulares como os linfócitos T, ou linfócitos NK (do inglês, *Natural Killer*), células mesenquimais e outras que podem acompanhar o microambiente tumoral (ver Figura 21.1). Isto se torna um grande desafio quando se trata de buscar biomarcadores para contextos específicos, como um tipo de câncer com baixa incidência (por exemplo, câncer de pênis), um subtipo pouco frequente do câncer de mama (como subtipo triplo-negativo), ou uma seleção de tumores resistentes ao tratamento, como acontece no modelo de glioblastoma onde pacientes que expressam o gene *Methylguanine-DNA Methyltransferase* (*MGMT*) são menos sensíveis para serem tratados com

Biomarcadores

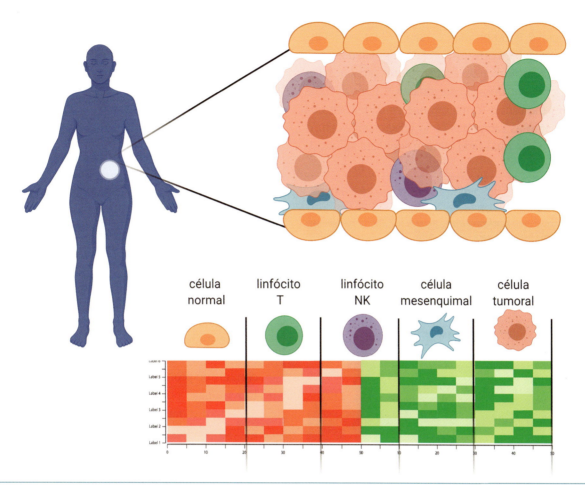

Figura 21.1 ● Assinaturas moleculares a partir de um tecido tumoral misto. Os diferentes componentes celulares do microambiente tumoral apresentam diferentes assinaturas moleculares, as quais podem ser obtidas com análises transcriptômicas (*heatmaps*). NK: *Natural Killer*.

Temozolamida (agente quimioterápico). Porém, os avanços da tecnologia permitem fazer uma análise detalhada de cada célula que compõe o tumor (p. ex., sequenciamento de célula única, do inglês, *Single-cell sequencing*), como os testes feitos no trabalho de Ziegenhain et al., 2017 (Ziegenhain et al., 2017), usados para entender como os perfis moleculares estão associados e contribuem ao desenvolvimento do câncer.

Considerando a diversidade de biomarcadores em câncer que seriam possíveis de serem testados, devemos lembrar das características dos biomarcadores mencionadas no início do capítulo. Dentre estas, vamos focar na sensibilidade e na especificidade já que os valores podem variar de acordo à doença estudada, inclusive considerando o mesmo biomarcador. Por exemplo, os níveis do antígeno carcinoembrionario (CEA) apresentaram valores de sensibilidade e especificidade de 51,7 % e 95%, respectivamente, quando analisado como marcador de diagnóstico de câncer colorretal (35 pacientes *vs.* 24 controles) (Dolscheid-Pommerich et al., 2017). Porém, na análise deste metabólito como biomarcador de recidiva de câncer colorretal, esses valores mudaram para aproximadamente 80% e 70% (obtido de estudos de meta-análise) (Duffy, 2001), e considerando os valores deste biomarcador para diagnosticar uma neoplasia no fígado, a sensibilidade foi de 65% enquanto que a especificidade foi de 85% (19 pacientes *vs.* 24 controles) (Dolscheid-Pommerich et al., 2017). Devemos considerar que esses valores podem ser influenciados pelo número de participantes envolvidos no estudo, o tipo de neoplasia e as tecnologias utilizadas para quantificar o antígeno.

Logo, existem diferentes critérios que podem ser comparados quando se trata de analisar o desempenho de algum teste: sensibilidade, especificidade, valor preditivo positivo, valor preditivo negativo e acurácia. Apesar de todos serem probabilidades, existem diferenças sobre o que mostram e como isso pode mudar nossa observação dos resultados (Tabela 21.1 e Figura 21.2). Por este motivo, é importante revisar esses fatores quando dois ou mais biomarcadores sejam comparados.

Após essa compreensão, conseguimos classificar os biomarcadores em tipos e categorias. Os tipos de biomarcadores indicam a forma em que os dados são obtidos, enquanto as categorias estão relacionadas com o aspecto clínico no qual cada biomarcador será aplicado.

Tabela 21.1 • Descrição e equações dos critérios para avaliar o desempenho de testes.

Critério	Descrição	Equação
Sensibilidade	Probabilidade de obter resultado positivo em indivíduos afetados	a/(a+c)
Especificidade	Probabilidade de obter resultado negativo em indivíduos sadios	d/(b+d)
Valor Preditivo Positivo	Probabilidade do individuo ser afetado quando o resultado do teste é positivo	a/(a+b)
Valor Preditivo Negativo	Probabilidade do individuo não ser afetado quando o resultado do teste é negativo	d/(c+d)
Acurácia	Probabilidade do teste informar resultados corretos	(a+d)/(a+b+c+d)

BOXE 1 – CARACTERÍSTICAS DE UM BIOMARCADOR

Entre as características dos biomarcadores destacam-se:

- Especificidade: para caracterizar uma condição e diferenciá-la de outras.
- Sensibilidade: para detectar qualquer troca mínima que possa ser informativa.
- Preditivo: com a capacidade de antecipar os eventos.
- Dinâmico: já que a biologia se atualiza muito rápido e precisamos reagir adequadamente.
- Econômico: para assegurar a implementação do biomarcador na rotina clínica (custo-efetividade).
- Minimamente invasivo: para evitar os efeitos adversos dos procedimentos invasivos de obtenção de amostras.
- Relevância na clínica: por ser capaz de mudar a conduta do profissional responsável pelo paciente.
- Provisionais: pois o fato da pesquisa e as doenças serem dinâmicas, podem sugerir trocas dos biomarcadores.

CLASSIFICAÇÃO DOS TIPOS DE BIOMARCADORES EM CÂNCER

Os biomarcadores em câncer podem ser classificados em quatro tipos: molecular, histológico, radiológico e fisiológico. Essa classificação se relaciona com os tipos de amostra e métodos usados para a avaliação (ver Figura 21.3). Para uma visão mais detalhada desses métodos (ver Capítulo 19 – Técnicas de Diagnóstico).

Tipo molecular

Usualmente são analisados em amostras provenientes de fluidos corporais (como sangue, urina, saliva e outros) já que envolvem a análise de metabólitos ou compostos intercelulares. Para a detecção destes biomarcadores são utilizadas técnicas moleculares e bioquímicas, como a quantificação de componentes, a reação antígeno-anticorpo ou a reação de amplificação em cadeia da polimerase. Um exemplo de uso destes biomarcadores é a detecção da mutação no gene *B-Raf Proto-Oncogene, Serine/Threonine Kinase* (*BRAF* V600) em pacientes com melanoma, ou a detecção e variantes nos genes *Breast Cancer 1* (*BRCA1*) e *Breast Cancer 2*

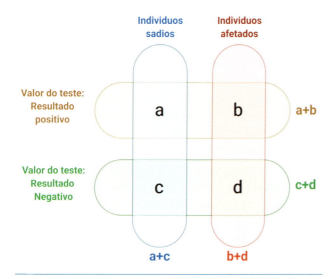

Figura 21.2 • Representação de grupos sadios e afetados com os resultados obtidos na realização de um teste. As letras **a**, **b**, **c** e **d** representam o número de pessoas que se encaixam em cada uma dessas categorias. Assim, cada cor indica o grupo específico ao qual esses indivíduos pertencem (azul para indivíduos sadios ou vermelho para afetados).

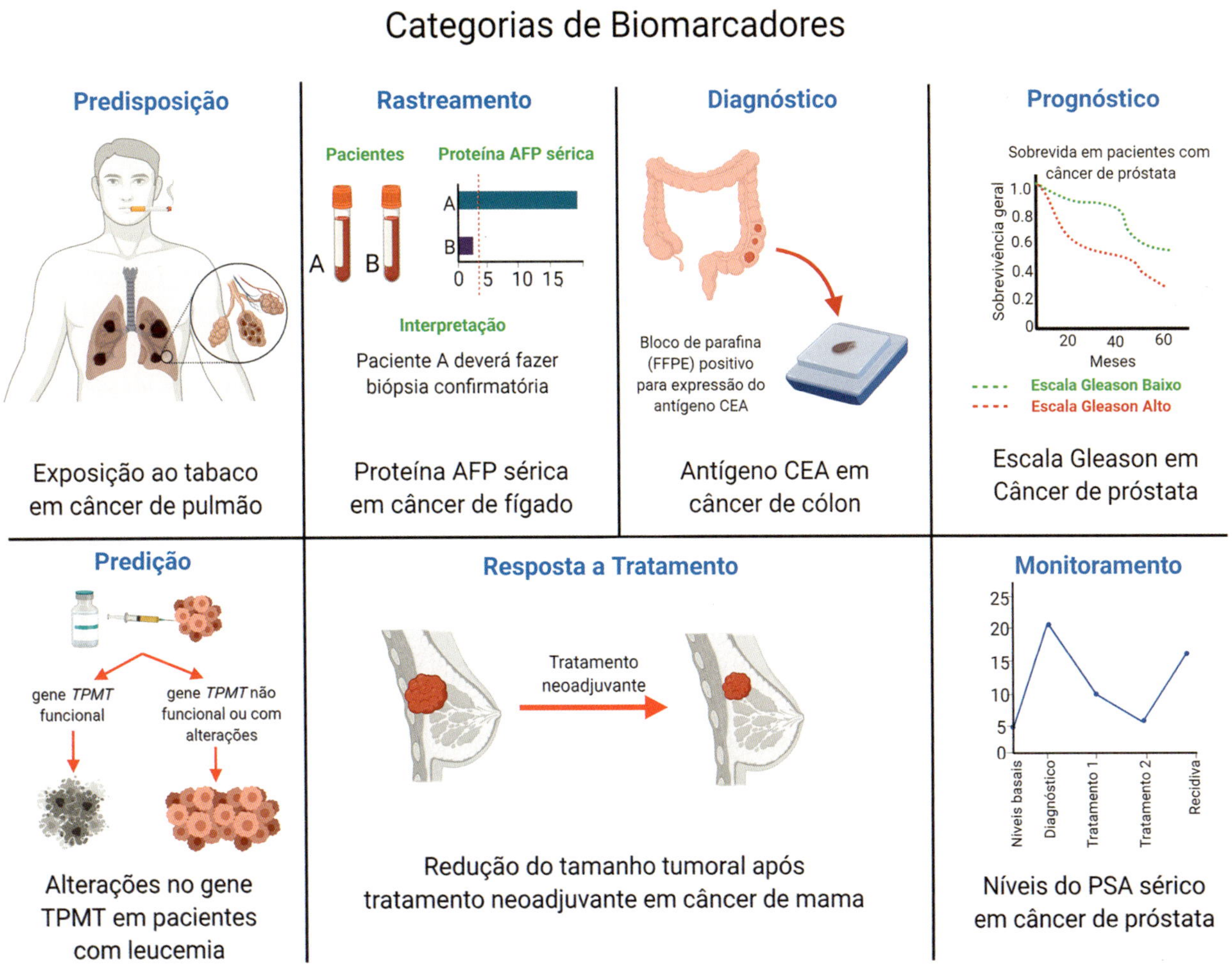

Categorias de Biomarcadores
Predisposição
Exposição ao tabaco em câncer de pulmão
Rastreamento
Pacientes
Proteína AFP sérica
Interpretação
Paciente A deverá fazer biópsia confirmatória
Proteína AFP sérica em câncer de fígado
Diagnóstico
Bloco de parafina (FFPE) positivo para expressão do antígeno CEA
Antígeno CEA em câncer de cólon
Prognóstico
Sobrevida em pacientes com câncer de próstata
Sobrevivência geral
Meses
Escala Gleason Baixo
Escala Gleason Alto
Escala Gleason em Câncer de próstata
Predição
gene TPMT funcional
gene TPMT não funcional ou com alterações
Alterações no gene TPMT em pacientes com leucemia
Resposta a Tratamento
Tratamento neoadjuvante
Redução do tamanho tumoral após tratamento neoadjuvante em câncer de mama
Monitoramento
Níveis basais
Diagnóstico
Tratamento 1
Tratamento 2
Recidiva
Níveis do PSA sérico em câncer de próstata

Figura 21.3 ● Tipos de biomarcadores no modelo de câncer de mama. São indicados exemplos de cada tipo de biomarcador: radiológico, fisiológico, molecular e histológico. *BRCA1*: *Breast Cancer 1 gene*.

(*BRCA2*) para câncer de mama, ou a avaliação de níveis séricos do antígeno cancerígeno 125 (CA-125) em câncer de ovário.

Tipo histológico

Envolvem uma análise de células tumorais no próprio tecido, o qual pode ser coletado através de procedimentos de biópsia de tecido do paciente. Para esta análise, as reações antígeno-anticorpo são muito frequentes. Como exemplo, temos a expressão de proteínas tumorais como o antígeno carcinoembrionario (CEA) em amostras de tecidos provenientes de biópsias de câncer colorretal.

Tipo radiológico

São avaliados usando técnicas de imagem que permitem obter um perfil dos órgãos do paciente usando radiação de alta energia, como os raios X ou as tomografias computadorizadas CT (do inglês, *Computed Tomography*). Assim, a avaliação do tamanho de tumor em uma radiografia é considerada um biomarcador de tipo radiológico.

Tipo fisiológico

Avaliam os resultados sistêmicos da ação tumoral, por exemplo, muitos tipos de câncer geram uma perda de peso ou alterações na pressão sanguínea, que podem ser avaliadas usando uma balança ou um tensiômetro, respectivamente.

CLASSIFICAÇÃO DAS CATEGORIAS DE BIOMARCADORES E SUAS APLICAÇÕES EM CÂNCER

De acordo com a utilidade dos biomarcadores nas diferentes fases do atendimento clínico, podemos agrupá-los em 7 categorias de: a) predisposição, b) rastreamento, c) diagnóstico, d) prognóstico, e) predição, f) resposta a tratamentos e g) monitoramento (ver Figura 21.4). Mas, lembrando-se que um biomarcador pode ser usado em mais de um grupo, dependendo do contexto onde a avaliação seja realizada, por exemplo, a presença de mutações nos genes *BRCA1* e *BRCA2* que são consideradas biomarcadores de predisposição já que oferecem informações sobre o risco de desenvolver câncer de mama ou de ovário, porém, uma vez que a doença é diagnosticada, esses biomarcadores também podem determinar se o tumor irá progredir ou se terá recidiva. Abaixo seguem as diferenças entre essas categorias de biomarcadores:

Biomarcadores de predisposição

Estes indicam o potencial risco que uma pessoa tem de desenvolver uma doença ou condição biológica, enfatizando, que esses biomarcadores são utilizados para determinar de maneira precoce o risco de a doença aparecer, isto é, podem ser usados mesmo quando não há sintomas da doença.

Em um exemplo não oncológico, o maior consumo de doces e uma má higiene bucal em crianças está diretamente associada a ter um risco de apresentar cáries dentárias, logo, esses fatores podem ser considerados como biomarcadores de predisposição para ter cáries dentárias. Mas os riscos para doenças não são apenas causados por fatores ambientais, e nem por fatores genéticos herdados, como acontece em doenças genéticas (incluído o câncer familiar), onde o risco de uma pessoa de apresentar essas doenças está associado a número de casos na própria família. No câncer, o hábito de fumar aumenta o risco de desenvolver alguns tipos de neoplasias como o câncer de cabeça e pescoço, e pode ser considerado um fator ambiental de predisposição. No entanto, há variantes genéticas que podem aumentar ainda mais o risco de desenvolver esses tipos de câncer, por exemplo, variantes no gene *Metilenotetrahidrofolatodesidrogenesase 1* (*MTHFD1*), que participa na formação de um metabólito importante na síntese do DNA (10-formil-THF).

Em relação aos biomarcadores de predisposição, o risco de câncer pode estar aumentado ou diminuído dependendo da natureza do biomarcador. O risco estará aumentado se o biomarcador está associado a uma predisposição à doença e ausência de risco se o resultado do biomarcador está associado a um fator de prevenção de câncer. A finalidade destes biomarcadores é conduzir estratégias de prevenção, por exemplo, a análise de mutações nos genes *BRCA1* e *BRCA2* permite que a paciente seja orientada sobre os riscos ou prevenção de câncer individualmente. Ao ter acesso aos resultados, a paciente pode tomar a decisão de remover as mamas (mastectomia) ou os ovários (ooforectomia) de forma preventiva e precoce a um eventual processo neoplásico nestes órgãos. Essa orientação é feita por profissionais de saúde que fazem a rotina de aconselhamento genético, uma especialidade médica que oferece informações sobre as condições genéticas associadas a uma doença e as consequências que podem ter se o paciente for fazer determinados tipos de tratamentos sugeridos, essa orientação é extremamente importante para a paciente tomar a decisão sobre o tratamento que irá seguir.

Outro exemplo deste tipo de biomarcadores é a infecção por *Human Papillomavirus* (HPV), que predispõe para o desenvolvimento de câncer cervical. Aqui, o risco dependerá do número de subtipos de HPV encontrados e quais eles são, por exemplo, os subtipos HPV16 e HPV18 são considerados de alto risco devido à alta incidência destas variantes virais entre os pacientes com câncer cervical.

Biomarcadores de rastreamento

Estes permitem identificar sinais do processo tumorigênico, como alguma mutação característica ou uma superexpressão de RNAm (do inglês, *messenger Ribonucleic Acid*), miRNA (microRNA), ou proteínas. Além de que esses biomarcadores necessitam de outras evidências para dar o resultado do tipo do câncer, mas é possível considerá-los muito informativos pois distinguem o câncer de outras doenças.

Como exemplo, o caso de uma paciente que espirra constantemente e procura atendimento médico. A febre pode diferenciar um caso de resfriado de um quadro de alergia, sendo que ambas condições precisam de cuidados e condutas clínicas diferentes.

No câncer, existem biomarcadores que podem apoiar o diagnóstico de acordo com o tipo tumoral, como os níveis da alfa-fetoproteína sérica (AFP) para câncer de fígado ou os níveis de CD117 para câncer gastrointestinal, melanoma mucosa ou leucemia mieloide. Devido aos critérios de especificidade e mínima invasão dos biomarcadores, diversos painéis de proteínas têm sido propostos utilizando amostras de sangue. Sendo assim, existe o painel *Videssa Breast*® que detecta e analisa um painel de biomarcadores de proteínas séricas e anticorpos associados a tumores para uma melhor detecção do câncer de mama em amostras de sangue permitindo detectar o processo tumoral, que logo deverá ser confirmado com os resultados provenientes de amostras de tecidos provenientes de biópsia.

Biomarcadores de diagnóstico

Estes permitem confirmar a presença do tumor e inclusive, indicar o subtipo do qual pertence. Desta forma, a informação é utilizada para justificar o tratamento a seguir.

Num exemplo prático e não oncológico, a dor no momento de urinar pode sugerir um sintoma de infecção de vias urinárias. Mas, a infecção só será confirmada uma vez que a análise microbiológica dessa urina visualize microrganismos patogênicos. Assim, o resultado da urocultura seria um biomarcador de diagnóstico de infecções urinárias.

No câncer, a análise por técnica de imuno-histoquímica em tumores sólidos frescos ou fixados em parafina (FFPE, do inglês, *formalin-fixed paraffin-embedded*), envolve uma série de biomarcadores que permitem diagnosticar o câncer de diferentes tipos de tecidos de órgãos e classificá-los de acordo com a classificação da Organização Mundial da Saúde (OMS) ou do guia do Colégio Americano de Patologistas (do inglês, *College of American Pathologists*).

Entretanto, para tumores hematológicos (hematopoiéticos e linfáticos), existem outros biomarcadores que permitem identificar casos específicos. Nos linfomas, existem painéis de genes que avaliam a expressão gênica para diagnosticar subtipos de linfoma difuso de grandes células B. Também temos a fusão entre os genes Breakpoint *Cluster Region* (*BCR*) e *Tyrosine-protein kinase ABL1* (*ABL*), cuja detecção confere a formação do cromossomo *Philadelphia* que leva à ocorrência de leucemias. Já a fusão *PML-RARα*, entre os genes *Promyelocytic leukemia* (PML) e *Retinoic acid receptor alpha* (*RARα*) determinam especificamente a leucemia promielocítica aguda (LPA).

Biomarcadores de prognóstico

Estes são capazes de determinar a probabilidade de sucesso na melhora do paciente após um tratamento específico.

Em um modelo não oncológico, a parada cardíaca pode ser causada pela doença arterial coronariana, mas a obesidade medida através do índice de massa corporal (IMC) nestes pacientes é considerada um biomarcador de prognóstico, já que a obesidade pode determinar a piora no quadro clínico dos pacientes com doença arterial.

Enquanto que no câncer, podemos usar estes biomarcadores de prognóstico para avaliar o desfecho clínico, bem como *status* de recidiva e de progressão tumoral. A avaliação anátomo patológica de tumores oferece informação sobre o tamanho do tumor, número de linfonodos comprometidos e presença de metástase. Estes resultados também são considerados como biomarcadores de prognóstico.

Alguns biomarcadores moleculares e histológicos foram propostos nesta categoria. Como exemplo, as mutações nos genes *BRCA1* e *BRCA2* em câncer de mama, podem informar sobre o risco de desenvolver um segundo tumor em mama. No câncer de próstata, um aumento na escala de *Gleason* ou nos níveis do antígeno específico de próstata, *prostate-specific antigen* (PSA) estão associados com a progressão tumoral deste câncer e com isso, um pior prognóstico para o paciente. Para a leucemia linfocítica crônica, as mutações no gene Tumor *protein* P53 (*TP53*) e deleções no braço curto do cromossomo 17 foram associadas com uma menor sobrevida destes pacientes sendo um biomarcador de prognóstico desta doença.

Biomarcadores de predição de resposta

Estes tem o objetivo de informar quais são os grupos de pacientes que poderiam ser tratados com certos medicamentos ou equipamentos médicos ou agentes ambientais, de forma que evitemos eventuais efeitos adversos. Da mesma forma que pessoas que fazem tratamento com antibióticos podem ser alérgicas à penicilina e precisar de um outro medicamento, os pacientes com câncer também podem apresentar biomarcadores que ajudem a predizer a resposta frente ao tratamento com uma droga específica. Entre os biomarcadores em câncer, encontramos que o carcinoma de células escamosas do pulmão, sugere tratamentos quimioterápicos diferentes ao *pemetrexede*, já que se sabe que esta combinação pode diminuir o tempo de sobrevida nestes pacientes. Com a aprovação e administração de novas drogas, foram descobertos resultados diferentes entre os pacientes. Inicialmente, este fato foi atribuído à heterogeneidade tumoral entre os indivíduos, entretanto pesquisas indicaram que esses resultados são devido à presença de alterações na expressão de proteínas ou mutações nos genes alvo que fazem com que as drogas percam o seu efeito no tratamento antitumoral. Como exemplo, as alterações do gene *Thiopurine methyltransferase* (*TPMT*), podem ser utilizados como biomarcador de predição de pacientes com leucemia, para decidir se serão beneficiados ou não com o tratamento com 6-mercaptopurina ou azatioprina, prevenindo os efeitos colaterais nestes pacientes. Essas drogas inibem a biossíntese de ácidos nucleicos em células associadas à resposta imune e são administradas na forma inativa, precisando do gene *TPMT* para serem ativadas. Logo, se o gene está alterado, essa conversão não acontecerá e a droga não terá efeito nos pacientes, sendo acumulada no organismo e levando aos efeitos colaterais como susceptibilidade a infeções virais. Outros exemplos seriam os resultados de alterações no gene *Anaplastic Lymphoma Tyrosine Kinase* (*ALK*) que permitem avaliar o prognóstico do paciente frente a um determinado tratamento e por isso decidir qual seria o mais adequado para os pacientes com câncer de pulmão.

As mutações nos genes *BRCA1* e *BRCA2* também citadas anteriormente, podem ser consideradas como biomarcadores de predição, pois podem classificar pacientes com câncer com sensibilidade a tratamentos com radiação ionizante e sugerir subgrupos de pacientes com câncer de ovário para serem tratados com inibidores de *Poly (ADP-ribose) polymerase* (*PARP*), como o *olaparibe*. Neste modelo, a inibição do *PARP* induz à morte celular por acumulação de mutações, mas os genes *BRCA1* e *BRCA2* são os que regulam este processo. Logo, se esses genes estão mutados, a droga não terá efeito.

Alguns biomarcadores podem selecionar subgrupos de pacientes candidatos à terapia alvo dirigida, como aqueles com leucemia que apresentam a fusão gênica entre *BCR* e *ABL*, expressando um híbrido das proteínas BCR e ABL, e após várias pesquisas, um inibidor desta região específica foi inventado, o *imatinibe*. No caso de pacientes com melanoma, o grupo que apresenta a mutação *BRAF* V600E apresenta um ganho de função o que sugere um pior prognóstico para os pacientes, mas atualmente, esses pacientes podem ser tratados com *vemurafenibe*, uma droga alvo dirigida produzida para inibir a versão mutada da proteína B-Raf.

Biomarcadores de resposta ao tratamento

Estes servem para avaliar o efeito do tratamento realizado no corpo do paciente através de biomarcadores de resposta. Esses biomarcadores contemplam aspectos associados ao efeito esperado do tratamento no paciente, mas também a eventuais efeitos tóxicos ou colaterais gerados pela dose ou vias metabólicas envolvidas.

Como exemplo, uma reavaliação do tamanho do tumor pode ser considerada como um biomarcador de resposta ao tratamento neoadjuvante, o que será útil para avaliar se o paciente está preparado para ser operado e remover o tumor. Por exemplo, a tomografia por emissão de pósitrons PET (do inglês, *Positron Emission Tomography*) pode ser usada para determinar a progressão do linfoma difuso de grandes células B após o tratamento.

Logo, os níveis da microglobulina beta 2 (B2M) podem ser usados para acompanhar a progressão do mieloma múltiplo, leucemia linfocítica crônica e alguns linfomas, enquanto uma revisão dos níveis de hCG permitem saber se o tratamento aplicado contra coriocarcinoma ou tumores de célula germinativa tiveram efeito. No câncer de mama, o marcador CA 15.3 está bastante elevado, sendo utilizada como marcador tumoral. Esse antígeno pode ser avaliado em sangue para informar se o tratamento teve efeito, da mesma forma que o CA 19-9 para o câncer de pâncreas e gástrico. Também, os níveis séricos de drogas quimioterápicas podem ser mensurados quando há uma suspeita de acumulação tóxica devido a uma falha no metabolismo necessário para processar o fármaco. Por exemplo, as aminotransferases hepáticas ou a creatinina sérica são biomarcadores de dano ao fígado ou o rim, respectivamente. Já uma quantificação de neutrófilos pode avaliar a toxicidade gerada por quimioterápicos para ajustar a dose caso seja necessário.

Biomarcadores de monitoramento

Estes permitem acompanhar o estado do paciente em diferentes momentos do atendimento clínico, informando sobre uma condição em especifico. Da mesma forma que podemos avaliar os níveis de álcool no sangue para determinar a quantidade de álcool que um indivíduo bebeu, também podemos avaliar o estado de biomarcadores específicos para diferentes tipos de câncer para saber como está progredindo a doença do paciente.

Dentre os biomarcadores, encontram-se aqueles que podem ser avaliados no sangue, como a proteína monoclonal M, que traz informação sobre alguns tipos de tumores hematológicos, o PSA usado para avaliar a progressão do câncer de próstata, o CA-125 está associado com câncer de ovário, o fragmento 21-1 da citoqueratina é analisado para monitorar o câncer do pulmão e os níveis séricos da des-gama-carboxi protrombina (DCP) utilizado para acompanhar a progressão do carcinoma hepatocelular, entre outros. Também existem biomarcadores de monitoramento que podem ser testados na urina, como a fibrina, o fibrinogênio ou a proteína de matriz nuclear 22 (NMP-22), que podem informar sobre o câncer de próstata, assim como o marcador ácido 5-hidroxi-indolacético (5-HIAA) que permite monitorar o crescimento de tumores carcinoides.

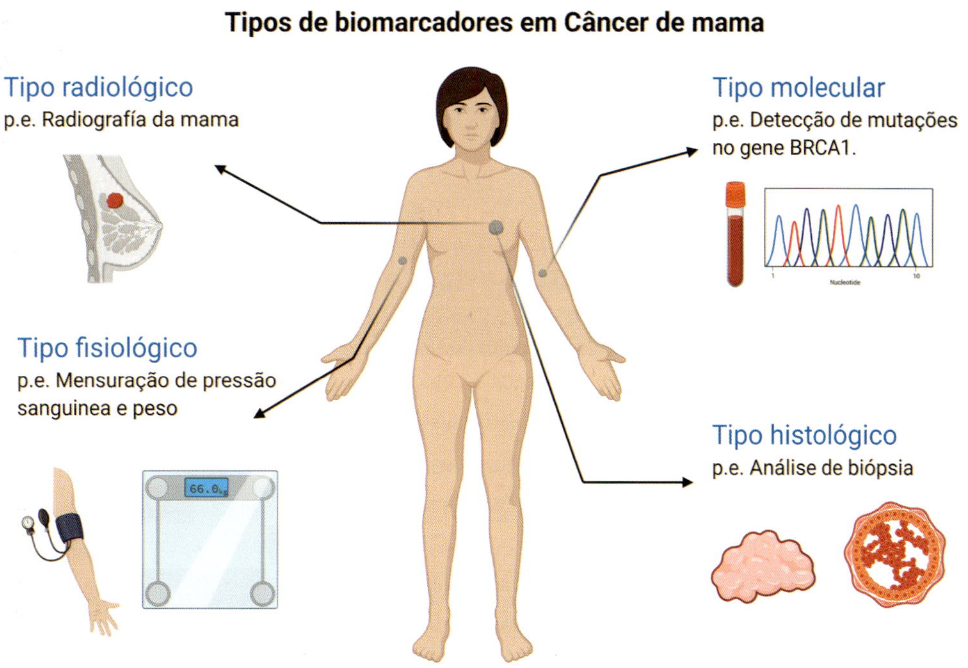

Tipos de biomarcadores em Câncer de mama

Tipo radiológico
p.e. Radiografía da mama

Tipo molecular
p.e. Detecção de mutações no gene BRCA1.

Tipo fisiológico
p.e. Mensuração de pressão sanguinea e peso

Tipo histológico
p.e. Análise de biópsia

Figura 21.4 ● Categorias de biomarcadores em diferentes modelos tumorais. AFP: alfa-fetoproteína; FFPE: *formalin-fixed paraffin-embedded*; CEA: Antigeno carcinoembrionario; TPMT: *Thiopurine methyltransferase*; PSA: *Prostate-specific antigen*.

BIOMARCADORES DE USO NA CLÍNICA, MEDICINA DE PRECISÃO E CONTRIBUIÇÃO DAS "-ÔMICAS"

Existem biomarcadores que podem ser utilizados na clínica e incluídos em mais de uma categoria, como acontecem com as alterações nos genes BRCA1 e BRCA2. A análise de alterações nesses genes é útil para estimar o risco de desenvolver câncer de mama ou ovário (predisposição), mas também servem para calcular o prognóstico e predizer se os pacientes podem ser tratados com inibidores de PARP (predição). A aplicação deste biomarcador (predisposição, prognóstico ou predição), dependerá da alteração específica no gene analisada e o conhecimento que se tem sobre a variante e a sua funcionalidade (impacto, frequência populacional, frequência alélica, e outros). Assim, na clínica existem outros biomarcadores que podem ser utilizados em mais de um momento na análise do câncer, para facilitar sua observação, temos concentrado alguns exemplos na Tabela 21.2.

Entre esses biomarcadores utilizados na clínica, os de predição permitem avaliar se os pacientes podem ser tratados com certos grupos de drogas, de acordo as suas características genéticas, biológicas ou ambientais. Este grupo de biomarcadores está associado à medicina de precisão, uma área da medicina que pretende desenhar estratégias de tratamento para grupos populacionais específicos.

Uma parte dos tratamentos sugeridos a partir de biomarcadores de predição seria a indicação de grupos populacionais que devem ser excluídos da lista de candidatos a receberem uma droga. Por exemplo, pacientes com alterações patogênicas nos genes *BRCA1* ou *BRCA2* não são candidatos a receber inibidores de PARP, como revisamos anteriormente.

Os tratamentos que surgem com esta iniciativa correspondem às terapias alvo dirigidas, as quais alcançam especificamente pacientes candidatos com a presença de um certo tipo de biomarcador. Por exemplo, foi observado que para os pacientes com leucemia que tem a fusão gênica *BCR-ABL* foi sugerido o tratamento com *Imatinibe* (droga que inibe especificamente à proteína híbrida). Assim, o subgrupo de pacientes com essa mutação será favorecido com o tratamento alvo dirigido apropriado.

Podemos citar outros exemplos de biomarcadores de predição que estão associados à medicina de precisão. Para saber mais sobre os mecanismos de ação ou processos de desenho de terapias (ver Capítulo 22 – Tratamentos Convencionais e Capítulo 23 – Terapias Alvo-Dirigidas, Gênicas e Oncolíticas).

Em glioblastoma, em torno de 50% de pacientes que expressam o gene *MGMT* podem ser resistentes ao tratamento com Temozolamida. Para conhecer um

Tabela 21.2 ● Resumo de alguns biomarcadores de acordo com o tipo de câncer e a indicação dentro de suas categorias

Biomarcadores	Tipo de câncer	Predisposição	Rastreamento	Diagnóstico	Prognóstico	Predição	Resposta a Tratamentos	Monitoramento
Alterações no gene MTHFD1	Câncer de cabeça e pescoço	■						
Níveis da proteína AFP	Carcinoma hepatocelular		■	■			■	■
Níveis da proteína DCP	Carcinoma hepatocelular							■
Níveis de calcitonina	Carcinoma medular da tireoide			■				■
Infeção por HPV	Câncer de colo do útero	■			■			
Níveis do antígeno CEA	Câncer de colorretal/hepático		■	■	■			■
Níveis do hormônio hCG	Coriocarcinoma/testículo			■	■		■	
Níveis de expressão do gene MGMT	Glioblastoma					■		
Alterações no gene TPMT	Leucemia					■		
Fusão gênica BCR-ABL	Leucemia			■				
Níveis da glicoproteína CD117	Leucemia			■				
Fusão gênica PML-RARα	Leucemia promielocítica aguda			■				
Níveis do receptor HER2	Câncer de mama				■	■	■	
Níveis do antígeno CA 15-3	Câncer de mama				■		■	■
Níveis do antígeno CA27.29	Câncer de mama							■
Receptores de estrogênios e progesterona	Câncer de mama				■	■		
Alterações nos genes BRCA1 e BRCA2	Câncer de mama/ovário	■			■	■		
Variante V600 no gene BRAF	Melanoma					■		
Níveis séricos da proteína B2M	Mieloma múltiplo				■			
Níveis do antígeno CA125	Tumor de ovário			■	■			■
Níveis do antígeno CA19-9	Câncer de pâncreas/gástrico						■	
Escala Gleason	Câncer de próstata				■			
Níveis do antígeno PCA3	Câncer de próstata			■				
Níveis do PSA	Câncer de próstata		■	■				■
Níveis da proteína NMP-22	Câncer de próstata/bexiga		■	■				
Alterações no gene ALK	Câncer de pulmão				■	■		
Níveis de tireoglobulina	Câncer da tireoide							■

MTHFD1: *Metilenotetrahidrofolatodesidrogenesase 1*; AFP: α-fetoproteína; DCP: des-gama-carboxi protrombina; HPV: *Human Papiloma Virus*; CEA: antígeno carcinoembrionario; β-hCG: gonadotrofina coriônico humano; MGMT: *methylguanine-DNA methyltransferase gene*; TPMT: *thiopurine methyltransferase gene*; BCR-ABL: fusão dos genes *Breakpoint Cluster Region* (BCR) e *Tyrosine-protein kinase ABL1* (ABL), PML-RARα: fusão dos genes *promyelocytic leukemia* (PML) e *retinoic acid receptor alpha* (RARα); HER2: fator de crescimento epidérmico humano 2; BRCA1: *Breast Cancer 1 gene*; BRCA2: *Breast Cancer 2 gene*; B2M: microglobulina beta 2; PCA3: antígeno especifico da próstata 3; PSA: antígeno especifico da próstata; NMP-22: proteína de matriz nuclear 22; ALK: *anaplastic lymphoma kinase gene*.

pouco mais deste evento, a proteína codificada pelo gene MGMT tem a função de eliminar os radicais citotóxicos na posição O^6 da guanina do DNA, enquanto a Temozolamida é responsável por colocar adutos de alquila na mesma posição da guanina. Então, a função do gene e a droga têm ações contrárias, ou seja, a expressão do gene MGMT pode tornar o tumor menos sensível ou resistente ao tratamento com Temozolamida.

No câncer de mama, as pacientes com superexpressão do receptor do fator de crescimento epidérmico humano 2 (HER2) pertencem a um subgrupo sensível ao tratamento com Trastuzumabe. Esta droga é alvo-dirigida contra o receptor HER2, no qual está localizado na membrana das células tumorais e tem a função de promover o crescimento celular. Outro grupo, dentro deste tipo de câncer é formado por pacientes com células tumorais que superexpressam receptores de estrogênios e progesterona, outros receptores que estimulam o crescimento celular por via hormonal. Essas pacientes são indicadas como sensíveis ao tratamento com inibidores da aromatase ou bloqueadores desses receptores. Os inibidores da aromatase (por exemplo, Letrozol ou Anastrozol) reduzem os níveis de estrogênio em mulheres, enquanto que os bloqueadores do receptor de estrogênio, como o Tamoxifeno ou o Fulvestranto, agem diretamente contra o receptor envolvido.

Em melanoma, o crescimento celular é influenciado pela via RAS/MAPK, especificamente pela proteína B-Raf (codificado pelo gene BRAF), uma cadeia de 766 aminoácidos, que ganha um aumento na função quando tem uma alteração na posição 600 (BRAF V600). Porém, essa alteração também classifica os pacientes como candidatos a serem tratados com Vemurafenibe, já que essa droga alcança diretamente à proteína do gene mutado.

Por último, no câncer de pulmão, as alterações do gene ALK sugere uma classificação de subgrupo de pacientes para o tratamento com inibidores desta proteína como Alectinibe ou Crizotinibe.

Como visto, a indicação de subgrupos de pacientes para o tratamento com diferentes drogas ou a avaliação dos resultados e o monitoramento, requerem diferentes biomarcadores como os mencionados anteriormente. Para avaliar esses biomarcadores é necessário usar técnicas baseadas nas "-ômicas", neologismos usados para descrever o estudo de conjuntos de elementos, como DNA (genômica), RNA (transcriptômica) ou proteínas (proteômica).

Assim, estas "-ômicas" têm contribuído no entendimento do câncer como doença heterogênea, mostrando o processo neoplásico cada vez com uma maior resolução. Isto devido ao surgimento de tecnologias de larga escala (do inglês, high-throughput), como o sequenciamento de nova geração (do inglês, Next Generation Sequencing, NGS), os microarranjos (do inglês, microarrays), a espectrometria de massas (do inglês, Matrix-Assisted Laser Desorption/Ionization Time-of-Flight Mass Spectrometry, MALDI-TOF MS) e, mais recentemente, as adaptações destas técnicas para a análise de células únicas (do inglês, single-cell), que contribuem informando as relações entre o tumor e seu microambiente, o que inclui células tumorais, células normais próximas, células do sistema imune, microbiota, entre outras. Logo, estas técnicas são incluídas nas pesquisas em câncer para criar um grande volume de informações que precisam ser revisados e conferidos para sugerir novos biomarcadores nas diferentes categorias antes definidas neste capítulo. Integrar esses dados de -ômicas aos achados de imagem, anatomopatológicos e clínicos vem sendo o foco de esforços de vários grupos de pesquisa no mundo.

POTENCIAL INTERFERÊNCIA DA MICROBIOTA COMO BIOMARCADORES EM CÂNCER

Como foi definido no Capítulo 18 – Microbioma, lembramos que a microbiota humana é composta por um conjunto diverso de bactérias e outros microrganismos, como vírus, fungos, archaea e pequenos protozoários, juntamente com seus produtos e metabólitos, que habitam principalmente nas superfícies de barreira epitelial do corpo humano, como pele, pulmão, trato gastrointestinal, membrana mucosa da cavidade oral. Existem então cerca de 100 trilhões de células microbianas simbióticas no corpo humano. Não apenas os tipos e a abundância de micróbios são diferentes em órgãos diferentes, mas também podem ser diferentes em indivíduos diferentes. O genoma dessa microbiota e seu ecossistema constituem para formar um microbioma. Os fatores como dieta, ambiente, genética do hospedeiro podem explicar a ampla diversidade microbiana. Este conjunto de genes da microbiota hospedeira é referido como seu microbioma sendo composto pelo bacterioma (conjunto de genes bacteriano), o viroma (conjunto de genes viral) e o micobioma (conjunto de genes fúngico). Vamos dar ênfase em BACTÉRIAS neste capítulo.

Sabendo-se que o microbioma intestinal apresenta aproximadamente 30 trilhões de células bacterianas comensais, e, por essa quantidade e diversidade, a microbiota do intestino codifica aproximadamente 100 vezes mais genes do que o genoma humano. E do ponto de vista da natureza da simbiose, estas podem ser classificadas, de três formas resumidamente: mutualista, comensal e patogênica. A homeostase intestinal é fundamental para a saúde humana, sendo que uma alimentação balanceada, rica em frutas, verduras, legumes, grãos, sementes e folhas, garante uma flora saudável, anti-inflamatória e menos patogênica (Bäckhed et al., 2012). Dentre as bactérias patogênicas potencialmente nocivas à saúde são conhecidas: *Escherichia coli*, *Helicobacter pylori*, *Clostridium difficile*, *Pseudomonas aeruginosa*, *Neisseria meningitidis*, *Chlamydia trachomatis*, entre muitas outras (Horiuchi et al., 2017). Para se estudar a interferência da microbiota e o câncer devemos considerar todos estes aspectos acima (ver detalhes no Capítulo 18 – Microbioma).

Alterações no microbioma e câncer

Um novo campo emergente de pesquisa tem como alvo o microbioma na influência da eficácia a respostas a tratamentos contra doenças, especialmente tratamentos oncológicos pelos quais medicamentos personalizados podem ser feitos para o tratamento de vários tipos de tumores. Algumas assinaturas microbianas podem ser úteis neste tipo de pesquisa devido à via da disbiose (Fessler, Matson e Gajewski, 2019).

A inflamação, metabolismo e genotoxicidade que são os mecanismos importantes pelos quais a microbiota modula a carcinogênese e podem ser usados para direcionar o microbioma para o desenvolvimento de abordagens de rastreamento e prevenção de doenças complexas, incluindo câncer (Rajpoot et al., 2018) (ver detalhes no Capítulo 18 – Microbioma). O fato de que os estágios iniciais do desenvolvimento e progressão do câncer são acompanhados por mudanças específicas nas populações da microbiota (conforme certas unidades taxonômicas operacionais aumentam ou diminuem à medida que induzem uma resposta imune alterada, aumento do estresse oxidativo e mudanças no co-metabolismo). A avaliação quantitativa de produtos microbianos específicos de células, tecido ou co-metabólitos oncogênicos de amostras fecais pode atuar como biomarcadores para diagnósticos de câncer (Rajpoot et al., 2018).

Então o microbioma alterado pode levar a superexpressão de genes. A manipulação do microbioma humano pode ser feita por suplementos microbianos, como probióticos ou simbióticos, dieta ou prebióticos, estratégias de supressão microbiana usando antibióticos, transplantes de microbiota fecal (FMT) (ver detalhes no Capítulo 18 – Microbioma) que podem ser úteis para restaurar a eubiose em câncer, portanto, reduzir a genotoxicidade e ativar as vias inflamatórias, proliferativas e antiapoptóticas. Microbioma alterado que carece de enzimas específicas quando combinados com dieta adequada pode ser capaz de atingir níveis aumentados de compostos supressores de tumor e níveis mais baixos de micróbios promotores de tumor (ver Figura 21.5).

Avanços recentes nas tecnologias de sequenciamento do genoma e análise metagenômica através do sequenciamento de larga escala, NGS ou exoma (do inglês, *whole genome sequencing*, WGS) para obter regiões hipervariáveis de RNA ribossômico 16S [rRNA] através de DNA de materiais biológicos (ver detalhes no Capítulo 18 – Microbioma) nos fornecem uma compreensão mais ampla desses micróbios comensais e destacam as características distintivas do microbioma durante os estados saudáveis e de doença. Estudos de epidemiologia patológica molecular têm sido muito úteis no fornecimento de *insights* sobre o processo patológico devido a evolução e progressão da doença, determinando os fatores etiológicos específicos. Esses biomarcadores não devem ser apenas um determinante do *status* atual da microbiota, mas também devem ser capazes de indicar mudanças relativas nas populações da microbiota ao longo do tempo. A análise baseada em PCR quantitativo de populações de microbiota, tecnologias baseadas em ELISA ou imunoquímica fecal podem ser desenvolvidas para monitorar mudanças em biomarcadores em células, tecidos específicos e amostras de sangue ou fezes. O monitoramento contínuo das mudanças nos perfis da microbiota pode, portanto, ajudar na identificação da displasia (Rastogi et al., 2020). Alguns dos alvos para tal abordagem podem ser moléculas de β-catenina em células tumorais, IL-6 e *toll like receptors* (TLRs) relacionados em áreas de inflamação grave e disbiose da microbiota no corpo, moléculas como E-caderina e lectina específica, a *galactose/N-acetilgalactosamina* (Gal-GalNac) que são superexpressas em células tumorais e atuam como sítios de ligação para bactérias ou suas moléculas efetoras e miRNAs envolvidos na autofagia de células tumorais e sua proliferação aumentada (Rastogi et al., 2020)

MICROBIOMA INTESTINAL

O microbioma intestinal tem sido uma das linhas de pesquisa mais interessantes sobre o tema biomarcadores em câncer. No entanto, o microbioma também pode estimular o sistema imunológico e aumentar a

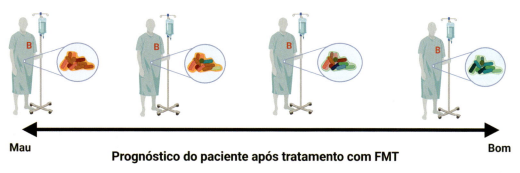

Figura 21.5 ● Microbioma e câncer. I. O estudo do microbioma poderia ajudar a determinar pacientes com bom e mau prognóstico. II. Efeito do transplante de microbiota fecal (FMT) em pacientes com câncer. III. Sabe-se que a disbiose participa em distintos processos associados ao câncer (inflamação, proliferação, apoptose), enquanto que a eubiose poderia favorecer o prognóstico de pacientes com câncer. Logo, o FMT oferece uma opção terapêutica para melhorar o desfecho clínico em alguns tipos de câncer.

atividade antitumoral. Por isso, há intenso interesse e esforços contínuos para estratégias para modular a microbiota intestinal para o tratamento do câncer (ver detalhes no Capítulo 18 – Microbioma). O entendimento desta interferência pode ajudar a desenvolver terapias personalizadas para cada paciente, no entanto, existem considerações extensivas sobre o uso de tal abordagem com relação ao tipo de estratégia a ser usado. Exemplos que incluem uso de FMT (ver detalhes no Capítulo 18 – Microbioma) de indivíduos saudáveis quando comparados com pacientes com câncer que experimentaram uma resposta completa após ser tratado com terapias de bloqueio de *checkpoint* imunológico, bem como o uso de consórcios bacterianos definidos (com ou sem regimes de pré-condicionamento) embasados em percepções obtidas a partir do estudo pré-clínico e estudos clínicos. Seria necessário fazer parte de uma comunidade global com o avanço dessas abordagens para que se possa aprender como usar melhor as informações na parte clínica. A compreensão do processo de interação do microbioma com a genética do hospedeiro que causa uma doença pode ser útil no desenvolvimento de novas estratégias terapêuticas. A manipulação genética do hospedeiro para prevenção ou tratamento de doenças seria uma tarefa muito complicada tanto em nível ético quanto tecnológico, mas a manipulação da microbiota seria menos complexa.

A análise do tecido tumoral do câncer colorretal humano revelou o fato de que certa microbiota intestinal, como *Fusobacterium nucleatum*, foi considerada um importante alvo no desenvolvimento deste câncer. Estudos recentes associaram espécies de *Fusobacterium* com câncer colorretal e demonstraram que espécies inteiras de *Fusobacterium*, especialmente *Fusobacterium nucleatum*, eram abundantes em tecidos de câncer colorretal e podem implicar na progressão da doença com isso, esta espécie *Fusobacterium nucleatum* e a nova adesina, *Fusobacterium adhesin A*

(FadA) é necessária para a ligação e invasão desta espécie às células epiteliais e foram identificados como um potencial alvo diagnóstico e terapêutico para o câncer colorretal.

Os dados clínicos mais convincentes até o momento estão na configuração na influência da flora intestinal na modulação da eficácia de tratamentos oncológicos, mais especificamente da imunoterapia (Routy et al., 2018), ou seja, tratamento com bloqueio do *checkpoint* imunológico (ver detalhes no Capítulo 18 – Microbioma). Vários estudos têm demonstrado assinaturas diferenciais em microrganismos intestinais de respondedores quando comparados com os grupos de não respondedores (com coortes de pacientes com vários tipos de câncer tratados com anticorpos monoclonais direcionados ao antígeno 4 de linfócito T citotóxico (em inglês, *Cytotoxic T-Lymphocyte Antigen 4*, CTLA4 e/ou PD-1) (Elinav et al., 2019).

EXEMPLOS DE ESTUDOS DE MICROBIOMA COMO BIOMARCADORES EM ALGUNS OUTROS TIPOS DE CÂNCER

Câncer de pulmão e carcinoma de células renais

Foram analisados 60 pacientes com câncer de pulmão de células não pequenas e 40 pacientes com carcinoma de células renais antes de iniciar a terapia e ao longo do tratamento após o bloqueio PD (Routy et al., 2018). Os Inibidores de *checkpoint* imunológico (ICI) direcionados ao PD-1/PD-L1 induziam respostas clínicas sustentadas em uma minoria considerável de pacientes com câncer. Foi descoberta que a resistência primária a ICIs pode ser atribuída à composição anormal do microbioma intestinal. Os antibióticos inibiram o efeito benéfico que teriam com ICIs em pacientes com câncer avançado. A análise metagenômica das amostras de fezes do paciente no momento do diagnóstico revelou correlações entre as respostas clínicas aos ICIs e a abundância relativa de *Akkermansia muciniphila*. A suplementação oral com *Akkermansia. muciniphila* após FMT com fezes não respondedoras restaurou a eficácia do bloqueio de PD-1 em uma forma dependente de interleucina-12, aumentando o recrutamento de linfócitos T CCR9 + CXCR3 + CD4 + em camundongos com tumor (Routy et al., 2018).

Melanoma

BOXE 2

Existem vários estudos grandes de componentes bacterianos da microbiota como Projeto do Microbioma Humano dos Institutos Nacionais da Saúde, Bethesda, EUA (em inglês, *Human Microbiome Project, National Institute of Health*) e Metagenômica do trato intestinal humano (em inglês, *Metagenomics of the Human Intestinal Tract* – Meta HIT) como já abordado anteriormente. O intuito seria para a determinação dos constituintes da microbiota saudável, variância encontrada entre as diferentes populações e a compreensão das diferenças que ocorrem no estado de doença. Basicamente, o microbioma humano foi classificado em duas categorias, *microbioma central* e *microbioma variável*. A maioria dos micróbios colonizam as superfícies externas do corpo humano e também no trato intestinal.

Diferentes comunidades microbianas estão supostamente presentes na boca, pele, vagina. A microbiota presente em um local específico do corpo se assemelha mais entre si do que em outros locais do corpo. As comunidades microbianas encontradas na cavidade oral são mais semelhantes entre os indivíduos do que aqueles presentes na pele e na boca de um indivíduo. Mas existem variações interindividuais encontradas na microbiota presente em cada local.

O microbioma da pele de pacientes com melanoma apresentou diferenças significativas em relação à indivíduos saudáveis, com maior abundância dos gêneros *Fusobacterium* e *Trueperella* (Mrázek et al., 2018). Tem sido sugerido que o tratamento antineoplásico contribui para essa variação (Zwielehner et al., 2011).

CÂNCER DO PÂNCREAS, CÂNCER DE PULMÃO, CARCINOMA DE CÉLULAS ESCAMOSAS ORAL, GLIOBLASTOMA, CÂNCER DE OVÁRIO

Foi observado que *Gammaproteobacteria* é um grupo de bactérias que comumente existem em tecidos de câncer pancreático. As bactérias deste grupo podem reduzir a resposta à gemcitabina pela expressão da enzima *citidina desaminase*.

Biomarcadores

O butirato do microbioma intestinal pode diminuir a expressão de histonas desacetilases (*HDACs*). A expressão elevada de *HDAC2* pode reduzir a sensibilidade da doxorrubicina no câncer colorretal, cisplatina no câncer de pulmão de células não pequenas e temozolomida nas células de glioblastoma. Outro estudo mostrou que *Porphyromonas gingivalis* pode induzir resistência ao *paclitaxel* por meio da ativação da via *NOTCH1* no carcinoma de células escamosas oral. A cisplatina e o *paclitaxel* geralmente podem ser usados na quimioterapia do câncer de ovário. Estudos relataram que os novos inibidores de HDAC podem aumentar a sensibilidade da cisplatina em células de câncer resistentes à cisplatina. O microbioma pode oferecer uma nova estratégia de tratamento para o câncer de ovário, estimulando o sistema imunológico e aumentando a atividade antitumoral. Os microrganismos também interferem com os agentes terapêuticos. Por exemplo, algumas bactérias podem metabolizar o medicamento quimioterápico gemcitabina e, assim, diminuir sua eficácia terapêutica. Apesar do aumento dos estudos apontando para uma relação entre o microbioma e o câncer de ovário, os mecanismos desta relação ainda não foram totalmente elucidados. Os microrganismos específicos envolvidos na patogênese do câncer de ovário ainda não foram identificados. Mais estudos são necessários para examinar a viabilidade clínica e o valor do uso do microbioma como biomarcador para diagnóstico (Cheng et al., 2020).

Melanoma metastático

A abundância de *Bifidobacterium*, *Faecalibacterium* e outros *Firmicutes* parecem estar associados a melhores respostas antitumorais em pacientes com melanoma metastático. Outro estudo demonstrou que os pacientes com melanoma bons respondedores ao anti-CTLA-4 eram aqueles que apresentaram abundância das espécies *Faecalibacterium prausnitzii* e *Holdemania filiformis*. Gopalakrishnan e colaboradores, por sua vez, observaram maior abundância microbiana, principalmente das famílias *Clostridiales* e do gênero *Faecalibacterium*, nas fezes de pacientes com melanoma metastático que responderam bem ao tratamento com anti-PD-1 (Gopalakrishnan et al., 2018). Matson et al. observaram da mesma forma uma associação significativa entre composição da microbiota comensal e resposta clínica, sendo encontradas nas fezes dos pacientes bons respondedores ao anti-PD-1 *Bifidobacterium longum* e *Enterococcus faecium* (Matson et al., 2018).

DESAFIOS E PERSPECTIVAS DO ESTUDO DE MICROBIOMA EM CÂNCER

Como o microbioma é um biomarcador de estado de doença, portanto, pesquisas e avanços em microbiômica e metagenômica são necessários para obter conhecimento sobre os processos envolvidos em vários tipos de tumores e também as características distintas do microbioma de pacientes saudáveis e com câncer.

Os tratamentos personalizados de doenças podem ser utilizados somente após o completo entendimento do microbioma e dos processos envolvidos. Embora não haja conhecimento completo sobre a contribuição do microbioma em vários de tipos de câncer específicos, há necessidade emergente de desenvolver métodos baseados em análise da microbiota para a prevenção do câncer, bem como para o tratamento. A microbiota bacteriana contribui para a carcinogênese de diversas formas e seu conhecimento detalhado abrirá novos caminhos para as estratégias diagnósticas, preventivas e terapêuticas como abordado no Capítulo 18 – Microbioma.

Especificamente, em relação aos microrganismos intestinais, não está claro quais as métricas são mais importantes (diversidade da microbiota, abundância relativa de taxa bacteriana específica ou estado funcional dos microrganismos). Além disso, existem vários métodos para análise de perfil da microbiota (incluindo metodologias baseadas em abordagens de PCR, sequenciamento, análise metagenômica, perfil metabolômico, *culturomics* (cultura de específicos táxons de amostras) e outras estratégias, e é não está claro no momento qual abordagem deve ser usado (a curto prazo, bem como a longo prazo). Vários fatores devem ser levados em consideração para o uso de tais abordagens em pacientes, como o tempo de resposta para um ensaio particular e os valores preditivo positivo e negativo. Em última análise, o microbioma intestinal deve ser usado em conjunto com outros biomarcadores conhecidos e novos (de forma ideal por meio de uma abordagem integrada) para melhorar diagnóstico de precisão embora estratégias usando biomarcadores integrativos são pouco desenvolvidos no momento.

O desenvolvimento de drogas com base no microbioma do corpo é um campo em rápido crescimento e será totalmente explorado no futuro próximo. A abordagem personalizada também é benéfica pois ter informações sobre a história da doença do indivíduo e a capacidade de resposta ao medicamento será útil na descoberta de abordagens de prevenção de doenças. Os tratamentos que ativam o sistema imunológico inato têm mostrado resultados promissores, tais tratamentos suprimem ou destroem efetivamente as células de tumor, ativando a resposta do sistema imunológico. Dada a importante função imunológica do microbioma, o foco da terapia baseada em microbioma mudou da regulação do microbioma para o desenvolvimento de monoculturas microbianas que podem regular o sistema imunológico. Os esforços de pesquisas futuras a esse respeito devem se concentrar na identificação de metabólitos específicos e moléculas imunomoduladoras produzidas pelos microrganismos e os componentes específicos do microbioma ligados a diferentes subgrupos de câncer (Elinav et al., 2019). No entanto, estamos claramente nos estágios iniciais de desenvolvimento destas assinaturas como biomarcadores e complexidades com tal abordagem certamente existem.

A Figura 21.6 mostra que o microbioma alterado em diversos órgãos através da disbiose pode resultar no aumento da expressão de genes responsáveis por causar doenças complexas, incluindo câncer, que podem ser restaurados por meio de antibióticos, prebióticos/probióticos ou por meio de FMT. No entanto, há muitos desafios a serem enfrentados em um futuro próximo (descritos como "?"). Ainda existem muitos desafios associados à utilização eficaz do microbioma como um biomarcador que precisam ser abordados, tais como: estamos gerando uma flora resistente a antibióticos, como o microbioma modifica as drogas e quais são os efeitos colaterais e como minimizá-los? Também a diversidade da flora microbiana que difere a cada indivíduo, como isso impacta as doenças associadas como câncer. São exemplos de perguntas para serem feitas e estudadas no futuro próximo (Rajpoot et al., 2018).

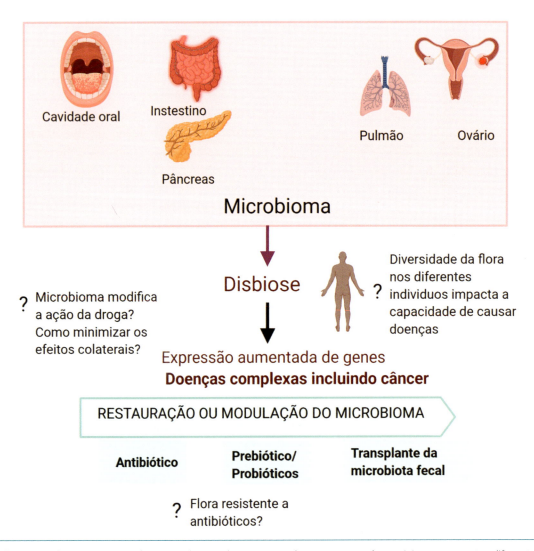

Figura 21.6 ● Microbioma como um biomarcador em doenças complexas, como o câncer. A imagem mostra diferentes fontes de microrganismos em diferentes órgãos do corpo humano e as perguntas que ainda temos por resolver na pesquisa desta área.

Biomarcadores

BIÓPSIA LÍQUIDA COMO FUTURO PROMISSOR NA PRÁTICA CLÍNICA

Através de amostras de tecidos provenientes de biópsias (sólidas) determinam o diagnóstico da neoplasia, porém, é difícil de obter esta amostra muitas vezes no mesmo paciente por ser um processo invasivo e de material limitado. Contudo, sabe-se que as células (tumorais e não tumorais) emitem componentes à corrente sanguínea (ver Figura 21.7) e outros fluidos que sugerem a possibilidade de identificarmos os estádios tumorais a partir do estudo de assinaturas moleculares e celulares nesses líquidos. Continuaremos revisando quais alvos podemos encontrar em biópsias liquidas.

ÁCIDOS NUCLEICOS CIRCULANTES E CÉLULAS TUMORAIS CIRCULANTES

Devido aos avanços nas técnicas de laboratório e pesquisas para estudar biomarcadores, foram descobertas que além das proteínas, o DNA e RNA também podem estar presentes ácidos nucléicos de forma solúvel e no meio extracelular (do inglês, *cell-free, cf*). Um subgrupo desses ácidos nucléicos, os microRNAs (miRNA), teriam a capacidade de levar instruções de algumas células a outras através da regulação da expressão de genes alvos, como é o caso do *hsa-miR-21*. Esse miRNA é reconhecido como oncomiR, miRNA que favorece o processo oncológico, já que foi mostrado superexpresso em amostras de diferentes tipos de câncer como linfoma, leucemias, gliomas, câncer de mama, câncer colorretal e outros, e foi associado com o pior prognóstico, regulando algumas vias que promovem o câncer como a ativação da via *phosphoinositide-3 kinase/AKT Serine/Threonine Kinase1 (PI3K)/AKT* ou a sub-regulação do gene *Programmed Cell Death 4 (PDCD4)*, associado com a supressão da metástase. Outro subgrupo interessante, e que atualmente está sendo valorizado pela sua importância em câncer é o cfDNA (do inglês, *cell-free DNA*), que são fragmentos de DNA liberados pelas células e que podem ser encontradas em fluidos corporais, como sangue, saliva ou urina, indicando características especiais das células que o emitem, inclusive as células tumorais.

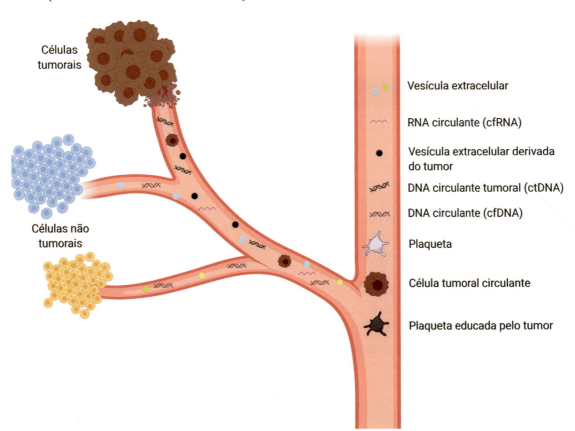

Figura 21.7 • Elementos que podem ser coletados em uma biópsia liquida de acordo à célula de origem (tumoral ou não tumoral). A Figura mostra o caso particular das plaquetas, que não são produzidas pelo tumor mas podem ser educadas a través da absorção de RNAm e miRNA de origem tumoral (TEP).

Há casos onde variantes genéticas descritas no tumor de um indivíduo, também são encontradas no seu próprio cfDNA. Logo, o cfDNA que apresenta informação tumoral é chamado DNA circulante tumoral ou ctDNA (do inglês, *circulating tumor DNA*) e é possível diferenciá-lo a partir das técnicas mostradas, como acontece com variantes no gene *PhosphatidylInositol-4,5-bisphosphate 3-Kinase Catalytic subunit Alpha (PIK3CA)* que podem ser detectadas em plasma das pacientes com câncer de mama. No contexto em que uma nova biópsia não possa ser obtida, ctDNA pode fornecer informação molecular adicional em comparação com o DNA de tecido para determinar o estado atual do câncer, por exemplo e além da amostra ser proveniente de técnicas menos invasivas (ver Figura 21.8). Alguns autores descreveram a otimização de um método de PCR digital para detecção da amplificação de *HER2* em ctDNA de pacientes com câncer de mama metastático. A análise do estado de *HER2* foi realizada em pacientes com câncer de mama que não tinham uma biópsia de tumor recorrente como parte de sua rotina. O estudo mostrou que três pacientes com câncer de mama metastático adquiriram *HER2*-positivo na recidiva da doença, apesar de serem previamente classificados como *HER2* negativo no tecido da biópsia (Gevensleben, 2013) indicando que o ctDNA pode fornecer informações adicionais de monitoramento.

Dos vários biomarcadores circulantes, as células tumorais circulantes (CTCs) ajudaram em pesquisas sobre metástase do tumor, com suas propriedades funcionais, bioquímicas e biofísicas. Dada a extrema raridade de CTCs intactas e os desafios técnicos associados, no entanto, as análises foram limitadas a estratégias de *pool* de células, perdendo fontes de informação clinicamente significativas da heterogeneidade celular. Com os recentes desenvolvimentos tecnológicos, agora é possível estudar o material genético de CTCs analisando uma única célula e estudar a dinâmica espacial e temporal na circulação. Esforços recentes de criação de perfil de expressão de genes através de análise de transcriptômica permitiram a caracterização de uma única célula de CTCs derivadas de pacientes, abrangendo diversos tipos de câncer. Com isso, os dados de expressão, mutação desses biomarcadores alvos avançaram na compreensão do espectro de metástase e forneceram uma base para o desenvolvimento de biópsias líquidas baseadas em CTC e ctDNA para rastrear, monitorar e prever a eficácia da terapia e qualquer resistência emergente.

VESÍCULAS EXTRACELULARES E OUTROS

A maior desvantagem dos ácidos nucléicos circulantes é sua meia-vida, devido à presença de RNases ou DNAses que podem degradá-los. Por isso, há a necessidade de processamento imediato das amostras ou a inclusão de métodos de conservação de amostra para evitar perdas na quantidade ou integridade do material que será analisado. Porém, há situações onde esses ácidos nucleicos são preservados naturalmente, por exemplo, no "sequestro" de RNAs pelas plaquetas ou a formação de vesículas extracelulares pelas próprias células.

Como sabemos, as plaquetas são células que não apresentam núcleo, mas contam com um sistema diferenciado de processamento de RNA e sua tradução. Eventualmente, estas células recebem material exógeno para ser processado, e no contexto do câncer, o tumor também pode transmitir sequências de RNA e miRNA para as plaquetas transportarem e preparar os potenciais locais de metástase ou para construir mecanismos de evasão ao sistema imune e favorecer ao desenvolvimento do tumor. Por isto, esse grupo de plaquetas são conhecidas como "educadas" pelo tumor (do inglês, *tumor-educated platelets*, TEPs) e tem a capacidade de

BOXE 3

Uma das aplicações de uso mais descritos em biópsias liquidas conta a história de uma senhora com idade de 80 anos já tinha superado um câncer de pulmão e um tempo depois procurou atendimento médico pois novamente sentia dores nas costas. Já no hospital, a conduta tradicional para descartar de uma recidiva era fazer um novo procedimento de biópsia do pulmão, porém, considerando a idade da paciente e a característica invasiva do exame, a paciente poderia ser prejudicada caso o resultado do exame fosse negativo. Então, os médicos que estavam atendendo a paciente resolveram fazer as análises a partir de uma amostra de sangue e usando tecnologias ainda como pesquisa, dessa forma acharam uma mutação já conhecida nos tumores de pulmão e conseguiram determinar que a paciente tinha uma recidiva do tumor. Devido a rapidez de obtenção desses resultados, a paciente conseguiu participar em um estudo clínico com uma droga alvo dirigida que favoreceu a regressão do tumor.

Biomarcadores

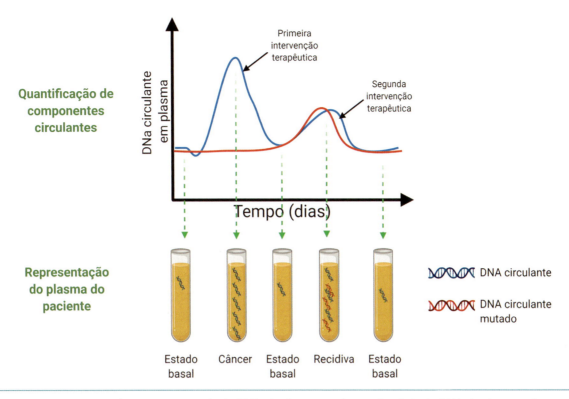

Figura 21.8. Monitoramento de pacientes através do DNA circulante em plasma. Os níveis de DNA circulante podem ser quantificados a partir de amostras de plasma de pacientes e essa figura mostra o monitoramento de um paciente desde o estado basal, com poucas cópias de DNA circulante as quais aumentam na presença do câncer e logo caem após intervenção terapêutica. A figura também ressalta um fato constante na presença de recidivas, a aparição de copias mutantes do DNA circulante, essas cópias seriam originadas no tumor e também detectáveis na biópsia líquida.

contribuir nos *hallmarks* do câncer durante os 7 até 10 dias que essas células se mantem de forma circulante no plasma, nesse período as TEPs são usadas como veículos para entregar a informação via RNA entre vários tipos celulares, incluindo células tumorais, células imunes, células epiteliais e tronco-tumorais promovendo a progressão tumoral.

Avaliando as TEPs como recurso de biomarcadores para câncer, esse subgrupo de plaquetas permitiu distinguir grupos de pacientes com câncer de mama, pulmão, colorretal, glioblastoma, e outros, através da análise de RNA plaquetário em uma amostra de plasma desses pacientes. Desta forma, é possível analisar grandes volumes de dados e encontrar associações entre subgrupos de pacientes e classificá-los de acordo com seu prognóstico, mesmo não tendo um marcador definido para uso na rotina clínica.

No caso das TEPs é importante reforçar que o tipo de material a ser analisado corresponde apenas a RNA, enquanto as vesículas extracelulares podem conter RNA, proteínas e mais raramente, DNA. As vesículas extracelulares são produzidas por células de nosso corpo, inclusive pelas células tumorais, entre esta classificação, encontramos 3 grupos principais: corpos apoptóticos, exossomos e microvesículas. Os corpos apoptóticos são agrupamentos de produtos celulares envolvidos por membrana como resultado da programação da morte celular, porém, esses envelopes poderiam ainda migrar pela corrente sanguínea e ir para outras regiões do corpo.

Do outro lado, as células viáveis também podem preparar materiais para serem exportados a outras células, em forma de microvesículas ou exossomos. As microvesículas são secreções espontâneas das células com um tamanho variado entre 100nm e 1 um, onde o conteúdo destes pode ser heterogêneo e é encapsulado em porções da própria membrana e liberado ao exterior muitas vezes isto é consequente a processos de estresse celular ou pela necessidade de estabelecer comunicação entre células vizinhas, além de depurar proteínas que não estejam sendo usadas na célula. Já os exossomos constituem uma forma mais elaborada e homogênea de processar material para ser exportado em um espaço menor do que as microvesículas (30 a 150 nm de diâmetro). Esse conteúdo é contido nos exossomos ainda no interior celular, na forma de corpos multivesiculares (do inglês, *multivesicular bodies, MVB*), os quais são expulsos em conjunto e separam-se na matriz extracelular.

Uma das diferenças entre as microvesículas e os exossomos é a presença de marcadores exclusivos na membrana, os exossomos contam com um grupo de proteínas conhecidas como acessórias (Alix, TSG101, HSC70 e HSP90β). Logo, outras proteínas na membrana destas vesículas extracelulares podem servir como biomarcadores e como sinalizadores de células alvo para as quais essas vesículas foram desenhadas, já que fariam parte da maquinaria celular e poderiam incluir algumas de suas "heranças" (da mesma forma que conhecemos as impressões digitais ou *fingerprints* do DNA). Uma vez que os exossomos ou as microvesículas conseguem conectar com uma célula alvo, o conteúdo ou cargo das vesículas será depositado na célula receptora e influenciar o seu comportamento. Se o novo comportamento da célula receptora tende a favorecer o processo tumoral, podemos chamar à vesícula condicionante como "oncossomo", um termo que envolve corpos ("-ssomo") que promovem o câncer ("onco-").

Como resultado deste conhecimento, apareceram alguns marcadores nas vesículas que podem predizer o início do crescimento tumoral, como é o caso da proteína Glypican-1 para identificar dos estádios precoces do câncer de pâncreas ou perfis de miRNAs contribuindo ao estadiamento em câncer de ovário ou na predisposição à metástase no câncer de mama. Existem também pesquisas indicando a presença de DNA tumoral nestas vesículas, o que significaria um novo grupo de biomarcadores para serem avaliados e estabelecidos. Desta forma, a proposta de monitorar tumores com maior frequência através de biópsias líquidas é um foco recente de pesquisa que está fornecendo resultados interessantes para planejar novas estratégias de tratamento ou classificá-las em grupos específicos, como ferramenta da medicina da precisão.

Do outro lado, a partir do conhecimento das vesículas extracelulares como vias de transferência de informação que pode modular as vias metabólicas das células receptoras, surgiram novas estratégias de tratamento. Assim, pesquisas estão testando a inclusão de componentes baseados em proteínas, RNA ou DNA em vesículas extracelulares que possam ser aproximadas ao tumor e que levem a sensibilidade ao tratamento com drogas tradicionais. Outra estratégia é a de modificar os epítopos ou proteínas de membrana destas vesículas de forma que se possa direcioná-las ao tumor e reduzir os efeitos colaterais dos futuros tratamentos anti-tumorais, para isto, esperamos obter um maior conhecimento das proteínas anormais e associadas ao câncer que possamos usá-los em futuro próximo.

GLOSSÁRIO

Biópsia: exame para obter informação do tecido de interesse.

Butirato: tipo de ácido graxo sintetizado pela microbiota no processamento de carboidratos não digeridos.

Câncer familiar: tipo de câncer hereditário presente em diferentes gerações de uma família, onde a mutação que causa a neoplasia já foi identificada.

Coriocarcinoma: câncer originado no tecido placentário, também chamado de trofoblasto, caracterizado por uma metástase frequente nos pulmões.

Disbiose: desequilíbrio da flora intestinal com aumento de bactérias patogênicas.

Displasia: formação aberrante em um tecido, usualmente devido a problemas na maduração celular.

Doença genética: doença causada por uma alteração germinativa na informação genética do paciente.

Eficácia terapêutica: refere-se à habilidade de uma droga para ter sucesso no tratamento de uma doença.

Epidemiologia patológica molecular: ramo científico que estuda as patologias através de uma abordagem molecular.

Glioblastoma: tipo de câncer agressivo que afeta principalmente aos astrócitos, um grupo de células do sistema nervoso.

Homeostase intestinal: equilíbrio entre as populações bióticas que residem no intestino humano, também chamada de eubiose.

Hormônio: substâncias químicas produzidas no sistema endócrino que atuam regulando a função celular.

Imortalidade replicativa: marca registrada (*Hallmark*) do câncer referente à capacidade de divisão ilimitada que as células tumorais apresentam.

Instabilidade genômica: marca registrada (*Hallmark*) do câncer referente à capacidade das células tumorais para acumular mutações no genoma que geram alterações na expressão génica.

Leucemia: tipo de câncer que afeta a linfócitos e produz uma superpopulação destas células no sangue e na medula óssea.

Medicina de precisão: método para tratar pacientes que oferece a análise de características específicas de populações que possam aprimorar os protocolos de tratamento através de ajustes em doses ou drogas administradas.

Melanoma: tipo de câncer que afeta aos melanócitos, um grupo de células da pele que produzem melanina.

Metástase: disseminação e instalação de células tumorais para um novo local.

Micróbios comensais: grupo de micróbios que compartilham espaço e obtém benefícios dentro do hospedeiro, sem produzir nenhum tipo de dano.

Mieloma múltiplo: tipo de câncer que afeta às células plasmáticas, aumentando sua concentração no sangue.

Radiação ionizante: radiação com a energia suficiente para separar elétrons de átomos ou moléculas. Comumente é usado para danificar o DNA das células tumorais.

Radicais citotóxicos: espécie química com elétrons livres que pode danificar ou causar toxicidade nas células.

Recidiva: reaparição da doença ou o tumor, tempo depois de ter sido resolvida clinicamente.

Tensiômetro: instrumento para medir a pressão sanguínea.

Terapia alvo dirigida: terapia desenhada para identificar e combater alvos específicos previamente associados ao câncer.

Tomografia computadorizada: exame tridimensional de imagem que permite observar o interior da pessoa de uma forma não invasiva usando radiação.

Tomografia por emissão de pósitrons: exame tridimensional de imagem que observa o interior de uma pessoa a partir do uso de radionuclídeos.

Tratamento neoadjuvante: tratamento oferecido ao paciente antes da cirurgia.

Tumores hematológicos: tipos de câncer que afetam ao conteúdo sanguíneo, podem ser classificados em leucemias e linfomas.

Urocultura: exame de laboratório feito a partir de uma amostra de urina para a detecção de microrganismos.

LEITURAS RECOMENDADAS

Bonita R, Beaglehole R, Kjellström T. Epidemiologia Básica 2ª edição. São Paulo: Livraria Santos Editora, 2010.

FDA-NIH. Glossary – BEST (Biomarkers, EndpointS, and other Tools) Resource – NCBI Bookshelf. 2017.

NIH. Tumor Markers in Common Use – National Cancer Institute. 2019.

Strimbu K, Tavel JA. What are biomarkers?. Current Opinion in HIV and AIDS, 2010. DOI: 10.1097/COH.0b013e32833ed177.

REFERÊNCIAS BIBLIOGRÁFICAS

Bäckhed F, Fraser CM, Ringel Y, Sanders ME, Sartor RB, Sherman PM, Versalovic J, Young Vincent, Finlay BB. Defining a healthy human gut microbiome: Current concepts, future directions, and clinical applications. Cell Host and MicrobeCell Host Microbe, 2012. DOI: 10.1016/j.chom.2012.10.012. Disponível em: https://pubmed.ncbi.nlm.nih.gov/23159051/. Acesso em: 18 out. 2020.

Cheng H, Wang Z, Cui L, Wen Y, Chen X, Gong F, Yi H. Opportunities and Challenges of the Human Microbiome in Ovarian Cancer. Frontiers in Oncology Frontiers Media S.A., 2020. DOI: 10.3389/fonc.2020.00163. Disponível em: https://pubmed.ncbi.nlm.nih.gov/32133297/. Acesso em: 18 out. 2020.

Dolscheid-Pommerich RC, Manekeller S, Walgenbach-Brünagel G, Kalff JC, Hartmann G, Wagner BS, Holdenrieder S. Clinical performance of CEA, CA19-9, CA15-3, CA125 and AFP in gastrointestinal cancer using LOCITM-based assays. Anticancer Research, [S. l.], v. 37, n. 1, p. 353–359, 2017. DOI: 10.21873/anticanres.11329.

Duffy MJ. Carcinoembryonic antigen as a marker for colorectal cancer: Is it clinically useful?. Clinical ChemistryAmerican Association for Clinical Chemistry Inc., 2001. DOI: 10.1093/clinchem/47.4.624.

Elinav E, Garrett WS, Trinchieri G, Wargo J. The cancer microbiome. Nature Reviews Cancer, [S. l.], v. 19, n. 7, p. 371–376, 2019. DOI: 10.1038/s41568-019-0155-3. Disponível em: https://pubmed.ncbi.nlm.nih.gov/31186547/. Acesso em: 18 out. 2020.

Fessler J, Matson V, Gajewski TF. Exploring the emerging role of the microbiome in cancer immunotherapy. Journal for ImmunoTherapy of CancerBioMed Central Ltd., 2019. DOI: 10.1186/s40425-019-0574-4. Disponível em: https://pubmed.ncbi.nlm.nih.gov/30995949/. Acesso em: 18 out. 2020.

Gopalakrishnan V. et al. Gut microbiome modulates response to anti–PD-1 immunotherapy in melanoma patients. Science, [S. l.], v. 359, n. 6371, p. 97–103, 2018. DOI: 10.1126/SCIENCE.AAN4236. Disponível em: https://science.sciencemag.org/content/359/6371/97. Acesso em: 18 out. 2020.

Horiuchi Y et al. Study on Clinical Factors Involved in Helicobacter pylori-Uninfected, Undifferentiated-Type Early Gastric Cancer. Digestion, [S. l.], v. 96, n. 4, p. 213–219, 2017. DOI: 10.1159/000481817. Disponível em: https://pubmed.ncbi.nlm.nih.gov/29050004/. Acesso em: 18 out. 2020.

Matson V, Fessler J, Bao R, Chongsuwat T, Zha Y, Alegre ML, Luke JJ, Gajewski TF. The commensal microbiome is associated with anti-PD-1 efficacy in metastatic melanoma patients. Science, [S. l.], v. 359, n. 6371, p. 104–108, 2018. DOI: 10.1126/science.aao3290. Disponível em: http://science.sciencemag.org/. Acesso em: 18 out. 2020.

Mrázek J, Mekadim C, Kučerová P, Švejstil R, Salmonová H, Vlasáková J, Tarasová R, Čížková J, Červinková M. Melanoma-related changes in skin microbiome. Folia Microbiologica, [S. l.], v. 64, n. 3, 2018. DOI: 10.1007/s12223-018-00670-3. Disponível em: https://pubmed.ncbi.nlm.nih.gov/30554379/. Acesso em: 18 out. 2020.

Rajpoot M, Sharma AK, Sharma A, Gupta GK. Understanding the microbiome: Emerging biomarkers for exploiting the microbiota for personalized medicine against cancer. Seminars in Cancer BiologyAcademic Press, 2018. DOI: 10.1016/j.semcancer.2018.02.003. Disponível em: https://pubmed.ncbi.nlm.nih.gov/29425888/. Acesso em: 18 out. 2020.

Rastogi YR, Saini AK, Thakur VK, Saini RV. New insights into molecular links between microbiota and gastrointestinal cancers: A literature review. International Journal of Molecular SciencesMDPI AG, 2020. DOI: 10.3390/ijms21093212. Disponível em: https://pubmed.ncbi.nlm.nih.gov/32370077/. Acesso em: 18 out. 2020.

Routy B, et al. Gut microbiome influences efficacy of PD-1-based immunotherapy against epithelial tumors. Science, [S. l.], v. 359, n. 6371, p. 91–97, 2018. DOI: 10.1126/science.aan3706. Disponível em: https://pubmed.ncbi.nlm.nih.gov/29097494/. Acesso em: 18 out. 2020.

Ziegenhain C, et al. Comparative Analysis of Single-Cell RNA Sequencing Methods. Molecular Cell, [S. l.], v. 65, n. 4, p. 631- 643.e4, 2017. DOI: 10.1016/j.molcel.2017.01.023.

Zwielehner J, Lassl C, Hippe B, Pointner A, Switzeny OJ, Remely M, Kitzweger E, Ruckser R, Haslberger AG. Changes in human fecal microbiota due to chemotherapy analyzed by TaqMan-PCR, 454 sequencing and PCR-DGGE fingerprinting. PLoS ONE, [S. l.], v. 6, n. 12, 2011. DOI: 10.1371/journal.pone.0028654. Disponível em: https://pubmed.ncbi.nlm.nih.gov/22194876/. Acesso em: 18 out. 2020.

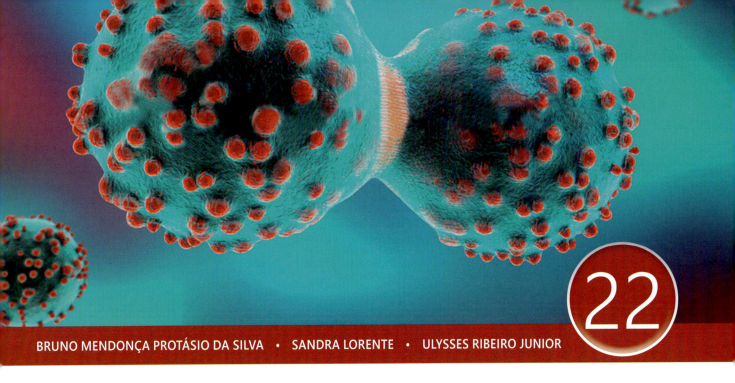

BRUNO MENDONÇA PROTÁSIO DA SILVA • SANDRA LORENTE • ULYSSES RIBEIRO JUNIOR

Tratamentos Convencionais

INTRODUÇÃO

A cirurgia é a arte de tratar com as mãos, e refere-se ao diagnóstico e tratamento operatório dos tumores sólidos. Apesar da evolução dos tratamentos multimodais dos tumores sólidos, a cirurgia permanece a terapia mais antiga e mais eficiente para citorredução ou remoção total de um tumor estabelecido. O procedimento cirúrgico deve ser realizado considerando o equilíbrio entre a chance de cura e a morbidade do procedimento. Cada caso deve ser avaliado individualmente levando-se em consideração os desejos do paciente.

A radioterapia e a quimioterapia são usadas em combinação com a cirurgia e são denominadas terapias adjuvantes se forem usadas após a ressecção completa do tumor. A utilização destas terapias promove a diminuição da extensão da ressecção necessária para o controle da doença. A radioterapia e a quimioterapia também podem ser necessárias no pré-operatório e neste caso são denominadas terapias neoadjuvantes. Em alguns casos a terapia neoadjuvante pode converter um tumor impossível de ser retirado a um tumor ressecável, enquanto em outros ela pode reduzir a extensão da cirurgia necessária para se obter o controle da doença ou reduzir a probabilidade de margens comprometidas.

TRATAMENTO CIRÚRGICO

O tratamento cirúrgico permanece a modalidade terapêutica presente em 90% ou 95% dos novos casos diagnosticados de câncer. Os tempos cirúrgicos podem ser divididos em:

- **Diérese:** divisão dos *tecidos* que possibilita o acesso à região a ser operada.
- **Exérese:** remoção ou extirpação cirúrgica de órgãos ou de estruturas anatômicas.
- **Hemostasia:** cessação do sangramento. Utilizam-se aspiração ou com gazes ou compressas, clips hemostáticos, ligaduras vasculares, bisturis elétricos ou ultrassônicos, entre outras formas;
- **Síntese:** redução do espaço morto. Fechamento dos tecidos que foram seccionados.

O cirurgião de câncer é eficaz no tratamento de doenças neoplásicas primárias localizadas e muitas vezes é o encarregado de estabelecer o diagnóstico através de amostra de tecido tumoral e ou linfonodos regionais (Figura 22.1). Em decorrência de lesão suspeita para câncer, o cirurgião decidirá se realizará uma abordagem cirúrgica, ou tentará apenas uma biópsia dirigida por imagem. Intuitivamente, parece lógico

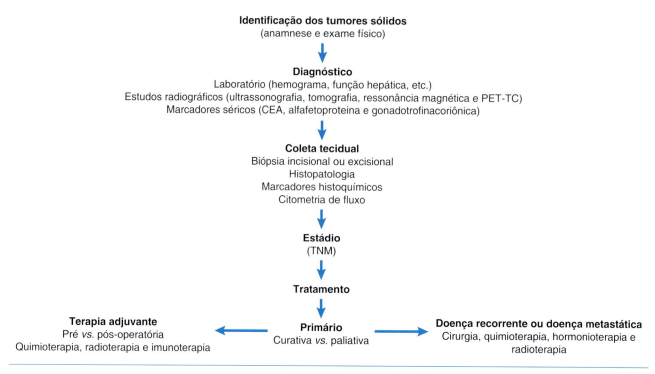

Figura 22.1 ● Principais tarefas do cirurgião no tratamento dos tumores sólidos.

que a cirurgia deva garantir tecido tumoral de qualidade diagnóstica, comunicar os resultados ao paciente, completando os procedimentos diagnósticos e/ou terapêuticos. A cirurgia opera por cinética de ordem zero, em que 100% dos tumores excisados com margens adequadas associam-se à retirada completa das células tumorais daquela região ou órgão. Em contraste, a quimioterapia e a radioterapia operam por cinética de primeira ordem em que apenas uma fração das células neoplásicas são mortas a cada dose de radioterapia ou ciclo de quimioterapia. A ressecção cirúrgica reduz a carga tumoral, o que esperançosamente aumenta a chance de resultados otimizados nas outras modalidades de tratamento.

Durante as últimas duas décadas, houve grandes melhorias no tratamento cirúrgico do câncer, com redução da morbidade, mortalidade e melhor qualidade de vida para o paciente. Por exemplo, cirurgia de preservação de mama: ao longo dos anos, a prática da oncologia cirúrgica atingiu uma maturidade e a quadrantectomia (exérese do quadrante mamário com tumor), associado à quimioterapia e radioterapia tornou-se uma alternativa à mastectomia em pacientes com câncer de mama circunscrito. Outro exemplo é o salvamento do membro que é frequentemente possível em pacientes com sarcoma de ossos e partes moles onde é possível remover apenas a lesão grosseira e continuar com o tratamento adjuvante.

O PAPEL CONTEMPORÂNEO DA ONCOLOGIA CIRÚRGICA

Oncologistas cirúrgicos são cirurgiões que dedicam a maior parte de seu tempo ao estudo e tratamento da doença neoplásica maligna. Eles devem possuir o conhecimento, habilidades e experiência clínica necessários para realizar procedimentos cirúrgicos padronizados e também os extraordinários para pacientes com câncer. Oncologistas cirúrgicos devem ser capazes de diagnosticar tumores com precisão e diferenciar neoplasias agressivas de lesões e processos reativos benignos. Além disso, oncologista cirúrgico deve ter um conhecimento sólido de oncologia clínica, radioterapia e hematologia. Eles devem ser capazes de organizar estudos interdisciplinares do câncer.

Os oncologistas cirúrgicos devem ser treinados em patologia também, uma vez que serão chamados a extirpar amostras de tumor que sejam apropriadas para os patologistas, e tomar decisões sobre a adequação das margens cirúrgicas. Os oncologistas cirúrgicos têm um papel compartilhado com oncologistas clínicos como os "médicos de atenção primária" do tratamento do câncer. Quase todos os pacientes com câncer serão inicialmente tratados por um desses dois especialistas que terão a responsabilidade final por coordenar o cuidado multimodal apropriado para o paciente individualmente.

Tratamentos Convencionais

A equipe profissional do ICESP-HCFMUSP compartilha o objetivo primordial de erradicar a doença neoplásica, mas também aliviar ou paliar os sintomas e manter a qualidade de vida o mais próximo do normal possível. O ICESP-HCFMUSP oferece um espectro completo de terapias oncológicas, ensaios clínicos, reabilitação e serviços multiassistenciais, bem como serviços básicos e translacionais e programas de pesquisa para mover novos conhecimentos da bancada do laboratório para a cabeceira do paciente. Desta maneira, a oncologia cirúrgica, *per se*, é mais uma questão cognitiva do que técnica ou especialidade cirúrgica.

Com exceção de um pequeno grupo de operações incluindo, pancreatectomia regional, salvamento de membro, cirurgia retroperitoneal de sarcoma, perfusão isolada de membro e ressecção hepática multissegmentar, a maioria dos procedimentos cirúrgicos que são realizados por oncologistas cirúrgicos são semelhantes aos realizados por um cirurgião que não foi treinado oncologicamente. O que frequentemente diferencia esses dois tipos de cirurgiões não é apenas o conhecimento sobre como fazer uma operação específica, mas a consciência de como e quando fazer essa operação, ou seja, o conhecimento cognitivo do cuidado multimodal contemporâneo do câncer. Além de compreender quimioterapia, radioterapia, imunoterapia, ensaios clínicos e prevenção do câncer, oncologistas cirúrgicos têm um conhecimento focado do câncer em suas formas de apresentação e recorrências. Um conhecimento sólido da biologia do câncer, incluindo marcadores moleculares, invasão, proliferação e disseminação tumoral, também fazem parte do banco de dados cognitivo especial do oncologista cirúrgico. Devido ao seu papel de liderança no diagnóstico precoce do câncer, não é surpreendente que oncologistas cirúrgicos também estejam frequentemente em papéis de liderança em programas de prevenção e rastreamento do câncer. Participam em ensaios clínicos multimodais e ajudam na elaboração dos mesmos, estabelecendo critérios de indicação de cirurgia, controle de qualidade, educar os participantes do ensaio clínico sobre os padrões de cirurgia e cuidados (incluindo indicações para procedimentos), bem como assistência na coleta precisa de dados, análise e apresentação dos resultados do ensaio clínico.

Terapia de modalidade combinada

Os oncologistas pediátricos foram os pioneiros no uso da terapia de modalidade combinada (radiação em combinação com quimioterapia e cirurgia) para controlar eficazmente as neoplasias infantis. O controle de retinoblastoma localizado em crianças aumentou drasticamente usando terapia multimodal. Ademais, a taxa de cura para pacientes com tumor de Wilms é de 75%, se a terapia cirúrgica for seguida por radiação e quimioterapia, um aumento de 40% sobre a operação sozinha. O rabdomiossarcoma responde melhor a combinações de radiação, quimioterapia e operação.

Até recentemente, a eficácia da terapia multimodal era apenas ocasionalmente demonstrável para neoplasias em adultos. Um exemplo marcante é a abordagem para sarcomas esqueléticos e de tecidos moles. A terapia cirúrgica, era o método aceito para o tratamento local da maioria dos sarcomas esqueléticos e de tecidos moles das extremidades, entretanto, associado a falhas frequentes de tratamento se usado sozinho. No passado, aproximadamente 50% dos pacientes com sarcomas de tecidos moles e 80% daqueles com sarcomas ósseos eventualmente sucumbiam por metástases à distância, mesmo após a amputação da extremidade que carrega o tumor primário. Regimes de tratamento multimodal foram desenvolvidos para melhorar esses resultados. Terapia pré-operatória com doxorrubicina intra-arterial associado a radiação resultou em extensa necrose de células tumorais em 75% dos pacientes. A eficácia desta terapia pré-operatória permitiu a ressecção local do sarcoma e salvamento de uma extremidade viável. As taxas de recorrência local foram tão baixas quanto com amputação, e os resultados de longo prazo foram funcional e psicologicamente superiores. Além disso, não houve diminuição na taxa de sobrevivência.

Na seleção da terapia apropriada, cirurgia e radiação ainda são o meio de maior sucesso no tratamento do câncer localizado, seja no tumor primário e/ou nódulos linfáticos regionais. Uma vez que essas formas de terapia exercem seus efeitos locais, nenhum deles é geralmente considerado curativo, uma vez que a doença metastatizou além do sítio loco-regional. Ao contrário de cirurgia e radioterapia, quimioterapia e outras terapias sistêmicas, como imunoterapia, terapia hormonal e citocinas, são tratamentos que podem matar células tumorais que já metastatizaram para locais distantes. Essas modalidades sistêmicas têm maior chance de cura de pacientes com carga tumoral mínima, em comparação com aqueles com doença clinicamente evidente. Consequentemente, cirurgia e a radioterapia podem ser úteis na redução do tumor de um determinado paciente, maximizando assim o impacto da terapia sistêmica subsequente.

Se os objetivos da terapia devem ser a cura ou paliação depende no estágio de um câncer específico. Se o câncer for localizado sem evidência de disseminação, o objetivo é erradicar o câncer e curar o paciente. Quando o câncer se espalhou além da cura local, o objetivo é controlar sintomas e manter a máxima atividade e qualidade de vida pelo tempo possível. Os pacientes são geralmente considerados incuráveis se tiverem metástases distantes ou evidência de infiltração local extensa de estruturas adjacentes. No entanto, alguns pacientes são potencialmente curáveis mesmo que eles tenham metástases distantes. Por exemplo, pacientes com metástases pulmonares, hepáticas ou cerebrais solitárias ainda podem ser curáveis por ressecção, e pacientes com metástases generalizadas de coriocarcinoma ainda podem ser curados com quimioterapia. A comprovação histológica de doença metastática deve ser obtida antes que o paciente seja considerado incurável.

Ocasionalmente, uma laparotomia ou toracotomia exploradora pode ser necessária para determinar a histologia de lesões ambíguas nos pulmões ou fígado. Em raras situações, a situação clínica pode indicar a presença de metástases distantes que o paciente pode ser considerado incurável sem biópsia. Para cada sítio anatômico, existem certos critérios locais que colocam o paciente de forma inequívoca em uma condição incurável assim, enquanto outras restrições anatômicas podem implicar em mau prognóstico, mas não são uma indicação absoluta de incurabilidade *per se*.

A seleção das modalidades terapêuticas não depende apenas do tipo e extensão do câncer, mas também da condição geral do paciente e na presença de qualquer doença coexistente. Por exemplo, a cirurgia pode ser contraindicada em um paciente que teve um infarto do miocárdio recente. Uma paciente com diabetes preexistente será muito mais suscetível à efeitos tóxicos da terapia hormonal com corticosteroides. Doença renal pode aumentar a toxicidade de alguns dos agentes quimioterápicos, como metotrexato ou ifosfamida. Além disso, infecção aguda ou crônica ou sangramento pode tornar qualquer forma de terapia contra o câncer perigosa e devem ser abordadas antes de iniciar o tratamento oncológico definitivo. A composição psicológica do paciente e a situação de vida também devem ser considerados. Um paciente que é incapaz de aceitar as realidades de um determinado tratamento deve ser oferecido outras opções de tratamento, se possível. Isso é particularmente verdadeiro para os procedimentos cirúrgicos que alteram significativamente a aparência do paciente, como mastectomia, ou aqueles que envolvem uma mudança de função do órgão, como amputação do reto e colostomia.

Diagnóstico dos tumores

O diagnóstico de tumores sólidos depende da localização e realização de uma biópsia da lesão. A biópsia será usada para determinar a histologia e/ou grau de um tumor, que é um pré-requisito para o planejamento de uma terapia definitiva. Erros terapêuticos significativos foram cometidos quando a confirmação de biópsia de malignidade não foi obtida antes do tratamento, como nas mastectomias radicais que foram realizadas por necrose de gordura. Mesmo quando relatórios de biópsia de outro hospital estão disponíveis, as lâminas da biópsia anterior devem ser obtidas e revisadas antes da instituição da terapia. Isto é essencial porque não raramente (e particularmente em neoplasias raras) uma interpretação errônea pode ter sido feita na avaliação inicial histopatológica.

A biópsia é mais fácil quando o tumor está próximo à superfície ou envolve um orifício que pode ser examinado com instrumentos de visualização apropriados, como o broncoscópio, colonoscópio ou cistoscópio. Carcinomas de mama, ou língua ou o reto podem ser vistos ou palpados e uma parte pode ser excisada para diagnóstico definitivo. Em contraste, lesões profundas podem crescer até um tamanho bastante grande antes de causar sintomas. Ultrassonografia, tomografia computadorizada (TC) e ressonância magnética (MRI) são técnicas úteis para localizar tais lesões no momento de realizar a biópsia invasiva. No entanto, embora a biópsia por agulha dirigida por imagem possa ser útil em alguns pacientes, a cirurgia exploratória é frequentemente necessária para se obter uma biópsia definitiva que estabelece o diagnóstico histológico exato.

Felizmente, esses procedimentos podem ser realizados com frequência em regime ambulatorial, usando tecnologia minimamente invasiva, como as cirurgias laparoscópicas. Três métodos são comumente usados para biópsia de lesões suspeitas: *biópsia por agulha, biópsia incisional ou excisional aberta*. Independentemente do método utilizado, a interpretação patológica da massa tumoral será válida apenas se uma parte representativa do tumor for obtida. O oncologista cirúrgico deve estar ciente de que um erro de amostragem pode ocorrer com agulha e biópsias incisionais, onde apenas pequenas porções da massa total tumoral é submetida a exame anatomopatológico. É tarefa do cirurgião fornecer tecido adequado para o diagnóstico.

A *aspiração por agulha fina* (FNA) é uma técnica citológica em que as células são aspiradas de um tumor usando uma agulha e seringa com a aplicação de pressão negativa. A técnica também pode ser dirigida por imagem, e é particularmente útil no diagnóstico de lesões relativamente inacessíveis, como tumores viscerais profundos. O tecido aspirado consiste em células desagregadas ao invés de tecido intacto. O diagnóstico de malignidade, portanto, geralmente depende da detecção de características intracelulares anormais, como pleomorfismo nuclear, e, portanto, a margem de erro é maior do que com outras técnicas de biópsia. Além disso, devido à falta de arquitetura intacta do tumor, o FNA pode não distinguir malignidade invasiva de não invasiva. Consequentemente, outros tipos de biópsia podem ser mais apropriados, dependendo do contexto clínico, como distinguir carcinoma *in situ* de um carcinoma infiltrativo.

A *biópsia incisional* para exame patológico envolve a remoção de uma pequena porção da massa tumoral. É melhor executada sob circunstâncias onde a ferida incisional pode ser totalmente excisada em continuação com a ressecção cirúrgica definitiva, caso algumas das células tumorais sejam liberadas no momento da biópsia. A biópsia incisional é indicada para massas tumorais subcutâneas ou intramusculares mais profundas. A biópsia incisional inclui a remoção por instrumento de porções do tumor durante o exame endoscópico do brônquio, esôfago, reto ou bexiga, e também inclui sucção ou curetagem do endométrio, bem como biópsia laparoscópica.

Biópsias incisionais sofrem das mesmas desvantagens das biópsias com agulha, em que a parte removida pode não ser representativa de todo o tumor. Consequentemente, um resultado negativo na biópsia não exclui a possibilidade de câncer na massa residual.

A *biópsia excisional* remove completamente a massa tumoral. Ela é usada para massas tumorais pequenas com 2 a 3 cm de diâmetro, onde a remoção completa não irá interferir com uma posterior excisão mais ampla que pode ser necessária para o controle local definitivo. A biópsia excisional permite que o patologista examine toda a lesão. No entanto, este método é contra-indicado em grandes massas tumorais porque o procedimento de biópsia poderia espalhar células tumorais em um grande campo cirúrgico que precisa ser ampla e totalmente englobada pela ressecção cirúrgica final. Por esse motivo, a biópsia excisional geralmente é contraindicada para sarcomas esqueléticos e de tecidos moles, embora seja muito útil para carcinomas escamosos ou basocelulares de pele ou melanomas malignos. O método excisional também é usado para lesões polipoides do cólon, para nódulos de tireoide e mama, para pequenas lesões de pele e quando o patologista não pode fazer um diagnóstico definitivo do tecido removido por biópsia incisional. Um nódulo não biopsiado também é removido cirurgicamente quando o caráter suspeito da lesão, a necessidade de sua remoção (seja qual for o diagnóstico). Exemplos de tais procedimentos incluem hemitireoidectomia para nódulos da tireoide e hemicolectomia direita para uma massa cecal que pode ser inflamatória ou neoplásica. No último caso, a biópsia colonoscópica é informativa, apenas se positiva para neoplasia.

Os cirurgiões devem sempre marcar as margens da biópsia excisional com suturas ou clipes de metal de modo que se a remoção for incompleta e mais excisão seja necessária, que a margem da excisão anterior possa ser adequadamente localizada. A orientação das biópsias incisionais também é extremamente importante. As biópsias incisionais devem ser fechadas de forma meticulosa porque um hematoma pode levar à infiltração generalizada de células tumorais com contaminação dos planos teciduais.

Os gânglios linfáticos devem ser cuidadosamente selecionados para biópsia. Os linfonodos axilares podem ser preferíveis aos linfonodos da virilha se ambos forem aumentados, devido a uma diminuição da probabilidade de infecção pós-operatória. A investigação laboratorial para o linfoma geralmente requer tecido estéril. Os linfonodos cervicais não devem ser biopsiados até que uma busca cuidadosa por um tumor primário tenha sido feita usando nasofaringoscopia, esofagoscopia e broncoscopia. O aumento dos linfonodos cervicais superiores por metástases é geralmente causado por tumores na laringe, orofaringe e neoplasias primárias da nasofaringe. Em contraste, os linfonodos supraclaviculares são mais frequentemente aumentados devido a metástases de tumores primários das cavidades torácicas, ou abdominais, ou da mama.

A amostra tumoral pode ser preparada para exame patológico por congelação ou após fixação permanente. O exame por congelação é realizado no momento da biópsia, e o diagnóstico patológico pode ser obtido dentro de 10 a 20 minutos. Biópsias por congelação são usadas quando o diagnóstico é necessário para avaliar a ressecabilidade no momento de uma grande cirurgia, ou para verificar a positividade da lesão tumoral no intraoperatório. Carcinomatose comprovada por biópsia por congelação pode exigir o abandono de um procedimento com intenção curativa em favor de uma abordagem paliativa. Ocasionalmente, mediastinoscopia, laparoscopia (peritoneoscopia), toracoscopia, toracotomia exploradora ou mesmo a laparotomia é necessária para obter uma amostra de tecido representativa adequada por favor para exame microscópico para confirmar o diagnóstico ou estágio do tumor.

Estádio

O estádio do tumor é um sistema usado para descrever a extensão anatômica de um processo maligno específico em um determinado paciente. Os sistemas de estádio agrupam fatores relevantes sobre o tumor primário, como tamanho e infiltração na parede do órgão, bem como informações sobre a disseminação para sites regionais, como nódulos linfáticos ou locais metastáticos distantes. Estadiar com precisão um câncer é absolutamente essencial na concepção de um programa terapêutico adequado e aconselhamento sobre o prognóstico. Sem um estádio preciso, não é possível comparar de forma significativa os resultados das terapias administradas em diferentes centros.

Novas formas de terapia podem ser apropriadamente avaliadas apenas por comparação com o impacto da terapia atual de neoplasias de estádio equivalente. Até o momento, nenhum sistema foi universalmente aceito. O *American Joint Committee on Cancer* (AJCC) recomendou um sistema de estadiamento variando de estágio I (pequeno carcinoma localizado) a estágio IV (disseminação metastática distante). Tanto a AJCC quanto a *Union Internationale Contre le Cancer* (UICC) adotaram um sistema TNM que define um câncer em termos do tumor primário (T), a presença ou ausência de metástases nodais (N), e a presença ou ausência de metástases à distância (M). Crescente numerais após o T, como T1, T2, T3 ou T4, indicam lesões de aumento de tamanho que geralmente está associado a um pior prognóstico. A ausência de metástase nodal é designada como N0, a presença de metástase nodal metástase é N1, e para envolvimento nodal mais extenso, adicional de números podem ser usados. Finalmente, as metástases à distância são indicadas por adicionar o numeral 1 após M para metástases, ou o numeral 0 na sua ausência. Assim, uma pequena lesão que não se espalhou para nós regionais nem metastatizados para locais distantes seriam designados como T1 N0 M0. Uma lesão maior que envolveu nódulos regionais, mas sem metástases à distância podem ser identificados como T2 N1 M0. Uma grande neoplasia associada com metástases regionais e distantes seriam designadas T3 N1 M1. Para alguns tipos de tumor, como sarcoma de tecidos moles, adiciona-se um G para grau de malignidade. Tumores de alto grau são menos diferenciados e tendem a metastatizar mais cedo. O sistema TNM tem quatro classificações cronológicas. A classificação clínica (cTNM ou TNM) representa a extensão da doença antes do primeiro tratamento definitivo, conforme determinado a partir de exame físico, estudos de imagem, endoscopia, biópsia, exploração cirúrgica e quaisquer outras descobertas relevantes. A classificação patológica (pTNM) incorpora as informações adicionais disponíveis no momento da cirurgia ou derivado do exame patológico de uma amostra completamente ressecada. Isso é especialmente útil no planejamento da terapia adjuvante. Já a classificação pós tratamento (rTNM) é usada para estadiar um câncer que reapareceu após um intervalo sem doença; inclui clínica e/ou evidência patológica de recorrência. Finalmente, a classificação da autópsia (aTNM) baseia-se no exame post-mortem.

Terapia cirúrgica preparação pré-operatória

O paciente no pré-operatório frequentemente encontra-se em condições físicas relativamente ruins. Muitos tumores malignos têm efeitos tóxicos no hospedeiro que são desproporcionais ao tamanho da lesão. Os pacientes podem ter mau estado nutricional devido à interferência com a função alimentar normal, como é frequentemente encontrado com cânceres de boca, faringe, esôfago, trato intestinal e órgãos glandulares anexos, como o pâncreas. A dor pode contribuir para a anorexia e consequente distúrbio eletrolítico grave. Todo esforço deve ser feito para corrigir deficiências nutricionais, restaurar o volume de sangue perdido, e corrigir a hipoproteinemia antes de processo cirúrgico extenso.

A nutrição parenteral total (NPT) pode ser usada para preparar o paciente malnutrido para uma grande operação, embora a reconstituição seja um processo lento, e o TPN pode servir principalmente para interromper mais deterioração restaurando o balanço positivo de nitrogênio. Determinar o risco inerente a uma determinada operação é uma tarefa complicada e a avaliação é inexata com base em vários fatores. O status performance do paciente, incluindo reserva cardiopulmonar, comorbidades, debilidade inerente a uma operação específica, hepática e renal função, e a intenção do procedimento cirúrgico (curativo versus paliativa) são todos pertinentes a esta avaliação. A complexidade técnica de uma operação, o tipo de anestésico usado e a experiência relativa do pessoal de saúde envolvido pode ter impacto nas complicações de um procedimento.

A mortalidade operatória é definida como a mortalidade que ocorre dentro de 30 dias de um procedimento operatório. Em pacientes com câncer, a doença subjacente é o principal determinante da mortalidade operatória. Embora seja verdade que operações comparáveis são geralmente mais mórbidas na idade geriátrica quando em comparação com outros adultos, a idade avançada *per se* não deve desqualificar o paciente de um procedimento cirúrgico potencialmente curativo. Devido à sua natureza de alto risco, as decisões sobre as indicações para os procedimentos cirúrgicos paliativos são particularmente difíceis. Por exemplo, cirurgia paliativa nos contextos de doença metastática múltipla ou para aliviar os pacientes que sofrem de obstrução intestinal, e carcinomatose tem mortalidade perioperatória de 20 a 30%. Em tal circunstâncias, a relação risco: benefício e objetivos cirúrgicos finais devem ser definidos o mais claramente possível e aceito pelo paciente, família e cirurgião.

CONSIDERAÇÕES TÉCNICAS

Assim que a decisão for tomada para prosseguir com a terapia cirúrgica, o próprio procedimento operatório deve ser cuidadosamente planejado para o paciente cirúrgico específico. É essencial perceber que a melhor (e muitas vezes a única) oportunidade de cura é com a primeira ressecção. Uma recorrência subsequente pode ser difícil de distinguir da inflamação e/ou reação pós-cirúrgica normal e/ou cicatrizes. Quando uma biópsia preliminar for realizada, todo o campo operatório deve ser preparado de novo após o fechamento da biópsia incisional, pois o risco de implantação de células cancerosas na ferida aumenta muito se o tumor for introduzido inadvertidamente durante um procedimento operatório com intenção curativa. Caso isso aconteça, a superfície de corte do tumor deve ser eletrocauterizado e o mesmo deve ser isolado do restante da ferida. Só então a operação pode continuar, de preferência através de um novo plano de dissecção que permite uma margem muito mais ampla em torno do tumor. A recorrência local é um fator de prognóstico desfavorável e costuma ocorrer, embora não invariavelmente, associado a metástases sistêmicas. Para todos tipos de malignidade, aproximadamente 20% dos pacientes cuja recorrência local pode ser amplamente ressecada, sobrevivem pelo menos mais 5 anos.

A recorrência local pode ocorrer apesar de todos os esforços para se isolar o tumor ou evitar derramar células cancerosas no campo operatório. Existem relatos de uma correlação entre a presença de células tumorais na corrente sanguínea durante o procedimento operatório e a recorrência local. Esta possibilidade pode ser secundária ao período operatório com implantação de células tumorais, que, por sua vez, pode ser facilitada por imunossupressão induzida por cirurgia e anestesia.

TIPOS DE OPERAÇÕES DE CÂNCER

Para planejar uma operação o cirurgião deve integrar os seguintes parâmetros: status fisiológico do paciente; estádio e localização tumoral; expectativa de cura ou paliação do tumor e características histopatológicas da neoplasia (Tabela 22.1).

A *ressecção local ampliada* com remoção de margem adequada de tecido peritumoral normal pode ser o tratamento adequado para neoplasias de baixo grau que muito raramente metastatizam para linfonodos regionais ou infiltram-se amplamente nos tecidos adjacentes. O carcinoma basocelular e tumores mistos da glândula parótida são exemplos de tais tumores.

Em contraste, as neoplasias que se espalham amplamente por infiltração em tecidos adjacentes, como sarcomas de tecidos moles e carcinomas esofágico e gástrico, devem ser excisados com ampla margem de tecido normal. Esta ampla margem de tecido entre a linha de excisão e a massa tumoral também pode atuar como uma barreira protetora contra travessia celular tumoral intraoperatória em vasos linfáticos e vasos seccionados. As células tumorais podem ser implantadas na incisão quando uma biópsia incisional isolada tenha sido executada anteriormente.

Para abranger potencialmente tecidos contaminantes, é extremamente importante remover um amplo segmento de pele e músculo subjacente, gordura e fáscia para estender além e abranger os limites desta incisão original. Neoplasias malignas geralmente não são realmente bem encapsuladas e o tumor é comumente envolto por uma pseudocápsula que é composta de uma zona de compressão de tecido normal intercalada com células neoplásicas. Este pseudoencapsulamento oferece uma grande tentação de simples enucleação, em que o tumor pode ser facilmente desalojado de seu leito. No entanto,

Tabela 22.1 ● Tipo de cirurgia oncológica, racional para a realização da mesma e exemplos cirúrgicos.

Tipo de cirurgia	Racional	Exemplos
Primária	Terapia definitiva do tumor primário e doença locoregional.	Mastectomia segmentar. Exérese de melanoma. Ressecção colorretal.
Citoredução	Redução do volume do tumor primário, linfonodos regionais ou focos de doença metastática para aumentar a resposta às modalidades adjuvants.	Carcinoma de ovário.
Paliativa	Melhorar as funções orgânicas; diminuir os sintomas ou a progressão da doença. Melhorar a qualidade de vida. Diminuir a mortalidade imediata.	Desvios intestinais em tumores colorretais; mastectomia higiênica; gastrectomia em tumores hemorrágicos; metastases cerebrais de melanoma com sintomas neurológicos.
Doença metastática	Curativa (foco único de metástases). Não curativa (paliação apenas; com a ressecção de metástases).	Metástases hepáticas colorretais; sarcoma ósseo metastático para o pulmão. Dissecção de linfonodos regionais.
Emergência	Intervenção operatória para evitar a morte	Abdome agudo perfurativo; sangramento gastrointestinal maior; Abscesso intraabdominal com sepsis
Reabilitação/reconstrução	Melhorar a qualidade de vida; função ou cosmética	Retalhos livres cervicais; retalhos pós mastectomias
Acesso vascular	Acesso venoso para quimioterapia, antibióticos, sangue. Alimentação parenteral.	Cateteres venosos implantáveis em acesso subcutâneos; cateteres de Hickman; cateteres venosos centrais

deve-se evitar esta abordagem porque a extensão microscópica do tumor primário até a pseudocápsula será deixada para trás após enucleação simples, condenando o paciente a uma recorrência local.

Idealmente, o cirurgião deve operar através de tecidos normais sempre que possível e nunca encontrar ou mesmo visualizar diretamente a neoplasia durante a sua remoção. A dissecção deve prosseguir com cuidado meticuloso para evitar o desprendimento de células tumorais. Quantidades surpreendentes de pele, tecido celular subcutâneo, gordura e músculos geralmente podem ser sacrificados com pouca perda funcional. No entanto, o envolvimento do tumor nos principais vasos, nervos, articulações ou ossos pode exigir o sacrifício dessas estruturas.

Ocasionalmente, até mesmo amputação pode ser necessária como procedimento cirúrgico inicial, para se obter um resultado curativo. A extensão da operação deve ser baseada exclusivamente na extensão da ressecção necessária para atingir margens negativas e não por planos para reconstrução cirúrgica subsequente. O problema da reconstrução deve ser abordado como procedimento cirúrgico separado. Isso geralmente requer a participação de cirurgiões plásticos e reconstrutivos e outros especialistas cirúrgicos que foram consultados antes da ressecção para que uma estratégia reconstrutiva apropriada possa ser articulada. Durante a operação, maior consciência da extensão do tumor e/ou avaliação patológica das margens ressecadas pode indicar que seja necessária uma alteração no plano operatório inicial.

Decisões sobre a extensão das ressecções são difíceis e requerem julgamento experiente. Geralmente é melhor proceder com uma extirpação potencialmente curativa da massa tumoral, a menos que haja confirmação histológica inequívoca de que a lesão se estendeu além dos limites da ressecção cirúrgica curativa. Muitas neoplasias metastatizam através dos vasos linfáticos e operações foram projetadas para remover a neoplasia primária e drenagem dos linfonodos regionais em continuidade com todos os tecidos intervenientes. Algumas circunstâncias favorecem este tipo de abordagem cirúrgica quando os vasos linfáticos que drenam a neoplasia ficam adjacentes ao leito do tumor ou quando existe uma única via de drenagem linfática que pode ser removida sem sacrificar estruturas vitais.

No momento, é geralmente aceito que a dissecção linfática regional em monobloco é indicada para envolvimento linfonodal clinicamente demonstrável com tumor metastático. No entanto, em muitos casos, o tumor já se espalhou para além dos linfonodos regionais. A remoção em monobloco dos gânglios linfáticos envolvidos pode oferecer a única chance de cura e pode pelo menos fornecer controle paliativo.

O envolvimento dos linfonodos regionais, portanto, não deve ser visto como uma contraindicação à cirurgia, mas como uma possível indicação para terapias adjuvantes, como radiação ou quimioterapia. A dissecção de rotina de linfonodos regionais em estreita proximidade com o tumor primário é recomendada mesmo quando essas estruturas são não clinicamente envolvidas com tumor. Esta recomendação é baseada na alta taxa de recorrência loco-regional após ressecção cirúrgica quando vários linfonodos estão microscopicamente envolvidos e a alta taxa de erro quando a palpação é usada para avaliar a possível presença de linfonodos envolvidos por tumor.

A disseminação microscópica do tumor para linfonodos regionais pode ser detectada em 20% a 40% dos nódulos clínicos negativos nos carcinomas e nos melanomas.

Independentemente do benefício terapêutico direto, o conhecimento do status linfonodal pode afetar o estádio e o tratamento subsequente. Em muitas neoplasias o prognóstico depende do estado do linfonodo que drena o tumor primário. Algumas pacientes com câncer de mama com metástases para linfonodos regionais têm benefícios de sobrevivência significativos após quimioterapia adjuvante ou terapia hormonal.

Finalmente, uma comparação de resultados experimentais de diferentes instituições depende do estádio no momento em que a terapia é iniciada. Além de questões de tempo, a extensão da doença linfonodal também é controversa. Linfadenectomia sentinela é uma técnica para detecção de doença linfonodal precoce (ou seja, o primeiro linfonodo drenando um tumor primário). Esta padronização técnica é realizada habitualmente no tratamento do melanoma e nos adenocarcinomas de mama, além de outras neoplasias. Inicialmente, a técnica contou com a injeção de um corante azul vital no local do tumor e rastreamento visual de este corante ao longo dos vasos linfáticos drenando para a bacia nodal. O mapeamento do linfonodo sentinela foi facilitado por adicionar um isótopo radiomarcado ao corante e monitorar seu caminho usando uma sonda gama portátil. Avanços na técnica cirúrgica, anestesia e cuidados de suporte (transfusão de sangue, antibióticos e gerenciamento de fluidos e eletrólitos) permitiram um procedimento operatório mais radical, extenso e demorado. Esses procedimentos oferecem uma chance de cura que não pode ser alcançada por outros meios e são justificados em situações selecionadas, se não houver evidência de metástases à distância.

Por exemplo, alguns tumores primários de crescimento lento podem atingir um tamanho enorme e se infiltrar amplamente no local sem metástase para locais distantes. Procedimento operatório supraradical deve ser indicado para estes casos extensos e quase que com tumores inoperáveis, porque o paciente ocasionalmente está curado. No entanto, tais operações devem ser realizadas apenas por cirurgiões experientes que podem selecionar os pacientes com maior probabilidade de benefícios. Como exemplo de cirurgia radical cuidadosamente indicada, *exenteração pélvica* é uma operação bem concebida, capaz de curar pacientes com câncer recorrente do colo do útero tratado com radiação e adenocarcinomas localmente extensos do reto. Esta operação remove todos os órgãos pélvicos (bexiga, útero e reto) e tecidos moles na pelve. A função intestinal é restaurada com colostomia. A drenagem do trato urinário é estabelecida por anastomose dos ureteres em um segmento do intestino (íleo ou cólon sigmoide). A sobrevida livre de recidiva de um ano é de 25% quando a exenteração pélvica é usada para tratar estas pacientes.

Também é imperativo que o oncologista cirúrgico esteja disposto a aceitar a responsabilidade de ajudar a otimizar o pós-operatório com reabilitação emocional e psicológica do paciente antes de embarcar em ressecções extensas, como hemipelvectomia, amputação de reto, operações mutiladoras para carcinoma de cabeça e pescoço, ou exenteração pélvica total.

Por outro lado, a ressecção cirúrgica de neoplasias recorrentes localizadas selecionadas pode produzir um longo período de remissão. Os procedimentos cirúrgicos são frequentemente um sucesso no controle de sarcomas de tecidos moles recorrentes, recorrências de câncer de cólon, certos carcinomas basais e escamosos com recorrência local de câncer de pele, e mama após mastectomia segmentar. No entanto, a ressecção cirúrgica de tumores localmente recorrentes em pacientes com doença metastática sincrônica geralmente não está indicada a menos que toda a recorrência local possa ser completamente extirpada e aí também é alguma forma de terapia não usada anteriormente (mas eficaz) capaz para controlar as metástases. Estratégias de acompanhamento longitudinal mais recentes usando marcadores tumorais, como o antígeno carcinoembrionário (CEA), têm sido mais úteis em selecionar pacientes com probabilidade de se beneficiar da reoperação. Embora a lógica possa sugerir que uma vez que uma neoplasia tem metástases à distância, não é mais curável por ressecção cirúrgica, a experiência mostrou o contrário. A remoção de lesões metastáticas no pulmão, fígado ou o cérebro ocasionalmente produzem cura clínica.

A *ressecção de tumor disseminado* pode ser indicada em pacientes selecionados com metástases de crescimento lento, especialmente se a lesão for solitária. Mesmo várias metástases podem ser ressecadas com sucesso se o seu crescimento for lento, ou se quimioterapias regionais ou sistêmicas administradas antes da cirurgia resultarem na estabilização da doença ou redução do tumor. Antes de realizar a ressecção, uma extensa investigação deve ser realizada para descartar a disseminação metastática para outros locais do corpo fora do campo operatório proposto. Alguns pacientes com metástases hepáticas isoladas podem se beneficiar de ressecção cirúrgica. A ressecção é recomendada para o paciente cujo tumor primário foi controlado, que não tem evidência de metástases extra-hepática, e que tem metástase hepática solitária ou metástases localizadas num lobo hepático. Embora apenas uma minoria de pacientes com câncer de cólon metastático para o fígado atenderá a esses requisitos de operabilidade, aproximadamente 25% a 30% desses pacientes operáveis sobreviverão mais de 5 anos após a ressecção. Em certas circunstâncias, os resultados para ressecção de lesões metastáticas pulmonares também foram muito satisfatórios. Por exemplo, a ressecção de lesão pulmonar solitária ou metástases limitadas para alguns tipos de tumor, como sarcoma osteogênico, resultam em uma taxa de sobrevivência mais elevada do que a ressecção do carcinoma broncogênico primário do pulmão.

A ressecção de metástases pulmonares pode ser indicada mesmo quando mais de uma lesão metastática está presente, particularmente se as metástases forem comprovadamente responsivas a terapias sistêmicas antes da cirurgia. A taxa de crescimento de um tumor pode ser avaliada medindo o tempo para o tumor dobrar de volume. O tempo de duplicação do tumor (TDT) se correlaciona com a agressividade biológica e pode ser usado para ajudar a determinar a probabilidade de benefício da ressecção cirúrgica da metástase. Em essência, o TDT representa o equilíbrio entre a taxa proliferativa intrínseca do tumor e os mecanismos de defesa do hospedeiro.

Embora o TDT possa variar de 8 a mais de 600 dias, a maioria dos tumores pulmonares metastáticos duplica em 20 a 100 dias.

Os procedimentos cirúrgicos às vezes são indicados para aliviar os sintomas sem tentar curar o paciente, prolongando assim a vida útil e confortável. Uma operação paliativa pode ser justificada para aliviar dor, hemorragia, obstrução ou infecção, quando isso pode ser feito com risco satisfatório para o paciente.

A *cirurgia paliativa* também pode ser aplicável quando não há melhores meios não cirúrgicos de paliação, ou quando o procedimento vai melhorar a qualidade de vida, mesmo que não resultar em sobrevida prolongada. Em contraste, a cirurgia que apenas prolonga a existência miserável, não beneficia o paciente.

Exemplos de procedimentos cirúrgicos paliativos incluem (1) colostomia, enteroterostomia, ou gastrojejunostomia para aliviar a obstrução; (2) cordotomia para controlar a dor; (3) cistectomia para controlar tumores hemorrágicos do bexiga; (4) amputação para tumores dolorosos intratáveis das extremidades; (5) mastectomia simples por carcinoma de mama, quando o tumor está infectado, grande, ulcerado e ressecável localmente, (mesmo no presença de metástases à distância), (6) ressecção de tumor colorretal, na presença de metástases hepáticas, pelo potencial de obstrução, e (7) destruição de metástases hepáticas usando ablação por radiofrequência. A cirurgia para doença residual é uma aplicação especial de cirurgia paliativa. Em alguns pacientes, disseminação local extensa, porém isolada de malignidade impede a ressecção total grosseira de todas as doenças. Nesses pacientes, a cirurgia citorredutora pode ser benéfica, desde que (1) outras formas de tratamento eficazes estão disponíveis para uso após a cirurgia, e (2) que a redução do volume do tumor aumentará a eficácia dessas terapias pós-cirúrgicas.

Problemas com hemorragia intensa, víscera perfurada, formação de abscesso, ou obstrução iminente de uma víscera oca, tal como órgãos gastrointestinais, vasos sanguíneos críticos ou estrutura respiratória, às vezes são passíveis de intervenção cirúrgica de emergência.

A *cirurgia de emergência* também pode ser indicada para descomprimir tumores que estão invadindo o SNC ou destruindo componentes neurológicos críticos por exercer pressão em espaços fechados. O paciente com câncer sendo avaliado para cirurgia de emergência pode estar neutropênico ou trombocitopênico devido a quimioterapia mielossupressora recente. Às vezes, uma catástrofe potencial pode ser evitada operando tais pacientes, apenas após terem passado pelo nadir de sua mielossupressão. Por causa dos altos riscos envolvidos, cada paciente e sua família deve ser informada dos perigos e benefícios da cirurgia proposta, bem como outros tratamentos potencialmente eficazes que podem estar disponíveis se o paciente sobreviver a esta operação de emergência.

A *cirurgia reconstrutiva* após a ressecção do tumor tem melhorado notavelmente a qualidade de vida de muitos pacientes com câncer. A aplicação rotineira de técnicas de anastomoses microvasculares permitiu a transferência de enxertos livre contendo pele, músculo e/ou osso, a defeitos corporais criados cirurgicamente. A reconstrução mamária após mastectomia, transferências de tecido como parte da cirurgia de extremidade para sarcoma, e reconstrução aerodigestiva usando enxertos jejunais livres são exemplos dessas melhorias no gerenciamento cirúrgico combinado de problemas complexos de câncer.

Cirurgia minimamente invasiva

A era da cirurgia minimamente invasiva foi possível devido à tecnologia ótica e do sistema de vídeo. A videolaparoscopia apresenta várias vantagens sobre a cirurgia dita aberta ou convencional; destacam-se menor trauma cirúrgico, menor dor pós-operatória, menor íleo pós-operatório, menor número de complicações de parede abdominal e melhor qualidade estética da cicatriz no pós-operatório.

Esta tecnologia é sofisticada, requer novos conhecimentos e apresenta características distintas.

Características da laparoscopia

- Instrumentos especiais: o cirurgião deve aprender a manipular os instrumentos, entender sua aplicabilidade e promover capacitação.
- Introdução dos trocartes e agulhas.
- Exploração intra-abdominal, dissecção, ressecção ou excisões somente com instrumentos, sem a manipulação direta, apenas sob visualização.
- O cirurgião não mais baseia-se no tato como nos procedimentos abertos. É necessário treinamento especial para compensar a falta da percepção sensorial. Manobras técnicas simples como exploração ou diferenciação tecidual, suturas e ligaduras tornam-se diferentes e requerem aprendizagem.
- Visão em duas dimensões.
- O campo cirúrgico varia de 0 a 45 graus dependendo das características ópticas do endoscópio.
- Magnificação das imagens.
- Pneumoperitônio e suas consequências.

Aspectos técnicos

- Anestesia: geralmente é geral, mas bloqueios também podem ser utilizados ou mesmo anestesia local com sedação em laparoscopia diagnóstica.
- Após a anestesia solicita-se a passagem da sonda nasogástrica e de Foley, se houver necessidade.
- Anti-sepsia da parede abdominal com atenção especial à cicatriz umbilical que deve ser bem limpa para diminuir a incidência de infecção neste local.
- Posição: a mesa cirúrgica deve permitir mobilização e mudanças de posição do paciente (rotações laterais, Trendelenburg, litotomia ou proclive). O paciente deve ser adequadamente seguro à mesa, utilizando-se ainda coxins e proteção para os membros superiores e inferiores.
- Pneumoperitônio: é o método mais comum para se obter exposição da cavidade abdominal. Geralmente utiliza-se o CO_2 até pressão limite entre 12 mmHg a 15 mmHg.
- Existem duas maneiras básicas de se realizar o pneumoperitônio, aberta ou por punção com agulha de Veress.

A cirurgia laparoscópica potencializou o desenvolvimento de vários instrumentos e equipamentos, assim como modificou os cuidados pós-operatórios. Surgiu uma nova percepção de alta hospitalar precoce e nova estratégia de tratamento nos doentes internados que diminuiu o desconforto pós-operatório e proporcionou rápido retorno ao trabalho. Os custos gerais da internação também foram afetados com a introdução da videolaparoscopia cirúrgica.

No caso dos doentes oncológicos este conceito assume relevância ainda maior, pois permite rápido retorno funcional e número reduzido de complicações da ferida operatória, isto em pacientes com baixa expectativa de vida é muito relevante. A rápida convalescença pós-operatória permite a administração mais rápida de quimioterapia e radioterapia, com maior possibilidade de cumprimento de protocolos, talvez melhorando a sobrevida e diminuindo a recorrência.

Outro fator relevante é o treinamento do cirurgião, que deve demandar programas sólidos de treinamento em instituições reconhecidas, com condições favoráveis ao treinamento inicial em operações para afecções benignas e posteriormente para as neoplasias.

Virtualmente qualquer operação realizada por via laparotômica ou aberta pode ser feita por via laparoscópica. Deve-se para isto, balancear as decisões em virtude do tempo operatório, dificuldades técnicas e dos materiais utilizados e principalmente se haverá benefícios ao paciente ou somente um exercício de técnica por parte do cirurgião. Desta maneira adrenalectomias, gastrectomias, pancreatectomias, exérese e enucleação de insulinomas, gastroduodenopancreatectomias, entre outras estão sendo realizadas, porém ainda não são aceitas por todos os cirurgiões. De maneira geral a magnitude da lesão local e sistêmica da laparotomia pode ser usada para definir as limitações da cirurgia laparoscópica. Nas colecistectomias e fundoplicaturas as lesões cirúrgicas constituem uma pequena parte da injúria associada à laparotomia. Por outro lado, nas pancreatoduodenectomias, a lesão de parede constitui pequena parte das lesões intraoperatórias.

As indicações para a utilização do método laparoscópico nos tumores abdominais incluem:

- Avaliação diagnóstica em tumores de origem indeterminada.
- Avaliação da possibilidade de ressecção cirúrgica.
- Confirmação de doença à distância (coleta tecido tumoral) carcinomatose peritoneal; metástases hepáticas; doença oculta: <10 mm – estadiamento.
- Avaliação intra-abdominal na instituição de terapêutica uni ou multimodal (quimioterapia e radioterapia) – protocolos.
- Paliação: gastroenterostomias, jejunostomias, próteses biliares.
- Tratamento potencialmente curativo – ressecções e linfadenectomias.

Laparoscopia diagnóstica e para estadiamento

Está indicada no esclarecimento de doenças intra-abdominais acessíveis ao método, mas que não foram satisfatoriamente diagnosticadas por métodos propedêuticos menos invasivos, como tomografia computadorizada, ultrassonografia ou ressonância magnética. Em pacientes com câncer do aparelho digestivo pode prover informações adicionais quanto ao estádio loco-regional, alterando o tratamento em prol de radioterapia e/ou quimioterapia ou o tratamento cirúrgico dirigido. É desejável evitar a laparotomia que se resuma exclusivamente a completar o estádio. Ao mesmo tempo, tal conduta evita que se abandone a conduta operatória em casos que poderiam ser rotulados como irressecáveis ou inadequados para a indicação cirúrgica, apenas com base nos dados clínicos e/ou com os métodos complementares não invasivos. É no contexto do estádio pré-operatório extensivo dos doentes com câncer, que o método laparoscópico encontra sua primordial indicação.

O método laparoscópico permite a exploração do comprometimento da serosa dos órgãos intra-abdominais, folhetos peritoneais parietal e visceral, fígado, epíplons, cavidade pélvica e outros órgãos da cavidade abdominal, assim como a coleta de líquido ascítico ou lavado peritoneal para estudo citológico e biópsia, com posterior estudo histopatológico e ou citológico da lesão suspeita (Figura 22.2).

É o método de escolha para o diagnóstico de doenças peritoneais como o pseudomixoma peritoneal, mesotelioma e carcinomatose peritoneal, e também no diagnóstico de massas retroperitoneais e linfonodos acometidos por doenças linfoproliferativas ou metástases.

O método laparoscópico ajuda a orientar a conduta terapêutica, sendo referida contraindicação operatória por disseminação intraperitoneal da neoplasia de 10,5% a 40% dos pacientes. Em doentes com estádio avançado e principalmente em pacientes idosos com sintomatologia não tão significativa e sem complicações, o uso judicioso da laparoscopia pode evitar a, laparotomia somente exploradora, reduzindo a estadia hospitalar e permitindo maior convívio desses pacientes em seu ambiente domiciliar.

O diagnóstico de carcinomatose e sua extensão é difícil de ser realizado pelos métodos de imagem atuais. A ultrassonografia ou tomografia computadorizada falham em prover dados corretos a respeito principalmente do envolvimento do intestino delgado e do mesentério. A carcinomatose do tipo miliar, às vezes não compromete as formas ou contornos intestinais ou mesentéricos, dificultando o diagnóstico por imagem do volume da doença.

O método laparoscópico suplementa a exploração da cavidade peritoneal promovida pelos métodos de imagem e pode demonstrar mais facilmente o envolvimento do intestino delgado, com posterior coleta de biópsias para exame comprovatório anatomopatológico.

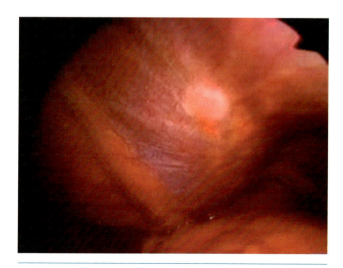

Figura 22.2 • Metástase peritoneal de câncer gástrico visualizada durante laparoscopia diagnóstica.

A eficiência do procedimento laparoscópico na avaliação do peritônio é alta, ao redor de 90% a 100%. Quando corretamente realizado, o estudo citológico do lavado peritoneal ou ascite nos dá correto diagnóstico em 70% a 90% dos casos de neoplasia. Os casos falsos negativos variam de 10% a 30%, enquanto que os falsos positivos não excedem 5%. São usualmente utilizadas dois tipos de colorações, isto é, Papanicolaou e Giemsa, para se avaliar a presença de células neoplásicas livres na cavidade peritoneal. Considera-se que entre 20% a 44% dos pacientes com câncer gástrico manifestam células neoplásicas livres na cavidade peritoneal durante a evolução da doença. Vários estudos relatam pior prognóstico para pacientes portadores de células neoplásicas livres na cavidade peritoneal.

Vídeolaparoscopia terapêutica

Apesar de ser considerada a grande revolução na cirurgia abdominal, alguns conceitos relacionados à segurança oncológica resultaram na introdução tardia do método laparoscópico no tratamento curativo das neoplasias intra-abdominais. O risco potencial de implantes tumorais nos locais de introdução dos trocateres e dos resultados tardios do tratamento oncológico (recidiva e sobrevida) limitaram inicialmente a indicação da videolaparoscopia. Trabalhos posteriores demonstraram em tumores de cólon e outros órgãos, que a taxa de implante nas feridas operatórias é semelhante ao encontrado nas operações por laparotomia, desde que os princípios oncológicos sejam respeitados.

Desta maneira, pode-se afirmar que os princípios do tratamento cirúrgico oncológico são perfeitamente atingidos com o método laparoscópico. Ressalta-se que o treinamento deve ser adequado e a curva de aprendizado é relativamente longa para os procedimentos ditos avançados. Estes princípios abrangem: correto diagnóstico anatomopatológico (exame de congelação e anatomopatológico); no intraoperatório deve-se promover a proteção do local da neoplasia; minimizar a manipulação das estruturas ou órgãos; manter a dissecção centrípeta; congelação de margens de ressecção; reconhecimento dos pedículos e ligadura precoce das veias de drenagem; linfadenectomia adequada com número satisfatório de linfonodos e estudo adequado dos mesmos.

Cirurgia com auxílio do robô

Na esteira do progresso da cirurgia minimamente invasiva, surgiu a cirurgia vídeo assistida por Robô que permite: visão tridimensional, acesso detalhado de pequenas estruturas, percepção de profundidade e movimentos articulados com ampla liberdade de ação.

Quanto aos equipamentos, tem-se adotado o Sistema Cirúrgico da Vinci® que consiste de um ou dois consoles, para o cirurgião e um tutor, caso necessário; ergonomicamente projetado, um carrinho que fica ao lado do paciente com quatro braços robóticos interativos, sendo que em um deles, um sistema de visão de alto desempenho e os outros três para instrumentos exclusivos EndoWrist® (Figura 22.3). Impulsionado pela mais moderna tecnologia robótica, programas de informática, transmissão sem atrito dos comandos manuais, os movimentos em escala e filtrados feitos pelo cirurgião no console do Sistema da Vinci® são traduzidos em movimentos precisos dos instrumentos EndoWrist®. Para os cirurgiões, o Sistema da Vinci® oferece visualização superior em 3D, maior destreza, precisão cirúrgica e conforto ergonômico. Para os hospitais, o Sistema Cirúrgico da Vinci® possibilita que os benefícios clínicos e econômicos da cirurgia minimamente invasiva sejam aplicados a uma base mais ampla de pacientes cirúrgicos.

O Sistema Cirúrgico da Vinci® é um aparato tecnológico de alta qualidade de cirurgia minimamente invasiva (CMI). É uma plataforma cirúrgica avançada, aprovada pela ANVISA, disponível no mercado atual (Figura 22.4).

Cirurgia guiada por fluorescência

Ao longo dos últimos anos, a imagem intraoperatória utilizando a tecnologia da angiografia de fluorescência a Laser com infravermelho e indocianina verde (AFLII-CG) invisível entrou no centro cirúrgico para preencher a lacuna entre a imagem pré-operatória e realidade intraoperatória.

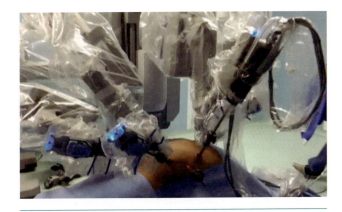

Figura 22.3 ● Visualização dos braços de trabalho e ótica do Robô Da Vinci sendo utilizados em um paciente sendo submetido à esofagectomia por via torácica.

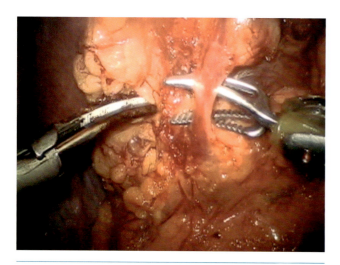

Figura 22.4 ● Dissecção dos vasos gastroepiplóicos da direita por via robótica em um paciente com cancer gástrico sendo submetido à gastrectomia subtotal com dissecção linfonodal a D2.

Considerando que a luz visível penetra o tecido em uma escala micrométrica, a luz da AFLIICG (700 nm a 900 nm) pode viajar milímetros, até centímetros, através dos tecidos. Nesta metodologia utilizam-se contrastes fluorescentes que maximizam a detecção da luz nos tecidos. Além disso, ele não usa radiação ionizante, tornando-se uma técnica segura desde que se preste atenção aos cuidados com a iluminação a laser. Outro ponto importante é que a luz infravermelha é invisível ao olho humano, e não altera a aparência do campo cirúrgico, minimizando, assim, a curva de aprendizado.

Recentemente tornaram-se disponíveis estes sistemas de imagem intraoperatório especializado para cirurgia aberta, laparoscopia, toracoscopia e cirurgia assistida por robô. Usando esses sistemas, agentes de contraste fluorescentes podem ser visualizados em tempo real de aquisição em milissegundo, permitindo a utilização em tempo real, durante a operação.

Até o momento, desenvolveram-se agentes de contraste fluorescentes específicos para muitos alvos diferentes, incluindo os agentes de células cancerosas, linfonodos sentinela, doenças neurológicas, doenças cardiovasculares, processos esqueléticos, renal, agentes para iminologia ureteral, e agentes com excreção hepática, ducto biliar e até mesmo da célula nervosa com agentes opticamente ativos; muitos deles necessitando capacitação para utilização clínica.

As aplicações clínicas da AFLIICG dependem da disponibilidade de um agente de contraste fluorescente e um sistema de imagem intraoperatório para visualizar o agente de contraste, que de outro modo, seriam

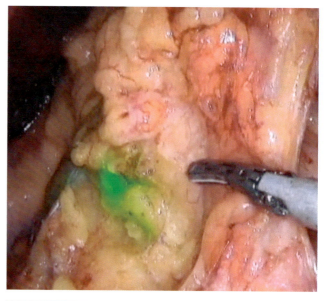

Figura 22.5 ● Identificação de linfonodo sentinela por fluorescência a *laser* e verde indocianina durante gastrectomia por vídeolaparoscopia (o corante foi injetado por exame endoscópico intraoperatório).

invisíveis durante a operação. O verde de indocianina (ICG) é o único agente de contraste fluorescente a 800 nm que foi aprovado para esta indicação clínica pela Food and Drug Administration (FDA) e da Agência Europeia de Medicamentos (EMEA).

As principais indicações para a utilização da AFLIICG incluem: identificação de linfonodos e linfonodos sentinelas; vascularização tecidual pós-ressecção como após esofagectomia ou retossigmoidectomias (avaliação da viabilidade dos órgãos a serem anastomosados); viabilidade de retalhos miocutâneos como nas mastectomias ou cirurgias de ressecções extensas da cabeça e pescoço (Figura 22.5).

CONCLUSÕES

O tratamento cirúrgico continua a ser o principal tratamento das neoplasias sólidas. O acesso vídeolaparoscópico trouxe inúmeras vantagens para os pacientes, entretanto muitos avanços e novos desenvolvimentos ocorrerão em futuro próximo. A utilização de sistemas de imagem em três dimensões, utilização de robôs, melhoria nos instrumentos e equipamentos de transmissão de dados sem fio, são alguns exemplos de como a tecnologia pode nos ajudar. No momento, as operações endoscópicas pelos orifícios naturais estão em processo de aprimoramento, e poderão ser utilizadas em futuro não distante. Por outro lado, o cirurgião continuará com o desafio de manter-se atualizado e treinado para estas novas tecnologias, mantendo a coerência, a ética e a boa relação médico-paciente.

PAPEL DOS TRATAMENTOS SISTÊMICOS: TRATAMENTO QUIMIOTERÁPICO E HORMONIOTERAPIA

Conceitos fundamentais em oncologia

Tratamentos antineoplásicos sistêmicos: breve histórico

Quimioterapia é o nome dado a qualquer tratamento realizado com algum agente químico (medicamento). Entretanto, o termo que foi inicialmente cunhado no início do século 20 pelo químico alemão Paul Ehrlich é amplamente utilizado hoje para se referir a drogas utilizadas no tratamento do câncer. Quase meio século depois, na década de 40, dois marcos se mostraram fundamentais para impulsionamento das terapias sistêmicas antineoplásicas na forma como conhecemos hoje. Durante a segunda guerra mundial, ocorreu um acidente em um navio no porto de Bari no sul da Itália, levando ao vazamento de gás mostarda e consequente contaminação de soldados locais. A época, notou-se que os indivíduos expostos ao gás evoluíram com uma toxicidade medular e linfonodal marcante. A partir dessa observação, em 1943 dois pesquisadores de Yale-USA: Louis Goodman e Alfred Gilman conseguiram demonstrar a atividade das mostardas nitrogenadas (obtidas a partir do gás mostarda) no combate aos linfomas. O segundo marco ocorreu 1948, quando patologista de Boston-USA Sidney Farber, hoje considerado o pai da quimioterapia moderna, conseguiu induzir remissão temporária de 5 casos de paciente pediátricos com leucemias agudas, através do uso de antagonistas de folato. Desde então, as terapias sistêmicas direcionadas contra o câncer têm avançado de forma acelerada, incorporando diferentes estratégias. Dentre elas, vale destacar o desenvolvimento das terapias endócrinas (também chamadas de "hormonioterapias"), tendo como marco o desenvolvimento do Tamoxifeno em 1967, posteriormente amplamente usado no tratamento do câncer de mama. Tempos depois, vieram as terapias alvo-dirigidas, tendo como destaque o uso do Imatinibe em 2006 no tratamento das leucemias mieloides crônicas, juntamente com o surgimento dos anticorpos monoclonais. Mais recentemente foi incorporada a imunoterapia (em especial, representada pelos inibidores de *check point* imunes), que renderam em 2018 o prêmio Nobel de Medicina aos pesquisadores James P Allison e Tasuku Honjo.

Tratamento curativo ou paliativo?

É comum subdividirmos o intuito do tratamento oncológico em curativo e paliativo. Convencionou-se chamar de intuito curativo quando, ao final de 5 anos, através do tratamento, objetiva-se estar livre do câncer e, portanto, "curado". Geralmente esses casos estão associados ao diagnóstico da doença numa fase mais precoce (isto é: na forma localizada ou localmente avançada). Do outro lado, chamamos de tratamento com intuito paliativo aquele que é incapaz de curar, mas que objetiva prolongar a sobrevida e/ou qualidade de vida dos pacientes. Esses casos geralmente estão associados a diagnóstico do câncer em fases mais avançadas e geralmente metastáticas.

Tratamento adjuvante ou neoadjuvante?

Dentro do subgrupo de tratamentos com intuito curativo, podemos identificar 02 modalidades de tratamento complementar: os chamados tratamentos adjuvante e neoadjuvante. Chamamos de tratamento adjuvante aquele que é iniciado após o tratamento principal da doença (NOTA: historicamente, a cirurgia se consolidou como a modalidade de tratamento principal para grande parte dos casos de câncer localizados). Dessa maneira, de forma assessória, é adicionado um outro tratamento (que pode ser quimioterapia, terapia de bloqueio hormonal, terapia alvo, ou mesmo radioterapia) com a finalidade de promover aumento das taxas de cura através do controle de micrometástases. Com o tempo se passou a estudar o impacto de se antecipar o tratamento complementar diante do tratamento principal. Dessa forma, passou-se a chamar de tratamento neoadjuvante aquele tratamento assessório empregado antes o tratamento principal. Potenciais vantagens dessa estratégia compreendem: a) tratamento precoce das micrometástases; b) diminuição do volume de doença a ser tratada posteriormente; c) melhora sintomática antes do tratamento definitivo e d) avaliação da responsividade ao tratamento *in vivo*.

ONCOLOGIA – DA MOLÉCULA A CLÍNICA

CASO 1

Um paciente é diagnosticado com um câncer colorretal estadiamento clínico III – segundo classificação da *The American Joint Committee on Cancer* (AJCC). Após discussão multidisciplinar é definido por tratamento inicial com cirurgia (tratamento principal) seguido posteriormente por quimioterapia complementar (neste caso, chamada de quimioterapia adjuvante).

CASO 2

Uma paciente é diagnosticada com câncer de mama triplo negativo localmente avançado – estadiamento clínico III (AJCC). Após discussão multidisciplinar é indicado início de quimioterapia (neste caso, chamada de quimioterapia neoadjuvante) seguida posteriormente pela cirurgia da lesão na mama (tratamento principal).

Principais tratamentos sistêmicos direcionados contra o câncer

De uma forma resumida, podemos classificar os principais tratamentos sistêmicos empregados contra o câncer em 4 grupos: a) Quimioterapia citotóxica; b) Terapias endócrinas (ou "hormonioterapia"); c) Terapias alvo-dirigidas (ou "drogas-alvo"; este grupo reúne os anticorpos monoclonais e os inibidores de tirosino kinase) d) Imunoterapia. Neste capítulo abordaremos com mais detalhes as drogas pertencentes ao grupo das quimioterapias convencionais e das terapias endócrinas. Ao longo dos demais capítulos serão enfocados os demais grupos.

TRATAMENTO QUIMIOTERÁPICO OU QUIMIOTERAPIA CITOTÓXICA CLÁSSICA

Princípios da quimioterapia citotóxica

As drogas pertencentes ao grupo das quimioterapias citotóxicas atuam com o objetivo de reduzir ao máximo a população de células tumorais. Em geral, isso é realizado se empregando a maior dose tolerada no mais curto intervalo de tempo possível (tempo de ciclo do tratamento).

As principais vias empregadas na administração dos quimioterápicos citotóxicos são a via venosa (mais usada) e oral, sendo as doses geralmente calculadas com ajustes para a área de superfície corporal. Importante lembrar que os quimioterápicos são drogas conhecidas por terem uma janela terapêutica curta, o que significa dizer que a diferença entre a dose tóxica e a dose terapêutica geralmente é curta. Além disso, o tempo usado para repetir a dose do regime quimioterápico (também chamado de tempo para ciclagem do tratamento) é variável e dependente de cada protocolo. Nos regimes mais usados, esse tempo varia de ciclos semanais a ciclos compreendidos a cada 14, 21 ou 28 dias. Chamamos de NADIR ao período compreendido entre a aplicação do quimioterápico e surgimento dos efeitos mais severos sobre a reserva medular. Este período é dependente de cada protocolo e geralmente ocorre entre 7 a 14 dias.

Grandes classes de quimioterápicos

As grandes classes de quimioterápicos podem ser agrupadas em cinco grupos (Tabela 22.2). De uma forma geral, as drogas quimioterápicas citotóxicas têm o potencial de impactar células normais que estão em rápida proliferação no nosso organismo. Em função disso, podemos notar as seguintes toxicidades clínicas e hematológicas em variados graus de intensidade: alopecia, astenia, náusea, vômitos, diarreia, mucosite e mielossupressão. A seguir, abordaremos particularidades de algumas drogas mais comumente usadas na prática oncológica (Tabela 22.2).

Tabela 22.2 ● Principais classes de quimioterápicos citotóxicos antineoplásicos

1. Agentes alquilantes.
2. Platinas.
3. Antimetabólitos.
4. Inibidores de topoisomerase.
5. Inibidores de microtúbulos.

Agentes alquilantes

- **Principais drogas:** mostarda nitrogenada, ciclofosfamida, ifosfamida, bussulfano e clorambucil.
- **Mecanismo de ação:** lesão direta ao DNA, promovendo ligação cruzada inter e intra-fita de DNA e, consequentemente, impedindo a replicação.
- **Toxicidades relevantes:** risco de toxicidade medular (mielotoxicidade).
- **Principais usos na prática clínica:** a) Ciclofosfamida: droga muito usada em pacientes com câncer de mama, especialmente quando em associação com a

Tratamentos Convencionais

Adriamicina (ou Doxorrubicina), compondo o protocolo "AC"; b) Ifosfamida: droga muito usada em pacientes com sarcomas de partes moles, seja em monoterapia ou em combinação com a Doxorrubicina (regime "IFO e DOXO").

Platinas

- **Principais drogas:** Cisplatina, Carboplatina e Oxaliplatina;
- **Mecanismo de ação:** Lesão direta ao DNA, promovendo ligação cruzada inter e intra-fita de DNA e, consequentemente, impedindo a replicação.
- **Toxicidades relevantes:** a) Cisplatina: risco de nefrotoxicidade, ototoxicidade e toxicidades gastrointestinais (náuseas e vômitos); b) Carboplatina: risco de mielotoxicidade; c) Oxaliplatina: risco de neurotoxicidade (neuropatia periférica sensitiva).
- **Principais usos na prática clínica:** a) Cisplatina: droga muito usada em pacientes com câncer de pulmão, câncer de cabeça e pescoço, câncer de colo de útero, dentre outros. b) Carboplatina: droga muito usada em pacientes com câncer de pulmão e câncer de ovário. c) Oxaliplatina: droga muito usada em pacientes com cânceres do trato digestivo, tais como colorretal e de estômago. Um regime de poliquimioterapia bastante comum que combina o uso de oxaliplatina com o 5-Fluorouracil (5-FU) e Leucovorin é o chamado protocolo "FOLFOX" (FOLF: 5-Fluorouracil + Leucovorin; OX: oxaliplatina).

Anti-metabólitos

- **Principais drogas:** metotrexato, 5-Fluorouracil (5-FU), capecitabina, floxiuridina, citosina arabinosídeo, gencitabina, 6-mercaptopurina, 6-tioguanina, azatioprina, pentostatina, fludarabina e cladribina;
- **Mecanismo de ação:** a) Inibidores do folato (p. ex., Metotrexato); b) Inibidores das pirimidinas (p. ex., 5-FU, capecitabina, floxiuridina, citosina arabinosídeo e gencitabina); c) Inibidores das purinas (p. ex., 6-mercaptopurina, 6-tioguanina, azatioprina, pentostatina, fludarabina e cladribina);
- **Toxicidades relevantes:** risco de toxicidades gastrointestinais (náuseas, vômitos e diarreia) e mielotoxicidade.
- **Principais usos na prática clínica:** a) 5-FU: droga muito usada em pacientes com cânceres do trato digestivo, incluindo câncer colorretal, câncer de estômago, câncer de pâncreas dentre outros. Regimes de poliquimioterapia muito usados nestes cenários incluem os protocolos "FOLFOX" (vide sessão de platinas acima), "FOLFIRI", que combina o 5-FU e Leucovorin com o Irinotecano, além do "FOLFIRINOX" ou "FOLFOXIRI" que combinam as seguintes drogas: 5-FU, Leucovorin, Oxaliplatina e Irinotecano; b) Capecitabina: é quimioterápico administrado via oral sob a forma de comprimidos. Tem uso extenso em diversos tumores, tais como câncer de mama, cânceres colorretal, de estômago etc.; c) Gencitabina: droga usada em câncer de pulmão, câncer de pâncreas, câncer de vias biliares; etc.

Inibidores de topoisomerase

- **Principais drogas:** irinotecano, topotecano, as antraciclinas (doxorrubicina, daunorrubicina, epirrubicina) e as epipodofilotoxinas (etoposídeo, teniposídeo);
- **Mecanismo de ação:** inibição da síntese de DNA, bloqueando o processo de duplicação DNA mediado pelas enzimas topoisomerase I e II.
- **Toxicidades relevantes:** a) Irinotecano: risco de toxicidades gastrointestinais (diarréia); b) Doxorrubicina: risco de toxicidades gastrointestinais (náusea e vômitos) e risco cardiotoxicidade (que é irreversível).
- **Principal uso na prática clínica:** irinotecano: droga muito usada em pacientes com cânceres do trato digestivo, tais como câncer colorretal, de estômago, de pâncreas dentre outros (vide sessão de anti-metabólitos acima).

Inibidores de microtúbulos

- **Principais drogas:** alcalóides da vinca: vincristina, vimblastina, vindesina e vinorelbina; Taxanos: paclitaxel e docetaxel.
- **Mecanismo de ação:** inibição dos microtúbulos, bloqueando a polimerização ou despolimerização dos microtúbulos.
- **Toxicidades relevantes:** a) para os alcalóides da vinca e taxanos: risco de Neurotoxicidade (Neuropatia periférica sensitiva); b) para os taxanos: risco de reações infusionais durante a infusão (reações de hipersensibilidade). Importante destacar que tais reações geralmente ocorrem nos primeiros 10 minutos da infusão e podem se manifestar de variadas formas, desde quadros leves com *flushing* facial, *rash* cutâneo até quadros moderados a graves com taquicardia, dor torácica, dispnéia e hipotensão arterial.

- **Principais usos na prática clínica:** taxanos são drogas usadas nos mais variados tipos de câncer, incluindo câncer de pulmão, mama, próstata, esôfago, estômago, ovário, útero, cabeça e pescoço, etc. Um dos regimes de poliquimioterapia mais usados na prática clínica nos diferentes tumores descritos acima é a combinação de um taxano com uma platina (p. ex., regime "Carboplatina [ou cisplatina] com Paclitaxel").

Mecanismos de resistência as drogas

O desenvolvimento de resistência às terapias é apontado como a causa principal de falha do tratamento e será discutido em mais detalhes no Capítulo 25. É importante reforçar que a morte das células cancerosas mediada pelos quimioterápicos é dependente do transporte da medicação até o sítio do tumor e da interação tumor-quimioterápico. Desta forma, modificações na absorção, transporte, metabolismo e no alvo das drogas (incluindo mutações secundárias e amplificações gênicas) podem levar ao desenvolvimento de resistência. Um mecanismo bem descrito de resistência aos quimioterápicos citotóxicos clássicos envolve modificações nas bombas de e fluxo que expulsam as drogas das células.

Extravasamento da quimioterapia

Extravasamento da quimioterapia é o nome dado a infiltração acidental da terapia antineoplásica nos tecidos subcutâneos ou subdérmicos ao redor do local de administração. O potencial dano provocado pelo extravasamento varia e é dependente do local acometido e, principalmente, da droga extravasada. Podemos classificar as drogas quanto a sua capacidade de gerar dano após extravasar em três grupos: as vesicantes (maior potencial de dano), as irritantes e as não vesicantes (menor potencial de dano). Destacam-se no grupo das vesicantes pelo amplo uso na prática clínica as antraciclinas (p. ex., Doxorrubicina) e os taxanos (p. ex., Docetaxel e Paclitaxel). Como estratégia para minimização de danos através do reconhecimento precoce do evento, é recomendável que os pacientes, em especial aqueles submetidos a tratamentos com drogas vesicantes, sejam capazes de reconhecer e relatar quaisquer mudanças de sensibilidade notadas durante a administração das drogas. Manifestações iniciais podem incluir sensação de formigamento, queimação, desconforto, dor, edema e eritema local. Sintomas posteriores podem incluir bolhas, necrose e ulceração.

HORMONIOTERAPIA OU TERAPIAS ENDÓCRINAS

Princípios da terapia endócrina

Hormônios são substâncias fisiologicamente produzidas pelo nosso sistema endócrino. Ocorre que os hormônios esteroides são sabidamente potentes reguladores da expressão gênica e da proliferação celular e, portanto, se tornaram alvos terapêuticos no tratamento oncológico. Esta ferramenta terapêutica passou a ser chamada de terapia endócrina ou mais comumente chamada de "hormonioterapia".

Grandes alvos da terapia endócrina

Alguns cânceres são conhecidos por apresentarem alta expressão de receptores hormonais, tendo como destaque os adenocarcinomas de próstata, a maioria dos carcinomas de mama e alguns carcinomas de endométrio. Nesses casos, a terapia endócrina passou a configurar como uma opção muito utilizada dentro do arsenal de tratamentos disponíveis para controle da doença.

É possível identificarmos pelo menos três grandes alvos da terapia endócrina (Tabela 22.3).

Tabela 22.3 ● Principais alvos da terapia endócrina antineoplásica

1. Hormônios análogos.
2. Bloqueadores da síntese do hormônio.
3. Bloqueadores periféricos da ação do hormônio (bloqueadores do receptor do hormônio).

Hormônios análogos

- **Principais drogas:** progestínicos (acetato de megestrol e medroxiprogesterona).
- **Mecanismo de ação:** acetato de megestrol – trata-se de um derivado sintético da progesterona que possui efeitos antiestrogênicos (dentre os esses efeitos, destaca-se a indução da atividade da enzima 17-hidroxidehidrogenase, que converte o estradiol no
- **Toxicidades relevantes:** risco de osteoporose e tromboembolismo venoso e arterial.
- **Principais usos na prática clínica:** usados em cânceres de mama e endométrio.

Bloqueadores da síntese do hormônio

- **Principais drogas:** a) Bloqueadores da produção central do hormônio: antagonistas e agonistas do

hormônio de liberação da Gonadotrofina (p. ex., Leuprolida, Goserelina e Degarelix); b) Bloqueadores da produção periférica do hormônio: Abiraterona e os Inibidores da enzima Aromatase (p. ex., Letrozol, Anastrozol e Exemestano).
- **Mecanismo de ação:** a) Leuprolida e Goserelina (agonistas LHRH) – a administração dos agonistas LHRH leva a inicialmente a uma liberação dos hormônios FSH e LH e consequentemente a um efeito estimulatório inicial. Entretanto a resultante final do efeito num momento posterior é inibitória e se deve a dessensibilização dos receptores da gonadotrofina. Desta forma, há uma redução consequente dos níveis de LH e FSH da hipófise, levando a redução da produção hormonal nas gônadas. b) Degarelix (antagonista LHRH): trata-se de um antagonista do receptor GnRH na hipófise e, portanto, leva a redução de forma mais rápida da produção de LH e FSH pela hipófise, quando comparados com os agonistas LHRH. c) Abiraterona: é uma droga inibidora seletiva da enzima 17a-hidroxilase/C 17,20-liase (ou simplesmente CYP17). Esta enzima é expressa nos testículos, na adrenal e no tecido tumoral prostático e é importante para síntese de andrógenos. d) Letrozol, Anastrozol e Exemestano (inibidores da enzima Aromatase): atuam inibindo a conversão de andrógenos adrenais a estrógenos.
- **Toxicidades relevantes:** a) bloqueadores da produção central – risco de osteoporose e fraturas, além de risco de aumento na gordura corporal e risco de ginecomastia; b) bloqueadores da produção periférica: Abiraterona – risco de edema periférico e retenção hídrica. Inibidores da Aromatase – risco de osteoporose e fraturas.
- **Principais usos na prática clínica:** a) usados no câncer de mama: Goserelina, Letrozol e Anastrozol; b) usados no câncer de próstata: Leuprolida, Goserelina, Degarelix e Abiraterona.

Bloqueadores periféricos da ação do hormônio (bloqueadores do receptor do hormônio)

- **Principais drogas:** a) inibidores seletivos do receptor do estrógeno (ISRE) – Tamoxifeno e Fulvestrando; b) Antiandrogênios: Bicalutamida, Flutamida e Enzalutamida.
- **Mecanismo de ação:** a) Tamoxifeno e Fulvestrando (ISRE) – são antagonistas do receptor de estrógeno. b) Bicalutamida, Flutamida e Enzalutmida: são antagonistas do receptor de andrógeno.
- **Toxicidades relevantes:** a) ISRE – risco de esteatose hepática e risco de pólipo endometrial, hiperplasia endometrial e carcinoma de endométrio; b) Antiandrogênicos: Bicalutamida e Flutamida – risco de osteoporose; Enzalutamida – risco de toxicidade gastrointestinal (Diarreia).
- **Principais usos na prática clínica:** a) Usados no câncer de mama: Tamoxifeno e Fulvestrando; b) usados no câncer de próstata – Bicalutamida, Flutamida e Enzalutamida.

Radioterapia

História da radioterapia e da utilização de radioisótopos

Em 1895, Wilhelm Conrad Röntgen descobriu os raios X e, em 1896, Antonie Henri Becquerel descobriu a radioatividade natural investigando a fosforescência em sais de urânio. Em 1898, o casal de físicos Marie Sklodowaska Curie e Pierre Curie descobriram os elementos radioativos. Marie descobre o elemento tório (Th) e prova que a emissão espontânea de raios não era exclusividade do urânio e que a radioatividade era um fenômeno natural de átomos e de determinadas substâncias. O casal Curie descobriu o Polônio e o rádio.

Em 1896, foi relatado o primeiro tratamento com raios X em uma paciente com câncer de mama na França, e também, em 1896, foi realizado o tratamento de um caso de câncer gástrico. Em 1913, George de Heversey mostrou o movimento em plantas com nitrato de chumbo marcado com núcleo radioativo. Em 1927, Herrmann L. Blumgart e Soma Weiss apresentam o radônio. Em 1932, Ernest O. Lawrence e M. Stanley Livingstone construíram o primeiro cíclotron, que produzia radionuclídeos artificiais para uso médico. Com a Segunda Guerra Mundial foi criado o primeiro reator, aumentando assim a produção de radionuclídeos. A partir de 1946 começaram a ser desenvolvidos e fabricados equipamentos para fins diagnósticos.

Em 1951, as duas primeiras bombas de cobalto começaram a ser utilizadas na Inglaterra e no Canadá. Em 1953, começou a ser utilizado o acelerador linear de elétrons. E por fim, a partir da década de 60 até os dias atuais os aceleradores lineares passaram por cinco gerações e atualmente vários tipos de aceleradores lineares estão disponíveis para uso clínico.

Princípios e mecanismo de ação da radioterapia

A radioterapia é utilizada para o tratamento de aproximadamente 60% dos pacientes com câncer e pode contribuir para a cura da doença, controle a longo prazo ou tratamento paliativo. Pode ser curativa adjuvante quando realizado logo após a cirurgia de tumores com prognóstico de cura; curativa neoadjuvante quando realizada antes da cirurgia, paliativa para minimizar sangramentos, dor, obstruções e compressão neurológica e até mesmo ser usada isoladamente para a cura de alguns tipos de tumores, quando detectados precocemente.

A base do tratamento radioterápico é a ionização da estrutura celular que altera macromoléculas indispensáveis às funções vitais resultando em morte celular ou inviabilidade da célula. Na maioria das vezes, o tratamento do câncer com radioterapia utiliza fótons de alta energia (6-25 MV) que se depositam em tecidos profundos poupando a pele da exposição à radiação. A ação da radiação sobre o DNA pode ser direta, quando a radiação fragmenta a molécula e interfere no processo de duplicação, ocasionando um dano reversível que pode ser reparado por mecanismos naturais quando ocorre em apenas uma das duas fitas. Além disso, o efeito da radioterapia pode ser indireto por meio da ionização da água presente no citoplasma celular. Os íons H^+ e OH^- da molécula de água se dissociam em um processo chamado radiólise e o íon OH^- reage com as bases nitrogenadas do DNA evitando seu pareamento com bases complementares. Como a água representa grande parte do conteúdo celular o efeito indireto acaba sendo maior que o efeito direto.

A radiação ionizante ao interagir com os tecidos, dá origem a elétrons rápidos que ionizam o meio e criam efeitos químicos como hidrólise da água e ruptura das cadeias de DNA. A morte celular pode ocorrer então por mecanismos variados, desde a inativação de sistemas vitais para a célula até sua incapacidade de reprodução. A resposta dos tecidos aos tratamentos com radiação depende de fatores como sensibilidade do tumor, tempo de administração da radioterapia, localização do tumor, oxigenação, qualidade e quantidade de radiação e o tempo total de administração. Para atingir o maior número de células neoplásicas a tolerância aos tecidos normais deve ser respeitada. Assim a eficiência da radioterapia está relacionada a radiossensibilidade e a radiocurabilidade dos tumores.

Quanto maior o grau e a velocidade da resposta dos tecidos à irradiação, mais radiossensível é o tumor. A radiossensibilidade está associada à capacidade proliferativa do tecido original, grau de diferenciação das células tumorais, oxigenação do tecido e forma clínica da doença. A hipóxia é uma condição frequente em muitos tumores sólidos devido ao aumento da massa tumoral sem a apropriada irrigação sanguínea, como o oxigênio liga-se aos elétrons formados durante ionização do DNA, em condições de baixo teor de oxigênio o dano causado ao DNA pela ionização tem maior probabilidade de ser reparado e assim, as células irradiadas em condições de boa oxigenação são de duas a três vezes mais sensíveis aos efeitos da radiação do que as células hipóxicas.

A radiocurabilidade de um tumor depende da dose necessária de radiação que possibilita controlar o crescimento tumoral, sem que ocorra dano excessivo no tecido normal adjacente. Desta forma, a determinação das doses de tratamento do tumor decorre da comparação entre a probabilidade de cura clínica e a possibilidade de regeneração e renovação tecidual, além de depender da finalidade do tratamento. Nos últimos anos, os avanços na tecnologia proporcionaram o aprimoramento da capacidade de tratar os tumores com altas doses de radiação minimizando as doses recebidas pelos tecidos adjacentes. Os imobilizadores, posicionam o paciente adequadamente evitando que tecidos adjacentes sejam irradiados desnecessariamente.

Alguns tumores respondem tardiamente à radioterapia enquanto outros são resistentes ao tratamento. Quando as células-tronco cancerosas não são erradicadas o tecido tumoral pode se recuperar, principalmente em quando há um microambiente favorável a repopulação das células tumorais. No entanto, a radioterapia também influencia o microambiente tumoral e pode tanto reforçar quanto inibir o controle tumoral a longo prazo.

Os efeitos tóxicos da radioterapia dependem do estado de saúde do paciente, da localização do tumor, do volume de tecido irradiado, da dose total e da energia utilizada. Entre as manifestações clínicas mais frequentes observa-se anovulação ou azoospermia, mielodepressão, inflamação de epitélios e mucosas. Atrofias e fibroses podem mais raramente ocorrer como efeitos tardios.

Fracionamento de dose

A dose total de radiação a ser administrada é geralmente fracionada em doses diárias iguais. Para a terapia curativa, a radiação é fornecida em uma série de frações diárias de 1,8 Gy a 2 Gy durante 6 a 8 semanas. O fracionamento da dose aumenta a capacidade do tratamento do tumor e minimiza lesões em tecido sadio.

Tipos de radiação usadas para tratar o câncer

A radiação utilizada em radioterapia pode ser eletromagnética ou corpuscular. A radiação eletromagnética é caracterizada pela oscilação entre um campo elétrico e um campo magnético, produzidas por equipamentos de radiologia e aceleradores lineares. Cada onda eletromagnética possui uma frequência e as ondas eletromagnéticas mais conhecidas são: raios X; raios gama; radiação infravermelha; radiação ultravioleta; ondas hertzianas (de rádio e televisão) e micro-ondas.

A radiação corpuscular é constituída por partículas subatômicas (elétrons, prótons, nêutrons, dêuterons, partículas alfa e beta) elétrons podem ser emitidos por isótopos radioativos como o estrôncio 90 ou por aceleradores lineares de alta energia. A radiação eletromagnética e corpuscular ao entrar em contato com a matéria produz a formação de íons e quando a radiação tem alto nível de energia é denominada ionizante e com baixo nível de energia é denominada não ionizante. A radiação ionizante danifica o DNA conduzindo a célula à morte ou a perda da capacidade de reprodução. Como para a célula entrar em mitose ocorre a duplicação do DNA, células com maior atividade mitótica são mais radiossensíveis do que células que duplicam menos.

Tipos de radioterapia
Teleterapia

Na teleterapia a radiação é administrada por uma máquina externa. Atualmente é utilizado em equipamentos de ortovoltagem e aceleradores lineares, que produzem fótons de elétrons. O feixe de radiação é adaptado, utilizando dispositivos denominados colimadores, para a administração ideal da dose no tumor, e minimização da ação dos fótons de elétrons em tecidos normais. O feixe também pode ser moldado através de blocos personalizados para a anatomia de cada paciente e de acordo com o tamanho e formato do tumor. Em aceleradores lineares modernos, os colimadores de múltiplas lâminas, um acessório composto por um conjunto de 52 a 120 lâminas muito finas de chumbo operadas por controle remoto, que se adapta ao equipamento de radioterapia e são movimentadas individualmente substituíram os blocos produzidos manualmente.

Braquiterapia

A braquiterapia é um tipo específico de radioterapia que consiste em introduzir implantes radioativos diretamente dentro ou ao lado do tumor que será tratado por meio de cateteres. Sementes são implantadas por meio de agulhas tubos ou cateteres guiados por ultrassom ou tomografia computadorizada no local do tumor.

Essa técnica é indicada a pacientes com vários tipos de câncer principalmente quando são necessárias doses muito altas de radiação. A braquiterapia tem um papel importante em pacientes com câncer cervical avançado localmente; pacientes tratadas cirurgicamente com câncer de endométrio uterino; pacientes com câncer de próstata de alto risco para aumentar a dose e melhorar a sobrevida livre de progressão; e pacientes com câncer de mama como adjuvante.

Aparelhos para realização de radioterapia
Acelerador linear

O acelerador de partícula produz um feixe de radiação pela aceleração de elétrons em grande velocidade por meio de micro-ondas em um tubo a vácuo (Figura 22.6). Estes elétrons acelerados colidem com um alvo metálico desacelerando bruscamente e liberando a energia relativa a perda de velocidade. Os aceleradores lineares podem produzir tanto radiação eletromagnética (raio X), utilizada para tratar tumores mais profundos devido ao seu maior poder de penetração, como radiação corpuscular, utilizada para tratar tumores mais superficiais. Este feixe de radiação é ajustado e monitorado para ser administrado no alvo planejado.

Radiocirurgia

É uma técnica complexa que utiliza vários campos de tratamento que convergem para o alvo. É capaz de fornecer altas doses de radiação em pequenos volumes de tecido predefinidos e é útil no tratamento de pacientes com metástases cerebrais. A radiocirurgia minimiza significativamente a irradiação dos tecidos saudáveis adjacentes e permite que o tratamento seja realizado de forma rápida, não invasiva e segura. Além disso tumores resistentes à radioterapia podem responder melhor à radiocirurgia. Várias sessões podem ser necessárias para reduzir as lesões

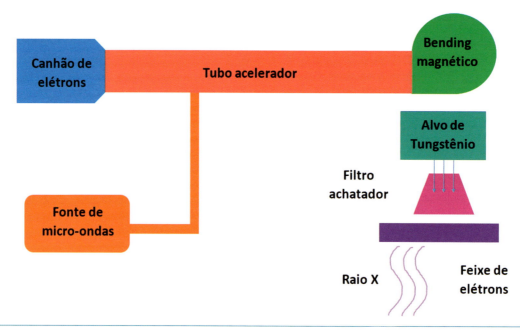

Figura 22.6 • Esquema de um acelerador linear.

REFERÊNCIAS BIBLIOGRÁFICAS

Adjei AA, Appelbaum FR, Baxi SB, et al. ASCO-SEP Medical Oncology Self-Evaluation Program Sixth Edition Textbook Binding – January 1, 2018.

Camargo, R. Radioterapia e medicina nuclear: conceitos, instrumentação, protocolos, tipos de exames e tratamentos. 1a. ed. São Paulo: [s.n.].

Chargari, C, et al. Brachytherapy: An Overview for Clinicians. Ca Cancer J Clin, v. 2019; 69(5):386-401.

DeVita-JR VT, Chu E, Physicians' Cancer Chemotherapy Drug Manual. 17ª ed. 2017.

DeVita-JR, VT, Rosenberg AS. Two hundred years of cancer research. N Engl J Med. 2012 Jun 7;366(23):2207-14.

Fairchild A, Tirumani AS, Rosenthal MH, et al. Hormonal therapy in oncology: a primer for the radiologist. AJR Am J Roentgenol. 2015 Jun; 204(6):W620-30.

Fairweather M, Gonzalez RJ, Strauss D, Raut CP. Current principles of surgery for retroperitoneal sarcomas. J Surg Oncol. 2018 Jan;117(1):33-41. doi: 10.1002/jso.24919.

Fidalgo JAF, Fabregat LG, Cervantes A. Management of chemotherapy extravasation: ESMO–EONS Clinical Practice Guidelines. Ann Oncol. 2012 Oct; 23 Suppl 7:vii167-73.

Gangi A, Anaya DA. Surgical Principles in the Management of Small Bowel Neuroendocrine Tumors. Curr Treat Options Oncol. 2020 Aug 29;21(11):88. doi: 10.1007/s11864-020-00784-2.

Gene H, Barnett MD, et al. Stereotactic radiosurgery – an organized neurosurgery- sanctioned definition. J Neurosurg, 2007; 106:1-5.

Guo ZS. The 2018 Nobel Prize in medicine goes to cancer immunotherapy (editorial for BMC cancer). BMC Cancer. 2018; 18:1086.

Marta GN, Baraldi HE, Moraes FY. De. Guidelines for the treatment of central nervous system metastases using radiosurgery. Rev Assoc Med Bras, 2017; 63(7):559-63.

Ribeiro Jr U, Gama-Rodrigues J, Safatle-Ribeiro AV, Bitelman B, Ibrahim RE, Ferreira MB, Laudanna AA, Pinotti HW. Prognostic significance of intraperitoneal free cancer cells obtained by laparoscopic peritoneal lavage in gastric cancer patients. J Gastrointest Surg, 1998; 2(3):244-9.

Ribeiro U, Safatle-Ribeiro AV, Zilberstein B, Mucerino D, Yagi OK, Bresciani CC, et al. Does the intraoperative peritoneal lavage cytology add prognostic information in patients with potentially curative gastric resection? J Gastrointest Surg, 2006; 10:170-6.

Bast Jr. RC, Croce CM, Hait WN, Ki Hong W, Kufe DW, Piccart-Gebhart M, et al. Holland-Frei Cancer Medicine, 9th Edition. Wiley-Blackwell, Londres, 2017.

Solaini L, Avanzolini A, Pacilio CA, Cucchetti A, Cavaliere D, Ercolani G. Robotic surgery for gastric cancer in the west: A systematic review and meta-analyses of short-and long-term outcomes. Int J Surg. 2020 Nov; 83:170-175. doi: 10.1016/j.ijsu.2020.08.055.

Syn NL, Kabir T, Koh YX, Tan HL, Wang LZ, Chin BZ, Wee I, Teo JY, Tai BC, Goh BKP. Survival Advantage of Laparoscopic Versus Open Resection For Colorectal Liver Metastases: A Meta-analysis of Individual Patient Data From Randomized Trials and Propensity-score Matched Studies. Ann Surg. 2020 Aug;272(2):253-265. doi: 10.1097/SLA.0000000000003672.

Volders JH, Negenborn VL, Spronk PE, Krekel NMA, Schoonmade LJ, Meijer S, Rubio IT, van den Tol MP. Breast-conserving surgery following neoadjuvant therapy-a systematic review on surgical outcomes. Breast Cancer Res Treat. 2018 Feb;168(1):1-12. doi: 10.1007/s10549-017-4598-5.

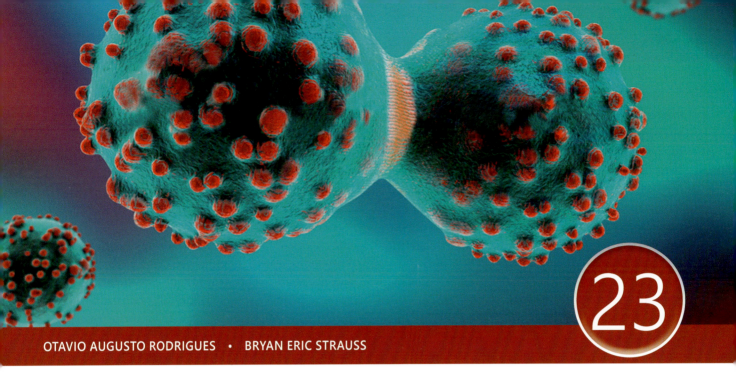

OTAVIO AUGUSTO RODRIGUES • BRYAN ERIC STRAUSS

Terapias Alvo Dirigidas, Gênicas e Oncolíticas

INTRODUÇÃO

Nas últimas décadas, diversas abordagens terapêuticas inovadoras têm sido exploradas e trouxeram grande impacto no tratamento de tumores avançados, incluindo a prorrogação de sobrevida e aumento da qualidade de vida do paciente. Para ter sucesso no tratamento do câncer, e necessário juntar os avanços tecnológicos com as bases moleculares do tumor para gerar novas abordagens que eliminem as células cancerosas sem disparar efeitos adversos. Neste capítulo serão apresentadas estratégias clássicas de terapias alvo dirigidas, gênicas e oncolíticas, bem como serão apresentados alguns exemplos de sucesso dessas classes de terapia. Enquanto as terapias alvo dirigidas incluem um bom número de medicamentos aprovados para uso clínico, nos últimos anos tem se visto um relativo aumento no número de aprovações no campo de terapia genica e vírus oncolíticos. No futuro, se antecipa o uso de combinações destas abordagens e ainda o desenvolvimento de tecnologias cada vez mais sofisticadas que tragam maior eficácia, especificidade e segurança para o paciente.

TERAPIAS ALVO DIRIGIDAS

Terapias alvo dirigidas (TAD), também chamadas de terapias de precisão, são uma classe de medicamentos conhecidos por apresentarem um efeito alvo-específico. Diferentemente das terapias clássicas, como rádio e quimioterapias não dirigidas, as TAD têm seu enfoque em alvos moleculares majoritariamente ou exclusivamente expressos em células cancerígenas ou do microambiente tumoral. Uma vez que os efeitos se concentram nas células tumorais, esses tratamentos prezam a redução da quantidade e gravidade dos efeitos colaterais sistêmicos, frequentemente observados no uso da quimioterapia padrão.

As TAD são desenhadas para interferir ou bloquear o funcionamento de moléculas essenciais para o desenvolvimento e manutenção do fenótipo tumoral. Terapias alvo dirigidas podem ser compostas por diferentes classes de moléculas como drogas capazes de atravessar a membrana plasmática e atuar em alvos internos, como enzimas e moléculas transdutoras de sinais, e moléculas grandes como anticorpos monoclonais, que podem ser usados para bloquear receptores presentes na superfície celular.

Nos últimos anos muitas pesquisas têm revelado a existência de diversos alvos promissores. Muitos desses alvos podem ser classificados como fatores essenciais de alguma característica do câncer. Hanahan e Weinberg (2000), descreveram os *hallmarks of câncer* – do inglês, características do câncer, um conjunto de características envolvidas nos processos tumorais. Em sua publicação eles estabeleceram uma descrição organizada dos múltiplos fatores envolvidos no processo tumoral, estabelecendo um ponto de partida para estudos que visam a determinação de alvos terapêuticos eficazes contra os diversos tipos de câncer. Posteriormente os autores publicaram um segundo estudo, desta vez adicionando mais categorias de *hallmarks*. Como pernas de um tripé, quando um *hallmark* é inibido, essa inibição causa grande impacto na neoplasia ou no ambiente tumoral, podendo levar regressão do tumor.

ALVOS MOLECULARES, SEUS E MECANISMOS DE AÇÃO E COMO IDENTIFICÁ-LOS

Bons alvos moleculares são aqueles fatores envolvidos em funções essenciais para a manutenção da célula tumoral, ou a manutenção do ambiente em que o tumor se encontra. Como exemplo, durante o desenvolvimento tumoral as células cancerígenas secretam fatores que promovem a vascularização do tumor, garantindo que apesar do excessivo crescimento do tumor, as células receberam nutrição da corrente sanguínea. A interrupção da formação de novos vasos bem como terapias que promovam a destruição dos mesmos podem desencadear um efeito relevante na inibição do crescimento. Outra característica que deve ser levada em consideração na busco por possíveis alvos é estabilidade da expressão dessas moléculas. Um bom alvo deve ser expresso em todas ou, ao menos, grande parte das células alvo, senão o tratamento poderá não causar impacto significativo. Outro fator de grande importância para a seleção de alvos terapêuticos é a especificidade, no sentido de que a molécula em questão é expressa majoritariamente em células tumorais. A utilização de alvos pouco específicos pode desencadear sérios efeitos colaterais em órgão saudáveis que não estão relacionados com o tumor.

A identificação dos alvos moleculares provém, inicialmente, de estudos de comparação entre o transcriptoma ou proteoma de uma célula cancerígena com uma célula saudável do mesmo tipo tecido. Essa comparação pode evidenciar a superexpressão de proteínas pró-tumorais, a redução da expressão de fatores reguladores de vias celulares como a replicação e até mesmo evidenciar a presença de novas proteínas provenientes de mutação indel, quebras e fusões cromossômicas ou infecção por certos tipos de patógenos. Dessa forma, a identificação de proteínas presentes exclusivamente nas células tumorais ou uma variação significativa de sua expressão podem indicar bons alvos em potencial. Entretanto, após a identificação dos alvos mais estudos são necessários para determinar exatamente qual seu papel no câncer e se sua inibição pode ter um efeito benéfico ao tratamento. Outra avaliação necessária por questões de segurança é a determinação de outros órgãos e tecidos capazes de expressar as proteínas alvo.

As TAD podem atuar basicamente de três formas principais (Figura 23.1):

1. Bloqueando receptores celulares para inibir sua ativação e o desencadeamento de respostas celulares.
2. Pela inibição das moléculas intracelulares envolvidas na transdução de sinais e promoção da transcrição gênica.
3. Através da inibição de fatores secretados pelas células neoplásicas para promover efeitos pró-tumorais no ambiente, tais como inibição do sistema imune ou indução de angiogênese.

Um bom exemplo da primeira classe de alvos moleculares é o receptor 2 do fator de crescimento epidérmico humano (HER-2). O HER-2 é expresso em níveis elevados na superfície celular de alguns canceres de mama, sendo um bom alvo para o direcionamento de terapias. Diversas terapias direcionadas tem como alvo HER-2, incluindo trastuzumab, que é aprovado para tratar cânceres de mama e estômago com superexpressão deste receptor. Sorafenib é um exemplo tanto para a primeira classe e segunda classe de terapias, atuando na inibição do receptor do fator de crescimento endotelial vascular VEGF (VEGFR) e também inibindo a quinasse RAF, envolvida na transdução de sinal do receptor de fator de crescimento epidérmico da via de MAPK. Bevacizumab é um exemplo de terapia da terceira classe de inibidores. Esse anticorpo age prevenindo a ligação do fator de crescimento endotelial vascular (VEGF) nos receptores de células endoteliais. VEGF é produzido e liberado por células tumorais para estimular a formação de novos vasos e aumentar o fluxo sanguíneo para o tumor.

Outra abordagem utilizada para identificar alvos potenciais é a identificação de proteínas mutantes (alteradas) cuja função anormal impulsiona a progressão do tumor.

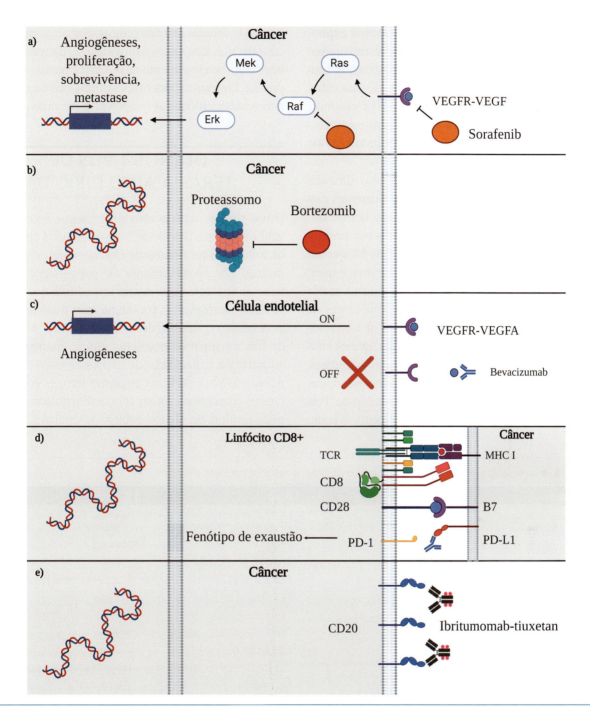

Figura 23.1 ● Classes de terapias alvo dirigidas e seus alvos. a) Bloqueio de receptores extracelulares, e.g. Sorafenib é capaz de inibir angiogênese por meio do bloqueio da interação VEGFR com seu ligante; b) bloqueio da transdução de sinal ou outros mecanismos internos, e.g. Bortezomib foi o primeiro inibidor de proteossomo a ser aprovado pela FDA; c) Inibição de fatores secretados, neste exemplo específico a inibição de um fator mitogênico, impedindo sua indução de angiogênese; d) Bloqueio de pontos de checagem, uma variação da primeira classe que tem o objetivo de reverter um quadro de imunosupressão; e) Targeting mediando direcionamento de fármaco ou radioisótopo, neste caso específico o anticorpo anti-CD20 carrega uma molécula radioativa diretamente para próximo das células tumorais.

Exemplos clássicos são os receptores de membrana e de transdução de sinal que quando alterados permanecem constitutivamente ativos transduzindo sinais mitogênicos mesmo na ausência dos fatores estimulantes. Por exemplo, a proteína sinalizadora de crescimento celular BRAF frequentemente se apresenta disfuncional em melanomas em uma forma alterada, conhecida como BRAF V600E. O medicamento vemurafenib tem como alvo esta forma mutante da proteína BRAF e é aprovado para tratar pacientes com melanoma inoperável ou metastático. Também é possível identificar proteínas de fusão, proteínas expressas por genes exclusivos do tumor pois se formaram por meio de eventos de anormalidades cromossômicas causadas pela quebra de cromossomos e fusão de suas extremidades livres gerando um gene híbrido. Por exemplo, mesilato de imatinib é um fármaco que tem como alvo a proteína de fusão BCR-ABL, evitando a promoção do crescimento de células de leucemia.

Atualmente existem diversas terapias alvo dirigidas aprovadas para uso clínico com foco em diferentes mecanismos (Tabela 23.1). Como as terapias hormonais, que bloqueiam a ativação de vias celulares por hormônios; inibidores de transdução de sinal, que bloqueiam as atividades das moléculas transdutoras de sinal e interrompendo a indução de divisão celular; moduladores de expressão gênica; indutores de apoptose, inibidores de angiogênese, que bloqueiam o crescimento de novos vasos sanguíneos para tumores; imunoterapias, que estimulam o sistema imunológico a reconhecer alvos celulares; e anticorpos monoclonais associados a moléculas tóxicas como substância radioativa ou um quimioterápico. Pela definição do termo, outras abordagens terapêuticas como vacinas e algumas terapias gênicas, por vezes são também consideradas terapias alvo dirigidas que do mesmo modo interferem no crescimento de células tumorais de maneira precisa. Entretanto para fins didáticos, neste capítulo daremos maior enfoque as terapias alvo dirigidas clássicas.

OUTROS TIPOS DE TERAPIA ALVO DIRIGIDA

Outro tipo de terapia alvo dirigida que recentemente ganhou notoriedade pelos bons resultados clínicos são os inibidores de pontos de checagem (ou *checkpoints*) imunes. *Checkpoints* imunes são parte essencial do sistema imunológico que atuam impedindo que uma resposta imunológica se prolongue por mais tempo que o necessário. Apesar dessa característica ser natural do funcionamento do sistema imune, muitos tumores adquirem a capacidade de expressar essas moléculas inibidoras para prevenir respostas imunes contra eles. Outros tumores recrutam células T reguladoras, o que pode resultar em efeitos inibitórios similares.

Tabela 23.1 • Principais mecanismos de terapias alvo dirigidas aprovadas para uso clínico

Mecanismo	Drogas	Alvo	Câncer
Bloqueio de receptores extracelulares	Transtuzumab	HER2	Mama
	Panitubumab	EGFR	Cólon
	Rituximab	CD20	Linfoma
	Cetuximab	EGFR	Colon
	Alemtuzumab	CD52	CLL/Lymphoma
Inibição de tirosina kinase	Genfitinib	TK	Pulmão
	Imatinib	TK (bcr-abl)	CML
	Lapatinib	TK/EGFR	Mama
Indução de apoptose	Palbociclib	CDK4/CDK6	Coloretal
	Venetoclax	BCL2	Leucemia linfocítica crônica
Inibidor multi-quinase	Sunitinib	Quinases	Câncer Renal
	Sorafenib	Quinases	Câncer renal
Inibidor de Proteassoma	Bortezomib	Proteassoma	Mieloma
Radioisótopo conjugado a anticorpo	Ibritumomab-tiuxetan	CD20	linfoma não-Hodgkin
Inibição de fatores secretados	Bevacizumab	VEGF-A	Glioblastoma, Colorretal, carcinoma hepatocelular
Inibidores de checkpoint	Pembrolizumab	PD-1	Vários
	Nivolumab	PD-1	
	Cemiplimab	PD-1	
	Atezolizumab	PD-L1	
	Avelumab	PD-L1	
	Durvalumab	PD-L1	
	Ipilimumab	CTLA-4	Melanoma/vários

Os primeiros inibidores de receptores e ligantes de pontos de checagem a serem aprovados como alvos para uso clínico foram *programmed cell death 1* (PD-1), *programmed cell death ligand 1* (PD-L1) e *cytotoxic T-lymphocyte-associated protein 4* (CTLA-4). Os dois primeiros atuam na promoção da exaustão de células T, tornando-as menos funcionais, desse modo apesar do reconhecimento do tumor, as células T não o combatem. A inibição da interação entre PD-1 (expresso pelas células T) e PD-L1 (expresso pelas células cancerígenas) pode resultar na regressão das células T citotóxicas a um estado de maior atividade. Já o mecanismo de ação do CTLA-4 (molécula é expressa por células T regulatórias e efetoras) é o sequestro de B7, um sinal co-estimulador da interação entre MHC-TCR entre células apresentadoras de antígeno (APC) e as células T efetoras. Uma vez que os tumores recrutam T-reg, estas sequestram B7 das APCs inibindo a ativação e expansão de células T citotóxicas. Expressão de CTLA-4 em células T efetoras, por sua vez, também inibe sua função. Embora eficaz a terapia anti-CTLA-4 é a menos utilizada, uma vez que pode promover a ativação de células T naive não específicas para o tumor e consequentemente quadros de reações autoimunes.

Outra classe interessante de TAD são os radioisótopos conjugados com anticorpos. Esse tipo de terapia menos comum usa a especificidade dos anticorpos para carrear moléculas radioativas para as neoplasias, possibilitando a radioterapia sítio específica.

Limitações, resistência e efeitos colaterais

As terapias alvo dirigidas são desenhadas para atingir alvos específicos, e logicamente seu efeito é dependente da existência desses alvos na célula assim como a ausência de vias alternativas que possam garantir a continuação da função dos alvos inibidos pela terapia. É sabido que embora essa especificidade seja favorável num contexto terapêutico, isso possibilita a perda de efetividade terapêutica ocasionada por mutações nos genes alvos ou na superativação de fatores e vias secundarias que podem manter as funções mínimas necessárias para a sobrevivência celular.

Para superar essas resistências, as terapias dirigidas podem ser utilizadas em combinação com outros tipos de terapia ou até mesmo outras TAD. O combate dos tumores com enfoque em mais de um alvo pode reduzir a ocorrência de resistência terapêutica.

Embora as TAD apresentem menos efeitos colaterais do que a quimioterapia, alguns de seus efeitos ainda podem ser graves. Os efeitos colaterais são dependentes dos mecanismos de ação de cada medicamento, mas alguns efeitos mais comuns podem ser observados durante o tratamento de vários tipos de drogas. Esses efeitos colaterais frequentes são: problemas de pele, urticária e coceira; reações semelhantes à alergias, dificuldade para respirar, aperto no peito, garganta, tonturas e inchaço dos lábios e língua; diarreia ou prisão de ventre; náusea e vomito, fadiga, baixa contagem de leucócitos, eritrócitos e plaquetas; pressão alta; reduzida coagulação; ataque cardíaco; lenta cicatrização de feridas; entre outros efeitos menos frequentes.

A indicação dessas terapias deve ser avaliada caso a caso, a fim de evitar efeitos colaterais graves durante o tratamento. Além disso é importante o acompanhamento do paciente durante a terapia. Alguns dos efeitos colaterais graves possuem tratamentos bem efetivos e podem ser combatidos se diagnosticados precocemente. Outra possibilidade é a interrupção do uso do medicamento e substituição por outra droga ou estratégia terapêutica.

Resultados clínicos

Nos últimos anos terapias alvo dirigidas tem se tornado cada vez mais populares na clínica pois, em comparação com terapias padrão, além de reduzirem a ocorrência de efeitos colaterais graves elas vem demonstrando melhor impacto na expectativa de vida dos pacientes. Como exemplo, estudos de fase 3 com sorafenib (Llovet *et al.*, 2008), por exemplo, demonstrou aumento significativo na sobrevida dos paciente levando a aprovação dessas drogas para uso clinico. Sorafenib, é um inibidor de quinase e angiogênese, que tem sido o tratamento *standard of care* para casos avançados de carcinoma hepatocelular desde sua aprovação em 2007 com poucos efeitos colaterais graves, como hipertensão e diarreia, essa droga tem se mostrada segura para uso clínico.

Outras drogas com imenso potencial clínico são os inibidores de checkpoint, que como anteriormente mencionado, são conhecidos por atuar diretamente na interação do tumor com o sistema imune interrompendo as inibições do tumor sobre o mesmo. Por esta razão, este tipo de terapia foi aprovado para diversos tipos de câncer, geralmente os tumores considerados mais imunogênicos ou que apresentam infiltrados linfocitários. Dessa forma, muitas drogas alvo especificas para o bloqueio de inibidores de checkpoint foram aprovadas para diversos tumores, levando em consideração sua imunogenicidade. Como exemplo pembrolizumab, um anticorpo monoclonal aprovado em 2014 teve seu espectro de aprovação ampliado em 2017 e passou a ser indicado para qualquer tumor sólido irressecável ou metastático que apresente deficiência de reparo de DNA ou instabilidade de microssatélites, características que levam a uma maior taxa de mutação e consequentemente maior imunogenicidade.

Em estudos mais recentes, pembrolizumab vem sendo testado para outros tipos de tumores não tão imunogênicos com alguns resultados positivos. Por exemplo, essa droga se mostrou mais eficiente como terapia de segunda linha para câncer de esôfago em comparação com quimioterapia, elevando a taxa de sobrevivência em 2 vezes e reduzindo o risco de morte. A duração da resposta terapêutica entre os grupos (em torno de 9 meses) foi maior em pacientes tratados com pembrolizumab (53,5%) do que quimioterapia (38,1%) (Kojima et al., 2020).

Apesar dos grandes avanços na terapia do câncer obtidos pelo uso das terapias alvo dirigidas, ainda há uma significativa porcentagem de pacientes que pouco se beneficiam delas. Parte dos casos avançados ou localizados em sítios críticos apresentam sobrevida livre de progressão entre 6 meses a 2 anos, o que enfatiza a necessidade da busca de novos alvos e estratégias para o combate efetivo dessas neoplasias mais resilientes.

TERAPIA GÊNICA EM ONCOLOGIA

Terapia gênica é uma abordagem terapêutica que consiste na transferência de material genético para células do paciente com a finalidade de tratar uma doença. Essa terapia pode ser realizada através da correção, adição ou remoção de genes inteiros ou pequenas sequências de DNA. Outras formas de terapia gênica utilizam uma abordagem menos direta, por meio do RNA de interferência, que impede a tradução de proteínas, assim modulando a expressão gênica sem a necessidade de alterar o genoma do paciente.

Como visto na Tabela 23.2, vários eventos contribuíram para o desenvolvimento da terapia gênica. Fundamentalmente, terapia gênica representa a aplicação de biologia molecular e das ferramentas de DNA recombinante, especialmente com respeito a expressão e função gênica. Com mais de 30 anos de uso clínico, hoje podemos apontar o sucesso no tratamento de várias doenças, incluindo o câncer (Tabela 23.3). Também, durante este período foram reveladas algumas limitações desse tipo de terapia, especialmente com respeito da resposta do hospedeiro contra o vetor de transferência gênica. Com o acúmulo de experiência e aprendizagem, pode-se afirmar que terapia gênica pode ser utilizada de forma segura para tratar vários tipos de câncer. Além dos produtos de terapia gênica aprovados para comercialização no Brasil, pesquisadores nesta área estão se preparando para testar suas ideias em protocolos clínicos (Boxe 1).

Tabela 23.2 ● Acontecimentos históricos no campo da terapia gênica

Ano	Acontecimento
1928	Frederich Griffith descreveu o princípio da transformação
1944	Avery, Macload e McCarty descreveram que a informação genética está armazenada no DNA
1952	Joshua Lederberd descreveu o mecanismo de transferência gênica por transdução
1961	Howard Temin descobriu mutações genéticas herdáveis podem ser causadas por infecções
1962	Waclaw Szybalki reporta a primeira transferência gênica hereditária em células de mamífero
1968	Prova de conceito de transferência genica hereditária mediada por vírus. Por Rogers e Pfuderer
1972	Friedmann e Roblin definem requisitos éticos e técnicos para execução das terapias gênicas
1989	Steven A. Rosenberg executa a primeira transferência gênica oficialmente aprovada em humanos
1990	Primeiro estudo clínico em pacientes com imunodeficiência severa combinada (SCID)
1993	Ronald Crystal conduziu o primeiro ensaio clínico com vetor adenoviral, para tratamento de fibrose cística
1999	Foi registrada a primeira e única morte causada diretamente pela infusão de vetores adenovirais
2000	Alain Fisher relata tratamento bem sucedido em pacientes de X-SCID usando vetores retrovirais, entretanto posteriormente Fisher e Adrian Thrasher relatarem um total de cinco crianças desenvolveram leucemia devido a inserção viral no genoma hospedeiro
2003	Primeiro medicamento baseado em terapia gênica foi aprovado para uso clínico na China
2012	Jennifer Doudna e Emmanuelle Charpentier desenvolveram método de edição gênica (engenharia genética de precisão) baseado mecanismo antiviral bacteriano denominado CRISPR
2015	Vírus oncolítico (Imlygic) aprovado pelo FDA para tratamento de melanoma
2017	Dois tratamentos baseados em células CAR-T (Kymriah e Yescarta) foram aprovados pelo FDA para uso clínico
2020	Tecartus, terceira terapia de células CAR foi aprovada para tratamento de linfoma de células do manto

Tabela 23.3 • Principais produtos de terapia genica aprovados para comercialização

Local (ano/agencia)	Empresa	Produto	Descrição
China (2003/SFDA)	Shenzhen Gentech SiBiono, Shenzhen, P.R.China	Gendicine (Ad-p53)	Vetor adenoviral não-replicativo codificando p53 para o tratamento de câncer de cabeça e pescoço.
China (2005/SFDA)	Shanghai Sunway Biotech, Pudong, Shanghai, P.R. China	Oncorine/H101 (Onyx-015)	Adenovírus condicionalmente replicativo portador de proteína E1B mutante, assim conferindo oncólise de forma tumor-especifico. Aprovado para tratamento de câncer de cabeça e pescoço.
União Europeia (2012/EMA)	Amsterdam Molecular Therapeutics, Amsterdam, Netherlands	Glybera* (alipogene tiparvovec)	AAV codificando lipoproteína lipase humana (LPL) para tratamento da deficiência hereditária de LPL.
EUA (2015/FDA) União Europeia (2015/EMA)	BioVex Inc (a subsidiary of Amgen, Inc), Woburn, MA, USA	Imlygic (talimogene laherparepvec, T-Vec, oncovex-GMCSF)	Herpes vírus oncolítico codificando GM-CSF para o tratamento de melanoma
União Europeia (2016/EMA)	GlaxoSmithKline (GSK), Uxbridge, Middlesex, UK	Strimvelis (GSK2696273)	Vetor retroviral codificando adenosina deaminase (ADA) para o tratamento de ADA-SCID.
EUA (2017/FDA) União Europeia (2018/EMA)	Novartis, Basel, Switzerland	Kymriah (tisagenlecleucel, CTL019)	Células CAR-T específicas para CD19 para o tratamento de leucemia linfocitária aguda de células B.
EUA (2017/FDA) União Europeia (2018/EMA)	Kite Pharma (acquired by Gilead Sciences), Santa Monica, CA, USA	Yescarta (axicabtagene ciloleucel, Axi-cel)	Células CAR-T específicas para CD19 para o tratamento de linfoma de células B.
EUA (2017/FDA) União Europeia (2018/EMA) Brasil (2020/ANVISA)	Spark Therapeutics, Philadelphia, PA, USA	Luxturna (Voretigene neparvovec)	AAV codificando RPE65 para o tratamento de Leber's Congenital Amaurosis.
EUA (2019/FDA) Brasil (2020/ANVISA)	Avexis (a subsidiary of Novartis), Banockburn, IL	Zolgensma (onasemnogene abeparvovec-xioi)	AAV codificando SMN1 para o tratamento de atrofia muscular espinhal (SMA).
União Europeia (2020/EMA)	Blueird Bio,	Zynteglo (betibeglogene autotemcel)	Lentivírus codificando β-globina para o tratamento de β-talassemia.
EUA (2020/FDA)	Kite Pharma (acquired by Gilead Sciences), Santa Monica, CA, USA	Tecartus (brexucabtagene autoleucel)	Células CAR-T especificas para CD19 para o tratamento de linfoma de células do manto.

*Retirado em 2017 devido custo alto e demanda baixa. SFDA, State Food and Drug Administration of China; BFAD, Bureau of Food and Drugs; EMA, European Medicines Agency; FDA, Food and Drug Adninistration, EUA. ANVISA, Agência Nacional de Vigilância Sanitária, Brasil. GM-CSF, granulocyte macrophage-colony stimulating factor; SCID, severe combined immunodeficiency; células CAR-T, chimeric antigen receptor T cells; AAV, vírus adenoassociado; RPE65, retinal pigment epithelium-65; SMN1, survival of motor neuron-1.

> ## BOXE 1 – TERAPIA GENICA NO BRASIL
>
> Recentemente, o campo de terapias avançadas (terapia celular e terapia genica) teve um avanço crítico com a aprovação de leis/normas que abrem o caminho para pesquisadores brasileiros testar e, eventualmente, comercializar suas abordagens no País. A Agencia Nacional de Vigilância Sanitária (ANVISA) tem publicado regulamentos críticos (Resolução da Diretoria Colegiada, RDC, 214/2018, 260/2018, 338/2020) para viabilizar a manufatura, teste e registro de terapias avançadas no Brasil. Hoje, citamos duas terapias genicas (Luxturna e Zolgensma) registradas na ANVISA, que significa que produtos da fronteira de conhecimento estão disponíveis no País. Desenvolvimento de novas abordagens de terapia genica está sendo realizado por pesquisadores em Brasil para tratamento de uma variedade de patologias, incluindo o câncer. Estes esforços são apoiados com financiamento específico, organização de redes de especialistas (Instituto do Milênio, Institutos Nacionais de Ciência e Tecnologia, INCT, Rede Nacional de Especialistas em Terapias Avançadas, RENETA) e até representação em sociedade profissional (Associação Brasileira de Terapia Celular e Gênica, ABTCEL).

Na prática terapias gênicas podem ser aplicadas em duas rotas, diretamente no corpo do paciente (*in vivo* – do latim: no vivo) ou em células em cultura que foram isoladas do paciente e após o procedimento de engenharia genética no laboratório serão reimplantadas (*ex vivo* – do latim: fora do vivo). A terapia *in vivo* também pode ser sub classificada em administração local (*in situ*) ou sistêmica.

A segurança para o paciente e o meio ambiente é uma preocupação fundamental no uso de terapia gênica. De forma geral, os vetores são incapazes de replicar fora das condições laboratoriais, assim evitando a transferência indesejada para células ou pessoas que não são alvo do tratamento. Excepcionalmente, os vírus oncolíticos podem se replicar, mas somente dentro de células tumorais. Uma consideração de segurança importante vem da alteração do genoma do paciente, sendo isto alvo do tratamento ou consequência da biologia do vetor. Estas alterações no genoma não podem desencadear desregulação na expressão de genes celulares. Hoje, não é permitido a alteração da linha germinativa, assim assegurando que alterações não sejam repassadas para futuras gerações. Tratamentos são permitidos somente em células somáticas. Também, o tratamento não deve provocar respostas indesejadas do hospedeiro contra o vetor de transferência gênica.

Devido as características físico-químicas da membrana plasmática a introdução de material genético, seja DNA ou RNA, é dependente de processos que permitam a passagem dessas moléculas. Até a data foram desenvolvidos diversos processos que permitem a entrega de material genético exógeno, sendo eles classificados em três principais grupos de acordo com o método de atuação. A transfecção é o processo que permite a internalização de DNA através de processos não virais, geralmente pelo uso de plasmídeos e ou a combinação de plasmídeos com outros componentes que aumentam sua capacidade de permeação celular. Por outro lado, a transdução consiste na internalização de DNA/RNA através do uso de vírus não replicativo. Os vírus são excelentes vetores naturais. Estes vetores têm se mostrado seguros para uso devido a biologia do vírus, a engenharia genética utilizada para gerar o vetor recombinante e extensivo estudo no laboratório e na clínica para identificar e evitar efeitos não desejados. O terceiro método é a infecção de células tumorais por vírus recombinantes, estes que possuem capacidade de replicar em células cancerosas. Os vírus oncolíticos – que "lisam o câncer" – podem proporcionar uma terapia antitumoral eficaz. Ao longo dos anos foi desenvolvido um vasto repertório de vetores virais com diferentes propriedades que podem ser relevantes para cada alvo terapêutico (Tabela 23.4 e Figura 23.2). A seguir neste capítulo serão abordados os principais tipos de vetores utilizados na pesquisa do câncer, bem como em ensaios clínicos.

Vetores adenovirais

São baseados em vírus não envelopados da família adenoviridae, que compreende mais de 50 sorotipos capazes de infectar o ser humano. Dentre eles os adenovírus tipo 2 e 5 (Ad2 e Ad5) são os mais utilizados. Seu genoma é composto por uma dupla fita de DNA (dsDNA) linear que pode variar em comprimento de 30 a 40 kbp. Os genes dos adenovírus são classificados como de expressão precoce – *early* (E) e expressão tardia – *late* (L) de acordo com a fase do ciclo replicativo do vírus em que são expressos. Os genes *early* codificam proteínas regulatórias como as proteínas E1a e E1b, essenciais para o início da replicação e regulação

Tabela 23.4 ● Propriedades de alguns vetores comumente utilizados em protocolos clínicos de terapia gênica

Vetor	Retrovírus	Lentivírus	Adenovírus	Vírus adenoassociado	Plasmídeo
Título, partículas virais/ml[a]	10^9	10^9	10^{12}	10^{12}	NA
Rota de transferência	Ex vivo	Ex vivo	In situ	In situ	In situ
Integração no genoma do hospedeiro	Sim	Sim	Não	Raramente	Não
Expressão a longo prazo	Sim	Sim	Não	Sim	Não
Resposta imune contra proteínas virais	Não	Não	Sim	Sim, em casos de dosagens elevadas	Não
Protocolos clínicos[b]	525	315	575	250	585
Aplicação típica	Sistema hematopoiético	Sistema hematopoiético	Câncer, vacinas	Doenças hereditárias	Cardiovascular, câncer, vacinas

[a]Título após concentração/purificação da preparação viral.
[b]Veja http://www.abedia.com/wiley/
NA, não aplicável.

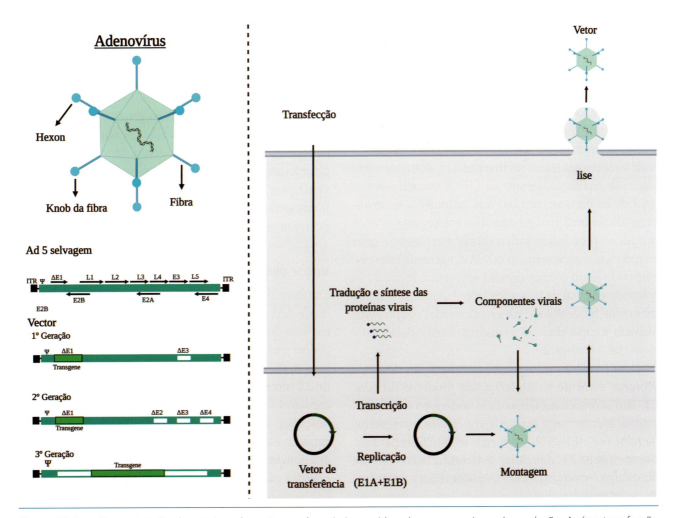

Figura 23.2 ● Representação da estrutura dos vetores adenovirais seguida pelo seu mecanismo de produção. Após a transfecção dos plasmídeos inicia-se a transcrição dos genes adenovirais, inicialmente dos genes precoces ou *early* (replicação) seguidos pelos genes tardios ou *late* (montagem do vírion). Esses processos são seguidos pela montagem de novos vírions no núcleo e liberação dos vetores por lise da célula hospedeira/produtora (e.g. HEK293A).

da transcrição dos demais genes. Os genes *late*, codificam proteínas estruturais que compõe o capsídeo (hexon e fibra) e reconhecem os receptores celulares.

A entrada de adenovírus na célula ocorre devido a duas interações entre o capsídeo e receptores celulares. A primeira interação ocorre entre o domínio knob da proteína viral fibra com o receptor *coxackie-adenovirus receptor* (CAR) presente em algumas células. Esta interação estabiliza o vírus na membrana aproximando-o das integrinas $\alpha_v\beta$ que interagem com a base pentônica abaixo da fibra promovendo a endocitose do vírus. Posteriormente a ruptura do endossoma pela proteína lítica VI libera o capsídeo viral no citosol e em sequência o DNA viral que irá penetrar no núcleo da célula hospedeira. Essa capacidade de interação com a membrana celular externa é denominada tropismo viral e as células compatíveis com o vírus são classificadas como permissivas a este vírus.

A engenharia genética é utilizada para tornar o adenovírus em vetor recombinante para transferência gênica. Primeiro, o gene viral E1, que codifica as proteínas E1a e E1b, foi removido, assim tornando o vírus incapaz de se replicar fora das condições laboratoriais, detalhado a seguir. Esta medida de segurança implica que o vetor adenoviral não será repassada de uma célula, e nem de uma pessoa, para outra. Como o genoma viral selvagem, o vetor recombinante possui ITRs (*inverted terminal repeats* – repetições terminais invertidas) que atuam como *origem de replicação*. Dentro da ITR 5' encontra-se um sinal de empacotamento (ψ) que promove a internalização do genoma viral no capsídeo. Em seguida, o vetor precisa ser modificado para codificar e expressar o gene terapêutico. Tipicamente, o cDNA do gene de interesse é inserido junto com as devidas sequências regulatórias (promotor e sinal de poli-adenilação). Assim, o genoma adenoviral foi debilitado para replicar, mas sua progênie mantem a capacidade de transduzir uma célula alvo e expressar o transgene.

Como mencionado acima, a replicação do vírus acontece somente na presença dos produtos do gene E1. Isto acontece no laboratório onde a produção dos vetores adenovirais é realizada em células transgênicas (geralmente HEK293) que foram modificadas para expressar o gene E1. As células são transfectadas com um plasmídeo contendo os demais genes virais e o transgene de interesse, assim completando toda a informação genética necessária para replicação e formação de novas partículas virais. A progênie pode transduzir uma célula alvo, mas não poderá se replicar fora das condições laboratoriais.

Alguns dos desafios na utilização de vetores adenovirais são seu forte tropismo hepático e sua imunogenicidade. O tropismo hepático de vetores adenovirais (principalmente do tipo 5) podem levar a quadros de toxicidade hepática. Este tropismo também limita a aplicação sistêmica do vetor adenoviral sendo que o vírus será sequestrado no fígado, dificultando que o vírus chega ao sítio tumoral. A respeito do sistema imune, adenovírus são vírus imunogênicos por natureza e além disso a falta de um envelope torna sua estrutura proteica mais visível para o sistema imune assim como disponível para interações com anticorpos. Outros fatores que contribuem para essa imunogenicidade é o possível reconhecimento do DNA viral por censores intracelulares e a grande possibilidade de exposição previa da população ao mesmo ou a outros adenovírus similares.

Várias gerações de vetor adenoviral tem sido descrito com o alvo de melhorar o desempenho e segurança do vetor (ver Figura 23.2). Vetores adenovirais da primeira geração são desprivados do gene E1 e E3, assim tornando o vetor incapaz de se replicar e ainda abrindo espaço para codificar aproximadamente 7 kb de cargo genético (o transgene e sequencias regulatórias. Nos vetores de segunda geração, foram removidos mais elementos virais, como os genes E2 e E4 na tentativa de tornar o vetor menos imunogênico e ainda abrir mais espaço para transgenes. Vetores da terceira geração são totalmente desprivados de genes adenovirais, novamente com alvo de tornar o vetor menos imunogênico e mais versátil. Na prática, os vetores da primeira geração são os mais utilizados.

Vetor vírus adenoassociado (AAV)

Outro vetor muito utilizado na terapia gênica é derivado do AAV. Os AAV selvagens são incapazes de se replicar sem que haja uma coinfecção de um vírus auxiliar (*helper* vírus), usualmente adenovírus, o que indica a origem do seu nome. AAV são pequenos vírus de cerca de 22 nm de diâmetro, não envelopados e apresentam capsídeo icosaédrico. No total existem 12 sorotipos descritos, todos agrupados na família *Parvoviridae*. Seu genoma é composto por uma fita simples de DNA de aproximadamente 4,7 kb que codifica 2 genes (rep – codifica proteínas que regulam replicação; cap – codifica capsídeo) flanqueados por regiões ITRs.

O tropismo do AAV é relacionado ao sorotipo, sendo que alguns são específicos para certos tecidos e outros tem tropismo bem amplo. No casso do AAV sorotipo 2 (AAV2), possui tropismo natural por células que expressam heparan sulfato, esta primeira interação propicia a interação secundaria com correceptores heterodiméricos integrinas $\alpha_v\beta_v$ que promovem a internalização viral. Em seguida o vírus migra para o núcleo e atravessa o complexo do poro nuclear (NPC). No núcleo, a segunda fita do genoma viral precisa ser gerada, um processo que pode levar semanas, e posteriormente o vírus pode seguir dois destinos, ciclo lítico (dependente da presença do vírus *helper*) ou o ciclo lisogênico. No segundo caso, a replicação do AAV é suprimida, havendo integração do vírus no genoma da célula hospedeira, preferencialmente no cromossomo humano 19.

Para o vetor recombinante, um plasmídeo codifica o genoma viral, neste caso composto pelo gene de interesse flanqueado pelos ITRs. Para produção de progênie AAV recombinante, o plasmídeo codificando o gene de interesse é co-transfectado em células HEK293 junto com mais dois plasmídeos: um codificando os genes virais rep e cap e outro codificando os genes adenovirais necessários para promover replicação do AAV, mas estes plasmídeos são desprivados das sequencias ITR. Assim, todos os componentes necessários para montar a progênie AAV estão presentes nas células HEK293, gerando novas partículas virais que podem transduzir uma célula alvo. Mesmo que a progênie AAV recombinante encontre o adenovírus selvagem, o AAV não consegue se replicar por falta dos genes rep e cap.

O uso de AAV recombinante para terapia gênica tem encontrado grande sucesso no tratamento de várias doenças (ver Tabela 23.3). Vetores baseados em AAV tendem a permanecer por longo período de tempo nas células pós-mitóticas, fornecendo expressão duradoura do gene terapêutico.

Vetores retrovirais

Diferente dos vetores citados anteriormente, os retrovírus possuem genoma de RNA simples fita linear, de cerca de 7-11 kb. Seu genoma é composto por três genes intitulados gag (codificante de proteínas estruturais), pol (polimerase/transcriptase reversa e integrase) e env (envelope) flanqueados por repetições terminais longas (LTRs) que codificam o promotor, sítio do cap 5' e o sinal para a cauda poli-A 3'. Após internalização, o genoma viral é liberado no citoplasma onde o RNA viral é convertida em DNA dupla fita. Esse processo chamado de transcrição reversa é mediado por uma DNA polimerase RNA dependente intitulada transcriptase reversa (TR). Após a transcrição reversa esse fragmento de DNA, chamado de provírus, se integra no genoma hospedeiro por meio da ação da enzima integrase, em sequência o DNA viral é transcrito pelas RNA polimerases celulares como se fosse um gene celular. Uma característica distinta desses vírus é a incapacidade do genoma viral em penetrar o núcleo celular, isso faz com que a infecção de retrovírus seja limitada a células em replicação, um processo durante qual a membrana nuclear está desfeita, assim permitindo que o provírus se aproxima aos cromossomas. Em algumas situações essa característica pode ser uma vantagem, criando tropismo para células em divisão, como as células tumorais. Mas, é limitante caso a célula alvo não esteja proliferando. A capacidade de integração dos retrovírus no DNA hospedeiro os torna excelentes para expressão gênica a longo prazo. Porém, é conhecido que esses vírus tendem a se integrar próximos de regiões promotoras o que pode resultar na desregulação de genes importantes o que podem levar ao desenvolvimento de futuras doenças, como as leucemias resultantes do tratamento de X-SCID.

Grande parte dos vetores retrovirais utilizados na clínica foram baseados vírus da leucemia murina (MoMLV, do inglês Moloney Murine Leukemia Virus). Esses vetores são modificados para expressar um gene de interesse no lugar de seus genes *gag*, *pol* e *env*. A remoção dos genes virais permite a inserção de um cassete de 6 a 8 kb flanqueado pelos LTRs. A produção desses vetores é feita através da transfecção em células 293T com plasmídeos, o primeiro codifica os genes terapêuticos e os demais codificam as proteínas virais. O empacotamento do genoma viral é direcionado pelo sinal de encapsulação, indicado pela letra Ψ, encontrado somente no plasmídeo que codifica os genes de interesse. A falta deste sinal nos demais plasmídeos garante que os genes virais não serão empacotados dentro da partícula, assim todas as partículas produzidas pela célula produtora carregaram o gene de interesse e não possuirão a capacidade de se replicar.

Durante a produção do retrovírus, o uso de um plasmídeo que expressa gag e pol e um segundo plasmídeo que expressa env cria uma oportunidade interessante. O gene env do MoMLV pode ser facilmente substituído pelo gene env derivado de outros vírus, assim alterando o tropismo dos vetores retrovirais. Este processo é conhecido como pseudotipagem.

Vetores lentivirais

São considerados um dos mais eficientes tipos de vetores, amplamente utilizado para terapia gênica no sistema hematopoiético. Lentivírus são retrovírus conhecidos por longos períodos de incubação e latência viral como os observados no vírus da imunodeficiência humana (HIV), característica que originou seus nomes (do latim: *lente*, lento). O HIV selvagem constitui a base dos vetores lentivirais. Este vírus carrega duas copias do seu genoma composto por fita simples positiva de RNA (ssRNA +) totalizando aproximadamente 9,75 kb. Apresenta duas repetições terminais longas (LTRs) de cerca de 600kb de comprimento nas extremidades 5' e 3' e ainda um elemento ψ, que sinaliza sequencias que serão empacotadas no capsídeo. O ciclo de vida do lentivírus é parecido com o do retrovírus, descrita anteriormente. Mas, no caso do lentivírus, o provírus pode entrar no núcleo mesmo na ausência de divisão celular, assim tendo o potencial de infectar células em divisão ou não.

A produção de lentivírus é bem parecida com a produção de retrovírus. O processo ocorre por meio da co-transfecção três plasmídeos em células 293T. O primeiro plasmídeo codifica as proteínas virais necessárias para a síntese dos componentes internos do capsídeo como genes envolvidos na transcrição (gag, pol, rev, tat). O segundo plasmídeo expressa o gene env de outros vírus, assima a pseudotipagem traz segurança e tropismo amplo. Como exemplo, um dos envelopes mais utilizados na produção de vetores lentivirais é o glicoproteína do vírus da estomatite vesicular (VSV-G). Estes dois plasmídeos não possuem sequência de empacotamento, evitando assim que suas sequências sejam empacotadas pelos capsídeos virais. O terceiro plasmídeo codifica o gene terapêutico ou de interesse para transdução (gene ou genes terapêuticos, shRNA, gRNA ou outras sequencias uteis) e também apresenta sequência ψ. Desta forma, as novas partículas lentivirais são capazes de transduzir uma célula alvo independente do seu estado de proliferação e expressar o gene de interesse, mas não codificam genes virais e não são capazes de se replicar.

A questão de segurança é especialmente importante no uso de vetores lentivirais. A engenharia genética tornou os vetores seguros sendo que são desprivados dos genes que causam patologia, são incapazes de se replicar e ainda foram desenhados para evitar que eventos de recombinação criam um novo vírus indesejado. Estas medidas de segurança foram melhoradas em quatro gerações de vetores lentivirais (ver Figura 23.2). A primeira geração de vetores continha os genes vrp, vpu, nef, vif, envolvidos na propagação viral, sendo removidos na segunda geração. Na terceira geração as sequências do vetor foram divididas em quatro plasmídeos codificando respectivamente: gag e pol; rev; env e o plasmídeo contendo o transgene com sequência ψ.

Além disso, o *enhancer* da região U3 da LTR 3' foi removido e, como consequência, o LTR não mais serve como promotor. Isto traz benefícios de segurança, sendo que evite ativação de proto-oncogenes próximos ao sítio de integração do vetor no genoma hospedeiro e impossibilita que eventos de recombinação geram um vírus com LTR completo. A quarta geração de vetores lentivirais aumenta segurança mais ainda através de um novo arranjo do gene de interesse e elementos do vírus, assim simplificando o processo de transcrição reversa e eliminando ainda mais elementos virais do vetor recombinante. Na prática, vetores lentivirais da segunda ou terceira geração são os mais utilizados.

Além dos vetores mais tradicionais também existem vetores baseados em outras espécies de lentivírus, como por exemplo o vírus da imunodeficiência humana HIV2, símia SIV, felina FIV ou bovina BIV. Os sistemas lentivirais são comumente utilizados para indução de expressão gênica por longos períodos de tempo.

Vetores não virais

Outra classe de vetores que vem sendo utilizada frequentemente na clínica humana são os vetores livres de componentes virais. Exemplos desses vetores são os plasmídeos, lipossomos e nanopartículas. Os vetores não virais são especialmente fáceis de manipular no laboratório, tipicamente não integram no genoma do hospedeiro e não provocam respostas imunes.

A transferência de genes pela absorção de DNA desprotegido ou "plasmídeo nu" consiste em uma das mais básicas formas de transferência gênica. Amplamente utilizados para a modificação de organismos procarióticos e culturas celulares, os plasmídeos nus podem também ser usados em terapias *in situ*, entretanto com uma eficiência bastante reduzida em comparação com os demais tipos de vetores. Essa limitação é um resultado da dificuldade de o vetor entrar na célula alvo e ainda das exonucleases presentes no corpo humano.

Apesar dessas desvantagens, há algumas estratégias capazes de aumentar a eficiência da transferência gênica mediada por plasmídeos. A eletroporação é uma técnica que consiste na emissão de um ou mais pulsos elétricos que geram poros nas membranas celulares permitindo a entrada de DNA do meio exterior para o interior do núcleo. Embora mais comum em bactérias, a eletroporação de plasmídeos vem sendo usada para algumas aplicações que envolvem transfecção de plasmídeos para as células presentes nas margens cirúrgicas na medicina canina e humana em um processo denominado eletrogeneterapia.

Lipossomos são esferas lipídicas que podem variar de 0,025 μm a 2,5 μm de diâmetro. Constituídos de mono ou bicamada lipídica, geralmente fosfolipídica, que apresenta propriedades de interação e fusão com as membranas celulares. Pesquisas recentes sugerem que a passagem de DNA ou RNA pela membrana plasmática ocorre em um processo em que durante a fusão entre as membrana e o lipossomo são formados canais de água que conectam o citoplasma com o espaço aberto do lipossomo que abriga o material genético, assim resultando na ejeção de material genético para o ambiente intracelular.

Outro tipo de vetor que vem sendo bastante utilizado nos últimos anos são as nanopartículas. Apresentando dimensões na faixa de 1 nm a 100 nm de diâmetro, as nanopartículas podem ser feitas de vários tipos de materiais, como materiais sintéticos, metais, lipídeos e até mesmo estruturas estáveis de RNA. As nanopartículas são especialmente maleáveis em termos do seu direcionamento. Utilizando algumas das metodologias descrito a seguir, as nanopartículas podem ser modificadas para atingir células especificas (Riley e Vermerris, 2017).

Elementos transponíveis tais como os transposons de DNA e os retrotransposons representam uma opção interessante quando necessita de expressão duradoura do transgene, mas procura evitar o uso de vetor viral. Os transposons recombinantes possuem dois componentes essenciais, uma sequência genética flanqueada por terminais invertidos repetidos (TIR, do inglês *terminal inverted repeats*) que será integrada no genoma do hospedeiro e uma enzima, transposase, que catalisa esta inserção. Então, um plasmídeo codifica o gene de interesse e devidas sequencias regulatórias clonados entre os TIRs e o segundo plasmídeo codifica a transposase, mas este não possui TIRs. Assim, co-transfecção dos plasmídeos fornece informação suficiente para o gene de interesse ser integrado e expresso no hospedeiro. A presença do plasmídeo é transitória, mas o transgene integrado no genoma é permanente, assim apoiando a expressão a longo prazo. A inserção de transposons ocorre geralmente em sítios randômicos e não infrequentemente está associada com a desregulação de genes celulares. Assim, os transposons recombinantes podem aumentar a eficiência do uso dos vetores não virais sem prejudicar sua segurança. Dessa forma é possível inserir genes de interesse por métodos não virais mantendo um nível expressão duradouro.

Direcionamento de vetores de transferência gênica

O direcionamento (ou *targeting*) dos vetores de transferência gênica pode trazer aumento de segurança e eficiência no tratamento. Com o devido direcionamento, o vetor deve interagir e/ou expressar seu transgene especificamente na célula ou tecido alvo do tratamento. Assim, o tratamento deve ter impacto somente nas células alvo, como as células tumorais, poupando células normais da ação terapêutica.

Uma oportunidade para direcionamento do vetor está na escolha do promotor gênico utilizado para controlar expressão do transgene. Por exemplo, alguns promotores são especialmente ativos em células tumorais, como do hTERT (*human telomerase reverse transcriptase*), E2F1 ou HIF1a (hypoxia-inducible fator-1a). Promotores tecido específico, como GFAP ou probasin, podem limitar a expressão do transgene para células no cérebro ou próstata, respectivamente. Com direcionamento no nível transcricional, o vetor deve expressar o gene terapêutico somente nas células alvo do tratamento.

O direcionamento também pode ser realizado no nível da interação do vetor com receptores celulares, ou seja, alteração do tropismo do vetor. No caso de vetores virais, alteração genética do vetor pode ser utilizada para gerar um ligante viral que interage especificamente com um receptor celular. Alternativamente, peptídeos podem ser gerados que agem como uma 'ponte' entre o ligante e o receptor. E ainda, o uso de scFv (single chain variable fragment) pode ser associado ao vetor para conferir interação com um antígeno/receptor específico encontrado na superfície da célula alvo. Os peptídeos e scFv podem ser utilizados para conferir direcionamento específico a vetores virais, lipossomos e nanopartículas, por exemplo.

ESTRATÉGIAS TERAPÊUTICAS

Inúmeras estratégias de terapia gênica do câncer têm sido desenvolvidas, mas todos têm uma meta em comum, sendo o controle, senão destruição, das células tumorais para melhorar o prognostico e qualidade de vida do paciente. Estas estratégias podem incluir a transferência de um (ou mais) gene que altere o comportamento da célula tumoral, induzir sua morte e/ou ativa de uma resposta imunológica antitumoral. A terapia gênica pode ser realizada na própria célula tumoral ou pode envolver modificação genética de outros tipos celulares, como células do sistema imune, para gerar a resposta desejada. Em geral, a terapia gênica do câncer é aplicada em conjunto com terapias padrão, como cirurgia, quimioterapia e radioterapia. Então, a combinação de abordagens pode criar novas oportunidades terapêuticas, mas eficazes e/ou seguras. Mesmo com as tecnologias de direcionamento do vetor, frequentemente a aplicação da terapia gênica é realizada diretamente na massa tumoral e não pela via sistêmica. E sendo experimental, a terapia gênica tipicamente é aplicada somente em pacientes com tumores avançados ou metastáticos que não respondem bem aos tratamentos tradicionais. A seguir, apresentaremos alguns exemplos de estratégias de terapia gênica do câncer.

Gene supressor de tumor: p53

Uma das características fundamentais da célula tumoral é a perda de genes que são protetores contra transformação celular, como *TP53*. A proteína p53, conhecido como o guardião do genoma, age principalmente como um fator de transcrição que, em resposta a danos no DNA, hipóxia, sinalização de oncogenes e outros estresses, regula a expressão de um grande número de genes alvos que, por sua vez, controlam proliferação, morte, metabolismo, angiogênese, senescência e reparo de DNA. Assim, p53 é um sensor de estresse celular e age na eliminação ou reparo de células antes que elas possam se transformar. A perda de p53 por mutação ou deleção ocorre em 50% de todos os tumores. E ainda o sistema de regulação de p53 também é alterado nos tumores que mantem p53 selvagem. Então, se a perda de p53 representa uma etapa essencial na transformação celular, sua reposição deve trazer benefício no tratamento do câncer. Inúmeros artigos científicos descreveram que a transferência gênica de p53 para células tumorais resulta no controle de proliferação, indução de morte, sensibilização para rádio e quimioterapia, redução de metástase e redução de angiogênese tumoral. Terapias gênicas do câncer utilizando p53 como gene terapêutico têm sido avaliadas em vários protocolos clínicos para tratamento de câncer em diversos tecidos.

Em 2003, o produto Gendicine foi aprovado para comercialização na China. Gendicine é um vetor adenoviral de primeira geração que codifica p53 e é utilizado para o tratamento de tumores de cabeça e pescoço. Em geral, Gendicine é aplicado diretamente na massa tumoral e o paciente também recebe tratamento padrão, como quimioterapia ou radioterapia. Dados da literatura indicam que a combinação de Gendicine e tratamento padrão é melhor do que o uso de uma abordagem só. E que os efeitos colaterais devido ao uso do adenovírus são poucos e geralmente não mais severos do que sintomas de gripe.

Genes suicidas

Estratégias clássicas envolvendo genes suicidas (GS) se baseiam em dois componentes, uma enzima e uma pró-fármaco. Sozinho, nem o GS e nem a pró-fármaco tem efeito na célula, mas quando combinado, a enzima converte a pró-fármaco em sua forma ativa e, como consequência, a droga induz morte celular. Dessa forma a administração sistêmica da pró-fármaco resulta em um efeito local, limitado as células transduzidas com o vetor codificando o GS. Dependendo da pró-fármaco utilizada, a forma ativa do medicamento pode ser compartilhada com as células vizinhas resultando em um efeito mais amplo conhecido como efeito *bystander*.

O gene da timidina quinase, derivado do vírus herpes simples (HSV-tk), é um exemplo clássico de GS. Essa enzima, que sozinha não tem efeito na célula, converte a pró-fármaco ganciclovir (GCV) em GCV trifosfato que é um análogo da desoxiguanosina trifosfato. A molécula resultante dessa ação é incorporada ao DNA inibindo sua replicação e consequentemente levando a morte celular. Além disso esse medicamento possui efeito *bystander*, levando a morte de células próximas através da passagem de ganciclovir fosforilado por junções celulares do tipo *gap*. Em protocolo clínico de fase III, foi observado que o tratamento de pacientes portadores de glioblastoma teve uma pequena melhora quando combinado a terapia padrão com um adenovírus codificando HSV-tk, outro dado observado foi a ausência de efeitos adversos severos.

Mesmo que a estratégia de GS tenha como meta principal a indução de morte em células tumorais, as abordagens que utilizam HSV-tk e CD também são conhecidas por induzir importante resposta imune antitumoral. Ou seja, GS também podem ser considerados como imunoterapias e podem ser chamados de imunoterapia citotóxica mediada por genes (do inglês: *gene-mediated cytotoxic immunotherapy*). A ativação da resposta imune antitumoral deve ajudar na eliminação de células tumorais mesmo de células que não foram transduzidas.

Em outra estratégia, o gene de caspase 9, que tem um papel importante na indução de apoptose, foi modificado para uso como GS. Neste caso, o cDNA de caspase 9 foi alterado para codificar uma proteína debilitada, inativa, quando na forma de monômero. Porém, na presença de um composto químico, a proteína forma dímeros e se torna ativa, induzindo apoptose. Esta estratégia, conhecida como iCasp9, poderia ser desenvolvida para terapia gênica do câncer, mas também está sendo examinado como um mecanismo de segurança para outras abordagens de terapia gênica. Por exemplo, células CAR-T, a serem detalhadas em outro momento neste capítulo bem como no capítulo de imunoterapia, podem carregar iCasp9 e serem eliminadas quando for administrado o composto químico. Isto pode ser um mecanismo de segurança para o caso das células CAR-T induzirem efeitos indesejados.

Imunoterapias envolvendo tecnologia de transferência gênica

A imunoterapia tem como objetivo induzir e/ou facilitar a resposta imune antitumoral. Este tema será abordado em detalhe no Capítulo 24 deste livro. Aqui apontamos o papel central da transferência gênica no campo de imunoterapia.

Uma das limitações da terapia gênica clássica vem da pequena proporção de células que serão transduzidas pelos vetores. Em alguns casos os vetores carregam genes capazes de induzir efeitos que vão além das células diretamente transduzidas, porém outras vezes o efeito terapêutico é diretamente dependente da quantidade de células transduzidas. Como exemplo a transferência de p53 não é associada a um efeito *bystander* e por si só é incapaz de ativar diretamente a resposta imune antitumoral. As estratégias de GS, por sua vez, possuem um efeito *bystander*, mas limitado a células que se encontram em divisão, sendo que o objetivo principal deste transgene é impedir a replicação do DNA através da geração da versão ativa de uma pró-fármaco. Levando em consideração o fato de que poucas células no tumor se encontram em divisão, muitas células neoplásicas podem escapar do tratamento.

Alternativamente, se a terapia gênica ativa a resposta imune antitumoral, o efeito do tratamento seria ampliado, aumentando as defesas naturais do organismo para combater o tumor. Várias estratégias de imunoterapia que dependem do processo de transferência gênica são possíveis. Um exemplo já mencionado é a estratégia do GS pode ser considerada como uma imunoterapia, sendo que a morte das células tumorais provoca uma resposta imune adaptativa. As tecnologias de transferência gênica também podem ser utilizadas para criar vacinas onde antígenos de interesse serão expressos e, posteriormente, utilizados para ativar a resposta adaptativa. Em outros exemplos, poderiam ser transferidos genes codificando citocinas, como IL2, IL12, GM-CSF, interferon tipo I, só para citar alguns. E ainda, a transferência gênica de citocinas pode ser realizada no próprio tumor ou diretamente em células do sistema imune, especialmente células T.

O Laboratório de Vetores Virais (ICESP-FMUSP) desenvolveu uma estratégia de imunoterapia que combina morte celular com indução de resposta imune. Primeiramente, foi construído uma plataforma adenoviral, AdRGD-PG, com melhora no nível de transdução e expressão do transgene. O vetor AdRGD-PG foi utilizado para transferir um supressor de tumor (o parceiro funcional de p53, p19Arf) e ainda uma citocina (interferon-β) para células de melanoma murino. Foi demonstrado que o tratamento com a combinação de genes resulta em morte imunogênica, ativação de uma resposta imune do tipo Th1 com importante envolvimento de células NK, células T CD4+ e células T CD8+ em modelos murinos de vacinação e imunoterapia (Strauss *et al.*, 2018). Recentemente foi demonstrado a indução de morte imunogênica em células de melanoma humano tratadas com AdRGD-PG codificando os cDNAs humanos para p14ARF e interferon-β, incluindo a ativação de resposta citolítica de células T humanas (Cerqueira et al., 2020).

Células CAR-T

A abordagem conhecida como células CAR-T (do inglês: *chimeric antigen receptor T cells*) representa um dos recentes avanços mais surpreendentes da área de imunoterapia do câncer. Nesta estratégia, células T do paciente são modificadas *ex vivo* com um vetor codificando o gene CAR, expandidas e devolvidas para o paciente. As células CAR-T são especialmente capacitadas para matar células tumorais que apresentam o antígeno alvo. O CAR fornece vários domínios proteicos que são responsáveis para o reconhecimento do antígeno alvo e a sinalização necessária para ativar o linfócito citotóxico. A chave do sucesso das células CAR-T vem da ativação de sua capacidade citotóxica independente da apresentação de antígenos via MHC. Essa capacidade permite as células CAR-T reconhecerem antígenos alvo presentes na superfície da célula tumoral (ver Capítulo 24 para maiores informações).

Aqui, apontamos o papel crítico da transferência gênica para o estabelecimento das células CAR-T. Neste momento, três produtos são aprovados para comercialização nos EUA, sendo Kymriah (Novartis), Yescarta e Tecartus (Kite Pharma/Gilead Science). Todos estes são células CAR-T direcionada para CD19 e utilizadas para combate de leucemias e linfomas de células B. Com respeito a tecnologia de transferência gênica, a Kymriah utiliza uma plataforma lentiviral enquanto Yescarta e Tecartus utilizam retrovírus. Porém, por motivos de segurança e redução de custo, outras tecnologias também estão sendo examinados, incluindo transposons, transferência de mRNA e uso do CRISPR para integração sítio específica.

Outro fator limitante dessa terapia é seu custo extremamente elevado. Isso se deve a custosa infraestrutura e mão de obra especializada necessária para a produção das células CAR-T bem como a personalização da técnica, uma vez que cada lote é produzido para um único paciente. Estratégias de redução de custos vem explorando diversos pontos chaves como a exclusão da etapa de expansão das células transduzidas, ou desenvolvimento de células T "universais" menos imunogênicas e a transdução in vivo como método de produção de células CAR-T.

Vírus oncolíticos

A indução de oncólise, ou a morte de células tumorais por rompimento da membrana plasmática, pode ser induzida por meio da aplicação de uma vasta variedade de terapias (Boxe 2). A replicação de vírus dentro da célula e/ou respostas antivirais também podem induzir ruptura das células. Com engenharia genética ou pela natureza do vírus, a seletiva destruição de células tumorais pode ser realizada utilizando os vírus oncolíticos. No seu conceito original, esta abordagem foi considerada como uma ferramenta para indução de morte nas células tumorais, liberação de progênie viral e amplificação do efeito através de sucessivas infecções nas células tumorais vizinhas (Figura 23.3). Porém, foi revelado que o benefício dos vírus oncolíticos vem não só da indução de morte celular, mas também da sua capacidade de disparar a resposta imune antitumoral. Por causa desses efeitos, atualmente a aplicação de vírus oncolítico, ou viroterapia, é classificada como uma forma de imunoterapia. Outro fator a considerar é que o efeito do vírus oncolítico não sempre envolve replicação viral, mas sim a resposta antiviral do hospedeiro.

BOXE 2 – TERAPIAS ONCOLÍTICOS NÃO VIRAIS

O conceito de oncólise é bem exemplificado pelos vírus oncolíticos, porém oncólise pode ser induzida por uma variedade de abordagens, incluindo a radioterapia, ultra aquecimento (incidência de lasers, radiofrequências, micro-ondas ou ultrassonografia), crioterapia, eletroporação, terapia fotodinâmica, entre outras. Estas modalidades, além de causar morte celular, são conhecidas por induzir resposta imune antitumoral. No trabalho de Kepp et al (Kepp *et al.*, 2020), foi sugerido que estas abordagens representam alternativas atraentes em comparação com o use do vírus oncolítico. Enquanto o uso de vírus vem com custo elevado, desafios persistentes na logística de produção, armazenamento e transporte, e ainda questões de segurança, as demais abordagens são mais simples e menos custosas. Apesar das dificuldades envolvidas na indução de oncolise através do uso de vírus, como descrito anteriormente, esses vetores podem ser combinados com diversas abordagens de forma a maximizar seu efeito, custo de produção, logística e praticidade. Desse modo, vírus oncolíticos armados podem combinar duas ou mais terapias em um único produto. Como exemplo, uma vantagem que vem com uso dos vírus é o potencial para transferir genes funcionais que aumentam não só a morte das células tumorais, mas trabalham em conjunto com as demais modalidades, contribuem para um tratamento que capaz de combater o câncer por diversas frentes.

Em geral, os vírus oncolíticos são vírus naturais ou engenheirados que se replicam preferencialmente em células cancerígenas, deixando células sadias intactas. Sua preferência replicativa é resultado da disfunção de certos genes celulares que torna a célula cancerosa suscetível à replicação viral ou a modulação de genes virais para debilitar sua capacidade de se replicar em células normas ou por uma combinação destas características.

Um exemplo clássico é o adenovírus oncolítico conhecido como Onyx-15, que por meio da engenharia genética, deixou de expressar a proteína 55k da E1B, essencial para sua replicação. Em seu desenho original, a deleção de E1B foi realizada com o intuito de desprivar o vírus da sua capacidade de inativar p53. Nas células normais, a atividade de p53 é incompatível com a

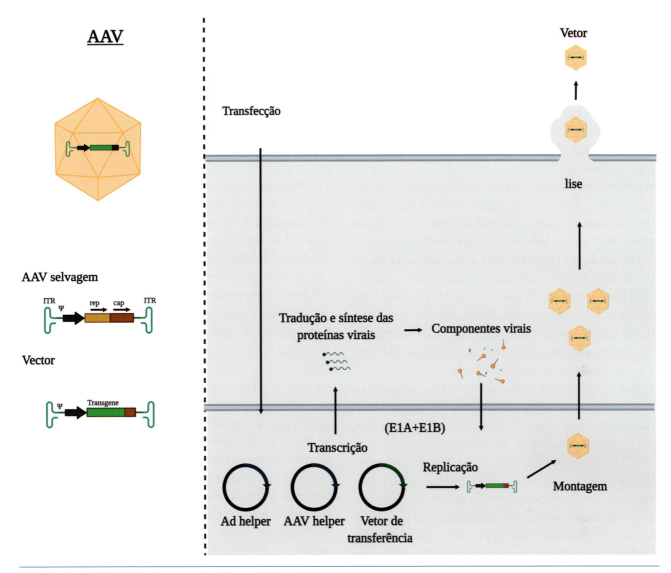

Figura 23.3 ● Representação da estrutura dos vetores adenoassociados e seu mecanismo de produção. Após a transfecção dos plasmídeos inicia-se a transcrição dos regulatórios (codificados pelo plasmídeo Ad *helper*), genes estruturais (AAV *helper*) e a replicação do vetor de transferência. Após a tradução dos mRNA as proteínas virais retornam ao núcleo onde iniciaram a montagem dos *virions*. Em seguida ocorre a liberação de vetores por *lise* da célula hospedeira/produtora.

replicação viral e uma das funções de E1B é a inativação de p53, assim permitindo a replicação do vírus. Porém, na célula cancerosa, a atividade de p53 é tipicamente perdida devido à mutação, deleção do gene TP53 ou a outras alterações nas vias de regulação de p53. Uma vez que a de E1B não é necessária em células tumorais que apresentam via de p53 desregulada, o Onyx-15 torna-se capaz de se replicar nessas células. Entretanto, em estudos posteriores foi demonstrado que esta preferência não depende exclusivamente de p53. Outro exemplo de vírus similar, este que foi aprovado para comercialização na china é o Oncorine. Um oncolítico adenoviral deficiente em E1B é comercializado na China para tratamento de câncer de cabeça e pescoço.

Outro exemplo interessante é o AdΔ24 que possui uma deleção de 24 pb no gene E1A. O produto gênico de E1A é responsável pela inibição da proteína supressora de tumor pRB, uma etapa fundamental para replicação do adenovírus. Em células normais, pRB induz parada do ciclo celular e morte, sendo a tarefa de E1A inativar pRB e permitir a replicação viral. Em células tumorais, pRB se encontra inativada devido mutações, deleções ou demais alterações nas vias de regulação de pRB. Então, a falta E1A restringe a replicação do AdΔ24 em células normas, mas permite replicação em células que apresentam uma disfunção na via de pRB. O AdΔ24 está sendo estudado em ensaios pré-clínicos e clínicos em sua forma original ou com modificações adicionais.

Por exemplo, o tropismo pode ser alterado com a modificação da fibra adenoviral, tipicamente com a inserção de um tripeptideo RGD (arginina, glicina, aspartato), ampliando o espectro de células que podem ser infectadas pelo mesmo. Além disso, um promotor tecido específico pode também ser empregado para direcionar a expressão do gene E1A-Δ24 especificamente em células tumorais. Outra possibilidade é o "armamento" do vírus com um transgene funcional, como GM-CSF (do inglês: *granulocyte macrophage – colony stimulating factor*). Com tudo, o vírus deve ter capacidade elevada de destruir especificamente células tumorais e ativar uma resposta imune adaptativa, conforme ilustrado na Figura 23.3.

Em 2015, o FDA aprovou a comercialização do *vírus oncolítico Imlygic* (talimogene laherparepvec, Amgen, EUA) para tratamento de casos avançados de melanoma. O vetor é derivado do vírus herpes simples 1 (HSV1), com deleção de genes virais ICP34.5 e ICP47, deixando o vírus especialmente vulnerável para respostas antivirais, bem como, deficiente na tradução de proteínas virais e incapaz de replicar em células normais. Em células tumorais, entretanto, essas características não são um problema e o vírus torna-se capaz de se replicar e expressar seus genes. Além disso, Imlygic foi armado com o transgene GM-CSF, assim reforçando a indução da resposta imune. Estudos clínicos mostraram aumento significativo na sobrevida de pacientes portadores de melanoma metastático. É importante notar que a entrega de vírus é realizada pela via intratumoral e que apesar de suas capacidades replicativa este vírus não consegue se espalhar para sítios distantes. Neste caso o controle da doença é obtido graças a resposta imune antiviral, bem como uma resposta antitumoral contra os antígenos liberados pelo vetor.

Um exemplo de vírus oncolíticos de ocorrência natural que foi isolado no Brasil e ainda está sendo estudado. Esta cepa de Zika vírus (ZIKV[BR]) tem tropismo natural para células do sistema nervoso central e em particular causa efeito citolítico em células tumorais embrionários derivados deste tecido. Em modelo ortotópico onde células foram cultivadas em camundongos, o tratamento com ZIKV[BR] prorrogou sobrevida dos animais em até 80 dias, enquanto os animais sem tratamento morrem em 30 dias (Kaid *et al.*, 2018). Este e outros estudos do tipo mostram que o Zika vírus poderá ser utilizado um dia para combater tumores do sistema nervoso central.

Combinações de abordagens

Com tantas tecnologias a disposição, cada uma com o seu mecanismo de ação específico, é natural considerar que a associação entre várias abordagens poderia trazer maior benefício do que seu uso isolado. Neste tópico daremos ênfase para a combinação de células CAR-T, vírus oncolítico e checkpoint blockade. Lembrando, a função do checkpoint blockade, na sua essência, é de promover a atividade de células T citolítico já presentes no organismo. Já as células CAR-T e vírus oncolítico atacam diretamente as células tumorais, enquanto a preservação de atividade de células T promove a função antitumoral do próprio paciente.

Vírus oncolíticos podem ser associados a algumas abordagens que visam o melhoramento da função de células T. Um bom exemplo é o ICOVIR-15 (AdRGD-Δ24), um Vírus oncolítico que foi armado com um BiTE (*bispecific T cell engager*) e entregue sistemicamente utilizando células mesenquimais como carreadoras. O BiTE é uma proteína engenheirada que possui dois scFv, um que interage com e TCR CD3ε e outro, neste caso, que reconhece EGFR, um receptor frequentemente aumentado em células tumorais, e assim serve como uma ponte entre células T do organismo e células tumorais. O vírus chega na massa tumoral por meio da 'carona' que recebe das células mesenquimais, que são atraídas para sítios tumorais. Uma vez no sítio do tumor o vírus oncolítico age na destruição de células tumorais ao mesmo tempo que induz a expressão de BiTEs. Então estas moléculas entram na circulação, podendo promover a citólise em células tumorais que não foram infectadas (Barlabe *et al.*, 2020).

Em outro exemplo, a união de Imlygic com ipilimumab (anti-CTLA4) está sendo testada clinicamente em pacientes portadores de melanoma. Com essa combinação, um número maior de pacientes obtiveram resposta ao tratamento e demonstrando regressão de tumores metastáticos mesmo quando não foram tratados diretamente em comparação com o tratamento com ipilimumab sozinho (Chesney *et al.*, 2018).

O tratamento de tumores sólidos com células CAR-T é especialmente desafiador. No caso das leucemias e linfomas de células B, a proteína CD19 serve como antígeno célula específico. Os tratamentos Kymria e Yescarta, por exemplo, São capazes de eliminar todas as células B, tumorais ou não. Neste caso, o efeito '*on target, off tumor*' é tolerável sendo que o paciente pode ter boa qualidade de vida mesmo na ausência de células B. Além disso como estes tratamentos não afetam células tronco, após um tempo da terapia ocorre a diferenciação e expansão de células B repopulando o sistema do paciente. No caso de tumores sólidos, como pulmão, glioma, próstata, pâncreas, os antígenos associados ao tumor (TAA, *tumor associated antigens*) não são exclusivos do tecido transformado, possibilitando o risco de que as células CAR-T eliminem células normais de maneira não tolerada pelo organismo. A infiltração e a função das células CAR-T também são dificultadas pelo TME imunossupressor. Embora as melhorias no desenho do CAR possam resolver alguns dos problemas relacionados às interações com o antígeno alvo, a superação de algumas das limitações do TME pode ser alcançada combinando CARs com abordagens adicionais, como vacinas, bloqueio de checkpoint e vírus oncolíticos.

A inibição da interação PD-1/PD-L1 é conhecida por melhorar a terapia com células CAR-T. Por exemplo, o uso da edição de genes, como CRISPR/Cas9, para manipular células CAR-T que carecem de expressão de PD1 foi explorado. Alternativamente, os CARs podem ser projetados para secretar uma proteína, como um anticorpo de cadeia única, que inibe PD1.

Alternativamente, as células CAR-T podem ser administradas em combinação com vírus oncolítico. Em um exemplo interessante, um adenovírus oncolítico foi coadministrado com um adenovírus dependente de auxiliar que expressou um mini-anticorpo que bloqueia PD-L1 (Tanoue et al., 2017). Embora esta abordagem possa reduzir os volumes dos tumores em modelo de camundongo de câncer de próstata, a adição de uma célula CAR-T específica de Her2 reduziu ainda mais a progressão do tumor e manteve os tumores sob controle por 100 ou mais dias. Surpreendentemente, a produção localizada do mini-anticorpo foi superior à administração de IgG anti-PD-L1 em combinação com as células CAR-T.

Em outro exemplo, o adenovírus oncolítico foi modificado para expressar um BiTE direcionado a EGFR em combinação com células CAR-T direcionadas contra o receptor de folato α (FR-α). As células FR-α CAR-T podem se infiltrar nos tumores colorretais HCT116 ou pancreáticos Panc1, mas não os eliminam completamente. Em combinação com o vírus oncolítico que codifica o BiTE, a eliminação do tumor essencialmente completa foi observada devido ao envolvimento de células T modificadas com CAR e não modificadas com BiTE. Assim, a abordagem combinada poderia eliminar uma população de células tumorais heterogêneas, empregando um adenovírus oncolítico, células BiTE e CAR-T (Wing et al., 2018).

Dois trabalhos recentes utilizaram vírus oncolíticos para a entrega do alvo para células CD19 CAR-T em tumores sólidos (Aalipour et al., 2020; Park et al., 2020). Ou seja, o vírus teve ação oncolítico e ainda forneceu expressão de CD19 no tumor, servindo como alvo das células CAR-T. Em um artigo, o vírus vaccínia serviu tanto para induzir oncólise quanto expressar o domínio CD19. A ação do vírus oncolítico reverteu a imunossupressão no TME e ainda espalhou o antígeno alvo, CD19. Em seguida, células CD19-CAR-T foram administradas, resultando na morte das células tumorais devido a interação das CAR-T com o antígeno, que por sua vez, liberou ainda mais vírus, perpetuando o ataque antitumoral (Park et al., 2020). No segundo artigo, a abordagem foi bem parecida, só que o vírus vaccínia carregou o cDNA completo para CD19. Novamente, a introdução do antígeno direcionou as células CD19-CAR-T para induzir morte nas células tumorais (Aalipour et al., 2020). Nos dois casos, é possível que o vírus oncolítico expresse o antígeno em células normais e ainda o antígeno já está presente em células B, então as células CD19-CAR-T poderiam eliminar estas células normas. Mesmo assim, a utilização de CD19 como antígeno alvo foi escolhido, em parte, para facilitar estes trabalhos de prova de conceito. Novos estudos e modelos são necessários antes de considerar esta abordagem para a clínica.

Nos exemplos acima, a aplicação de vírus oncolítico em combinação com células CAR foi realizada concomitantemente. Em contraste, o uso da célula CAR como carreador do vírus oncolítico poderia trazer várias vantagens, especialmente a administração do vírus oncolítico de forma sistêmica e protegido da resposta antiviral, especialmente por anticorpos neutralizantes preexistentes. De acordo com nosso conhecimento, o único exemplo do uso da célula CAR-T como carreador de vírus oncolítico até a data foi relatado por Van Seggelen et al. (2015). Este trabalho demonstrou que dois vírus oncolíticos, VSV (*vesicular stomatitis virus*) e VV (*vaccínia vírus*), tem compatibilidade com esta abordagem onde células CAR-T especificas para HER2 podiam ser carregadas com os vírus, entregar o vírus a célula tumoral alvo (realizado in vitro) sem prejudicar viabilidade ou função das células CAR-T. Ensaios *in vivo* não foram relatados (Vanseggelen et al., 2015).

RNA de interferência

RNA de interferência (RNAi), também chamado de silenciamento gênico, é um fenômeno biológico que resulta na inibição da expressão gênica (*gene knockdown*). Esse processo ocorre através da atividade de um conjunto de enzimas celulares que reconhecem e clivam sequencias de RNA não codificantes que interagem com transcritos (mRNA), resultando no impedimento da tradução (Figura 23.4). Desse modo, as células possuem um mecanismo para regular expressão no nível do mRNA.

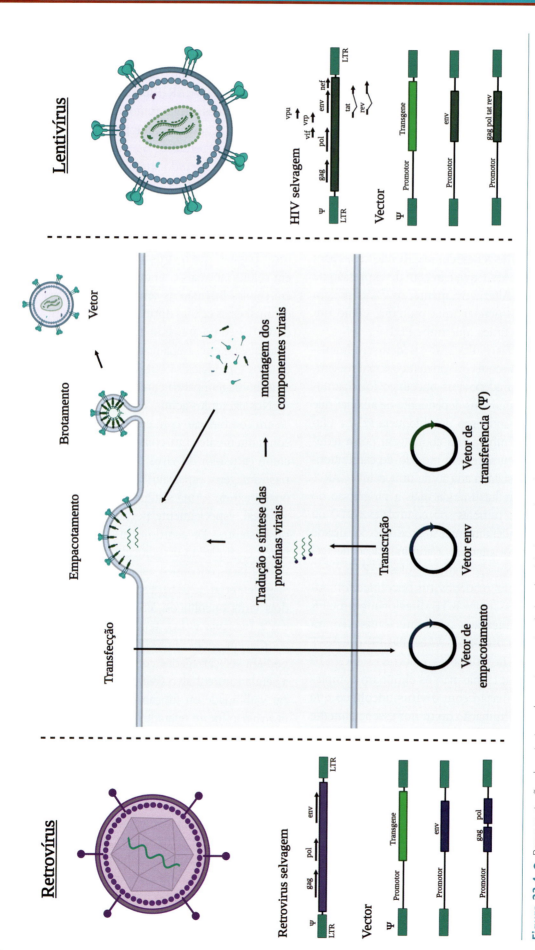

Figura 23.4 ● Representação da estrutura dos vetores retrovirais e lentivirais seguida pelo mecanismo de produção. Após a transfecção dos plasmídeos lentivirais e transcrição dos plasmídeos inicia-se a tradução dos mRNAs que resulta na síntese de proteínas virais. As proteínas do capsídeo se acumulam na membrana celular onde se procede a montagem do *virion*. Após a síntese do RNA viral ocorre o empacotamento apenas do RNA que contem a sequência ψ e o gene de interesse (transgene). Os vetores são então liberados pelo brotamento através da membrana plasmática.

A RNAi que ocorre naturalmente em nossas células se inicia com a expressão de pequenos RNAs codificados no genoma humano, chamados de pri-miRNAs, que formam estruturas de RNA dupla fita. No núcleo, o pri-miRNA é então clivado pelas enzimas drosha e pasha, resultando na formação do pre-miRNA que é transportado para o citoplasma onde dicer cliva a estrutura, gerando o miRNA. Em seguida, a proteína argonauta separa as fitas do miRNA e uma destas se acopla com a proteína RISC que, por sua vez, interage com o transcrito através da complementariedade do miRNA com sequencias no transcrito. Como resultado, tradução é inibida e/ou o mRNA é degradado. No laboratório, é possível codificar o miRNA em vetores de transferência gênica, sendo em sua forma nativa ou na forma de um shRNA (*short hairpin RNA*). Alternativamente, a célula pode ser transfectada com oligonucleotídeos sintéticos, siRNA (*small interfering RNA*). Em todos estes casos (miRNA, shRNA ou siRNA), a célula realiza o processamento necessário até que a sequência seja associada com RISC e a tradução proteica bloqueada. Outra possibilidade existente é a indução da expressão de um RNA anti-senso, um mRNA complementar ao mRNA do gene alvo, levando a formação de uma longa molécula de dsRNA que será processada até sua apresentação por RISC.

Como exemplo do uso de RNAi no tratamento de câncer, TKM-080301 é uma nanopartícula lipídica contendo siRNA para silenciamento do gene polo like kinase 1 (PLK1), um gene com expressão aumentada em carcinoma hepatocelular (HCC). Em protocolo clínico, 39 pacientes com HCC resistentes ao tratamento padrão foram tratados com aplicação sistêmica do TKM-080301, com resultado de resposta parcial em 21% dos pacientes (El Dika *et al.*, 2019). Em outro exemplo, um dispositivo biodegradável foi utilizado para fornecer siRNA contra k-Ras mutante em 12 pacientes com câncer do pâncreas. Esta droga, siG12D-LODER, foi bem tolerada e proporcionou a estabilidade da doença em 10 pacientes e resposta parcial em dois (Golan *et al.*, 2015).

Os mecanismos de RNAi também podem ser utilizados para direcionar expressão a partir de vetores recombinantes. A inclusão da sequência alvo no transcrito do gene terapêutico deve resultar na sua tradução somente em células deficientes na expressão do miRNA que reconhece esta sequência alvo e, então, a tradução seria impedida em células com expressão do miRNA em questão. Em um exemplo interessante, o cDNA de intereferon-α foi clonado em um vetor lentiviral. A expressão do interferon-α foi controlada pelo promotor gênico TIE2, ativo preferencialmente em células mieloides. O cDNA também possui sequência alvo do miRNA-126T, expresso em níveis elevados em células tronco hematopoiéticas. Assim, a modificação *ex vivo* de células tronco hematopoiéticas e posterior transplante no organismo fornece expressão de interferon-α especificamente em células mieloide, em particular macrófagos, que podem se infiltrar no tumor e reverter a imunossupressão encontrada no microambiente tumoral (Escobar *et al.*, 2014). Atualmente, esta estratégia, conhecida como Temferon (Genenta Science, Milao, Italia), está em fase inicial de teste clínico.

CRISPR-Cas9

Em 1987 foram descobertas sequências de DNA incomuns no genoma de bactérias que mais tarde foram nomeadas, repetições palindrômicas curtas regularmente interespaçadas, na sigla inglesa (CRISPR). Por volta do ano 2000 determinou-se que essas sequências de DNA compõe um sofisticado mecanismo de defesa antiviral, em que bactérias e arqueobactérias sobreviventes de infeções virais armazenam memória genética dos fagos que as atacaram. Essas sequências virais podem ser utilizadas para identificar e clivar DNA/RNA viral similar, prevenindo futuras infecções. O mecanismo se baseia na expressão de um RNA que é processado em vários fragmentos, cada um contendo uma repetição e um espaçador (sequência viral). A porção de repetição se associa a uma endonuclease denominada Cas, enquanto o espaçador promove o reconhecimento de sequências complementares a ele. Charpentier e Doudna (2013), propuseram a substituição da sequência espaçadora por uma sequência alvo de interesse e assim foi desenvolvido a primeira ferramenta de edição gênica (CRISPR Cas9). Atualmente ferramentas de edição gênica são usadas para os mais diversos propósitos desde a pesquisa básica, por meio da deleção de genes a serem investigados, a aplicações mais práticas na agricultura, indústria e medicina. Na oncologia ferramentas de edição gênica são usadas majoritariamente para fins de pesquisa, como a deleção ou inserção de genes para fins de estudo. Entretanto, nos últimos anos CRISPR vem sendo usada como método de edição gênica para a criação de células CAR-T.

CRISPR e o câncer

Embora CRISPR possua grande potencial para tratar diversas doenças essa tecnologia possui algumas limitações a serem superadas, algumas delas estritamente relacionadas ao câncer. Estudos recentes têm demonstrado que a edição gênica via CRISPR Cas9 pode levar a alterações na via de p53. Esta proteína chamada de "guardião do genoma" é conhecida por monitorar a integridade do DNA, induzindo reparo de danos e apoptose quando ocorrem danos irremediáveis. Segundo os autores do artigo após a clivagem do DNA a enzima Cas9 pode permanecer associada ao sítio da lesão por um tempo induzindo a via de p53 e apoptose. De acordo com a hipótese dos autores, a edição gênica é frequentemente mais sucedida em células que apresentam alguma disfunção na via de p53, dessa forma a edição gênica poderia levar a seleção de clones mutantes e a longo prazo o desenvolvimento de câncer.

Edição gênica em linhagem germinal, conflitos éticos e perspectivas futuras

Como consequência do advento de ferramentas de edição gênica baseadas em CRISPR, abordagens terapêuticas controversas envolvendo engenharia genética de células da linhagem germinal e embriões foram testadas de forma prematura. Esse acontecimento abriu as portas para a era da edição de genomas como terapias preventivas, no entanto as condições do experimento realizado, bem como a preocupação com a segurança do uso dessa técnica resultou em grande discussão da eticidade desses experimentos. Esse evento resultou na solicitação de uma moratória global para desacelerar as investigações da edição gênica em células de linhagem germinal e embriões. Como resultado diversos países aprovaram regulamentações e leis proibitivas para esse tipo de procedimento.

Como nas terapias somáticas esta nova abordagem tem grande potencial para não apenas tratar, mas prevenir diversas doenças, sejam elas doenças monogenéticas ou até males complexos como o câncer. É impossível prever o futuro, entretanto por hora, devido aos riscos e as complexas questões éticas envolvidas, terapias gênicas com potencial hereditário se limitarão aos âmbitos da ficção científica.

GLOSSÁRIO

CAR (coxsackie and adenovirus receptor): é uma de proteína codificada por células alguns tipos celulares humanos e serve como receptor de membrana do tipo I para os vírus coxsackie do grupo B e adenovírus do subgrupo C.

CAR (chimeric antigen receptor): Receptor de antígeno quimérico é um receptor de células T (TCR) artificial que é produzido através da fusão de scFv com domínios do TCR e domínios proteicos de co-receptores de células T como CD28.

Cassete de expressão: Um cassete de expressão é uma sequência de DNA presente em um vetor que consiste em um gene ou mais genes flanqueados por sequências reguladoras capazes de promover sua expressão em uma célula.

Código genético: (*Não confundir com genoma). Relação entre nucleotídeos e aminoácidos em que uma trinca de nucleotídeos corresponde a um aminoácido que será incorporado na síntese de proteica durante a tradução do RNA (e.g. ATG e AUG correspondem ao amino ácido metionina). Possíveis analogias ao código genético são os códigos binários da informática e o código Morse. Ambos são compostos de sequências simples que podem codificar letras de um alfabeto complexo. Nesta analogia um gene seria similar a uma mensagem codificada em binário capaz de ser traduzida para o português por aqueles que souberem a correlação entre o código e o alfabeto da língua portuguesa.

Genoma (*não confundir com código genético): Em contexto individual refere-se a todo o DNA de uma célula ou organismo, e.g. o genoma de um indivíduo. Em contexto amplo pode-se referir a todas as sequências de DNA presentes em uma espécie, e.g. genoma humano.

In vitro: do latim, "em vidro". Processos biológicos que ocorrem fora de organismos vivos em um ambiente laboratorial, tradicionalmente em recipientes de

In vivo: Do latim "em vivo". Processo que ocorre dentro de um organismo vivo. No contesto de pesquisa se refere a ensaios realizados em animais.

ITR (Inverted terminal repeats): Repetições terminais invertidas são sequências repetitivas de nucleotídeos encontradas nas extremidades do genoma de alguns vírus que atuam como origem de replicação.

Lise: é um processo de destruição de células causado pela ruptura da membrana plasmática.

LTR (Long terminal repeats): Repetições longas terminais são grandes sequências repetitivas de nucleotídeos que podem ser encontradas nas extremidades de ácidos nucléicos, flanqueando genes funcionais. Estas sequências compõe as extremidades do genoma de retrovirus do tipo ssRNA-RT e retrotransposons, os quais as utilizam para inserir seus genomas no DNA do organismo hospedeiro.

Morte celular imunogênica ou *immunogenic cell death* **(ICD):** processo de morte celular que é acompanhado da liberação de efetores moleculares que levam à organização de uma resposta imune protetora contra as células-alvo, como células tumorais, por exemplo.

Oncolise: processo de lise de células tumorais, frequentemente ocasionado por terapias que induzem morte celular. E.g. Infecção por vírus oncolíticos.

scFv (*Single chain variable fragmente*): é uma proteína de fusão das regiões variáveis de cadeias pesadas (VH) e leves (VL) de imunoglobulinas, conectadas por um peptídeo ligante de 10 a 25 aminoácidos. Assim como seus anticorpos de origem essa proteína artificial retém a especificidade contra um antígeno específico.

Transgene: gene exógeno/de outra espécie ou artificial.

Tropismo: Capacidade de um vírus, células, molécula (vetor) em se dirigir rumo a um determinado tipo celular, tecido ou órgão alvo.

Vírus oncolítico: Vírus projetado para infectar e matar células tumorais por lise celular.

LEITURAS RECOMENDADAS

Heisler AMJ, Werner MS, Rodrigues OA. Biotecnologia e Bioética. In: Agnor Sganzerla; Marcia Regina Chizini Chemin; Patricia Maria Forte Rauli. (Org.). Bioética nas profissões: Ciências da saúde e áreas afins – Série Bioética. Volume 10. 1ed. Curitiba: CRV. 2019; 10:201-16.

National Academies of Sciences, Engineering, and Medicine; Policy and Global Affairs. Washington (DC): National Academies Press (US); 2019 Jan 10. Disponível em: <https://www.ncbi.nlm.nih.gov/books/NBK535994/>.

Targeted câncer therapies. Cancer.gov, 2020. Disponível em: < https://www.cancer.gov/about-cancer/treatment/types/targeted-therapies/targeted-therapies-fact-sheet>. Acesso em: 21, outubro 2020.

Wang H, La Russa M, Qi LS. CRISPR/Cas9 in Genome Editing and Beyond. Annu Rev Biochem. 2016;85:227-264. doi:10.1146/annurev-biochem-060815-014607.

Wirth, T., Parker, N. & Yla-Herttuala, S. History of gene therapy. Gene 525, 162-169, 2013, doi:10.1016/j.gene.2013.03.137 (2013).

REFERÊNCIAS BIBLIOGRÁFICAS

Aalipour A, et al. Viral Delivery of CAR Targets to Solid Tumors Enables Effective Cell Therapy. Mol Ther Oncolytics, v. 17, p. 232-240, Jun 26 2020. ISSN 2372-7705 (Print) 2372-7705 (Linking). Disponível em: <https://www.ncbi.nlm.nih.gov/pubmed/32346612>.

Barlabe P, et al. Enhanced antitumor efficacy of an oncolytic adenovirus armed with an EGFR-targeted BiTE using menstrual blood-derived mesenchymal stem cells as carriers. Cancer Gene Ther, v. 27, n. 5, p. 383-388, May 2020. ISSN 1476-5500 (Electronic) 0929-1903 (Linking). Disponível em: <https://www.ncbi.nlm.nih.gov/pubmed/31204390>.

Cerqueira OLD, et al. Combined p14ARF and Interferon-β Gene Transfer to the Human Melanoma Cell Line SK-MEL-147 Promotes Oncolysis and Immune Activation. Front Immunol. V. 11, 2020. Disponível em: <https://www.ncbi.nlm.nih.gov/pmc/articles/PMC7642851/>.

Charpentier E, Doudna JA. Biotechnology: Rewriting a genome. Nature, v. 495, n. 7439, p. 50-1, Mar 7 2013. ISSN 1476-4687 (Electronic) 0028-0836 (Linking). Disponível em: <https://www.ncbi.nlm.nih.gov/pubmed/23467164>.

Chesney J, et al. Randomized, Open-Label Phase II Study Evaluating the Efficacy and Safety of Talimogene Laherparepvec in Combination With Ipilimumab Versus Ipilimumab Alone in Patients With Advanced, Unresectable Melanoma. J Clin Oncol, v. 36, n. 17, p. 1658-1667, Jun 10 2018. ISSN 1527-7755 (Electronic) 0732-183X (Linking). Disponível em: <https://www.ncbi.nlm.nih.gov/pubmed/28981385>.

Earl HM, et al. 6 versus 12 months of adjuvant trastuzumab for HER2-positive early breast cancer (PERSEPHONE): 4-year disease-free survival results of a randomised phase 3 non-inferiority trial. Lancet, v. 393, n. 10191, p. 2599-2612, Jun 29 2019. ISSN 1474-547X (Electronic) 0140-6736 (Linking). Disponível em: <https://www.ncbi.nlm.nih.gov/pubmed/31178152>.

El Dika I, et al. An Open-Label, Multicenter, Phase I, Dose Escalation Study with Phase II Expansion Cohort to Determine the Safety, Pharmacokinetics, and Preliminary Antitumor Activity of Intravenous TKM-080301 in Subjects with Advanced Hepatocellular Carcinoma. Oncologist, v. 24, n. 6, p. 747-e218, Jun 2019. ISSN 1549-490X (Electronic) 1083-7159 (Linking). Disponível em: <https://www.ncbi.nlm.nih.gov/pubmed/30598500>.

Escobar G, et al. Genetic engineering of hematopoiesis for targeted IFN-alpha delivery inhibits breast cancer progression. Sci Transl Med, v. 6, n. 217, p. 217ra3, Jan 1 2014. ISSN 1946-6242 (Electronic) 1946-6234 (Linking). Disponível em: <https://www.ncbi.nlm.nih.gov/pubmed/24382895>.

Golan T, et al. RNAi therapy targeting KRAS in combination with chemotherapy for locally advanced pancreatic cancer patients. Oncotarget, v. 6, n. 27, p. 24560-70, Sep 15 2015. ISSN 1949-2553 (Electronic) 1949-2553 (Linking). Disponível em: <https://www.ncbi.nlm.nih.gov/pubmed/26009994>.

Hanahan D, Weinberg RA. The hallmarks of cancer. Cell, v. 100, n. 1, p. 57-70, Jan 7 2000. ISSN 0092-8674 (Print) 0092-8674 (Linking). Disponível em: <https://www.ncbi.nlm.nih.gov/pubmed/10647931>.

Kaid C, et al. Zika Virus Selectively Kills Aggressive Human Embryonal CNS Tumor Cells In Vitro and In Vivo. Cancer Res, v. 78, n. 12, p. 3363-3374, Jun 15 2018. ISSN 1538-7445 (Electronic) 0008-5472 (Linking). Disponível em: <https://www.ncbi.nlm.nih.gov/pubmed/29700002>.

Kepp O, et al. Oncolysis without viruses - inducing systemic anticancer immune responses with local therapies. Nat Rev Clin Oncol, v. 17, n. 1, p. 49-64, Jan 2020. ISSN 1759-4782 (Electronic) 1759-4774 (Linking). Disponível em: <https://www.ncbi.nlm.nih.gov/pubmed/31595049>.

Kojima T, et al. Randomized Phase III KEYNOTE-181 Study of Pembrolizumab Versus Chemotherapy in Advanced Esophageal Cancer. J Clin Oncol, p. JCO2001888, Oct 7 2020. ISSN 1527-7755 (Electronic) 0732-183X (Linking). Disponível em: <https://www.ncbi.nlm.nih.gov/pubmed/33026938>.

Llovet JM, et al. Sorafenib in advanced hepatocellular carcinoma. N Engl J Med, v. 359, n. 4, p. 378-90, Jul 24 2008. ISSN 1533-4406 (Electronic) 0028-4793 (Linking). Disponível em: <https://www.ncbi.nlm.nih.gov/pubmed/18650514>.

Park AK, et al. Effective combination immunotherapy using oncolytic viruses to deliver CAR targets to solid tumors. Sci Transl Med, v. 12, n. 559, Sep 2 2020. ISSN 1946-6242 (Electronic) 1946-6234 (Linking). Disponível em: <https://www.ncbi.nlm.nih.gov/pubmed/32878978>.

Riley MK, Vermerris W. Recent Advances in Nanomaterials for Gene Delivery-A Review. Nanomaterials (Basel), v. 7, n. 5, Apr 28 2017. ISSN 2079-4991 (Print) 2079-4991 (Linking). Disponível em: <https://www.ncbi.nlm.nih.gov/pubmed/28452950>.

Strauss BE, et al. Perspectives for cancer immunotherapy mediated by p19Arf plus interferon-beta gene transfer. Clinics (Sao Paulo), v. 73, n. suppl 1, p. e479s, Sep 6 2018. ISSN 1980-5322 (Electronic) 1807-5932 (Linking). Disponível em: <https://www.ncbi.nlm.nih.gov/pubmed/30208166>.

Tanoue K, et al. Armed Oncolytic Adenovirus-Expressing PD-L1 Mini-Body Enhances Antitumor Effects of Chimeric Antigen Receptor T Cells in Solid Tumors. Cancer Res, v. 77, n. 8, p. 2040-2051, Apr 15 2017. ISSN 1538-7445 (Electronic) 0008-5472 (Linking). Disponível em: <https://www.ncbi.nlm.nih.gov/pubmed/28235763>.

Vanseggelen H, et al. Chimeric antigen receptor-engineered T cells as oncolytic virus carriers. Mol Ther Oncolytics, v. 2, p. 15014, 2015. ISSN 2372-7705 (Print) 2372-7705 (Linking). Disponível em: <https://www.ncbi.nlm.nih.gov/pubmed/27119109>.

Wing A, et al. Improving CART-Cell Therapy of Solid Tumors with Oncolytic Virus-Driven Production of a Bispecific T-cell Engager. Cancer Immunol Res, v. 6, n. 5, p. 605-616, May 2018. ISSN 2326-6074 (Electronic) 2326-6066 (Linking). Disponível em: <https://www.ncbi.nlm.nih.gov/pubmed/29588319>.

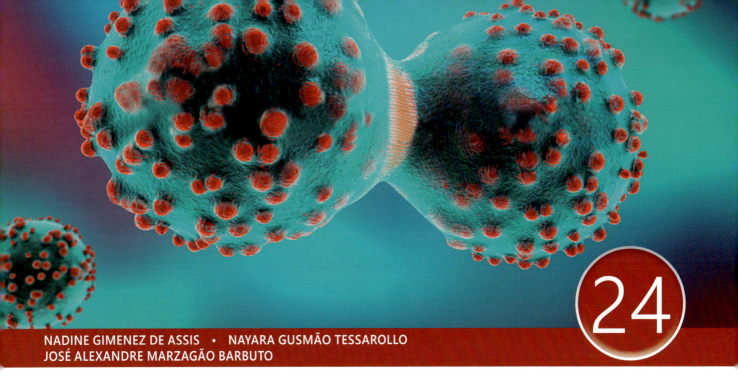

NADINE GIMENEZ DE ASSIS • NAYARA GUSMÃO TESSAROLLO
JOSÉ ALEXANDRE MARZAGÃO BARBUTO

Imunoterapia: Conceito, Principais Abordagens Clínicas, Vantagens e Desvantagens

O QUE É IMUNOTERAPIA?

Nas últimas décadas, a batalha contra o câncer ganhou uma importante aliada – a *imunoterapia* – que consiste em uma abordagem de tratamento que tem como objetivo (re) ativar a capacidade natural do sistema imunológico do hospedeiro de reconhecer as células tumorais como perturbadoras do equilíbrio homeostático dos tecidos onde se encontram e, portanto, de se engajar na tentativa de eliminá-las. A imunoterapia utiliza a resposta imune adaptativa e inata do hospedeiro para eliminar as células tumorais e pode ser categorizada em duas grandes estratégias:

1. Abordagem ativa, que consiste em ativar o próprio sistema imune do paciente e levar ao desenvolvimento de células imunes efetoras específicas contra o tumor, gerando memória imunológica antitumoral.
2. Abordagem passiva, que envolve a transferência de elementos capazes de combater o tumor, como moléculas e células mononucleares, gerados *ex vivo* possibilitando que o paciente responda à doença. No entanto, a duração destes efeitos depende da permanência dos elementos transferidos no organismo do indivíduo (Figura 24.1).

Nem sempre é simples classificar um determinado tratamento como "ativo" ou "passivo" e novas estratégias em desenvolvimento têm tornado esta separação mais fluida. De modo geral, são consideradas estratégias ativas as vacinas, que direcionam a resposta imune contra antígenos presentes nas células tumorais, os *anticorpos* imunomoduladores e algumas terapias com *citocinas*, que potencialmente favoreçam a ativação do sistema imune como um todo contra o tumor. As abordagens passivas envolvem muitos dos tratamentos com *anticorpos monoclonais (mAbs)* dirigidos contra alvos da célula tumoral e as terapias com células T adotivas.

Grande parte do progresso que vem sendo obtido no tratamento do câncer se deve à melhor compreensão da heterogeneidade dos tumores sólidos e *hematológicos*, e do papel do microambiente tumoral na biologia do câncer. Paralelamente, o aprofundamento dos conhecimentos dos mecanismos de regulação da resposta imune abriu novas perspectivas para o seu aproveitamento no controle das neoplasias. Na verdade, o grande salto que ocorreu com a imunoterapia se deve à mudança do alvo do tratamento: até recentemente, o alvo que se buscava atingir eram as células neoplásicas, o que vem acontecendo de forma

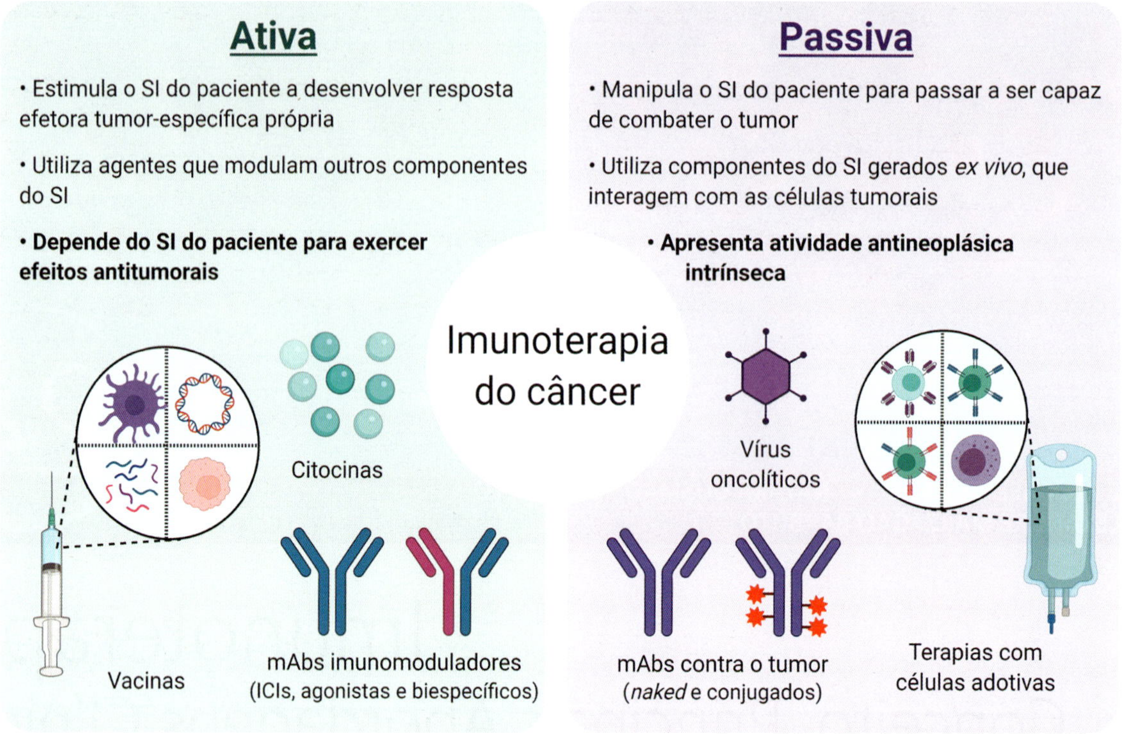

Figura 24.1 ● Imunoterapia ativa e passiva. Principais características e exemplos de intervenções da imunoterapia do câncer divididas em estratégia ativa e passiva. SI, sistema imune; mAbs, anticorpos monoclonais.

cada vez mais precisa. As terapias alvo-dirigidas são um bom exemplo desta precisão, pois são desenhadas para atuar bloqueando vias bioquímicas de sinalização celular e/ou proteínas mutantes específicas, essenciais para o crescimento e sobrevivência das células tumorais. Essa abordagem terapêutica, em subconjuntos específicos de pacientes definidos pelo seu perfil molecular, freia a progressão do tumor e induz a regressão tumoral. Já a quimioterapia, por sua vez, atua em células em divisão, como as células tumorais, diminuindo seu crescimento ou induzindo-as a entrar em apoptose, seja pela ação direta na molécula de DNA, seja impedindo a divisão celular pela estabilização/desestabilização dos microtúbulos, ou ainda, impedindo o reparo do DNA danificado.

Como dito, a terapia contra o câncer sofreu uma mudança no foco que demonstrou muito claramente o potencial e o papel do sistema imune na história natural do câncer. O tratamento dirigido essencialmente contra as células neoplásicas, com as terapias convencionais e alvo-dirigidas, permite a obtenção de limitado sucesso por sempre depender da identificação de um alvo tumoral. No entanto, no momento em que se voltou a atenção para os mecanismos de regulação da resposta imune, compreendendo que as neoplasias, independentemente de seu tipo histológico, muitas vezes induzem tais respostas "reguladas", foi possível "liberar" o sistema imune e, portanto, observar sua eficácia contra diversos tumores.

Além disso, recentemente, diferentes trabalhos mostraram que o sistema imunológico também pode estar envolvido, ou ser "recrutado" para atuar contra os tumores, no contexto das terapias convencionais contra o câncer. Esse envolvimento pode ocorrer de duas maneiras diferentes:

1. Pela atuação direta dessas terapias nas células tumorais e indução de morte celular imunogênica [ref. cap. 9], permitindo que antígenos captados e processados pelas células apresentadoras de antígenos (*Antigen Presenting Cells*, APCs) sejam apresentados eficazmente aos linfócitos T.

2. Pela modulação do microambiente tumoral ao inibir os mecanismos imunossupressores induzidos pelo tumor ou restringindo o acesso das células imunossupressoras ao tumor. Dessa forma, quanto mais se compreende a complexa interação entre sistema imune e as neoplasias, mais se percebe que a combinação de terapias convencionais e estratégias de imunomodulação podem criar janelas terapêuticas favoráveis para que se atinja cada vez maior efetividade no tratamento do câncer.

Imunoterapia: Conceito, Principais Abordagens Clínicas, Vantagens e Desvantagens

Um breve histórico da imunoterapia no câncer

O conceito de que o organismo poderia ser "despertado" para combater o câncer por outros desafios (essencialmente infecciosos), surgiu na segunda metade do século XVIII. Os médicos alemães Busch e Fehleisen observaram, independentemente, regressão de tumores nos pacientes com câncer infectados acidentalmente pela bactéria *Streptococcus pyogenes*, agente causador da erisipela. Posteriormente, ambos infectaram intencionalmente seus pacientes e notaram efeito antitumoral. Esse método ganhou grande notoriedade em 1891 com o cirurgião norte-americano William Coley que passou a injetar diferentes misturas das bactérias *Streptococcus pyogenes* e *Serratia marcescens* vivas e inativadas pelo calor, denominadas "toxinas de Coley", em pacientes com diferentes tipos de tumores como sarcoma, linfoma e carcinoma testicular. Portanto, pode-se dizer que Coley desenvolveu o primeiro tratamento imunológico para o câncer, e hoje é conhecido como o "pai da imunoterapia". No entanto, as toxinas desapareceram gradualmente devido a uma série de fatores como dificuldade na obtenção de um protocolo clínico reprodutível e consistente, o alto risco de infectar pacientes oncológicos com bactérias patogênicas e o desenvolvimento de novas estratégias como a radioterapia e a quimioterapia. A estratégia de Coley, do uso de agentes infecciosos para "despertar" o sistema imune contra o tumor, voltou a ser aplicada eficazmente apenas em 1976 quando Morales e colaboradores demonstraram a eficácia da bactéria *Bacillus Calmette-Guérin* (BCG) no tratamento do carcinoma superficial de bexiga. Outros microrganismos também investigados foram os vírus. A primeira remissão espontânea de tumor atribuída aos vírus foi documentada em 1896 pelo médico americano George Dock em uma paciente com leucemia após infecção grave por influenza.

Uma questão fundamental na imunologia tumoral é determinar se o sistema imunológico é capaz de reconhecer as células tumorais. Paul Ehrlich foi o primeiro a propor, em 1909, que o sistema imunológico tem o potencial de lutar contra as células tumorais, confirmando as observações de Coley de que tumores podem ser suprimidos espontaneamente pela ação do sistema imunológico. Entretanto, devido à falta de conhecimento sobre os detalhes moleculares e celulares do sistema de defesa imune na época, pouco progresso foi feito nessa área. O sistema imunológico ganha destaque novamente décadas depois com a descoberta do interferon-alfa (IFN-α) por Isaacs and Lindenmann, em 1957, devido às suas propriedades antivirais e, 13 anos depois, essa citocina teve sua atividade antitumoral descrita por Gresser e Bourali. Em 1959, foi publicado o primeiro relato de vacina contra o câncer por Ruth e John Grahams em uma coorte de pacientes com câncer ginecológico tratados com o lisado do tumor como *adjuvante*, porém o trabalho em questão não teve grande repercussão. Embora o mecanismo da vacina ainda fosse desconhecido, suposições apontavam para a geração de anticorpos específicos contra o tumor, o único mecanismo adaptativo conhecido na década de 50. As células T e o seu papel na imunidade só foram caracterizados em 1967 por Jacques Miller. Já em meados da década de 70, as células dendríticas (*Dendritic Cells*, DCs) foram descobertas por Steinman e as células *natural killer* (NK), por Klein. Em 1976, o fator de crescimento de células T, agora conhecido como interleucina 2 (IL-2), foi descoberto por Gallo e colegas, possibilitando o cultivo e estudo dos linfócitos *in vitro*. E, em 1991, van der Bruggen e colaboradores identificaram o primeiro antígeno tumoral humano a ser reconhecido pelos linfócitos T citotóxicos, o antígeno do melanoma (*Melanoma Antigen*, MAGE).

Um grande marco na imunoterapia do câncer foi o conceito de *vigilância imunológica ou imunovigilância*, estabelecido inicialmente por Paul Ehrlich e complementado por Thomas e Burnet em 1957. Este último sugeriu que o surgimento de células malignas seria frequente, porém reprimido pelo sistema imune do indivíduo, logo, o desenvolvimento do câncer ocorreria quando a imunidade estivesse enfraquecida, ou quando as células neoplásicas conseguissem escapar do sistema. Esta teoria foi alvo de muito debate, sendo inicialmente aceita, depois desacreditada e, somente no final do século XX, Schreiber, Dunn e Old provaram que o sistema imune (especialmente os linfócitos T) era capaz de exercer vigilância antitumoral efetiva e, mais do que isso, selecionar células neoplásicas capazes de sobreviver à pressão seletiva por ele exercida [ref. cap. 16]. A partir dessas observações, surgiu o conceito de *imunoedição*, o qual reconhece o duplo papel do sistema imune no desenvolvimento tumoral: tanto como um supressor extrínseco quanto como um facilitador de sua progressão, nos casos de escape dos tumores. Esta forma de interação entre o sistema imune e os tumores tem sido descrita em três fases: "eliminação, equilíbrio e escape" [ref. cap. 16]. Embora normalmente se imagine que as três fases ocorrem de forma sequencial, a sequência só continua quando o sistema é incapaz de eliminar o tumor inicial e permite que se estabeleça um equilíbrio. É a partir deste momento que pode ocorrer, eventualmente, o escape do tumor e sua manifestação clínica.

A descoberta dos anticorpos em torno de 1890, atribuída a Paul Ehrlich, Emil von Behring e Kitasato Shibasaburo, abriu o espaço para que estas moléculas pudessem ganhar grande notoriedade no tratamento de um amplo espectro de doenças, incluindo o câncer (e, hoje, a COVID-19). Entretanto, esta possibilidade só se tornou realmente prática a partir da possibilidade de produção de mAbs. Milstein e Köhler foram os pioneiros na sua produção em laboratório na década de 1970, com a utilização de *hibridomas*, que consistem em linhagens celulares secretoras de anticorpos estabelecidas pela fusão de linfócitos B e células de mieloma (tumores de plasmócitos). A pesquisa de tratamentos baseados em mAbs progrediu durante as décadas seguintes, levando ao desenvolvimento de estratégias terapêuticas de grande sucesso em oncologia atualmente.

Apesar do atual sucesso dos tratamentos baseados em mAbs, sempre foi muito atraente a possibilidade de desenvolvimento de tratamentos que explorassem uma das características mais salientes da resposta imune: a memória imunológica, que é o que confere inegável valor às vacinas contra as doenças infecciosas. Na década de 1980, com o desenvolvimento da primeira vacina baseada em um único antígeno (o antígeno de superfície do vírus da hepatite B, HBSAg), a imunoterapia teve a seu dispor uma nova ferramenta para o tratamento de diferentes doenças crônicas, incluindo o câncer. Isto ocorre porque a identificação de alvos específicos em cada caso permite o desenvolvimento de vacinas terapêuticas, que podem levar o sistema imune do doente a reagir contra estes alvos e, eventualmente, modificar a história natural da doença.

Além disso, o advento da tecnologia do DNA recombinante no início da década de 70 e seu aperfeiçoamento desde então teve importantes repercussões no campo da imunoterapia. A possibilidade de manipular informação genética e introduzi-la em diferentes organismos e células foi essencial para a produção de proteínas recombinantes utilizadas nas terapias com citocinas, para a realização de estudos cada vez mais robustos a respeito dos inibidores imunológicos e para engenharia genética de células T com expressão de receptores específicos e sintéticos como os receptores de antígeno quiméricos (*Chimeric Antigen Receptors*, CARs). Tais estratégias continuam gerando grandes avanços até hoje no que diz respeito não só ao tratamento do câncer, mas também de outras doenças como doenças autoimunes, hemofilia, dentre outras.

O papel do sistema imune na eliminação e controle tumoral e as principais metodologias aplicadas na imunoterapia

A finalidade principal da imunoterapia no câncer é gerar uma resposta imune eficaz, isto é, capaz de eliminar células neoplásicas. Como abordado em mais detalhes no Capítulo 16, a ativação do sistema imune requer diversas etapas e estas estão sumarizadas na Figura 24.2.

Tumores não são apenas uma massa de células geneticamente anormais em proliferação descontrolada, e sim um tecido estruturalmente complexo e heterogêneo. Como em qualquer tecido, o padrão e a regulação da resposta imune contra antígenos ali presentes dependem do estado homeostático do microambiente onde ocorre a captura de antígenos. Em tumores que se estabelecem, apesar de sua natureza patológica, a resposta que se observa é ineficaz ou suprimida, parecendo mimetizar o que ocorre em tecidos sadios do organismo. Isto se deve, muitas vezes, não diretamente às células neoplásicas, mas à combinação dos diferentes tipos celulares presentes, incluindo fibroblastos, células endoteliais e células inflamatórias, citocinas e fatores de crescimento localmente produzidos, todos em conjunto levando à formação de um microambiente que favorece a persistência do tumor [ref. cap. 14]. Portanto, para que uma resposta antitumoral eficaz se estabeleça, esta deve ser capaz de superar o microambiente tumoral imunossupressor e, muitas vezes, também o estado de tolerância imunológica sistêmica ao tumor.

Conforme será apresentado ao longo deste capítulo, a imunoterapia é promissora para o tratamento de diversos tipos de câncer, e uma ampla variedade de abordagens vem sendo implementada a fim de modular os componentes imunológicos inatos e adaptativos. No entanto, na prática clínica, médicos e pesquisadores têm encontrado, ainda, muitas limitações no que tange à taxa de resposta global ao tratamento. Como explicações para estes obstáculos ao sucesso da imunoterapia podem-se mencionar: a regulação imunológica mediada pelas próprias células tumorais, a presença de células com função imunossupressora no microambiente tumoral e as diferentes populações de linfócitos infiltrantes no tumor. Essas células agem por meio de uma ampla variedade de moléculas presentes em sua superfície ou por mediadores secretados e são capazes de interferir com respostas imunes efetoras. Assim, os principais mecanismos empregados para suprimir a imunidade antitumoral incluem a secreção de citocinas, como IL-10 e o fator de transformação do crescimento beta (*Transforming Growth Factor beta*, TGFβ), e expressão de *receptores co-inibitórios*, como o antígeno 4 de linfócitos T citotóxicos (*Cytotoxic T-Lymphocyte-Associated protein* 4, CTLA-4), o de morte celular programada 1 (*Programmed cell death protein* 1, PD-1) e seu principal ligante (*Programmed death ligand-1*, PD-L1) bem como a secreção de enzimas depletoras de aminoácidos, incluindo arginase e a indoleamina-2,-3-dioxigenase (IDO). Vale mencionar, porém, que todos estes obstáculos refletem o conhecimento ainda incompleto da resposta imune e de sua regulação – tanto frente às neoplasias, quanto frente a qualquer desafio.

Nas últimas décadas, diferentes abordagens vêm sendo desenvolvidas ou readaptadas com a finalidade de iniciar, liberar ou modificar a resposta imune contra as neoplasias, incluindo: quimioterapia com indutores de morte celular imunogênica; mAbs direcionados contra os receptores inibitórios do sistema imunológico como o CTLA-4 e o PD-1 e seu ligante PD-L1; mAbs que ativam *receptores co-estimulatórios* de células T efetoras; a transferência adotiva de células T contendo receptores modificados, como o *receptor de células T (TCR)* transgênico e o CAR, para compensar deficiências na formação de resposta efetora adequada; vacinas, que buscam ativar as células imunes, por meio da apresentação de antígenos tumorais em contexto "adequado"; assim como moléculas que podem atuar em diferentes etapas do ciclo de imunidade antitumoral, como citocinas recombinantes e moduladores do microambiente tumoral (Figura 24.2).

Embora essas diversas estratégias tenham alcançado efeitos benéficos em pacientes com tumores avançados refratários aos tratamentos convencionais, a maioria dos pacientes não responde de maneira satisfatória quando tratada somente com a imunoterapia. Assim, esta é frequentemente implementada como parte de abordagens combinadas, envolvendo outras modalidades de tratamento como a cirurgia, quimioterapia neo- ou adjuvante e radioterapia. Uma exceção é a terapia de transferência adotiva de células T expressando CAR que, isoladamente, apresenta taxa de resposta superior a 70% em pacientes pediátricos com leucemia linfocítica aguda de células B. De qualquer modo, por conta da característica do sistema imune de sempre buscar o equilíbrio, combinações de tratamentos imunomoduladores serão, provavelmente, o caminho para superar os mecanismos de escape/resistência que surgem com cada abordagem individual, permitindo que a resposta imune antitumoral se estabeleça e se mantenha depois de iniciada.

PRINCIPAIS ESTRATÉGIAS UTILIZADAS NA IMUNOTERAPIA

Citocinas

As citocinas são polipeptídeos ou glicoproteínas que atuam como mensageiros moleculares na comunicação intercelular. São capazes de promover sinais inflamatórios, anti-inflamatórios, de proliferação ou diferenciação para diferentes tipos celulares. Normalmente são liberadas em resposta a um estímulo e exercem efeitos *autócrinos* e *parácrinos* de curta duração, uma vez que sua meia-vida na circulação é baixa. As atividades exercidas pelas citocinas no contexto tumoral são abordadas em detalhes nos capítulos de comunicação celular e resposta imune [ref. cap. 4 e 16].

O uso de citocinas na imunoterapia tem como objetivo "inundar" o sistema com determinados sinais, seja agindo diretamente nas células tumorais, seja estimulando diretamente células imunes efetoras ou inibindo sinais de células do estroma que contribuem para o estabelecimento do microambiente tumoral imunossupressor. Ao explorar suas inúmeras redes de sinalização para desenvolver tratamentos para o câncer, deve-se ter em mente três propriedades importantes dessa sinalização: seu *pleiotropismo*, que pode levar à ocorrência de resultados indesejados e possivelmente antagônicos (por exemplo, a IL-2, que atua tanto na ativação como na supressão imune); sua *redundância*, o que permite que modificações realizadas por uma citocina sejam compensadas por outras; e sua *interdependência*, o que pode levar a resultados diferentes do uso da mesma citocina em situações onde o micro ou macroambiente contém um conjunto de citocinas diferentes.

Estudos em modelos animais demonstraram que citocinas apresentam ampla atividade antitumoral, com papel antiproliferativo e pró-apoptótico, encorajando sua aplicação como terapia do câncer. Ainda, foi observado o aparecimento mais frequente de tumores espontâneos em animais com mutação em determinados genes de citocinas e, também, uma alta eficácia do uso desses mediadores para tratamento de tumores induzidos. A aplicação desta forma de terapia na clínica se iniciou nas décadas de 80 e 90, com a aprovação pela *Food and Drug Administration* (FDA) de IFN-α para pacientes com leucemia de células pilosas em 1986, sarcoma de Kaposi relacionado à AIDS em 1988, melanoma de alto risco em 1995 e linfoma folicular em 1997, e de IL-2 em doses altas para pacientes com carcinoma de células renais avançado em 1992 e melanoma avançado em 1998. Diversas outras citocinas, como IL-12,

ONCOLOGIA – DA MOLÉCULA A CLÍNICA

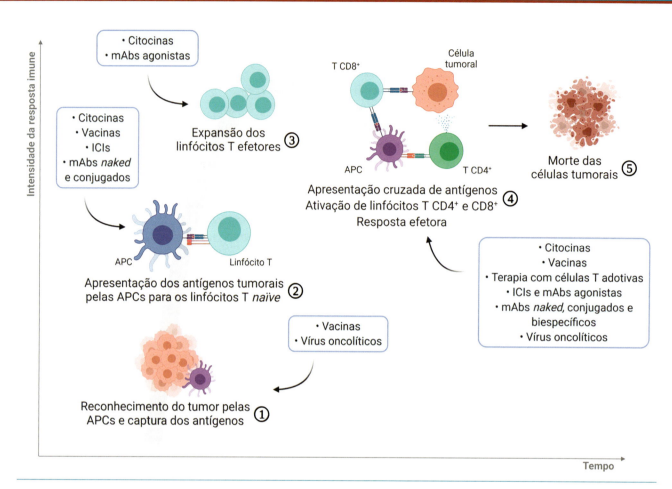

Figura 24.2 • Visão simplificada da resposta imune antitumoral e as principais intervenções imunoterapêuticas. Inicialmente, as células apresentadoras de antígeno (APCs), mais notavelmente as células dendríticas, capturam os antígenos tumorais, os processam em pequenos fragmentos proteicos e apresentam os epítopos peptídicos no contexto de moléculas codificadas pelo complexo principal de histocompatibilidade (MHC) classes I e II para reconhecimento pelos linfócitos T CD4⁺ e T CD8⁺. Assim, as células T *naïve* se diferenciam em células efetoras quando recebem das APCs a combinação "certa" de sinais incluindo o complexo do TCR e moléculas co-estimulatórias. De forma simplificada, pode-se dizer que a ativação dos linfócitos T requer três sinais: o primeiro consiste no reconhecimento, pelo complexo TCR, do peptídeo apresentado no contexto do MHC, interação esta que inclui as moléculas CD4, quando a apresentação se dá no contexto de MHC de classe II, ou CD8, quando no contexto de classe I. O segundo sinal de ativação é dado pela ligação de moléculas co-estimulatórias, dentre as quais a principal, nos linfócitos T, parece ser a CD28, que interage com seus ligantes na APCs, B7-1 (também conhecido como CD80) e B7-2 (também conhecido como CD86). Já o terceiro sinal é aquele mediado por citocinas, sendo necessário para que a diferenciação dos linfócitos T *naïve* prossiga (processos 1 e 2). Posteriormente, os linfócitos ativados, denominados de efetores, passam por uma etapa de diferenciação e expansão clonal e migram do linfonodo para o microambiente tumoral (processo 3). No tumor, os linfócitos efetores T CD4⁺ atuam liberando citocinas pró-inflamatórias que recrutam outras células do sistema imune. Já os linfócitos T CD8⁺ possuem ação citotóxica, induzindo a morte das células tumorais (processos 4 e 5, respectivamente). As diferentes etapas da resposta imune são suscetíveis à intervenção com diversas abordagens de imunoterapia de forma a potencializar a resposta contra o tumor. As principais intervenções que podem atuar em cada fase estão indicadas na figura. ICIs, inibidores de *checkpoint* imunológico; mAbs, anticorpos monoclonais.

IL-15, IL-21 e o fator estimulador de colônias de granulócitos-macrófagos (GM-CSF), entraram em *estudos clínicos* ao longo dos últimos anos para pacientes com câncer avançado, incluindo também estudos que buscam a neutralização de citocinas como o TGF-β. É curioso notar que o pleiotropismo das citocinas também está presente na aplicação clínica, já que, por exemplo, existem estudos utilizando o fator de necrose tumoral alfa (TNF-α) como agente antitumoral enquanto outros estudos procuram neutralizá-lo.

O uso de citocinas na clínica constitui um marco muito importante para a imunoterapia do câncer, sendo a primeira demonstração de que essa estratégia terapêutica, ajudada pelas novas técnicas de engenharia genética (necessária para a obtenção das citocinas em quantidades suficientes), poderia alterar a balança câncer/

resposta imune de forma favorável, e, principalmente, atingir respostas duradouras. No entanto, as altas expectativas geradas pelos *estudos pré-clínicos* não foram completamente correspondidas nos estudos clínicos, em que foram observadas baixas taxas de resposta e alta toxicidade. Dessa forma, devido à moderada eficácia e segurança da sua aplicação em pacientes, as terapias com citocinas já aprovadas passaram para um segundo plano com o advento de outras mais eficazes e seguras como as terapias alvo-dirigidas e, muito mais recentemente, os inibidores de *checkpoint* imunológico (ICIs).

Os principais desafios dessa modalidade de terapia envolvem a curta meia-vida sistêmica das citocinas, condizente com suas propriedades de sinalização rápida e a curta distância, fazendo com que seja necessária a aplicação de altas doses para obter concentrações adequadas nos tecidos-alvo e, consequentemente, as respostas desejadas. Essas doses altas, porém, aumentam o risco relacionado à frequência e severidade dos efeitos adversos para os pacientes, uma vez que a ação fisiológica das citocinas é restrita, na maior parte das vezes, ao microambiente onde ela é produzida. Por isso, modificações nos regimes dos tratamentos baseados em citocinas vêm sendo estudadas em busca de uma aplicação mais eficaz e menos prejudicial ao paciente, tanto para as que já são aprovadas para uso clínico como para as que estão em fase de estudo pré-clínico e clínico. O desenvolvimento de drogas baseadas em citocinas de segunda geração leva em consideração três conceitos principais (Figura 24.3):

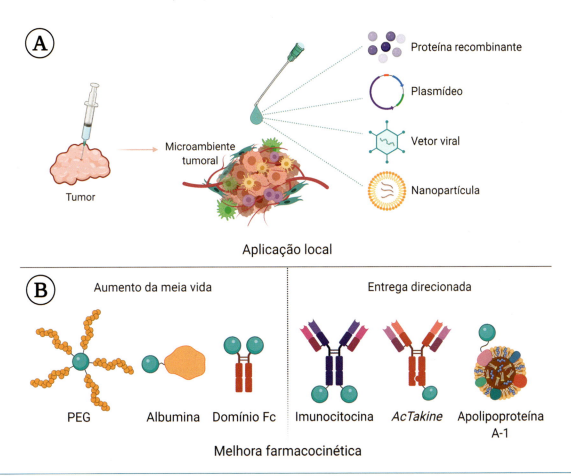

Figura 24.3 • Melhoramentos que podem ser empregados na imunoterapia do câncer utilizando citocinas. **(A)** Aplicação local do agente de forma a evitar toxicidade sistêmica e aumentar sua concentração no microambiente tumoral (TME). Para potencializar a entrega das citocinas, estas podem ser administradas como proteína recombinante ou por vetores de terapia gênica, como plasmídeos para eletroporação, vírus e nanopartículas lipídicas. O TME é constituído de células tumorais (em rosa), células dendríticas (em amarelo), células supressoras derivadas da linhagem mieloide (em roxo), macrófagos associados ao tumor (em verde), fibroblastos associados ao tumor (em azul) e vasos sanguíneos (em vermelho). **(B)** Melhora farmacocinética da citocina visando maior concentração intratumoral por meio do aumento da sua meia-vida plasmática e entrega direcionada ao tumor. A degradação da citocina por proteases na corrente sanguínea pode ser reduzida com a conjugação a moléculas de polietilenoglicol (PEG), albumina e ao domínio Fc de anticorpos. Já o direcionamento para o tumor pode ser conseguido por meio da fusão a anticorpos monoclonais (mAbs) que têm como alvo antígenos presentes no TME (constituindo as imunocitocinas e *AcTakines* – para mais informações, ver BOX 1) ou à apolipoproteína A-1.

- **Aplicação local:** que visa aumentar sua concentração no microambiente tumoral e evitar efeitos sistêmicos. A administração pode ser por meio da injeção local da proteína recombinante ou de vetores de terapia gênica codificando a citocina, como vírus oncolíticos, eletroporação de plasmídeos e nanopartículas lipídicas carreando mRNA.
- **Melhora farmacocinética:** para aumentar a meia-vida plasmática da proteína recombinante e sua concentração no microambiente tumoral. Estão sendo exploradas estratégias como sua conjugação ao polietilenoglicol (PEG), albumina ou *domínio Fc de imunoglobulinas*, que reduzem a degradação por proteases na circulação e, assim, aumentam o tempo de exposição das células tumorais à terapia; e a construção de proteínas recombinantes fusionadas a anticorpos ou apolipoproteínas, que permitem o seu direcionamento ao tumor.
- **Combinação com outras terapias:** como anticorpos monoclonais de inibição de *checkpoint* imunológico e células CAR T, buscando *sinergismo* entre as diferentes estratégias (Figura 24.4).

As novas drogas em desenvolvimento clínico incluem moléculas já conhecidas, porém explorando novos mecanismos de ação ou alvos terapêuticos, ou moléculas constituídas de proteínas fusionadas para aumentar a meia-vida das citocinas ou ainda direcioná-las para o microambiente tumoral. Essas intervenções podem ter como alvo citocinas imunoestimulatórias, de forma a potencializar respostas imunes contra o tumor, ou imunossupressoras, como *anticorpos antagonistas*, pequenas moléculas ou *siRNAs*, que bloqueiam a atividade dessas citocinas envolvidas principalmente com *células supressoras derivadas da linhagem mieloide* (Myeloid-Derived Suppressor Cells, MDSCs), que são importantes células imunossupressoras no contexto tumoral [ref. cap. 16].

BOXE 1 – IMUNOCITOCINAS *VERSUS* ACTAKINES *VERSUS* ANTICORPOS BIESPECÍFICOS

As imunocitocinas e as AcTakines (*Activity-on-target cytokines*) são constituídas pela fusão de uma proteína recombinante (citocina) a um anticorpo monoclonal que tem como alvo uma proteína tumoral. O uso de anticorpos permite o direcionamento da terapia para o microambiente tumoral, característica que tem se mostrado promissora nessa forma de terapia. No caso das AcTakines, as citocinas carregadas contêm alterações que reduzem a afinidade a seu receptor cognato, visando reduzir efeitos adversos, uma vez que ela permanece inativa enquanto circula pelo organismo e desempenha seu papel especificamente nas células que serão reconhecidas pelo anticorpo ou nas células que estão próximas à célula-alvo. Neste contexto, pode-se realizar uma analogia entre essas citocinas associadas aos anticorpos e os anticorpos biespecíficos, já que ambos podem aproximar células tumorais de células imunes, como linfócitos T e células NK. Os anticorpos biespecíficos podem ativar de forma seletiva as células efetoras no microambiente tumoral, a depender do alvo reconhecido pela outra porção do anticorpo, de forma semelhante à ativação dessas células com as imunocitocinas que, por sua vez, depende de qual citocina está sendo carregada.

Além disso, as citocinas também têm um papel muito importante no desenvolvimento de outras estratégias, criando um ambiente altamente controlado *in vitro* para, por exemplo, a expansão de células T na terapia adotiva e diferenciação e maturação de DCs para a produção de vacinas.

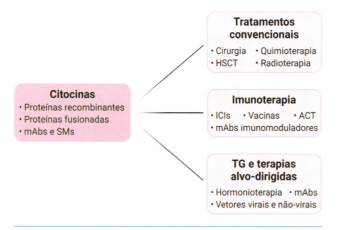

Figura 24.4 ● Terapias combinadas com citocinas. Diferentes tratamentos podem ser combinados à imunoterapia com citocinas, e agrupados em classes: terapias convencionais (abordadas no Capítulo 22), imunoterapia (este capítulo) e terapia gênica (TG) e terapias alvo-dirigidas (abordadas no capítulo 23). Algumas dessas combinações se encontram em fase de desenvolvimento clínico e pré-clínico. mAbs, anticorpos monoclonais; SMs, pequenas moléculas; HSCT, transplante de células-tronco hematopoiéticas; ICIs, inibidores de *checkpoint* imunológico; ACT, terapia com células adotivas.

Citocinas com ação imunoestimulatória

Citocinas imunoestimulatórias são aquelas que potencializam respostas imunes contra o câncer, como IFN-α, família IL-2, IL-12 e GM-CSF.

IFN-α

Com sua aprovação para o tratamento de leucemia de células pilosas, a atividade tumoral antiproliferativa, pró-apoptótica e antiangiogênica desta família de citocinas foi aproveitada para o tratamento de diversos tumores hematológicos e sólidos, embora tenha sido substituída como primeira linha de tratamento. Os efeitos adversos, geralmente proporcionais à dose, incluem febre, dores de cabeça, fadiga, mialgia e sintomas gastrointestinais. Também pode ser observado aumento nas enzimas hepáticas, neutropenia, leucopenia, trombocitopenia. No entanto, os sintomas neuropsiquiátricos como depressão, confusão e até alguns casos de suicídio, em determinados estágios do tratamento são aqueles de maior gravidade.

Sua forma conjugada a PEG, para aumento de meia-vida, foi aprovada para tratamento adjuvante de melanoma em 2011, e atualmente estudos envolvendo IFN-α buscam, além de reduzir a toxicidade, explorar melhor seu potencial imunoestimulatório, uma vez que possui papéis importantes na geração de resposta imune, como promoção de maturação de DCs, polarização de resposta T efetora para Th1, citotoxicidade e sobrevivência de células NK, entre outros. Essa citocina também vem sendo explorada em estudos pré-clínicos fusionada a anticorpos para direcionamento ao tumor, como mAb contra Clec9A, receptor da família das lectinas do tipo C expresso em DCs especializadas em apresentação cruzada. Outras estratégias em estudos clínicos englobam, principalmente, o seu papel adjuvante como ativador imunológico em combinação com terapia celular, ICIs e vacinas.

IL-2

IL-2 é uma importante citocina promotora de ativação e expansão de células NK e linfócitos. No entanto, sua eficácia no tratamento ao câncer é limitada por sua atividade também imunossupressora e pelas as altas doses necessárias na clínica, com consequente toxicidade. Os efeitos adversos da terapia com IL-2 são inúmeros, mas entre os mais frequentes e graves estão a síndrome do vazamento vascular, pelo efeito da citocina sobre as células endoteliais e consequente vasodilatação aguda, hipotensão, insuficiência renal aguda, edema pulmonar e a miocardite, caracterizados principalmente como graus 3 e 4 de severidade.

Uma vez que essa citocina se liga também com grande afinidade aos receptores IL-2Rαβγ expressos em *células T reguladoras (Treg)*, estudos clínicos com proteínas recombinantes utilizando, diferentes estratégias biotecnológicas estão sendo realizados no âmbito de desenvolver moléculas que não se liguem à cadeira IL-2Rα/CD25, mas que ainda reconheçam os receptores de moderada afinidade (IL-2Rβγ) presentes nas células T e NK, de forma a aumentar a disponibilidade da citocina para estas células e reduzir os efeitos imunossupressores da terapia. Um exemplo é a molécula NKTR-214 (Nektar Therapeutics), constituída de IL-2 recombinante conjugada ao PEG de forma que impede a interação com o receptor de alta afinidade, além de prolongar a meia-vida da droga e torná-la inerte na circulação. Esse fármaco está em estudos clínicos em combinação com os ICIs (como atezolizumabe, nivolumabe e nivolumabe+ipilimumabe) em diversos tipos tumorais, como melanoma, carcinoma renal e carcinoma de pulmão de células não pequenas (NSCLC). Outra estratégia envolve a fusão de outra variante de IL-2 que não reconhece a cadeia α do receptor (IL-2v – Roche) com anticorpo monoclonal que reconhece um antígeno do microambiente tumoral, permitindo direcionamento ao tumor. Outros estudos em andamento incluem duas moléculas que têm como alvo o antígeno carcinoembrionário (CEA) marcador de câncer colorretal ou a proteína de ativação de fibroblasto (FAP) expressa por fibroblastos associados ao tumor (*Tumor Associated Fibroblasts*, TAFs) em combinação com o ICI atezolizumabe e com anticorpos monoclonais de terapia alvo-dirigida (como bevacizumabe, cetuximabe ou trastuzumabe).

Outros exemplos de estratégias com citocinas imunoestimulatórias sendo estudadas em ensaios clínicos e pré-clínicos estão listadas na Tabela 24.1.

Citocinas com ação imunossupressora

As citocinas imunossupressoras são investigadas como alvos para bloquear sua atividade. Exemplos são TNF-α, TGF-β e citocinas que estimulam as MDSCs como o fator estimulador de colônias 1 (CSF-1).

TNF-α

Os primeiros inibidores de TNF-α, como infliximabe, adalimumabe e etanercept, foram aprovados por conta do importante papel patogênico dessa citocina em doenças autoimunes, nas quais ela causa exacerbação da inflamação local por meio da ativação de macrófagos, liberação de outras citocinas pró-inflamatórias e aumento da infiltração de leucócitos por ação em células endoteliais. Em paralelo, sua ação sobre os fibroblastos, que resulta no aumento de expressão de metaloproteinases e síntese de colágeno, exacerba a fibrose nos tecidos afetados.

No contexto tumoral, o TNF-α se mostrou importante para respostas antitumorais agudas, o que fez com que recebesse seu nome e que fosse explorado em protocolos de imunoterapia (principalmente contra o melanoma). Porém, a exposição crônica a essa citocina pode favorecer o crescimento tumoral e a morte de linfócitos T efetores, induzida por ativação excessiva. Em modelos pré-clínicos de melanoma tratados com mAb anti-PD-1, foi demonstrado que TNF-α leva à expressão compensatória do receptor inibitório secundário TIM-3 em linfócitos T CD8+ induzindo resistência à terapia, de modo que a utilização de inibidores de TNF potencializou o efeito antitumoral do tratamento. Também foi observado que, ao se utilizar um inibidor de TNF para tratar a colite decorrente da terapia com os ICIs nivolumabe ou ipilimumabe, quatro de cinco pacientes apresentaram doença estável. Desta forma, está sendo avaliada, em estudo clínico de fase I, a segurança da administração de inibidores de TNF (infliximabe ou certolizumabe) com ICIs (ipilimumabe e nivolumabe) em pacientes com melanoma avançado.

Outros exemplos de estratégias envolvendo citocinas imunossupressoras sendo estudadas em ensaios clínicos e pré-clínicos estão listadas na Tabela 24.1.

A utilização de citocinas, especialmente em monoterapia, depende de que já exista uma resposta imune contra o tumor, mesmo que inadequada, uma vez que contribui para sua reativação e direcionamento. Mantendo seus papéis de mediadores importantes entre etapas do ciclo de imunidade tumoral, essas moléculas podem ainda ser combinadas com outras formas de imunoterapia para potencializar seus efeitos.

Terapias com células T adotivas

A terapia com transferência de células adotivas (*Adoptive Cell Transfer*, ACT) envolve a administração de células imunes com atividade antitumoral direta, tipicamente, linfócitos T do próprio paciente que são manipulados *ex vivo* de forma a potencializar sua atividade efetora por meio de diferentes estratégias descritas a seguir.

O desenvolvimento da abordagem de ACT caminhou lado a lado com os avanços no campo da imunologia e da biologia molecular das últimas décadas, a saber: a descoberta de fatores importantes para o cultivo *in vitro* de linfócitos T, a caracterização das diferentes funções dessas células no contexto tumoral, a descrição de receptores e anticorpos envolvidos no reconhecimento de antígenos, a análise da composição do microambiente tumoral e das mutações relevantes nos diferentes tipos tumorais, e técnicas de engenharia genética para a modificação de células *in vitro*. Neste contexto, foi desenvolvida inicialmente uma terapia personalizada utilizando linfócitos infiltrantes do tumor (*Tumor-Infiltrating Lymphocytes*, TILs), na qual se esperava que tais células apresentassem reatividade natural contra as células tumorais. Mais recentemente, passou-se a explorar o potencial de linfócitos geneticamente modificados expressando receptores que reconhecem antígenos tumorais específicos: TCRs convencionais ou CARs.

Para uso na ACT, linfócitos antitumorais devem ser obtidos *in vitro* em grande número (por volta de 10^{11}) e selecionados de acordo com sua avidez para o reconhecimento das células tumorais. Algumas vantagens dessa abordagem, em relação a outras formas de imunoterapia, incluem: não depender exclusivamente do desenvolvimento da resposta imune antitumoral *in vivo*; permitir a manipulação do hospedeiro antes da transferência celular, de forma a gerar um microambiente mais favorável à imunidade antitumoral; evitar os fatores inibitórios que existem *in vivo* por meio da ativação *in vitro*; permitir que os linfócitos infundidos proliferem e mantenham funções efetoras após reinfusão no paciente, possibilitando que a resposta se mantenha por um longo período.

Um dos principais fatores limitantes do sucesso clínico da ACT é a escolha de antígenos-alvo para as células a serem transferidas. Estes antígenos devem ser seletivamente expressos nos tecidos tumorais e não em tecidos saudáveis essenciais, para que a terapia não acarrete efeitos adversos graves. Além disso, a caracterização e produção dos linfócitos são mais complexas e desafiadoras, por se tratar de células "vivas", que podem, portanto, proliferar, mudar, responder ao microambiente tumoral e, eventualmente, provocar doenças.

Tabela 24.1 • Citocinas utilizadas na imunoterapia do câncer e algumas modificações testadas em estudos clínicos e pré-clínicos, em monoterapia e em combinação com outras estratégias terapêuticas.

Citocina	Melhoramento[a]		Tipo tumoral[b]	Fase (N°* do estudo)
IFN-α	Apolipoproteína A-1	MT	CRC	Pré-clínico (2011)
	Transferência gênica	Vetor viral de Apo-A1-IFN em MT	CRC e metástases hepáticas	Pré-clínico (2017)
	AcTakine anti-Clec9A	MT	Melanoma, câncer de mama e linfoma	Pré-clínico (2018)
		CB (sdAb anti-PD-L1)	Melanoma	Pré-clínico (2018)
	PEG-IFN (peginterferon alfa-2b)**	CB (pembrolizumabe)	Melanoma avançado	I (NCT02112032)
IL-2	PEG (NKTR-214)	CB (atezolizumabe)	Tumores sólidos metastáticos	I/II (NCT03138889)
		CB (nivolumabe)	Sarcoma avançado	II (NCT03282344)
		CB (nivolumabe e ipilimumabe)	Tumores sólidos avançados e/ou metastáticos	I/II (NCT02983045)
	AcTakine anti-FAP (RO6874281)	MT ou CB (trastuzumabe ou cetuximabe)	Câncer de mama e de cabeça e pescoço	Ia/Ib (NCT02627274)
		CB (atezolizumabe)	Tumores sólidos avançados e/ou metastáticos	II (NCT03386721)
		CB (atezolizumabe e bevacizumabe)	Carcinoma de células renais	Ib (NCT03063762)
	AcTakine anti-CEA (cergutuzumab amunaleukin)	CB (atezolizumabe)	Tumores sólidos avançados e/ou metastáticos	Ib (NCT02350673)
IL-12	Transferência gênica	Vetor viral em MT e CB (PDR001)	Melanoma	Pré-clínico (2015)
		Lipossomo em MT	Câncer de pulmão e metástases pulmonares	Pré-clínico (2010)
	Imunocitocina anti-complexos DNA/histona (NHS-IL12)	MT	Tumores sólidos metastáticos	I (NCT01417546)
IL-15	IL-15 recombinante (rhIL-15)	CB (nivolumabe e ipilimumabe)	Tumores sólidos metastáticos	I (NCT03388632)
		ADJ na ACT de células NK	Tumores sólidos em crianças e jovens adultos	I (NCT01875601)
		ADJ na ACT de células NK	Leucemia mielogênica aguda	I (NCT01385423)
	Fusão com domínio de IL-15Rα (Superagonista RLI)	MT	Melanoma e CRC	Pré-clínico (2009)
		MT	Câncer de mama e metástases pulmonares	Pré-clínico (2020)
	Imunocitocina RLI anti-GD2	MT	Linfoma e neuroblastoma	Pré-clínico (2013)
	Imunocitocina RLI anti-CD20	MT	Linfoma de células B	Pré-clínico (2014)
	Fusão com domínio de IL-15Rα e com domínio Fc de IgG1 (Superagonista ALT-803)	MT	Tumores hematológicos	I/II (NCT01885897)
		ADJ na ACT de células NK	Carcinoma de células de Merkel avançado	II (NCT02465957)
		CB (nivolumabe)	NSCLC	Ib/II (NCT02523469)
		CB (rituximabe)	Linfoma não Hodgkin de células B indolente	I/II (NCT02384954)

Continua

457

Tabela 24.1 • Citocinas utilizadas na imunoterapia do câncer e algumas modificações testadas em estudos clínicos e pré-clínicos, em monoterapia e em combinação com outras estratégias terapêuticas (continuação).

Citocina	Melhoramento[a]		Tipo tumoral[b]	Fase (Nº* do estudo)
IL-21	IL-21 recombinante (rIL-21)	CB (anti-PD-1 e/ou anti-Tim3)	CRC, câncer de bexiga e melanoma	Pré-clínico (2018)
	Imunocitocina anti-EGFR (Erb-IL21)	MT e CB (anti-PD-L1 ou anti-CTLA-4)	CRC	Pré-clínico (2020)
		ADJ na ACT de células NK	Leucemia mielogênica aguda	I/II (NCT01787474)
GM-CSF	GM-CSF recombinante (sargramostim)	CB (ipilimumabe)	Melanoma avançado	II (NCT01134614)
		CB (ipilimumabe e nivolumabe)	Melanoma avançado	II/III (NCT02339571)
	Transferência gênica com vírus oncolítico (T-VEC)**	MT	Câncer de pâncreas avançado ou metastático	I (NCT03086642)
		CB (pembrolizumabe)	Melanoma avançado	II (NCT02965716)
	Vacina de células tumorais expressando GM-CSF (GVAX)**	CB (ipilimumabe e nivolumabe)	Neuroblastoma	I (NCT04239040)
TNF-α	mAb anti-TNF (certolizumabe ou infliximabe)**	CB (ipilimumabe e nivolumabe)	Melanoma avançado	Ib (NCT03293784)
TGF-β	SM anti-TGF-β (galunisertibe)	CB (nivolumabe)	Tumores sólidos	Ib/II (NCT02423343)
		CB (durvalumabe)	Câncer de pâncreas metastático	Ib (NCT02734160)
	Fusão de molécula anti-TGF-β (TGF-βR4) e mAb anti-PD-L1 (M7824)	MT	NSCLC avançado	III (NCT03631706)
		MT	Câncer de mama HER2+	I (NCT03620201)
		CB (quimioterapia)	NSCLC avançado	Ib/II (NCT03840915)
	mAb anti-TGF-β (fresolimumabe)**	CB (radioterapia)	NSCLC de baixo grau	I/II (NCT02581787)
CSF-1	SM anti-CSF-1R (pexidartinib)**	MT	Malignidades em crianças e jovens adultos	I/II (NCT02390752)
	SM anti-CSF-1R (BLZ945)	MT e CB (mAb anti-PD-1)	Tumores sólidos avançados	I/II (NCT02829723)
	mAb anti-CSF-1R (emactuzumabe)	CB (atezolizumabe)	Tumores sólidos avançados	Ib (NCT02323191)
	mAb anti-CSF-1R (cabiralizumabe)	CB (nivolumabe)	Tumores sólidos avançados	Ia/Ib (NCT02526017)
IL-8/ CXCL8	mAb anti-IL-8 (HuMax-IL8)	MT e CB (docetaxel)	Câncer de mama triplo negativo	Pré-clínico (2017)
		MT	Tumores sólidos metastáticos	Ib (NCT02536469)
		CB (nivolumabe)	Tumores sólidos avançados	I/IIa (NCT03400332)
		CB (nivolumabe e ADT)	Câncer de próstata sensível à castração	Ib/II (NCT03689699)
		CB (nivolumabe)	HCC avançado	II (NCT04050462)
CCR2/ CCR5	SM anti-CCR2/CCR5 (BMS-813160)	MT e CB (nivolumabe ou quimioterapia)	CRC ou de pâncreas	Ib/II (NCT03184870)
		CB (nivolumabe)	NSCLC, HCC	II (NCT04123379)
		CB (nivolumabe e GVAX)	Câncer de pâncreas avançado localmente	I/II (NCT03767582)

Continua

Imunoterapia: Conceito, Principais Abordagens Clínicas, Vantagens e Desvantagens

Tabela 24.1 ● Citocinas utilizadas na imunoterapia do câncer e algumas modificações testadas em estudos clínicos e pré-clínicos, em monoterapia e em combinação com outras estratégias terapêuticas (*continuação*).

Citocina	Melhoramento[a]		Tipo tumoral[b]	Fase (N°* do estudo)
VEGF	mAb anti-VEGF (bevacizumabe)**	CB (atezolizumabe)	HCC avançado ou metastático	III (NCT03434379)
		CB (atezolizumabe)	Carcinoma de células renais avançado	II (NCT01984242)
		CB (atezolizumabe e quimioterapia)	Tumores sólidos	Ib (NCT02715531)
		CB (atezolizumabe e quimioterapia)	NSCLC avançado	III (NCT02366143)
	SM anti-VEGFR (pazopanibe ou sunitinibe)**	CB (nivolumabe)	Carcinoma de células renais metastático	I (NCT01472081)

Em azul estão as citocinas imunoestimulatórias e em vermelho, as citocinas imunossupressoras.
*Para estudos em fase pré-clínica, consta o ano do estudo.
**Compostos já aprovados pela Food and Drug Administration (FDA) para outros tumores ou doenças ou em outros regimes de tratamento.
[a]MT – monoterapia; CB – combinação; ADJ – adjuvante; mAb – anticorpo monoclonal; sdAb – anticorpo de domínio único; SM – pequena molécula; ACT – transferência de células adotivas. [b]CRC – carcinoma colorretal; NSCLC – câncer de pulmão de células não pequenas; HCC – carcinoma hepatocelular.
Tratamentos citados: nivolumabe, pembrolizumabe e PDR001 – mAbs anti-PD-1; atezolizumabe e durvalumabe – mAbs anti-PD-L1; ipilimumabe – anti-CTLA-4; trastuzumabe e cetuximabe – mAbs anti-EGFR; retuximabe – mAb anti-CD20; degarelix – antagonista do receptor de GnRH.

> **BOXE 2 – ANTÍGENOS TUMOR-ESPECÍFICOS E ANTÍGENOS TUMOR-ASSOCIADOS**
>
> Antígenos tumor-específicos (*Tumor-Specific Antigens*, TSAs) são aqueles expressos exclusivamente pelas células tumorais, como proteínas oncovirais e *neoantígenos*. Estes ainda podem ser classificados como: *compartilhados*, que normalmente resultam de mutações oncogênicas do tipo "*driver*", sendo encontrados em diferentes pacientes e tipos tumorais; ou como *exclusivos*, quando resultam de mutações específicas de cada tumor. Enquanto os antígenos tumor-associados (*Tumor-Associated Antigens*, TAAs) são antígenos próprios expressos preferencialmente ou de forma anormal no tumor, mas que também são encontrados em tecidos normais. Entre os TAAs estão os antígenos *cancer/testis*, que são expressos em determinados estágios do desenvolvimento tecidual normal, mas que podem ressurgir em alguns tipos tumorais durante o crescimento celular.

Terapia com linfócitos infiltrantes do tumor (TILs)

Os papéis de linfócitos T como mediadores na rejeição de enxertos em modelos animais foram demonstrados em meados da década de 1960, porém sua utilização para tratar tumores murinos transplantados foi limitada pela inabilidade de expandir e manipular esses linfócitos em cultura.

Já era conhecido o fenômeno de geração das células LAK (*Lymphokine-Activated Killer*), em que a exposição de linfócitos do sangue a altas concentrações de IL-2 *in vitro* gerava, em cultura, linfócitos com capacidade citotóxica contra tumores muito aumentada e, embora a transferência destas LAK fosse capaz de controlar, parcialmente, o crescimento de tumores, este controle não correspondia às atividades destas células *in vitro*. Diante disto, surgiu a hipótese de que esta discrepância se devia ao fato de que as células administradas por via intravenosa nem sempre eram capazes de infiltrar no tumor. Assim, na década de 80, Steven Rosenberg e colegas foram pioneiros na observação da relação entre sobrevida de pacientes com câncer e o infiltrado linfocitário. Em 1982, eles demonstraram, em modelo murino, que a injeção intravenosa de linfócitos previamente isolados a partir dos tumores (TILs) e expandidos com IL-2 foi capaz de tratar de forma efetiva linfomas subcutâneos e, em trabalho seguinte, os mesmos relataram que a administração desta citocina após a transferência das células aumentou o seu potencial terapêutico. Estudos *in vitro* demonstraram que amostras cirúrgicas de pacientes com melanoma humano continham células capazes de reconhecer tumores *autólogos* de forma específica e, com isso, em 1988, foi visto pela primeira vez que a ACT utilizando TILs foi capaz de mediar resposta objetiva em pacientes com melanoma metastático.

ONCOLOGIA – DA MOLÉCULA A CLÍNICA

A utilização de TILs permite um reconhecimento antitumoral específico e, simultaneamente, explora o fenômeno das células LAK. Além disso, utilizar essas células reativas de ocorrência natural permite ter como alvo específico antígenos originados de mutações somáticas exclusivas de cada tumor. Esses TILs, frequentemente, estão em pequenas quantidades no microambiente tumoral e têm sua atividade antitumoral bloqueada devido aos diversos mecanismos imunossupressores presentes, o que impede que se estabeleça uma resposta imune efetiva. Com o tempo, estudos *in vitro* demonstraram que a dissociação do tumor e o estabelecimento de uma cultura contendo altas concentrações de IL-2 parecem superar os mecanismos supressores e fazem com que, após cerca de 30 dias, apenas os TILs permaneçam em cultura, agora mais eficazes na eliminação das células neoplásicas. Os linfócitos em cultura podem ser expandidos rapidamente utilizando-se IL-2 e anticorpo monoclonal anti-CD3, resultando em bilhões de células para serem reintroduzidas no paciente após algumas semanas (Figura 24.5). Apesar de resultados iniciais relativamente bons, esta abordagem ainda não atingia os resultados esperados. Anos depois, foi demonstrado que submeter o paciente à *linfodepleção não-mieloablativa* imediatamente antes da reinfusão dos

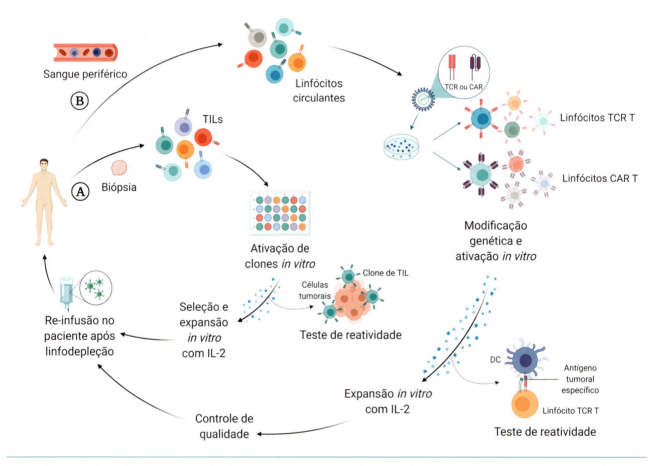

Figura 24.5 ● Obtenção e preparação de células para a terapia com células adotivas (ACT) com linfócitos T infiltrantes e linfócitos T modificados geneticamente. **(A)** Para a ACT com linfócitos T infiltrantes do tumor (TILs), são estabelecidas microculturas individuais a partir de fragmentos do tumor ou de suspensões de células cultivadas com a citocina IL-2. Os linfócitos proliferam, destroem as células tumorais e os diferentes clones de TIL dão origem a culturas puras, que podem ser testadas para reatividade contra o tumor autólogo em ensaios *in vitro* de co-cultura e selecionadas com base na avidez de reconhecimento das células ou dos neoantígenos. Os linfócitos obtidos são, então, expandidos e re-infundidos no paciente previamente submetido à linfodepleção não-mieloablativa. **(B)** Os linfócitos T também podem ser obtidos a partir do sangue periférico e modificados geneticamente, com vetores de terapia gênica como retrovírus e lentivírus e transposons, para expressar o receptor TCR ou CAR, constituindo populações de células TCR T ou CAR T que são ativadas *in vitro*. Essas células são capazes de identificar antígenos tumorais específicos apresentados no contexto do MHC ou presentes na superfície das células tumorais, respectivamente, gerando uma resposta antitumoral mais potente. Os linfócitos TCR T, especialmente, também podem ser submetidos a testes de reatividade por meio de co-cultura com DCs que apresentam antígenos tumorais para identificação da especificidade da resposta e possíveis efeitos *off-target*. Após a expansão *in vitro* dos linfócitos TCR T e CAR T, é realizado um controle de qualidade para garantir a identidade, pureza, segurança e potência das preparações previamente à re-infusão no paciente. TCR, receptor de células T; CAR, *chimeric antigen receptor*; DC, célula dendrítica.

TILs garantia melhores taxas de regressão tumoral e uma maior persistência dos linfócitos antitumorais no organismo. Modelos pré-clínicos mostraram que a linfodepleção reduz drasticamente os níveis de células MDSCs e células Treg, e induz citocinas homeostáticas que promovem proliferação e sobrevivência de células T; em humanos, leva ao aparecimento de IL-15 na circulação, que promove expansão dos linfócitos T transferidos sem competição de linfócitos endógenos.

As populações de TILs obtidas de tumores ressecados são geralmente compostas por linfócitos T CD4+ e T CD8+ que penetram no estroma tumoral e estão ativamente comprometidos com a destruição do tumor. Além da sua aplicação mais promissora no melanoma (tumor com alta carga de mutações), resultando em regressão em 50% a 70% dos pacientes, o uso de TILs para ACT se mostrou eficaz em estudos preliminares com pacientes com câncer colorretal, de mama, de ovário e de vias biliares.

No entanto, essa técnica apresenta algumas limitações, entre elas custo e risco de contaminação de culturas de longo prazo, necessárias para a obtenção dos TILs, que, uma vez obtidos, podem não reconhecer o tumor de forma específica como esperado. Além disso, pode não ser possível ativá-los e expandi-los em número suficiente a ponto de gerar rejeição do tumor, ou então o tumor pode não apresentar infiltração de linfócitos T, o que vem se mostrando comum para diferentes tipos tumorais. Com o recente avanço de tecnologias de transferência gênica e engenharia de células T, abordagens mais versáteis puderam ser exploradas, incluindo a transferência adotiva de linfócitos T periféricos do paciente após modificação para reconhecer antígenos específicos por meio de TCRs convencionais ou CARs sintéticos, o que expandiu a aplicação dessa estratégia terapêutica para outros tipos tumorais e outros perfis de pacientes.

Terapias com linfócitos expressando TCR transgênico (TCR T)

A partir dos estudos com TILs tumor-reativos, foi possível identificar TCRs envolvidos no reconhecimento de neoantígenos tumorais e, consequentemente, de mutações importantes nos tumores.

Em 1988, Michael Steinmetz e colegas realizaram a primeira transferência dos genes codificadores do TCR de uma célula T para outra, conferindo à célula receptora a mesma especificidade antigênica da doadora, e este processo deu origem a uma nova forma de terapia com ACT. Além disso, como a afinidade de TCRs pelos antígenos tumorais é, em geral, relativamente baixa, o que reduz a eficácia do reconhecimento e da resposta efetora, a manipulação genética desses receptores permite aumentar a afinidade com que o TCR se liga ao seu alvo, potencializando a resposta antitumoral. A utilização de linfócitos periféricos, que são *naïve* em sua maior parte, também confere uma vantagem a esta abordagem, uma vez que estes têm maior potencial proliferativo e são mais "ativos" em comparação aos TILs, que já sofreram diversos estímulos de regulação, principalmente no microambiente tumoral. E, por permitir que se selecionem os alvos mais adequados no tumor de cada paciente e os tipos mais apropriados de células T para modificar, o tratamento pode ser personalizado, o que, em teoria, aumenta as chances de sucesso.

A terapia com células TCR T também envolve a coleta de linfócitos T do paciente, mas desta vez isso é feito a partir do sangue periférico, e, antes da etapa de ativação e expansão, estas são modificadas para expressar um novo TCR que permite que reconheçam antígenos tumorais específicos. A introdução da sequência codificadora do TCR pode ser feita de forma eficiente com transferência gênica por vetores virais, sendo comumente utilizados vetores lentivirais ou retrovirais [ref. cap. 23], e resulta na integração do material genético ao DNA dessas células e a obtenção de clones expressando o receptor de interesse. As células geneticamente modificadas são, então, ativadas e expandidas como descrito anteriormente e reinfundidas, na dose apropriada junto com IL-2, no paciente previamente submetido à linfodepleção (Figura 24.5).

Em 2006, foi obtido o primeiro resultado em humanos com linfócitos T modificados para expressar TCRs que reconheciam o antígeno associado a melanoma MART-1 (*Melanoma-Associated Antigen Recognized by T cells*) com baixa avidez. Neste caso, os TCR T foram capazes de mediar regressão tumoral em pacientes com melanoma metastático: dois pacientes tiveram regressão parcial e as células transferidas ainda foram encontradas no sangue periférico de ambos após 1 ano da infusão (MORGAN et al., 2006). A utilização de células T expressando TCR modificado para apresentar maior afinidade contra o NY-ESO-1, um antígeno *cancer/testis* expresso em diversos tipos tumorais, no tratamento de pacientes com mieloma múltiplo também resultou em boa resposta clínica em 80% dos indivíduos, sendo que, destes, 70% apresentaram regressão completa ou praticamente completa (RAPOPORT et al., 2015). Outros antígenos-alvo para a terapia com células TCR T já explorados ou em estudos clínicos incluem CEA em câncer colorretal, HPV-16 E6 em câncer cervical e outros associados ao HPV, p53 em cânceres metastáticos com superexpressão dessa proteína, WT1 em leucemia mieloide aguda, MCPyV em carcinoma de células de Merkel metastático ou irressecável e NY-ESO-1 no NSCLC metastático e no sarcoma.

Nesta estratégia, embora o uso de TCRs que reconhecem neoantígenos resultantes de mutações nas células tumorais confira maior especificidade das células frente ao tumor, a heterogeneidade dessas mutações limita a abrangência de cada TCR "construído". Outra limitação é a dependência da apresentação de antígenos por moléculas de MHC para reconhecimento pelo TCR, uma vez que as células tumorais frequentemente têm expressão de MHC reduzida como mecanismo de escape da atividade imune. Além disso, o polimorfismo das moléculas de HLA faz com que a aplicação desta técnica seja limitada aos indivíduos que expressam a molécula "correta" do HLA que será reconhecida pelo TCR, e, quando o reconhecimento ocorre, a porção de células reconhecidas pelos linfócitos ainda é limitada àquelas que expressam HLA em níveis suficientes. Assim, embora o sucesso obtido em determinados pacientes aponte para eficiência dos linfócitos T no controle de diversas neoplasias, tais limitações impedem seu uso generalizado. Para fazer face a estes empecilhos, foram desenvolvidos receptores quiméricos sintéticos que permitem o reconhecimento direto (sem necessidade de apresentação no contexto do HLA) de diferentes classes de antígenos expressos na superfície da célula neoplásica.

Terapias com linfócitos expressando CAR (CAR T)

A ACT com linfócitos CAR T também utiliza linfócitos periféricos modificados para reconhecer e destruir células tumorais. A introdução do receptor quimérico CAR possibilita o reconhecimento de antígenos de forma independente da apresentação no contexto de moléculas codificadas pelo MHC, permitindo que quaisquer antígenos de superfície sejam alvos desses linfócitos. O processo de preparação dessas células se assemelha ao das células TCR T (Figura 24.5).

A tecnologia CAR começou a ser desenvolvida de forma pioneira no início da década de 1990 por Gideon Gross, Zelig Eshhar e colegas com a incorporação, numa mesma molécula quimérica, de partes da estrutura de anticorpos, para o reconhecimento específico do alvo, e elementos da sinalização do TCR, para ativação da célula T. Assim, esse receptor consiste em uma cadeia polipeptídica única constituída pela molécula "artificial" scFv (*single-chain Fragment variable*), que é composta pelos domínios variáveis das cadeias leve e pesada de anticorpo (V_H e V_L), unida a diferentes moléculas sinalizadoras intracelulares dos TCRs. Tais porções sinalizadoras foram evoluindo com o tempo (Figura 24.6). Em CARs de primeira geração, esta correspondia apenas à cadeia ζ (zeta) ativadora do complexo CD3; modificações subsequentes, desenvolvidas por Michel Sadelain, consistiram na adição de uma molécula co-estimulatória CD28 ou 4-1BB (CD137) na segunda geração, e de ambas as moléculas na terceira geração. Esses domínios co-estimulatórios amplificam o "sinal 1" desencadeado pelo complexo CD3 e melhoram a proliferação celular e o tempo de sobrevivência dessas células no organismo, permitindo que a resposta efetora seja potencializada e se mantenha enquanto houver reconhecimento do antígeno. Linfócitos CAR T de quarta geração foram desenvolvidos baseados nos de segunda e terceira geração com diversas modificações que visam superar limitações da terapia, englobando diferentes subgrupos. Um desses subgrupos inclui linfócitos, também chamados TRUCKs (*T cells Redirected for antigen-Unrestricted Cytokine-initiated Killing*) que coexpressam citocinas, como IL-12, IL-15, IL-18 e IL-7, frente à sinalização do receptor. Essas citocinas produzidas de forma ativa localmente podem modular o microambiente tumoral e exercer atividades autócrinas e parácrinas, potencializando a expansão e atividade dos linfócitos T, e estimulando outras células imunes presentes no tumor, como TILs e células da imunidade inata.

BOXE 3 – CÉLULAS CAR T *OFF-THE-SHELF*

Ao longo dos últimos anos, com a aprovação de terapias com linfócitos CAR T, surgiu grande interesse na adaptação dessas células para que possam ser transplantadas para mais pacientes ao invés de restritas ao paciente de quem se originaram. Considerada a quinta geração de células CAR T, essa abordagem propõe deletar os genes que codificam TCR e HLA de linfócitos isolados a partir de doadores saudáveis visando evitar rejeição ou *doença enxerto-versus-hospedeiro (GVHD)* quando administrados em pacientes. Além de existir a possibilidade de gerar células mais eficazes no combate ao tumor, uma vez que os doadores não teriam sido submetidos a nenhuma intervenção prévia como o que ocorre com os pacientes com câncer refratário, esta estratégia traria diversas outras vantagens, como diminuir o custo da terapia, permitir a aplicação em intervalo de tempo menor e permitir uma padronização da qualidade do produto entre os vários pacientes que recebessem a mesma população.

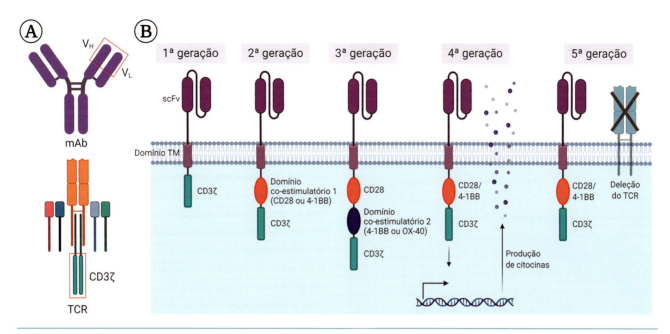

Figura 24.6 ● Estrutura dos receptores quiméricos CARs. **(A)** Os CARs são receptores quiméricos compostos pela porção scFv ($V_H + V_L$) de anticorpos que permitem o reconhecimento específico de antígenos expressos na superfície celular, domínio transmembrana (TM) e porções adaptadoras intracelulares envolvidas na sinalização do complexo TCR importantes para a ativação de células T, sendo a principal o domínio citoplasmático ζ (zeta) do complexo CD3. **(B)** A primeira geração de CARs é composta por essa estrutura básica que confere à célula T alta citotoxicidade. A adição de outros domínios co-estimulatórios como CD28, 4-1BB ou OX-40 nas gerações seguintes confere ainda a essas células maior capacidade de proliferação (segunda geração) e também maior sobrevivência (terceira geração) no organismo frente ao reconhecimento do antígeno pela porção extracelular. A quarta geração de CARs engloba, por exemplo, os TRUCKs (*T cells Redirected for antigen-Unrestricted Cytokine-initiated Killing*) que coexpressam citocinas, como IL-12, IL-15, IL-18 e IL-7, quando o receptor é ativado, potencializando tanto a atividade desses linfócitos T como a resposta imune local por meio da ação nas diferentes células no microambiente tumoral. A quinta geração de células CAR T visa à utilização dessa terapia de forma alogênica "*off-the-shelf*" (BOX 3), por meio da deleção de genes do TCR e HLA da célula. scFv, *single-chain Fragment variable*; V_H, domínio variável da cadeia pesada; V_L, domínio variável da cadeia leve; mAb, anticorpo monoclonal; TCR, receptor de células T.

Nos últimos anos, essa forma de terapia tem recebido grande atenção, especialmente após a aprovação pela FDA, em 2017, de duas intervenções utilizando células CAR T de segunda geração que reconhecem CD19 para o tratamento de neoplasias hematológicas, constituindo as primeiras terapias com células adotivas a serem aprovadas e um marco importante na imunoterapia do câncer. A primeira destas, tisagenlecleucel (com domínio co-estimulatório 4-1BB), foi aprovada para tratar leucemia linfoblástica aguda de células B refratária após resultados de remissão completa em 81% dos pacientes e sobrevida global de 90% e 76% após 6 e 12 meses, respectivamente (Maude et al., 2018). A outra terapia, axicabtagene ciloleucel (com domínio co-estimulatório CD28), foi aprovada para o tratamento de linfoma de células B refratário após demonstrar resposta objetiva em 82% dos pacientes, sendo 54% respostas completas, e destas, 40% se mantiveram por pelo menos 15 meses após o tratamento (Neelapu et al., 2017). A expressão do antígeno CD19 é restrita a linfócitos B (em todos os estágios de diferenciação, exceto plasmócitos) e, por ocorrer em mais de 90% das neoplasias deste tipo celular, tornou sua escolha como alvo praticamente um ponto pacífico, conferindo sucesso a essa opção terapêutica.

Exemplos de outros alvos de linfócitos CAR T em estudo clínico para neoplasias hematológicas incluem CD19+CD22 em linfomas e leucemias de células B, CD20 em linfoma refratário de células B, CD30 em linfoma de Hodgkin, CD7 em neoplasias de células T de alto risco, ROR1R (*Receptor tyrosine kinase-like Orphan Receptor-1*) em leucemia linfoide crônica e BCMA (antígeno de maturação das células B) em linfomas e leucemias de células B e mieloma múltiplo de alto risco.

BOXE 4 – CASOS DO MUNDO REAL

Emily Whitehead foi a primeira criança a receber as células CAR T anti-CD19 para ALL ao participar de um estudo clínico de fase I em 2012 quando tinha 5 anos de idade e já havia apresentado duas recidivas com as terapias convencionais. Ela foi curada com o tratamento e se tornou porta-voz desta estratégia de imunoterapia. A "Emily Whitehead Foundation" arrecada fundos para auxiliar no financiamento de pesquisas de câncer pediátrico e imunoterapia.

Em 2019, foi realizada a primeira aplicação de terapia com células CAR T da América Latina no Hospital das Clínicas da Faculdade de Medicina de Ribeirão Preto da Universidade de São Paulo (HCFMRP-USP). Vamberto Luiz de Castro, de 63 anos, era portador de um linfoma não Hodgkins avançado e já havia sido submetido a quatro linhas de tratamento durante dois anos, mas apresentava além da doença refratária, perda de peso, dor nos ossos, e dificuldade para andar, utilizando a dose máxima de morfina. Sem outras opções de tratamento e sem a disponibilidade de estudos clínicos, os médicos obtiveram autorização para uso compassivo da terapia com linfócitos CAR T anti-CD19, cuja plataforma foi desenvolvida exclusivamente em território nacional. O tratamento foi realizado pelo Sistema Único de Saúde (SUS) e levou o paciente à remissão total da doença, apresentando melhora total dos sintomas clínicos e laboratoriais menos de 30 dias após a aplicação. No entanto, aproximadamente três meses depois do tratamento, ele faleceu por traumatismo craniano grave causado por uma queda, antes da avaliação para acompanhamento do quadro onde seria avaliado com mais clareza se a resposta havia sido total ou parcial.

No entanto, o tratamento de outros tipos tumorais tem sido mais desafiador para o uso das células CAR T, especialmente os tumores sólidos. O sucesso da aplicação destas células nesses tipos de câncer tem sido muito limitado. Como explicações possíveis para sua falha, mencionam-se: a heterogeneidade tumoral, a carência de antígenos compartilhados na superfície das células tumorais que não sejam expressos em tecidos normais saudáveis, o que prejudica a segurança do tratamento, e a dificuldade de células CAR T penetrarem nesses tumores. Entretanto, nenhuma dessas hipóteses é plenamente satisfatória e ainda resta aprofundar e identificar com segurança os fatores que impedem o sucesso mais amplo desta estratégia.

Existem alguns relatos de sucesso clínico utilizando a terapia com linfócitos CAR T em tumores sólidos, como a utilização da proteína GD2 como alvo em pacientes com glioblastoma, que levou à remissão completa da doença em 3 de 11 pacientes e, nos pacientes que apresentaram progressão, a persistência dessas células por pelo menos 6 semanas foi associada a um maior tempo livre de doença (Louis et al., 2011). Outros alvos que estão sendo testados incluem mesotelina em mesotelioma maligno refratário, o receptor do fator de crescimento epidérmico (EGFRvIII) e o receptor tipo 2 do fator de crescimento epidérmico humano (HER2) em glioblastoma de alto grau e o antígeno das células tronco prostáticas (PSCA) em câncer de próstata metastático resistente à castração. Porém as taxas de sucesso obtidas são consideravelmente inferiores quando comparadas ao tratamento dos tumores hematológicos. Os TRUCKs parecem ser promissores para aprimorar essa aplicação em tumores sólidos por conta de seus efeitos no microambiente tumoral, segundo modelos pré-clínicos. Foi demonstrado, por exemplo, em estudo de 2019 em modelo murino de carcinoma hepatocelular, que a utilização de células CAR T anti-GPC3 (*Glypican-3*) coexpressando IL-12 aumentou a produção de IFN-γ, a infiltração e persistência de células T e reduziu a porção de células Treg no tumor aumentando os efeitos antitumorais dessa imunoterapia (Liu et al., 2019).

A adição de genes de citocinas também pode ajudar a transpor outra limitação da terapia com linfócitos CAR T, principalmente em tumores sólidos: a exaustão das células administradas no paciente. Além de necessitarem de nutrientes, os linfócitos T são afetados por mediadores e moléculas liberados por células do tumor e, quando atingem o estado de exaustão, esses linfócitos no interior dos tumores sólidos deixam de atuar. Um estudo de 2017 com células CAR T anti-EGFRvIII em glioblastoma recorrente relatou que, aparentemente, a inflamação mediada pelas células introduzidas nos pacientes levou ao estabelecimento de microambiente imunossupressor de forma compensatória, causando repressão e exaustão dos linfócitos CAR T (O'Rourke et al., 2017). Estudos em modelos animais demonstraram que impedir a ativação da via de exaustão dessas células aumenta sua atividade antitumoral. Além do mais, estudos pré-clínicos com outros domínios co-estimulatórios, como ICOS (co-estimulador induzível de células T), também estão em andamento de forma a aumentar a proliferação e persistência dos linfócitos CAR T no tumor.

Escolha de antígenos e toxicidade na ACT

O maior desafio no campo da ACT, especialmente com células modificadas geneticamente, é a identificação de antígenos tumorais não expressos em tecidos normais para serem utilizados como alvo, de forma a maximizar a eficácia e especificidade da resposta antitumoral, e reduzir a toxicidade decorrente do tratamento. Utilizando as estratégias de imunoterapia acima descritas, muitas vezes, pode-se levar o sistema imune a atacar células saudáveis. Os efeitos adversos desenvolvidos dependem do tipo e localização do tumor, do tipo de tratamento e do estado do paciente. Uma vez que são explorados os efeitos citotóxicos de células T modificadas para reconhecer antígenos de forma específica e, de certa forma, artificial, a escolha desse antígeno-alvo se torna um dos aspectos mais importantes dessas formas de terapia.

As células TCR T utilizam o receptor composto por cadeias α-β para reconhecer polipeptídeos antigênicos apresentados por MHC, o que garante maior variedade de alvos por permitir reconhecimento de antígenos intracelulares e de superfície, mas gera dependência das moléculas de MHC. As células CAR T utilizam fragmentos de anticorpos para reconhecer antígenos expressos na superfície celular, o que permite o reconhecimento de antígenos proteicos e não-proteicos, como glicolipídeos e carboidratos, mas gera dependência de sua exposição na membrana da célula. Mesmo reconhecendo antígenos de classes diferentes, para ambas as terapias, a escolha do antígeno-alvo é extremamente importante tanto para garantir efetividade contra o tumor como para evitar que tecidos saudáveis sejam atacados.

Os antígenos ideais são, portanto, os TSAs, porém a maioria das terapias possuem os TAAs como alvo. Alguns fatores contribuem para essa limitação em relação aos TSAs, tais como:

1. Não expressão em todas as células tumorais
2. Não apresentação "correta" via MHC, limitando o reconhecimento por linfócitos TCR T.
3. Ausência de expressão na superfície celular, impedindo o reconhecimento por linfócitos CAR T. Além disso, sua identificação deve ser feita para cada tumor, de forma individual, o que lhe confere um alto custo. Diante destes obstáculos que tornam muito difícil a seleção de um TSA como alvo, acaba-se por selecionar um TAA, porém, dentre estes, devem-se priorizar aqueles que são expressos em tecidos não essenciais, uma vez que isso minimiza a gravidade das reações adversas e, portanto, o risco da terapia.

Não surpreende, assim, que a toxicidade dessas estratégias terapêuticas, com células adotivas modificadas, ainda seja um problema para sua aplicação. Os efeitos adversos mais comuns advêm de atividade "*on-target, off-tumor*" dessas células, que significa que seu receptor reconhece de forma correta o alvo, porém em células fora do tecido tumoral, levando a lesões de outros tecidos que podem causar reações graves e até mesmo a morte do paciente.

Um exemplo de alvo que gera toxicidade "*on-target, off-tumor*", mas em tecido saudável não-essencial, é o CD19: a terapia resulta na destruição de todos os linfócitos B da circulação e da medula óssea. Felizmente, esse efeito pode ser superado com a administração periódica de imunoglobulinas. Porém, a escolha de alvos em tumores sólidos tem se mostrado mais complexa. Por exemplo, o primeiro estudo clínico utilizando células CAR T de terceira geração anti-HER2 para melanoma metastático HER2$^+$, levou um paciente ao coma e, cinco dias depois, à morte por infiltração letal de linfócitos T no pulmão, devido à expressão de HER2 no epitélio de células pulmonares (Morgan et al., 2010).

Outras toxicidades comumente derivadas da terapia com células CAR T são a tempestade de citocinas (*Cytokine Release Syndrome*, CRS) e a neurotoxicidade, as quais conferem risco de vida aos pacientes e ocorrem devido à resposta inflamatória exacerbada desencadeada pela ativação e proliferação dessas células (BOXE 5).

BOXE 5 – A CRS E NEUROTOXICIDADE NA TERAPIA COM CÉLULAS CAR T

A incidência global da CRS é de aproximadamente 80%*. Ela é decorrente de uma reação inflamatória sistêmica que leva à produção de grandes quantidades de citocinas, como IL-6, pelos linfócitos CAR T ativados, e também por monócitos, macrófagos e DCs Ela pode causar febre, dispneia, hipotensão, problemas em diferentes órgãos e, em sua forma severa, pode levar o indivíduo à morte se não for tratada. O tratamento aprovado para a CRS é o anticorpo inibidor do receptor de IL-6 tocilizumabe e uso de antiinflamatórios esteroides. A incidência global de neurotoxicidade é de aproximadamente 50%*. O aumento de citocinas na circulação e no líquido cefalorraquidiano parece estar relacionado com a sua ocorrência e os sintomas mais comuns são perda de consciência, convulsões, confusão mental e edema cerebral, os quais podem ser controlados com administração de corticosteroides.

*Segundo classificação pela ASTCT (*American Society for Transplantation and Cellular Therapy*) (PENNISI et al., 2020).

Algumas estratégias estão sendo utilizadas na tentativa de reduzir os efeitos adversos decorrentes da terapia com linfócitos CAR T, como a redução prévia da carga tumoral com quimioterapia, por exemplo, para reduzir a dose de células T a serem administradas. E, para reduzir toxicidade após o tratamento, já existem intervenções aprovadas, como o uso de tocilizumabe e a dexametasona. Ainda, está sendo estudada a introdução de genes suicidas nas células CAR T de quarta geração para realizar a depleção dessas células de forma seletiva frente a reações indesejadas.

Na terapia com linfócitos TCR T foi observado que a liberação de citocinas ocorre em menor quantidade, no entanto, efeitos *"off-target"*, que têm menor probabilidade de acontecer na terapia com células CAR T, e *"on-target, off-tumor"* são mais preocupantes. Para determinar possíveis alvos, primeiramente, são identificados quais polipeptídeos são apresentados pelas células tumorais e também é feito um *screening* de quais são apresentados em tecidos normais. Os linfócitos TCR T, então, são testados em relação à afinidade e especificidade, ou seja, à capacidade de reconhecer exclusivamente aquele antígeno, de forma a evitar a ocorrência de reatividade cruzada e efeitos *"off-target"* (reconhecimento de um antígeno distinto do que se selecionou como alvo). Por exemplo, a utilização de MAGE-A3 como alvo levou dois pacientes à morte por toxicidade cardíaca, após reatividade cruzada contra a proteína titina no músculo cardíaco (Linette et al., 2013). Após a determinação do alvo, a sensibilidade de reconhecimento pode ser potencializada selecionando receptores com maior afinidade pelo alvo, o que aumenta o potencial de destruir as células tumorais, mas também aumenta o risco de lesionar tecidos saudáveis, por conta de reconhecimento *"on-target, off-tumor"*. A exemplo, a administração de linfócitos com TCR de alta avidez contra MART-1 ou contra gp100 em 36 pacientes com melanoma metastático resultou em toxicidade decorrente da destruição de melanócitos nos olhos, na pele e orelhas (Johnson et al., 2009). Estratégias para controlar essas reações adversas incluem a modificação da afinidade dos TCRs, a realização de injeção intratumoral dessas células, a introdução de gene suicida para atuar como *"switch"* de desligamento e a adição de um CAR que reconheça um antígeno comum em células normais com domínios intracelulares inibitórios, de forma que o linfócito T passe a ser capaz de distinguir entre os tipos celulares, tendo sua resposta inibida frente a células não-tumorais que expressem o antígeno-alvo do segundo CAR.

BOXE 6 – CÉLULAS CAR NK

A utilização da tecnologia CAR em células NK é uma área de interesse recente. Devido à sua citotoxicidade natural, as células NK poderiam ser mais vantajosas em comparação às células T, que dependem da identificação do antígeno-alvo pelo receptor para exercer sua função, que será dirigida especificamente contra a célula que o expressa. Com a introdução do receptor CAR em células NK, mantém-se a citotoxicidade natural das mesmas e se acrescenta a capacidade de reconhecimento do alvo do CAR nela introduzido. Além disso, essas células produzem citocinas pró-inflamatórias, como IFN-γ e GM-CSF, diferentes das produzidas pelos linfócitos T, que muitas vezes desencadeiam a CRS, possibilitando que o uso de células NK venha a reduzir a ocorrência de toxicidade e efeitos adversos decorrentes de resposta imune. Entretanto, existem limitações desta abordagem também. Dentre elas estão a sua resistência à modificação genética e a dificuldade de cultivo e expansão *in vitro*. E embora a sua incapacidade de proliferar possa ser vantajosa *in vivo*, por reduzir efeitos *"on-target, off-tumor"*, a longo prazo também pode levar à necessidade de mais de uma infusão no paciente. Alguns estudos clínicos já estão em andamento e exemplos de alvos das células CAR NK incluem o antígeno de membrana específico para próstata PSMA em câncer de próstata resistente à castração, CD33 em leucemia mieloide aguda, CD22 em linfoma refratário de células B, antígeno de maturação de linfócito B (BCMA) em mieloma múltiplo e ROBO1, receptor membro de uma família de moléculas de adesão de células neurais, em câncer de pâncreas. Assim, aguardam-se os resultados dos estudos clínicos com estas células para que seus benefícios sejam confirmados e, eventualmente, aprimorados.

Em conclusão, os linfócitos T desempenham um papel muito importante na imunidade contra tumores e as estratégias baseadas em células adotivas tentam aproveitar este potencial. Estas buscam transpor as barreiras existentes nos pacientes, como a ativação, expansão e manutenção de atividade dessas células T, para o estabelecimento de uma resposta efetiva. Mesmo que esses problemas sejam superados inicialmente, a interação das células efetoras com o TME pode ainda impedir o desenvolvimento e ou persistência de resposta imune antitumoral efetiva. Dessa forma, fica cada vez mais claro que o desenvolvimento de estratégias combinadas de imunoterapia, aliadas ao aprimoramento das estratégias já estabelecidas, deve ser o caminho para torná-la cada vez mais eficaz no controle das doenças neoplásicas.

Immune checkpoint blockade (ICB)

O bloqueio dos *checkpoints* imunológicos (*Immune Checkpoint Blockade*, ICB) consiste na utilização de anticorpos monoclonais terapêuticos que inibem pontos de controle regulatórios do sistema imune e, desta forma, restabelecem e/ou liberam respostas antitumorais pré-existentes. O desenvolvimento dos inibidores de *checkpoint* imunológico (*Immune Checkpoint Inhibitors*, ICI) foi um marco revolucionário no campo da imuno-oncologia, pois mudou o enfoque da terapia tornando como alvos, não moléculas tumorais, mas sim, moléculas de regulação do sistema imune. Desta forma, as respostas antitumorais bloqueadas por vias de regulação natural da resposta imune, que se encontram "sequestradas" pelos processos de evasão tumoral, são reativadas, possibilitando a eliminação das células tumorais pelo sistema imune. Atualmente, são os anticorpos mais promissores testados na pesquisa do câncer, com uma lista crescente de indicações aprovadas pela FDA nos EUA (Tabela 24.2).

Tabela 24.2 • Inibidores do ponto de controle imunológico (ICIs) em Ensaios Clínicos de Fase III e IV

Droga	Tipo de tumor[a]	Ensaios clínicos	
Pembrolizumabe (Anti-PD-1)	NSCLC	NCT03134456 NCT02142738 NCT03302234 NCT02504372 NCT02578680	NCT02220894 NCT02864394 NCT01905657 NCT02775435
	Carcinoma de pulmão de células pequenas	NCT03066778	
	Câncer de cabeça e pescoço	NCT02252042 NCT02358031	NCT03040999
	Carcinoma renal	NCT03142334	NCT02853331
	Adenocarcinoma gástrico	NCT02370498	
	Neoplasias de nasofaringe	NCT02611960	
	Câncer de bexiga	NCT02853305 NCT02256436 NCT03361865	NCT03244384 NCT03374488
	Câncer colorretal	NCT02563002	
	Pleural mesothelioma	NCT02991482	
	TNBC	NCT02819518 NCT02555657	NCT03036488
	Neoplasias de esôfago	NCT03189719	NCT02564263
	Mieloma múltiplo	NCT02579863	NCT02576977
	Câncer gástrico e câncer na junção gastro esofágico	NCT03019588	NCT03221426
	Adenocarcinoma gástrico	NCT02494583	
	Melanoma	NCT02362594	NCT01866319
	Linfoma de Hodgkin	NCT02684292	
	HCC	NCT02702401	NCT03062358
	Câncer de pulmão	NCT03322540	
	Câncer de cabeça e pescoço	NCT03358472	

(Continua)

Tabela 24.2 • Inibidores do ponto de controle imunológico (ICIs) em Ensaios Clínicos de Fase III e IV (continuação)

Nivolumabe (Anti-PD-1)	NSCLC	NCT01668784	
	Mesotelioma	NCT02741570	NCT03342352
	Linfoma de não Hodgkin	NCT03348904	
	Carcinoma metastático renal de células claras	NCT03068455	NCT01844505
	Câncer de cabeça e pescoço	NCT01668784	
	Câncer de pulmão	NCT02741570	NCT03342352
	Melanoma	NCT03348904	
Ipilimumabe (Anti-CTLA-4)	NSCLC	NCT03469960 NCT02785952	NCT03351361 NCT03302234
	Carcinoma de pulmão de células escamosas	NCT02785952	
	Mesotelioma	NCT02899299	
	Câncer gástrico e câncer na junção gastroesofágica	NCT02872116	
	Melanoma metastático	NCT03445533 NCT01274338 NCT02506153 NCT00094653	NCT00636168 NCT02339571 NCT02224781
	Melanoma não cutâneo metastático	NCT02506153	
	NSCLC	NCT03469960 NCT02785952	NCT03351361 NCT03302234
Avelumabe (Anti-PD-L1)	NSCLC	NCT02576574	NCT02395172
	Carcinoma urotelial	NCT02603432	
	Linfoma de células B difuso	NCT02951156	
	Carcinoma renal	NCT02684006	
	Câncer gástrico e câncer na junção gastroesofágica	NCT02625623	NCT02625610
Atezolizumabe (Anti-PD-L1)	Câncer de ovário, tuba de falópio e neoplasia peritoneal	NCT03038100 NCT02891824	NCT02839707
	NSCLC	NCT02813785 NCT02367781 NCT02409342 NCT02367794 NCT02409355 NCT03456063	NCT02008227 NCT02366143 NCT02486718 NCT03191786 NCT02657434
	Carcinoma de pulmão	NCT02763579	
	TNBC	NCT03197935 NCT03125902	NCT02425891 NCT03281954
	Carcinoma renal	NCT02420821	NCT03024996
	Câncer de bexiga	NCT02302807	
	Câncer de cabeça e pescoço	NCT03452137	
	Câncer de bexiga	NCT02807636	
	Carcinoma de células transicionais	NCT02450331	
	Câncer de próstata	NCT03016312	
Durvalumabe (Anti-PD-L1)	NSCLC	NCT02369874	
	Carcinoma de pulmão	NCT02766335	NCT02154490
	Carcinoma de pulmão	NCT03084471	
	Câncer de bexiga	NCT02551159	NCT03258554
	Tumores sólidos avançados	NCT02369874	
REGN2810 (Anti-PD-1)	NSCLC	NCT03409614	NCT03088540
BMS-936558 (Anti-PD-1)	Melanoma irressecável ou metastático	NCT01721746	NCT01721772

(Continua)

Tabela 24.2 • Inibidores do ponto de controle imunológico (ICIs) em Ensaios Clínicos de Fase III e IV (continuação)

SHR1210 (Anti-PD-1)	NSCLC	NCT03134872
	Neoplasias nasofaríngeas	NCT03427827
IBI308 (Anti-PD-1)	Carcinoma de pulmão	NCT03150875
PDR001 (Anti-PD-1)	Melanoma	NCT02967692
BGB-A317 (Anti-PD-1)	NSCLC	NCT03358875
	Carcinoma de células escamosas no esôfago	NCT03430843
	HCC	NCT03412773
BCD-100 (Anti-PD-1)	NSCLC	NCT03288870
JS001 (Anti-PD-1)	Melanoma metastático	NCT03430297
KN035 (Anti-PD-L1)	Neoplasia do trato biliar	NCT03478488

[a]NSCLC – carcinoma de pulmão de células não pequenas; TNBC – câncer de mama triplo negativo; HCC – carcinoma hepatocelular.

Os receptores regulatórios do sistema imune são importantes na manutenção da homeostase imunológica e na prevenção de doenças autoimunes, e consistem em moléculas estimulatórias e inibitórias que atuam na manutenção da autotolerância e na regulação da magnitude e duração da resposta imune. Durante a resposta do sistema imunológico contra, por exemplo, uma infecção, os receptores regulatórios são importantes por atenuar e encerrar as respostas efetoras, protegendo tanto o local de inflamação como os tecidos saudáveis de eventuais danos. Já no contexto do microambiente tumoral, que equivale ao de uma infecção crônica, do ponto de vista do sistema imune, essas células tendem a aumentar a expressão de moléculas regulatórias e até mesmo as células tumorais podem tirar proveito destas vias, por exemplo, ao expressar o ligante do receptor inibitório PD-1 denominado PD-L1. A interação de PD-L1 com seu receptor PD-1 ativa vias de sinalização inibitórias intrínsecas nos linfócitos T CD8+, fazendo com que estes linfócitos percam sua capacidade efetora, até mesmo entrando em processo de morte celular programada, deixando de atuar no combate ao tumor (Figura 24.7).

O sucesso ou a falha do bloqueio dos receptores inibitórios pelos ICIs dependem de fatores intrínsecos do paciente (como idade, sexo, genótipo do HLA e outros polimorfismos genéticos), fatores intrínsecos do microambiente tumoral (como TILs e as células do estroma) e, de maneira surpreendente, também da microbiota intestinal. No entanto, acredita-se que os fatores intrínsecos às células tumorais estejam entre os principais determinantes se o paciente irá responder ou não ao tratamento, o que se manifesta na variação de taxas de resposta aos ICIs entre os tipos histológicos e, ainda, na obtenção de melhores resultados em tumores com características moleculares e genéticas semelhantes.

A primeira molécula de *checkpoint* imunológico foi descoberta em 1987 por Brunet e colegas e foi denominada "antígeno 4 de linfócitos T citotóxicos" (CTLA-4). Nos anos seguintes, diversos grupos provaram de forma independente suas funções como receptor inibitório *in vitro* e em animais *knockout*, mas o mecanismo de ação dessa molécula permaneceu dúbio até a década de 90, quando James Allison e colegas a identificaram como uma molécula chave do ponto de controle do sistema imune. Tais descobertas demonstraram que o bloqueio do CTLA-4 foi capaz de eliminar tumores em animais, fortalecendo a ideia de seu grande potencial para uso clínico no tratamento do câncer. O receptor inibitório CTLA-4 (também conhecido como CD152) se liga às moléculas co-estimulatórias CD80 e CD86 presentes nas APCs e diminui indiretamente a *imunização primária* (*priming*) e consequente ativação dos linfócitos T. Dessa forma, o anticorpo anti-CTLA-4 atua modulando positivamente o microambiente tumoral imunossupressor. O ipilimumabe, que tem como alvo a molécula de CTLA-4, foi primeiro inibidor aprovado pela FDA em 2011, para o tratamento de melanoma avançado. Atualmente, ele já está aprovado para diversos tipos de câncer incluindo melanoma, carcinoma de células renais, carcinoma de células escamosas e NSCLC.

Já o receptor de morte celular programada 1 (PD-1) foi descrito pela primeira vez no início da década de 90, por pesquisadores do grupo de Tasuku Honjo. Anos depois, em 1999, pesquisadores desse mesmo grupo relataram seu papel na imunidade ao observar que camundongos deficientes em PD-1 desenvolveram doenças autoimunes. Essa função regulatória negativa foi confirmada com a identificação dos seus ligantes membros da família B7, PD-L1 e PD-L2, e, em 2002, foi observado o importante papel da interação de PD-1

ONCOLOGIA – DA MOLÉCULA A CLÍNICA

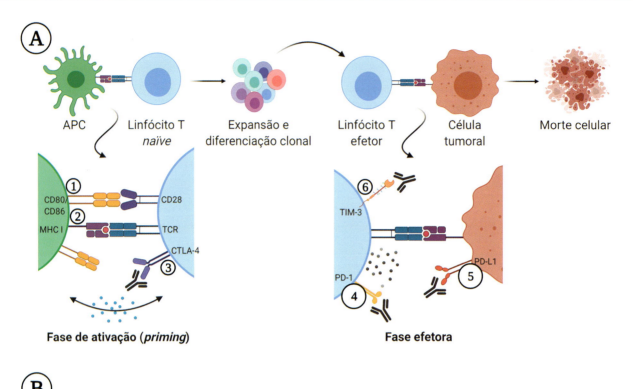

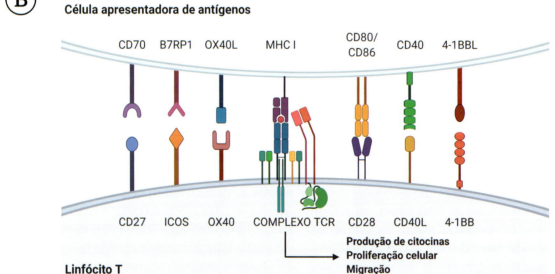

Figura 24.7 • Receptores de células T inibitórios e estimulatórios. Os receptores regulatórios do sistema imune são importantes na manutenção da homeostase imunológica. **(A)** Para a ativação de linfócitos T *naïve* são necessários dois sinais estimulatórios: o reconhecimento do antígeno apresentado via MHC pelo complexo TCR e a interação dos receptores CD80/CD86 (expressos nas APCs) e o receptor CD28 (expresso na célula T) (processos 1 e 2). A sinapse imunológica ativa vias de sinalização *downstream* e a expressão de citocinas pró-inflamatórias. No entanto, como forma de manter a homeostase, os linfócitos T passam a expressar receptores co-inibitórios. Assim, os ICIs podem atuar, por exemplo, bloqueando a ligação do receptor inibitório CTLA-4 (expresso no linfócito) à molécula CD80 (processo 3). Além disso, os ICIs podem ser utilizados para bloquear receptores co-inibitórios expressos durante a fase efetora da resposta imune, bloqueando tanto o receptor PD-1 expresso no linfócito T efetor quanto o seu ligante PD-L1 expresso no tumor (processos 4 e 5, respectivamente). Dessa forma, o linfócito T efetor permanece ativado por um maior período de tempo e consegue exercer de forma mais efetiva seu papel citotóxico. Outros anticorpos monoclonais vêm sendo avaliados na imunoterapia do câncer, como para a inibição do receptor inibitório TIM-3 (processo 6). **(B)** Receptores co-estimulatórios nos linfócitos T incluem 4-1BB (também conhecido como CD137 e TNFRSF9) e OX40 (também conhecido como TNFRSF4), que reconhecem seus respectivos ligantes, 4-1BBL e OX40L expressos nas APCs. Diversas moléculas que se ligam a estes receptores, chamadas de mAbs agonistas, também vêm sendo avaliadas no tratamento do câncer e contribuem para maior ativação dos linfócitos T após reconhecimento do antígeno apresentado por MHC pelo complexo TCR. APC, célula apresentadora de antígenos; ICIs, inibidores de *checkpoint* imunológico.

com PD-L1 na evasão tumoral em modelos animais, abrindo caminho para seu estudo como alvo de terapias contra o câncer. O receptor inibitório PD-1 (também denominado CD279) é expresso nas células T e B ativadas, e nas MDSCs, e a interação com seus ligantes pode bloquear a proliferação e induzir apoptose de células T efetoras e promover diferenciação de células Treg. Foram desenvolvidos diversos mAbs tendo como alvo tanto PD-1 como PD-L1, expressos em diversos tipos celulares (células tumorais, epiteliais, endoteliais, mesenquimais e células imunes, como linfócitos T, B, DCs e macrófagos). Ambas as estratégias têm se mostrado capazes de induzir respostas duradouras em diversos tipos tumorais, mas o mecanismo de ação de cada bloqueio vai além da inibição do eixo PD-1-PD-L1 de sinalização e varia de acordo com outras interações que essas moléculas realizam, uma vez que, por exemplo, anticorpos anti-PD-1 também bloqueiam interação com PD-L2, expresso principalmente em APCs, enquanto anticorpos anti-PD-L1 também podem bloquear os efeitos inibitórios de PD-L1 em outros receptores, como CD80.

Em 2014, a FDA e a agência de regulação no Japão aprovaram o primeiro inibidor da molécula PD-1 denominado nivolumabe. Nos anos seguintes diversos inibidores do receptor PD-1 ou seus ligantes PD-L1 e PD-L2 foram aprovados. No Brasil, a Agência Nacional de Vigilância Sanitária (ANVISA) aprovou o uso da imunoterapia com atezolizumabe (mAb anti-PD-L1) associado ao antiangiogênico bevacizumabe como tratamento de primeira linha para o carcinoma hepatocelular metastático, irressecável ou sem tratamento prévio. Também foi aprovado o mAb anti-PD-1 pembrolizumabe para o tratamento de primeira linha em pacientes com melanoma avançado e em pacientes com NSCLC com expressão elevada (≥50%) do biomarcador PD-L1 no tumor, no tratamento de primeira linha em pacientes com carcinoma urotelial e no tratamento de terceira linha em pacientes com câncer gástrico avançado ou metastático. Um marco para o tratamento do câncer de mama triplo negativo, subtipo de câncer de mama de pior prognóstico, foi alcançado com a aprovação do atezolizumabe combinado ao nab-paclitaxel para o tratamento de primeira linha de tumores com expressão de PD-L1≥1%. O Brasil foi um dos países pioneiros, juntamente com os EUA, a aprovar o uso dessa imunoterapia. Ainda em 2019, a ANVISA aprovou o uso do inibidor atezolizumabe para o tratamento do câncer de pulmão de células pequenas em associação à quimioterapia baseada em platina, após estudo de fase III IMpower133, no qual o tratamento combinado de quimioterapia e imunoterapia reduziu em 30% o risco relativo de morte quando comparado ao tratamento quimioterápico isolado (Horn et al., 2018).

BOXE 7 – PRÊMIO NOBEL DE MEDICINA 2018: IMUNOTERAPIA

O Prêmio Nobel de Fisiologia e Medicina de 2018 foi para o americano James P. Allison, do MD Anderson Câncer, e para o japonês Tasuku Honjo, da Universidade de Kyoto, dois pioneiros da imunoterapia.

Em vez de focar a atenção para a melhora da ativação do sistema imune, ambos passaram a estudar por que o sistema imunológico, mesmo reconhecendo o tumor, não era capaz de eliminá-lo completamente. James P. Allison estudou proteína CTLA-4 e observou que a mesma freava a atividade dos linfócitos T. Ele então teve a ideia de desenvolver um anticorpo que se ligasse a CTLA-4 e bloqueasse sua função. Enquanto outras equipes de pesquisa exploravam o mecanismo como alvo no tratamento de doenças autoimunes, James Allison observou que os camundongos com câncer foram curados quando tratados com os anticorpos anti-CTLA-4. Já Tasuku Honjo descobriu outra proteína, chamada PD-1, também expressa na superfície dos linfócitos T, e que, similarmente a CTLA-4, funciona como um freio dos linfócitos T, mas por um mecanismo diferente.

As pesquisas independentes lideradas por Alisson e Honjo demonstraram que as próprias células tumorais favoreciam a expressão dessas moléculas inibitórias (ou de seus ligantes) no tecido tumoral, causando o desligamento do sistema imune. Além disso, seus trabalhos também mostraram que a inibição dessas moléculas era capaz de restaurar a resposta imune antitumoral, permitindo que os próprios linfócitos T destruíssem os tumores em camundongos. Os desdobramentos dessas descobertas tiveram reflexos na medicina moderna com o desenvolvimento clínico dos ICIs.

Os benefícios terapêuticos na taxa de resposta objetiva ao tratamento com os mAbs de ICB estão reportados em diversos estudos clínicos com diferentes tipos tumorais. Conforme será discutido ao longo deste tópico, a resposta ao tratamento com ICIs depende de inúmeros fatores intrínsicos e extrínsicos ao tumor, a começar pelo seu subtipo histológico. A exemplo, pacientes com melanoma e NSCLC tratados com pembrolizumabe ou nivolumabe, mAbs anti-PD-1, apresentaram taxa de resposta ao tratamento em torno de 40% a 45% (Borghaei et al., 2015; GARON et al., 2015; Larkin et al., 2015). Também foi observado em pacientes com câncer de bexiga tratados com inibidores PD-1/PD-L1 um aumento na taxa de resposta geral de 13% a 24% (CHENG et al., 2018). Ainda, em pacientes com linfoma de Hodgkin reincidente ou refratário, o tratamento com nivolumabe mostrou uma taxa de resposta de 87% com 17% de resposta completa (Ansell et al., 2015). Em contraste, pacientes com câncer de mama triplo-negativo apresentaram uma taxa de resposta aos inibidores PD-1 em torno de 19% (Polk et al., 2018).

Conforme demonstrado ao longo do capítulo, o microambiente tumoral tem efeito direto no sucesso da terapia. Nesse contexto, Teng e colaboradores propuseram quatro classificações diferentes do microambiente tumoral com base na presença de TILs e a expressão de PD-L1, e essa abordagem foi utilizada para identificar a capacidade de resposta dos pacientes à terapia anti-PD-1/PD-L1. Os autores classificaram os tumores PD-L1-positivos e que possuíam células imunes infiltrantes como um microambiente tumoral com maior probabilidade de responder à terapia com anticorpos monoclonais. Um ensaio clínico de Fase II utilizando pembrolizumabe para o tratamento NSCLC mostrou sobrevida livre de doença e a sobrevida global maiores em pacientes que apresentaram expressão de PD-L1 em pelo menos 50% das células tumorais (RECK et al., 2016). Notavelmente, os níveis elevados de expressão de PD-L1 no microambiente do tumor não estão correlacionados com o pior prognóstico, pois a alta expressão de PD-L1 é frequentemente acompanhada por TILs secretores de IFN-γ em alguns cânceres. No entanto, é discutido que a superexpressão de PD-L1 pode não ser um biomarcador robusto para a resposta aos ICIs em todos os cânceres, uma vez que os tumores PD-L1 negativos também podem responder aos mAbs direcionados às interações de PD-1/PD-L1. Portanto, até o presente momento, a superexpressão de PD-L1 como um pré-requisito para o início do tratamento não foi estabelecida como um biomarcador determinante da responsividade ao tratamento baseado no eixo anti-PD-1/PD-L1.

Assim, a investigação da expressão de PD-L1 tem algumas limitações que precisam ser consideradas: a expressão de PD-L1 é espacial e temporal, e também pode ser encontrada em outras células imunológicas, incluindo as APCs. Uma abordagem recentemente explorada é a análise da expressão de PD-L1 em células tumorais circulantes (CTCs) em amostras de sangue periférico de pacientes com câncer.

Devido aos resultados encontrados com a utilização dos ICIs em monoterapia, um número crescente de estudos vem avaliando a combinação de inibidores de forma a aumentar as taxas de resposta e sobrevida dos pacientes. O racional na combinação é baseado principalmente nas funções de cada um dos receptores inibitórios: o bloqueio de CTLA-4, que está principalmente envolvido na regulação da ativação de células T em linfonodos e na supressão da atividade das DCs via células Treg, pode agir sinergicamente com o bloqueio de PD-1, envolvido principalmente na inibição da ativação de células T efetoras e células NK em tecidos periféricos e na indução da diferenciação de células das Treg. Como exemplo do sucesso da terapia combinatória pode-se citar um estudo clínico no qual foi observado que 50% dos pacientes com melanoma metastático não respondem à monoterapia, com taxas de resposta de 10% a 16% ao mAb ipilimumabe e de 30% a 40% ao nivolumabe e ao pembrolizumabe. No entanto, o tratamento combinado com nivolumabe+ipilimumabe promoveu uma sobrevida livre de doença de 11,5 meses em contraste à sobrevida de 2,9 meses e 6,9 meses após o tratamento em monoterapia com ipilimumabe e nivolumabe, respectivamente. Em pacientes com tumores PD-L1-positivos, a sobrevida livre de doença foi de 14 meses em ambos os grupos: nivolumabe associado ao ipilimumabe e nivolumabe em monoterapia. Já nos pacientes com tumores PD-L1-negativos, a sobrevida livre de doença foi maior com a combinação comparada à monoterapia com nivolumabe sozinho: 11,2 meses *versus* 5,3 meses, respectivamente. Os eventos adversos em grau 3-4 relacionados ao medicamento ocorreram em 16,3%, 27,3% e 55,0% dos pacientes nos grupos nivolumabe, ipilimumabe e nivolumabe associado ao ipilimumabe (Larkin et al., 2015). De fato, a combinação de tratamentos anti-CTLA-4 e anti-PD-1 mostrou eficácia superior em comparação à administração individual, mas também foi associada a um aumento nos efeitos colaterais. Este estudo demonstrou que os efeitos adversos graves são observados com frequência em pacientes submetidos à terapia com ICIs, pois a inibição dos receptores inibitórios pode exacerbar as respostas autoimunes locais e sistêmicas. Portanto, torna-se importante o desenvolvimento de biomarcadores preditivos para diferenciar respondedores e não respondedores, minimizando os efeitos adversos da terapia.

Em suma, os anticorpos monoclonais anti-CTLA-4 e anti-PD1 não são efetivos em todos os pacientes, e já foram relatadas recidivas em pacientes que apresentaram resposta inicial satisfatória ao tratamento. Dessa forma, receptores inibitórios alternativos estão sendo identificados e podem ser utilizados na terapia imune antitumoral (Figura 24.7). Estes incluem os receptores TIM-3, gene 3 de ativação de linfócitos (*Lymphocyte-Activation Gene 3*, LAG-3), imunoreceptor de células T com domínio Ig e ITIM (*T-cell Immunoreceptor with Ig and ITIM domains*, TIGIT) e proteína atenuadora de linfócitos B e T (*B- and T-Lymphocyte Attenuator*, BTLA), associados à exaustão de células T, bem como VISTA, um receptor encontrado em MDSCs presentes no tumor. Também estão sendo exploradas diferentes combinações entre os agentes bloqueadores de IDO e os ICIs, com resultados promissores em ensaios pré-clínicos. Ademais, uma vez que os macrófagos também podem interferir com a imunidade antitumoral ou mesmo restringir diretamente os anticorpos terapêuticos, a sua depleção com anti-CSF-1 está sendo investigada em ensaios clínicos em associação a mAbs anti-PD-1.

Como os ICIs atuam removendo os freios do sistema imunológico em vez de aumentar diretamente a função imunológica, os pacientes também podem se beneficiar de terapias combinadas com moléculas imunoestimulatórias. Modelos de melanoma em camundongo mostraram que a combinação de anti-CTLA-4 com citocinas ou *anticorpos agonistas* direcionados a receptores co-estimulatórios foi capaz de aumentar a rejeição tumoral.

Agonistas que reconhecem receptores de superfície de células T

Os anticorpos agonistas podem se ligar especificamente aos receptores de superfície das células T, como CD28, 4-1BB, OX40, GITR e os membros da família do receptor do fator de necrose tumoral (TNFR), e ativar as suas vias de sinalização intracelular (NF-κB, JNK e PI3K-AKT), promovendo a proliferação, a sobrevivência e a indução da função efetora das células T de eliminar as células tumorais.

Atualmente, diversos ensaios clínicos têm usado anticorpos agonistas de diferentes receptores, como o utomilumabe e o urelumabe, direcionados ao 4-1BB e anticorpos direcionados ao OX40 (PF-04518600, BMS-986178 e INCAGN-01949). De forma semelhante aos anticorpos que reconhecem os receptores inibitórios das células T, os anticorpos agonistas também possuem toxicidade dependente da dose. A ativação constante dos mesmos pode exacerbar a atividade estimulatória de diferentes subtipos de células imunes contra células saudáveis, desencadeando um dano tecidual, muitas vezes, irreversível. Assim, pesquisadores estão desenvolvendo diversas tecnologias de entrega capazes de controlar a duração da exposição e, simultaneamente, induzir a ativação de células T policlonais. Como exemplo pode-se citar a mobilização dos anticorpos anti-4-1BB em nanopartículas lipossomais, que levou a uma menor toxicidade e promoveu um maior acúmulo intratumoral das nanopartículas comparado ao anticorpo administrado de forma livre em modelo animal.

Tratamentos que reduzem a imunossupressão no microambiente tumoral

O microambiente tumoral geralmente é enriquecido em células imunossupressoras como as células Treg, MDSCs e macrófagos do tipo 2 que podem contribuir para exaustão imunológica através da expressão de ligantes inibitórios, citocinas supressoras e fatores promotores do tumor. Além disso, já foi demonstrado que a presença de um grande número de células imunossupressoras residentes no microambiente tumoral está correlacionada com o pior prognóstico do paciente e estádios mais avançados do tumor.

Diversas drogas estão sendo exploradas na imunoterapia contra o câncer tendo como alvos os mecanismos de supressão imunológica. Um dos mecanismos investigados é a angiogênese, processo fisiológico envolvido na formação de novos vasos sanguíneos a partir de vasos pré-existentes, o que facilita o aporte de oxigênio e nutrientes no desenvolvimento dos tumores. As moléculas antiangiogênicas têm como alvo VEGF ou VEGFR, PDGFR e c-kit, e podem atuar não apenas nas células endoteliais, mas também nas células imunes. As moléculas com ação antiangiogênica inibem o desenvolvimento de mecanismos imunossupressores pelos tumores, e são divididas principalmente em duas subclasses: os inibidores da tirosina quinase que têm como alvo tal sítio dos receptores das moléculas pró-angiogênicas e bloqueiam sua via de sinalização, e os anticorpos monoclonais que têm como alvo direto os fatores pró-angiogênicos circulantes ou seus receptores. Dentre os inibidores do receptor tirosina quinase, o sunitinibe e o sorafenibe foram aprovados pela FDA para o tratamento de carcinoma renal avançado e carcinoma hepatocelular, e desempenham papéis semelhantes na modificação do microambiente tumoral através da modulação negativa da expressão das citocinas imunossupressoras (IL-10, TGFβ) e dos receptores inibitórios nos linfócitos T (CTLA-4 e PD-1) bem como na diminuição da porcentagem de células Treg no baço e no tumor em diferentes modelos tumorais em camundongo e no sangue periférico e nos tumores de pacientes com carcinoma de células renais metastático. Bevacizumabe, anticorpo monoclonal com ação antiangiogênica, demonstrou aumentar tanto a função e como a proporção de DCs em pacientes com câncer colorretal metastático.

Diversos trabalhos têm explorado fármacos rotineiramente utilizados no tratamento de doenças autoimunes na terapia contra o câncer. Como citado anteriormente, o tocilizumabe, inibidor de IL-6 aprovado para o tratamento da artrite reumatoide, vem sendo empregado para neutralizar a tempestade de citocinas invariavelmente desencadeada pela administração bem-sucedida da terapia com células CAR T. Outro exemplo são os inibidores de TGFβ2, uma proteína secretada com atividades pró-tumorais, como a indução da proliferação, metástase, angiogênese e imunossupressão, que originalmente foram desenvolvidos para o tratamento da fibrose e doenças oftálmicas, no entanto, ensaios clínicos recentes têm empregado esses fármacos para o tratamento de tumores sólidos. Trabedersen, um oligodeoxinucleotídeo *antisense* sintético que tem como alvo mRNA do TGFβ2, também vem sendo avaliado no tratamento de tumores cerebrais malignos e tumores sólidos com superexpressão de TGFβ2 como os cânceres da pele, pâncreas e cólon, após a demonstração em estudos pré-clínicos da redução da secreção de TGFβ2 em células tumorais *in vitro* e atividade antitumoral *ex vivo*. Estes resultados estão em consonância aos estudos clínicos de fase IIb e III nos quais foi observado melhora da sobrevida dos pacientes com tumores cerebrais que receberam o fármaco via intratumoral comparado aos pacientes tratados com quimioterapia padrão.

Terapias com anticorpos biespecíficos

Os anticorpos biespecíficos permitem diferentes mecanismos de ação na imunoterapia do câncer, como o duplo bloqueio de receptores inibitórios e o redirecionamento da função efetora de diversas células imunológicas, como as células NK, as células T e os macrófagos. Eles são produzidos por meio da combinação de dois anticorpos com alvos diferentes, assim, os anticorpos biespecíficos podem se ligar a dois alvos distintos, estabelecendo uma sinapse imunológica artificial (Figura 24.8). Os anticorpos biespecíficos que têm como alvo as células tumorais e células do sistema imune imunológico, especificamente as células T, são denominados BiTEs (*Bi-specific T-cell Engagers*). Estes possuem como função principal aproximar as células T do tumor e permitir que as mesmas eliminem as células tumorais. Devido à sua capacidade de direcionar as células do sistema imunológico, os BiTEs são considerados imunoterapias "ativas". O primeiro anticorpo biespecífico foi aprovado pela FDA em 2014 para pacientes com leucemia linfoblástica aguda. O BiTE foi direcionado contra o receptor CD3, componente do complexo TCR, nas células T e um antígeno associado ao tumor (CD19). Em condições fisiológicas, as células T apenas direcionam sua atividade citotóxica para células que expressam moléculas de MHC carregadas com epítopos reconhecidos por meio do TCR, porém as células tumorais apresentam diferentes mecanismos de escape da vigilância imunológica, entre eles a alteração do processamento e apresentação de antígenos via moléculas de MHC. Ao contornar a interação normal TCR-MHC para desencadear a ativação das células T, os anticorpos biespecíficos mostram dois benefícios: eles podem induzir uma resposta de células T policlonais e não são afetados por mecanismos de escape que envolvem regulação negativa da apresentação do antígeno. O uso de anticorpos biespecíficos para redirecionar a atividade citotóxica das células T de forma não restrita ao MHC tem crescido nos últimos anos, com um impulso particular obtido pelos resultados clínicos com o anti-CD19/anti-CD3 BiTE (blinatumomabe) em tumores hematológicos e sólidos.

Assim como na terapia com células T adotivas, a segurança da terapia baseada em anticorpos depende, em grande parte, da natureza do alvo selecionado. Um antígeno tumor-específico capaz de diferenciar as células tumorais das células normais representa um bom alvo terapêutico, no entanto, essa particularidade não ocorre em todos os tipos de câncer.

Imunoterapia: Conceito, Principais Abordagens Clínicas, Vantagens e Desvantagens

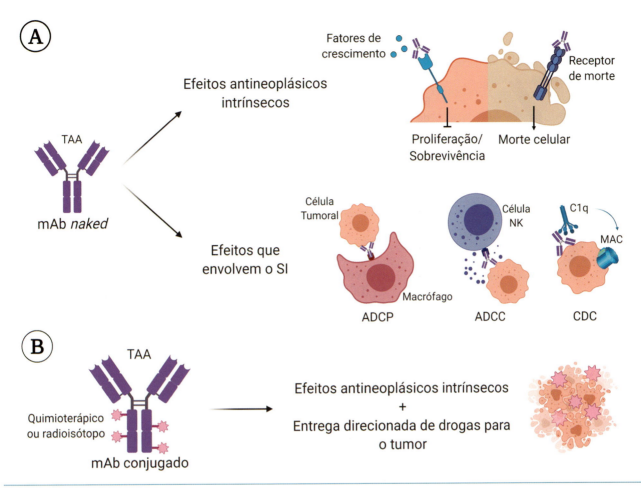

Figura 24.8 • Anticorpos biespecíficos. **(A)** Modelo de anticorpo biespecífico com duas porções de anticorpos monoclonais (mAbs): uma que reconhece um antígeno tumoral e outra que reconhece uma célula imune efetora, permitindo a aproximação e interação entre as duas células e uma resposta citotóxica direcionada após a formação de sinapse imunológica. A presença da porção Fc na molécula de anticorpo permite reconhecimento por outras células do microambiente tumoral, resultando em sinais co-estimulatórios para o linfócito T, como produção de citocinas pró-inflamatórias e expressão de receptores de superfície por macrófagos e células dendríticas (DCs), e em resposta de citotoxicidade dependente de anticorpo (ADCC) por outras células citotóxicas, como células *natural killer* (NK). **(B)** Os BiTEs (*Bi-specific T-cell Engagers*) são compostos pelas porções scFv de cada um dos mAbs e ativam células T especificamente por ativação do complexo CD3 enquanto as aproximam da célula tumoral por meio do reconhecimento de um antígeno tumor-associado (TAA). Na figura está representado o blinatumomabe, que reconhece o TAA CD19, já está aprovado para o tratamento de leucemia linfoblástica aguda.

BOXE 8 – AGENTES DE IMUNOTERAPIA DO CÂNCER: ANTICORPOS NAKED E CONJUGADOS

De forma geral, os anticorpos combatem o câncer de diferentes formas:

1. Ativando o sistema imunológico ao se ligar aos receptores co-estimulatórios, inibindo a ativação de receptores inibitórios ou ainda mediando respostas citotóxicas pelo reconhecimento de sua porção Fc por *receptores Fc*.
2. Ligando-se a receptores/ligantes bioquímicos na superfície externa da célula tumoral e, assim, impedindo que esses receptores/ligantes interajam com alvos específicos das vias de sinalização celular, como os que levam à exaustão de células T.
3. Levando para o interior das células tumorais materiais radioativos ou toxinas (Figura 24.9).
   - mAbs "*naked*": uma vez que os anticorpos se ligam às células tumorais, eles podem interromper, por exemplo, importantes vias de crescimento/proliferação, e ainda podem sinalizar para que demais células do sistema imunológico auxiliem na eliminação do tumor. O

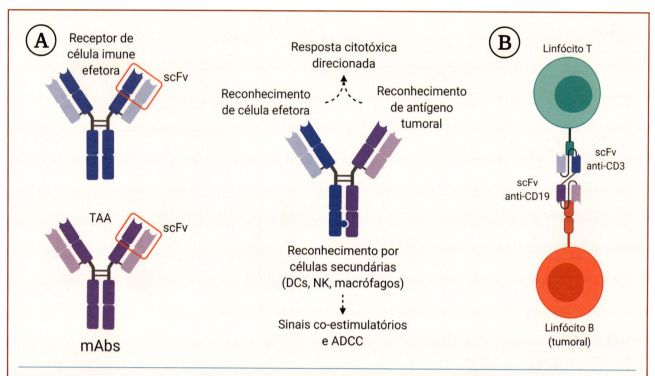

Figura 24.9. Anticorpos monoclonais (mAbs) direcionados contra o tumor. **(A)** Os mAbs *naked* têm como alvo antígenos tumor-associados (TAAs) e desencadeiam tanto efeitos antineoplásicos intrínsecos, caracterizando-os como um tipo de imunoterapia passiva, como efeitos que envolvem o sistema imune (SI). Como efeitos antineoplásicos diretos estão a inibição de vias de proliferação ou sobrevivência, por exemplo, pela sinalização do receptor do fator de crescimento epitelial (EGFR), e a indução de morte celular via receptores de morte, como Fas, TNF-R1 e os *death receptors* DR3-6. Os efeitos envolvendo o sistema imune ocorrem pelo reconhecimento da porção Fc desses mAbs e incluem opsonização, logo, aumento da fagocitose dependente de anticorpos (ADCP) por macrófagos; resposta de citotoxicidade dependente de anticorpo (ADCC) por células *natural killer* (NK); e a citotoxicidade dependente do complemento (CDC), pela formação do complexo de ataque à membrana (MAC) ao fim da cascata de ativação da via clássica do complemento iniciada por C1q. **(B)** mAbs conjugados a quimioterápicos ou radioisótopos, que têm como alvo os TAAs e, além de apresentar efeitos antineoplásicos como os mAbs *naked*, também permitem a entrega direcionada dessas drogas ao tumor.

rituximabe foi o primeiro anticorpo monoclonal anti-CD20 aprovado pela FDA para o tratamento de leucemia em 1997. Nos anos seguintes, diversos anticorpos monoclonais foram aprovados para o tratamento de câncer de mama, cólon e de tumores malignos de células B. Os mAbs "*naked*" podem exercer mecanismos dependentes e independentes da porção Fc (porção conservada dos anticorpos). Os mecanismos dependentes de Fc incluem: *citotoxicidade mediada por célula dependente de anticorpos* (Antibody-Dependent Cell Cytotoxicity, ADCC) pelas células NK, fagocitose dependente de anticorpos (Antibody-Dependent Cellular Phagocytosis, ADCP) mediada por macrófagos e citotoxicidade dependente do complemento (Complement-Dependent Cytotoxicity, CDC). Já os mecanismos independentes de Fc incluem: a indução de apoptose direta após a ligação do anticorpo ao seu receptor ou pelo bloqueio de interações receptor-ligante. Alguns exemplos de mAbs "*naked*" aprovados são:

- *Trastuzumabe:* tem como alvo a via HER. Aprovado para subconjuntos de pacientes com câncer de mama, câncer de esôfago e câncer de estômago;
- *Cetuximabe:* tem como alvo a via EGFR. Aprovado para subconjuntos de pacientes com câncer colorretal e câncer de cabeça e pescoço;
- *Olaratumumabe:* tem como alvo a via PDGFRα. Aprovado para subconjuntos de pacientes com sarcoma.
- mAbs conjugados: o anticorpo é associado a um radioisótopo, como iodo-131 ou ítrio-90, ou a um quimioterápico, como os derivados do exadecano.

> Quando o anticorpo se liga ao seu alvo, ou seja, às células tumorais, ele também entrega de forma direcionada a droga tóxica, sendo que, ao entregar as drogas quimioterápicas diretamente aos tumores, os mAbs conjugados podem reduzir potencialmente os efeitos colaterais dos agentes quimioterápicos livres. Alguns exemplos de mAbs conjugados aprovados são:
> - Trastuzumabe deruxtecan: um conjugado anticorpo-droga que tem como alvo a via do HER2 e a distribuição de inibidor de topoisomerase 1 aos tumores. Aprovado para subconjuntos de pacientes com câncer de mama HER2-positivo avançado;
> - Brentuximabe vedotina: um conjugado anticorpo-droga que tem como alvo a via do CD30 e a distribuição de inibidor de microtúbulos aos tumores. Aprovado para subconjuntos de pacientes com linfoma;
> - Enfortumabe vedotin: um conjugado anticorpo-droga que tem como alvo a via da Nectina-4 e a distribuição de inibidor de microtúbulos aos tumores. Aprovado para subconjuntos de pacientes com câncer de bexiga avançado.

Vacinas

As vacinas terapêuticas, ao contrário das vacinas desenvolvidas contra patógenos, são projetadas para tratar uma doença já estabelecida, como o câncer, principalmente por meio da ativação da resposta imune celular. O desenvolvimento de vacinas terapêuticas contra o câncer vem sendo explorado por décadas. Em meados de 1950, estudos em camundongos mostraram que os tumores induzidos quimicamente eram imunogênicos, o que levaria à indução de imunidade terapêutica. Desde então, diversos grupos vêm trabalhando para compreender como os três eventos-chave no combate ao tumor – eliminação, equilíbrio e escape – podem ser mais bem explorados nas abordagens vacinogênicas.

As vacinas terapêuticas são compostas de antígenos e adjuvantes, sendo estes ativadores das APCs que moldam as respostas imunológicas. Dentre as diversas classes de possíveis candidatos a antígenos vacinais podemos citar: as proteínas que não apresentam alterações na sua sequência proteica, ou seja, que estão sujeitas à tolerância das células T, visto que sua expressão não é restrita ao tumor (TAAs), e proteínas e/ou peptídeos presentes exclusivamente nas células tumorais (denominados neoantígenos) ou antígenos não-próprios derivados de patógenos (como os antígenos derivados do papilomavírus) e os antígenos cancer/testis. Enquanto vacinas utilizando TAAs visam "quebrar a tolerância" a eles, vacinas utilizando TSAs buscam ativar possíveis células T que apresentam reatividade específica contra o tumor. Uma vez que os neoantígenos são originados por meio de alterações específicas no DNA nas células tumorais, o que resulta em sequências peptídicas únicas, eles são candidatos promissores ao desenvolvimento de terapias personalizadas.

As vacinas contra o câncer podem ser categorizadas de diferentes maneiras. Uma das formas é baseada na fonte de antígeno da vacina: ácidos nucleicos, peptídeos, proteínas recombinantes, vetores biológicos como vírus, bactérias e leveduras, células tumorais ou APCs autólogas ou alogênicas previamente manipuladas (Figura 24.10). Em todos os casos, o objetivo primário é apresentar antígenos tumorais para células efetoras, desencadeando sua ativação, proliferação e atividade contra as células tumorais, cuja especificidade depende do tipo de antígeno selecionado.

Vacinas de ácido nucleico (DNA/RNA)

A utilização de vacinas "não vivas" possibilita a indução de imunidade humoral e celular sem a introdução de organismos infecciosos. A vacina de DNA é preparada inserindo um gene de interesse em um plasmídeo que pode ser administrado no paciente por via intradérmica, subcutânea ou intramuscular. Posteriormente, o plasmídeo carreando o gene de interesse entra em contato com APCs residentes no tecido ou células circundantes (como miócitos), ocorrendo, então, a transcrição que resulta na expressão da proteína de interesse. A maquinaria celular fornece modificações pós-traducionais ao antígeno de uma maneira semelhante à das células-alvo da vacina. As APCs desempenham um papel importante no efeito das vacinas de DNA, apresentando os peptídeos processados principalmente via MHC de classe I. Além disso, os antígenos tumorais secretados podem ser processados pela via endocítica. Assim, as APCs carreando os antígenos se dirigem ao linfonodo drenante e apresentam os antígenos para os linfócitos T naïve na presença de com moléculas co-estimulatórias, culminando na expansão das células T, secreção

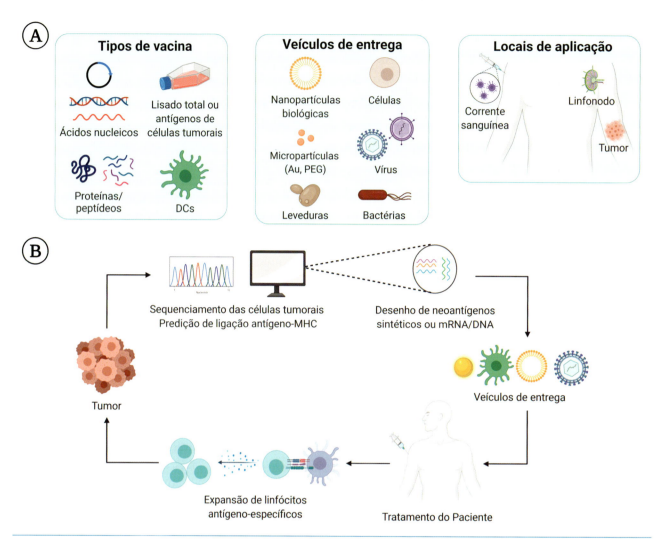

Figura 24.10. Estratégias atuais empregadas no desenvolvimento de vacinas terapêuticas contra o câncer. **(A)** As vacinas terapêuticas antitumorais podem ser desenvolvidas utilizando diferentes fontes de antígenos, como ácidos nucleicos, peptídeos, proteínas recombinantes e lisado de células tumorais ou antígenos tumor-específicos (TSAs) e tumor-associados (TAAs). Os antígenos podem ser entregues por diferentes veículos como lipossomos, vírus, bactérias, leveduras e células. Além disso, diferentes rotas de administração podem ser utilizadas como a entrega direta no linfonodo, administração intratumoral e administração sistêmica. O objetivo final, independente da estratégia adotada, é ativar uma potente resposta imune antitumoral. **(B)** Os alvos para vacinas podem ser classificados em duas classes gerais: TAAs e TSAs, uma vez que esses antígenos são expressos no tumor e têm capacidade de ativar células T de alta afinidade. Desta forma, a identificação destes alvos por meio do sequenciamento das células tumorais é necessária para predizer antígenos que permitirão gerar uma resposta antitumoral específica e eficaz. No caso de vacinas contra neoantígenos, que em sua maioria são exclusivos dos tumores de cada paciente, é necessária a geração de uma terapia personalizada para cada paciente.

de citocinas ou interação com células B. As vacinas de ácidos nucleicos (DNA ou RNA) apresentam vantagens em comparação às outras estratégias como o menor custo de produção e um menor risco associado à administração de múltiplas doses. No caso das vacinas de DNA ou RNA, não há tanta necessidade de utilizar adjuvantes, devido ao seu potencial de ativar DCs, pela via dos *receptores do tipo_Toll* (TLRs) e pela *via estimuladora de genes de IFN* (STING), por exemplo. Entretanto, a eficiência de captação dessas moléculas em sua forma "naked" por APCs é baixa, tornando necessária a sua entrega por rotas alternativas como microinjeções, eletroporação *in situ* ou ainda associadas a nanopartículas. Além disso, vacinas de RNA podem apresentar vantagens sobre as de DNA, por serem consideradas mais seguras uma vez que não têm potencial de integrar no genoma e gerar alterações oncogênicas e por exercerem sua função no citoplasma ao invés de depender da entrada no núcleo. A exemplo, a vacina de DNA VGX-3100, que codifica os antígenos E6 e E7 de HPV para pacientes com câncer cervical escamoso HPV-positivo, atualmente em estudo clínico de fase III, representa a primeira vacina terapêutica para tal malignidade a demonstrar eficácia significativa, a qual foi observada previamente em estudo IIb, onde 48,2% das mulheres tratadas apresentou regressão tumoral em contraste à taxa de 30% no grupo placebo. Ademais, um estudo desenvolvido com vacinas personalizadas baseadas em RNA em pacientes com melanoma avançado (estágio III ou IV) também encontrou resultados satisfatórios: dos treze 13 pacientes do estudo, oito permaneceram livres da doença entre 12 a 23 meses após a vacinação.

Vacinas de peptídeos

O uso de peptídeos comparado aos lisados de células tumorais ou proteínas apresenta uma vantagem: podem ser entregues ao sistema imunológico apenas os epítopos de interesse. Assim, os peptídeos pequenos (<15 aminoácidos) não precisam ser processados por APCs, já que podem se ligar às moléculas de MHC na superfície de diferentes células. Também podem ser utilizados peptídeos longos sintéticos, os chamados SLP, e multivalentes, os quais são internalizados e processados pelas DCs, com epítopos para ligação às moléculas de MHC de classe I e de classe II. Além disso, utilizar mais de um peptídeo confere à vacina maior potencial de sucesso, pois pode superar mecanismos de escape como heterogeneidade antigênica e perda de expressão do antígeno pelas células tumorais. As vacinas com peptídeos geralmente são associadas a adjuvantes, garantindo que tanto células T $CD4^+$ como T $CD8^+$ sejam ativadas. Estudos recentes demonstraram o potencial terapêutico de vacinas personalizadas contra o câncer utilizando como alvo neoantígenos que foram identificados previamente nos pacientes. A exemplo, um estudo conduzido em 10 pacientes com melanoma em estágio avançado mostrou que pacientes vacinados com um pool de 13 a 20 neoantígenos personalizados, juntamente com o adjuvante *poli-ICLC*, desenvolveram resposta imune antitumoral específica com ativação de células T $CD4^+$ e células T $CD8^+$ e após 20 a 32 meses da vacinação, quatro pacientes permaneceram livres da doença. Ainda, dois pacientes com metástases pulmonares que apresentaram recorrência da doença logo após a última vacinação, alcançaram uma resposta completa ao tratamento após administração subsequente do anticorpo anti-PD-1 pembrolizumabe.

Vacinas com células tumorais ou lisados inteiros do tumor

Teoricamente, as vacinas com células tumorais têm pelo menos três vantagens sobre as abordagens de alvo único discutidas acima em termos de desencadear uma resposta imune:

1. Diferentes antígenos podem ser direcionados ao mesmo tempo.
2. A resposta imune não é restrita pelo MHC de classe I ou II
3. A variedade dos epítopos que reconhecem MHC classe I e classe II permite que sejam processados e capazes de estimular tanto células NK, macrófagos e eosinófilos quanto células T $CD4^+$ e $CD8^+$.

A primeira distinção importante que deve ser feita sobre vacinas utilizando o tumor é em relação ao uso de células tumorais autólogas ou alogênicas. Em segundo lugar, essas células podem não ser modificadas, ou ainda modificadas para expressão de MHC, moléculas co-estimulatórias, ou citocinas, ou usadas em combinação com adjuvantes, tais como GM-CSF e *Bacille Calmette-Guérin* (BCG). Um terceiro ponto a ser observado é a utilização das células na forma de lisados de células tumorais mortas, o que dispensa a identificação prévia de todos os antígenos. Como exemplo, tem-se a GVAX, cujas células foram modificadas geneticamente para expressarem a citocina GM-CSF. Sua aplicação em modelos pré-clínicos resultou em regressão tumoral e resposta imune eficiente, porém, nos estudos clínicos, a eficácia observada foi baixa em pacientes com melanoma, câncer de próstata, NSCLC e câncer de pâncreas.

Vacinas baseadas em células dendríticas

Outro tipo de vacina celular compreende a utilização de DCs autólogas ou alogênicas modificadas para expressar antígenos específicos. Como as DCs são APCs profissionais, estas podem ser carreadas com peptídeos sintéticos, proteínas, lisados de células tumorais e RNAs ou mesmo modificadas geneticamente por meio de infecção direta utilizando como veículo de entrega vetores adenovirais e lentivirais.

As vacinas baseadas em DC têm várias vantagens, apesar de alguns problemas: a maturação DC é frequentemente defeituosa em pacientes com câncer, em parte devido às citocinas, o que faz com que a apresentação de antígenos possa ser defeituosa nesses pacientes, resultando na não-indução de respostas de células T. As vacinas com DCs podem superar esse problema em pacientes com câncer, a partir de precursores de

DC, como monócitos, que são amadurecidos *in vitro*. Uma segunda vantagem é o fato que as DCs podem ser maturadas *in vitro* para induzir níveis mais elevados de moléculas co-estimulatórias ou moléculas de MHC ou ambas, tornando-as mais imunogênicas. Uma terceira vantagem é a utilização de vetores virais para transduzir as DCs com genes de antígenos tumorais sem neutralização por anticorpos antivirais pré-existentes.

Os altos custos de produção como uma terapia específica do paciente vêm sendo contornados por meio de contínuos esforços em utilizar lisados do tumor inteiros de pacientes autólogos ou células tumorais alogênicas que podem levar à apresentação de múltiplos epítopos por um período prolongado, permitindo uma apresentação mais longa do antígeno, que permitirá, por sua vez, o desenvolvimento de respostas de células T $CD4^+$ e $CD8^+$. Existem estratégias para a otimização dessas vacinas com DCs, principalmente durante sua manipulação *ex vivo*, que vão desde modificá-las geneticamente para potencializar a apresentação de antígenos, aumentar o potencial de migração para os linfonodos ou escapar de mecanismos imunossupressores, até aprimorar protocolos de cultivo e diferenciação.

A primeira vacina com DC aprovada foi a Sipuleucel-T, na qual a DC foi carreada com a proteína fosfatase ácida prostática (PAP) fusionada a GM-CSF. Ela foi aprovada pela FDA em 2010 para câncer de próstata metastático resistente à castração, por resultar em uma melhora de sobrevida de aproximadamente quatro meses, porém devido a um baixo custo-benefício, não foi amplamente utilizada.

Além disso, a terapia *ex vivo* utilizando vetores virais permite a modificação de células dos pacientes em cultura *in vitro* que, em um segundo momento, serão reintroduzidas no paciente. Um exemplo é o estudo de fase I/ II, em andamento, no qual as DCs obtidas dos pacientes com melanoma metastático foram transduzidas *ex vivo* com adenovírus codificando o antígeno de melanoma MART-1/Melan-A (classificados como TAAs) e, posteriormente, foram reintroduzidas nos mesmos. Foi encontrado aumento na proporção das células T $CD4^+$ e $CD8^+$, indicando que o tratamento foi capaz de induzir resposta imune antitumoral. Outro ensaio clínico de fase I realizado em pacientes com NSCLC também mostrou indução de respostas imunes específicas ao antígeno tumoral com aumento de células T $CD8^+$ infiltrantes no tumor. Neste modelo, os pacientes foram tratados com duas injeções intradérmicas com células DCs autólogas transduzidas com um vetor adenoviral codificando o gene CCL21, citocina pertencente à família das quimiocinas CC. Os resultados de vacinas com células DCs não se limitam aos tumores sólidos. Como exemplo, tem-se o estudo de fase II que vem sendo desenvolvido em pacientes com leucemia mieloide aguda que apresentaram recidiva precoce e foram tratados com vacina de DCs expressando dois TAAs. Interessantemente, 83% dos pacientes apresentaram taxa de remissão completa.

BOXE 9 – DESENVOLVIMENTO DE VACINA COM CÉLULAS DENDRÍTICAS NO BRASIL

Após mais de dez anos de pesquisas, o médico-imunologista José Alexandre Barbuto, também professor do Instituto de Ciências Biomédicas (ICB) da USP, desenvolveu juntamente com sua equipe uma vacina terapêutica com células dendríticas para tratamento do câncer renal e melanoma, ambos em estágios avançados. Essa vacina é feita em doses únicas, específicas para cada paciente a partir de células mononucleares de um doador sadio e são maturadas e expandidas em cultura *in vitro*. Uma vez diferenciadas em DC, estas são fundidas através de um pulso elétrico com células tumorais do paciente, descongeladas imediatamente antes da fusão. Antes da injeção, as células são submetidas a uma alta dose de radiação gama (200 Gy), para evitar sua multiplicação no paciente. Vale ressaltar que nessa abordagem terapêutica são utilizadas DCs alogênicas que, ao se fundirem com as células tumorais do paciente, produzem células híbridas que expressam tanto o HLA do doador das células dendríticas quanto o HLA do próprio paciente. Desta forma, essas células híbridas devem apresentar antígenos tanto no contexto alogênico, quanto no contexto autólogo. Os testes em voluntários começaram em 2001 e foram tratados pacientes com doença metastática portadores de melanoma ou câncer renal. Cerca de 80% dos pacientes obtiveram benefício clínico, apresentando estabilização da doença por um período mínimo de três meses. O tempo de estabilização foi, em média, de seis meses, mas alguns pacientes obtiveram respostas mais duradouras, superando os 20 meses.

Vacinas com vetores virais

Como mencionado acima, uma das maiores dificuldades na imunoterapia do câncer é desenvolver uma estratégia para maximizar a fraca resposta imunológica do hospedeiro contra os antígenos tumorais. Vários vetores podem ser usados para entregar genes recombinantes (incluindo genes que expressam TAAs ou TSAs, moléculas co-estimulatórias ou citocinas) em APCs. A escolha do vetor pode ter consequências importantes para a resposta do sistema imunológico contra os antígenos porque cada vetor tem características próprias e é potencialmente capaz de estimular exclusivamente o sistema imunológico do hospedeiro. Outros fatores que devem ser levados em consideração no desenvolvimento de uma estratégia de vacina eficiente baseada em vetor é o equilíbrio entre a estimulação de respostas inatas *versus* adaptativas, resposta Th1 *versus* Th2, ou a ativação preferencial de subconjuntos de células principalmente comprometidos com a regulação imune (Treg, Tr1 e Th3) ou com funções pró-inflamatórias (Th17).

Uma abordagem empregada no desenvolvimento de vacinas é a utilização de vetores adenovirais não-replicativos como veículo de entrega de genes terapêuticos. Uma vantagem da vacinação utilizando vetores virais como agentes carreadores consiste no fato de que as partículas virais atuam por si só como adjuvantes, ativando o sistema imunológico por meio do reconhecimento pelos receptores de reconhecimento de padrão (PRRs) nas APCs, e podem ser utilizadas na terapia gênica *in situ*, ou seja, aplicados diretamente no tumor. Uma desvantagem é que a vacina desperta uma resposta antiviral que pode neutralizar o vetor e limitar sua aplicação repetida. Um exemplo de estratégia com a utilização de vetores virais é a vacina PROSTVAC, para câncer de próstata resistente à castração, que está sendo avaliada em estudos clínicos em associação com ICIs. Em seu regime de tratamento, a primeira dose (chamada *priming*) é realizada com o vírus da Vaccinia codificando o antígeno prostático específico (PSA) e as seis doses seguintes (chamadas <u>boosters</u>) utilizam outro vírus da mesma família com menor potencial imunogênico codificando o mesmo antígeno e moléculas co-estimulatórias de linfócitos T.

BOXE 10 – OUTROS VETORES DE ENTREGA

As bactérias e leveduras também vêm sendo estudadas como veículos de entrega de antígenos devido à capacidade destes agentes de ativar uma resposta pró-inflamatória através da interação com os PRRs, como os TLRs, expressos nas APCs.

Ao longo dos anos, vários vetores diferentes de bactérias e leveduras, tais como *Escherichia coli*, *Salmonella*, *Shigella*, *Yersinia*, *Listeria monocytogenes* e *Saccharomyces cerevisiae*, foram investigados para uso como vetores de vacinas. O desenvolvimento da engenharia genética e os procedimentos de fermentação eficientes tornaram possível a produção econômica em larga escala desses vetores e é uma das principais vantagens para seu uso em vacinas antitumorais. Infelizmente, o desenvolvimento de vacinas à base de levedura ficou atrás das vacinas baseadas em células, proteínas e vírus, e a experiência clínica foi limitada a estudos de fase I/II. Um desses vetores atualmente avaliado é a levedura *S. cerevisiae* recombinante (Tarmogens GI4000, GlobeImmune) destinada a gerar uma resposta de células T para eliminar as células tumorais que expressam as sete mutações mais comuns no produto do oncogene RAS.

Apesar dos resultados promissores, algumas questões permanecem críticas: quais antígenos devem ser selecionados nos tumores que apresentam baixa carga mutacional e, provavelmente, uma baixa frequência de células T? E ainda, os mecanismos de imunoedição são capazes de silenciar os antígenos ditos imunogênicos, alterando a sua expressão e, assim, afetando a resposta imune ao tumor? Soma-se ainda o fato do custo empregado nas terapias personalizadas que envolvem o sequenciamento do exoma do paciente e estudos *in silico* de predição de afinidade do complexo antígeno:MHC.

Vírus oncolítico

Os vírus oncolíticos são uma classe terapêutica emergente no tratamento do câncer. Esses vírus são geneticamente modificados e não apresentam virulência contra as células normais, mas são capazes de invadir e lisar as células tumorais que, uma vez danificadas, liberam diversos fatores associados ao dano celular (DAMPs) que atraem e ativam as células do sistema imune antitumoral. O primeiro vírus oncolítico foi aprovado pela FDA em 2015 para o tratamento do melanoma metastático: T-VEC é um vírus herpes simplex 1 geneticamente modificado para expressar GM-CSF, importante citocina capaz de atrair diversos tipos de células imunes. O tratamento consiste em injeções administradas diretamente no tumor, especialmente nas áreas de metástases e em regiões nas quais o tumor não pode ser removido cirurgicamente.

Outros vírus oncolíticos promissores em ensaios clínicos são: Pexa-Vec (contra carcinoma hepatocelular hepatocelulares carcinoma), CG0070 (contra câncer de bexiga) e G471 (contra glioblastoma e câncer de próstata).

Cenário e custos globais da imunoterapia

Segundo relatório a respeito do mercado da imunoterapia do câncer publicado pela Grand View Research, Inc., em 2019, a introdução de drogas como os ICIs e as células CAR T constitui apenas o início da inclusão dessas terapias avançadas no mercado global. De fato, já se observa um aumento no número de aprovações de drogas imunoterapêuticas, ilustrando o aumento da demanda e do interesse a respeito da imunoterapia no mundo. Este mesmo relatório traz a previsão de que este mercado chegue a um valor aproximado de 129 bilhões de dólares em 2026. Os agentes mais utilizados globalmente são os anticorpos monoclonais, com destaque para o recente desenvolvimento de mAbs conjugados e biespecíficos.

Ainda existem receios em relação a essa nova abordagem terapêutica principalmente por conta dos efeitos adversos desses tratamentos e os riscos que estes oferecem. Porém, a demanda na sua utilização vem crescendo rapidamente, uma vez que intervenções mais modernas e avançadas se fazem necessárias frente às altas taxas de falha dos tratamentos disponíveis, que levam à recorrência da doença e até à morte dos pacientes. Desta forma, novas opções terapêuticas como moléculas que imunomodulam o microambiente tumoral e o aprimoramento das terapias celulares e vacinas já se encontram no *pipeline* de desenvolvimento e estão sendo testadas a fim de melhorar o tratamento dos indivíduos com câncer.

BOXE 11 – O CUSTO DO TRATAMENTO PARA O CÂNCER

Uma análise dos custos das drogas para tratamento do câncer nos Estados Unidos demonstrou que os preços de aproximadamente 80% desses tratamentos são superestimados, nem sempre com um motivo racional por trás. Essa análise foi realizada utilizando a DrugAbacus, uma calculadora de preços que se baseia no real valor de cada droga, ou seja, que leva em consideração fatores como a novidade de seu mecanismo de ação, sua tolerabilidade e efetividade, os custos envolvidos na sua pesquisa e desenvolvimento, a frequência da doença na população, a qualidade do prognóstico de indivíduos acometidos com a doença e quanto vale o ano de vida para o indivíduo. Uma estratégia para reduzir os custos é atribuir a uma droga um valor baseado no benefício clínico que ela provê ou atrelar o pagamento pela terapia à obtenção de resultados clínicos favoráveis. Nesta premissa, a companhia farmacêutica europeia Novartis determinou que pacientes tratados com o tisagenlecleucel (Kymriah®), que corresponde às células CAR T anti-CD19, que não apresentarem melhora do quadro em 30 dias após tratamento terão direito a solicitar reembolso do valor gasto com a terapia. Outras estratégias que podem ser empregadas na redução do custo do tratamento consistem na otimização das doses do medicamento, em manipulações na farmacocinética e farmacodinâmica das drogas e na utilização de vias de aplicação mais simples também podem reduzir os custos por meio do melhor aproveitamento do potencial terapêutico de cada droga e menor dependência e gastos com estrutura hospitalar.

Os altos custos desses tratamentos, a partir de 100 mil dólares por paciente por ano, refletem o longo tempo necessário para seu desenvolvimento e, muitas vezes, ainda há necessidade de serem personalizados para cada indivíduo, o que aumenta o seu preço. E, quando são utilizadas combinações, esse valor pode dobrar ou triplicar, além de que ainda se somam a esses números as despesas hospitalares. Ainda existe um longo caminho a ser percorrido em relação à redução dos custos dessas terapias, assim como sua cobertura por planos de saúde e sistemas públicos de saúde, de forma a poder beneficiar toda a população.

Os avanços na imunoterapia do câncer têm prolongado a sobrevida dos pacientes, mas o impacto dessa abordagem terapêutica no quadro clínico geral do paciente bem como o seu custo devem ser considerados na hora da sua escolha. Desta forma, dois parâmetros têm sido considerados para avaliar o real valor dos ICIs: a correlação da sobrevida do paciente com a sua qualidade de vida e a razão entre custo-efetividade clínico e econômico. A análise de custo-efetividade pode ser aplicada na comparação do uso do ICI em monoterapia, em terapia combinada ou uso sequencial dos mesmos. Uma análise feita por Kohn e colegas observou que, no tratamento do melanoma, a combinação de anti-PD-1/PD-L1 e anti-CTLA-4 aumenta tanto o custo quanto a toxicidade clínica. Dessa forma, uma abordagem terapêutica utilizando apenas um dos ICIs apresentou melhor custo-benefício do que essa terapia combinada.

Outro exemplo das métricas acima mencionadas é o estudo sobre a avaliação dos resultados econômicos e de saúde do tratamento do câncer de células renais utilizando como primeira linha de tratamento os ICIs nivolumabe+ipilimumabe em substituição ao inibidor de tirosina-quinase sunitinibe, considerado a terapia padrão. Os dados clínicos já demonstraram que o tratamento com anti-PD-1+anti-CTLA-4 melhora a sobrevida geral do paciente e está associado a uma menor toxicidade em comparação ao sunitinibe. A avaliação do custo-benefício em três países, EUA, China e Reino Unido, mostrou que o tratamento combinado nivolumabe+ipilimumabe ganhou por 0,70–0,76 na relação sobrevida do paciente e qualidade de vida em comparação com sunitinibe. Os dados de custo são calculados em relação aos anos que o paciente ganhou com o tratamento e à sua qualidade de vida, sendo utilizado um valor de corte de $100.000. Nesse estudo, foram encontrados os seguintes valores para essa combinação: EUA $85.506; Reino Unido $126.499; e China $4.682. Com isso, além da terapia com os dois ICIs mostrar mais benefícios para a saúde do paciente em comparação com a terapia padrão, ela foi considerada economicamente favorável nos EUA e na China, mas não no Reino Unido.

Realidade clínica da imunoterapia no Brasil

No Brasil, a ANVISA já aprovou cinco medicamentos que podem ser utilizados no tratamento de melanoma metastático, câncer de bexiga, de mama, de células renais, câncer de pulmão, linfomas de Hodgkin, câncer gástrico e tumores de cabeça e pescoço. No entanto, a aprovação pela ANVISA não significa que o mesmo será incorporado no Sistema Único de Saúde (SUS) e no rol de procedimentos da Agência Nacional de Saúde Suplementar (ANS). Um dos principais desafios na imunoterapia é torná-la acessível a todos os pacientes que precisam desse regime terapêutico como primeira linha de tratamento. O custo da imunoterapia do Brasil é elevado: estima-se em média o gasto de 35 mil reais ao mês para cada paciente.

O benefício da imunoterapia no tratamento de alguns tipos de câncer é notório. A exemplo, a utilização como primeira linha de tratamento com o ICI atezolizumabe associado à quimioterapia com nab-paclitaxel no tratamento do câncer de mama triplo negativo proporcionou às pacientes, que apresentavam tumor com expressão do marcador PDL-1, sobrevida de 10 meses e uma redução de 38% no risco de progressão ou morte. Segundo o Instituto Nacional de Câncer (INCA), o tumor de mama é o tipo tumoral de maior prevalência entre as mulheres representando 29,5% da incidência e o subtipo triplo-negativo representa em torno de 15% deste total, com uma taxa de morte em torno de 30-40% em cinco anos. Outro exemplo de sucesso é a utilização de ICIs em pacientes com melanoma metastático. A probabilidade de um paciente com melanoma metastático, tratado com o quimioterápico dacarbazina utilizado pelo SUS, estar vivo em três anos é de 10% a 12%. Caso esse mesmo paciente seja tratado com os ICIs, essa probabilidade aumenta para em torno de 40% a 50%. Ou seja, os pacientes que antes viviam de 6 a 9 meses, hoje podem viver até mais de 5 anos.

BOXE 12 – INCORPORAÇÃO DA IMUNOTERAPIA COMO OPÇÃO DE TRATAMENTO

Segundo a Organização Mundial de Saúde (OMS), a imunoterapia é considerada "medicamento essencial" para o tratamento de melanoma metastático desde agosto de 2019. Um importante avanço na imunoterapia no Brasil foi a recomendação favorável da Comissão Nacional de Incorporação de Tecnologias (CONITEC), órgão do Ministério da Saúde, para a incorporação da primeira imunoterapia para o tratamento de pacientes com melanoma metastático no SUS em 2020. Outro importante avanço no tratamento com imunoterápicos foi a incorporação do medicamento brentuximabe vedotina no SUS para pacientes adultos com linfoma de Hodgkin refratário ou recidivado após transplante autólogo de células-tronco hematopoiéticas, conforme protocolo estabelecido pelo Ministério da Saúde. O medicamento possui registro na ANVISA desde setembro de 2014. Outro exemplo de implementação que beneficiou pacientes do SUS foi a parceria inédita em 2018 do Hospital de Amor (Barretos) e a farmacêutica MSD que anunciaram a oferta da imunoterapia anti-PD-1 para pacientes atendidos pelo SUS com câncer de pulmão e melanoma em estágios avançados.

Durante o tratamento do indivíduo com leucemia avançada apresentado no BOXE 4, a utilização de tecnologia exclusivamente brasileira reduziu o custo da terapia com células CAR T. Por ser produzida nos laboratórios do Centro de Terapia Celular (CTC) da USP, o valor passou de 400 mil dólares, custo nos Estados Unidos oferecido por dois laboratórios farmacêuticos, para 150 mil reais, com perspectiva de se tornar mais barato se oferecido em larga escala. Tal redução é extremamente encorajadora para a realização dessa terapia no Brasil, além de incentivar a pesquisa e desenvolvimento de drogas com tecnologia e contribuição intelectual nacionais.

Os investimentos em pesquisa e desenvolvimento vêm crescendo em busca de novas estratégias terapêuticas. Um dos pontos centrais no desenvolvimento de novos regimes de tratamento é o desenho racional dos estudos clínicos por meio de uma análise criteriosa de biomarcadores preditivos de resposta ao tratamento. Para o tratamento do melanoma metastático e do câncer de pulmão de células não pequenas, os benefícios da utilização de ICIs na sobrevida dos pacientes são inegáveis. No entanto, para os demais tipos tumorais diversos aspectos devem ser levados em consideração na hora da escolha do tratamento: o valor preditivo do status de expressão de PD-L1, benefícios a longo prazo para o paciente, toxicidade do tratamento e os efeitos adversos, com os quais o paciente por vezes não consegue lidar.

Além disso, recentes trabalhos mostram a importância do microambiente tumoral no desenvolvimento do tumor bem como na resposta ao tratamento. Assim, o futuro da prática clínica provavelmente envolverá não somente a análise das células tumorais bem como o infiltrado de células do sistema imune na escolha do regime terapêutico empregado.

CONSIDERAÇÕES FINAIS

Nas últimas décadas, esforços para compreender como tumores evadem do sistema imune têm permitido grande progresso no desenvolvimento de estratégias para combater a resistência tumoral aos tratamentos. O sucesso clínico da aplicação da imunoterapia, como observado com a aprovação de inibidores de *checkpoints* imunológicos e células CAR T nos últimos anos, e o desempenho promissor de outras abordagens em estudos clínicos representa o quanto deslocar o equilíbrio de forma a favorecer a eliminação das células tumorais pelo sistema imune tem o potencial de salvar vidas. Apesar das respostas efetivas e duradouras sem precedentes obtidas após tratamento com diferentes abordagens de imunoterapia, ainda existem limitações tanto de pacientes que não se beneficiam com a estratégia terapêutica, como de pacientes que apresentam recidiva após resposta inicial, o que se deve a mecanismos variados de resistência primária e adquirida, que serão abordados no Capítulo 25. Uma vez que a resposta imune é dinâmica e está constantemente evoluindo em cada paciente, seja por fatores genéticos ou ambientais, seja por resultado das intervenções terapêuticas a que foi submetido, o estudo e a determinação de componentes preditivos ou que podem ser alvos de novas terapias são essenciais para que o campo da imunoterapia continue se expandindo, aprimorando e demonstrando bons resultados no tratamento do câncer.

GLOSSÁRIO

Adjuvante: Uma substância, distinta do antígeno, que aumenta a ativação das células T e B principalmente pela promoção do acúmulo e ativação de células apresentadoras de antígenos (APCs) no local da exposição ao antígeno. Os adjuvantes estimulam a expressão de moléculas co-estimulatórias ativadoras de células T e citocinas pelas APCs e também podem prolongar a expressão do complexo peptídeo-MHC na superfície das APCs.

Alogênico: Proveniente de outro indivíduo da mesma espécie.

Animais *knockout*: Modelos animais utilizados na pesquisa pré-clínica nos quais um ou mais genes específicos foram inativados por meio de recombinação homóloga.

Anticorpo: Um tipo de molécula glicoproteica, também chamada de imunoglobulina (Ig), produzida pelos linfócitos B e que se liga aos antígenos, frequentemente com um alto grau de especificidade e afinidade. A unidade estrutural básica de um anticorpo é composta de duas cadeias pesadas idênticas e duas cadeias leves idênticas. As regiões variáveis (N-terminal) das cadeias pesada e leve formam os locais de ligação do antígeno, ao passo que as regiões constantes (C-terminal) das cadeias pesadas interagem funcionalmente com outras moléculas no sistema imune.

– **Anticorpo agonista:** Molécula capaz de se ligar a um receptor celular e ativá-lo, desencadeando uma resposta biológica geralmente similar à produzida por uma substância fisiológica.

– **Anticorpo antagonista**: Molécula capaz de se ligar a um receptor celular e bloquear a interação do receptor e seu ligante.

Anticorpo monoclonal (mAb, do inglês *monoclonal Antibody*): Anticorpo que é específico para um antígeno e é produzido por um hibridoma.

Autólogo: Proveniente do próprio indivíduo/paciente.

Booster: Imunização (vacinação) de reforço dada após imunização primária de forma a auxiliar na manutenção ou aumento dos títulos de anticorpos (resposta imune protetora).

Células supressoras derivadas da linhagem mieloide (MDSCs, do inglês *Myeloid-Derived Supressor Cells*): Um grupo heterogêneo de precursores mieloides imaturos que suprimem as respostas imunes antitumorais e são encontrados em tecidos linfoides, sangue ou tumores.

Células T reguladoras (Treg): População de células T que inibe a ativação de outras células T. Necessária para a manutenção da tolerância periférica aos próprios antígenos.

***Checkpoint* imunológico**: Moléculas que impedem o estabelecimento de respostas imunes exacerbadas. Essas proteínas são produzidas por diferentes tipos de células do sistema imune, como células T, e células tumorais. No câncer, podem impedir que células T eliminem células tumorais. Como exemplos, têm-se PD-1/PD-L1, e CTLA-4.

Citocinas: Proteínas que são produzidas e secretadas por diferentes tipos celulares, e medeiam reações inflamatórias e imunes.

Citotoxicidade mediada por célula dependente de anticorpos (ADCC, do inglês *Antibody-Dependent Cell Cytotoxicity*): Processo pelo qual células recobertas por IgG são mortas após o reconhecimento da porção Fc das imunoglobulinas por células citotóxicas. É realizada principalmente por células NK, por meio do receptor Fc CD16 (FCγRIII).

Doença enxerto-*versus*-hospedeiro (GVHD, do inglês *Graft-Versus-Host Disease*): Doença que ocorre nos receptores de transplantes de medula óssea e que é causada pela reação de células T maduras na medula transplantada contra aloantígenos nas células do hospedeiro. A doença afeta mais frequentemente a pele, o fígado e os intestinos.

Domínio Fc de imunoglobulinas: Refere-se às metades carboxiterminais das duas cadeias pesadas de um anticorpo, unidas por pontes dissulfeto na região da dobradiça.

Efeito autócrino: Ação de uma molécula na mesma célula que a produz. Por exemplo, a IL-2 é um fator de crescimento de células T autócrino que estimula a atividade mitótica da célula T que a produz.

Efeito parácrino: Ação de uma molécula nas células adjacentes à que a produz. Por exemplo, o IFN-γ secretado por células T é um importante ativador de macrófagos presentes no sítio de interação com as células-alvo.

Epítopo: Porção específica de um antígeno macromolecular no qual um anticorpo se liga. No caso de um antígeno proteico reconhecido por uma célula T, um epítopo equivale à porção peptídica que se liga a uma molécula de MHC para o reconhecimento pelo TCR.

Estudo clínico: Pesquisa que avalia como as novas abordagens funcionam em voluntários humanos. Os estudos clínicos são divididos em três fases que buscam determinar os efeitos farmacológicos, farmacocinéticos e farmacodinâmicos dessas novas terapias, avaliando sua segurança, toxicidade e eficácia. Pode envolver novos métodos de prevenção, diagnóstico, tratamento ou rastreamento de determinada doença.

Estudo pré-clínico: Pesquisa que utiliza modelos animais para avaliar o potencial terapêutico de um fármaco e outros aspectos relacionados à toxicidade, aos efeitos colaterais e ao potencial carcinogênico, antes de iniciar os testes em humanos.

Hibridoma: Linhagem celular imortal híbrida resultante da fusão de uma célula B tumoral com uma célula B normal produtora de anticorpo específico. Com isso, essas células proliferam indefinidamente e secretam um único tipo de anticorpo, consistindo em fontes contínuas e homogêneas de anticorpos monoclonais.

Imunização primária (*priming*): Quando um antígeno é apresentado aos linfócitos T ou B em uma forma imunogênica e se tem como consequência a instrução de células que podem responder como células da memória em uma segunda ou em subsequentes respostas imunes.

Imunoedição: Processo que ocorre durante a vigilância imune com as células tumorais que não são completamente eliminadas durante o reconhecimento inicial pelo sistema imune. Estas sofrem mutações ou modificações como resultado da pressão seletiva imposta pelo sistema imune, adquirindo propriedades que permitem sua sobrevivência.

Imunoterapia: Tratamento de uma doença com agentes terapêuticos que promovem ou inibem as respostas imunes. No câncer, a imunoterapia envolve a promoção das respostas imunes ativas aos antígenos tumorais ou administração de anticorpos antitumorais ou células T para estabelecer a imunidade passiva.

Imunovigilância: Reconhecimento e, em alguns casos, eliminação das células tumorais pelo sistema imune antes de elas se tornarem clinicamente detectáveis.

Interdependência: Na sinalização por citocinas, refere-se aos efeitos de uma ou mais citocinas sobre outra(s) de forma recíproca ou sobre seus alvos.

Linfodepleção não-mieloablativa: Administração de quimio e/ou radioterapia em doses reduzidas previamente à imunoterapia a fim de eliminar células T reguladoras e linfócitos que podem interferir com as células transferidas. Exemplos de agentes quimioterápicos usados são a ciclofosfamida em conjunto com a fludarabina.

Neoantígenos: Antígenos que surgem a partir de mutações somáticas específicas na sequência de genes ou pela inserção de sequências virais. Os neoantígenos podem ser apresentados via HLA na superfície das células tumorais e reconhecidos pelas células T como moléculas não-próprias.

Pleiotropismo: Na sinalização por citocinas, refere-se à capacidade de um mediador agir em diferentes células e com diferentes resultados.

Poli-ICLC: Complexo sintético formado por RNA de fita dupla de poli-L-lisina, carboximetilcelulose e ácido polinossínico-policitidílico, utilizado como imunoestimulante uma vez que é agonista do receptor do tipo Toll TLR-3.

Receptor co-estimulatório: Uma molécula expressa na superfície das células apresentadoras de antígenos (APCs) em resposta aos estímulos imunes inatos, que fornecem um estímulo (o "segundo sinal"), em adição ao antígeno (o "primeiro sinal"), necessário para a ativação das células T *naïve*. Os co-estimuladores mais bem definidos são as moléculas B7-1 e B7-2 (CD80 e CD86) nas APCs, que se ligam ao receptor CD28 nas células T. Outros co-estimuladores se ligam a receptores que são expressos nas células T ativadas, levando a respostas efetoras aumentadas, como OX-40 (CD134) e seu ligante OX-40L (CD252).

Receptor co-inibitório: Uma proteína da superfície celular expressa pelas células apresentadoras de antígenos, células T ou B reguladoras, ou células de tecidos, que se liga aos receptores inibitórios nas células T efetoras, induzindo sinais que bloqueiam a ativação da célula T pelo antígeno. Um exemplo é o PD-L1, um co-inibidor expresso em vários tipos celulares, que se liga ao PD-1 nas células T efetoras.

Receptor de células T (TCR, do inglês *T-Cell Receptor*): Receptor de antígeno composto por um heterodímero de cadeias α e β em complexo com cadeias CD3. É clonalmente distribuído nos linfócitos T CD4+ e CD8+ que reconhecem peptídeos ligados às moléculas de MHC na superfície das células apresentadoras de antígenos.

Receptor do tipo Toll (TLR, do inglês *Toll-Like Receptor*): Família de receptores de padrão de reconhecimento (PRR) do sistema imune inato que são expressos na superfície e nos endossomas de muitos tipos celulares, bem como reconhecem estruturas microbianas, como endotoxina e RNA viral, e transduzem sinais que levam à expressão de genes inflamatórios e antivirais.

Receptor Fc: Receptor de superfície celular específico para o domínio Fc da molécula de imunoglobulina (Ig). Os receptores Fc são tipicamente complexos proteicos multicadeia que incluem componentes da sinalização e componentes ligantes de Ig, sendo estes diferentes para os diferentes isotipos. Por exemplo, FCγR se liga a IgG e FCεR se liga a IgE.

Redundância: Na sinalização por citocinas, refere-se à capacidade do mesmo resultado funcional ser desencadeado por múltiplos mediadores.

Sinergismo: Ocorre quando o efeito de dois ou mais agentes, ou de terapias em combinação, é maior do que seus efeitos individuais.

siRNA: Pequenos RNAs de interferência (siRNAs) são uma classe de moléculas de RNA de fita dupla de 20-25 nucleotídeos que desempenham diversos papéis na biologia, como na via de interferência do RNA (RNAi), na qual o siRNA interfere na expressão de um gene específico.

Tumor hematológico: Tumor que se inicia no tecido hematopoiético, como a medula óssea, ou nas células do sistema imune. Como exemplos têm-se leucemia, linfoma e mieloma múltiplo.

Via estimulatória de genes de IFN (STING, do inglês *Stimulator of Interferon Genes*): Via indutora de produção de interferons do tipo I frente a diferentes estímulos, como infecção por patógenos intracelulares e reconhecimento de moléculas co-estimulatórias, cuja sinalização se inicia com a proteína STING que se encontra na membrana do retículo endoplasmático. A ativação dessa via também pode induzir autofagia e sinalização por NF-κB.

LEITURAS RECOMENDADAS

Christofi T, et al. Current perspectives in cancer immunotherapy. Cancers, v. 11, n. 10, p. 1472, 2019.

Darvin P, et al. Immune checkpoint inhibitors: recent progress and potential biomarkers. Experimental and Molecular Medicine, v. 50, n. 12, p. 1–11, 1 dez. 2018.

Dolgin E. Cancer's cost conundrum: The price trajectory of oncology drugs is unsustainable – But fixes are in the works. Nature, v. 555, n. 7695, p. S26–S29, 8 mar. 2018.

Zhao L, Cao YJ. Engineered T Cell Therapy for Cancer in the Clinic. Frontiers in Immunology, v. 10, p. 2250, 11 out. 2019.

REFERÊNCIAS BIBLIOGRÁFICAS

Ansell SM, et al. PD-1 Blockade with Nivolumab in Relapsed or Refractory Hodgkin's Lymphoma. New England Journal of Medicine, v. 372, n. 4, p. 311–319, 22 jan. 2015.

Borghaei H, et al. Nivolumab versus Docetaxel in Advanced Nonsquamous Non–Small-Cell Lung Cancer. New England Journal of Medicine, v. 373, n. 17, p. 1627–1639, 22 out. 2015.

Cheng W, et al. Unwrapping the genomic characteristics of urothelial bladder cancer and successes with immune checkpoint blockade therapy. Oncogenesis, v. 7, n. 1, p. 2, 1 jan. 2018.

Garon EB, et al. Pembrolizumab for the Treatment of Non–Small-Cell Lung Cancer. New England Journal of Medicine, v. 372, n. 21, p. 2018–2028, 21 maio 2015.

Horn L, et al. First-Line Atezolizumab plus Chemotherapy in Extensive-Stage Small-Cell Lung Cancer. New England Journal of Medicine, v. 379, n. 23, p. 2220–2229, 6 dez. 2018.

Johnson LA, et al. Gene therapy with human and mouse T-cell receptors mediates cancer regression and targets normal tissues expressing cognate antigen. Blood, v. 114, n. 3, p. 535–546, 16 jul. 2009.

Larkin J, et al. Combined Nivolumab and Ipilimumab or Monotherapy in Untreated Melanoma. New England Journal of Medicine, v. 373, n. 1, p. 23–34, 2 jul. 2015.

Linette GP, et al. Cardiovascular toxicity and titin cross-reactivity of affinity-enhanced T cells in myeloma and melanoma. Blood, v. 122, n. 6, p. 863–871, 8 ago. 2013.

Liu Y, et al. Armored Inducible Expression of IL-12 Enhances Antitumor Activity of Glypican-3–Targeted Chimeric Antigen Receptor–Engineered T Cells in Hepatocellular Carcinoma. The Journal of Immunology, v. 203, n. 1, p. 198–207, 1 jul. 2019.

Louis CU, et al. Antitumor activity and long-term fate of chimeric antigen receptor-positive T cells in patients with neuroblastoma. Blood, v. 118, n. 23, p. 6050–6056, 1 dez. 2011.

Maude SL, et al. Tisagenlecleucel in Children and Young Adults with B-Cell Lymphoblastic Leukemia. New England Journal of Medicine, v. 378, n. 5, p. 439–448, fev. 2018.

Morgan RA, et al. Cancer Regression in Patients After Transfer of Genetically Engineered Lymphocytes. Science, v. 314, n. 5796, p. 126–129, 6 out. 2006.

Morgan RA, et al. Case report of a serious adverse event following the administration of t cells transduced with a chimeric antigen receptor recognizing ERBB2. Molecular Therapy, v. 18, n. 4, p. 843–851, abr. 2010.

Neelapu SS, et al. Axicabtagene Ciloleucel CAR T-Cell Therapy in Refractory Large B-Cell Lymphoma. New England Journal of Medicine, v. 377, n. 26, p. 2531–2544, 28 dez. 2017.

O'Rourke DM, et al. A single dose of peripherally infused EGFRvIII-directed CAR T cells mediates antigen loss and induces adaptive resistance in patients with recurrent glioblastoma. Science Translational Medicine, v. 9, n. 399, p. 984, 19 jul. 2017.

Pennisi M, et al. Comparing CAR T-cell toxicity grading systems: Application of the ASTCT grading system and implications for management. Blood Advances, v. 4, n. 4, p. 676–686, 25 fev. 2020.

Polk A, et al. Checkpoint inhibitors in breast cancer – Current status. Cancer Treatment Reviews, v. 63, p. 122–134, 1 fev. 2018.

Rapoport AP, et al. NY-ESO-1-specific TCR-engineered T cells mediate sustained antigen-specific antitumor effects in myeloma. Nature Medicine, v. 21, n. 8, p. 914–921, 8 ago. 2015.

Reck M, et al. Pembrolizumab versus Chemotherapy for PD-L1–Positive Non–Small-Cell Lung Cancer. New England Journal of Medicine, v. 375, n. 19, p. 1823–1833, 10 nov. 2016.

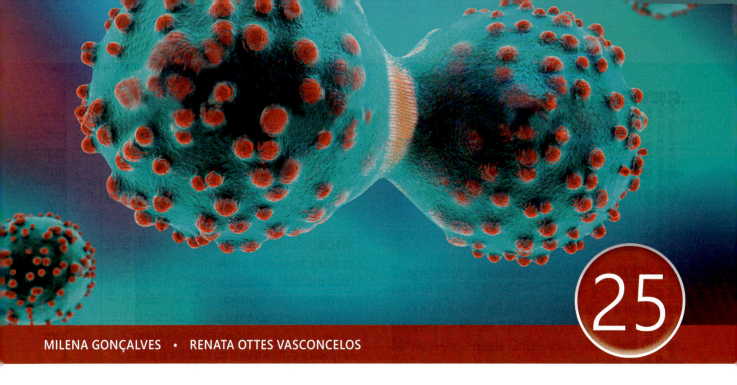

25

MILENA GONÇALVES • RENATA OTTES VASCONCELOS

Resistência às Terapias

CONTEXTUALIZAÇÃO E RELEVÂNCIA DA AQUISIÇÃO DE RESISTÊNCIA NA CLÍNICA

Reconhecidamente, a resistência às terapias, pré-existente antes do tratamento ou adquirida após a sua aplicação, é a principal causa do insucesso no tratamento do câncer, incluindo quimioterapia convencional, quimioterapia alvo-dirigida, radioterapia, terapia endócrina e mesmo imunoterapia. Apesar dos progressos atingidos recentemente na busca de novas terapias, como a imunoterapia, por exemplo, a recidiva do câncer ainda é inevitável para a maioria dos pacientes oncológicos. Isto porque existem vários determinantes associados à resposta de resistência, incluindo carga tumoral (*tumor burden*) e cinética de crescimento do tumor, heterogeneidade tumoral, barreiras físicas, o sistema imune e o microambiente e direcionadores não alvo do câncer (*undruggable cancer drivers*), visto que estes fatores são capazes de estimular pressões terapêuticas que dificultam a eficiência dos tratamentos anticâncer (Figura 25.1).

A carga tumoral representa o tamanho do tumor ou número de células tumorais e está intimamente relacionada ao prognóstico, uma vez que tumores maiores frequentemente estão correlacionados com um risco metastático elevado. A cinética de crescimento das células tumorais também influencia na resposta às terapias no sentido de que dependendo da taxa de crescimento, as células tumorais podem ser mais sensíveis ou resistentes às terapias, de maneira que tumores que apresentam elevada cinética de crescimento podem ser mais sensíveis às terapias. Contudo, precisamos lembrar que as células residuais, ou seja, as células que resistem aos tratamentos anticâncer apresentam capacidade de repopular o tumor, como será explicado em detalhes ao longo desse capítulo.

A heterogeneidade tumoral também tem um papel chave no sentido de sustentar a resposta de resistência e isto ocorre porque as terapias antitumorais, principalmente a quimioterapia, têm o potencial de estimular uma instabilidade genômica, a qual está relacionada ao surgimento de novas mutações no tumor que podem sustentar a progressão tumoral. Além disso, as células tumorais estabelecem associações de interdependência com os diferentes tipos celulares que compõem o microambiente tumoral (MT), incluindo células estromais, endoteliais e células imunes, propiciando o desenvolvimento tumoral.

Com relação às barreiras físicas, elas ocorrem através da geração de gradientes espaciais, como a área tumoral hipóxica, por exemplo, onde as células tumorais

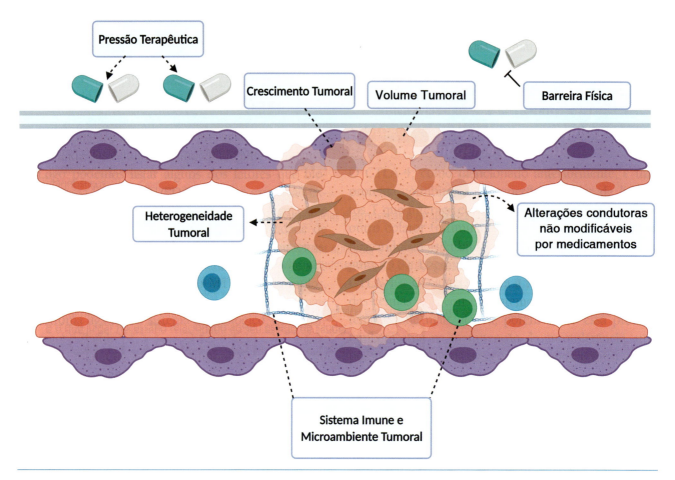

Figura 25.1 • Determinantes da resposta de resistência no câncer. Fonte: adaptada do artigo Vasan et al., 2019.

limitam a entrega e efeito de exposição a drogas antitumorais. Outro exemplo representativo é com relação à proteção contra a penetração de agentes quimioterápicos no caso das células tumorais colonizarem sítios conhecidos como santuários, como no sistema nervoso central, limitado pela barreira hematoencefálica.

O sistema imune e o MT também contribuem de maneira importante para a resistência, uma vez que as células tumorais apresentam mecanismos de escape da vigilância do sistema imune, prevenindo, assim, a eliminação destas células. O MT, por sua vez, contribui para a resposta de resistência através da estimulação de um ambiente imunossupressor, além do fornecimento de fatores de crescimento. Também é preciso considerar que, apesar dos avanços científicos no sentido de buscar alvos tumorais, como oncogenes e genes supressores de tumor, ainda existem alguns destes genes que não são considerados como alvo terapêutico (*undruggable*), incluindo, por exemplo, os oncogenes MYC e RAS.

As células tumorais desenvolveram diferentes tipos de mecanismos de resistência, como veremos em detalhes neste capítulo, que podem ser utilizados simultaneamente, desafiando assim, a eficácia das terapias antitumorais. Por esta razão, torna-se tão importante a crescente busca por novas abordagens terapêuticas, como as terapias combinadas a fim de superar o quadro clínico de resistência.

TIPOS DE RESISTÊNCIA TERAPÊUTICA

É bem estabelecido que a resposta de resistência das células tumorais aos diferentes tratamentos anticâncer é determinada por fatores genéticos e ambientais. Desta maneira, existe uma classificação considerando os diferentes tipos de resistência que incluem resistência intrínseca, também conhecida como primária, e resistência extrínseca, também reconhecida como adquirida. É muito importante ressaltar que os mecanismos de resistência intrínseca e extrínseca, que serão descritos a seguir, podem coexistir durante a progressão tumoral e a terapia antitumoral.

Resistência intrínseca às terapias convencionais

A resistência intrínseca é caracterizada como aquele tipo de resistência que preexiste no tumor antes que seja estimulada uma pressão terapêutica, ou seja, é existente antes do início ao tratamento, levando à falta de resposta à terapia inicial. Este tipo de resistência pode ser induzido por heterogeneidade tumoral, mutações genéticas *drivers* pré-existentes em genes envolvidos nos processos de proliferação celular e/ou apoptose e ativação de vias intrínsecas, como as vias de efluxo de drogas.

A heterogeneidade tumoral está principalmente relacionada à presença de células-tronco tumorais. Por que é tão importante a presença destas células no tumor? Qual o papel que estas células exercem? As células-tronco tumorais são consideradas subpopulações insensíveis às terapias, sendo desta maneira, capazes de repopular o tumor, como já detalhado no capítulo sobre células-tronco tumorais. Estas células são resistentes às terapias porque a maioria destas apresenta-se em um estado quiescente, e em condições favoráveis, ou seja, na ausência de uma pressão terapêutica, podem adquirir potencial proliferativo significativo. Desta maneira, as células-tronco tumorais contribuem para a sustentação de três importantes *hallmarks* do câncer, que são a evasão a apoptose, potencial replicativo ilimitado, além de favorecerem o processo de invasão e metástase, logo, a sua presença é fundamental no sentido de promover a tumorigênese e contribuírem para a resistência a drogas em diferentes tipos de câncer, incluindo, por exemplo, leucemia, glioblastoma e câncer pancreático.

Para entendermos a contribuição das mutações genéticas pré-existentes, precisamos pensar que no período que antecede o diagnóstico do câncer, o tumor pode ter adquirido e fixado mutações de resistência dentro da população de células tumorais antes do início do tratamento. Assim, uma vez que a terapia se inicia as células que possuem as mutações que conferem um perfil resistente são capazes de sobreviver ao tratamento, como por exemplo, mutações pré-existentes em MEK1 orquestram uma resposta de resistência aos inibidores de BRAF em pacientes que desenvolveram melanoma. Outro exemplo representativo de falha na resposta terapêutica está relacionado à superexpressão de HER2 em pacientes que apresentam câncer gástrico, tratados com cisplatina. É importante entender que a proteína HER2 é um receptor de tirosina quinase e integra a família de receptores do fator de crescimento epidérmico (EGFR, da abreviação em inglês *Epidermal Growth Factor Receptor*). A superexpressão de HER2 promove células mais resistentes porque é capaz de induzir uma alteração morfológica, semelhante ao processo de transição epitélio-mesênquima (EMT, da abreviação em inglês *Epithelial-Mesenchymal Transition*) através da superregulação do fator de transcrição Snail.

Características intrínsecas das células tumorais, como superexpressão e aumento da atividade de proteínas de efluxo de drogas, tornam estas células resistentes à quimioterapia convencional e alvo-dirigida. Uma vez que através destes transportadores, como veremos em detalhes ainda neste capítulo, as células são capazes de diminuir a concentração intracelular de drogas, diminuindo assim, a eficiência destes agentes quimioterápicos. É muito importante considerar que este mecanismo pode também ser adquirido estimulado após o início do tratamento antitumoral, ou seja, integrando também o tipo de resistência adquirida. Exemplos relacionados à resistência à imunoterapia serão abordados no item respectivo a este tipo de terapia neste capítulo.

Resistência extrínseca às terapias convencionais

A resistência extrínseca ou adquirida está relacionada à resposta de recrescimento tumoral após o fim do primeiro ciclo de tratamento clínico. Em um primeiro momento, as células tumorais podem responder de maneira satisfatória às terapias, contudo, há uma redução gradual ou perda completa de resposta ao longo do período de tratamento. Esta diminuição na eficiência de resposta pode estar associada à aquisição de novas mutações, alteração de vias de sinalização, mutações ou níveis de expressão alterados considerando os alvos de drogas dirigidas, alterações no MT estimuladas após as terapias e alterações histológicas.

A aquisição de novas mutações pode estar relacionada à ativação de novos oncogenes *drivers*, no sentido de contribuir para a progressão tumoral. Uma vez que o tratamento induz a uma seleção dessas de células resistentes na população, ou seja, uma seleção daquelas células que fixaram mutações adicionais e que foram sendo capazes de sobreviver e proliferar, como por exemplo, as mutações adquiridas em KRAS que favorecem a resistência ao tratamento com utilizando cetuximabe, que é um anticorpo monoclonal que tem como alvo EGFR.

Outra via de sinalização quando alteradas como as alterações genômicas em PTEN que é um supressor tumoral, podem caracterizar direcionar a uma resposta resistente de resistência clínica no sentido de favorecer a via de sinalização PI3Kβ em resposta a inibidores PI3Kα em pacientes com câncer de mama metastático.

Com relação às drogas alvo-dirigidas, ou seja, que têm a habilidade de inibir vias de sinalização relacionadas ao desenvolvimento tumoral como vias de proliferação celular, também ocorre aquisição de resistência tumoral ao longo do tratamento, uma vez que, as células tumorais podem desenvolver novas mutações em genes que codificam para as proteínas-alvo da terapia ou induzirem uma alteração nos níveis de expressão destes genes. Um exemplo representativo é o caso do tratamento utilizando imatinibe, que é um inibidor de tirosina quinase, e tem como alvo o domínio quinase BCR-ABL. Este fármaco é comumente utilizado no tratamento de leucemia crônica, contudo, sem sucesso, isto porque aproximadamente 30% dos pacientes apresentam recidiva da doença. Esta resposta resistente está relacionada a uma mutação T315I (alteração de treonina 315 para isoleucina) no domínio quinase alvo, BCR-ABL. Esta mutação resulta na impossibilidade de ligação do imatinibe ao sítio BCR-ABL, devido à perda de uma ligação de hidrogênio, e, consequentemente, leva à perda do efeito da droga.

Além disso, também é crucial entendermos que os diferentes tipos de terapias, incluindo cirurgia, quimioterapia e radioterapia sabidamente induzem alterações importantes no MT (Figura 25.2). Estas alterações podem contribuir para a resistência tumoral, como no caso da cirurgia, por exemplo, é preciso entender que quando a massa tumoral é removida do paciente, além das células tumorais estarem presentes no tecido removido, também estão presentes um grande número de células imunes infiltradas associadas ao tumor, tais como células *Natural Killer* e linfócitos. Além disso, a presença de células supressoras derivadas mielóides (MDSC, da abreviação em inglês *myeloid derived suppressor cells*) no MT também favorece a resposta de imunossupressão. Assim, esta excisão tumoral promove um microambiente imunossupressor no hospedeiro, que pode resultar na propagação dessas células residuais tumorais.

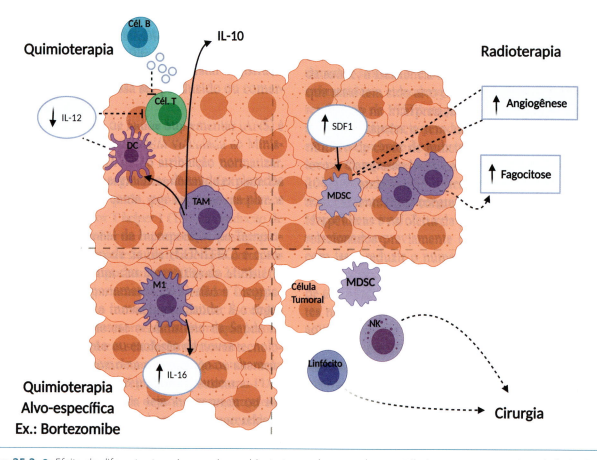

Figura 25.2 • Efeito de diferentes terapias no microambiente tumoral, que podem contribuir para a resposta de resistência. Fonte: adaptada do artigo Shaked, 2019. Abreviações: DC: célula dendrítica (*dendritic cell*); TAM: macrófagos associados ao tumor (*tumor associated macrophages*); IL: interleucina; SDF1: fator 1 derivado de célula estromal (*stromal cell-derived factor 1*); MDSC: células supressoras derivadas mielóides (*myeloid derived suppressor cells*); NK: células *Natural Killer*; M1: macrófago M1.

A quimioterapia, por sua vez, também pode estimular uma resposta importante de imunossupressão através, por exemplo, da estimulação de uma secreção aumentada de interleucina-10 (IL-10) por TAMs (macrófagos associados ao tumor), levando, assim, a uma diminuição da secreção de IL-12 por células dendríticas, que favorece a inibição da atividade citotóxica de células T. Além disso, também vesículas extracelulares (VEs) liberadas em resposta à quimioterapia podem contribuir também para a supressão da atividade de células T. É preciso ainda considerar as respostas estimuladas após o tratamento com quimioterapia-alvo dirigida, sendo um exemplo da influência desta estratégia terapêutica o uso de bortezomibe, que é um inibidor de proteassoma. Este agente quimioterápico pode contribuir para a expansão do mieloma múltiplo, uma vez que estimula a secreção de IL-16 por macrófagos pró-inflamatórios.

Com relação à radioterapia, este tipo de tratamento pode induzir efeitos pró- e antitumorais. Esta abordagem terapêutica pode favorecer o processo de angiogênese, visto que a expressão aumentada do fator SDF1 (da abreviação em inglês, *Stromal cell-derived factor* 1) estimula o recrutamento de células MDSC para o MT. Por outro lado, a radioterapia também estimula a atividade de macrófagos com perfil M1, ou seja, que exercem atividades antitumorais, favorecendo o aumento da atividade lisossomal e indução da fagocitose de células tumorais (Shaked *et al.*, 2019).

De forma importante, mensageiros celulares que têm sido crescentemente estudados no sentido de contribuir para a resposta de resistência às terapias são as VEs, que incluem microvesículas, exossomos, oncossomos e corpos apoptóticos. É conhecido que exossomos liberados tanto por células tumorais, como pelas células estromais, apresentam um importante papel no *crosstalk* dentro do MT. Isto porque essas vesículas apresentam conteúdos derivados de suas células de origem, incluindo lipídeos, RNAs, microRNAs (miRs) e proteínas, sendo capazes de transferir estes fatores às células do MT. E este mecanismo pode estimular uma resposta de resistência nas células receptoras do conteúdo de exossomos, por exemplo, células de neuroblastoma tratadas com cisplatina são capazes de secretar miR-21, o qual é capaz de atuar estimulando a produção de miR-155 em TAMs, resultando, assim, no silenciamento do gene *TERF1* nestas células, de forma que a proteína derivada desse gene desempenha o papel de inibir a enzima telomerase que, por sua vez, é capaz de sustentar a imortalidade replicativa das células tumorais. Desta maneira, o silenciamento de expressão do gene *TERF1* promove um aumento da atividade da enzima telomerase, permitindo o desenvolvimento tumoral e promovendo um mecanismo de resistência à quimioterapia.

De maneira complementar, as alterações fenotípicas podem ser estimuladas pela pressão terapêutica e um exemplo representativo está relacionado com a habilidade de tumores de próstata, que inicialmente respondiam de forma satisfatória ao tratamento com antiandrógenos, e posterior ao mesmo adquirirem um fenótipo neuroendócrino agressivo. A aquisição deste fenótipo tem sido associada, através de estudos genômicos, com a perda de expressão dos genes *RB1* e *TP53*, visto que os mecanismos epigenéticos associados a essa característica de resistência desempenham um papel importante no sentido de permitir esta plasticidade fenotípica, como também veremos em detalhes neste capítulo.

Com relação à radioresistência, recentemente foi demonstrado o papel crucial que a via mTOR, a qual está relacionada à sobrevivência e proliferação celular em células de câncer de mama. Essa característica resistente foi relacionada à superregulação de p-S6K1 (da abreviação em inglês, *Phosphorylated ribosomal S6 kinase*), que é um efetor *downstream* desta via. Este mesmo mecanismo também foi evidenciado em outros tipos de terapias para pacientes com câncer de mama, incluindo terapia endócrina e quimioterapia. Além disso, as células tumorais também são capazes de aumentar a expressão de proteínas de reparo do DNA e tornarem-se resistentes não só à quimioterapia, como também à radioterapia. Vale ressaltar que os exemplos relacionados à resistência à imunoterapia serão abordados no item respectivo a este tipo de terapia neste capítulo.

MECANISMOS DE RESISTÊNCIA

As células tumorais apresentam diversos mecanismos que favorecem a resistência, dentre estes podemos citar o efluxo aumentado de drogas, inativação ou diminuição da ativação da droga, inibição de apoptose, autofagia, escape de senescência induzida pela terapia, alteração no metabolismo, vesículas extracelulares, fatores do microambiente tumoral, células-tronco tumorais, farmacocinética das drogas, alterações epigenéticas, EMT, além de alterações no reparo do DNA e alteração do alvo da droga. Todos estes mecanismos serão descritos a seguir e estão esquematizados na Figura 25.3.

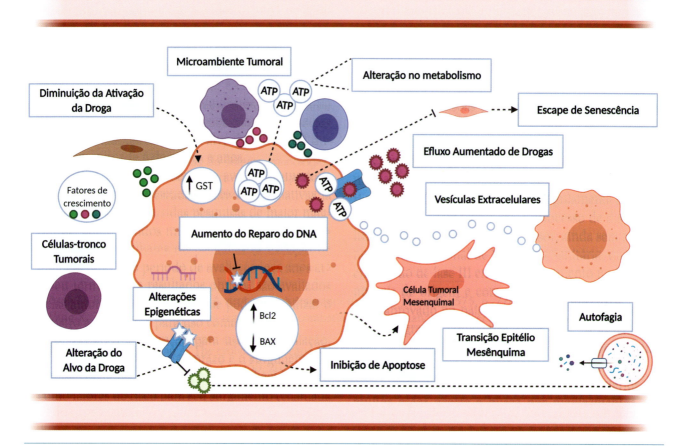

Figura 25.3 • Mecanismos de resistência das células tumorais. Fonte: adaptada do artigo Wang *et al.*, 2019. Abreviações: GST: enzima glutationa S-transferase; ATP: adenosina trifosfato.

Efluxo aumentado de drogas

Uma das principais razões para a resposta de resistência à quimioterapia é a estratégia relacionada ao aumento do efluxo de drogas, que permite uma diminuição da sua acumulação intracelular e, consequentemente, tem seu efeito comprometido. Este mecanismo é estimulado pela superexpressão e aumento da atividade de transportadores transmembrana da superfamília ABC. Esta superfamília de transportadores é classificada em sete subfamílias (ABCA-ABCG) e dentre estes membros, os transportadores ABCB1, ABCC1 e ABCG2 são atuantes nas células tumorais no sentido de estimular um fenótipo de resistência a múltiplas drogas (MDR, da abreviação em inglês *Multidrug-Resistant phenotype*).

Dentre estes transportadores, a glicoproteína P (Pgp) ou ABCB1 é uma das proteínas de efluxo mais bem caracterizadas e constantemente estudadas, isto porque a Pgp apresenta diversos sítios de ligação a drogas que possibilita a ligação e extrusão de uma ampla variedade de agentes quimioterápicos não relacionados entre si, incluindo etoposido, doxorubicina, paclitaxel e vimblastina. Diferentes tipos tumorais apresentam níveis elevados de expressão dessa proteína antes mesmo de serem expostos à quimioterapia como cânceres de rim, pulmão, fígado, cólon e reto. Também é conhecido que o aumento de expressão desta proteína pode ser estimulado após o tratamento quimioterápico, como é o caso das malignidades hematológicas, incluindo a leucemia.

O transportador ABCG2, por sua vez, está positivamente relacionado à estimulação de resistência em câncer de mama, pulmão e leucemia. Este transportador é capaz de realizar o efluxo de drogas carregadas positivamente ou negativamente, incluindo, assim, drogas convencionais e inibidores de tirosina quinase, como imatinibe e gefitinibe.

Inativação ou diminuição da ativação da droga

As células tumorais podem se tornar resistentes por promoverem a inativação da droga, através do estímulo de sua detoxificação, visto que podem ser inativadas através de reações de biotransformação de fase I, II e III, como descritas no item sobre farmacocinética das drogas. Além destes mecanismos, também é preciso considerar a resposta de diminuição na ativação da droga, como exemplo importante é o tratamento com cytarabine (AraC) para pacientes com leucemia mieloide. Este fármaco é capaz de promover um efeito citotóxico nas células na sua forma fosforilada apenas e, assim, as células tumorais adquirem resistência a este tratamento por meio de uma diminuição na expressão de enzimas ou de mutação nas mesmas que participam do processo de ativação deste fármaco. Desta maneira, as células tumorais comprometem a atividade de AraC, promovendo quimiorresistência, permitindo a progressão tumoral.

Inibição de apoptose

A evasão da apoptose é considerada uma importante característica da carcinogênese, como já abordado em outros capítulos. A inibição deste processo de morte celular programada estimulada pelas células tumorais está positivamente relacionada à resposta de resistência a terapias. Este processo é mediado nas células tumorais através da superregulação de genes anti-apoptóticos, como *Bcl2*, e diminuição na regulação de genes pró-apoptóticos, incluindo *Bax*, entre outros. Além disso, também é preciso lembrar que a maioria dos cânceres apresenta mutações no gene *TP53*, o qual está envolvido na regulação do ciclo celular, morte e manutenção da estabilidade genética, sendo considerado o guardião do genoma. De maneira que mutações neste gene são críticas e conferem uma vantagem proliferativa nas células alteradas, permitindo a aquisição de mutações adicionais e o desenvolvimento dos tumores propriamente ditos.

Autofagia

Em resposta ao tratamento terapêutico, as células tumorais podem induzir um processo conhecido como autofagia. Esta resposta pode estimular efeitos pró- ou antitumorais, que influenciam intimamente não só em relação à eficiência das terapias, como também na estimulação de quimiorresistência. Isto porque o tratamento quimioterápico pode induzir uma resposta protetora às células tumorais, através da ativação deste mecanismo homeostático envolvido na reciclagem celular (autofagia), induzindo, assim, um fenótipo resistente tumoral.

Mecanismos moleculares envolvendo a atividade reduzida da via mTOR, que pode ser estimulada por tratamentos com drogas-alvo específicas, estão relacionados à indução de autofagia, além das células-tronco tumorais resistentes às terapias apresentam elevados níveis autofágicos, contribuindo, assim, para a progressão tumoral. Desta maneira, a inibição da autofagia poderia contribuir para a reversão desta resposta de resistência, sensibilizando, assim, as células tumorais à quimioterapia. Por outro lado, também é conhecido que o processo de autofagia ainda pode estimular um efeito antitumoral através da indução de morte celular autofágica.

Existem evidências que as drogas antitumorais podem induzir esses diferentes efeitos dependendo do tipo celular tumoral que está sendo tratado, por exemplo, tendo como base estudos genéticos e farmacológicos, o câncer colorretal quando tratado com 5-Fluorouracil foi capaz de estimular uma resposta de sobrevivência das células tumorais, enquanto o tratamento de glioblastoma utilizando temozolomida promoveu um estresse genotóxico, estimulando o processo de morte celular (Sui et al., 2013).

Escape de senescência induzida pela terapia

Outro mecanismo que também contribui para o insucesso de tratamentos antitumorais e recorrência tumoral está relacionada ao escape de senescência induzido pela terapia. Tem sido observado que após os tratamentos com quimioterápicos ou radioterápicos, apenas uma subpopulação de células tratadas é capaz de estimular uma resposta de senescência. Este mecanismo de indução de senescência tem uma grande importância como alvo terapêutico antitumoral porque está relacionado a uma parada irreversível do ciclo celular, ou seja, sendo capaz de inibir a progressão dos tumores.

Alterações no metabolismo celular

Uma característica apresentada pelas células tumorais que está intimamente relacionada à resistência à quimioterapia é a presença de elevados níveis intra e extracelulares de ATP. Como já estudado no capítulo sobre metabolismo, as células tumorais frequentemente favorecem a via glicolítica aeróbica, também conhecida como efeito Warburg. Desta maneira, as células tumorais super-regulam a captação de glicose no sentido de favorecer a geração de ATP e há estudos comprovando que células tumorais resistentes apresentam níveis ainda mais elevados de ATP comparados às células tumorais sensíveis. Adicionalmente, estudos mais recentes demonstraram níveis extracelulares de ATP também elevados comparados aos tecidos correspondentes normais.

Importante considerar que o ATP extracelular pode ser internalizado pelas células tumorais através de mecanismos como a macropinocitose, aumentando ainda mais a sua concentração nas células. E como este aumento intracelular de ATP está relacionado com a resposta de resistência? Uma das explicações para esta importante relação é que o ATP intracelular compete com drogas-alvo, como inibidores de tirosina quinase dificultando a ligação destas drogas nos sítios de receptores específicos que desencadeariam uma resposta de inibição de vias cruciais para a manutenção de proliferação das células tumorais. Além disso, estes níveis aumentados das moléculas de ATP favorecem o efluxo de drogas das células tumorais, uma vez que os transportadores ABC são dependentes de ATP para exercerem sua função resultando na diminuição da acumulação intracelular de drogas pelas células tumorais, mantendo sua sobrevivência.

É conhecido que as vias metabólicas estão envolvidas na resposta de resistência a quimioterapias, pois se sabe que a indução de resistência, intrínseca ou adquirida, ao tratamento como o bortezomibe (inibidor de proteassoma) está relacionada ao metabolismo energético. Células resistentes a essa quimioterapia apresentam uma atividade mitocondrial maior, com elevada expressão de genes e proteínas mitocondriais e pacientes que apresentam esta característica, relacionada ao aumento de fosforilação oxidativa, não respondem de maneira efetiva a essa terapia. Além disso, o favorecimento do metabolismo glicolítico também pode estar associado à resposta resistente aos inibidores de proteassoma

Vesículas extracelulares (VEs)

Outro fator também contribuinte para a resposta de resistência está relacionado às VEs. Isto porque estes mensageiros celulares são capazes de carregar lipídeos, proteínas, RNAs, micro RNAs, de maneira que estimulam respostas de sobrevivência das células tumorais, envolvendo, por exemplo, inibição da apoptose e efluxo de drogas. Por esta razão, VEs têm sido demonstradas como sinalizadores celulares importantes no processo de transmissão de quimiorresistência entre as células tumorais e esse processo de transmissão fenotípica ocorre através da internalização de VEs derivadas de células quimiorresistentes pelas células tumorais quimiossensíveis.

Fatores do Microambiente Tumoral (MT)

É importante considerarmos a influência que fatores do MT exercem na resposta de resistência às terapias. Um destes fatores está associado ao pH da célula tumoral, isto porque as células tumorais priorizam o metabolismo glicolítico mesmo em condições ótimas de oxigênio, fenômeno conhecido como efeito Warburg, como mencionado no item *alterações no metabolismo celular*. E por esta razão, as células produzem e excretam quantidades significativas de lactato para o meio extracelular, levando, assim, à acidificação do meio extracelular, o que pode contribuir para a quimiorresistência, visto que essa alteração no pH compromete a distribuição de drogas antitumorais que possuem pH básicos, contribuindo, desta maneira, para a evasão à apoptose.

Além disso, há diferenças dentro do MT com relação à distribuição de oxigênio, nutrientes e drogas entre as células tumorais. Existe um gradiente destas condições, considerando o oxigênio como exemplo, com relação a ciclos constantes de hipóxia e reoxigenação gerados no microambiente que podem contribuir para a aquisição de mutações adicionais ao DNA das células tumorais, ou seja, podem contribuir para sustentar a instabilidade genética, favorecendo a geração de diferentes sub-populações clonais. Ainda é essencial a contribuição que as células presentes no microambiente como fibroblastos, TAMs e linfócitos exercem no sentido de favorecerem o crescimento tumoral.

Além destes mecanismos de resistência desenvolvidos pelas células tumorais, também é importante considerarmos a resposta de quimiorresistência mediada pelo secretoma destas células representado na Figura 25.4, de maneira que esta resposta é estimulada propiciando a evasão ao estímulo de morte celular induzido pelos agentes quimioterápicos. Por exemplo, interleucinas podem promover respostas de estimulação de detoxificação de drogas, através de um aumento na expressão da enzima glutationa S-transferase (GST). Estes fatores também podem induzir a expressão de genes envolvidos na promoção do fenótipo MDR, através do mecanismo de efluxo de drogas, limitando, desta maneira, a atuação de quimioterápicos.

As interleucinas também apresentam potencial para ativar fatores de pró-sobrevivência, como o fator de transcrição NF-KappaB, além de serem capazes de induzirem a transcrição de genes anti-apoptóticos. Outro exemplo importante é com relação à clusterina secretada, este fator desempenha um papel crítico pela sua capacidade em se ligar fisicamente a agentes quimioterápicos, estimulando, assim, vias cruciais para a sobrevivência da célula tumoral, como a via ERK (da abreviação em inglês, *extracellular-signal-regulated kinase*). É importante salientar que o secretoma liberado pelas células tumorais

Resistência às Terapias

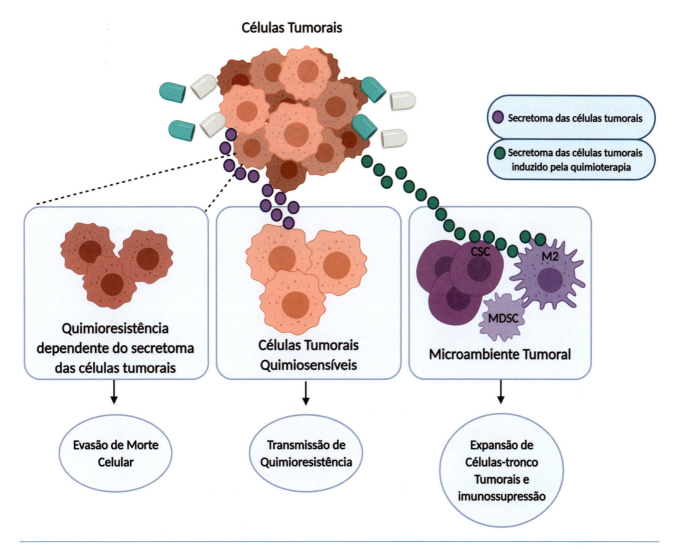

Figura 25.4 ● Efeito do secretoma de células tumorais e do secretoma de células tumorais induzido pela quimioterapia na resposta de resistência. Fonte: adaptada do artigo Madden *et al.*, 2020. Abreviações: CSC: células-tronco tumorais (*cancer stem cells*); MDSC: células supressoras derivadas da mielóide (*myeloid derived suppressor cells*); M2: macrófagos M2.

quimiorresistentes pode ser internalizado pelas células tumorais quimiossensíveis, contribuindo desta maneira, para a transmissão do fenótipo de resistência.

Considerando o secretoma das células tumorais induzido pela quimioterapia, este é capaz de limitar a imunidade antitumoral (Figura 25.4). O secretoma induzido pela quimioterapia tem o potencial para estimular a expansão de células-tronco tumorais, através da super-regulação de genes como *ALDH*, *MDR1*, *Sox9*, *Oct4* e *Nanog*. Adicionalmente, o secretoma induzido pela quimioterapia tem o papel de sustentar um microambiente imunossupressor através da indução da conversão de monócitos em macrófagos M2, que apresentam um perfil pró-tumoral, inativando a proliferação e função das células T, além de promover o recrutamento de células MDSC para o MT. Desta maneira, o secretoma claramente contribui para a progressão tumoral.

Células-tronco tumorais

Como já descrito anteriormente neste capítulo, as células-tronco tumorais contribuem de forma importante para a resposta de resistência às terapias antitumorais, incluindo quimioterapia e radioterapia. A habilidade de resistir às pressões terapêuticas está relacionada à capacidade de autorrenovação, diferenciação e tumorigenicidade destas células. Através da ativação de mecanismos genéticos e epigenéticos, as células-tronco tumorais apresentam mutações que permitem a proliferação do tumor. Também é importante considerar o papel que as células adjacentes presentes no MT, como fibroblastos, células endoteliais e imunes, exercem no sentido de promover a manutenção e sobrevivência das células-tronco tumorais, através da secreção de importantes fatores. Por exemplo, é conhecido que as células endoteliais são capazes de estimular a via de sinalização Notch, relacionada à programação de células-tronco, através da secreção de óxido nítrico.

Farmacocinética das drogas antitumorais

Para que seja estimulado um efeito antitumoral satisfatório nas células dos diferentes tipos de câncer, é necessário que a droga alcance concentrações antitumorais ativas. As propriedades farmacocinéticas da droga, incluindo absorção, distribuição, metabolismo e eliminação- ADME são cruciais na determinação da concentração ativa da droga nos tumores, uma vez que o paciente é submetido ao tratamento com a droga, a absorção da droga é iniciada. A administração oral de drogas, diferentemente da via intravenosa, está sujeita a barreiras de absorção no trato gastrointestinal e no fígado, essas drogas administradas via oral passam por reações metabólicas de biotransformação (fase I e II) que podem promover a ativação ou a inativação da droga. As reações de fase I estão envolvidas na inibição da atividade farmacológica ou na estimulação de pró-drogas inativas, sendo as principais enzimas responsáveis pelas reações de fase I, que envolvem reações de oxidação e redução, pertencem à família citocromo P450.

Enquanto reações de biotransformação de fase II geram derivados inativos para excreção. A principal enzima que participa deste processo é a glutationa S transferase (GST), que é capaz de estimular a conjugação de xenobióticos, que foram biotransformados na fase I, à GSH endógena. Estes conjugados, por sua vez, são submetidos à extrusão, pela atividade de proteínas de efluxo na membrana das células tumorais. Além disso, nesta fase também pode haver estimulação da ativação de algumas pró-drogas, como capecitabina e tamoxifeno, por exemplo.

Alterações epigenéticas

As alterações epigenéticas podem contribuir no sentido de estimularem a expressão de genes que codificam proteínas que desempenham papéis importantes para a resposta de resistência como o efluxo aumentado de drogas e reparo aumentado do DNA. Essas alterações envolvem metilação no DNA, modificação de histonas, remodelamento de cromatina, além de alterações associadas à RNAs não codificantes e há estudos demonstrando o importante papel que estes mecanismos desempenham ao estimularem a resistência a drogas, sendo um exemplo importante relacionado é o processo de demetilação do DNA na região promotora de oncogenes.

Adicionalmente, as alterações epigenéticas têm um papel de estimularem a sobrevivência de células expostas a drogas-alvo através de uma reprogramação reversível, as chamadas células tolerantes a drogas. A aquisição deste fenótipo tem sido associada, através de estudos genômicos, com a perda de expressão dos genes *RB1* e *TP53*. Os fatores envolvidos nessa reprogramação podem estar relacionados a alterações epigenéticas ou aumento de expressão de genes da família SOX, por exemplo. Além disso, fatores secretados pelo MT, incluindo citocinas, fatores de crescimento e gradiente de oxigênio, também medeiam à plasticidade celular e por se tratar de uma reprogramação reversível, quando o tratamento quimioterápico é descontinuado, as células tolerantes a drogas podem adquirir seu fenótipo inicial sensível novamente. No caso de o tratamento ser prolongado, estas células tolerantes a drogas podem adquirir alterações epigenéticas adicionais ou mesmo adquirirem mutações genéticas, conferindo, desta maneira, um fenótipo resistente irreversível (Figura 25.5).

Processo de transição epitélio-mesenquimal (EMT)

Esse processo faz parte de um mecanismo pelo qual células endoteliais adquirem propriedades migratórias e invasivas, tornando-se células mesenquimais. Muitas vias de sinalização estão envolvidas na indução deste processo, incluindo TGFβ, Wnt, Notch e Hedgehog. Relacionando com a resposta de resistência a terapias, existem muitos estudos comprovando a sua associação com o processo EMT em diferentes tipos de cânceres, incluindo pancreático, câncer de bexiga e de mama, isso porque algumas terapias podem estimular esse mecanismo, como exemplo, foi observado em modelos animais onde o tratamento com doxorrubicina foi relacionado com o estímulo da expressão de TGFβ, um fator promotor de EMT.

De maneira similar, a superexpressão da via de sinalização Wnt/β-catenina está relacionada ao fenótipo de resistência ao uso de Trastuzumabe em células de câncer de mama expressando HER2. Ainda a ativação da via Hedgehog e consequente estimulação de EMT, pode mediar a resistência à terapia-alvo utilizando inibidores de tirosina quinase em células de câncer de pulmão. É importante considerar que este mecanismo de resistência associado à EMT apresenta similaridades com a ativação de células-tronco tumorais por

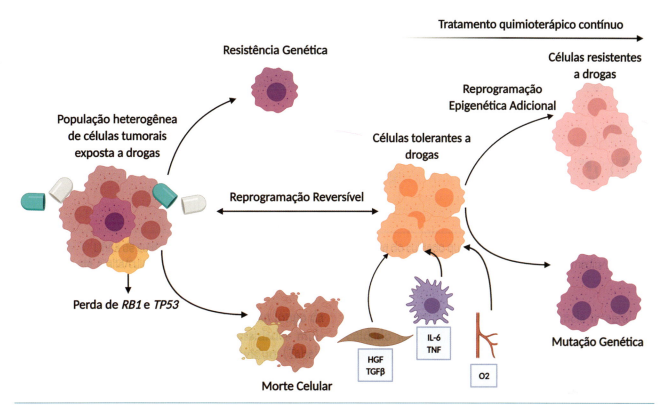

Figura 25.5 ● Resposta de tolerância a resistência a drogas pelas células tumorais. Fonte: adaptada do artigo Boumahdi & de Sauvage, 2020. Abreviações: HGF: fator de crescimento de hepatócito (*hepatocyte growth factor*); TGFβ: Fator beta de crescimento transformador (*transforming growth factor-β*); IL-6: interleucina 6; TNF: fator de necrose tumoral (*tumour necrosis factor*).

compartilharem as mesmas vias de sinalização. Neste sentido, existem algumas evidências indicando que células que estimulam o processo EMT apresentam características de células-tronco, que são promovidas pela ativação das vias de sinalização específicas e fenótipo de resistência a drogas, de maneira similar às células-tronco tumorais.

Alteração nos mecanismos de reparo de DNA

Outra estratégia mecanística que promove resistência tumoral está relacionada à resposta de aumento do reparo no DNA. É conhecido que muitas drogas utilizadas na quimioterapia convencional são capazes de induzir morte celular por estimularem uma resposta de dano ao DNA da célula tumoral. Um exemplo representativo é com relação à resistência de células de melanoma ao tratamento quimioterápico com cisplatina, visto que esta droga é capaz de induzir danos ao DNA, que podem ser reparados através do sistema de reparo por excisão de nucleotídeos. Uma das principais proteínas responsáveis por promover este tipo de reparo é a ERCC1 (da abreviação em inglês, *Excision Repair Cross Complementing Group 1*).

Por exemplo, células de melanoma que desenvolveram um mecanismo de resistência associado à superexpressão de ERCC1 são capazes de estimular uma resposta de reparo ao dano de DNA promovido pela cisplatina, tornando-se não responsivas a esta terapia. Desta maneira, este mecanismo reforça a importância de terapias combinadas a fim de estimular a atuação da cisplatina. Outro exemplo de terapia combinada está associado ao tratamento combinado utilizando ácidos graxos poliinsaturados da família ômega 3 (PUFA ômega 3) e cisplatina em células de melanoma. Neste estudo (Vasconcelos *et al.*, 2019), PUFA ômega 3 foram capazes de induzir uma diminuição na expressão de ERCC1, revertendo, desta maneira, a quimiorresistência de células de melanoma à cisplatina.

Além disso, a radioterapia também induz mecanismos de reparo nas células tumorais para manutenção da sua sobrevivência. Assim, genes e proteínas que atuam estimulando o reparo de lesões ao DNA, induzidas pela radioterapia, têm sido considerados um importante alvo terapêutico, visto que as alterações nos processos de reparo do DNA podem tornar as células tumorais mais sensíveis ou resistentes ao tratamento radioterápico.

Mutação ou alteração da expressão dos alvos

Outro mecanismo também estimulado pelas células tumorais é com relação à alteração do alvo da droga que pode ser estimulada por ambas as estratégias, pela aquisição de uma mutação secundária na proteína-alvo ou alterações nos níveis da expressão da proteína-alvo induzidas por mecanismos epigenéticos. Esta estratégia está relacionada à resistência a drogas alvo, tais como gefitinibe, que atua como um inibidor de tirosina quinase do EGFR. Esta droga tem sido utilizada para o tratamento de câncer de pulmão. Inicialmente, as células tumorais são capazes de responder de maneira satisfatória a esta terapia. Contudo, ao longo do período de tratamento, aproximadamente 50% dos pacientes adquirem uma mutação de resistência no EGFR, conhecida como T790M e, devido à aquisição desta mutação, a droga não é capaz de reconhecer e se ligar ao receptor, ou seja, torna-se inativa.

Outro exemplo importante está relacionado ao uso de inibidores de receptores de estrógeno ER (da abreviação em inglês, *Estrogen Receptor*) para o tratamento de câncer de mama, como o tamoxifeno, uma vez que este agente compete com o estrógeno no sítio de ligação do receptor. As células tumorais são capazes de adquirir resistência a este tratamento através do surgimento de mutações no gene que é responsável pela codificação da proteína que atua como receptor, além da indução de uma diminuição na expressão deste gene.

Sensibilidade e resistência à hormonioterapia ao longo do tratamento

Com relação à hormonioterapia, aplicada para cânceres de mama com expressão positiva de receptor de estrógeno (ER+) é conhecido que esta terapia alvo é efetiva, sendo capaz de reduzir a taxa de mortalidade. Contudo, aproximadamente 30% das pacientes podem apresentar resistência intrínseca ou adquirida ao longo deste tratamento, sendo a causa principal de resistência intrínseca a indução de mutações em ER ou perda de expressão deste receptor. Mutações no gene *ESR1*, que codifica para ERα, reconhecidamente tem papel importante no desenvolvimento de resistência.

No caso de aquisição de resistência ao longo do tratamento, aproximadamente 30% das pacientes não expressam ER. A perda de expressão deste receptor pode envolver mecanismos epigenéticos, considerando perfil de metilação aberrante na região promotora. Desta maneira, o uso de inibidores específicos de DNA methyltransferase (DNMT) pode restaurar a expressão de ER, sensibilizando, assim, as células tumorais do tecido mamário a essa terapia, quando utilizado o tratamento com Tamoxifeno.

Ainda existe a possibilidade de essas mutações estarem associadas a uma indução de hiperatividade do receptor ER, causada pela hipersensibilidade de estrógeno circulante, que consequentemente, promove uma falha na resposta terapêutica. Outra característica importante de ER, também relacionada à resistência, é com relação à localização deste receptor. Isto porque ER pode se apresentar no núcleo ou na membrana plasmática, de maneira que esta redistribuição do receptor para a membrana plasmática está relacionada à resistência, pois promove a ativação de vias de sinalização associadas a fatores de crescimento na célula tumoral (Haque & Desai, 2019).

Além disso, também mutações adquiridas em domínios de ligação (LBD – *ligand-binding domain*) são importantes *drivers* no sentido de estimularem a resposta de resistência à hormonioterapia. Estas mutações desempenham um papel crítico, pois estão associadas à atividade transcricional de ER independente de estrógeno. Também mutações de ativação de HER2 estão envolvidas na promoção de resistência intrínseca e adquiridas, à hormonioterapia (Hanker *et al.*, 2020).

Adicionalmente, a resistência à terapia endócrina pode também ser adquirida através da comunicação entre as células tumorais via VEs. Um estudo comprovou que VEs derivadas de células de câncer de mama (linhagem MCF7), resistentes à hormonioterapia, foram capazes de transferir um fenótipo de resistência permanente a células previamente sensíveis a esta terapia (Semina *et al.*, 2018). Além de todos estes fatores, ainda fatores do MT também estão positivamente associados a essa resistência, como exemplo, a hipóxia está envolvida na indução desta resposta uma vez que, a superexpressão de HIF-1α está associada com insucesso utilizando a terapia endócrina para câncer de mama ER+ (Morotti *et al.*, 2019).

De maneira a relacionar com o sistema imune, é muito importante salientar que tumores ER+ são considerados como tumores "frios", ou seja, que apresentam baixa infiltração de linfócitos no tumor. Desta maneira, é essencial entender que a utilização de uma terapia alvo para ER pode induzir a expressão de PD-L1, que pode representar uma resposta terapêutica promissora em combinação com inibidores de *immunecheckpoint*. Este tópico sobre inibidores de *immunecheckpoint* será também abordado em detalhes neste capítulo. A Figura 25.6 engloba as respostas conhecidas de resistência

Resistência às Terapias

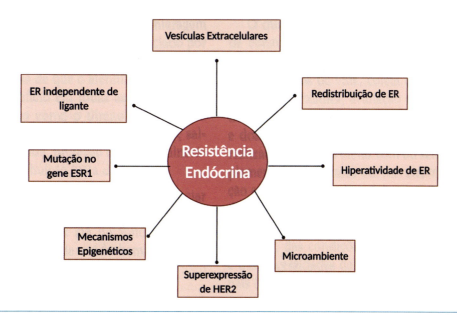

Figura 25.6 • Mecanismos de resistência relacionados à hormonioterapia. Fonte: adaptada do artigo Hanker *et al.*, 2020.

envolvidas na terapia endócrina e na sequência será representado como Mapa Conceitual 1 o resumo de todos os assuntos abordados nos tópicos anteriores.

MECANISMOS ENVOLVIDOS NA RESISTÊNCIA À IMUNOTERAPIA

Imunoterapia

A imunoterapia no tratamento de câncer é uma abordagem terapêutica que objetiva a estimulação do sistema imunológico do paciente para reconhecer e eliminar as células tumorais, como pode ser visto no Capítulo 24. Foi uma alternativa aos tratamentos já usuais como quimioterapia e radioterapia por objetivar um resultado mais personalizado ao tipo de tumor do paciente, levando a uma diminuição dos efeitos colaterais adversos intensos da terapia tradicional e possivelmente uma melhor resposta ao tratamento.

Alguns tipos de imunoterapia estão sendo estudados como a inibição de *checkpoint* (*checkpoint inhibition* – CPI) e transferência adotiva de células (*adoptive cell transfer* – ACT) e estão resultando de forma positiva nos testes clínicos específicos, além de também estarem em desenvolvimento às vacinas terapêuticas anticâncer.

Um conceito que precisa ser levado em consideração quando se estuda a imunoterapia e mecanismos de resistência é como ocorre naturalmente os mecanismos de ação do sistema imune. A ativação de células T pelo reconhecimento de antígeno no receptor TCR é regulada pela ligação simultânea de cofatores que podem transmitir sinais inibitórios ou estimulantes (ver Capítulo 16).

Alguns desses cofatores inibitórios são os *immune-checkpoints* (ICs) CTLA4 e PD-1 que têm a função de modular a resposta do sistema imune em relação ao tipo de resposta e a duração da mesma e devido a essa capacidade modulatória dessas moléculas e a expressão diferenciada quando associadas ao tecido tumoral, estão sendo estudadas como biomarcadores e possíveis alvos terapêuticos para o tratamento de câncer.

O CTLA-4 é proteína localizada na superfície celular de células T reguladoras e atua como uma molécula coinibitória que tem função de inibir diretamente a ativação de células T, além de competir pelo alvo de ligação com CD28 (coestimulador), pois tem a capacidade de interagir com seus ligantes CD80 e CD86. O PD-1 também é um IC inibitório que é expresso na superfície celular de linfócitos T reguladores e é superexpresso nas células T que exibem o fenótipo exausto ou inativo, após a exposição prolongada do antígeno. Vale ressaltar que apesar de algumas drogas já terem sido aprovadas pelo FDA, essa terapia só é efetiva em pacientes com resposta de células T CD8+ já existente, limitando em alguns tipos tumorais e estágios do diagnóstico.

Outra abordagem é a transferência adotiva de células (ACT) que pode ser a transferência de células T expandidas de infiltrado tumoral *ex vivo* (*ex vivo expanded tumor-infiltrating T cells* – TILs) ou células T transgênicas que expressam um tipo específico de receptor em células T ou um receptor de antígeno quimérico (*chimeric antigen receptor – CAR T cells*) que tem sido muito eficaz na redução ou até regressão do tumor em alguns ensaios clínicos (Dafni *et al.*, 2019).

Sobre as vacinas antitumorais, elas objetivam restabelecer a resposta de células T do próprio paciente aos antígenos associados ao tumor (*tumor-associated antigens* – TAAs) ou antígenos específicos do tumor (*tumor-specific antigens* – TSAs). Alguns protocolos clínicos vêm estudando essa terapia em tumores com diferentes estadiamentos, além do uso separado ou combinado com outras terapias (Van Der Burg *et al.*, 2016).

Foi observado que em TAA a vacina teve boa resposta em diferentes estadiamentos de diferentes tumores, porém a sua origem de antígeno próprio pode incapacitar a resposta de células T em longo prazo pelos mecanismos de resistência. O que não foi problema relatado em testes com TSA compreendendo testes com antígenos derivados de vírus oncogênicos e neoantígenos, demonstrando que eles podem ser potenciais vacinas terapêuticas.

Limitações da imunoterapia

Como as imunoterapias levam tempo para desenvolver uma resposta efetiva pode acontecer desse intervalo entre tratamento e resposta propriamente dita, permita que a doença progrida e os efeitos negativos sejam maiores se comparado ao tratamento convencional como, por exemplo, as quimioterapias em que o efeito é mais imediato. Outro ponto a ser levado em consideração são os efeitos colaterais gerados por uma terapia que induz autoimunidade, onde o trato gastrointestinal e a pele são os mais afetados que apesar do desconforto, são marcadores positivos de efetividade da terapia.

Apesar da resposta positiva aos ensaios clínicos dessas novas abordagens terapêuticas, os tratamentos separados ou combinados com CPIs, ACT ou vacinas diferem bastante em relação ao tipo tumoral pela questão da imunogenicidade, ao estadiamento do tumor e as condições físicas dos pacientes. A resistência primária à terapia é definida como a falta de benefícios clínicos ao paciente após o tratamento com imunoterapia em relação ao crescimento tumoral.

Na resistência secundária à terapia, alguns tumores retomam a sua progressão apesar da resposta inicial ao tratamento e esse processo ocorre geralmente antes da completa regressão, além disso, foi relatado que em alguns tumores apesar da completa regressão, há uma chance muito alta de recidiva. Essas condições clínicas de resistência são um dos motivos da diminuição da razão de sobrevida global em pacientes tratados com imunoterapia.

MECANISMOS INTRÍNSECOS E EXTRÍNSECOS DE RESISTÊNCIA PRIMÁRIA E ADAPTATIVA

A resistência primária e adaptativa pode ser compreendida pelos mecanismos intrínsecos ou extrínsecos que levam ao quadro do paciente não-responsivo às abordagens terapêuticas iniciais. No contexto da imunoterapia, esse tipo resistência é pela falta de antígenos tumorais de maneira que impede o reconhecimento dos mesmos pelas células T, não gerando uma resposta imunológica antitumoral ou quando há a presença desses antígenos, podem ocorrer mudanças nos mecanismos de apresentação do antígeno pelas células MHC.

Mecanismos intrínsecos de resistência tumoral primária e adaptativa

Existem alguns fatores intrínsecos que levam à resistência primária às imunoterapias existentes, esses mecanismos são relacionados com expressão ou repressão de alguns genes e vias que inibem a infiltração de células do sistema imune ou a função delas quando no MT de maneira que esses mecanismos podem aparecer como mecanismos primários no primeiro momento da apresentação desses antígenos ou posteriormente caracterizando a resistência adaptativa.

Alguns mecanismos intrínsecos já foram identificados e podem ser alterações na via de processamento de antígeno, uma falta de expressão de antígeno pelo tumor, alterações nas vias de sinalização MAPK, PI3K e WNT, a expressão contínua de ligantes de ICs, a resistência à morte celular induzida por TNF-α e IFN-γ além de mudanças epigenéticas serem alvo de estudos como fatores moduladores importantes na resposta às terapias (Figura 25.7).

A maneira para entender e identificar esses mecanismos é por meio de ensaios *in vivo* e *in vitro*, em que por uma técnica de *screening* é possível identificar genes expressos ou inibidos em determinadas situações e correlacioná-los com vias de sinalização, além da técnica de CRISPR ser fundamental para tais estudos a fim de compreender a modulação de genes importantes dessa via, dessa maneira então pode ser compreendido os mecanismos extrínsecos de resistência primária.

Resistência às Terapias

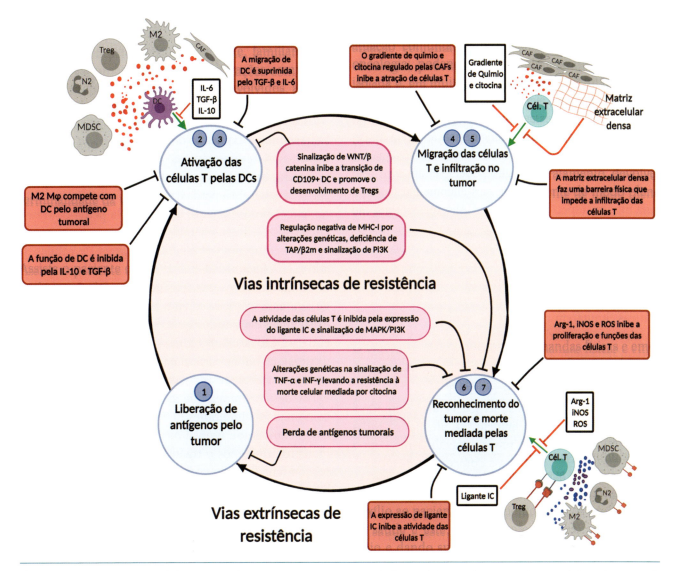

Figura 25.7 ● Ciclo de imunidade antitumoral. Esquematiza-se o processo de desenvolvimento de respostas imunes deflagradas por antígenos liberados pelos tumores, de maneira dependente ou não de exposição das células tumorais a pressões de tratamento (Processo de 1 a 7, no sentido horário). Ressaltam-se potenciais mecanismos de resistência dos processos de geração de imunidade antitumoral. O processo é regulado também por ligantes de receptores que atuam como pontos de checagem do sistema imune (IC, do inglês, *immune checkpoints*).

Mecanismos extrínsecos de resistência tumoral primária e adaptativa

Os fatores que levam à resistência celular tumoral extrínseca e adaptativa envolvem as células do estroma do microambiente tumoral, como exemplo, a migração de células que possuem função imunossupressora ao MT pode inibir as células imunes locais de exercerem sua função efetora, além do aumento de alguns tipos celulares como células T reguladoras (Treg), MDSCs, macrófagos M2 e neutrófilos pró-tumor N2 foram associados com a aquisição da resistência à imunoterapia (Figura 25.7).

Não se sabe ainda os mecanismos exatos de como funcionam essas mudanças de comportamento de respostas celulares, mas já foi demonstrado que a expressão de ICs na superfície de células Treg, como PD-1 e CTLA4 inibem a ativação de células T locais, além de algumas sinalizações celulares advindas da IL-10 e TGF-β podem estabelecer relações com as células locais no MT.

Foi observado também que a IL-10 e TGF-β podem induzir a diferenciação de monócitos em macrófagos tipo M2 associados ao tumor (TAMs), que resultam na inibição da sua ação supressora às células tumorais, além de competirem com receptores de células dendríticas que reconhecem antígenos tumorais, inibindo como consequência a apresentação desses antígenos às células T.

Outras vias como da Arginase-1 (Arg-1) interfere na síntese de óxido nítrico (iNOS), espécies reativas de oxigênio (ROS), macrófagos M2, MDSCs e neutrófilos N2 de maneira que inibem a proliferação e função de células T enquanto promovem a imunosupressão das atividades de Tregs (Figura 25.7). Logo, algumas células associadas ao sistema imune, citadas acima, podem inibir ou diminuir a ação das células T efetoras quando associadas ao MT gerando como consequência um mecanismo adquirido de resistência extrínseca durante o tratamento com imunoterápicos.

Além da aquisição de resistência por ação direta das células associadas ao sistema imune, os fibroblastos quando estão associados ao tumor, eles podem ser ativados pelo TGF-β e quando isso ocorre, eles alteram seu fenótipo para um tipo específico chamado CAFs, que na tradução pode ser chamado de fibroblastos imunomodulatórios associados ao câncer, responsável por alterar a resposta do tumor à imunoterapia por diversos mecanismos.

Os CAFs podem suprimir a proliferação e a capacidade de apresentação de antígeno das células dendríticas, limitarem a atração de células T ao MT pela modulação do gradiente de citocinas e quimiocinas, podem remodelar a composição da matriz extracelular de maneira a deixá-la mais densa, fazendo uma barreira física para a passagem de células T, podem aumentar a expressão de ICs na superfície celular, inibindo a resposta antitumoral de linfócitos T, além das células tumorais remodelarem o próprio metabolismo com o dos CAFs a fim de evitarem a competição metabólica entre células tumorais e células do sistema imune.

De maneira geral, os mecanismos intrínsecos e extrínsecos que levam à resistência aos tratamentos com imunoterapias são versáteis, heterogêneos, adaptáveis, alguns são complementares e ainda pouco elucidados, trazendo à tona a necessidade de estudos esclarecedores além de uma abordagem combinatória das terapias já existentes como os exemplos vistos na Tabela 25.1.

Mecanismos de resistência tumoral secundária ou adquirida

A maioria dos fatores que levam à resistência primária à imunoterapia são, de maneira geral, os que levam à resistência secundária e os estudos que identificaram essa correlação também focaram mais em mecanismos de resistência secundária relacionada aos mecanismos de resistência intrínseca primária, visto a limitação de identificação dos fatores extrínsecos que levam a ela.

Até agora, os mecanismos identificados para essa resistência tumoral adquirida ou secundária são perda de função de células T, diminuição da apresentação de antígeno de maneira que diminui a eficiência de reconhecimento dos mesmos pelas células efetoras e o desenvolvimento de mutações variáveis em mecanismos de escape no desenvolvimento do câncer.

Alguns estudos identificaram que mutações truncadas nos genes JAK1 e JAK2 promovem a falta de resposta de IFN-γ em células tumorais gerando a aquisição da resistência secundária, porém a sinalização constante de IFN-γ foi compreendida como um mecanismo intrínseco de resistência à imunoterapia, logo existe uma linha tênue na expressão de IFN-γ na resposta ao tratamento com imunoterápicos.

Outras mutações encontradas relacionadas a alterações em genes foi a perda da expressão de HLA (antígeno leucocitário humano) classe 1 pela perda de transcrição possivelmente por modulações epigenéticas após o tratamento com transferência adotiva de células T, anti-CTLA4 e anti-PD-1.

Ainda sobre os mecanismos extrínsecos que poderiam estar associados com a resistência secundária, existem alguns estudos que identificaram a associação entre atração de células como macrófagos e células dendríticas que inibem o sistema imune e estão associados com aquisição de resistência secundária. Experimentos *in vivo* demonstraram que uma monoterapia ou terapia combinada de inibidores de *immunecheckpoint* e radioterapia aumentou o nível de Tregs no MT e outro, demonstrou que após o tratamento com inibidores com IC combinados com radioterapia aumentou a expressão de Tim-3 na superfície de Tregs no MT, que pode estar associado à inibição de respostas de células T antitumorais e, consequentemente, um perfil resistente aos tratamentos (Figura 25.7) (Oweida *et al.*, 2018).

PRINCIPAIS VIAS E MECANISMOS DE RESISTÊNCIA À IMUNOTERAPIA

Receptor de morte celular programada 1 – *Programmed Cell Death1* (PD-1)

Os receptores PD-1 pertencem à família CD28/CTLA-4 da superfamília de imunoglobulinas e possuem o PD-L1 e PD-L2 como seus principais ligantes, sendo o primeiro deles expresso em células tumorais. O PD-L1 se liga ao PD-1 em células do sistema imune ativas, o que leva a uma disfunção ou neutralização das mesmas (ver Capítulo 24), logo, a superexpressão de PD-L1 por células tumorais se torna um mecanismo de evasão de morte celular mediada por células T citotóxicas.

A interrupção da ligação PD-1/PD-L1 por meio de fármacos como o Pembrolizumab se mostra eficiente em diversos tipos tumorais como exemplos, melanoma e câncer de pulmão, entretanto, em média 50% dos

Resistência às Terapias

Tabela 25.1 • Exemplos de ensaios clínicos que resultam em aquisição de resistência à imunoterapia

Terapia	Doença	Tipo de estudo	Número de pacientes	RR 10 <30%	RR 30 <50%	RR 50 <100%	CCR 100%	Recaída RR 10 <30%	Recaída RR 30 <50%	Recaída RR 50 <100%	Recaída CRR 100%	Início da recaída
Pembrolizumabe	Melanoma avançado	Análise retrospectiva	96	13	12*	22*	8*	2/13	2/12	2/22	0/8	3 meses
JS001 (inibidor de PD-1)	Melanoma avançado, câncer urotelial, câncer de células renais	Teste clínico – fase 1	36	5*	3*	4*	1*	2/5	1/3	0/4	–	8 semanas
Nivolumabe ou Pembrolizumabe	Câncer de pulmão de não pequenas células avançado	Análise retrospectiva	160	15	15	13	1	4/15	6/15	3/13	0/1	2 meses
Anticorpo aPD-L1	Melanoma, câncer de pulmão de não pequenas células	Teste clínico – fase 1	41	7	5	5	1	2/7	3/5	2/5	0/1	6 semanas
Nivolumabe	Câncer urotelial	Teste clínico – fase I/II	74	8	5	12	3	5/8	3/5	2/12	0/3	6 semanas
Ipilimumabe + Gemcitabine + Cisplatina	Câncer urotelial metastático	Teste clínico – fase II	36	1	4	9	8	1/1	3/4	3/9	6/8	6 semanas
Nivolumabe + ISA 101 (vacina de HPV16)	Câncer de orofaringe, câncer anal e cervical HPV16+	Teste clínico – fase II	24	2	1*	5*	2*	2/2	1/1	2/5	0/2	18 semanas
Pelareorep + Gemcitabine	Adenocarcinoma pancreático ductal	Teste clínico – fase II	29	7	1*	0	0	3/7	0/1	–	–	1 mês
Vacina com peptídeo siWT1 + Gemcitabine	Adenocarcinoma pancreático ductal	Teste clínico – fase II	42	14	5	3	0	5/14	2/5	1/3	–	6 semanas
Vetor adenoviral com gene IFNa2b + Celecoxibe + quimioterapia	Mesotelion pleural maligno	Teste clínico – fase II	40	7*	10*	8*	0	2/7*	3/10*	1/8*	–	6 semanas
HPV + TILs + Ciclofosfamida + fludarabina	Cânceres HPV+ e câncer cervical	Teste clínico – fase II	29	6	16	3	2	2/6	9/16	0/3	0/2	1 mês

RR 10 <30% = uma queda total da carga tumoral de 10% a 30% da base de dados em algum ponto durante o estudo; RR 30 <50% = redução total da carga tumoral de 30% a 50% da base de dados em algum ponto durante o estudo; RR 50 <100% = um declínio total da carga tumoral de 50% a 100% da base de dados em algum ponto durante o estudo; CRR = redução total da carga tumoral de 100% da base de dados em algum ponto durante o estudo; Recidiva = qualquer diminuição da carga total do tumor seguida por crescimento do tumor ultrapassando um tamanho definido como RR (10% a 30%, 30% a 50%, 50% a 100% e 100%); Início de recaída = o tempo estimado, desde o início do tratamento, em que os tumores começaram a crescer novamente após a resposta inicial. *Números verificados pelos autores; outros foram estimados com base em dados publicados quando os números exatos não foram fornecidos.

pacientes cujos tumores são PD1 positivos, adquirem fenótipo resistente ou obtém recidiva após esse tratamento, apesar de demonstrarem uma resposta inicial positiva. Os mecanismos de resistência intrínsecos e extrínsecos a essa terapia resultam na diminuição da sinalização desses ICs, visto que a eficiência da resposta ao tratamento está intimamente relacionada à funcionalidade das células T, como citado anteriormente.

Logo podemos listar alguns dos fatores que bloqueiam essa ligação PD1/PD-L1 como a expressão excessiva de PD-L1 em células tumorais de forma que os ligantes não são suficientes para a quantidade de receptores expressos, a falta de antígenos tumorais, apresentação de antígenos ineficiente, ativação de vias oncogênicas e outros fatores do MT como exemplos, alteração de fibroblastos e mudanças conformacionais do estroma ligados ao sistema imunológico, que abordaremos a seguir.

Sobre a falta de antígenos tumorais e apresentação de antígenos ineficiente, é evidente que para uma terapia baseada em receptores de superfície celular ter uma resposta efetiva, o ideal é que as células tumorais expressem antígenos que permitam a diferenciação entre elas e tecidos não-tumorais, logo a ausência desses antígenos de superfície significa que as células T não reconhecerão células tumorais e possivelmente ocorrerá falha de bloqueio da ligação PD-1/PD-L1.

Há também que considerar que alguns tipos de tumores possuem algumas mutações imunogênicas que contribuem para a eficiência dessa terapia, como em alguns pacientes com adenocarcinoma pancreático ductal que tiveram deficiência de reparo de incompatibilidade (*mismatch repair*) e, portanto, uma instabilidade de microssatélite, o que aumenta o número de mutações somáticas.

Essas mutações podem ser consideradas antígenos reconhecidos pelo sistema imune, aumentando a resposta das monoterapias de inibidores de *checkpoint* e também a restauração de componentes da maquinaria da apresentação de antígeno quando ocorre eventual perda de função.

Temos alguns exemplos de vias importantes na literatura que exemplificam como a transdução de sinais de maneira anormal pode conferir um fenótipo resistente, como a via P13K-AKT, importante na progressão do ciclo celular, cuja perda da sinalização de PTEN que é um supressor tumoral e que inibe a atividade de P13K, gera um aumento na expressão de citocinas imunossupressoras pelo tumor, além de diminuir a infiltração de células T no MT e aumenta a atividade da via P13k-AKT de maneira que essas alterações ao longo da via são consideradas biomarcadores de resistência importante de alguns tumores (Figura 25.8).

Antígeno associado a linfócitos T citotóxicos 4 – *Cytotoxic T Lymphocyte Associated Antigen 4* (CTLA-4)

O CTLA-4, como mencionado anteriormente, é uma proteína coinibitória de superfície celular de linfócitos T que interage com os ligantes CD80 ou CD86 de outro cofator (estimulador) chamado CD28. Ele atua liberando sinais inibitórios à ativação das células T (Figura 25.8). Logo, uma terapia de bloqueio da ligação CTLA-4 – CD80/CD86 leva à restauração da ativação das células T e, consequentemente, à resposta do sistema imune mais efetiva, porém como essa proteína também atua na manutenção da autotolerância, uma possível inibição desses cofatores pode levar a efeitos colaterais, como a possibilidade do desenvolvimento de doenças autoimunes.

Foram realizados testes clínicos e em melanoma tiveram resultados positivos ao tratamento com diferentes estratégias terapêuticas (monoterapia ou combinados com quimioterapia) e em relação à resposta em tumores de mama, foi observado que pacientes que possuem CTLA-4 positivo caracterizam um bom prognóstico.

Os mecanismos de ação dessa terapia ocorrem por intermédio do (IFN-γ) e foi observado que em alguns tumores existe uma falta de genes que respondem ao estímulo do IFN-γ, logo conferem mais resistência a esse tipo de tratamento. Outro mecanismo observado foi a hiper-regulação de outros inibidores de *checkpoint* quando a terapia utilizada é com um anticorpo, como exemplo, em estudos com melanoma foi observado que em tumores que inicialmente hiper-regulavam CTLA-4 e foram tratados com anticorpos anti-CTLA-4, passaram a hiper-regular VISTA (Supressor de ativação de células T pelo domínio V de Imunoglobulina, que será abordado mais adiante) levando a uma via diferente de inibição de células T e conferindo uma resistência ao tratamento (Seidel et al., 2018).

O bloqueio de CTLA-4 para ser efetivo depende da coestimulação de uma molécula chamada B7 presente nas células tumorais, logo foi entendido que tumores que tem baixa imunogenicidade, ou seja, são pouco reativos em relação ao sistema imune, não são responsivos à terapia anti-CTLA-4 como o melanoma B16-BL6 que é um tipo tumoral agressivo, porém não muito imunogênico.

Resistência às Terapias

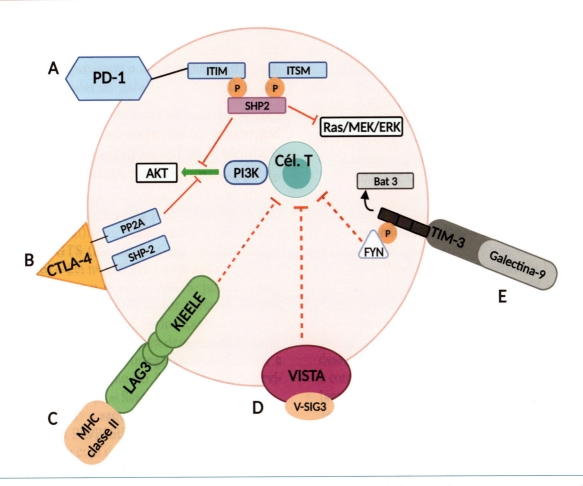

Figura 25.8 • Circuitos moleculares de checagem do sistema imune (IC, immune checkpoints). Ilustram-se os receptores celulares e as vias moleculares cuja ativação leva à regulação negativa de linfócitos T, inativando sua resposta.

BOXE 1 – TERAPIA COM CAR T CELLS

As células utilizadas nesse tipo de terapia são chamadas de células com receptores quiméricos, o que significa que essas células que normalmente expressam apenas um tipo de receptor na sua superfície celular são modificadas geneticamente por meio da técnica de CRISPR para expressarem mais de um tipo de receptor. Nesse caso, as células modificadas são as células T, visto que elas são células efetoras de resposta imunológica quando são ativadas, ou seja, quando reconhecem um antígeno. Esse tipo de terapia está sendo utilizada para o tratamento de câncer, visto que ela pode aumentar o reconhecimento dos antígenos tumorais, pois pode reconhecer vários de uma vez. Atualmente essa terapia já foi aprovada para dois tipos tumorais: leucemias e linfomas que são tipo de tumores líquidos e está sendo estudada a aplicação dessa terapia em tumores sólidos.

Gene de Ativação de Linfócitos 3- *Lymphocyte Activation Gene 3* (LAG-3)

O LAG-3 é uma proteína receptora transmembrana de *immunecheckpoint* que suprime atividade das células T quando é hiperregulada, essa hiperregulação é um mecanismo natural necessário para controle interno celular de modo a prevenir uma super ativação e reação autoimune, pois inibe as células T efetoras e promove respostas de células T regulatórias.

Sabe-se que a exposição persistente de antígenos leva a uma ativação constante de células T e posteriormente a uma exaustão e, consequentemente, incapacidade da ação dessas células. Da mesma forma, a exposição contínua de antígenos tumorais gera a hiperregulação de LAG3 e suas ações inibitórias levam a exaustão de células T, as deixando inativas ao posterior reconhecimento de células tumorais.

Visto o mecanismo de ação que essa proteína tem no desenvolvimento de resposta imune, o bloqueio de LAG3 tem um papel potencial em aumentar a resposta de células T citotóxicas em tumores e, para isso, o agente inibidor de LAG3 tem que poder acessar o microambiente tumoral, visto que as células T que expressam essa proteína estão inseridas no MT.

Alguns ensaios clínicos estão sendo feitos com fármacos que se ligam ao receptor de LAG3, como por exemplo, o IMP321 que é uma proteína recombinante que se liga ao LAG3, e os mecanismos de respostas provenientes dessa interação estão sendo estudados. Foi observado que pacientes que tem maior expressão de LAG3 precisam de uma dose maior de imunoterapia, enquanto os pacientes que expressam menos, podem responder melhor a outros agentes imunoterápicos, além de terapias anti-LAG3 mostrarem um resultado sinérgico quando combinado com anti-PD-1.

Há também uma forma solúvel do receptor LAG3 circulante de forma livre no sangue, chamada sLAG3. Ela é capaz de se ligar a moléculas de MHC de classe II e em APCs e promover sua maturação para promover resposta imune contra células tumorais (Figura 8). LAG3 e sLAG3 possuem mecanismos de ação diferentes, porém a sLAG3 pode também se ligar ao receptor de IMP321 impedindo a ação de bloqueio dele no sítio LAG3, impedindo a resposta imune nas células tumorais. Como ainda são mecanismos em estudo, necessita-se de mais informações para entender o mecanismo de resistência de terapias anti-LAG3.

Imunoglobulina de células T e o domínio mucina3 – *T cell Immunoglobulin and Mucin Domain 3* (TIM-3)

O TIM-3 é uma proteína transmembrana, faz parte da família do gene TIM e pode regular negativamente a imunidade mediada por T *helper* 1 (Th1), a produção de citocinas, além de auxiliar na captura de corpos apoptóticos. Sua superexpressão está correlacionada com pior prognóstico de vários tipos tumorais (Figura 24.8).

O aumento dessa proteína e/ou de células T regulatórias (Treg) dentro do tumor pode inativar as células do sistema imune antitumorais de maneira que permita com que ele continue o seu desenvolvimento.

Alguns estudos in vivo demonstraram que o tratamento com fármacos anti-TIM-3 juntamente com anti-PD-1 em alguns modelos tumorais demonstraram um efeito sinérgico com os tratamentos combinados em relação ao aumento de sobrevida quando comparado com os tratamentos individuais.

Em outro estudo em que os pacientes após a terapia anti-PD-1 adquiriram resistência foi identificado que as células T desses pacientes tinham maior expressão de TIM-3, corroborando com a premissa de que as terapias combinadas teriam melhor prognóstico. E apesar dos crescentes estudos, ainda não se sabe o mecanismo correto de como ocorre essa interação e resposta.

Supressor de ativação de células T pelo domínio V de Imunoglobulina – *V domain Ig Suppressor of T cell Activation* (VISTA)

O VISTA é uma molécula reguladora de *immunecheckpoint* que suprime a atividade das células T e que está relacionado ao CTLA-4 e PD-1 por fazer parte da família B7 de correceptores usados na ativação desses linfócitos, além de ser considerado um regulador negativo do sistema imune por estar expresso em células hematopoiéticas (Figura 25.8).

Na literatura, foi relatado que tumores que expressavam VISTA tiveram um aumento na taxa de crescimento e uma supressão de células T, além de estudos in vivo demonstrarem que em ratos deficientes desse receptor tinha uma progressão rápida da doença relacionada a esse fenótipo deficiente do VISTA, como exemplo, a Psoríase e Lúpus, consideradas doenças autoimunes.

Primeiramente a expressão de VISTA em tumores foi relacionada a um mecanismo de resistência ao tratamento anti-PD-1 e anti-CTLA-4, pois em pacientes submetidos a essas terapias demonstraram uma superexpressão de VISTA ao invés de outros inibidores de *immunecheckpoint* esperados. Além de pacientes com câncer de pulmão demonstrar a expressão desse receptor na maioria dos casos, o que pode ser usado como um biomarcador para novas terapias ou de prognóstico. De maneira conseguinte será representado como Mapa Conceitual 2 o resumo dos tópicos abordados anteriormente.

ESTRATÉGIAS PARA SUPERAR A RESISTÊNCIA TERAPÊUTICA

Sabe-se que o câncer é uma doença multifatorial e a resposta aos tratamentos depende de vários fatores internos e externos e que pacientes com o mesmo tipo de tumor respondem de maneira diferente às diferentes terapias, por isso, se faz necessário o desenvolvimento de tratamentos cada vez mais personalizados. A imunoterapia se destaca por ser uma terapêutica mais específica se comparado às terapias tradicionais, porém em detrimento dos diferentes mecanismos de resistência diminui a eficácia em relação à resposta ao tratamento.

Resistência às Terapias

De maneira a superar esses mecanismos de resistência às imunoterapias, há um esforço em transformar os tumores não imunogênicos ou tumores "frios" em tumores imunogênicos ou "quentes" de maneira que o aumento de mutações aumente a produção de antígenos tumorais, aumente a efetividade do reconhecimento pelas células T, além de adotar as técnicas de transferência de linfócitos T antígenos-específicos expandidas de linfócitos infiltrados de tumores na técnica *ex vivo* ou pela modificação de células T modificadas antígenos-específicos pela técnica CAR T cells ou TCRs.

Há também uma vertente que visa à combinação entre as estratégias terapêuticas a fim de obter melhores respostas em comparação às monoterapias, como exemplo, foi demonstrado em alguns estudos que a combinação de anti-CTLA-4 e anti-PD1 obtiveram uma resposta melhor ao tratamento do que as terapias separadas apesar de aumentar também os efeitos colaterais ao paciente (Larkin *et al.*, 2015).

Além disso, pode ser feito a combinação da imunoterapia com alvos moleculares, de maneira com que a terapia alvo-molecular possa aumentar a imunogenicidade do tumor e agir de modo sinérgico com a imunoterapia. Um exemplo bem delimitado pode ser com o gene BRAF como alvo terapêutico em melanoma, de maneira que essa terapia transforma o tumor "frio" em "quente", aumentando a expressão de PD-L1, sugerindo uma possível eficiência no uso dessa estratégia (Taube *et al.*, 2012).

Em relação aos cânceres desenvolvidos por alterações no sistema endócrino, como por exemplo, os tumores de mama principalmente os ER+ (receptores de estrógeno positivo) algumas estratégias de superar essa resistência foram estudadas e podem incluir a utilização de terapias de primeira linha ou a combinação delas de maneira a gerar respostas mais efetivas como terapias endócrinas + CD/Ki e inibidores de P13Kα, detecção de ctDNA na circulação sanguínea para detectar aquisição de resistência antes dos sinais clínicos e identificar as alterações genômicas e utilizar algumas terapias que tenham alvo as células ER+ que ficam dormentes no tumor, a fim de eliminar futuras recorrências.

No que diz respeito à resistência às terapias tradicionais ocorre um fenômeno chamado resistência a multidrogas (RMD), que é responsável pelos mecanismos de resistência celular a frentes terapêuticas como quimioterapia e radioterapia. De maneira a contornar esse fenômeno, algumas estratégias podem ser utilizadas como restaurar a sensibilidade ao estresse oxidativo das células RMD, de maneira a melhorar a efetividade do tratamento e identificar novos alvos que possibilitem o aumento da resposta a essas terapias.

Alguns dos mecanismos recém identificados e possíveis novos alvos são em relação ao remodelamento do metabolismo onde algumas vias específicas são alteradas a fim de aumentar a eficiência do tratamento, deixando as células mais sensíveis. Outra forma é identificar diferentes proteínas relacionadas ao ciclo celular, apoptose e adesão celular, de maneira que podem ser alvos terapêuticos promissores a superar a resistência e por fim, o uso de nanopartículas que modifiquem células tumorais ou as sensibilizem para os tratamentos de radioterapia, além de serem alvos potenciais de carregar as quimioterapias para células tumorais, aumentando a eficácia do tratamento.

Existem inúmeras possibilidades de combinações terapêuticas de maneira que deve ser levado em consideração sempre as possibilidades usuais das novas técnicas e os diferentes perfis de tumores em diferentes pacientes se fazendo necessário o entendimento por completo de como funcionam as respostas imunes frente a esses tratamentos separados e então combinados a fim de poder entender a biologia e o comportamento da combinação dessas estratégias nos diferentes tipos tumorais.

GLOSSÁRIO

CD28 (*Cluster of differentiation 28*): é uma das proteínas expressas na superfície de células T que fornecem sinais coestimuladores necessários para a ativação e sobrevivência das células T através da ligação com seus ligantes CD80 e CD86.

Chechpoint inhibition – CPI: são cofatores que podem ser inibitórios ou estimulantes que modulam a resposta do sistema imunológico em relação ao tipo de resposta e a duração da mesma.

Ensaios *ex vivo*: são ensaios que retiram células do paciente e as modificam geneticamente ou recebem algum tratamento e depois são reintroduzidas no próprio paciente de origem.

Ensaios *in vitro*: ensaios realizados fora de um organismo vivo e envolve normalmente células, tecidos ou órgãos isolados.

Ensaios *in vivo*: são ensaios feitos em animais.

Estadiamento tumoral: caracterização dos tumores de acordo com o tipo de tumor, acometimento de linfonodos e status de metástase a fim definir o tratamento.

FDA (*Food and Drug Administration*): é uma organização norte-americana responsável por proteger a saúde pública, garantindo a segurança, eficácia e segurança de medicamentos humanos e veterinários, produtos biológicos e dispositivos médicos.

Linfócitos T CD8+: são células do sistema imunológico adaptativo capazes de induzir a morte de células infectadas através de mecanismos citotóxicos.

Monoterapias: abordagem terapêutica que utiliza apenas uma metodologia/fármaco para tratamento.

Recidiva: É o retorno do câncer após uma cirurgia ou outro tratamento com intuito curativo, podendo ser local ou à distância.

Sobrevida global: Período durante o qual um paciente permanece vivo após o diagnóstico da doença ou início do tratamento.

Secretoma tumoral: proteínas liberadas pelas células tumorais através de diferentes mecanismos de secreção.

TCR: receptores de células T.

LEITURAS RECOMENDADAS

Vasan N, Baselga J, Hyman DM. A view on drug resistance in cancer. Nature, v. 575, n. 7782, p. 299-309, 2019.

Wang X, Zhang H, Chen X. Drug resistance and combating drug resistance in cancer. Cancer Drug Resistance, v. 2, p. 141-60, 2019.

Havel J, Chowell D, Chan A. The evolving landscape of biomarkers for checkpoint inhibitor immunotherapy. Nature Reviews Cancer, v. 19, n. 3, p. 133-150, 2019.

Hanahan D, Weinberg R. Hallmarks of cancer: the next generation. Cell, v. 144, n. 5, p. 646-674, 2011.

REFERÊNCIAS BIBLIOGRÁFICAS

Barrueto L, et al. Resistance to checkpoint inhibition in cancer immunotherapy. Translational Oncology, v. 13, n. 3, p. 100738, 2020.

Boumahdi S, de Sauvage FJ. The great escape: tumour cell plasticity in resistance to targeted therapy. Nature Reviews Drug Discovery, v. 19, n. 1, p. 39-56, 2020.

Dafni U, Michielin O, Lluesma SM, Tsourti Z, Polydoropoulou V, Karlis D, Besser MJ, Haanen J, Svane IM, Ohashi OS, et al. Eficacy of Adoptive Therapy with Tumor-infiltrating Lymphocytes and Recombinant Interleukin-2 in Advanced Cutaneous Melanoma: A Systematic Review and Meta-analysis. Annals of Oncology, v. 30, n. 12, p. 1902-1913, 2019.

Hanker AB, Sudhan DR, Arteaga CL. Overcoming Endocrine Resistance in Breast Cancer. Cancer Cell, v.37, n. 4, p. 496-513, 2020.

Haque Md. M, Desai KV. Pathways to Endocrine Therapy Resistance in Breast Cancer. Frontiers in Endocrinology, v. 10, p. 573, 2019.

Larkin J, Chiarion-Sileni V, Gonzalez R, Grob JJ, Cowey CL, Lao, CD, Schadendorf D, Dummer, R, Smylie M, Rutkowski P, et al. Combined Nivolumab and Ipilimumab or Monotherapy in Untreated Melanoma. New England Journal of Medicine, v. 373, n. 1, p. 23–34, 2015.

Madden EC, Gorman AM, Logue SE, Samali A. Tumour Cell Secretome in Chemoresistance and Tumour Recurrence. Trends in Cancer, v. 6, p. 489-505, 2020.

Morotti M, Bridges E., Valli A, Choudhry H, Sheldon H, Wigfield S, Gray N, Zois CE, Grimm F, Jones D, Teoh EJ, Cheng W-C, Lord S, Anastasiou D, Haider S, McIntyre A, Goberdhan DCI, Buffa F, Harris AL. Hypoxia-induced switch in SNAT2/SLC38A2 regulation generates endocrine resistance in breast cancer. Proceedings of National Academy of Science, v. 116, n. 25, p. 12452–12461, 2019.

Oweida A, Hararah M, Phan AV, Binder DC, Bhatia S, Lennon S, Bukkapatnam S, van Court B, Uyanga N, Darragh L, et al. Resistance to radiotherapy and PD-L1 blockade is mediated by TIM-3 Upregulation and regulatory T cell infiltration. Clinical Cancer Research, v. 24, n. 21, p. 5368-5380, 2018.

Seidel JA, Otsuka A, Kabashima K. Anti-PD-1 and Anti-CTLA-4 therapies in cancer: mechanisms of action, efficacy, and limitations. Frontiers in Oncology, v. 8, p. 86, 2018.

Semina SE, Scherbakov AM, Vnukova AA, Bagrov DV, Evtushenko EG, Safronova VM, Golovina DA, Lyubchenko LN, Gudkova MV, Krasil'nikov MA. Exosome-Mediated Transfer of Cancer Cell Resistance to Antiestrogen Drugs. Molecules, v. 23, n. 4, p. 829, 2018.

Shaked Y. The pro-tumorigenic host response to cancer therapies. Nature Reviews| Cancer, p. 19: 667-685, 2019.

Sui X, Chen R, Wang Z, Huang Z, Kong N, Zhang M, Han W, Lou F, Yang J, Zhang Q, Wang X, He C, Pan H. Autophagy and chemotherapy resistance: a promising therapeutic target for cancer treatment. Cell Death and Disease, v.4, n. 10, p. 1-12, 2013.

Taube JM, Anders RA, Young GD, Xu H, Sharma R, McMiller TL, Chen S, Klein AP, Pardoll DM, Topalian SL, Chen L. Colocalization of inflammatory response with B7-h1 expression in human melanocytic lesions supports an adaptive resistance mechanism of immune escape. Science Translational Medicine, v. 4, n. 127, p. 127ra37, 2012.

Van Der Burg SH, Arens R, Ossendorp F, Van Hall T, Melief CJM. Vaccines for established cancer: Overcoming the challenges posed by immune evasion. Nature Reviews Cancer, v.16, n. 4, p. 219–233, 2016.

Van E, Marit J, Van H, Thorbald VDB, Sjoerd H. Future Challenges in Cancer Resistance to Immunotherapy. Cancers, v. 12, n. 4, p. 935, 2020.

Vasan N, Baselga J, Hyman DM. A view on drug resistance in cancer. Nature, v. 575, n. 7782, p. 299-309, 2019.

Vasconcelos RO, Serini S, Votto APS, Trindade GS, Fanali C, Sgambato A, Calviello G. Combinationof ω-3 fatty acids and cisplatin as a potential alternative strategy for personalized therapy of metastatic melanoma: na in-vitro study. Melanoma Research, v. 29, n.3, p. 270-280, 2019.

Wang X, Zhang H, Chen X. Drug resistance and combating drug resistance in cancer.Cancer Drug Resistance, v. 2, p. 141-60, 2019.

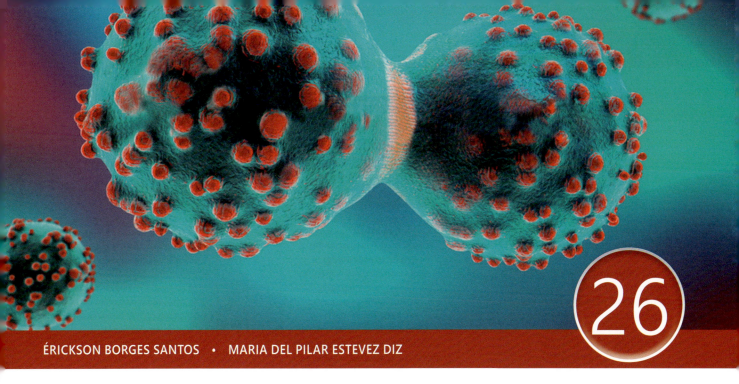

ÉRICKSON BORGES SANTOS • MARIA DEL PILAR ESTEVEZ DIZ

Assistência Integral ao Paciente Oncológico

INTRODUÇÃO

Com a ressignificação do entendimento do processo de doença, adoecer e cura, houve a necessidade da mudança no cuidado em saúde, que partiu do tradicional modelo biomédico para o atual modelo integral (ou biopsicossocial). Neste, processos biológicos, psicológicos, ambientais e socioculturais são interligados e inter-relacionados, configurando a visão do indivíduo em sua totalidade e a influência deste em seu meio e do meio em sua vida.

Desde sua criação, em 1988, e reforçado pelas constantes mudanças ao longo dos anos, o Sistema Único de Saúde (SUS) brasileiro prevê a oferta de assistência integral ao paciente, cuidando destes desde a prevenção até o tratamento da fase final da doença. Para que isso ocorra um complexo modelo de gestão e de compartilhamento do cuidado foi criado. Discorreremos sobre o modelo de saúde brasileiro e como se dá o cuidado ao paciente oncológico.

MODELO DE ASSISTÊNCIA À SAÚDE NO BRASIL

O SUS é sustentado por três pilares: rede (integração dos serviços interfederativos), *regionalização* (região de saúde) e *hierarquização* (níveis de complexidade dos serviços). Isso significa definir o SUS como um sistema integrado, organizado em rede regionalizada e hierarquizada.

O modelo de assistência à saúde do Brasil é centrado na hierarquização das ações e serviços de saúde, baseada no nível de complexidade.

A *Atenção Primária* atua na resolução da maior parte das necessidades de saúde dos usuários, ordenando a demanda por serviços de maior complexidade e organizando os fluxos da continuidade da atenção ou do cuidado.

A *Atenção Secundária* atua no atendimento ambulatorial e hospitalar especializado, sendo um suporte à Atenção Primária, e nos casos que não são de urgência e emergência.

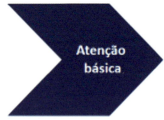

Figura 26.1 • Níveis hierárquicos da atenção à saúde no Brasil. Relação entre os diferentes níveis de atenção e os respectivos serviços prestados.

A *Atenção Terciária* é composta por hospitais de referência para a confirmação diagnóstica, determinar o diagnóstico diferencial, o estadiamento da neoplasia, os tratamentos como cirurgia oncológica, quimioterapia e radioterapia, além da reabilitação, abordagem multidisciplinar e os cuidados paliativos.

Esses diferentes níveis de atendimento interagem por meio de sistemas de apoio técnico, logístico e de gestão.

LINHA DO CUIDADO ONCOLÓGICO

A *política nacional para a prevenção e controle do câncer na rede de atenção à saúde das pessoas com doenças crônicas no âmbito do Sistema Único de Saúde* tem como objetivo a redução da mortalidade e da incapacidade causadas por esta doença e ainda a possibilidade de diminuir a incidência de alguns tipos de câncer, bem como contribuir para a melhoria da qualidade de vida dos usuários com câncer, por meio de ações de promoção, prevenção, detecção precoce, tratamento oportuno e cuidados paliativos.

Está organizada de maneira a possibilitar o provimento contínuo de ações de atenção à saúde da população mediante a articulação dos distintos pontos de atenção à saúde, devidamente estruturados por sistemas de apoio, sistemas logísticos, regulação e governança da rede de atenção à saúde. Esta rede está estruturada em *linhas de cuidado* organizadas e que garantem o acesso ao atendimento integral.

A linha de cuidado configura-se em uma estratégia de reorganização dos serviços de saúde, buscando superar a fragmentação das práticas e alcançando assistência integral, estabelecendo um *percurso assistencial* com o objetivo de organizar o fluxo dos indivíduos, de acordo com suas necessidades.

DEFINIÇÃO DE CUIDADO/ASSISTÊNCIA INTEGRAL EM SAÚDE

De modo simplificado, a Assistência Integral em Saúde pode ser definida como a ampliação do cuidado às necessidades do indivíduo, por meio da integração das ações preventivas e curativas, individuais ou coletivas. Ademais, estão presentes no cuidado integral ações de prevenção, promoção à saúde, tratamento e reabilitação.

Segundo a Organização Mundial da Saúde (OMS) trata-se de uma abordagem centrada nas pessoas,

Assistência Integral ao Paciente Oncológico

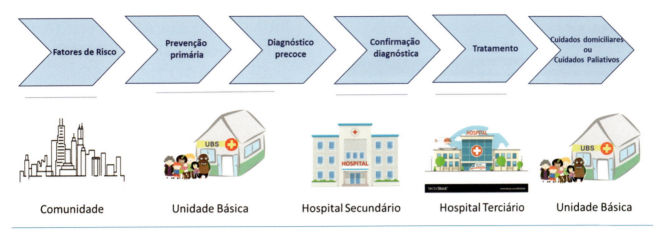

Figura 26.2 ● Linha de cuidado do paciente oncológico. Representa a *trilha* do cuidado que o paciente com câncer percorre, desde a prevenção até a alta/cuidados paliativos. Fonte: adaptada de *https://www.inca.gov.br/sites/ufu.sti.inca.local/files/media/document-t/a_situacao_ca_mama_brasil_2019.pdf*.

mediante entrega de serviços de qualidade ao longo da vida, projetado de acordo com as necessidades multidimensionais da população e do indivíduo (Tabela 26.1). A assistência é realizada por uma equipe multidisciplinar coordenada, gerenciada de forma eficaz para garantir resultados ideais e o uso apropriado dos recursos, baseada nas melhores evidências disponíveis.

Outro fator determinante da assistência integral é o cuidado focado na pessoa. Ouvir as queixas, demandas e expectativas do paciente, bem como inseri-lo no seu processo de cuidado, respeitando suas vontades e crenças. Para que isso aconteça, o paciente necessita de educação e apoio para a tomada de decisões, sendo protagonista (e não sujeito passivo) do próprio cuidado.

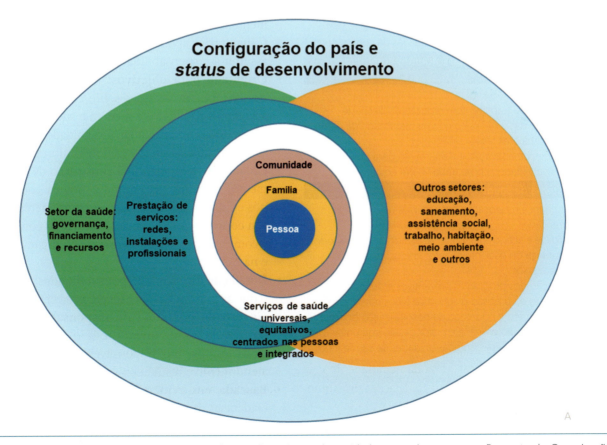

Figura 26.3 ● Cenário conceitual dos serviços de assistência integral e cuidado centrado na pessoa. Proposta da Organização Mundial da Saúde para modelo de assistência centrada na pessoa, na qual estão integrados a família, comunidade e os serviços de saúde. Fonte: adaptado de *WHO global strategy on people-centred and integrated health services – Interim Report*.

Tabela 26.1 ● Benefícios da assistência integral e do cuidado centrado na pessoa

Para o indivíduo e seus familiares

Aumento da satisfação com o cuidado e no relacionamento com os profissionais da saúde

Aumento na adesão e na facilidade do cuidado

Aumento no aprendizado e obtenção de habilidades para tomada de decisão acerca da saúde, promovendo independência

Aumento no compartilhamento da tomada de decisão pelos profissionais envolvidos

Melhora na habilidade e autogestão para cuidado à saúde em longo prazo

Melhor coordenação do cuidado em diferentes configurações

Para a comunidade

Aumenta o acesso ao cuidado, especialmente para cidadãos marginalizados

Melhora medidas de promoção à saúde, incluindo grandes níveis de comprometimento com hábitos saudáveis

Maior habilidade das comunidades em controlar doenças infectocontagiosas e manejar crises

Maior influência e melhor relação com os provedores de cuidados com maior consciência da comunidade e confiança nos serviços de saúde

Maior engajamento e representação participativa na tomada de decisão sobre o uso dos recursos de saúde

Melhor esclarecimento sobre os direitos e responsabilidades dos cidadãos em relação aos cuidados de saúde

O cuidado fica mais sensível às necessidades da comunidade

Para os profissionais de saúde e agentes comunitários de saúde

Maior satisfação no trabalho

Aprimoramento do trabalho com redução do desgaste

Aprimoramento das funções com maior habilidade da equipe em assumir maiores responsabilidades

Oportunidades de educação e treinamento para obtenção de novas habilidades, como trabalho em equipe

Para o sistema de saúde

Permite mudança na alocação dos recursos de acordo com as necessidades

Maior equidade e acesso aprimorado ao atendimento para todos

Maior segurança do paciente quanto à redução de erros e eventos adversos

Maior aceitação dos programas preventivos e de triagem

Aprimoramento da precisão diagnóstica e dos referenciais

Redução no número e no tempo de hospitalização por meios da rede de atenção primária e maior gestão comunitária

Redução do uso desnecessário das unidades de saúde e no tempo de espera para atendimento

Redução dos investimentos e serviços saúde acima do necessário

Redução dos custos gerais de saúde per capita

Redução da morbidade e mortalidade por doenças infecciosas e não transmissíveis

Estão ilustrados aqui os benefícios da proposta do cuidado integral e centrado na pessoa, proposto pela Organização Mundial da Saúde, para o paciente e toda sua comunidade.
Fonte: adaptada de: *WHO global strategy on people-centred and integrated health services*

PRINCÍPIOS DA ASSISTÊNCIA INTEGRAL E DO CUIDADO CENTRADO NA PESSOA

Para que ocorra em sua plenitude, a assistência integral deve ser:

- **Abrangente:** com o cuidado oferecido de modo amplo e adaptado às necessidades e aspirações das pessoas e populações, com o compromisso de cobertura universal de saúde.
- **Equitativa:** o cuidado deve ser acessível e igualmente disponível para todos.
- **Sustentável:** visando garantir a eficiência, eficácia e contribuição para o desenvolvimento.
- **Coordenada:** garantindo que o atendimento seja integrado em torno das necessidades das pessoas e efetivamente conduzido por diferentes provedores e em variadas configurações.
- **Contínua:** com o cuidado fornecido ao longo de toda a vida.
- **Holística:** focando em aspectos físicos, socioeconômicos, bem-estar mental e emocional.
- **Preventiva:** promoção à saúde pública e enfrentamento dos seus fatores limitantes.
- **Capacitaria:** apoiando as pessoas para gerenciar e assumir a responsabilidade por sua própria saúde.
- **Orientada para objetivos:** relação entre como as pessoas tomam decisões sobre cuidados de saúde, avaliam os resultados e medem o sucesso.
- **Respeitosa:** no que tange à dignidade das pessoas, às circunstâncias sociais e fatores culturais.
- **Colaborativa:** apoiando a construção de relacionamento, trabalho em equipe e prática colaborativa nos cuidados primários, secundários e terciários.
- **Em coprodução:** por meio de parcerias com pessoas e comunidades, em diferentes níveis organizacionais e na política.
- **Dotada de direitos e responsabilidades:** sobre tudo o que as pessoas devem esperar, exercer e respeitar.
- **Governada por meio de responsabilidade compartilhada:** desde quem presta o cuidado à população local, como responsáveis pela qualidade do atendimento e resultados de saúde.
- **Baseada em evidências:** guiados pelas melhores evidências disponíveis e apoiado ao longo do tempo por meio da avaliação de objetivos mensuráveis para melhorar a qualidade e resultados.
- **Liderada pelo pensamento de sistemas inteiros:** que vê o sistema de saúde como um todo e tenta

entender como suas partes componentes interagem com cada outro e como o sistema é influenciado por fatores além disso.
- **Ética:** certificando-se de que o atendimento otimiza a relação risco-benefício em todas as intervenções, respeitando aspectos como o direito do indivíduo de se tornar autônomo e decisões informadas, salvaguardar a privacidade, proteção aos mais vulneráveis e garante a distribuição justa de recursos.

A ação nessas direções estratégicas visa influenciar desde a forma como os serviços são prestados às pessoas, famílias e comunidades até no funcionamento das organizações e serviços de saúde bem como nas políticas de saúde.

ASSISTÊNCIA INTEGRAL AO PACIENTE ONCOLÓGICO

Apesar dos avanços diagnósticos e terapêuticos, o câncer – desde sua detecção, passando pelas variadas formas de tratamento e no trato com o desfecho final (cura, paliação ou morte) - é fonte de sintomas físicos e psicológicos para o paciente e pessoas próximas.

O manejo sob a óptica da integralidade deve ser realizado nos três níveis de atenção à saúde: primário, secundário e terciário.

Considerando-se a complexidade do manejo do indivíduo com câncer e as peculiaridades do tratamento oncológico, recomenda-se que o paciente seja acompanhado em todas as fases do tratamento: diagnóstico, pré-habilitação, tratamento clínico, assistência multiprofissional, reabilitação e, quando for o caso, cuidados paliativos.

FASES DO TRATAMENTO ONCOLÓGICO INTEGRAL

Pré-habilitação

A pré-habilitação é uma estratégia multidisciplinar que utiliza da *expertise* de diferentes áreas de atuação e de seus respectivos recursos, com a finalidade de preparar o paciente e deixá-lo nas melhores condições para iniciar o tratamento clínico. Comumente são estabelecidas rotinas de avaliações e intervenções relacionadas com a doença de base, à condição clínica atual do paciente e os potenciais efeitos deletérios dos tratamentos propostos.

O que vemos com maior frequência é a realização de consultas com profissionais de enfermagem para anamnese e identificação das comorbidades, fatores de risco e hábitos de vida, coleta do sinais vitais e orientações para exames; avaliação com nutricionista para detecção de possíveis alterações do estado nutricional e dos hábitos alimentares, bem como preparo para a realização de novas dietas com ou sem utilização de suplementos alimentares ou vias alternativas para nutrição e avaliação das demandas emocionais e estratégias de enfrentamento da doença, realizada por psicólogos.

A depender da existência de empecilhos para o tratamento, das condições socioeconômicas do paciente e das necessidades de alocação de recursos institucionais (financeiros ou não), pode ser requerida a ação do assistente social. Menos comum, mas em ascensão, fisioterapeutas e profissionais de educação física podem participar desse momento visando a melhora da funcionalidade, da capacidade de exercício e no combate ao sedentarismo.

Tratamento integral do paciente oncológico

Haja vista a complexidade do tratamento da doença de base, das comorbidades pré-existentes, dos fatores de risco e das complicações do tratamento oncológico, torna-se imperativa a atuação de diferentes profissionais, cada qual com seu conhecimento e contribuição, a fim de garantir uma melhor resposta terapêutica, com menor morbimortalidade e com o mínimo de sequelas físicas, emocionais ou sociais.

Listaremos a seguir as áreas do tratamento e as diferentes profissões envolvidas.

Medicina laboratorial
Biomédico

Este profissional pode atuar na área de análises clínicas, executando exames laboratoriais dos marcadores tumorais, no diagnóstico de alterações morfológicas e citopatológicas características de alguns tipos de câncer e no diagnóstico do câncer através da execução de exames tais como ressonância e tomografia com e sem contraste.

Biólogo e biotecnólogo

Estão fortemente envolvidos em pesquisas experimentais e clínicas, no desenvolvimento e aplicação de tecnologias. Destacam-se as pesquisas sobre os efeitos de medicamentos e substâncias químicas em células humanas, na biologia molecular e no melhoramento genético.

Assistência médica oncológica

Oncologista/onco-hematologista

É o médico clínico especializado no tratamento do câncer. É a figura central no cuidado do paciente, sendo o responsável pela abordagem geral do paciente e da doença, solicitação de exames e na prescrição de tratamentos sistêmicos como a quimioterapia, radioterapia, hormonioterapia, imunoterapia e terapias alvo-moleculares. O oncologista acompanha o paciente mesmo após a cura do câncer para avaliar a evolução e prevenir/tratar a regressão da doença, surgimento de metástases ou de outros tumores primários.

Cirurgião oncológico

É o médico especializado na remoção cirúrgica dos tumores sólidos. Além disso, este profissional deve ter conhecimento do tipo de tumor e do seu desenvolvimento, dos cuidados necessários na sua remoção – a fim de evitar a disseminação durante o ato operatório – bem como a ressecção de estruturas potencialmente acometidas pela doença, como linfonodos, tecidos adjacentes ou outros órgãos.

Radioterapeuta (ou radio-oncologista)

É o médico responsável pelo tratamento dos tecidos cancerosos utilizando radiação. Este profissional realiza o planejamento do tratamento radioterápico juntamente com o físico médico, considerando a dose necessária de estímulo, a área a ser estimulada, o número de sessões bem como avalia a resposta ao tratamento, guiando a manutenção ou mudanças terapêuticas.

Assistência multiprofissional

Enfermeiro

Na maioria das vezes os profissionais da enfermagem (enfermeiro, técnicos e auxiliares de enfermagem) são os profissionais de maior contato com o paciente. Atuam na orientação e prevenção, na pré-habilitação e durante o tratamento. Em nível ambulatorial e hospitalar, são esses profissionais que checam os sinais vitais, auxiliam nas atividades de higiene e autocuidado, administram medicamentos e dão suporte à toda equipe multiprofissional.

Farmacêutico

Profissional envolvido na terapia medicamentosa, na seleção das doses e vias de administração dos medicamentos, no monitoramento e farmacovigilância e no aconselhamento ao doente quanto à melhor e mais segura terapia farmacológica para cada situação.

Fisioterapeuta

Profissional que atua em nível hospitalar na assistência respiratória à pacientes com ou sem via aérea artificial e com ou sem necessidade de suporte ventilatório. Também no paciente internado inicia o processo de reabilitação motora visando reduzir o impacto do imobilismo. Em nível ambulatorial compõe a equipe de reabilitação na prevenção e no tratamento das complicações respiratórias, ostemioarticulares, dermatológicas, neurológicas e genitourinárias. Este profissional também dá suporte no manejo da dor oncológica e nos cuidados paliativos.

Terapeuta ocupacional

É o profissional que avalia os tratamentos, tecnologias e estratégias necessários para minimizar o impacto de déficits e barreiras que limitam o paciente na realização das suas atividades diárias. O terapeuta ocupacional também auxilia no desenvolvimento de órteses e outras tecnologias assistivas, bem como atua em ambientes onde o paciente possa exercer atividades ligadas à funcionalidade, criatividade e socialização.

Fonoaudiólogo

Atua nas alterações de fala, voz e deglutição, em nível hospitalar e ambulatorial. Este profissional atua na função fonatória, na prevenção e/ou tratamento da disfagia e da broncoaspiração e na melhora da comunicação falada ou por vias alternativas.

Cirurgião dentista

Profissional que cuida da saúde bucal, que muitas vezes pode ser comprometida em algumas modalidades terapêuticas e em tipos específicos de neoplasias. Atua no tratamento de infecções da cavidade oral, nas alterações mecânica orofacial, da produção de saliva, no tratamento da mucosite oral e na realização de procedimentos estéticos que melhoram a autoestima do paciente.

Psicólogo

Atua no apoio psicológico ao paciente, familiares e à equipe. Este profissional detecta alterações comportamentais e sentimentais de todos os envolvidos, auxilia no tratamento destas e atua reforçando o vínculo entre paciente e equipe, propiciando um tratamento mais efetivo, digno e afetuoso. É de primordial importância também no auxílio à aceitação da doença, no entendimento das estratégias terapêuticas, suas limitações e na terminalidade da vida.

Assistente social

Assiste o paciente e seus familiares em suas demandas socioeconômicas, sociais e culturais. Atua como facilitador dos pacientes e pessoas próximas na obtenção de informações, orientações quanto aos direitos e deveres. Gera ações educativas quanto ao tratamento e fortalece a relação entre estes e a instituição onde o tratamento é realizado.

Educador físico

Profissional que se integra ao grupo de reabilitação física e funcional em nível ambulatorial. Prescreve, orienta e supervisiona a realização de exercícios físicos, como exercícios aeróbicos, treinamento de força e *endurance*. Uma vez que são sabidos os efeitos benéficos da atividade física no paciente com câncer, este profissional, mediante ações de educação e apoio visa combater o sedentarismo e a inatividade física.

Reabilitação Oncológica

A reabilitação é uma área multiprofissional cujo objetivo é a recuperação e o bem-estar biopsicossocial do indivíduo, mediante a consolidação de objetivos terapêuticos bem definidos.

O paciente com câncer pode apresentar necessidades das mais diversas, conforme a apresentação clínica e as expectativas dos mesmos. Em geral, as maiores demandas decorrem diretamente da própria doença ou dos tratamentos empregados. São alterações comumente encontradas nestes pacientes: dor, fadiga, limitação dos movimentos, redução da força ou da sensibilidade, paralisias, linfedema, necessidade do uso de próteses ou órteses, intolerância ao esforço, incontinência urinária ou fecal, distúrbios da deglutição e da comunicação, perdas cognitivas e necessidade de suporte psicoafetivo.

O manejo das disfunções apresentadas requer a atuação conjunta de profissionais especializados em oncologia; podendo os profissionais atuar de forma isolada e, em muitos casos, de forma simultânea.

O processo de reabilitação deve começar o mais precocemente possível, podendo estar inserido na fase de pré-habilitação, sendo necessário durante o tratamento e de grande valia após este. Os objetivos principais são reduzir o impacto da doença e do tratamento, devolver a funcionalidade e reinserir o paciente de modo pleno em seu meio.

BEM-ESTAR PESSOAL E RELAÇÕES SOCIAIS

Relação familiar e demais pessoa próximas

O enfrentamento à doença, as demandas físicas e emocionais, bem como a percepção da finitude da vida provoca diferentes sentimentos no paciente oncológico e nas pessoas mais próximas, como familiares e amigos. Além da assistência meramente curativa, voltada para as disfunções físicas, o paciente com câncer e seus cuidadores devem receber suporte e ser estimulado ao exercício pleno de outras áreas de sua vida.

A família pode e deve ter papel fundamental no auxílio ao paciente, como ponte entre os profissionais de saúde e este, levando informações, adaptando o meio e dando suporte às demandas físicas e emocionais do doente. Tanto a estrutura como a dinâmica familiar são impactadas pela doença, demandando uma mudança nos papeis e nas funções de cada membro. A família representa importante fonte de informação e de estruturação dos vínculos afetivos quanto aos referenciais de apoio e segurança. A família passa a ter um papel ativo e, por vezes, decisivo na adaptação do paciente.

A estrutura e a dinâmica familiar, nas vivências da família e do paciente com câncer, apresentam-se alteradas e exigindo, por parte de todos os membros familiares, uma transformação no núcleo familiar, nos papéis e funções parentais e fraternas. Quando não detectadas e assistidas, essas mudanças podem ser fonte de desgaste emocional e ruptura na comunicação entre os familiares e o doente, e entre esses e a equipe.

Sexualidade

Há evidências de que o câncer, em seus fatores físicos, psíquicos e sociais, pode acarretar em prejuízos na função sexual e nas relações afetivas. Essas alterações podem ser detectadas não somente em pacientes com tumores relacionados aos órgãos genitais, mas em todos os tipos de neoplasias. Homens e mulheres podem vivenciar redução ou interrupção na libido e na frequência sexual. Além disso, a qualidade das relações pode estar comprometida como resposta às imposições da doença, no bem-estar do cuidador e na relação do casal.

Espiritualidade e religiosidade

Na cultura ocidental, por muito tempo, religiosidade e espiritualidade foram vistas em oposição à ciência e ao modelo biopsicossocial. Mais recentemente houve um aumento no número de estudos avaliando o impacto da fé e da prática religiosa no bem-estar e na resposta aos tratamentos empregados.

A religiosidade/espiritualidade constituem uma estratégia de enfrentamento diante de situações consideradas difíceis. O enfrentamento religioso está associado a estratégias ativas de enfrentamento, planejamento, reflexão e suporte social e emocional aos pacientes. No sentido de facilitar o exercício da fé e da prática religiosa, diversos hospitais contam com salas ecumênicas e a presença de autoridades religiosas ou voluntários de diversas denominações religiosas para prestar apoio aos pacientes.

Atividade profissional

A atividade profissional, na maioria dos casos de doença oncológica, fica comprometida. O trabalho, mais que simples fonte de renda, é uma fonte de autonomia, de senso de utilidade e de realização. A frequência de exames e consultas, as limitações físicas e funcionais, o tratamento oncológico e a evolução da doença podem ser fatores de prejuízo às atividades laborais. Nem sempre o paciente consegue retornar ao trabalho, e quando o faz, em muitos casos são necessárias mudanças pessoais e adaptações ambientais que viabilizem a prática profissional. Crianças também experimentam dificuldades na manutenção da vida escolar durante o tratamento e na reinserção social após este.

Relação comunitária

Lazer, recreação e socialização podem ser comprometidos durante o tratamento oncológico. A ausência de vínculos sociais e a redução na realização de atividades prazerosas, individuais ou coletivas, podem levar ao isolamento social e a maior incidência de depressão. A atividade física, o esporte e atividades de recreação são fatores de promoção à saúde e à maior qualidade de vida e devem sempre ser encorajados.

> **Baseado no que a foi apresentado, imagine o seguinte cenário**
>
> Sr. Antônio, 76 anos, comerciante, casado, pai de 2 filhos, portador de hipertensão arterial sistêmica e insuficiência renal não-dialítica, tabagista e etilista ativo, com diagnóstico recente de neoplasia maligna de laringe (T2N0M0). O paciente foi submetido à laringectomia parcial e linfadenectomia homolateral a direita. Encontra-se no 4º dia de pós-operatório: traqueostomizado, em uso de sonda nasogástrica para alimentação, parcialmente dependente de ventilação mecânica por pneumonia bacteriana (agente multirresistente à antibióticos) e necessitando de auxílio para higiene e cuidado pessoal. Além das questões clínicas apresentadas, o paciente tem se mostrado desacreditado do tratamento e agressivo com a equipe e a esposa.

Imagine agora quais profissionais seriam indicados para o cuidado desse paciente e quais condutas seriam indicadas para o melhor manejo clínico e social do paciente, familiar e equipe. Aproveite esse exemplo para refletir e discutir o caso com seus colegas/professores.

ASPECTOS ÉTICOS E LEGAIS NA ASSISTÊNCIA ONCOLÓGICA

Aspectos éticos em oncologia

A palavra ética deriva do grego *ethika*, que é uma variante de *ethos*, e se refere ao caráter, ao modo de ser das pessoas e com a moralidade presente nas suas ações. Pode ser descrita como aquilo em que as pessoas acreditam, percebem e o modo como agem.

A ética médica é um ramo da ética aplicada que engloba os conceitos de ética, moral, deontologia e diceologia. Enquanto disciplina, avalia os prós e contras e os impactos sociais das atividades médicas, tendo em consideração a moral vigente em seu tempo e local. Tem como princípios norteadores:

Beneficência: significa "fazer o bem". De modo mais amplo é o dever de ajudar aos outros, oferecendo o melhor tratamento ao paciente, no sentido técnico e humanístico. Dita que o tratamento deva oferecer o máximo de benefícios, com o mínimo de riscos e danos.

Não maleficência: significa "evitar o mal". Iniciativa de excluir o que sabidamente causa dano ou risco ao paciente.

Autonomia: refere-se ao poder de decisão do paciente sobre si mesmo. O paciente tem o direito de dizer se aceita ou não a conduta proposta, tendo também total liberdade para mudar de ideia ao longo do tratamento. Para que haja autonomia, o paciente deve estar plenamente informado sobre o tratamento.

Justiça: refere-se à igualdade de tratamento e à adequada distribuição das verbas do Estado para a saúde das pessoas. Nesse princípio também está inserida a Equidade, que vem a ser a adaptação das regras em situações específicas, como nos casos das minorias, de modo a deixa-las mais justas e inseridas no contexto comum.

A assistência em saúde não deve estar pautada apenas em aspectos técnicos. Além dos aspectos biopsicossociais já apresentados, a assistência em saúde deve ser norteada por aspectos éticos, que fazem com que a equipe ofereça um tratamento coerente, benéfico, o mais seguro possível, tendo o respeito ao paciente e a Lei como principais determinantes.

Além do conhecimento do certo e errado e das diretrizes éticas norteadoras, é necessária a existência de implicações legais e punições aos casos que as condutas utilizadas não estejam pautadas pelos preceitos éticos.

Legislação e câncer

Do ponto de vista legal, o SUS garante assistência integral a pacientes com neoplasia maligna, por meio da Rede de Atenção à Saúde das Pessoas com Doenças Crônicas, cujo planejamento, organização e controle são de responsabilidade das Secretarias de Saúde. Há uma série de leis, decretos e resoluções que visam salvaguardar os direitos do paciente com câncer.

O amparo legal já se inicia quando o câncer é a principal suspeita diagnóstica. Nos casos em que se suspeita de neoplasia maligna, os exames necessários à para o diagnóstico devem ser realizados no prazo máximo de 30 (trinta) dias, mediante solicitação do médico responsável – Lei 13.896 de 2019, conhecida como **"Lei dos 30 dias"**.

Uma vez diagnostica o câncer, o paciente tem direito de iniciar o primeiro tratamento no SUS em até 60 dias, ou em prazo menor, conforme o tipo de doença e as necessidades do paciente. – Lei 12.732 de 2012, conhecida como **"Lei dos 60 dias"**.

Direitos do paciente

Aos pacientes, independente do diagnóstico, são assegurados os seguintes direitos, elencados na Tabela 26.2.

Direitos sociais do paciente oncológico

Relacionados ao tratamento

- **Diagnóstico e tratamento do câncer (SUS)** – Portaria nº 741, de 2005.

  O SUS deverá garantir o diagnóstico e todo o tratamento do câncer, oferecendo os seguintes serviços: Serviços de Cirurgia Oncológica, Oncologia Clínica, Radioterapia, Hematologia e Oncologia Pediátrica em Unidade de Assistência de Alta Complexidade em Oncologia.

- **Tratamento gratuito para o paciente com neoplasia maligna** - Lei nº 12.732, de 2012 e Portaria 876, de 2013.

  O paciente com neoplasia maligna receberá, gratuitamente, no Sistema Único de Saúde (SUS), todos os tratamentos necessários, tendo direito de se submeter ao primeiro tratamento no prazo de até 60 (sessenta) dias contados a partir do dia em que for diagnosticado.

- **Medicamentos e material hospitalar (plano/seguro de saúde)** – Lei nº 9.656, 1998.

  O plano/seguro de saúde deve cobrir exames de controle da evolução da doença e fornecer medicamentos, anestésicos e outros materiais, assim como sessões de quimioterapia e radioterapia, durante todo o período de internação da pessoa com câncer.

- **Atendimento e internação domiciliar – SUS** – Lei Federal nº 10.516, de 2002.

  Quando da indicação médica e concordância do doente e de sua família, o SUS é obrigado a garantir a internação domiciliar com equipes multidisciplinares.

- **Tratamento Fora de Domicílio (TFD) no Sistema Único de Saúde (SUS)** – Lei Federal nº 10.424, de 2002.

  O SUS fica obrigado a custear as despesas com transporte aéreo, terrestre e fluvial bem como diária e alimentação para o paciente e seu acompanhante, para os casos nos quais o tratamento é realizado fora do domicílio.

- **Vacina contra HPV** – Portaria nº 54 MS/SCTIE, de 2013.

  Fica incorporada a vacina quadrivalente contra HPV na prevenção do câncer de colo do útero no Sistema Único de Saúde (SUS).

Tabela 26.2 Direitos do paciente

Ser atendido com dignidade;
Ser identificado e tratado pelo seu nome e sobrenome;
Ter respeitado o sigilo sobre seus dados;
Identificar as pessoas responsáveis por sua assistência, através de crachás que contenham: nome completo; função; cargo; e nome da instituição;
Ter informações claras, objetivas e compreensíveis sobre: • hipóteses diagnósticas; • diagnósticos; • terapias; • riscos, benefícios e inconvenientes provenientes das medidas diagnósticas e terapêuticas propostas; • duração prevista do tratamento; • necessidade ou não de anestesia, o tipo de anestesia a ser aplicada, o instrumental a ser utilizado, as partes do corpo afetadas, os efeitos colaterais, os riscos e consequências indesejáveis e a duração esperada dos procedimentos; • os exames e condutas a que será submetido; • a finalidade dos materiais coletados para exame; • as alternativas de diagnóstico e terapêuticas existentes no serviço em que está sendo atendido e em outros serviços; • e o que julgar necessário relacionado ao seu estado de saúde;
Consentir ou recusar, de forma livre, voluntária e esclarecida: procedimentos cirúrgicos, diagnósticos e/ou terapêuticos a que será submetido e para os quais deverá conceder autorização por escrito, através do Termo de Consentimento;
Ter acesso integral ao seu prontuário;
Ter, por escrito, seu diagnóstico, bem como o tratamento proposto, assinado pelo médico, contando o seu número de registro no Conselho Regional de Medicina da região de atuação;
Receber as prescrições médicas: com o nome genérico das substâncias; impressas ou escritas de forma legível; e com o nome legível do profissional, assinatura e seu número de registro no Conselho Regional de Medicina da região de atuação;
Ser informado da procedência do sangue e dos hemoderivados antes de recebê-los, podendo, assim, verificar a origem, as sorologias efetuadas e os prazos de validade;
Ter assegurado, em todos os momentos de atendimento e/ou internação, a sua integridade física, privacidade, sigilo e segurança do procedimento; bem como o acompanhamento de pessoa de sua confiança;
Se idoso, ter respeitado os direitos a ele garantidos pelo Estatuto do Idoso e, se criança ou adolescente, os direitos a eles garantidos pelo Estatuto da Criança e do Adolescente;
Se criança ou adolescente, poder desfrutar de recreação, conforme previsto na Resolução nº 41, do Conselho Nacional de Direitos da Criança e do Adolescente, e Lei Federal nº 11.104/0;
Ter garantia de comunicação por telefone;
Ser prévia e claramente informado quando o tratamento proposto for experimental ou estiver relacionado a projeto de pesquisa em seres humanos, observando o que dispõe a Resolução nº 196, de 10 de outubro de 1996, do Conselho Nacional de Saúde;
Ter liberdade de recusar a participação ou retirar seu consentimento em qualquer fase da pesquisa;
Ter assegurada, após a alta hospitalar, continuidade da assistência médica, inclusive domiciliar, se necessário.

Fonte: extraído da Cartilha dos Direitos do Paciente Oncológico – Sociedade Brasileira de Oncologia Clínica (2016).
Relação dos direitos dos pacientes oncológicos quanto ao seu tratamento e sua relação com a Instituição de Saúde.

- **Cirurgia reconstrutora da mama** – Lei nº 9.797, de 1999 (SUS) e Lei nº 9.656, de 1998 (planos de saúde).

  A mulher que, em decorrência de um câncer, tiver os seios total ou parcialmente retirados, tem direito à reconstrução destes por meio de cirurgia plástica, tanto pelo SUS quando por plano/seguro de saúde privado.

Relacionadas à benefícios sociais e serviços

- **Auxílio-Doença** – Lei nº 8.213, de 1991.

  O auxílio doença será devido ao doente que ficar incapacitado, mesmo que temporariamente, para o seu trabalho ou para a sua atividade habitual por mais de 15 dias consecutivos, desde que inscrito no Regime Geral de Previdência Social do INSS.

- **Afastamento do Trabalho** – artigo 3º da Resolução CFM nº 1851, de 2008.

   O médico especificará o tempo concedido de dispensa às atividades de trabalho e estudantil, necessário para recuperação do paciente.

- **Licença para Tratamento de Saúde** (para funcionários públicos, conforme legislação específica de cada esfera pública – federal, estadual e municipal).

- **Licença por Motivo de Doença em Pessoa da Família** (para funcionários públicos, conforme legislação específica de cada esfera pública – federal, estadual e municipal).

- **Saque do FGTS (Fundo de Garantia por Tempo de serviço)** – Lei nº 8.922, de 1994.

   Poderá realizar o saque do FGTS, junto à Caixa Econômica Federal, o trabalhador portador de câncer, AIDS e estágio terminal de doenças graves ou que possuir dependente com algum desses diagnósticos.

- **Saque do Programa de Integração Social (PIS) e Programa de Formação do Patrimônio do Servidor Público (Pasep)** – Resolução nº 1, de 1996.

   Poderá efetuar o saque das quotas o trabalhador cadastrado no PIS/PASEP, que for portador de câncer ou AIDS ou cujo dependente for portador destas doenças.

- **Benefício de Prestação Continuada da Assistência Social (BPC)** – Lei nº 8.742 de 1993 (LOAS – Lei Orgânica da Assistência Social).

   A Lei garante um benefício de um salário-mínimo para pessoas idosas (65 anos ou mais), que não recebam qualquer benefício, e portadores de deficiências e incapacidade para a vida independente e para o trabalho.

- **Aposentadoria por Invalidez** – Decreto 3.048 de 1999, art. 45 – Anexo I.

   O portador de câncer terá direito ao benefício, independente do pagamento de 12 contribuições, desde que esteja na qualidade de segurado. Caso necessite de assistência permanente de outra pessoa, o valor da aposentadoria por invalidez poderá ser aumentado em 25% nas situações previstas no anexo I.

- **Quitação de Financiamento de Imóvel pelo Sistema Financeiro de Habitação (SFH) em Caso de Invalidez ou Morte** – Lei nº 12.424, de 2011.

   A quitação do imóvel ocorrerá quando aposentadoria por invalidez permanente, decorrentes de qualquer diagnóstico (inclusive neoplasia maligna), sendo, que o início da doença deverá ser posterior à assinatura do contrato para o financiamento.

- **Isenção de Impostos para a compra de veículos: *Imposto sobre Produtos Industrializados (IPI)***

   A Lei 10.754, de 2003, dispõe sobre a isenção do IPI na aquisição de automóveis para utilização no transporte autônomo de passageiros, bem como por pessoas portadoras de deficiência física e a Instrução Normativa SRF 607, de 2006, disciplina a aquisição de automóveis com isenção do IPI.

   Imposto sobre Circulação de Mercadorias e Serviços (ICMS) e Imposto sobre a propriedade de veículos automotores (IPVA)

   Cada estado possui legislação própria que o regulamenta.

- **Isenção do imposto sobre Operações Financeiras (IOF) para Pessoas com Deficiência** – instrução normativa RFB nº 988, de 2009.

   O portador de câncer que tenha ficado com alguma invalidez resultante da doença estará isento desse imposto caso necessite de financiamento para a compra de carro especial ou adaptado.

- **Isenção de Imposto sobre a Propriedade Predial e Territorial Urbana (IPTU)**

   Como se trata de um imposto municipal, alguns municípios preveem, em sua Lei Orgânica, isenção do IPTU para pessoas portadoras de doença crônica, segundo critérios estabelecidos por cada Prefeitura.

- **Transporte coletivo gratuito**

   A maioria das legislações municipais e estaduais garante o direito à isenção da tarifa do transporte coletivo urbano para pessoas com deficiência.

- **Transporte Interestadual Gratuito** – Lei Federal 8.899 de 1994.

   Concede passe livre às pessoas portadoras de deficiência no sistema de transporte coletivo interestadual.

- **Dispensa do rodízio de automóveis (Estado de São Paulo)** – Lei Municipal 12.490 de 1997.

   Estão liberados do rodízio os veículos dirigidos por pessoas com deficiência ou por aqueles que as transportem (acompanhante).

- **Isenção do imposto de renda na aposentadoria** – Artigo 39, XLII Isenção I.R. IN SRF 15 de 2001.

   Os pacientes estão isentos do imposto de renda relativo aos rendimentos de aposentadoria, reforma e pensão, inclusive as complementações.

- **Prioridade de atendimento em estabelecimentos comerciais e bancários** – Lei Federal 10.048 de 2000.

   São assegurados aos portadores de deficiência física o atendimento prioritário em repartições públicas, empresas concessionárias de serviços públicos e instituições financeiras.

- **Andamento judiciário prioritário** – Lei Federal 10.173, de 2001.

    Os procedimentos judiciais em que figure como parte ou interveniente pessoa com idade igual ou superior a sessenta e cinco anos terão prioridade na tramitação de todos os atos e diligências em qualquer instância.

Além dos direitos específicos para pacientes com câncer ou outras doenças crônicas, caso o paciente apresente deficiência física, a legislação resguarda uma série de direitos em decorrência das limitações físicas.

INCORPORAÇÃO DE TECNOLOGIAS EM SAÚDE

A incorporação de novas tecnologias em saúde como, por exemplo, o registro de um medicamento, é um processo sistematizado que visa certificar o impacto positivo deste na saúde da população.

A ANVISA é uma autarquia, vinculada ao Ministério da Saúde, responsável pela análise da eficácia, segurança e qualidade e pela permissão da comercialização de um medicamento no mercado nacional. No Brasil, todo medicamento deve estar registrado na ANVISA para que possa ser produzido ou comercializado.

A Agência Nacional de Saúde Suplementar (ANS) é uma agência reguladora, também vinculada ao Ministério da Saúde, que tem como atribuição normatizar, controlar e fiscalizar os segmentos de saúde explorados por empresas privadas como, por exemplo, os planos de saúde.

A Comissão Nacional de Incorporação de Tecnologias no Sistema Único de Saúde (CONITEC) é composta por representantes das Secretarias do Ministério da Saúde e pelo Departamento de Gestão e Incorporação de Tecnologias e Inovação em Saúde. É o órgão responsável por assessorar o Ministério da Saúde na incorporação, alteração ou exclusão de novas tecnologias em saúde, bem como na constituição ou alteração de protocolos clínicos e diretrizes terapêuticas.

Para que uma tecnologia seja incorporada ou excluída no SUS, a CONITEC determina a necessidade de um registro na ANVISA, com evidências científicas de que a tecnologia apresentada seja, pelo menos, tão eficaz e segura, além do estudo da viabilidade econômica desta nova tecnologia frente quanto às já disponibilizadas pelo SUS. Uma vez aprovada a nova tecnologia, a oferta no SUS ocorre no prazo máximo de 180 dias, a partir da publicação da decisão de incorporação e do protocolo clínico e diretriz terapêutica.

JUDICIALIZAÇÃO EM SAÚDE

Nas últimas décadas, a sociedade tem acompanhado o surgimento de novos métodos diagnósticos, novas terapêuticas e variações no manejo do câncer e do paciente oncológico.

A Constituição Federal, em seu artigo 196 determina que "A saúde é **direito de todos** e **dever do Estado**, garantido mediante políticas sociais e econômicas que visem à redução do risco de doença e de outros agravos e ao acesso universal e igualitário às ações e serviços para sua promoção, proteção e recuperação".

A oposição criada entre o princípio da **universalidade**, interpretada como o acesso de todos os cidadãos brasileiros aos tratamentos, e a **integralidade**, que remete à noção de garantia de acesso aos tratamentos conforme a necessidade de cada indivíduo, criou o fenômeno da **judicialização da saúde**.

Entende-se por judicialização como a busca do Poder Judiciário para a solução de um conflito. Na área da saúde, a assistência farmacêutica é um dos aspectos que mais tem sido alvo de ações judiciais.

O erro na interpretação do princípio da integralidade da assistência tem sido relacionado ao elevado número de casos de judicialização da saúde. Este fato levo o Congresso Nacional a aprovar a Lei 12.401, de 2011, visando limitar o alcance das ações para a oferta medicamentos que constem de protocolos e diretrizes terapêuticas e na oferta de procedimentos terapêuticos relacionados previamente determinados. Esperava-se, com isso, reduzir o número de ações judiciais; entretanto, o que se observa ainda é um elevado volume de ações, especialmente por parte de cidadãos residentes nos grandes centros urbanos e com relativo poder aquisitivo.

O SUS preconiza igualdade de direitos entre os pacientes, alocando os recursos de modo a contemplar o maior número de pessoas em suas diferentes necessidades. Deste modo, beneficiar a poucos pacientes, privilegiados pelo acesso ao Sistema Judiciário, fere o entendimento da igualdade de condições, colocando o indivíduo acima da coletividade.

As determinações judiciais muitas vezes não levam em consideração as evidências científicas disponíveis, mas sim a premissa de garantir os direitos das pessoas, independente das políticas de saúde e das normas relacionadas à assistência farmacêutica do SUS. Essas ações impactam significativamente no orçamento público, prejudicando a alocação ideal dos recursos, além de causarem interferências na estruturação das ações de saúde.

Tanto a rede pública como a rede privada enfrentam elevado número de processos movidos por pacientes. Apresentaremos algumas das principais causas a seguir:

Terapêuticas com elevado custo

Dadas as limitações orçamentárias em todas as esferas públicas, a destinação de verbas deve levar em consideração a demanda comunitária, a quantidade de beneficiários e impacto social.

Em muitos casos são terapêuticas com elevado custo e, consequentemente, com indicações restritas e bem definidas, não sendo acessíveis a todos que as buscam; porém, há casos em que determinados medicamentos ou recursos mostram-se como a única forma efetiva de manter o paciente vivo. Nesses casos, geralmente dá-se o ganho de causa em favor do paciente, sendo o Estado responsabilizado pela provisão do tratamento.

Segundo o Instituto de Estudos Socioeconômicos (INESC), no período de 2008-2018, os gastos do Ministério da saúde com medicamentos quase dobraram, passando de R$ 9 bilhões em 2008 para mais de R$ 17 bilhões em 2018. Esse aumento foi proporcionalmente superior ao apresentado pelo orçamento da Saúde no mesmo período: os recursos do Ministério cresceram 41% em termos reais.

Quando falamos especificamente dos casos de judicialização da saúde a diferença é ainda mais expressiva. Os gastos do Ministério da Saúde com medicamentos oferecidos por via judicial em 2018 alcançaram a marca de R$ 1,31 bilhão, mais de seis vezes superior aos 0,21 bilhão gastos em 2010.

Um exemplo disso são os medicamentos do tipo anticorpo monoclonal. Trata-se de uma classe de medicamentos de origem biológica, na qual proteínas sintéticas do sistema imunológico são projetadas para ligar-se a um alvo específico.

São drogas modernas e com elevada precisão, geralmente oriundas de laboratórios estrangeiros, detentores de suas patentes, e com elevado preço de compra no Brasil. Como exemplo, o custo médio por paciente usuário do medicamento Soliris (Eculizumabe) é de R$ 1,3 milhão ao ano. Segundo o Ministério da Saúde, em 2016 foram gastos R$ 613 milhões para atender 442 pessoas com este medicamento.

Medicamentos em fase experimental

Para que um medicamento seja aprovado, é necessário que este seja avaliado em sucessivas etapas de pesquisa. Inicialmente são conduzidos estudos pré-clínicos para avaliar os aspectos relacionados à segurança do medicamento, mediante administração em animais de experimentação para posterior testagem em humanos. Em seguida, são conduzidos estudos clínicos, que comumente são divididos em 4 fases:

- **Fase I:** trata-se da primeira vez que a substância será administrada em humanos. Geralmente são

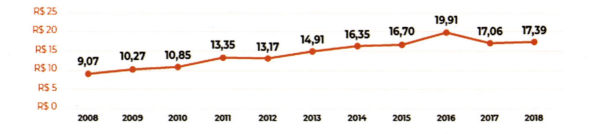

Figura 26.4 • Evolução dos gastos com medicamentos do Ministério da Saúde. Este gráfico ilustra o crescimento dos gastos do Ministério da Saúde com medicamentos em 10 anos. Fonte: https://www.inesc.org.br/wp-content/uploads/2019/12/OTMED-2018_miolo.pdf

recrutados indivíduos saudáveis e sem a doença alvo do estudo. Avalia-se nessa fase as vias de administração, as doses e a interação com outras substâncias. São recrutados em torno de 20 a 100 voluntários e geralmente esta fase dura alguns meses.

- **Fase II:** O objetivo desta etapa é certificar a segurança, eficácia e surgimento de efeitos colaterais do medicamento estudado. São incluídas centenas pacientes portadores da doença alvo do estudo e a duração aproximada é de meses a anos.
- **Fase III:** Nesta fase procura-se avaliar a superioridade da medicação estudada face às alternativas já existentes. São conduzidas pesquisas de maior magnitude, como estudos multicêntricos, com acompanhamento de milhares de pacientes (à exceção de doenças raras) e o período de avaliação leva anos até o seu término. Os resultados obtidos são avaliados pelas autoridades sanitárias, que podem viabilizar o registro e aprovação para uso comercial.
- **Fase IV:** após a liberação para uso na população, avalia-se os efeitos a longo prazo e o surgimento de efeitos colaterais previamente desconhecidos, bem como fatores de risco para seu surgimento (chamada Farmacovigilância).

Conforme exposto acima, para que um medicamento seja oferecido à comunidade de forma segura e controlada, é necessário o cumprimento das etapas de pesquisa em instituição qualificada e sob a liberação de um comitê de ética em pesquisa.

A divulgação de resultados parciais ou até mesmo os relatos de resultados positivos por parte de pacientes incluídos nos protocolos de tratamento, leva a um interesse por pessoas portadores da doença estudada, não participantes do estudo, e que desejam receber esse medicamento ainda em fase de teste.

O Brasil, assim como outros países, possui regulamentação para uso assistencial de medicamentos experimentais. A RDC nº 26, de 1999 regulamenta o **acesso expandido**, quem vem a ser o "processo de disponibilização de produto novo, promissor, ainda sem registro na Agência Nacional de Vigilância Sanitária, que esteja em estudo de fase III em desenvolvimento no Brasil ou no país de origem e com programa de acesso expandido aprovado no país de origem, para pacientes com doenças graves e que ameaçam à vida, na ausência de alternativas terapêuticas satisfatórias disponibilizadas no país, sem ônus adicional para o paciente".

Ainda assim, tanto no Brasil como no exterior, em muitos casos ocorre a busca por medicamentos ainda testados em fase I ou II. Um exemplo recente com repercussão nos Estados Unidos é a vacina Gliovac (ERC1671), estudada no tratamento do glioblastoma.

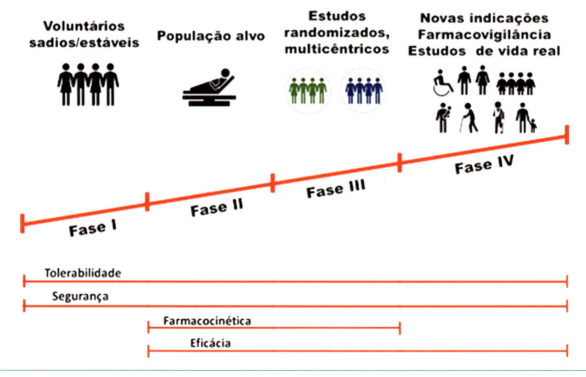

Figura 26.5 ● Fases de um estudo clínico. Esta figura ilustra as fases necessárias para o desenvolvimento de um novo medicamento, desde os testes iniciais até a aplicação em grandes populações. Fonte: https://www.sbppc.org.br/fases-de-uma-pesquisa-clinica.

Trata-se de uma droga imunoterápica desenvolvida a partir de células tumorais autólogas e alogênicas lisadas, cujo efeito seria estimular o sistema imunológico a reconhecer e rejeitar as células cancerosas.

A busca por esse medicamento, até então na fase II da pesquisa, motivou a criação da lei conhecida como *Right to Try* (direito de experimentar), visando permitir que pessoas doentes, já sem mais opções terapêuticas, possam ter acesso às medicações ainda não aprovadas pela Agência Norte-Americana – FDA (*Food and Drug Administration*).

Terapias limitadas por questões legais

Um exemplo importante neste grupo é o canabidiol. O canabidiol é uma substância extraída da planta *Cannabis sativa*, a mesma utilizada na confecção de cigarros, popularmente conhecida como maconha. Sem efeito alucinógeno, o canabidiol tem sido estudado pelos possíveis efeitos supressores de tumores e como anti-inflamatório ao bloquear o sistema de resposta do corpo ao câncer. Efeitos da substância no manejo da dor, das náuseas e vômitos pós quimioterapia e no controle da ansiedade e depressão já são conhecidos em estudos internacionais.

Conforme a lei 11.343 de 2006 o cultivo de *Cannabis sativa* é considerado uma prática ilícita no Brasil, configurando crime. Sendo assim, não era possível, no país, produzir o medicamento devido à proibição no cultivo da matéria-prima. A importação do canabidiol também era proibida. A única alternativa para os pacientes que desejassem utilizar o canabidiol seria por medida judicial.

Em 2014, pela primeira vez, uma família brasileira conseguiu na justiça o direito à importação de óleo rico em canabidiol para uso em uma criança de cinco anos portadora de epilepsia refratária. A partir daí outras pessoas obtiveram ganho de causa permitindo o uso de produtos importados a base de canabidiol. Neste mesmo ano, a ANVISA passou a autorizar a importação de remédios à base de canabidiol. O custo se mostrava alto, inviável para a maioria da população.

A ANVISA, em 2019, editou norma temporária estabelecendo que os medicamentos à base de canabidiol somente poderiam ser comprados com prescrição médica em farmácias e drogarias de todo o país. Os produtos deveriam ser vendidos prontos, enviados diretamente pelo fabricante autorizado.

As empresas autorizadas a produzir não podem, no entanto, cultivar a maconha no Brasil. Elas têm de importar o substrato da cannabis e, neste caso, estão proibidas de trazer ao país a planta ou parte dela, estando restritas somente ao substrato semielaborado.

Na contramão, os casos de *habeas corpus* concedendo o direito ao cultivo vêm aumentando desde 2016, permitindo aos pacientes e suas famílias acesso mais fácil à substância.

GLOSSÁRIO

Deontologia: tratado do dever ou o conjunto de deveres, princípios e normas adotadas por um determinado grupo profissional.

Diceologia: teoria que fundamenta os direitos profissionais; estudo dos deveres do profissional que estão regulamentados num tratado ou código.

Habilitação: preparar, tornar hábil ou capaz para uma função.

Reabilitação: processo de consolidação de objetivos terapêuticos composto por um conjunto de medidas que ajudam pessoas com deficiências ou prestes a adquirir deficiências a terem e manterem uma funcionalidade ideal (física, sensorial, intelectual, psicológica e social) na interação com seu ambiente, fornecendo as ferramentas que necessitam para atingir a independência e a autodeterminação. Não caracterizando área de exclusividade profissional e sim uma proposta de atuação multiprofissional e interdisciplinar.

LEITURAS RECOMENDADAS

Brito CM, Bazan M, Pinto CA, Baia WR, Battistella LR. Manual de reabilitação em oncologia do ICESP. São Paulo: Manole; 2014.

Carnut L. Cuidado, integralidade e atenção primária: articulação essencial para refletir sobre o setor saúde no Brasil. Saúde debate. Rio de Janeiro; v41, n115, p1177-1186, 2017.

Ferraz OLM. Para equacionar a judicialização da saúde no Brasil. Rev. direito GV, São Paulo, v.15, n.3, e1934, 2019. Disponível em: http://www.scielo.br/scielo.php?script=sci_arttext&pid=S1808243220190003002 08&lng=en&nrm=iso>. Acesso em: 10 Nov. 2020.

Gonçalves DA, Fiore ML. Desafios da Integralidade do Cuidado: a humanização em saúde. Disponível em: https://www.unasus.unifesp.br/biblioteca_virtual/pab/7/unidades_conteudos/unidade19/unidade19.pdf. Acesso em: 05 Nov. 2020.

Goldim Jr. O uso de drogas ainda experimentais em assistência: extensão de pesquisa, uso compassivo e acesso expandido. Rev Panam Salud Publica v23, n23, p198-206, 2008.

REFERÊNCIAS BIBLIOGRÁFICAS

Brasil. Ministério da Saúde. Estratégias para o cuidado da pessoa com doença crônica. Brasília: Ministério da Saúde, 2014. Cadernos de Atenção Básica, n. 35. Disponível em: https://bvsms.saude.gov.br/bvs/publicacoes/estrategias_cuidado_pessoa_doenca_cronica_cab35.pdf. Acesso em 01 jun. 2020.

Instituto Nacional de Câncer José Alencar Gomes da Silva. Direitos sociais da pessoa com câncer. Orientações aos pacientes. Rio de Janeiro: INCA; 2012. Disponível em: http://bvsms.saude.gov.br/bvs/publicacoes/inca/direitos_sociais_da_pessoa_com_cancer_3ed.pdf. Acesso em 01 ago. 2020.

Mendes EV. As redes de atenção à saúde. Brasília (DF): Organização Panamericana da Saúde; 2011. Disponível em: https://www.paho.org/bra/index.php?option=com_docman&view=download&category_slug=servicos-saude-095&alias=1402-as-redes-atencao-a-saude-2a-edicao-2&Itemid=965. Acesso em 11 Nov. 2020.

Sociedade Brasileira de Oncologia Clínica. Cartilha dos Direitos do Paciente Oncológico. São Paulo: Sociedade Brasileira de Oncologia Clínica, 2016. Disponível em: http://www.gbcp.org.br/SBOC_Cartilha_dos_Direitos_do_Paciente_Oncologico_2016_V2.pdf. . Acesso em: 10 ago. 2020.

World Health Organization. WHO global strategy on people-centered and integrated health services: interim report. Genebra: World Health Organization; 2015. Disponível em: http://www.who.int/servicedeliverysafety/areas/people-centred-care/global-strategy/en/. Acesso em 01 jul. 2020.

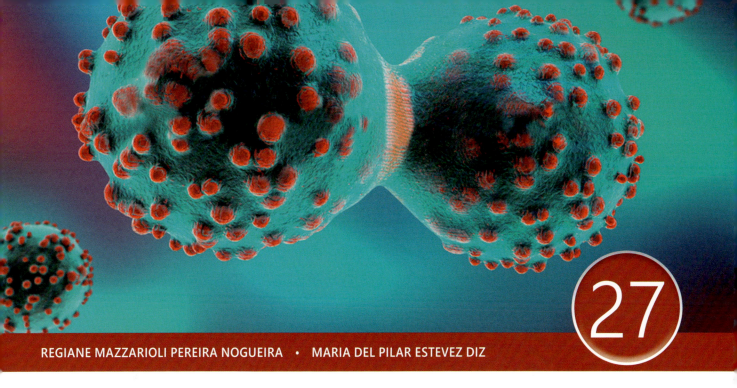

REGIANE MAZZARIOLI PEREIRA NOGUEIRA • MARIA DEL PILAR ESTEVEZ DIZ

27

Cuidados Paliativos

"Curar às vezes, aliviar muito frequentemente e confortar sempre".
(Adágio francês, século XVI)

HISTÓRICO DOS CUIDADOS PALIATIVOS

A filosofia dos cuidados paliativos, segundo historiadores, teve início na antiguidade. Na Idade Média, as hospedarias encontradas em monastérios, foram os primeiros ambientes em que foi iniciada a arte do cuidar. Estes locais dedicavam-se ao acolhimento, à proteção e ao alívio do sofrimento dos doentes e moribundos, famintos, órfãos e gestantes em trabalho de parto.

Na França, no século XVII, São Vicente de Paula, padre francês, fundou a Ordem das Irmãs da Caridade em Paris e construiu casas para o cuidado de doentes e moribundos, órfãos e pobres.

Na Inglaterra, em 1900, Irmãs da Caridade irlandesas fundaram o *St. Joseph´s Hospice* em Londres, que continha 30 camas destinadas aos moribundos pobres e em 1967, foi fundado por Cicely Saunders, enfermeira, assistente social e médica inglesa, uma das maiores referências em cuidados paliativos, o *St. Christopher´s Hospice* em Londres, que é, até hoje, um dos *hospice* mais reconhecidos no mundo.

A filosofia do *St. Christopher´s Hospice* vai além dos cuidados clínicos multiprofissional assistenciais, atuando também na pesquisa e na formação de profissionais especializados em cuidados paliativos.

DEFINIÇÃO DA ORGANIZAÇÃO MUNDIAL DE SAÚDE – OMS

"Cuidado Paliativo é a abordagem que promove qualidade de vida de pacientes e seus familiares diante de doenças que ameaçam a continuidade da vida, através de prevenção e alívio do sofrimento. Requer a identificação precoce, avaliação e tratamento impecável da dor e outros problemas de natureza física, psicossocial e espiritual."
OMS, 2002.

Em 2018, para atender à recomendação da Comissão Lancet sobre Acesso Global a Cuidados Paliativos e Alívio da Dor, a *International Association for Hospice and Palliative Care* (IAHPC), realizou um projeto para adoção de uma definição mais bem elaborada para os cuidados paliativos. Essa nova definição é composta por um texto com três seções. Uma seção introdutória com uma declaração concisa, uma segunda seção com uma lista de componentes desse conceito, e uma terceira seção com recomendações para o governo. As três seções da nova definição estão descritas na tabela abaixo (Tabela 27.1).

PRINCÍPIOS DOS CUIDADOS PALIATIVOS

Os princípios dos cuidados paliativos são compostos pelo cuidado integral ao paciente independente do processo de cura. É uma transformação e aperfeiçoamento do modo de cuidar: o paradigma se desloca do curar para o cuidar. Todas as dimensões da existência do paciente são analisadas, para que cuidado possa ser planejado com o objetivo de contemplar todos os sofrimentos existentes e assim alcançar o maior alívio possível.

Segundo a OMS, os princípios que norteiam a atuação da equipe multiprofissional nos cuidados paliativos são:

- Promover o alívio da dor e outros sintomas desagradáveis.
- Afirmar a vida e considerar a morte como um processo normal da vida.
- Não acelerar nem adiar a morte.
- Integrar os aspectos psicológicos e espirituais no cuidado ao paciente.
- Oferecer um sistema de suporte que possibilite o paciente viver tão ativamente quanto possível, até o momento da sua morte.
- Oferecer sistema de suporte para auxiliar os familiares durante a doença do paciente e a enfrentar o luto.
- Abordagem multiprofissional para focar as necessidades dos pacientes e seus familiares, incluindo acompanhamento no luto.
- Melhorar a qualidade de vida e influenciar positivamente o curso da doença.

Tabela 27.1 • Definição de Cuidados Paliativos pela *International Association for Hospice and Palliative Care* (IAHPC).

"Os Cuidados Paliativos são cuidados holísticos ativos, ofertados a pessoas de todas as idades que se encontram em intenso sofrimento relacionados à sua saúde, proveniente de doença severa, especialmente aquelas que estão no final da vida. O objetivo dos Cuidados Paliativos é, portanto, melhorar a qualidade de vida dos pacientes, de suas famílias e de seus cuidadores."

Os Cuidados Paliativos:
- Compreendem prevenção, identificação precoce, avaliação integral e controle de problemas físicos, incluindo dor e outros sintomas angustiantes, sofrimento psicológico, sofrimento espiritual e problemas sociais. Sempre que possível, estas intervenções devem ser baseadas em evidências científicas;
- Proporcionam apoio para auxiliar os pacientes a viverem de forma mais plenamente possível, até sua morte, ajudando-os, bem como suas famílias, a estabelecer os objetivos de seus tratamentos, através de uma comunicação facilitadora e eficaz;
- São aplicáveis durante todo o percurso de uma doença, de acordo com as necessidades do paciente;
- São oferecidos em conjunto com terapias específicas da doença, sempre que necessário.
- Podem influenciar positivamente na progressão da doença;
- Não pretendem antecipar nem adiar a morte, respeitam a vida e reconhecem a morte como um processo natural;
- Proporcionam apoio à família e aos cuidadores, durante a doença do paciente, cobrindo também o processo de luto;
- Reconhecem e respeitam os valores e as crenças culturais do paciente e da família;
- São aplicáveis em todos os locais de cuidados de saúde (como a residência dos pacientes e outras instituições) e em todos os níveis (do primário ao terciário);
- Podem ser exercidos por profissionais com treinamento básico em cuidados paliativos;
- Requerem especialistas em cuidados paliativos juntamente com uma equipe multiprofissional para o devido encaminhamento de casos complexos.

Para alcançar a integração dos Cuidados Paliativos, os governos devem:
1. Adotar políticas e normas adequadas que incluam os Cuidados Paliativos nas leis, orçamentos e programas nacionais de saúde;
2. Assegurar que os planos de seguro de saúde incluam os Cuidados Paliativos como um componente de seus programas;
3. Garantir o acesso a medicamentos e tecnologias essenciais para o alívio da dor e para a aplicabilidade dos Cuidados Paliativos, incluindo composições pediátricas;
4. Assegurar que os Cuidados Paliativos façam parte de todos os serviços de saúde (desde programas de saúde básica, até os hospitalares), onde toda a equipe possa fornecer Cuidados Paliativos básicos, contando com profissionais especializados, disponíveis para encaminhamentos e consultas.

Fonte: *IAHPC Global Project – Consensus Based Palliative Care Definition*, disponível em *Palliative Care Definition Portuguese (Brazilian)*.pdf

- Deve ser iniciado o mais precocemente possível, juntamente com outras medidas de prolongamento da vida, como a quimioterapia e a radioterapia e incluir todas as investigações necessárias para melhor compreender e controlar situações clínicas estressantes.

Pela visão da bioética, os cuidados paliativos possuem 4 princípios básicos: princípio da beneficência, princípio da não-maleficência, princípio da autonomia e princípio da justiça.

Princípio da beneficência seria a obrigação do médico (ou de outro profissional por quem o paciente está sendo cuidado) em beneficiar o doente com condutas e recursos que possam reduzir o sofrimento e aumentar a qualidade de vida.

Já o princípio da não-maleficência tem o objetivo de não causar nenhum outro dano ou desconforto de modo intencional, como os que são causados por procedimentos invasivos (p. ex., intubação, punções).

O princípio da autonomia é um dos mais importantes vistos que é por este princípio que o ser humano se torna ativo, exerce a liberdade de escolha e tomada de decisão. Com autonomia obtém-se maior pertencimento da vida, das vontades e a realização dos desejos finais. A voz (decisão) do paciente deve imperar sobre a voz da família ou dos médicos e/ou outros profissionais. Ele é o autor da própria vida e essa autonomia deve ser respeitada até o último momento.

EVOLUÇÃO DOS CUIDADOS PALIATIVOS NO BRASIL E NO MUNDO

Na década de 1980 o cuidado paliativo teve início no Brasil. Em 1997, foi instituída a Associação Brasileira de Cuidados Paliativos (ABCP). Segundo levantamento em 1998, pela ABCP, no Brasil havia apenas 30 instituições que prestavam serviço para controle da dor e cuidados paliativos. A partir do ano 2000, os cuidados paliativos no Brasil tiveram um crescimento significativo com a consolidação dos serviços já existentes e com a criação de novos.

O Ministério da Saúde, em 3 de janeiro de 2002, publicou a Portaria GM/MS nº 19 que instituiu o Programa Nacional de Assistência à Dor e Cuidados Paliativos. Com esse programa, há possibilidade de debates e capacitações profissionais, visto que a deficiência de profissionais capacitados é um obstáculo a ser vencido. Embora no Brasil existem iniciativas para implementação da filosofia de cuidado paliativos, é preciso ainda bastante trabalho para a consolidação dessa abordagem no país. Para a universalização do cuidado é necessário ampliar o acesso aos serviços existentes no Brasil, implementação de diretrizes das políticas de saúde; capacitação de profissionais para atuação em equipes multidisciplinares e disseminação da informação sobre cuidados paliativos para os pacientes e seus familiares.

A Resolução nº 41, de 31 de outubro de 2018, dispõe sobre as diretrizes para a organização dos Cuidados Paliativos no âmbito Sistema Único de Saúde (SUS). Abaixo estão as que precederam esta Portaria do Ministério da Saúde nº 2.439/GM, de 9 de dezembro de 2005, que institui a Política Nacional de Atenção Oncológica: Promoção, Prevenção, Diagnóstico, Tratamento, Reabilitação e Cuidados Paliativos, a ser implantada em todas as unidades federadas, respeitadas as competências das três esferas de gestão. Esta portaria foi revogada pela Portaria nº 874, de 16 de maio de 2013, que institui a Política Nacional para a Prevenção e Controle do Câncer na Rede de Atenção à Saúde das Pessoas com Doenças Crônicas no âmbito do SUS.

> Art. 2º A Política Nacional para a Prevenção e Controle do Câncer tem como objetivo a redução da mortalidade e da incapacidade causadas por esta doença e ainda a possibilidade de diminuir a incidência de alguns tipos de câncer, bem como contribuir para a melhoria da qualidade de vida dos usuários com câncer, por meio de ações de promoção, prevenção, detecção precoce, tratamento oportuno e cuidados paliativos.

O Ministério da Saúde vem consolidando formalmente os Cuidados Paliativos no âmbito do Sistema de Saúde do país através de Portarias:

- Portaria nº 19, 3 de janeiro de 2002 – Institui no âmbito do SUS o Programa Nacional de Assistência à Dor e Cuidados Paliativos.
- Portaria nº 1319, 23 de julho de 2002 – Criou no âmbito do SUS os Centros de Referência em Tratamento da Dor Crônica.
- Portaria nº 2439, 8 de dezembro de 2005 – Política Nacional de Atenção Oncológica: Promoção, Prevenção, Diagnóstico, Tratamento, Reabilitação e Cuidados Paliativos.
- PLS 524/09 – Dispõe do direito das pessoas em fase terminal de doença. O Projeto de Lei diz, em um de seus parágrafos, que pessoas em fase terminal de

doenças têm direito, sem prejuízo de outros procedimentos terapêuticos que se mostrarem cabíveis, a cuidados paliativos e mitigadores do sofrimento, proporcionais e adequados à situação.
- Portaria SAES/MS nº 1399, de 17 de dezembro de 2019 – Redefine os critérios e parâmetros referenciais para a habilitação de estabelecimentos de saúde na alta complexidade em oncologia no âmbito do SUS.

No relatório do *International Observatory on End of Life Care* publicado em 2006 registrou a presença de cuidados paliativos/*hospices* em 115 países. Em desses 41 países há condições para seu desenvolvimento. A Grã-Bretanha possui 220 *hospices* e unidades de cuidados paliativos para adultos, com 3.174 leitos disponíveis, e 30 unidades e 220 leitos para a população pediátrica. Já os EUA são o país com a maior rede de oferta de *hospices*: 4.160 contabilizados em 2005. Os cuidados paliativos norte-americanos possuem ênfase na internação domiciliária.

Em 1987, a medicina paliativa passou a ser especialidade médica, na Inglaterra e, no ano seguinte, na Nova Zelândia e na Austrália. Entre a década de 80 do século XX e o início do século XXI surgem importantes iniciativas para a organização e difusão do movimento *hospice* no mundo como:

- *International Association for Hospice and Palliative Care* (antigo *International Hospice Institute*)
- *European Association for Palliative Care*;
- *Foundation for Hospices in Sub-Saharan Africa*;
- *Latin American Association of Palliative Care*;
- *Asia Pacific Hospice Palliative Care Network*;
- *United Kingdom Forum for Hospice and Palliative Care Worldwide*;
- *African Association for Palliative Care*.

APLICAÇÃO DOS CUIDADOS

A assistência paliativa se inicia desde o diagnóstico da doença, no início da terapêutica proposta. Essa assistência é oferecida por uma equipe especializada, que visa oferecer diversas modalidades e recursos terapêuticos para promover a qualidade de vida em todo o percurso da doença e oferecer qualidade de morte (conforto e dignidade) na terminalidade.

Muitas são as pessoas que necessitam desses cuidados em algum momento do percurso da doença. Segundo a OMS, por ano, 80% das pessoas que morrem

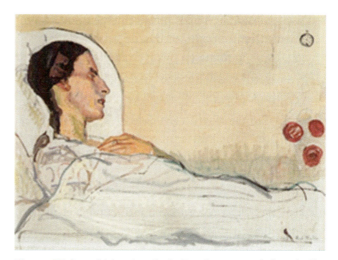

Figura 27.1 ● "Valentine Gode Darel en cama de hospital" – Ferdinand Hodler (1914).

por câncer necessitariam de cuidados paliativos. Para atender de forma ideal a demanda pelo serviço, a Associação Europeia de Cuidados Paliativos recomenda a existência de 50 leitos para cada 1.000.000 de habitantes.

A Sociedade Americana de Oncologia Clínica (*ASCO – American Society of Clinical Oncology*), em 2018, estabeleceu uma nova diretriz estratificada por recursos com o objetivo de fornecer orientação especializada para médicos e legisladores sobre a implementação de cuidados paliativos de pacientes com câncer e seus cuidadores em ambientes com poucos recursos e é destinado a complementar a Integração de Cuidados Paliativos em Cuidados Oncológicos Padrão.

Essas recomendações propostas pela ASCO reconhecem a possibilidade de implementar os cuidados paliativos em todas fases da doença, a partir do diagnóstico, ajudam a definir os tipos de atendimento, as exigências e funções do pessoal bem como as necessidades de treinamento dos membros da equipe em cuidados paliativos. Também são descritos os padrões para o fornecimento de apoio psicossocial, cuidado espiritual e analgésicos, inclusive opioides. Para ler mais sobre as últimas orientações propostas por essas diretrizes acesse www.asco.org/resource-stratified-guidelines.

> *"A ASCO acredita que os ensaios clínicos de câncer são vitais para informar as decisões médicas e melhorar o tratamento do câncer e que todos os pacientes devem ter a oportunidade de participar. Pacientes em estudos clínicos podem se beneficiar do apoio de cuidados paliativos."*
>
> **(ASCO, 2018)**

IMPORTÂNCIA DA EQUIPE MULTIPROFISSIONAL

A presença de uma equipe multiprofissional é um dos pressupostos em cuidados paliativos. Esse trabalho integrado e interdisciplinar, pode ampliar a visão global do paciente, contemplando melhor todas as áreas de sofrimento do ser humano, garantindo que o paciente e familiares sejam supridos em todas as suas necessidades com tratamento especializado. A comunicação do paciente/familiares/cuidados com toda a equipe (médicos, enfermeiros, psicólogos, assistentes sociais, nutricionistas, fisioterapeutas, fonoaudiólogos, terapeutas ocupacionais, dentistas, assistentes espirituais, farmacêuticos) e entre os profissionais se faz de forma imprescindível e desse ser feita de forma contínua, durante todo o percurso da doença.

Essa comunicação interpessoal é tão imprescindível quanto as habilidades e conhecimentos técnicos da equipe interdisciplinar.

> "O fio condutor do trabalho prende-se à necessidade de proporcionar aos pacientes terminais um acompanhamento profissional interdisciplinar qualificado e personalizado e que leve em conta a totalidade das dimensões humanas do paciente e de seus familiares"
> **(Twycross, 2000, p.29)**

O objetivo principal da equipe em cuidados paliativos é promover a qualidade de vida, tanto do paciente quanto de seus familiares. A equipe de reabilitação atua de maneira que o paciente possa potencializar ao máximo sua autonomia e funcionalidade, contribuindo para a manutenção das atividades de vida diária e com o objetivo da manutenção da dignidade e na promoção da autoestima, em todas fases da doença, incluindo a fase final da vida do ser humano.

Em pacientes terminais, além de oferecer a reabilitação e o alívio dos sintomas, a equipe deve preparar o paciente e os familiares para a ocasião da morte e oferecer suporte para os familiares após o óbito (luto) presencialmente ou à distância. Para saber mais sobre o papel da equipe multiprofissional (ver Capítulo 26 – Assistência Integral ao Paciente Oncológico).

AVALIAÇÃO DO PACIENTE EM CUIDADOS PALIATIVOS

A avaliação é uma etapa muito importante dos cuidados paliativos pois por meio desta pode-se conhecer quem é a pessoa enferma; identificar as preferências e dificuldades; ter conhecimento da evolução da doença, do plano de tratamento e dos tratamentos já realizados; realizar o exame físico e conhecer as necessidades atuais do paciente (sintomas); verificar os medicamentos propostos e decisões clínicas e ter conhecimento da impressão do paciente em relação à evolução e prognóstico da condição e das expectativas com relação ao tratamento proposto.

Após a avaliação inicial para conhecimento do enfermo, são realizadas novas avaliações frequentes para acompanhar a evolução da doença e do tratamento proposto. Esta avaliação é composta por exame físico, avaliação dos sintomas, verificação de exames se houver, troca de informações com o paciente e familiares e atualização das propostas de intervenção. Na Tabela 27.2 estão descritos os tópicos que devem ser contemplados na avaliação inicial em cuidados paliativos:

CONTROLE DE SINTOMAS E SÍNDROMES CLÍNICAS

Os indivíduos com diagnóstico de câncer, independente da fase da doença, podem apresentar diversos sintomas que devem ser aliviados, sendo que muitos deles podem persistir mesmo após o fim do tratamento, ou seja dos sobreviventes. Isto é particularmente verdadeiro para dor. Estimamos que cerca de 30% dos sobreviventes de câncer apresentam algum quadro doloroso decorrente da doença ou de seu tratamento.

Os cuidados paliativos são aplicados, sempre que possível, em regime ambulatorial, propiciando assim maior tempo de convivência do paciente com seus familiares e amigos e mantendo sua A urgência na paliação, a indicação de necessidade de internação e a velocidade necessária para o controle dependem da intensidade dos sintomas e do potencial para dano permanente. Muitas vezes é necessária a abordagem multidisciplinar para o diagnóstico e definição da melhor estratégia para o tratamento, como no caso de compressão radicular, em que frequentemente são envolvidas as equipes de oncologia, neurologia, neurocirurgia, radiologia e cuidados paliativos.

São complicações severas e que devem ser abordadas rapidamente:

- **Compressão medular:** dor nas costas ou no pescoço e dor radicular, persistente, presença de parestesias, paresia ou plegia devem ser avaliadas com

Tabela 27.2 • Avaliação em cuidados paliativos

Tópico	Descrição
Anamnese – dados biográficos	Nome, sexo, idade, estado civil, filhos/neto, profissão com mais tempo de atuação ou na qual mais se identificou, cidade natal, cidade que reside, coabitantes, cuidador, religião e crenças, o que gosta de fazer, qual o conhecimento sobre sua doença e o quanto quer saber.
Cronologia da doença atual e tratamentos realizados (Cadeia de eventos sucinta e clara para indicar a evolução da doença, os recursos terapêuticos utilizados e outros diagnósticos)	Doença de base, data do diagnóstico (mês e ano) e tratamento(s) realizado(s) na época, diagnósticos secundários à doença de base com data e tratamento realizados (se houver), complicações relacionadas ou não à doença de base e comorbidades preexistentes.
Avaliação funcional (Verifica evolução da doença, estabelece tomada de decisões, previsão de prognóstico e diagnóstico da terminalidade)	A escala de Karnofsky, o ECOG e a escala de performance *Palliative Performance Scale – PPS* são utilizadas em oncologia para tomada de decisões. A PPS deve ser utilizada diariamente em enfermaria ou em todas as consultas ambulatoriais. Com ela é possível para analisar a evolução da doença e possível prognóstico.
Avaliação dos sintomas (Interrogatórios breves, objetivos e práticos. Evitar escalas longas)	Aplicação diária da escala de avaliação de sintomas de Edmonton – *ESAS*. Avalia sintomas objetivos e subjetivos. Registro livre do motivo da consulta ou internação.
Exame físico, exames complementares e avaliações de especialistas. (Somente o mínimo necessário)	Solicitar exames e avaliações somente com o objetivo de por meio dessas encontrar um mecanismo para promover o alívio dos sintomas ou o controle de uma situação reversível.
Decisões terapêuticas	Anotações sobre medicamentos e dosagens; início ou suspensão de medidas; solicitações de exames e avaliações; necessidades de intervenções psíquicas e sociais; intervenções realizadas ou solicitadas com a família; necessidades espirituais e efeito esperado das ações.
Impressão e prognóstico (Estado atual do paciente)	Expectativa do tratamento e impressão prognóstica devem ser avaliadas no início e ao ser modificada no percurso da doença. Prognóstico estabelecidos com prazos de horas a dias, dias a semanas, semanas a meses (até 6 meses) e de meses a anos (expectativa de vida acima de seis meses).
Plano de cuidados (Deve ser elaborado de modo simples e claro para que possa ser aplicado por outras equipes)	Em cada consulta, visita ou internação deve-se elaborar um plano de cuidados ao paciente e família. Ter conhecimento das necessidades do paciente e da evolução da doença e se possível prevenir complicações. O plano deve ser claro para que possa ser continuado pela rede assistencial, (emergência e hospitais gerais) onde o paciente possa ser atendido por outras equipes.

urgência com exame clínico especializado, imagem (ressonância magnética – preferencial – ou tomografia computadorizada) e tratados com cirurgia ou radioterapia, segundo a indicação clínica. Pode ser considerada a radioterapia em única fração nos casos não passíveis de intervenção cirúrgica.
• **Risco de fratura patológica ou fratura patológica:** dor severa em quadril ou em membros inferiores quando em posição supina ou ao caminhar são sintomas sugestivos de risco de fratura. O paciente deve ser avaliado por especialista, realizar exames de imagem e, se não for possível a correção ou estabilização cirúrgica do quadro, ser encaminhado para radioterapia (considerar fração única de radioterapia nestes casos).
• **Obstruções do trato gastrointestinal:** superior, inferior ou das vias biliares: dor abdominal, distensão e vômitos são sinais frequentes de obstrução do trato superior; a distensão abdominal acompanhada da parada de eliminação de gases e fezes são sinais de obstrução do trato inferior e a icterícia de início abrupto, associada a escurecimento da urina ± febre pode ser sinal de obstrução de vias biliares. Esses

processos obstrutivos devem ser investigados com exame clínico, exames laboratoriais e exames de imagem, para a definição da conduta a ser tomada.
- **Náuseas e vômitos:** frequentes em pacientes em tratamento e na maioria das vezes controlados com sintomáticos. Quadros mais intensos devem ser investigados e tratados segundo a etiologia.
- **Insuficiência renal aguda**.
- **Dispneia severa**.
- **Trombose venosa e embolia pulmonar:** edema de membros de instalação súbita, geralmente assimétrica, acompanhado de dor são sinais e sintomas de trombose venosa profunda. A embolia pulmonar geralmente se apresenta com dispneia de início súbito, de intensidade variável. Devem ser investigados, diagnosticados e tratados com anticoagulantes.
- **Anemia severa (< 7 g/dL):** pode ser secundária a sangramento (hemoptise, hematêmese, sangramento retal, ou outros) ou em decorrência do tratamento. Deve ser investigada a etiologia e tratada, especialmente se sintomática.
- **Derrame pleural sintomático, tamponamento cardíaco, ascite tensa**.
- **Síndrome de compressão da veia cava superior:** edema progressivo de face e membros superiores, ingurgitamento das veias nesse território e em conjuntiva, **são sinais** iniciais da síndrome, que deve ser investigada rapidamente para definição da etiologia e tratamento.
- **Metástases cerebrais, particularmente se complicadas por convulsões, déficits neurológicos focais ou prejuízo cognitivo:** convulsões, cefaleia persistente que pode ser acompanhada de confusão mental, déficits neurológicos devem ser sinais de alerta para potenciais metástases cerebrais, cujo tratamento envolve corticosteroides, anticonvulsivantes, cirurgia, radioterapia, dependendo do caso.
- ***Delirium:*** especialmente de início recente, a etiologia deve ser investigada e instituídas as medidas de suporte.
- **Estresse emocional severo com ideação suicida:** pacientes com diagnóstico de câncer são frequentemente acometidos de estresse emocional severo, deve ser dada a atenção necessária para esses sintomas e provido suporte psicológico, social e medicamentoso sempre que necessário.
- **Dor:** a dor de forte intensidade (escore 7 a 10 na escala visual analógica) deve ter a sua etiologia prontamente diagnosticada e tratada. Abaixo descrevemos potenciais causas e abordagens para o tratamento da dor.

- **Outros sintomas refratários a medidas de suporte usuais**.

Quadros de moderada intensidade como dor com intensidade moderada (escore 4 a 6), dor em costas ou pescoço com necessidade de resgate analgésico frequente, vômitos pós prandiais sem outros comemorativos, anemia moderada (Hb = 7 a 8 g/dL) assintomática, depressão ou ansiedade e metástases cerebrais assintomáticas podem ser investigados e tratados ambulatorialmente.

Claro está também que quadro mais leves também devem ser investigados e tratados, com o objetivo de propiciar a melhor qualidade de vida para os pacientes com câncer.

Dor oncológica

O controle dos sintomas em cuidados paliativos é uma das grandes prioridades para promover o conforto e alívio, mas também se apresenta como um grande desafio visto a complexidade para encontrar e classificar a causa desses. Dentre os sintomas frequentemente associados ao câncer, a dor é um dos mais prevalentes e, pelo impacto na qualidade de vida, ocupa um papel central na atenção ao paciente com câncer e deve ser controlada. Pode ser decorrente de causas distintas, com mecanismos fisiopatológicos diversos, que devem ser tratados de maneira específica. Por isso a avaliação deve ser minuciosa e atenta a todos os detalhes para melhor diagnóstico e tratamento. Podemos verificar na Tabela 27.3 as causas de dor e na Tabela 27.4 os tipos de dor em pacientes com câncer e na Tabela 27.5 a classificação da dor segundo sua intensidade.

Tabela 27.3 • Causas de dor no paciente com câncer

Relacionadas ao tumor
Infiltração direta
Metástases à distância
Obstrução de víscera oca
Distensão da cápsula de órgão sólido
Síndromes para neoplásicas
Relacionadas ao tratamento do câncer
Pós-operatório
Pós-quimioterapia/hormonioterapia/inibidores de TK/imunoterapia
Pós-irradiação
Não relacionada ao câncer ou ao seu tratamento
Osteoartrite, úlcera péptica, etc.
Relacionada a doença cônica
Obstipação, trombose venosa profunda, úlceras de decúbito

Fonte: adaptada de Seeber et al, 1992; 2003 by Ministry of Health, Singapore

Tabela 27.4 ● Tipos de dor em pacientes com câncer

Tipo	Mecanismo Neural			Exemplo
Nociceptiva	Visceral		Estimulação dos receptores de dor em terminações nervosas normais	Estiramento de cápsula hepática
	Somática			Metástases ósseas
Neuropática	Compressão de nervos		Estimulação do *nervi nervorum*	Dor ciática por compressão de raiz nervosa em L4, L5 ou S1
	Lesão de nervos	Periférica	Redução de limiar de dor de nervos sensitivos (deaferentação)	Infiltração ou destruição do plexo braquial pelo tumor
		Central	Lesão do SNC	Compressão cordão espinhal pelo tumor
		Mista	Lesão central e periférica	Sensibilização central devido a dor neuropática periférica mantida
	Mantida pelo sistema simpático		Disfunção do sistema simpático	Dor regional crônica após fratura ou trauma

Tabela 27.5 ● Intensidade da dor

Intensidade da dor (escore)	Classificação
0	Sem dor
1 a 3	Leve
4 a 6	Moderada
7 a 10	Severa

A estratégia científica para manejo dos sintomas em Cuidados Paliativos, segundo Twycross (2003), é o "EEMMA" – *Evaluation, Explanation, Management, Monitoring* e *Attention to detail*, ou seja, avaliação, explicação, manejo, monitoramento e atenção para os detalhes. Segundo essa estratégia, a avaliação dos sintomas e a explicação ao paciente devem ser apresentadas antes do tratamento. O manejo deve ser individualizado, e o monitoramento deve ser de forma contínua, reavaliando sempre o impacto do tratamento e deve-se sempre voltar a atenção aos detalhes, sem suposições injustificadas (Twycross, 2003).

Para avaliação clínica da intensidade da dor, pode-se utilizar de escalas, exames físicos e exames complementares para diagnóstico preciso e objetivo da dor. Na Figura 27.2 podemos visualizar algumas possibilidades de avaliações.

Para tratamento da dor devem ser utilizados analgésicos não opioides e opioides, associados ou não entre si ou a outros fármacos (adjuvantes). Na Figura 27.3 temos a escala analgésica proposta pela OMS (1986).

Nas Tabelas 27.6 e 27.7, pode-se visualizar os tipos de fármacos, analgésicos opioides e não opioides e medicamentos adjuvantes utilizados para o controle da dor.

Embora os fármacos opioides sejam muito úteis e eficazes, eles podem apresentar complicações e efeitos adversos, tais como tolerância (redução do efeito analgésico), dependência física e vício pelo fármaco, sedação, constipação, náuseas e vômitos, prurido, disfunção urinária, depressão respiratória, alterações cardiovasculares, alterações imunológicas, alterações hormonais, hiperalgesia, distúrbio do sono e alteração na performance motora. A atenção à intensidade da dor, interação medicamentosa, condições clínicas do paciente e a antecipação de eventos adversos comuns (como constipação) é necessária para a utilização segura desses fármacos.

Os fármacos adjuvantes (Figura 27.4) são prescritos para obter melhora no controle álgico, particularmente na dor neuropática, possibilitando analgesia mais eficiente. Também podem ser utilizadas estratégias não medicamentosas para o controle da dor, como a radioterapia, radioisótopos, acupuntura, estimulação neuronal, dentre outras.

O paciente em cuidados paliativos pode vir a apresentar outros sintomas como dispneia, tosse, hipersecreção de vias aéreas, náuseas, vômitos, obstipação, diarreia, delirium, ansiedade, depressão, fadiga, sudorese e prurido.

Além da dor, as demais síndromes clínicas também deve ser avaliadas e ter o manejo adequado. Dentre as síndromes podemos citar: hemorragia, caquexia, anorexia,

Cuidados Paliativos

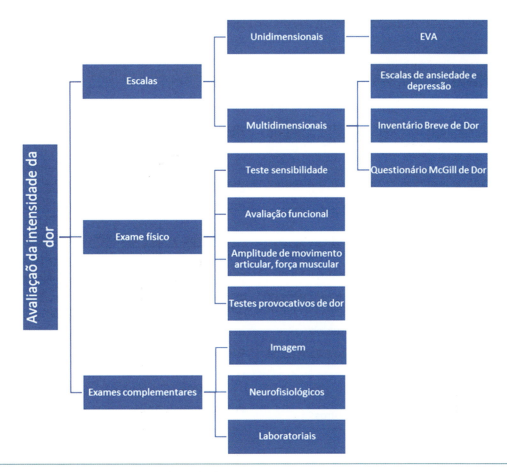

Figura 27.2 • Ferramentas para avaliação clínica da dor.

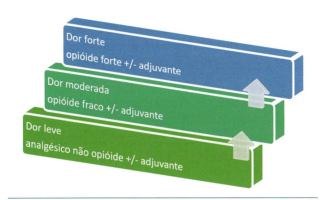

Figura 27.3 • Escala de intensidade da dor *versus* tipo de analgésico recomendado.

Tabela 27.6 • Analgésicos opioides

Opioides disponíveis	
Fracos	
Tramadol	Codeína
Fracos ou fortes (dependendo da dose)	
Morfina	Metadona	Oxicodona	Buprenorfina
Fortes	
Hidromorfona	Frentanil transdérmico

Tabela 27.7 • Exemplos de analgésicos não opioides

Tipo	Classe	Exemplos
Não opioides	Paracetamol	Paracetamol
	Anti-inflamatórios não esteroidais	Ibuprofeno, AAS Dipirona
	Analgésicos	

obstrução urinária e intestinal maligna, síndrome da veia cava superior e de compressão medular.

A dor pode ser classificada de várias maneiras, de acordo com a fisiopatologia ou tempo de duração. Na Tabela 27.8 estão descritas de acordo com o tempo de acometimento e fisiopatologia.

CUIDADOS AO PACIENTE E À FAMÍLIA

Os cuidados paliativos podem ser oferecidos em 4 modalidades: Cuidados hospitalares, ambulatoriais, domiciliares e *hospice*. Os cuidados paliativos oferecidos em ambiente hospitalar podem ser realizados de 3 maneiras: por

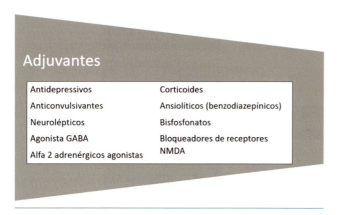

Figura 27.4 ● Fármacos adjuvantes.

Tabela 27.8 ● Síndromes dolorosas em pacientes com câncer

Aguda	De curta duração, geralmente associada ao tratamento ou mudanças na doença
Crônica	Dor persistente, secundária ao tratamento ou à doença
Neuropática	Aguda, em queimação, formigamento, geralmente associada a outros sintomas na área afetada
Nociceptiva	Somática: surda, fácil localização (por exemplo dor óssea), Visceral: localização mais difícil, pode ser referida
Irruptiva	Exacerbações de instalação rápida e curta duração
Incidental	Exacerbação relacionada a atividade específica

Fonte: Portency et al, 2005; Portency RK 2001; American Medical Association 2003.

uma equipe especializada que trabalha em um ambiente exclusivo (Unidade de cuidados paliativos), por uma equipe consultora/volante ou por uma equipe itinerante que vai ao local que o paciente se encontra internado. A equipe consultora apenas oferece suporte, mas não coordena os cuidados, diferentemente da equipe volante, que pode assumir e coordenar os cuidados se necessário.

Independente da modalidade, as equipes de cuidados paliativos devem reconhecer e aliviar a dor e outros sintomas, o sofrimento psicossocial (inclusive da família) e o sofrimento espiritual/existencial. Devem também estabelecer uma comunicação sensível e empática entre a equipe de profissionais, pacientes e familiares/cuidadores. É necessário haver o respeito à verdade e honestidade nas relações com os pacientes, familiares/cuidadores e membros da equipe multiprofissional. A atuação da equipe, sempre que possível, deve ser de forma interdisciplinar.

Os cuidados paliativos realizados no domicílio (internação domiciliar) vêm a ser a forma mais confortável, segura e leve para o paciente. Receber os cuidados em casa, pode tornar o tratamento mais confortável e acolhedor devido ao ambiente próprio do paciente, favorecendo uma maior tranquilidade e autonomia ao paciente e familiares/cuidador.

Além disso o ambiente por não ser hospitalar é mais seguro ao paciente visto que é removido alguns riscos como o de infecções hospitalares, além de estar longe do ambiente carregado por aparelhos, sons e ruídos do ambiente hospitalar que poderiam ser outras fontes estressoras que podem ser evitadas no ambiente domiciliar.

A presença da equipe e cuidados paliativos domiciliares traz muitos benefícios aos pacientes e familiares, lembrando que os familiares e/ou cuidadores também necessitam de suporte de cuidados devido ao desgaste físico e emocional por tempo prolongado, principalmente nos que estão cuidando de pacientes em situação de terminalidade.

Em geral, nos últimos meses de vida o paciente/familiares/cuidadores recebem os cuidados paliativos em ambiente hospital. Nas últimas semanas ou dias esse cuidado é transferido ao ambiente hospitalar ou para o domicilio, conforme necessidade/possibilidade ou desejo do paciente/familiar.

Nos últimos momentos de vida pode ser realizada a sedação paliativa consentida pelo próprio paciente ou no caso da impossibilidade desse, pelo consentimento de familiares. Com a sedação paliativa é possível obter o alivio de sintomas refratários, reduzindo todos os tipos de sofrimento, seja ele de natureza física ou não.

SOCIEDADE E TERMINALIDADE

Aceitar a terminalidade como um processo natural e esperado, podemos impedir ou minimizar a ocorrência da obstinação terapêutica e o desejo de manter a vida biológica a qualquer custo, mesmo que para isso possa aumentar o sofrimento do enfermo, da família e da equipe de tratamento. Para impedir a obstinação terapêutica (utilização de terapias inúteis que apresentam poucos benefícios e muitos efeitos nocivos, os quais são piores do que a própria doença incurável), profissionais especializados em cuidados paliativos devem assegurar que o paciente possa chegar em sua finitude dignamente, amparado em todos os seus sofrimentos. O tratamento em cuidados paliativos deve ser útil e não fútil. Deve promover o máximo alívio e conforto.

Com a instituição dos cuidados paliativos e a implantação desses serviços em diversos estabelecimentos (hospitais, ambulatórios, *hospices*), os profissionais que atuam em cuidados paliativos tendem a ressignificar a morte, visto que em nossa sociedade ela (a morte) ainda é um tabu a ser vencido.

> *"A bioética traz reflexões importantes sobre os valores e a questão da morte como fenômeno significativo no final da existência. A autonomia é um valor, a possibilidade de escolha deve ser mantida até onde ela for possível, com os conflitos que possam surgir, envolvendo a aproximação da morte e a busca da dignidade. Devem ser preservados o sentido da vida, da existência, a história e o seu lugar no mundo, a qualidade de vida e no processo de morrer, último ato humano.*
>
> (Cuidado Paliativo, 2008.p. 554)

A percepção da morte na sociedade é individual e cultural. Para uns a morte significa a permanência, eternidade enquanto que para outros a morte traz uma percepção de finitude, término e ausência. A sociedade contemporânea ainda tende a não falar sobre a morte. Esse assunto é evitado, como que se a morte não existisse. O desejo é que ela nunca ocorra e alcancemos a imortalidade.

Para ocultar a realidade da morte, o ser humano utiliza-se de mecanismos de defesa tais como a negação, a repressão, a intelectualização e o deslocamento. Esse tipo de comportamento é reflexo da influência sociocultural em que o indivíduo está inserido.

O trabalho da equipe de cuidados paliativos visa garantir, além de uma melhor qualidade de vida, uma boa morte.

Ter uma boa morte significa ter consciência da proximidade da morte e até lá exercer a autonomia nas decisões, como escolher o local da morte e manter os direitos, dignidade e privacidade preservados. Significa também receber cuidados especializados para alívio de sintomas e ter acesso a toda informação e esclarecimento de sua condição. É receber suporte emocional, social e espiritual; ter pessoas queridas por perto e poder se despedir dessas e não ter a vida prolongada indefinidamente.

DISTANÁSIA E ORTOTANÁSIA

A Resolução 1805/2006 do Conselho federal de Medicina (CFM) define a ortotanásia como um procedimento legal. Na ortotanásia, o médico (autor) não pratica uma conduta de ação (matar alguém, como é o caso da eutanásia) mas sim uma conduta de omissão (deixa-se alguém morrer – ortotanásia), não sendo caracterizado esse ato como crime. Nesse caso de omissão, somente é caracterizado ilegal (crime) se o médico tem a possibilidade e dever de evitar a morte do doente.

O novo Código de Ética Médica do CFM já incorporou como norma a obrigação de todo médico oferecer todos os Cuidados Paliativos aos pacientes portadores de enfermidades terminais e veda ao profissional a prática da obstinação terapêutica (distanásia), uma vez que a distanásia é uma ação/procedimento/intervenção médica que não traz benefício ao doente terminal e prolonga, forçadamente, a vida deste de forma fútil, inútil e sofrida.

Há 4 paradigmas aos quais a distanásia está ligada: paradigma científico-tecnológico, paradigma comercial-empresarial, paradigma da benignidade humanitária e solidária e o paradigma biopsicossocial. Ela possui uma ligação especialmente com os 2 primeiros.

Na questão da referência científica-tecnológica, temos o risco da substituição do profissional médico mais humano por um profissional mais operador de máquinas. Embora o avanço científico tecnológico propicie muitos ganhos e benefícios no cuidar, o seu uso indiscriminado pode ser tão prejudicial ao ser humano como benéfico. O toque das mãos vem sendo substituído pelas garras de metais dos aparelhos. Dessa forma o cuidar vem perdendo sua magia por uma frieza adquirida pela tecnologia. Neste paradigma o médico é "tecnotrônico".

Em relação ao paradigma comercial-empresarial, existe o risco de tratamentos serem realizados com finalidade principalmente lucrativa. O olhar é voltado para a geração de lucros que o paciente pode dar aos profissionais e às empresas hospitalares. O doente ficaria em segundo plano e a vida humana "ganha um preço" e, neste paradigma, o médico passa a ser "empresário". Como agravante, o paciente com mais poder aquisitivo e com melhores planos de saúde passa a usufruir de cuidados e privilégios não oferecidos aos demais e os pacientes sem recursos correm o risco de mistanásia (morte miserável, fora e antes da hora).

No paradigma da benignidade humana e solidária, o olhar é voltado no ser humano. Os objetivos não são a tecnologia ou os lucros. Neste modelo a mistanásia é rejeitada, a eutanásia e a distanásia são questionadas e a ortotanásia é valorizada. A ortotanásia é a morte digna e humanizada, na hora certa, sem prolongar ou acelerar. É respeitar o momento da morte com ternura e dignidade. Neste paradigma o médico é "humano".

No modelo biopsicossocial o aspecto mais eminente é a rejeição do reducionismo, embasado na ciência, na biomedicina e na doença. Neste modelo, não se deve focar somente na fisiologia e biologia das doenças visto que elas podem ser de outras naturezas como as psicológicas e sociais.

Os cuidados paliativos devem ser oferecidos de maneira integrada (Figuras 27.7 e 27.8), de maneira a proporcionar conforto físico e espiritual em todas as fases da doença, tanto para os pacientes quanto para os familiares e núcleo que o cerca.

ASSISTÊNCIA NO FIM DA VIDA

Os cuidados nos últimos momentos de vida devem ser direcionados ao paciente e aos familiares, respeitando seus últimos desejos (morte em casa ou no hospital) (Figura 27.5).

Deve ser oferecido cuidados espirituais e tecnológicos humanizados, tratando os pacientes de forma assertiva para propiciar a este um momento de carinho e cuidado.

A fase final de vida (últimas 42 horas) tem sinais e sintomas característicos, que marcam o declínio brusco da vitalidade e início incipiente do processo de morrer de modo irreversível.

Nesta fase final o paciente pode vir a apresentar anorexia e nenhuma ingestão de líquidos, imobilidade, alteração cognitiva, sonolência e/ou delirium, abalos musculares involuntários, dor, dispneia, colapso periférico (palidez, extremidades frias e cianóticas), falências funcionais e o ronco final (respiração ruidosa e secretiva).

Foi demonstrado em estudos que pelas perspectivas dos pacientes, a qualidade de vida é ter sua dor e outros sintomas sob controle; ter sofrimentos aliviados e/ou prevenidos; não ser submetido a um prolongamento desnecessário do morrer; manter autonomia e fortalecer o relacionamento com seus entes queridos.

"É esta a sabedoria dos Cuidados Paliativos: saber cuidar e aliviar o sofrimento sem abreviar a vida, tornar vivos todos os momentos que restam ao doente, tenha ele um prognóstico de anos, meses, semanas, dias ou horas. Ter o dom da comunicação verdadeira, do respeito absoluto à autonomia, da comunicação capaz de fazer entender toda a evolução da doença. Prevenir complicações estressantes, orientar os familiares e oferecer-lhes suporte adequado através de uma equipe multiprofissional. Manter o paciente livre de dor durante todo o curso de sua doença, assim como de todos os outros sintomas. Entender e oferecer assistência adequada ao luto da família, durante o período necessário, prevenindo o luto complicado e suas implicações"

(Maciel, 2006, p. 49)

A promoção da qualidade de vida do paciente em sua terminalidade é o objetivo dos profissionais que atuam nos cuidados paliativos. Garantir que a sobrevida seja a melhor possível: dar mais vida aos dias mesmo que não seja possível dar mais dias à vida. Viver os últimos momentos de forma confortável e plena para assim morrer com dignidade e serenidade é qualidade de vida. Qualidade de vida e de morte!

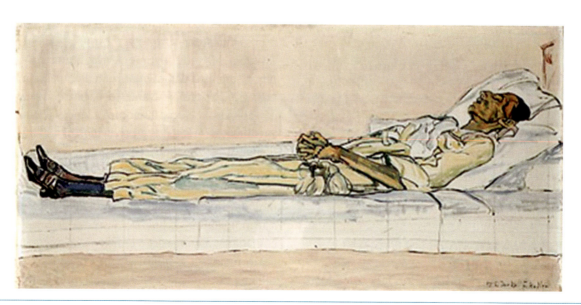

Figura 27.5 ● "Valentine Godé-Darel on her Deathbed" – Ferdinand Hodler (1915).

A filosofia dos cuidados paliativos deveria se basear essencialmente em 4 verbos: servir, amar, cuidar e espiritualizar." (Franklin, 2008, p. 425) (Figura 27.6).

> "Cuidados Paliativos é o cuidado baseado na ciência, amparado na ética, fortalecido na interdisciplinariedade e vinculado indissoluvelmente com a caridade!"

O Diagrama possui 3 esferas sobrepostas que estão divididas em 4 quadrantes. Cada quadrante corresponde a uma dimensão do sofrimento humano: aspectos sociais, aspectos psicológicos, aspectos físicos e aspectos religiosos espirituais. Essa divisão em dimensões (aspectos da vida do ser humano), corresponde ao conceito de dor total, proposto por Cicely Saunders em 1967.

As esferas correspondem às características do paciente (esfera central), ao sofrimento atual ou futuro do paciente (esfera do meio) e às atitudes ativas ou passivas a serem tomadas para alívio dos sofrimentos (esfera de fora).

Na parte externa dos quadrantes são propostos os objetivos para alcançar o alívio em cada aspecto do sofrimento. O Diagrama é uma ferramenta para visualização, interação e raciocínio que visa auxiliar a equipe interdisciplinar na tomada de atitude.

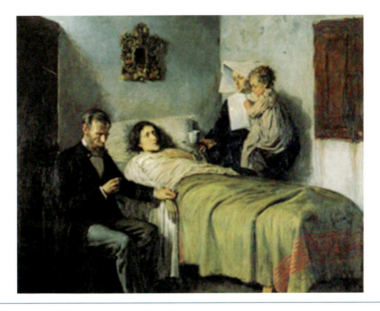

Figura 27.6 ● Pintura "Ciência e Caridade" de Pablo Picasso (1897).

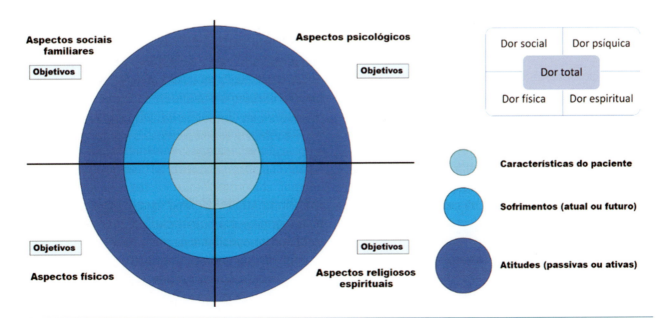

Figura 27.7 ● Diagrama de abordagem multidimensional (DAM) do Ambulatório de Cuidado Paliativo Geriátrico do HCFMUSP.

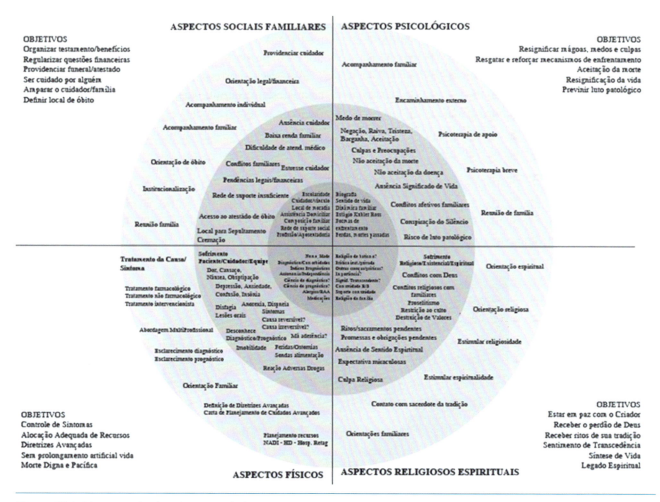

Figura 27.8 Diagrama de abordagem multidimensional (DAM) do Ambulatório de Cuidado Paliativo Geriátrico HCFMUSP.

GLOSSÁRIO

AAS: ácido acetilsalicílico

Abalos musculares: episódio em que os músculos se contraem de forma involuntária, brusca e com curta duração.

Analgesia: promover o alívio da dor.

Anamnese: é uma entrevista que o profissional da saúde realiza com o paciente para coletar dados sobre a história da sua doença para elaboração do diagnóstico, objetivo e conduta do tratamento.

Ascite tensa: acúmulo intenso de líquido na região abdominal.

Avaliação funcional: avaliação que investiga a funcionalidade dos órgãos ou sistemas.

Caquexia: é uma condição que leva o doente à perda de peso severa com perda de massa muscular, força muscular e de apetite.

Compressão medular: estreitamento do canal vertebral que leva ao apertamento da medula óssea.

Constipação: dificuldade em evacuar, instestino preso.

Controle álgico: controle da dor.

Cuidados holísticos: cuidados com visão global do paciente, contemplando todas as suas dimensões: física, espiritual, psíquica e social

Deaferentação: dor que acontece quando há uma lesão parcial no nervo.

Delirium: grave perturbação mental, dificuldade de raciocínio e redução da consciência.

Diagrama: representação gráfica, esquema.

Dispnéia: falta de ar.

Distanásia: prática que se prolonga o processo de morte de um doente com doença incurável, com procedimentos artificiais e que podem prolongar o sofrimento do doente.

Distensão abdominal: estufamento no abdomem.

Cuidados Paliativos

Dor incidental: dor que surge de forma esperada após um estímulo.

Dor irruptiva: dor que surge de forma espontânea, sem conhecimento da origem, sem relação com a cessação de analgésico ou com função ou movimento corporal.

Dor radicular: dor que surge na coluna lombar e se prolonga para os membros inferiores.

Dor somática: dor que tem origem nos músculos, tendões e articulações.

Dor surda: dor de forma contínua, sem local definido e não intensa

Dor visceral: dor que tem origem nas vísceras.

Equipe volante: equipe de profissionais que se desloca para prestar o serviço.

Etiologia: é o estudo das causas.

Eutanásia: ato intencional de causar a morte de forma indolor em alguém com doença incurável, apresentando sofrimento intenso e sem perspetiva de melhora.

Extremidades cianóticas: dedos das mãos ou pés arroxeados.

Fármaco adjuvante: aquele que complementa a ação do fármaco principal.

Fase terminal: fase em que não há mais possibilidade de cura e a possibilidade de morte se aproxima de forma inevitável e previsivel.

Fração única de radioterapia: tratamento de radioterapia com dose total ministrada em uma única vez.

Fratura patológica: fratura causada por esforços leves ou de forma espotânea, decorrente de enfraquecimento do osso por alguma doença.

GABA: àcido gama-aminobutírico

Hemoptise: tosse com sangue.

Hematêmese: vômito com sangue.

Hiperalgesia: é a sensibilidade exagerada à dor.

Hospice: hospedaria/clínica para doentes terminais que trabalha com a filosofia dos cuidados paliativos.

Ideação suicida: ato de pensar ou planejar suicídio.

Imunoterapia: terapia que utiliza o próprio sistema de defesa do paciente para tratar a doença.

Incipiente: algo que está no início.

Inibidores de TK: medicamento que inibe à ação da tirosina-quinase

Início abrupto: início de forma repentina, inesperado.

L4: Quarta vertebra da coluna lombar

L5: Quinta vertebra da coluna lombar

Limiar de dor: Limite mínimo de reconhecimento de dor pelo organismo.

Manejo de sintomas: tratamento para amenizar os sintomas.

Metastases: é a disseminação do tumor malígno, formando um outro tumor mas sem continuidade com o de origem.

Mistanásia: prática que acelera o processo de morte de um doente, causando uma morte antecipada e que poderia ter sido evitada.

Não opioide: fármaco que atua nos receptores periféricos produzindo analgesia.

Nervi nervorum: inervação intrínseca das bainhas nervosas.

Obstinação terapeutica: ato de insistir em prolongar a vida biológica de uma pessoa com doença incurável, com procedimentos artificiais e que possa levar ou prolongar o sofrimento humano.

Obstipação: prisão de ventre, constipação.

Opioide: fármaco que atua nos receptores opioides neuronais produzindo analgesia.

Ortotanásia: processo de não adiantar a morte e de não prolongar a vida de modo indiscriminado. Processo de morte natural, sem recursos artificiais para manter a vida de doentes incuráveis.

Paliação: ato de paliar, cuidar.

Paresia: diminuição do movimento com perda de força muscular

Plegia: paralização do movimento.

Parestesias: sensação de formigamento ou dormência.

Posição supina: posição em que a pessoa deita com as costas apoiada e barriga virada para cima.

Pós-prandiais: refere-se ao período que vem após as refeições.

Prognóstico: é a previsão do desenvolvimento da doença.

Prurido: coceira.

Radioisótopo: atomos de elementos radioativos.

Receptores NMDA: Receptores do aminoáciodo N-metil D-Aspartato.

Resgate analgésico: administração de outro analgésico associado no caso de não haver analgesia com o analgésico de escolha.

S1: Primeira vertebra do sacro.

Sintomas refratários: sintomas residuais que permanecem após o tratamento.

Tamponamento cardíaco: acúmulo de sangue no pericárdio que pode prejudicar o enchimento cardíaco.

Terminalidade: estado grave e irreversível, com morte próxima.

Úlcera péptica: úlcera no estômago

Úlceras de decúbito: feridas que aparecem por permanecer imóvel na posição deitado.

Dor nociceptiva: dor causada por um estímulo nocivo em um receptor doloroso (nociceptor), geralmente está associada a lesões teciduais, ósseas, musculares e ligamentares.

Veias em conjuntivas: vasos sanguíneos do olho.

LEITURAS RECOMENDADAS

https://www.jpsmjournal.com/article/S0885-3924(20)30247-5/fulltext?rss=yes

Felicia Marie Knaul, Paul E Farmer, Eric L Krakauer, Liliana De Lima, Afsan Bhadelia, Xiaoxiao Jiang Kwete, Héctor Arreola-Ornelas, Octavio Gómez-Dantés, Natalia M Rodriguez, George A O Alleyne, Stephen R Connor, David J Hunter, Diederik Lohman, Lukas Radbruch, María del Rocío Sáenz Madrigal, Rifat Atun, Kathleen M Foley, Julio Frenk, Dean T Jamison, M R Rajagopal. Alleviating the access abyss in palliative care and pain relief—an imperative of universal health coverage: The Lancet Commission report. The lancet commissions. Volume 391, ISSUE 10128, P1391-1454, april 07, 2018. Published Online October 12, 2017, disponível em http://dx.doi.org/10.1016/S0140-6736(17)32513-8.

Portaria SAES/MS nº 1399, de 17 de dezembro de 2019 https://portalarquivos2.saude.gov.br/images/pdf/2019/dezembro/19/portaria-n-1399-de-17-12-2019-oncologia.pdf

Palliative Care in the Global Setting: ASCO Resource-Stratified Practice Guideline

Hibah Osman, Sudip Shrestha, Sarah Temin, Zipporah V. Ali, Rumalie A. Corvera, Henry D. Ddungu, Liliana De Lima, Maria Del Pilar Estevez-Diz, Frank D. Ferris, Nahla Gafer, Harmala K. Gupta, Susan Horton, Graciela Jacob, Ruinuo Jia, Frank L. Lu, Daniela Mosoiu, Christina Puchalski, Carole Seigel, Olaitan Soyannwo, and James F. Cleary

Journal of Global Oncology 2018:4, 1-24.

Palliative care prioritisation during the covid-19 crisis. https://www.esmo.org/guidelines/supportive-and-palliative-care/palliative-care-in-the-covid-19-era, acessado em 09/11/2020.

REFERÊNCIAS BIBLIOGRÁFICAS

Twycross, R. Introducing Palliative Care. 4º ed. Radcliff Med Press, 2003.

Maciel MGS. A terminalidade da vida e os cuidados paliativos no Brasil: Considerações e perspectivas. Prática Hospitalar, São Paulo, ano VIII, nº 47, p. 46-49, set/out., 2006.

Franklin SS. Cuidados Paliativos: Discutindo a Vida, a Morte e o Morrer. São Paulo: Editora Atheneu. 2009.

Coordenação Institucional de Reinaldo Ayer de Oliveira. Cuidado Paliativo. São Paulo:

Conselho Regional de Medicina do Estado de São Paulo, 2008. 689 p.

Academia Nacional de Cuidados Paliativos. Manual de Cuidados Paliativos. Rio de Janeiro: Diagraphic, 2009. 320p.

Jorge CA, de Paula GL. Cuidados Paliativos: assistência humanizada a pacientes com câncer em estágio terminal. Estação Científica – Juiz de Fora, nº 11, janeiro – junho/2014.mc

Vicensi MC, et al., Enfermagem em cuidados paliativos. Florianópolis: Conselho Regional de Enfermagem de Santa Catarina: Letra Editorial, 2016. 60p.

Palliative care prioritisation during the covid-19 crisis. https://www.esmo.org/guidelines/supportive-and-palliative-care/palliative-care-in-the-covid-19-era, acessado em 09/11/2020.

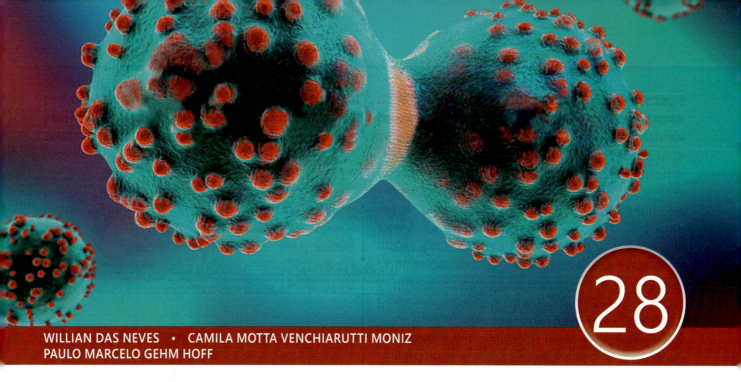

WILLIAN DAS NEVES • CAMILA MOTTA VENCHIARUTTI MONIZ
PAULO MARCELO GEHM HOFF

Prevenção Primária e Secundária

INTRODUÇÃO

O câncer é uma doença multifatorial, ocasionada a partir da interação de fatores genéticos e ambientais. É a segunda causa de morte no mundo e umas das barreiras mais importantes para o aumento da expectativa de vida na população global. Estima-se que de entre 30 e 50% de todos os casos de câncer podem ser prevenidos com o controle de fatores de risco, associado a estratégias de detecção e tratamento precoce de lesões pré-malignas.

A carcinogênese é um processo complexo e ainda não são conhecidos todos os agentes etiológicos relacionados ao desenvolvimento e à progressão do câncer. Alguns fatores já foram identificados como de risco, ou seja, são capazes de favorecer o desenvolvimento de tumores malignos, enquanto outros, já estão estabelecidos como protetores.

Os fatores de risco podem ser modificáveis, como por exemplo à exposição ao tabaco, ou não modificáveis como idade e hereditariedade. Neste capítulo abordaremos os principais fatores de risco e de proteção para o desenvolvimento de tumores malignos, assim como as estratégias de prevenção primária e secundária consideradas mais relevantes na prática clínica.

PREVENÇÃO PRIMÁRIA

A prevenção primária diz respeito a um conjunto de intervenções que podem reduzir o risco de câncer e possui estreita relação com estilo de vida.

O controle dos principais fatores de risco modificáveis, incluindo o tabagismo, álcool, obesidade e sedentarismo, pode evitar cerca de 25% das neoplasias. Desta forma, o estudo e a compreensão das estratégias para prevenção primária permite aos indivíduos optar por hábitos de vida mais saudáveis.

Fatores de risco modificáveis

Tabaco

O tabaco é atualmente o maior fator de risco evitável para o desenvolvimento do câncer, estima-se que a cada ano mais de 6 milhões de pessoas morrem por câncer ou outras doenças em decorrência da exposição ao tabaco. O cigarro libera mais de 7000 substâncias químicas, sendo 250 perigosas e 50 sabidamente carcinogênicas. Segundo o Instituto Nacional de Câncer (INCA) 156.217 mil mortes poderiam ser evitadas no Brasil a cada ano com o controle do tabagismo, com uma economia de 0,5% do produto interno bruto do país. O cigarro predispõe a diferentes tipos de câncer, incluindo pulmão, esôfago, laringe, boca, garganta, rim, bexiga, pâncreas, estômago e colo do útero.

As pessoas que não fumam, mas que convivem com fumantes, são consideradas tabagistas passivas e apresentam risco maior para o desenvolvimento do câncer de pulmão, quando comparadas a indivíduos que não têm exposição ao cigarro. O hábito de mascar tabaco ou rapé predispõe ao câncer oral, esofágico e pancreático. Além do cigarro tradicional, o consumo do tabaco aromatizado via Narguilé também está associado ao aumento de risco para o desenvolvimento do câncer. O tabaco possui efeito sinérgico com outros carcinógenos como o álcool, radônio e asbesto.

O Brasil possui programa antitabagismo, desenvolvidos pelo Ministério da Saúde, que têm como objetivo reduzir a morbidade e mortalidade relacionada ao tabaco. O programa atua através de ações educativas, comunicação, atenção à saúde para os fumantes e apoia a adoção e/ou cumprimento de medidas legislativas e econômicas para diminuir o consumo do tabaco. Ações específicas, como a proibição das propagandas de tabaco e as restrições de uso em certos ambientes já são adotadas para o combate ao tabagismo. Segundo o Ministério da Saúde esse programa tem sido efetivo, pois entre 2006 e 2017 o número de fumantes diminuiu de 15,7% para 10,1% (Figura 28.1) e a frequência do consumo de tabaco foi reduzida em 36% nas capitais brasileiras.

Poluição do ar

A poluição do ar é definida como a presença de substâncias que prejudicam a saúde e a qualidade de vida dos seres vivos. Essas substâncias têm origens naturais, industriais, nos transportes terrestres, na queima de biomassa, na agricultura e na produção e utilização de energia.

A poluição do ar representa uma mistura complexa de diferentes substâncias carcinogênicas e mutagênicas; que podem ocasionar dano ao DNA, inflamação sistêmica crônica e estresse oxidativo em diferentes tecidos corporais. A Agência Internacional de Pesquisa sobre Câncer (IARC) classifica a exposição à poluição do ar externo como cancerígena. O risco de câncer pode variar de acordo com o tamanho das partículas presentes no ar, sendo partículas com diâmetro aerodinâmico ≤ 2,5 μm mais perigosas, uma vez que penetram mais profundamente no pulmão e são retidas com maior facilidade. Em estudo de metanálise, foi estimado um risco relativo de 1.40 (IC 95% 1.07-1.83) para adenocarcinoma de pulmão, relacionado à exposição a partículas ≤ 2,5 μm.

Embora existam relatos de relação entre poluição do ar e o risco para o desenvolvimento de tumores (trato gastrointestinal, bexiga, pâncreas, mama, cabeça e pescoço), mais estudos são necessários para estimar o impacto em incidência e mortalidade.

Dieta

Através da alimentação também podemos aumentar ou diminuir o risco do desenvolvimento de câncer. Estima-se que cerca de 30% do total de casos de câncer podem ser prevenidos através da dieta.

Considera-se uma alimentação saudável uma dieta rica em todos os tipos de alimentos vegetais, incluindo grãos integrais e pelo menos cinco porções de frutas e vegetais sem amido (equivalente a 400 g/dia), com pelo menos 30 gramas de fibra.

O consumo de frutas e vegetais protege dos cânceres de boca e faringe, esôfago, estômago, cólon e reto, pâncreas, pulmão, laringe, mama e bexiga. Quando implementado ao longo do tempo, o consumo de 400–600 gramas de variedade de frutas e vegetais por dia pode diminuir

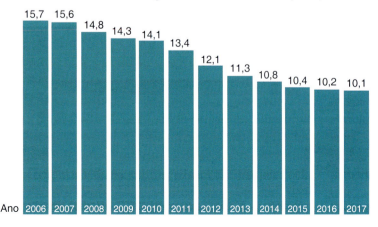

Figura 28.1 • Percentual de fumantes ao ano considerado independente da frequência e duração do hábito de fumar. Fonte: adaptada de Instituto Nacional do Câncer.

a incidência de 20% de câncer. Não existem evidências de que suplementos nutricionais reduzam a incidência de câncer na população geral.

O consumo total de energia também é um fator importante na prevenção de câncer, pois o alto consumo de energia pode levar ao sobrepeso e à obesidade. Desta forma, é recomendado limitar o consumo de carne vermelha e de alimentos processados com alto teor de gordura, amidos e/ou açúcares.

Álcool

O consumo de álcool está relacionado ao desenvolvimento de câncer de boca, faringe, laringe, esôfago, fígado, cólon e reto e de mama. O risco é dose dependente, pacientes com pequeno consumo de álcool apresentam um risco relativo para câncer epidermoide de esôfago de 1.26× em relação aos não etilistas, enquanto para os estilistas pesados este risco é de 4.95×.

O álcool causa um aumento de permeabilidade na mucosa oral, levando a penetração de agentes externos e a produção de espécies reativas de oxigênio. Uma parcela do álcool ingerido é absorvida durante a deglutição e metabolizada em nível tecidual. A enzima álcool-desidrogenase (ADH) converte álcool em acetaldeído e este é transformado em acetato pela enzima aldeído-desidrogenase (ALDH). O acetaldeído é tóxico e ocasiona quebra da dupla fita de DNA, diminuição da capacidade de reparo de DNA e a formação de complexos proteicos que alteram o metabolismo celular.

A maioria dos países implementam medidas de políticas públicas para a diminuição do consumo de álcool. Em 2017, Brand e colaboradores demonstraram, em uma análise comparativa entre 30 países, uma relação inversamente proporcional entre consumo de álcool e políticas públicas de controle, salientando a importância de ações governamentais neste cenário.

No Brasil, foi criada a "Câmara Especial de Políticas Públicas sobre o Álcool" e estabelecida a "lei seca", proibindo e punindo os condutores de veículos automotores com mais de seis decigramas de álcool por litro de sangue. Em 2012 esta lei foi alterada, estabelecendo a tolerância zero ao consumo de álcool para condutores de veículos e reforçando os instrumentos de fiscalização. Como política pública para diminuição do consumo do álcool, a legislação brasileira proíbe o consumo e venda de álcool a menores de 18 anos.

Apesar dos esforços atuais, as políticas públicas nacionais para a diminuição do consumo de álcool precisam ser ampliadas, uma vez que o Ministério da Saúde do Brasil apontou um aumento no consumo abusivo de álcool de 15,6% para 17,9% entre 2016 e 2018.

> O álcool é um fator de risco importante para o desenvolvimento dos tumores de cabeça e pescoço.

Aflatoxinas

A contaminação microbiana de alimentos por fungos pode levar ao acúmulo de aflatoxinas em cereais, temperos, frutas secas, castanhas e amendoins. O consumo desta toxina leva a dano celular hepático e a predisposição ao câncer de fígado.

Compostos N-nitrosos, hidrocarbonetos aromáticos policíclicos e aminas heterocíclicas

Os compostos N-nitrosos e aminas heterocíclicas estão presentes em alimentos malconservados ou tratados com nitrato de sódio, principalmente carnes e peixes. Os compostos N-nitrosos também podem ser formados endogenamente, através de outras fontes dietéticas de nitrato, nitrito e aminas. O cozimento e a defumação da carne podem acarretar a formação de hidrocarbonetos aromáticos policíclicos e de aminas heterocíclicas, que, assim como os compostos N-nitrosos, são sabidamente mutagênicos.

O consumo de alimentos enriquecidos por estes carcinogêneos está associado ao desenvolvimento de câncer de estômago, esôfago, colorretal, cavidade oral e bexiga. A sugestão atual é de limitar o consumo de carne vermelha para um máximo de 3× por semana e evitar o consumo de embutidos e carnes processadas.

Obesidade

Dados históricos mostram que aproximadamente 14% das mortes por câncer entre os homens e 20% entre as mulheres estão relacionadas à obesidade. Com o aumento da prevalência da obesidade, é possível que em alguns anos, o impacto desta comorbidade possa superar o do tabagismo. Entre os tumores relacionados à obesidade e sobrepeso estão o câncer de esôfago, pâncreas, colorretal, endométrio, rim e mama pós menopausa.

Os mecanismos relacionados à fisiopatologia do desenvolvimento tumoral ainda estão sob investigação e incluem o aumento dos níveis circulantes de estradiol, inflamação, hiperinsulinemia, aumento do fator de crescimento semelhante à insulina (IGF) e modulações na via de sinalização de *STMN1* e *PI3K/AKT/mTOR*.

A perda de peso e reversão da condição clínica de obesidade foi capaz de reduzir o risco para câncer de mama e de melhorar o desfecho em pacientes já diagnosticadas com a doença, corroborando a relação causa-efeito deste fator de risco.

É importante salientar que, em alguns casos, a obesidade extrema também pode dificultar o diagnóstico e o tratamento oncológico, por limitações técnicas relacionadas aos aparelhos de imagem e radioterapia.

Sedentarismo

O sedentarismo está relacionado ao gasto energético durante o dia e pode ser definido como o tempo total sentado durante o dia, tendo em vista que atividades realizadas nesta posição exigem pouco gasto de energia. O tempo sedentário está diretamente ligado ao aumento de mortalidade por diferentes doenças, independentemente do nível de atividade física do indivíduo. Na população mundial, 31% das pessoas não atingem níveis mínimos recomendados de atividade física.

A inatividade física está associada à obesidade e ao aumento do risco para o desenvolvimento de câncer de cólon (28% a 44%), câncer de mama (8% a 17%) e câncer de endométrio (28% a 36%).

Atividade física

A Atividade física é caracterizada por todo movimento feito pelo músculo esquelético que leva à dispêndio energético. A prática de 150 minutos por semana de atividades com moderada intensidade (p. ex., caminhada) é encorajada, como forma de prevenção de câncer e de doenças cardiovasculares. Em metanálise de 12 estudos de coortes prospectivas, que incluíram 1.44 milhões de adultos com mediana de idade de 59 anos, os níveis elevados de atividade física no lazer foram associados a diminuição de risco para 13 neoplasias: Esôfago, fígado, pulmão, rim, estômago, endométrio, leucemia mieloide, mieloma, cabeça e pescoço, cólon, reto, bexiga e mama.

Os mecanismos pelos quais a atividade física pode diminuir o risco de câncer estão ligados a modulação hormonal e não hormonal, incluindo influência nos esteroides sexuais, insulina e adipocina. A atividade física diminui a inflamação crônica de baixo grau e o estresse oxidativo, além de melhorar o desempenho do sistema imune. Adicionalmente, a prática regular de atividade física é eficiente no controle de peso, diminuindo a incidência da obesidade que também é fator de risco para o desenvolvimento de câncer.

Infecções

Em 2018, 2.2 milhões de casos de câncer tiveram uma infecção viral como agente etiológico. As principais infecções que predispõe ao câncer são provocadas pelo Helicobacter pylori (H. pylori), Papilomavírus humano (HPV), herpes vírus humano tipo 8 (HSV-8), vírus da imunodeficiência humana (HIV), vírus Epstein-Barr e vírus da Hepatite B e C (Tabela 28.1).

Os vírus são constituídos por DNA ou RNA, rodeados por um revestimento de proteína. Quando infecta a célula hospedeira, o vírus utiliza a maquinaria da célula para se reproduzir. Alguns vírus têm a capacidade de incorporar seu DNA ao DNA da célula afetada e, através da desregulação da modulação gênica habitual da célula hospedeira, levar ao desenvolvimento de tumores. Outros mecanismos associados à infecção viral são a inflamação, injúria tecidual crônica e a modulação negativa da resposta imune do hospedeiro.

Em 2018, o HPV foi responsável por 690 mil casos de câncer, incluindo câncer de colo uterino, orofaringe, boca, laringe, pênis, vagina, vulva e de ânus. O vírus da Hepatite B foi identificado como agente etiológico de 360 mil casos de carcinoma hepatocelular e o da hepatite C em 160 mil casos. É importante salientar que países com baixa renda demonstraram mais que o dobro de casos por 100 mil habitantes quando comparados com países com alta renda. No mesmo período, a infecção por H. pylori foi responsável por 810 mil casos de câncer gástrico.

Nesse contexto, a vacinação e outras medidas protetoras, como o uso de preservativos, são estratégias valiosas para proteção da população. No Brasil, o Sistema Único de Saúde garante o acesso à vacina contra o HPV e hepatite B, assim como a distribuição de preservativos de forma gratuita.

Exposição ocupacional

A exposição a agentes carcinogênicos no ambiente de trabalho pode predispor ao desenvolvimento de tumores malignos, podendo ser a substância única ou uma combinação de produtos (Tabela 28.2). A exposição pode acontecer de diversas maneiras, incluindo a via oral, cutânea e respiratória A literatura estima que o percentual de tumores malignos relacionados à exposição ocupacional está entre 3,5% e 16%. Segundo o Instituto Nacional do Câncer (INCA), estes casos são subdimensionados no Brasil pela falta de estudos específicos nesta área.

Os principais agentes relacionados ao risco ocupacional são radiação solar, radiação ionizante, asbesto, amianto, arsênio, organoclorados e benzeno.

Prevenção Primária e Secundária

Tabela 28.1 • Principais infecções associadas ao câncer

HPV	Câncer colo uterino, vulva, anus, orofaringe, pênis
Helicobacter pylori	Câncer gástrico Linfoma
Vírus da hepatite B e C	Hepatocarcinoma
Vírus Epstein-Barr	Linfoma de Burkitt Linfoma de Hodgkin Câncer de nasofaringe
HSV-8	Sarcoma de Kaposi
Vírus T – linfotrópico humano tipo I (HTLV-I)	Linfoma de Células T
Opisthorchis viverrini	Câncer de vias biliares
Schistosoma haematobium	Câncer de bexiga
HIV	Câncer de canal anal, colo uterino sarcoma de kaposi, linfoma de Hodgkin e linfoma não-Hodgkin

Fonte: adaptada de Instituto Nacional do Câncer.

Tabela 28.2 • Exposição ocupacional

Câncer	Agente	Ocupação
Câncer de esôfago e estômago	Amianto, poeiras da construção civil, de carvão e de metal, vapores de combustíveis fósseis, óleo mineral, herbicidas, ácido sulfúrico e negro de fumo	Engenheiro eletricista e mecânico, motoristas de veículos a motor, trabalhadoras de extração de petróleo, de limpeza, de lavanderias e da indústria eletrônica.
Câncer de laringe	Amianto, ácido sulfúrico, óleos minerais	Cabeleireiro, carpinteiro, encanador, instalador de carpete, moldador e modelador de vidro, oleiro, açougueiro e barbeiro, mineiro e canteiro, pintor, mecânico de automóveis
Mesotelioma	Amianto	Borracheiro, maquinista, mecânico, pintor, torneiro mecânico
Câncer de pulmão	Amianto, sílica, arsênio, radônio, betume, hulha mineral, parafina, fumaça de diesel, berílio, cádmio, alumínio, cromo, urânio, fundição de ferro e aço	Bombeiro hidráulico, encanador, eletricista, mecânico de automóvel, mineiro, pintor, soldador, trabalho com isolamento, trabalho em navios e docas, trabalho na conservação do couro, soprador de vidro, limpeza e manutenção, mecânico
Câncer de fígado	Arsênio, cloreto de vinila e infecção pelo vírus da hepatite B e C.	Mecânico de veículos a motor, trabalho rural, profissionais da saúde.
Câncer de pele	Arsênio, alcatrão, breu, betume, hulha mineral, xisto, hidrocarbonetos policíclicos aromáticos, parafina, radiação ionizante e não ionizante.	Guia de montanhismo, mineiro, canteiro, ocupação ao ar livre, pedreiro, soldador, vendedor, trabalhador rural, salva-vidas, agentes de saúde, pescador, guarda de trânsito, farmacêutico, químico, operador de telefone, mineiro, canteiro, serralheiro elétrico, instalador telefone.
Câncer de cavidade nasal e seios paranasais	Radiações ionizantes, níquel, poeiras orgânicas de madeira, formaldeído e isopropanol.	Carpinteiros e marceneiros, forneiros (em geral, da indústria química, de coque e de gás), mineiros, pedreiros, sapateiros, encanador, mecânico de automóvel
Leucemia	Benzeno, radiação ionizante, óxido de etileno, agentes antineoplásicos, agrotóxicos clorados	Indústria de calçados, plásticos, borracha e de madeira, siderurgia, refinaria de petróleo, postos de gasolina
Câncer de bexiga	2-naftilamina, benzidina, 4-aminobifenil, benzeno, radiação ionizante, óxido de etileno, agentes antineoplásicos, agrotóxicos organoclorados	Cabeleireiro, maquinistas, mineiro, metalúrgico, motorista de caminhão e de locomotiva, pintor, trabalhador de ferrovias, trabalho no forno de coque, tecelão
Pâncreas	Solventes, tetracloroetileno, estireno, cloreto de vinila, epicloridrina, agrotóxicos	Trabalho rural, trabalhadores de manutenção industrial

Fonte: construída a partir de dados da vigilância relacionada ao trabalho do Ministério da Saúde do Brasil e da Organização Mundial de Saúde.

A Organização Mundial de Saúde (OMS) estima que 107 mil pessoas morrem anualmente por neoplasias relacionadas ao asbesto, sendo este o fator de risco mais atribuído à mortalidade por neoplasias relacionadas à exposição ocupacional. O asbesto, também conhecido como amianto, representa um grupo de minérios com grande resistência e com boas propriedades isolantes. No passado, foi amplamente utilizado na construção civil e na indústria naval e aeroespacial. A exposição ocupacional às fibras de amianto leva à inflamação pulmonar crônica e o microambiente pró-inflamatório estabelecido no local de deposição das fibras leva a transformação oncogênica das células mesoteliais. O asbesto está relacionado ao câncer de laringe, ovário, câncer colorretal e aos mesoteliomas.

O fornecimento de equipamentos individuais de proteção (EPI) e o treinamento de colaboradores são medidas de prevenção importantes. Neste contexto, a fiscalização e controle ambiental dos locais onde existe manipulação de substâncias potencialmente tóxicas é fundamental.

A Tabela 28.2 resume os principais fatores de risco ocupacionais para o desenvolvimento de neoplasias malignas.

Exposição à radiação

A radiação é a emissão e a propagação de energia através de ondas ou partículas. Pode ser classificada em ionizante (p. ex., raios X e radionuclídeos) e não ionizante (p. ex., ultravioleta, infravermelho e micro-ondas). Os mecanismos relacionados ao desenvolvimento de câncer pela exposição à radiação estão relacionados à instabilidade genômica, mutação e promoção de resposta inflamatória pelo tumor. Os principais tipos de câncer relacionados à exposição à radiação são as leucemias, os carcinomas basocelulares, os carcinomas do tipo epidermoide e o melanoma.

A incidência de câncer de pele vem aumentando ao longo do tempo, sendo 95% dos casos do tipo não melanoma. Esse tipo de câncer é altamente curável quando tratado precocemente. Por outro lado, o melanoma, que tem origem nos melanócitos, possui um pior prognóstico em relação ao câncer de pele não melanoma, sendo o responsável por cerca de 75% das mortes por câncer de pele.

O câncer de pele está intimamente relacionado à exposição à radiação ultravioleta, que é absorvida e provoca danos ao DNA das células da derme e epiderme desencadeia o processo de carcinogênese. A exposição descontrolada ao sol e o desenvolvimento de queimaduras solares podem triplicar o risco para o desenvolvimento de melanoma. A metanálise publicada por Moore e colaboradores, que demonstrou que realizar atividade física reduz o risco de diversos tipos de câncer, também apontou que a incidência de melanoma foi maior entre os praticantes de exercícios, muito provavelmente pela maior exposição solar ao ar livre destes indivíduos.

As principais formas de prevenir o câncer de pele estão relacionadas à diminuição da exposição à luz UVA/UVB. Nesse contexto, não é recomendado a realização de bronzeamento artificial e nem exposição intensa à luz solar. Como formas de proteção ao sol, a sociedade brasileira de oncologia preconiza o uso de protetor solar FPS30 ou mais em todas as exposições ao ar livre, especialmente entre 10:00 às 16:00. O uso adicional de óculos de sol, chapéu e roupa com filtro ultravioleta é encorajado como estratégia complementar de proteção.

> **A queimadura solar é um reflexo clínico da exposição á altas doses de radiação UV. Está associada ao aumento do risco de câncer de pele, principalmente quando acontece nas primeiras décadas de vida.**

Estresse, ansiedade e depressão

O estresse é caracterizado como qualquer estímulo intrínseco ou extrínseco que causa uma resposta biológica (resposta ao estresse), podendo o fator desencadeante ser físico ou mental.

A hiperativação do eixo hipotálamo-hipófise-adrenal durante o estresse modula diversas interações entre o sistema nervoso central endócrino e imunológico, deste modo, o estresse crônico pode afetar mecanismos de angiogênese, crescimento, proliferação, sobrevivência, adesão, migração, invasão celular e levar a diminuição da resposta imunológica. Neurotransmissores (norepinefrina, serotonina, dopamina e acetilcolina), neuropeptídeos (encefalinas, substância P, peptídeo intestinal vasoativo, fator de liberação de corticotrofina e neuropeptídeo Y) e neuro-hormônios (hormônio do crescimento, prolactina, corticosteroides e epinefrina) afetam a função imunológica tanto *in vivo* quanto *in vitro*.

Outra hipótese aventada é de que indivíduos sob estresse, ansiedade e depressão podem ter seu comportamento e hábitos de vida comprometidos. Estas comorbidades podem estar associadas à redução do tempo e da qualidade do sono, ao aumento consumo de álcool, tabaco e de alimentos ricos em açúcares e gorduras. O autocuidado também pode estar afetado, reduzindo a aderência a consultas médicas e exames de rastreamento recomendados para idade e faixa etária.

O estresse, ansiedade e depressão estão frequentemente associados a outros fatores que podem ser confundidos num cenário de atribuição de riscos para o desenvolvimento de neoplasias. Desta forma, este é um tópico que permanece em estudo e ainda não se pode afirmar a magnitude do impacto do estresse de forma isolada no desenvolvimento do câncer.

Terapia de reposição hormonal (TRH)

A menopausa pode ocasionar um conjunto de sintomas que incluem ondas de calor, secura e atrofia vaginal, disfunção sexual e perda de massa muscular e óssea.

Mulheres que utilizam a terapia hormonal para controle de sintomas têm risco aumentado para o câncer de mama. Em estudo clínico que randomizou com 16.608 mulheres para receber estrógeno e progesterona ou placebo, foi demonstrado um aumento do risco de câncer de mama invasivo (HR:1.24; P<0.001) e não invasivo (HR=1.24; p=0.003). As mulheres no grupo que recebeu TRH também apresentaram tumores mais avançados ao diagnóstico. Foi observado aumento do número de casos de câncer de ovário e endométrio no grupo que recebeu TRH, mas sem significância estatística. Uma observação importante é que o grupo TRH necessitou de investigação mais frequente com ultrassonografia (12% vs. 4%, p<0.001) e múltiplas biópsias de endométrio (40% vs. 21%, p<0.001). Em outros estudos não randomizados, o uso do estrogênio isolado foi relacionado ao desenvolvimento do câncer de endométrio e de ovário.

A Figura 28.2 ilustra resumidamente a prevenção primária do câncer.

PREVENÇÃO PRIMÁRIA CONTRA O CÂNCER

1 CONTROLE O PESO

A obesidade é responsável por 20% do total de mortes por câncer e é um fator evitável pela mudança no estilo de vida.

2 FAÇA ATIVIDADE FÍSICA

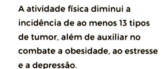

A atividade física diminui a incidência de ao menos 13 tipos de tumor, além de auxiliar no combate a obesidade, ao estresse e a depressão.

3 PARE DE FUMAR

O consumo de tabaco é o fator de risco responsável pela maior parte dos casos de câncer.

4 PREVINA-SE CONTRA INFECÇÕES

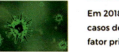

Em 2018 mais de 2 milhões de casos de câncer tiveram como fator principal uma infecção viral.

5 USE EPI

Fatores de risco relacionados ao trabalho podem chegar até 16% do total das causas de câncer.

6 NÃO CONSUMA ÁLCOOL

O consumo de álcool predispõe ao câncer de boca, faringe, laringe, esôfago, fígado, cólon e reto e de mama.

7 SE ALIMENTE BEM

O consumo de 400 – 600 gramas de variedade de frutas e vegetais por dia pode diminuir em 20% a incidência de câncer.

Figura 28.2 • Aspectos principais na prevenção primária contra o câncer.

Fatores de risco não modificáveis
Idade, sexo e etnia

O câncer aumenta de incidência com a idade, sendo 70% dos casos diagnosticados em pessoas acima dos 50 anos de idade (43% em pessoas entre 50 e 69 anos e 27% em pessoas com 70 anos ou mais). O envelhecimento é marcado pela instabilidade genômica, alterações epigenéticas, disrupção da sensibilidade aos nutrientes, disfunção mitocondrial, atrito telomérico, senescência celular, perda de proteostase, exaustão das células tronco e a alteração da comunicação intercelular. O número de divisões celulares é cumulativamente maior com o decorrer do tempo, assim como a presença de mutações somáticas e a predisposição ao câncer.

A raça e etnia estão relacionadas a fatores genéticos, fenotípicos, culturais e socioeconômicos. Mulheres brancas têm maior risco de desenvolver o câncer de mama e afro-americanos apresentam maior incidência de câncer de pulmão e cólon. A depender da raça, alguns genes podem influenciar no risco e no prognóstico dos pacientes. Genes como *TMPRSS2-ERG, ERG, HEER2, CDKN2A, TP53 KRAS e EGFR* podem ser expressos de forma diferente, levando assim às diferenças relacionadas ao risco e a mortalidade em cada população.

Em um estudo de coorte nos Estados Unidos, que avaliou mais de 1 milhão de pessoas de 1988 até 2007, demonstrou que os cânceres de pulmão, próstata e mama em afro-americanos têm pior prognóstico quando comparados com os pacientes brancos, hispânicos e asiático-americanos. Os autores afirmam que esses resultados podem ser tanto oriundos de diferenças biológicas quanto de diferenças sociais, embora o estudo tenha ajustado os dados de acordo com as características demográficas da população.

Câncer hereditário

A presença de mutações em oncogenes podem aumentar significativamente o risco cumulativo para o desenvolvimento de tumores malignos ao longo da vida de um indivíduo. Cerca de 5% a 10% dos cânceres estão relacionados à presença de mutações genéticas presentes na linhagem germinativa e que podem ser transmitidas hereditariamente. As estratégias de prevenção primária devem ser customizadas para pacientes acometidos por mutações em oncogenes de alta penetrância. Com exemplo, a mastectomia profilática pode reduzir a mortalidade por câncer de mama em pacientes com mutações no gene *BRCA1*.

A Figura 28.3 resume os fatores de risco não modificáveis.

PREVENÇÃO SECUNDÁRIA

A prevenção secundária está relacionada ao diagnóstico de lesões pré-malignas ou malignas, com o objetivo de tratamento precoce, em estádios potencialmente curáveis.

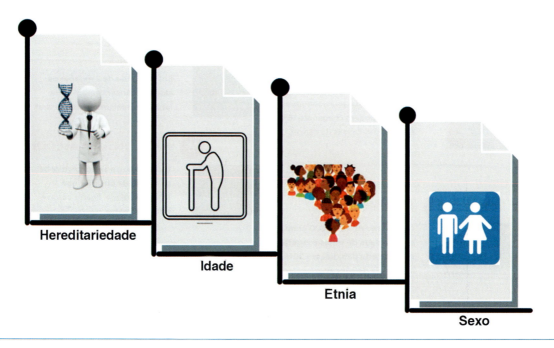

Figura 28.3 • Fatores de risco não-modificáveis.

Câncer de pele

A população e os profissionais de saúde devem estar atentos aos sinais de alerta para o câncer de pele. Alguns sinais que podem ser indicativos de câncer de pele são manchas que coçam, doem, sangram ou descamam; feridas que não cicatrizam em quatro semanas, sinais que mudam de cor, textura, tamanho, espessura ou contornos; elevações ou nódulos da pele circunscritos que aumentam de tamanho e tenham a aparência perolada, translúcida, avermelhada ou escura.

A presença de assimetria (uma metade diferente da outra), bordas irregulares (contorno mal definido), cor variável numa mesma lesão (preta, castanha, branca, avermelhada ou azul) e diâmetro maior que seis milímetros também aumentam a chance de malignidade.

Na presença de algum sinal de alerta são recomendadas uma avaliação médica e a complementação com dermatoscopia se necessário, exame no qual são visualizadas camadas da pele que não são vistas a olho nu.

Embora este tipo de prevenção seja importante, as evidências na literatura não são robustas acerca de seu efeito na diminuição da mortalidade por câncer de pele. Atualmente o Ministério da saúde no Brasil não recomenda exames de rastreamento de rotina específicos para a detecção precoce deste tipo de tumor, mas encoraja o automonitoramento e o exame clínico da pele nas consultas realizadas pela equipe de saúde da família.

> **Atenção ao ABCDE**
> A: Lesões **ASSIMÉTRICAS**
> B: **BORDAS** irregulares
> C: Dois ou mais tons de **COR**
> D: **DIÂMETRO** superior a 6mm
> E: **EVOLUÇÃO** da lesão (crescimento ou mudança de cor)
> **A presença de alguma destas características é suspeita para câncer e o paciente deve procurar orientação médica.**

Câncer de colo uterino

A citologia oncótica também conhecida como papanicolau é a principal forma de prevenção secundária do câncer de colo uterino. É possível reduzir entre 60% a 90% da incidência de câncer invasivo com a utilização regular do *screening*, e, em países com bons programas de rastreamento, é relatada uma redução na mortalidade de 50% a 75% nos últimos 50 anos.

Segundo o Ministério da Saúde do Brasil, a faixa etária recomendada para a realização regular do *screening* é dos 25 aos 59, para mulheres com cérvice e que tiveram ou têm atividade sexual. Em pacientes imunocompetentes, o rastreamento deve ser realizado a cada 3 anos, desde que dois exames realizados no intervalo de 1 ano estejam com resultados normais. Pacientes imunocomprometidos, incluindo portadores de HIV, devem realizar o exame anualmente. Entre os 60 e 65 anos o rastreamento deve ser individualizado. Mulheres que realizaram histerectomia total ou acima de 65 anos (que tiveram um rastreamento anterior normal e que não fazem parte de grupo de alto risco) não tem indicação de rastreamento com citologia oncótica.

Câncer colorretal

Quando detectado precocemente, as chances de cura do câncer colorretal chegam a 90%. Grande parte dos tumores colorretais advêm da transformação adenoma-adenocarcinoma, com um longo período de evolução pré-clínica (10 a 15 anos). Os exames utilizados para a prevenção secundária do câncer colorretal e com impacto em redução de mortalidade são a colonoscopia (HR:0.32; IC95%0.24–0.45), a retossigmoidoscopia (HR:0.59; IC95%0.45–0.76) e o exame de sangue oculto nas fezes anual (HR:0.68; IC 95%0.56–0.82). A vantagem do exame endoscópico é que a terapêutica, que consiste na exérese da lesão suspeita, pode ser realizada no mesmo procedimento.

O Ministério da Saúde recomenda o rastreamento para o câncer de colorretal através da pesquisa de sangue oculto nas fezes, colonoscopia ou retossigmoidoscopia, em adultos entre 50 e 75 anos.

Câncer de mama

O câncer de mama também pode ser assintomático e a mamografia é o principal exame para prevenção secundária para detecção precoce desta doença. Apresenta sensibilidade de 77% a 95% e especificidade de 95 a 97%. A utilização de mamografia para rastreamento proporciona redução de 22% em mortalidade por câncer de mama quando iniciada a partir dos 50 anos e de 15% quando realizada entre 39 e 49 anos.

A realização do autoexame das mamas de forma isolada não demonstrou redução de mortalidade, entretanto, é importante que a população e os profissionais de saúde estejam atentos aos sinais e sintomas relacionados ao câncer de mama como a presença de nódulo mamário, assimetria, retração da pele, retração do mamilo, descarga papilar sanguinolenta e alterações eczematosas na aréola.

No Brasil, para a população geral, o Ministério da Saúde recomenda o rastreamento com mamografia bianual dos 50 aos 74 anos. A decisão quanto ao início antes dos 50 anos deve ser individualizada. Outros métodos, como a ressonância nuclear magnética das mamas, podem ser indicados em populações específicas que possuam contraindicação a mamografia ou com alto risco para desenvolvimento de câncer de mama.

Câncer de próstata

O câncer de próstata é o tumor maligno mais comum entre os homens e o segundo mais letal. O Antígeno Prostático Específico (PSA) é um marcador tecido-específico, mas não câncer-específico. Desta maneira, outras condições, como por exemplo a hiperplasia prostática benigna, as prostatites e as infecções do trato urinário inferior, podem elevar os níveis de PSA. Segundo o Ministério da Saúde, um terço dos homens com PSA elevado terão diagnóstico de câncer de próstata e cerca de 20% dos casos de câncer de próstata clinicamente significante não apresentam elevação de PSA. O valor preditivo positivo desse teste está em torno de 33%, o que significa que 67% dos homens com PSA "positivo" serão submetidos desnecessariamente à investigação com biópsia.

Em estudo randomizado (*PLCO Study*) com 76.693 indivíduos não foi observada redução de mortalidade por câncer de próstata em 10 anos (RR:1.11; IC 95%:0.83–1.50) no grupo que realizou *screening* de rotina com PSA e toque retal (TR) por 4 a 6 anos. Vale ressaltar que o controle do estudo consistia em acompanhamento padrão, que ficava a critério da instituição e cerca de 42% dos pacientes realizaram PSA para rastreamento no grupo controle. Por outro lado, o estudo europeu (*ERSPC study*) que avaliou 182.000 homens e randomizou para rastreamento vs. observação verificou a redução de mortalidade por câncer de próstata de 20% no grupo que realizou *screening* com avaliação de PSA (RR:0.80; IC 95% 0.65–0.98, p = 0.04). Neste contexto, os dados atualizados com 16 anos de seguimento demonstram que para prevenir uma morte foram necessários 570 rastreamentos e 18 tratamentos.

Os resultados a respeito do impacto do *screening* permanecem controversos e a questão do superdiagnóstico e supertratamento de pacientes que nunca apresentariam sintomas da doença deve ser ponderado. O Ministério da Saúde do Brasil, considera que o nível de evidência ainda é insuficiente para tecer recomendações a favor ou contra a adoção do rastreamento para o câncer de próstata em homens assintomáticos e com idade inferior a 75 anos.

Desta forma, a realização de testes de rastreamento deve ser baseada em decisão compartilhada do médico e paciente, após informação adequada sobre os possíveis riscos e benefícios do *screening* com TR e dosagem de PSA. Para homens assintomáticos e com idade superior a 75 anos, o Ministério da Saúde do Brasil recomenda não realizar rastreamento.

Câncer de pulmão

Cerca de 70% dos casos de câncer de pulmão são diagnosticados em estádio avançado. Atualmente, pode ser considerada a realização de exames de *screening* para câncer de pulmão em pacientes tabagistas. Em estudo randomizado com 53.454 pacientes, que comparou o uso de tomografia de tórax anual ao raio x de tórax para detecção precoce de câncer de pulmão, foi observado redução de 20% na mortalidade por câncer de pulmão no grupo que realizou tomografia. Os participantes deste estudo possuíam carga tabágica de pelo menos 30 anos/maço ou mais. Uma limitação importante da avaliação com tomografia foi a alta taxa de falso positivo (96,4%), nesta população. Neste cenário, o Brasil opta por não implementar o rastreamento de rotina no Sistema Único de Saúde.

Testes genéticos e prevenção de câncer

Identificar os genes envolvidos no desenvolvimento do câncer pode contribuir para novas formas de diagnóstico precoce. As famílias que possuem suspeita ou diagnóstico de câncer hereditário devem receber orientação especializada para realização dos testes genéticos e de rastreamento em programas específicos.

Novos testes para detecção precoce do câncer estão sob investigação e estudo recente revisou o papel da biópsia líquida e do sequenciamento de nova geração (NGS) na identificação de DNA tumoral circulante para rastreamento de indivíduos assintomáticos. A técnica foi considerada promissora. A avaliação do perfil de metilação do DNA também proporcionou resultados interessantes para os tumores de fígado, mama, cólon e pulmão.

O impacto destas técnicas mais modernas em mortalidade câncer específica ainda permanecem em estudo e alguns desafios precisam ser superados para incorporação destas técnicas para rastreio populacional de rotina. A alta sensibilidade e tecnologia necessária para detectar baixas quantidades de DNA fragmentado no plasma e o alto custo atual são barreiras importantes, principalmente em países em desenvolvimento.

A Figura 28.4 resume os principais aliados na prevenção secundária contra o câncer.

Prevenção Primária e Secundária

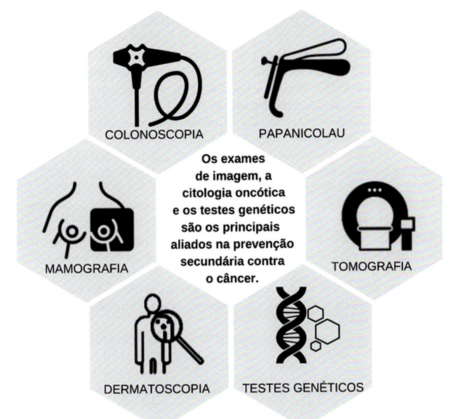

Figura 28.4 ● Principais aliados na prevenção secundária do câncer.

GLOSSÁRIO

Neoplasia: crescimento e proliferação desordenados em uma célula, esta anormalidade pode formar uma massa, que usualmente é denominada tumor.

Carcinogênese: é o processo pelo qual células normais são transformadas em células cancerígenas. Este processo pode ser chamado também de tumorigênese e oncogênese.

Carcinoma: tumor desenvolvido a partir de células epiteliais.

Mutagênico: agente químico ou físico que causa mudança no material genético.

Aldeído-desidrogenase: grupo de enzimas que catalisa a oxidação de aldeídos.

Aminas heterocíclicas: compostos químicos contendo pelo menos um anel heterocíclico, que por definição tem átomos de pelo menos dois elementos diferentes, bem como pelo menos um grupo amina (contendo nitrogênio).

Hidrocarbonetos aromáticos: compostos químicos (mais comumente orgânicos) formados por átomos de carbono e hidrogênio.

Metilação: é a adição de um grupo metil à uma substância ou a substituição de um átomo por um grupo metil.

LEITURAS RECOMENDADAS

Caderno de atenção primária: Prevenção. Ministério da Saúde do Brasil. Utilizamos neste capítulo a última versão disponível – 2010. Os leitores devem estar atentos a possíveis atualizações das recomendações para prevenção primária e secundária em https://www.gov.br.

Tratado de Oncologia. Paulo M. Hoff, Roger Chammas, Vicente Oddone Filho, Artur Katz e Yana S. Novis. Editora Atheneu. 2013.

REFERÊNCIAS BIBLIOGRÁFICAS

Aizer AA et al. Lack of reduction in racial disparities in cancer-specific mortality over a 20-year period. Cancer, v. 120, n. 10, p. 1532–1539, 15 Maio 2014. Disponível em: <http://doi.wiley.com/10.1002/cncr.28617>.

Bach PB et al. Benefits and harms of CT screening for lung cancer: A systematic review. JAMA – Journal of the American Medical Association, v. 307, n. 22, p. 2418–2429, 2012.

Brand DA et al. Comparative analysis of alcohol control policies in 30 countries. PLoS Medicine, v. 4, n. 4, p. 752–759, 2007.

Brunssen A et al. Impact of skin cancer screening and secondary prevention campaigns on skin cancer incidence and mortality: A systematic review. Journal of the American Academy of Dermatology, v. 76, n. 1, p. 129- 139.e10, 2017. Disponível em: <http://dx.doi.org/10.1016/j.jaad.2016.07.045>.

Carrard VC et al. Álcool e Câncer Bucal: Considerações sobre os Mecanismos Relacionados. Revista Brasileira de Cancerologia, v. 54, n. 1, p. 49–56, 2008.

Chen M, Zhao H. Next-generation sequencing in liquid biopsy: cancer screening and early detection. Human Genomics, v. 13, n. 1, p. 34, 1 Dez 2019. Disponível em: <https://humgenomics.biomedcentral.com/articles/10.1186/s40246-019-0220-8>.

Chen X et al. Non-invasive early detection of cancer four years before conventional diagnosis using a blood test. Nature Communications, v. 11, n. 1, p. 1–10, 2020. Disponível em: <http://dx.doi.org/10.1038/s41467-020-17316-z>.

Chlebowski RT et al. Influence of Estrogen Plus Progestin on Breast Cancer and Mammography in Healthy Postmenopausal Women: The Women's Health Initiative Randomized Trial. Journal of the American Medical Association, v. 289, n. 24, p. 3243–3253, 2003.

Cuzick J et al. Prevention and early detection of prostate cancer. The Lancet Oncology, v. 15, n. 11, p. e484–e492, 2014.

Dantas ÉLR et al. Genética do câncer hereditário. Revista Brasileira de Cancerologia, v. 55, n. 3, 2009.

De Martel C et al. Global burden of cancer attributable to infections in 2018: a worldwide incidence analysis. The Lancet Global Health, v. 8, n. 2, p. e180–e190, 2020. Disponível em: <http://dx.doi.org/10.1016/S2214-109X(19)30488-7>.

Dorst J, Sajonski H. Morphometrische Untersuchungen Am Tubulussystem Des Schweinehodens Wahrend Der Postnatalen Entwicklung. [S.l: s.n.], 1974. v. 29.

Drife JO. Reduced Lung-Cancer Mortality with Low-Dose Computed Tomographic Screening. New England Journal of Medicine, v. 365, n. 5, p. 395–409, 4 Ago 2011. Disponível em: <https://www.bmj.com/lookup/doi/10.1136/bmj.318.7197.1565a>.

Fitzmaurice C et al. Global, regional, and national cancer incidence, mortality, years of life lost, years lived with disability, and disability-adjusted life-years for 29 cancer groups, 1990 to 2016 a systematic analysis for the global burden of disease study global burden o. JAMA Oncology, v. 4, n. 11, p. 1553–1568, 2018.

Garnet AL, Howard JL, Kaunitz AM, Barad DH, Beresford SAA, Pettinger M, Lui J, McNeeley SG, Lopez AM. Effects of Estrogen Plus Progestin on Gynecologic Cancers and Associated Diagnostic Procedures The Women's Health Initiative Randomized Trial. JAMA, v. 290, n. 13, p. 1739, 1 Out 2003. Disponível em: <http://jama.jamanetwork.com/article.aspx?doi=10.1001/jama.290.13.1739>.

Gaudino G, Xue J, Yang H. How asbestos and other fibers cause mesothelioma. Translational Lung Cancer Research, v. 9, n. I, p. S39–S46, 2020.

Gilchrist SC et al. Association of Sedentary Behavior with Cancer Mortality in Middle-aged and Older US Adults. JAMA Oncology, v. 6, n. 8, p. 1210–1217, 2020.

Go VLW et al. Diet, nutrition and cancer prevention: Where are we going from here? Journal of Nutrition, v. 131, n. 11 SUPPL., p. 3121–3126, 2001.

GROUP, Collaborative Breast Cancer; Type and timing of menopausal hormone therapy and breast cancer risk: individual participant meta-analysis of the worldwide epidemiological evidence. The Lancet, v. 394, n. 10204, p. 1159–1168, 2019. Disponível em: <http://dx.doi.org/10.1016/S0140-6736(19)31709-X>.

Hallal PC et al. Global physical activity levels: Surveillance progress, pitfalls, and prospects. The Lancet, v. 380, n. 9838, p. 247–257, 2012. Disponível em: <http://dx.doi.org/10.1016/S0140-6736(12)60646-1>.

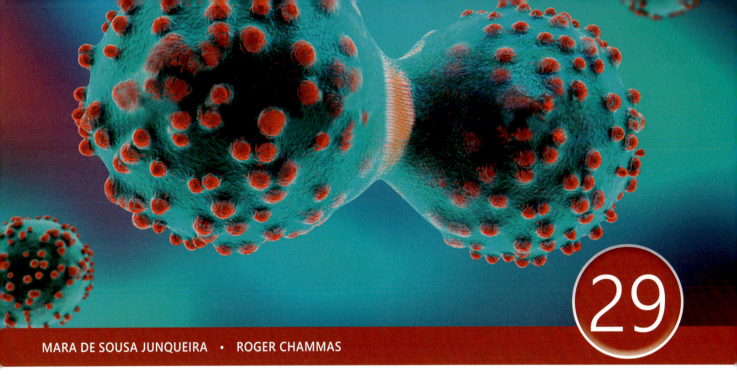

MARA DE SOUSA JUNQUEIRA • ROGER CHAMMAS

Pesquisa Translacional e Modelos Animais em Oncologia

"Todos modelos estão errados; alguns, porém, são úteis"
George E.P. Box (1919-2013)

INTRODUÇÃO

A última década testemunhou um novo chamado para ação: precisamos acelerar a taxa de transferência de conhecimentos gerados na área fundamental (área básica) para a prática clínica e desta para a Saúde Pública. Ainda mais, as práticas da Saúde Pública e da Pesquisa Clínica precisam ser conhecidas pelos pesquisadores fundamentais, para aplicarem noções advindas da prática no delineamento dos seus experimentos. Cria-se assim um ciclo virtuoso de transferência de conhecimentos entre os atores que geram conhecimento e os atores que aplicam o conhecimento gerado em prol da população, que em última análise é o principal financiador da pesquisa nos ambientes acadêmicos. A transferência de conhecimentos entre as áreas básica, clínica e saúde pública envolve a noção de tradução de conceitos de uma área para outra. Essa atividade de pesquisa, de caráter interdisciplinar e multidisciplinar foi (re)batizada de *Translational Science*. No Brasil, o neologismo "Pesquisa Translacional" ganhou força e tem sido utilizado amplamente em várias áreas das ciências médicas, incluindo aí a área de Oncologia.

Diversas são as razões para o atraso da transferência de conhecimento da área fundamental para a área clínica. Muitas dessas razões ficaram evidentes nas discussões em capítulos anteriores: a grande complexidade deste enorme conjunto de doenças que se manifestam como cânceres. Não só a doença é complexa, com diversas causas subjacentes, diversas vias e circuitos moleculares alterados que convergem na geração do fenótipo neoplásico; como também, evolui, muda no tempo. Assim a heterogeneidade dos cânceres ocorre entre indivíduos, no mesmo indivíduo em diferentes regiões do tumor, e no mesmo indivíduo ao longo do tempo. Criar modelos para se estudar uma doença com estas características é assim um desafio. Neste capítulo, discutiremos a evolução da utilização de modelos animais para a descoberta de aspectos fisiopatológicos e teste de substâncias com potencial antineoplásico. Estes modelos têm sido úteis para inovação. Conhecer suas limitações, no entanto, é crítico para entendermos o que podemos ou não concluir de sua utilização. E, principalmente, como estes modelos podem ser progressivamente *substituídos* por outros modelos e outras plataformas de geração de conhecimento, que irão desde a pesquisa *in silico* e modelagem matemática (alimentada por variáveis medidas *in vivo*), uso de sistemas complexos *ex vivo* e *in vitro* à pesquisa clínica, passando pela Oncologia Comparada, como discutido em outro capítulo deste livro.

Neste capítulo, avaliaremos a evolução dos modelos utilizando roedores (ratos e camundongos) e seu *refinamento*. Melhor que qualquer outro modelo, os camundongos nos propiciaram a capacidade de estudar a função do gene *in vivo* e compreender os mecanismos moleculares da patogênese do câncer. O camundongo, como modelo, possui várias vantagens em relação a outros mamíferos: eles são pequenos, sua manutenção é de baixo custo, reprodução curta com ninhadas grandes e eles podem ser geneticamente modificados. Com o avanço nas técnicas de manipulação genética de camundongos, a introdução de alterações genéticas definidas que podem ser controladas de forma tempo-tecido específico para mimetizar fielmente a fisiopatologia dos cânceres humano tem sido possível. Atualmente, inúmeras técnicas de manipulação genética estão disponíveis para geração de camundongos modificados. Selecionar a técnica correta de modificação genética é um dos primeiros passos na geração de modelos úteis. O uso de uma abordagem específica (genética direta ou reversa) e sua escala no organismo (célula única, um pequeno número de células, um tecido inteiro ou um organismo como um todo) variam dependendo do uso pretendido, como a validação da função de um gene, identificação de novos genes e biomarcadores tumorais, ou teste de drogas. Além disso, apresentaremos aspectos referentes ao uso do peixe zebra, o *paulistinha*, como modelo em Oncologia Experimental. Por fim, reproduzimos o consenso internacional com as recomendações para se relatarem experimentos usando animais, com o objetivo de promover a cultura de planejamento do delineamento experimental. Este planejamento é essencial para a otimização dos recursos animais em experimentos, e está alinhado às práticas de uso consciente e de *redução do uso* de vidas animais em ciência.

MODELOS ANIMAIS DE CARCINOGÊNESE QUIMICAMENTE INDUZIDA

A descoberta inicial explorando a relação causal entre a exposição química e o desenvolvimento do câncer, incluindo mecanismos subjacentes relacionados as alterações genéticas induzida quimicamente e ao desenvolvimento do tumor, foi delineada pouco mais de cem anos. No início do século 20, um primeiro modelo animal quimicamente induzido de câncer, foi desenvolvido por Yamagiwa expondo coelhos ao alcatrão de carvão. Desde então, inúmeras descobertas têm sido documentadas sobre a exposição de produtos químicos e o desenvolvimento de câncer. A noção do processo de múltiplos estágios do desenvolvimento do câncer foi primeiro proposto por Berenblum e Schubik utilizando carcinógenos químicos, que foi apoiada por estudos posteriores e atualmente é bem aceita para modelos de camundongos e cânceres humanos de origem epitelial, como cólon, glândula mamária, pâncreas e pele. Além disso, a ideia de que mudanças genéticas ou mutações ocorrem devido a uma única exposição de um carcinógeno químico, não é suficiente para a formação de tumor e requer múltiplas exposições de produtos químicos adicionais, conhecidos como promotores, foi explicado utilizando o modelo animal quimicamente induzido. O modelo animal induzido quimicamente para o desenvolvimento de câncer levou à descoberta e identificação de vários alvos terapêuticos relevantes e produtos químicos com potencial carcinogênico que contribuíram diretamente na redução da incidência de câncer em humanos.

Modelos animais induzidos quimicamente para o desenvolvimento de câncer têm desempenhado um papel importante na exploração dos mecanismos de sinalização subjacentes, identificação de fatores genéticos e ambientais associados à carcinogênese humana, triagem de potenciais agentes quimiopreventivos e desenvolvimento de drogas. Os múltiplos estágios da tumorigênese induzida quimicamente requer um carcinógeno que pode ser completo ou incompleto. Um carcinógeno completo pode ser definido como uma substância química com potencial para afetar todos os estágios da carcinogênese, ou seja, iniciação, promoção e progressão. Carcinógenos incompletos são produtos químicos que requerem tratamento/exposição a produtos químicos adicionais para o desenvolvimento do câncer. Embora vários modelos animais de câncer tenham sido desenvolvidos, a carcinogênese cutânea induzida quimicamente é o modelo mais amplamente aceito para estudar as alterações genéticas, epigenéticas, celulares e histológicas na fisiopatologia da tumorigênese.

Os múltiplos estágios da carcinogênese cutânea em camundongos induzidos quimicamente é um dos modelos *in vivo* mais conhecidos para estudar mudanças celulares e moleculares associadas à fase de iniciação e promoção da tumorigênese. A natureza complexa e de várias etapas da carcinogênese foi reconhecida pela primeira vez em modelo de câncer de pele de camundongo induzido quimicamente. Desde então, este modelo tem sido amplamente utilizado para decifrar um grande número de ambiguidades em quase todos os campos da biologia do câncer, incluindo genética, reparo de DNA, sinalização, imunologia e investigações terapêuticas. A fase de iniciação da carcinogênese é a primeira e a mais importante etapa em que ocorrem alterações irreversíveis no código genético de genes relacionados ao câncer, ou seja, oncogenes e genes supressores de tumor que predispõem a célula afetada e sua progênie à subsequente transformação neoplásica. A próxima etapa é o estágio de promoção onde ocorre a expansão clonal ou proliferação de células iniciadas, que é reversível se detectado, mas caso contrário, leva à formação de lesões benignas como papilomas, nódulos ou pólipos conhecidos como tumores. Este é um processo longo (15 a 30 anos) e requer exposição contínua de agentes promotores. A progressão é o estágio final e irreversível do desenvolvimento do câncer, que requer mudanças genéticas e epigenéticas adicionais. A aquisição de alterações genéticas adicionais produz um clone de células com marcas registradas (Hallmarks) do câncer. Os modelos de animais de câncer induzido quimicamente mais utilizados na pesquisa está resumido na Tabela 29.1.

MODELO DE CAMUNDONGO DE CARCINOGÊNESE CUTÂNEA

O modelo de carcinogênese cutânea completa ou de dois estágios é um dos modelos animais mais conhecidos e têm sido amplamente utilizados para entender os múltiplos processos da carcinogênese (incidência, multiplicidade, latência e progressão de tumor), além do desenvolvimento de drogas. No modelo de carcinogênese cutânea em dois estágios, é necessária a aplicação separada de um agente mutagênico e de um agente promotor. Uma única aplicação de um carcinógeno ou mutagênico, como 7,12-*dimethylebnzanthracene* (DMBA) causa alterações genéticas irreversíveis ou iniciação e necessita de múltiplas aplicações de um agente promotor como

Tabela 29.1 • Modelo de roedores de carcinogênese quimicamente induzida

Modelo de Câncer	Químicos utilizados	Via de administração	Espécie animal	Referência
Pele	7,12 - Dimetilhidrazina (DMBA), 12-0-tetradecano-13- acetato (TPA)	Tópico	Camundongo	a
Cólon	1,2 - Dimetilhidrazina (DMH), azoximetano (AOM), aminas aromáticas, Alquilnitrosaminas	i.p, i.m, s.c.	Camundongo Rato	b
Pulmão	Benzo(a)pireno, Nitrosamina, 4- (nitrosamina cetona) -1-(3-piridina) -1-butanona (NNK), N-nitrosonornicotine(NNN)	i.p, i.g, i.t.	Camundongo	b
Próstata	N-Metil-N-nitrosoureia (MNU), N-nitrosobis(2-oxopropil) (BOP), 3,2- dimetil-4-aminobifenia (DMAB), N-hidroxila-DMAB	i.v, i.g, i.p.	Rato	d
Pâncreas	Azaserina, nitrosamina, nafenopina, N-nitrosobis(2oxopropil) amina (BOP), 7,12-dimetilbenz [a] antraceno (DMBA)	i.p, i.g, i.v, s.c.	Hamsters, Rato	e, f
Fígado	N-Nitrosodietilamina (DEN), CCl4 = tetracloreto de carbono (CCL4), tioacetamida (TTA)	i.p, i.g, s.c.	Camundongo	g, h
Mama	7,12-Dimetilbenz antraceno (DMBA), N-metil-N-nitrosoureia (MNU)	i.p, i.g.	Camundongo Rato	i

i.m: intramuscular, i.g: intragastrico, i.p: intraperitoneal, i.t: intra-traqueal, i.v: intravenoso, s.c: subcutâneo.
a. Filler RB, Roberts SJ, Girardi M. Cutaneous two-stage chemical carcinogenesis. CSH Protoc 2007; 2007: pdb prot4837.
b. Rosenberg DW, Giardina C, Tanaka T. Mouse models for the study of colon carcinogenesis. Carcinogenesis 2009; 30(2):183-96.
c. Vikis HG, Rymaszewski AL, Tichelaar JW. Mouse models of chemically-induced lung carcinogenesis. Front Biosci (Elite Ed). 2013; 5: 939-46.
d. Shirai T, Takahashi S, Cui L, Futakuchi M, Kato K, Tamano S, et al. Experimental prostate carcinogenesis – rodent models. Mutat Res 2000; 462(2, 3): 219-26.
e. Standop J, Schneider MB, Ulrich A, Pour PM. Experimental animal models in pancreatic carcinogenesis: lessons for human pancreatic cancer. Dig Dis 2001;19(1): 24-31.
f. Scarpelli DG, Rao MS, Reddy JK. Studies of pancreatic carcinogenesis in different animal models. Environ Health Perspect 1984; 56: 219-27.
g. Santos NP, Colaco AA, Oliveira PA. Animal models as a tool in hepatocellular carcinoma research: a review. Tumour Biol 2017;39(3): 1010428317695923.
h. De Minicis S, Kisseleva T, Francis H, Baroni GS, Benedetti A, Brenner D, et al. Liver carcinogenesis: rodent models of hepatocarcinoma and cholangiocarcinoma. Dig Liver Dis 2013; 45(6): 450-9.
i. Rudel RA, Attfield KR, Schifano JN, Brody JG. Chemicals causing mammary gland tumors in animals signal new directions for epidemiology, chemicals testing, and risk assessment for breast cancer prevention. Cancer 2007;109 (12 Suppl.): 2635-66.

12-O-*tetradecanoylphorbol-13-acetato* (TPA) para induzir a expansão clonal de células iniciadas e a formação de tumor. Assim, as mudanças moleculares e celulares na fase de iniciação e promoção do desenvolvimento do câncer podem ser exploradas de formas distintas. Outra vantagem deste modelo incluem a avaliação visual da tumorigênese, facilidade para avaliar o potencial quimiopreventivo e quimioterápico de novos compostos, facilidade para manipular genes para estudar os mecanismos genéticos e vias da transdução de sinal desreguladas na carcinogênese e facilidade comparativa para desenvolver marcadores de fases distintas da carcinogênese. Considerando a relevância do modelo de carcinogênese cutânea de dois estágios na pesquisa biomédica, este modelo foi expandido para uma variedade de outros tecidos nos camundongos, incluindo bexiga, cólon, esôfago, fígado, pulmão, glândula mamária, estômago e traqueia.

TRANSPLANTE SINGÊNICO OU ALOENXERTO

O modelo singênico é o mais utilizado na pesquisa básica e pré-clínica. O modelo é obtido pelo transplante de células tumorais ou tumores sólidos em camundongos do mesmo fundo genético (Figura 29.1). Uma das vantagens de se utilizar este modelo é a não rejeição do implante, uma vez que as células utilizadas são originarias do mesmo fundo genético. Com o sistema imunológico normal, este modelo se tornou uma ferramenta essencial para estudo do desenvolvimento e progressão tumoral, avaliação terapêutica, farmacocinética e farmacodinâmica e tolerância de novas drogas. Os animais mais utilizados neste modelo são C57Bl/6, Balb/c, FVB e GEM. Embora este modelo seja utilizado para os estudos de imunomoduladores, existem limitações que devem ser consideradas, uma vez que este modelo é gerado a partir de células de tumores de camundongos, o seu repertorio de alterações genéticas pode não ser iguais aos tumores humanos. Outra característica problemática no uso de linhagens celulares é o cultivo prolongado, o que pode levar a alterações significativas não refletindo mais as características originais. Além disso, a via de inoculação geralmente é subcutânea, não refletindo o ambiente natural do tumor. As linhagens celulares utilizadas podem ser modificadas geneticamente para expressar ou não um gene especifico ou marcadores bioluminescentes ou fluorescentes, na qual são uteis para o rastreamento e monitoramento do tumor. Outra vantagem da utilização deste modelo é a existência de protocolos bem definidos e de fácil realização, alta taxa de sucesso de transplante (ou "pega tumoral") e baixa variabilidade. Apesar de muitas ressalvas, este ainda é o modelo mais utilizado.

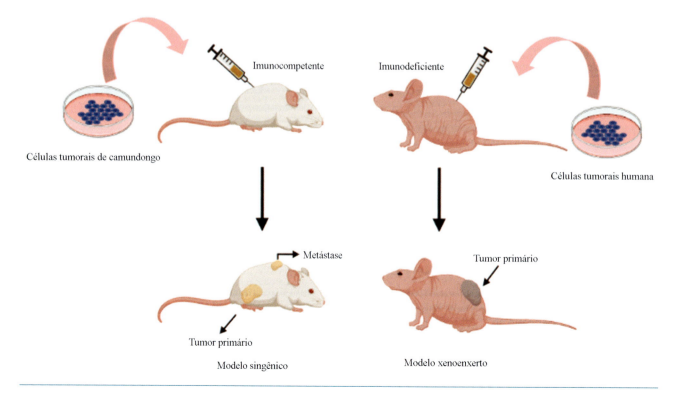

Figura 29.1 • Geração de modelos singênico e xenoenxerto de células.

MODELO DE XENOENXERTO DERIVADO DE CÉLULAS TUMORAIS HUMANAS

Neste modelo células tumorais humanas são implantadas em camundongos imunocomprometidos como *Nude* atímico ou SCID (imunodeficiência combinada severa), por exemplo (Figura 29.1). Por serem animais com o sistema imunológico comprometido o transplante de células não é rejeitado. A facilidade de manipular as linhagens celulares durante os estágios iniciais *in vitro*, permite que os pesquisadores realizem diversas modificações (mutações em genes específicos, a introdução do gene da luciferase para o monitoramento do tumor, etc.) antes da introdução no camundongo. Este modelo oferece um tempo de resposta mais rápido, fácil e uma metodologia bem estabelecida, uma alta eficiência no enxerto e a capacidade de formar xenoenxertos de quase todos os tipos de canceres humano. O uso deste modelo permite realizar o trasteio de novas drogas.

Uma das desvantagens deste modelo é a não representação das características heterogênicas do paciente. A linhagem celular utilizada é modificada como o tempo de cultivo e a seleção clonal para proliferação *in vitro* faz com que a heterogeneidade natural do tumor original seja perdida. Estas mudanças fenotípicas e genética não são revertidas quando as células são implantadas no camundongo, indicando uma perda permanente da heterogeneidade do tumor. Por este motivo, não é considerado um bom modelo preditivo para a resposta as drogas. Isto é validado pelo fato de que menos de 5% das drogas com teste pré-clínico não receberam a aprovação final do FDA para o uso na clínica.

XENOENXERTO DERIVADO DE TUMORES DE PACIENTES (PDX)

O modelo de **P**atient-**D**erived tumor **X**enografts (PDX) são gerados pelo implante de fragmento de tecido tumoral obtidos de paciente e implantados diretamente em um camundongo imunodeficiente (Figura 29.2). A taxa de sucesso de enxertia pode variar de 25 a 100% dependendo do tipo de tumor, metodologia de implante e o camundongo utilizado. Diferentes tipos de camundongo imunodeficientes podem ser utilizados para estabelecer este modelo, como: (i) camundongo *Nude* atímico; (ii) camundongo SCID (*Severe Combined Immunodeficiency*); (iii) o camundongo (NOD)/SCID (*Non-obese diabetic*); (iv) o camundongo nocaute Rag1/2 (*Recombination-activating gene 2*); (v) o camundongo NSG (NOD.Cg-Prkdc^{scid}IL2Ry^{null}). Estes camundongos apresentam diferentes características imunológicas e graus de imunossupressão nas funções das células do sistema imunológico, portanto, é importante conhecer as características de cada animal antes do planejamento do estudo. O camundongo *Nude atímico* não produz células T devido à ausência do desenvolvimento do timo causado pela mutação no gene FOXN1. Os camundongos SCID apresentam uma mutação no gene *Prkdc* (*Protein kinase DNA activated catalytic polypeptide*), levando ausência da produção de células T e B. Os camundongos NOD/SCID não produzem células T e B e células natural *killer*. Os camundongos NSG além de não produzir células T, B e células natural *killer*, eles apresentam uma mutação adicional na cadeia gama do receptor de IL-2, que causa uma deficiência na via de sinalização de citocinas, levando a uma disfunção no

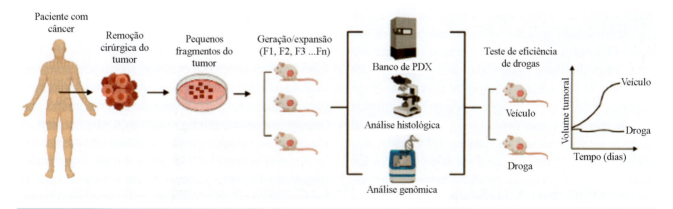

Figura 29.2 ● Fragmento de tecido tumoral obtido de paciente submetido a tratamento cirúrgico são implantados em camundongos imunodeficientes para o estabelecimento dos PDXs (F1). Os tumores enxertados com êxito são subsequentemente expandidos em sucessivas gerações de animais receptores (F2, F3, etc.) tanto para sua manutenção como para a realização de ensaios biológicos, incluindo o teste de novas terapias e pesquisa de biomarcadores.

sistema imune inato incluindo a diferenciação de macrófagos e células dendríticas derivadas de monócitos circulantes.

Os PDXs podem ser gerados a partir de fragmentos de tumores sólidos ou suspensão de células. No caso de tumor sólido, amostra do paciente é obtida através de procedimento cirúrgico ou biopsia que pode ser de lesões primárias ou metastáticas e após o processamento para a retirada de tecido necrótico o tecido então é cortado em pequenos fragmentos de 1 a 3 mm^3 e transplantados em camundongos imunodeficiente. A utilização de fragmento de tumor permite que algumas das características do tumor original como interação célula-célula e elementos do microambiente tumoral sejam mantidos. No caso de tumores hematológicos, as células são purificadas e implantadas na cavidade peritoneal, por via intravenosa, ou implantadas localmente, na capsula renal ou baço.

O sitio de implantação pode ser subcutâneo ou ortotópico. O implante subcutâneo é o mais utilizado por ser fácil de realizar e o acompanhamento do crescimento do tumor é avaliado diretamente na pele, porem raramente ocorre metástase pois o implante está em um ambiente diferente do órgão original. No modelo ortotópico o implante é realizado no mesmo local de origem do tumor primário, sendo o modelo mais representativo do microambiente tumoral e apropriado para estudos de metástases. No entanto a desvantagem deste modelo é a técnica cirúrgica ser mais complexa e o monitoramento do crescimento do tumor necessitar de equipamentos de imagem como ultrassom e tomográfica computadorizada.

O crescimento do tumor é avaliado regularmente; e, quando atinge o volume previamente planejado e aprovado por comitê de ética em experimentação animal, o tumor é coletado, reimplantado em novos camundongos ou congelado para formação de um banco de tumores PDX. O tempo necessário para o implante e o crescimento do tumor pode variar de 3 a 9 meses, dependendo da localização do implante e o camundongo utilizado. A falha do implante só deve ser considerada quando não observado nenhum crescimento tumoral por pelo menos 6 meses. Os tumores PDX desenvolvidos na primeira geração podem ser reimplantados em novos camundongos para produzir gerações sucessivas (F1, F2, F3...Fn). Os tumores gerados são avaliados por analise genômica e histológica para garantir a conservação das características do tumor do paciente. Foi demonstrado que até a terceira geração dos PDXs o genótipo e fenótipo dos tumores são semelhantes ao tumor original. A utilização dos PDXs tem sido descrita em diferentes tipos de câncer e aplicados em diferentes estudos como papel do microambiente, angiogenese, metástase, marcadores tumorais, avaliação de eficiência terapêutica, mecanismo de resistência, identificação e enriquecimento de subpopulações celulares especificas como células tronco tumorais. Além da pesquisa básica e pré-clínica, os PDXs emergem como uma plataforma promissora para a oncologia personalizada, com o potencial de identificar, em tempo real, a melhor droga para o tratamento de pacientes. Apesar das diversas vantagens, os PDXs não são modelos perfeitos e também apresentam suas limitações. Primeiro, o estabelecimento dos implantes nem sempre é bem-sucedido, o que configura um obstáculo importante para aplicação em medicina personalizada. Segundo, o tempo necessário para o desenvolvimento dos implantes nos animais, normalmente de 3 a 9 meses, é um tempo muito longo para muitos pacientes, constituindo assim um fator limitante para a elaboração de terapia personalizada. Terceiro, a substituição gradual do estroma humano pelo estroma do camundongo ao longo das passagens pode afetar o efeito de drogas contra esses componentes. Quarto, o comprometimento do sistema imunológico dos animais utilizados torna os PDXs incapazes de recapitular com precisão as interações entre as células tumorais e as células do sistema imune, restringindo assim a avaliação de terapias com agentes imunomoduladores. Alternativamente, os modelos PDX humanizados na qual células troncos hematopoiéticas CD34+ são transplantadas nos camundongos como uma estratégia para repopular as células do sistema imunológico. Por último, o custo para a geração e manutenção do modelo PDX é elevado. Apesar destas desvantagens, o PDX é considerado um modelo valioso para os estudos pré-clínicos.

PDXs humanizados

Com o desenvolvimento de novas abordagens terapêuticas para o tratamento do câncer como a imunoterapia que consiste na mobilização células do sistema imune para detectar e eliminar células tumorais, novos modelos de PDXs que suportam o enxerto de células do sistema imune humana são gerados. Os camundongos humanizados permitem que os pesquisadores avaliem o crescimento do enxerto num contexto de um sistema imunológico humano funcional e avaliação terapêutica. Inúmeros trabalhos têm relatado uma similaridade no crescimento do tumor, metástases, resposta a droga e a sinalização do microambiente tumoral similar ao observado em pacientes com câncer. Neste modelo, os camundongos são tratados com irradiação para deletar o sistema sanguíneo existente, e então células embrionárias humanas são introduzidas nestes animais para repopular o sistema imunológico humano. Após poucos meses, o camundongo se torna uma quimera com as células sanguíneas e sistema imunológico humano (Figura 29.3). Os modelos experimentais mais utilizados atualmente para o estudo *in vivo* de células hematopoiéticas humanas são as linhagens Balb/c Rag2$^{-/-}$ $\gamma c^{-/-}$ ou NOD-SCID $\gamma c^{-/-}$ (NSG). Ambas as linhagens são altamente imunodeficientes, desprovidas de células B, T e NK e seu background genético é permissivo para a enxertia e diferenciação hematopoiética humana. Após o transplante de células tronco (CT) e células tronco hematopoiética CD34+ (CTH), a maioria das populações hematopoiéticas humanas, incluindo células B e T, monócitos, células dendríticas, eritrócitos e plaquetas, podem se desenvolver e ser detectável nestes modelos animais.

Diferentes estratégias podem ser utilizadas para a enxertia de sistemas imunes humanos em camundongos imunodeficiente, incluindo a injeção de células mononucleadas do sangue periférico humano (CMSP), transplante de CTH e o co-transplante de tecido do fígado e timo humano juntamente com a injeção de CTH.

MODELOS DE CAMUNDONGOS GENETICAMENTE MODIFICADOS

Para gerar um modelo de câncer mais reproduzível com base na perda ou ganho de genes específicos, os cientistas em 1987 utilizaram um procedimento chamado recombinação homóloga em células tronco embrionárias de camundongo, gerando os animais nocaute (*knockout*) onde o gene é desativado ou animais knockin onde o gene é alterado. Esses camundongos geneticamente modificados permitiram que os pesquisadores entendessem, como, quando, onde, e quais alterações genéticas estariam envolvidas na iniciação e progressão do câncer em animais imunocompetentes. O desenvolvimento dos animais geneticamente modificados possibilitou a redução no número de animais utilizados na pesquisa, além da possibilidade da substituição de animais geneticamente mais próximo do humano, como primatas, cães e porcos, por animais menores como camundongos. Isso porque aproximadamente 80% dos genes do camundongo funcionam da mesma maneira em humanos e as técnicas utilizadas para gerar estes animais, incluindo isolamento, manipulação e o cultivo dos zigotos, blastocistos e células tronco embrionárias *in vitro* e o implante em fêmeas pseudoprenhas são mais bem estabelecidas em camundongos. Hoje com o aprimoramento das técnicas de transgenia são gerados animais que mimetizam cada vez mais com maior similaridade, e respostas aos tratamentos de doenças humanas. A geração de camundongo geneticamente modificado é dividida em 2 grupos considerando a perda e ganho de função.

Os camundongos com ganho de função são caracterizados pela superexpressão de genes, em particular os oncogenes (protooncogenes ativados). Este modelo é utilizado para estudar o papel dos oncogenes na tumorigenese *in vivo*.

Camundongos onde o gene deletado ou inativado leva a uma perda de função do gene são chamados de

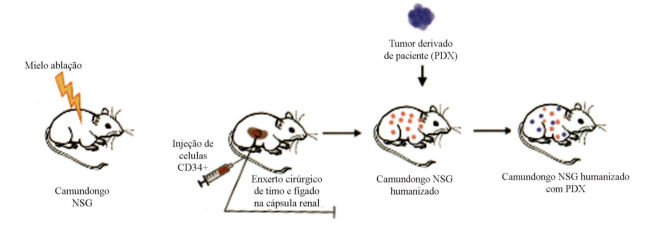

Figura 29.3 ● Ilustração esquemática da produção de modelos de camundongos PDX humanizados. Células-tronco hematopoiéticas humanas CD34+, que são isoladas do sangue do cordão umbilical, pedaços de timo e fígado fetal, são transplantadas para camundongos NSG. Esse processo leva ao desenvolvimento dos sistemas hematopoiético e imunológico humanos. O PDX de vários tumores pode então ser implantado para pesquisas futuras.

knockout. Com este modelo os pesquisadores puderem estudar a função biológica normal de um gene como os supressores de tumor e qual o seu papel no desenvolvimento do câncer. Os camundongos *knockout* pode ser constitutivos, onde o gene alvo é inativado em todas as células do animal ou condicional, quando a inativação do gene é induzida de maneira tecido específico ou de maneira controlada.

O modelo constitutivo é utilizado na identificação e validação de novos genes relacionados ao câncer. No entanto, o uso deste modelo é limitado pelo fato não mimetizar o desenvolvimento esporádico do crescimento do tumor a partir de uma única célula em um ambiente normal (evolução clonal). A desvantagem deste modelo é que a perda de função gerada na linhagem germinativa frequentemente leva a uma letalidade do embrião, anormalidades severas no desenvolvimento do embrião ou a esterilidade no animal adulto.

Devido às limitações do modelo *Knockout* constitutivo, modificações foram realizadas para gerar um camundongo *Knockout* condicional e/ou *knockin* tornando possível a inativação ou ativação do gene de modo tempo e tecido específico.

Para geração dos camundongos *Knockout* condicional e/ou *knockin* tecido e tempo específico o sistema Cre-LoxP é o mais utilizado. O gene da recombinase Cre é controlado por um promotor sítio-específico, que assegura que a recombinase seja expressa apenas naquele tecido ou tipo celular. A enzima Cre recombinase reconhece sítios LoxP e é capaz de provocar uma deleção, inversão ou translocação do gene localizado entre dois sítios LoxP (Figura 29.4). Para a geração de camundongos Cre-LoxP é necessário a geração de duas linhagens independentes, um camundongo que expressa a Cre recombinase sob o controle de um promotor tecido específico e segundo camundongo na qual o gene de interesse é flanqueado pelos sítios LoxP. No tecido onde o gene Cre não é expresso, o gene alvo permanece com suas funções normais, entretanto, as células que expressam o gene Cre, o gene alvo é deletado (Figura 29.5).

O sistema tem ainda a possibilidade de ser induzível (ativação tempo-específico). O sistema Cre induzível é controlado por elementos regulatórios célula-específicos (promotores e *enhancers*) e induzido temporariamente por um indutor exógeno, como tamoxifeno (tam) ou tetraciclina (tet). O sistema Cre induzido por tamoxifeno é obtido pela fusão da proteína Cre modificada com o receptor de estrógeno contendo um domínio de ligação ao ligante mutado. A proteína Cre fusionada é chamada de CreER recombinase, tamoxifeno (também conhecida como CreERT) e normalmente está presente no citoplasma ligada a uma proteína de choque térmico 90 (HSP90). Quando o tamoxifeno interage com a CreERT a ligação com o a proteína HSP90 é rompida, o que promove a sua translocação para núcleo, onde a Cre recombinase catalisará a reação de recombinação

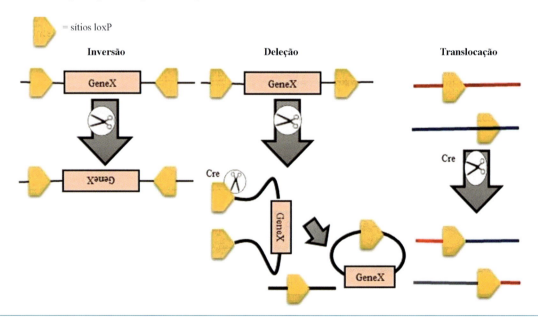

Figura 29.4 • A atuação da enzima Cre recombinase de acordo com a localização dos sítios LoxP: a *inversão* das sequências LoxP, encontram-se em direções opostas no mesmo cromossomo, a enzima Cre promoverá uma inversão do gene de interesse. Na *deleção* as sequências LoxP encontram-se na mesma direção, no mesmo cromossomo, a enzima Cre promoverá uma deleção do gene de interesse. Já na *translocação* as sequências LoxP encontra-se na mesma direção, em cromossomos diferentes, a enzima Cre promoverá uma translocação do gene de interesse.

do gene flanqueado pelos sítios LoxP. Outro sistema é a tetraciclina (tet), também conhecida como sistema Cre induzido por doxiciclina (Dox é um derivado da tetraciclina). A Dox tem um custo mais baixo e mais eficiente no controle do receptor Tet (TetR) do que a tetraciclina. Este sistema pode ser avaliado de duas maneiras, Tet-on e Tet-off, que permitem a ativação ou inativação do gene dependente de Dox, respectivamente. O sistema Tet é composto por 3 elementos, transativador controlado por tetraciclina reversa (rtTA), transativador controlado por tetraciclina (tTA) e elemento responsivo a tetraciclina (TRE), também referido como *operon* tetraciclina (TetO), que regula e expressão do gene Cre. Quando rtTA se liga a Dox, ele se liga a sequência tetO$_7$ (7 repetições de tetO) ativando a expressão (Tet-on). Por outro lado, tTA se liga normalmente a sequências tetO$_7$; e, quando acoplada a Dox, não mais se liga às sequências tetO$_7$, inativando assim a expressão do gene Cre (Tet-off).

Sistema CRISPR/Cas9

Com o advento da tecnologia do sequenciamento, importantes avanços foram alcançados para a geração de camundongos transgênicos baseados no sistema CRISPR. O sistema CRISPR/Cas9 (do inglês, *Clustered Regularly Interspaced Short Palindromic Repeats/CRISPR-associated*) surgiu como uma ferramenta para introduzir modificações especificas no genoma, através de clivagem do DNA pela endonuclease Cas9 guiada por um pequeno RNA que pareia em vinte nucleotídeos no DNA alvo. Comparada com outras técnicas que utilizam nucleases para introduzir quebras de dupla fita de DNA, como ZFNs (do inglês, *Zinc Finger Nuclease*) e TALENs (do inglês, *Transcription Activator-Like Effector Nuclease*), o sistema CRISPR/Cas9 é mais simples de construir, mais específico e eficiente para adição de múltiplos genes simultaneamente, passível de ser realizado em diferentes tipos celulares e organismos. O *locus* CRISPR tipicamente contém um grupo de genes Cas (do inglês, *CRISPR-associated*) e uma assinatura de arranjos CRISPR - uma série de pequenas sequencias repetitivas regularmente espaçadas por sequências variáveis que correspondem a sequencias de elementos genéticos invasores. Enquanto os transcritos dos genes Cas são traduzidos em proteínas, a maioria dos arranjos CRISPR são transcritos em RNAs únicos, seguidos de processamento em pequenos RNAs de CRISPR (crRNAs), que direcionam a atividade de algumas enzimas Cas para degradar DNA

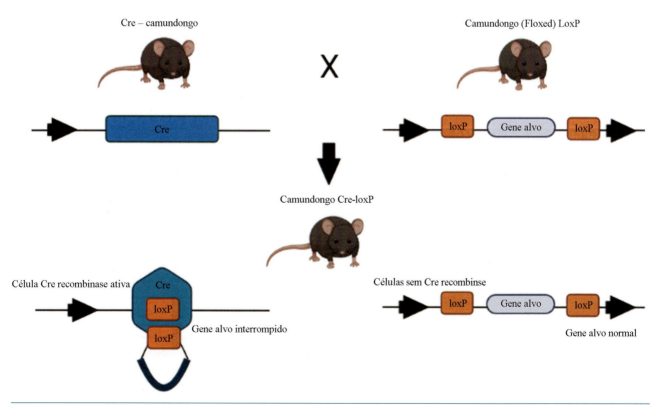

Figura 29.5 ● Esquema de recombinação do DNA flanqueado pelos sítios LoxP. Para a geração de camundongo knockout, um camundongo contendo a enzima Cre é acasalado com um camundongo contendo um gene alvo flanqueado pelos sítios LoxP. No camundongo gerado com Cre ativa, ocorre a interrupção do gene de interesse; enquanto que nos camundongos sem a Cre ativa, o gene é mantido.

invasor. Um complexo ribonucleico é criado com a proteína Cas9 e com uma estrutura pareada formada pelo tracrRNA (do inglês, *trans-activating crRNA*) e o crRNA alvo para permitir a clivagem de sequencias especificas do DNA invasor. Além dos duplex tracrRNA:crRNA, a Cas9 também precisa de um pequeno motivo 5´NGG (motivo adjacente ao protoespacador – PAM), localizado adjacente a regiao complementar no DNA alvo

Considerando o potencial do sistema CRISPR/Cas9 para a clivagem de DNA, Jinek e colaboradores criaram um RNA guia de fita única (sgRNA) que consiste na fusão de crRNA e tracrRNA mostraram que este sgRNA pode guiar a endonuclease Cas9 para induzir quebra de dupla fita de DNA (DSB) em *loci* especifico do genoma. Em resposta a clivagem no DNA, mecanismos de reparo celular são estimulados, como a via junção de extremidades não homólogas NHEJ (do inglês, *nonhomologous end joining*) ou a via de reparo direcionado por homologia HDR (do inglês, *homology-directed repair*). Quando a via de reparo NHEJ é ativada, na ausência de um DNA molde, pequenas inserções ou deleções (*indels*) podem ser deixadas, o que pode resultar em mudanças do códon de leitura e/ou a criação de um códon de parada prematuro levando a inativação do gene (*knockout*). Por outro lado, DSBs podem facilitar a recombinação homóloga através da via de reparo HDR, na presença de um DNA exógeno e gerar modificações definitivas no genoma (*knockin*) (Figura 29.6).

RNA de Interferência

RNA de interferência na geração de camundongos representa uma alternativa para estudos onde se planeja a diminuição da expressão do gene alvo. Pequenos RNA de interferência (siRNA) tem sido utilizados para estudar a função do gene por *knockdown*. No entanto, o efeito *knockdown* do siRNA é transitório devido a meia-vida curta da molécula siRNA. Para alcançar o efeito de silenciamento estável, plasmídeos que codificam pequenos RNA de interferência em forma de grampo (shRNA) são utilizados. O RNAi por shRNA permite um silenciamento reversível da expressão do gene sem alteração no genoma. Para aumentar a expressão do shRNA um vetor alvo de interesse pode ser

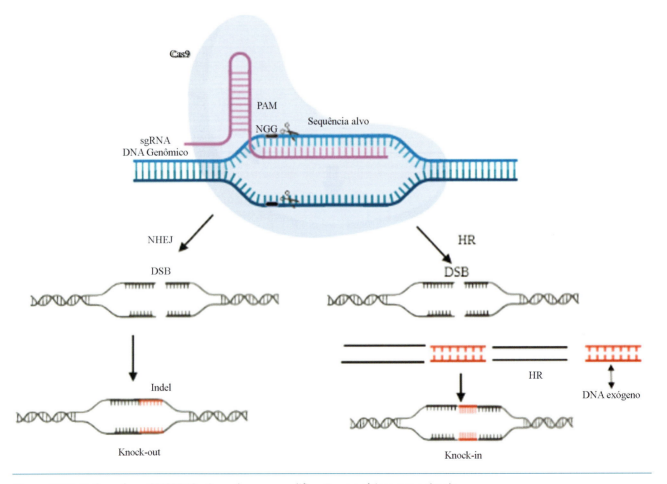

Figura 29.6 • Complexo CRISPR/Cas9 usado para modificações genéticas em animais.

inserido dentro do locus Rosa26 por recombinação de uma recombinase sitio- especifica em células embrionárias. Para gerar camundongos transgênicos de RNAi, vetores de RNAi podem ser introduzidos via microinjeção, eletroporação ou infecção viral em células ES ou zigotos. As células ES transduzidas com RNAi são subsequentemente injetadas em blastocistos ou agregadas a embriões tetraploides, e os embriões são então transferidos diretamente para as fêmeas pseudoprenhas. As limitações deste modelo são: variação do fenótipo entre as linhagens transgênicas, dependendo do nível de expressão de RNAi, número de cópias e sitio de integração; fenótipos inesperados devido ao efeito *off-target* do RNAi; e o processo de triagem trabalhoso para identificar os melhores shRNAs e linhagens transgênicas.

Xenoenxerto em *zebrafish*

Nos últimos anos, o modelo de *zebrafish* emergiu como um modelo *in vivo* para enxerto de células. O genoma do zebrafish, compartilha 70% da homologia o genoma humano, principalmente em vias cruciais envolvidas no desenvolvimento do câncer. Também é relatado que 82% das proteínas humanas que causam doenças têm um ortólogo no zebrafish.

Diferentes tipos de xenoenxerto em zebrasfish podem ser gerados: alguns onde células tumorais humanas são implantadas em embriões novos, como embriões em fase de blástula, outros em estágios larvais (o mais comumente utilizado) e outros em linhagens de zebrafish adulto com sistema imune comprometido. Semelhante aos PDXs de camundongo (mPDXs), as células podem ser implantadas em diferentes locais, incluindo o espaço perivitelino (PVS), saco vitelino, ducto de *cuvier*, olho, ventrículos cerebrais ou cavidade pericárdica. Os xenoenxertos em zebrafish podem ser considerados uma alternativa aos camundongos em conformidade com os padrões éticos, como os "3Rs" (substituição, redução, refinamento). Em particular, o uso de estágios embrionários/larvais fornece um grande número de xenoenxertos com alto poder estatístico e questões éticas reduzidas.

O modelo de zebrafish larval apresenta inúmeras vantagens, sendo a mais importante sua velocidade – ele pode fornecer um resultado de experimento em uma semana. Isso contrasta com os xenotransplantes de camundongos, que levam meses para gerar um número suficiente de animais para realizar os estudos. A transparência dos embriões e a existência de mutantes sem pigmentação, como a linhagem *casper*, oferece a possibilidade de visualizar processos associados a tumores, como implantação, migração e formação de micrometástases. Os modelos de camundongos também permitem imagens em tempo real, usando imagens intravitais multifotônicas, mas apenas no local do tumor. O modelo de xenoenxertos no zebrafish permitem a visualização por imagem do animal inteiro e a quantificação da disseminação metastática a nível de célula única. Além disso, a possibilidade de usar embriões transgênicos com a vasculatura marcada com GFP ou macrófagos marcados com mCherry combinados com células tumorais marcadas, permite a monitoração em tempo real da angiogênese e comportamento do tumor, bem como a observação das interações do tumor com o sistema imune inato do hospedeiro.

Outra vantagem é o número reduzido de células tumorais (~ 500 células) necessárias para o xenoenxerto bem-sucedido. Uma vez que pouco material humano é necessário para gerar o xenoenxerto, estabelecimento PDX de zebrafish (zPDXs) utilizando amostras de biópsia de tumor pode ser mais viável do que em camundongos. Até o momento, pelo menos dois estudos já relataram a geração de zPDX com amostras de biópsia. É importante ressaltar que não há necessidade de amplificação de cultura de células, reduzindo assim o tempo e o número de etapas necessárias para a adaptação in vitro.

A ausência da resposta imune adaptativa até 8 dias após a injeção, é uma importante característica do modelo de zebrafish na forma larval que permite o enxerto. Portanto, as células tumorais humanas geralmente não são rejeitadas até este tempo, evitando a necessidade de agentes imunossupressores ou radiação, ao contrário dos modelos murinos. Outras características são: animais pequenos; a capacidade de absorver compostos na água, evitando o ônus de administrar medicamentos a cada animal individualmente (embora também seja possível injetar localmente ou sistemicamente compostos que não são tão facilmente absorvidos); a quantidade reduzida de medicamentos exigidos por teste e baixos custos de manejo, tornando o zebrafish na forma larval um modelo *in vivo* muito atraente e promissor para estudos de câncer em humanos.

Recentemente, outro grande avanço foi alcançado pela possibilidade de enxertar com eficiência células tumorais humanas em zebrafish adultos imunodeficientes. Para isso, foram gerados mutantes de zebrafish para *prkdc* (do inglês, *protein kinase DNA-activated catalytic polypeptide*) e il2rg (do inglês, *interleukin 2 receptor gamma*), que não possuem células T, B e NK.

Os autores mostram que esses zebrafish transgênicos adultos enxertam de forma robusta as células tumorais humanas a 37°C, com uma cinética de crescimento semelhante à observada em mPDXs. Esta abordagem permite o estudo da proliferação e migração celular a nível de célula única em zebrafish adultos.

Uma das principais desvantagens dos xenoenxertos no zebrafish, também compartilhados com o PDX de camundongo, é que as eficiências do enxerto variam significativamente, não permitindo o estabelecimento bem-sucedido de um zPDX a partir de uma única amostra. Isso pode ocorrer devido à rejeição das células tumorais inoculadas pelo sistema imune inato ou à má qualidade das amostras (necrose). Para superar isso, alguns produtos químicos e irradiação têm sido empregados em certos estudos para atuar como imunossupressores. No entanto, isso pode levar a resultados não confiáveis (Tabela 29.2).

Outra crítica do modelo é sua temperatura de incubação. Uma vez que o zebrafish é normalmente criado a 28°C a 29°C e as células humanas são cultivadas a 37°C, o procedimento geralmente adotado é aumentar a temperatura dos zebrafish para 33°C a 35°C, o que pode ter um impacto na fisiologia do zebrafish e na biologia das células tumorais. Por último, outra limitação do zebrafish recai sobre a farmacocinética e farmacodinâmica de alguns medicamentos. Embora tenha sido demonstrado que a fase larval possui a capacidade de realizar reações metabólicas e que a distribuição de droga, metabolismo e excreção de drogas são semelhantes aos humanos, esse campo ainda é pouco explorado e não existe uma conclusão definitiva sobre seu paralelismo com sistemas de mamíferos.

Um esforço para sistematização dos resultados da experimentação animal

Todos os anos, um grande número de artigos científicos na área biomédica é publicado em revistas cientificas nacionais e internacionais. A maior parte destes estudos são realizados através de experimentos envolvendo o uso de animais. No entanto, a forma com que muitos destes trabalhos são descritos, não fornecem informações suficientes para garantir sua compreensão e reprodutibilidade. Além disso, problemas no planejamento do estudo, como, por exemplo, a falta de critérios na escolha do modelo experimental, a ausência de randomização dos grupos experimentais, a utilização errônea e/ou equivocada da análise estatística, a falta de informações quanto à qualidade sanitária dos animais, dentre muitos outros fatores, tem levado à baixa taxa de reprodutibilidade dos estudos científicos. Isso tem como consequência a utilização irracional de animais e o desperdício de recursos humanos e financeiros. Neste contexto, o *UK National Centre for the 3Rs (NC3Rs)* publicou as diretrizes ARRIVE (*Animal Research: Reporting of In Vivo Experimentos*) para

Tabela 29.2 • Comparação de avatares personalizados.

Tipos de avatar do câncer	Duração do ensaio	Custo	Logística	Nº de células por animal	Triagem de drogas	Conservação TME do paciente	Farmacocinética e otimização da dose
	semana a meses	baixo	média	NA	médio	não	sim
	5-7 dias	baixo	baixa	10^2	médio	médio	não
	semana a meses	baixo	média	10^5	médio	baixo ou não	sim
	semana a meses	alto	alto	$10^5 - 10^6$	baixo	baixo ou não	sim

NA, não aplicável; PDX, xenoenxerto derivado de paciente; TME, microambiente tumoral. Embora os custo e manejo diferem significativamente por país e entre as instituições, as normas de custo e habitação relatadas anteriormente na América do Norte e em alguns países Europa sugerem que os requisitos do espaço físico para o manejo (12 zebrafish adultos versus 1 camundongo adulto por ~ 1,2 l) e custo diário (centavos de dólar por tanque de peixes de 3,5 l versus uma gaiola de camundongo, aproximadamente US 1,05 por camundongo contra aproximadamente US 0,01 por zebrafish adulto) é pelo menos uma ordem de magnitude menor para o zebrafish do que para os camundongos.Triagem de drogas (dias a semanas): baixo (1–5 compostos), médio (10–50 compostos), alto (~ 100 compostos), muito alto (~ 1000 compostos) Os dados aqui são baseados no estudo de prova de conceito de Yan et al.14. Mais estudos serão necessários em PDXs de zebrafish adulto para generalizar as taxas de enxerto, a duração do ensaio e o número de células em todos os tipos de tumor.

melhorar o desenho, a análise e o relato de resultados de pesquisas com animais. As diretrizes consistem em uma lista de informações para serem incluídas em publicações que descrevam experimentos *in vivo* de maneira que os leitores consigam avaliar adequadamente o trabalho, o rigor metodológico e que consigam reproduzir os métodos e resultados. As diretrizes foram dívidas em dois grupos, o ARRIVE Essencial 10 e ARRIVE Recomendado.

ARRIVE ESSENCIAL 10

1. **Desenho do estudo**
   Para cada experimento, você deve detalhar brevemente o desenho estudo incluindo:
   1a. Os grupos a serem comparados, incluindo grupos controles. Se nenhum grupo controle for utilizado, você deve justificar.
   1b. A unidade experimental (por exemplo, animais isolados, em grupo ou caixa dos animais).

2. **Tamanho da amostra**
   2a. Especifique o número exato de unidade experimental distribuído para cada grupo e o número total em cada experimento. Indique também o número total de animais utilizados.
   2b. Explique como o tamanho da amostra foi decidido. Forneça detalhes do cálculo do tamanho da amostra, se feito.

3. **Critério de inclusão e exclusão**
   3a. Descreva todos os critérios utilizados para incluir ou excluir animais (ou unidade experimental) durante o experimento e os pontos de dados durante as análises. Especifique se estes critérios foram estabelecidos antes. Se nenhum critério foi estabelecido, deixe claro no texto.
   3b. Para cada grupo experimental, relate qualquer animal, unidade experimental ou pontos de dados não inclusos nas análises e explique por quê. Se não houver exclusões, indique.
   3c. Para cada analise, informe o valor exato do ***n*** de cada grupo experimental.

4. **Randomização**
   4a. Descreva se a randomização foi utilizada para distribuir as unidades experimentais tanto para os grupos controles como os tratados. Se feito, informar o método utilizado para a randomização.
   4b. Descreva a estratégia utilizada para minimizar possíveis fatores de confusão, como a ordem dos tratamentos e medições ou a localização do animal/caixa. Se os fatores de confusão não foram controlados, deixe claro no texto.

5. **Experimento cego**
   Descreva quem ficara responsável pelos grupos experimentais nos seus diferentes estágios (durante a divisão dos grupos, na execução do experimento, na avaliação dos resultados e na análise dos dados).

6. **Medida de resultados**
   6a. Descreva claramente todas as medidas de resultado avaliadas (por exemplo, morte celular, marcadores moleculares ou mudanças comportamentais).
   6b. Para estudos de teste de hipóteses, especifique a medida de resultado primária, ou seja, a medida de resultado que foi utilizada para determinar o tamanho da amostra.

7. **Métodos estatísticos**
   7a. Forneça detalhes dos métodos estatísticos utilizados para cada analise, incluindo o software.
   7b. Descreva os métodos utilizados para avaliar se os dados encontrados atingiram os requisitos estatísticos, e o que foi feito se requisitos não foram atingidos.

8. **Animal experimental**
   8a. Descreva detalhes do animal utilizado, incluindo a espécie, linhagem e sublinhagem, sexo, idade ou estagio do desenvolvimento, e se relevante o peso.
   8b. Forneça informações relevantes sobre a origem dos animais, *status* sanitário/imunológico, modificação genética, genótipo e quaisquer outros procedimentos anteriores.

9. **Procedimentos experimentais**
   Para cada grupo experimental, incluindo controles, descreva os procedimentos em detalhes permitindo que outros possam reproduzir, incluindo:
   9a. O que foi feito, como foi feito e o que foi utilizado.
   9b. Quando e com que frequência.
   9c. Onde (incluindo detalhes de períodos de aclimatação).
   9d. Por que (forneça justificativa para os procedimentos).

10. **Resultados**
    Para cada experimento realizado, incluindo replicatas independentes, informar:
    10a. Resumo/Estatística descritiva para cada grupo experimental, com a medida de variabilidade, quando aplicável (por exemplo, media (*mean*) e desvio padrão (*SD*) ou mediana (*median*) e amplitude (*range*)).
    10b. Se aplicável, o tamanho do efeito com um intervalo de confiança.

ARRIVE RECOMENDADO

11. Resumo
Descreva um resumo preciso dos objetivos da pesquisa, a espécie animal utilizada, linhagem e sexo, métodos, principais resultados e conclusões do estudo.

12. Introdução

12a. Incluir contexto científico (referencias relevantes de publicações previas) suficiente para compreender a justificativa e o contexto do estudo e explicar a abordagem experimental.

12b. Explique como a espécie animal e o modelo utilizado pode alcançar o objetivo cientifico e quando apropriado, a relevância para a biologia humana.

13. Objetivos
Descreva claramente os objetivos da pesquisa e quando apropriado, as hipóteses especificas a ser testada.

14. Declaração Ética
Forneça o nome do comitê de revisão ética ou equivalente que aprovou o uso de animais neste estudo e número de licença ou protocolo (se aplicável). Se a aprovação ética não foi solicitada ou concedida, forneça uma justificativa.

15. Alojamento e Manejo
Forneça detalhes das condições de alojamento e manejo, incluindo: tipo de biotério (por exemplo, experimental em *racks* ventiladas estéril), tipos de caixas/gaiolas utilizadas, material utilizado para fundo das gaiolas/caixas, número de animais por caixas e forma e material de tanques (para peixes), ciclo de claro e escuro, temperatura e umidade, qualidade da água e ração, acesso a ração e água e enriquecimento ambiental.

16. Cuidado e Monitoramento de Animais

16a. Descreva qualquer intervenção ou etapas executadas nos protocolos experimentais para reduzir a dor, sofrimento e a angústia.

16b. Relate qualquer evento adverso esperado ou inesperado.

16c. Descreva o método de eutanásia humanitária estabelecido para o estudo, os indicadores que confirmam a morte do animal e a frequência do monitoramento. Se o estudo não definiu um método de eutanásia humanitária, declare isso.

17. Interpretação / Implicações Científicas

17a. Interpretar os resultados, levando em consideração os objetivos e hipóteses do estudo, a teoria atual e outros estudos relevantes da literatura.

17b. Comente as limitações do estudo, incluindo potenciais fontes de viés, limitações do modelo animal e imprecisões associada aos resultados.

18. Generalidade/translação
Comente se, e como, os resultados deste estudo podem ser traduzidos para outras espécies ou condições experimentais, incluindo qualquer relevância para a biologia humana (quando apropriado).

19. Registro de protocolo
Forneça uma declaração indicando se um protocolo (incluindo a questão da pesquisa, as principais características do projeto e o plano de análise) foi preparado antes do estudo e onde esse protocolo foi registrado.

20. Acesso aos dados
Forneça uma declaração descrevendo se e onde os dados do estudo estão disponíveis.

21. Declaração de Interesse

21a. Declare qualquer conflito de interesse, incluindo financeiro e não financeiro. Se não existir, deixe claro no texto.

21b. Liste todas as fontes financiadoras (incluindo as bolsas) e o papel do financiador (s) no projeto, análise e relatório do estudo.

Esta compilação de informações será essencial para a posterior reprodução dos achados de estudos com animais de experimentação. Ao escolhermos o modelo mais adequado para abordar um problema enunciado, apesar das limitações intrínsecas desse modelo; e, ao relatarmos os resultados de nossas pesquisas de maneira a promover sua reprodutibilidade, certamente aceleramos a transferência de conhecimentos de áreas fundamentais para áreas aplicadas, que é a premissa da pesquisa translacional.

GLOSSÁRIO

Cre-Ert: uma proteína de fusão na qual Cre-recombinase é fundida a um domínio de ligação de hormônio mutado do receptor de estrogênio (ERT). A administração do análogo de estrogênio tamoxifeno leva à ativação pós-tradução da atividade da Cre-recombinase e excisão do gene alvo flanqueado por locais loxP.

Germ line: material genético da linha germinativa que é transmitido através dos gametas (espermatozoide e óvulo).

Cas: associado a CRISPR.

Cas9: proteína nove associada a CRISPR.

Cre-loxP: um sistema de recombinação sítio-específico que permite a deleção mediada por Cre-recombinase de genes flanqueados por sítios de recombinação loxP. A expressão da Cre-recombinase pode ser induzida de maneira restrita ao tecido.

CRISPR/Cas9: um sistema de edição de genoma que permite a indução de quebras de fita dupla de DNA (DSBs) em locais genômicos definidos, direcionando a nuclease Cas9 para um locus genômico predefinido usando RNAs de guia único (sgRNAs). O reparo de DSB por união de extremidade não homóloga ou recombinação homóloga (na presença de um oligonucleotídeo) levará ao nocaute ou modificação do gene, respectivamente.

CRISPR: repetições palindônicas pequenas regularmente espaçadas e agrupadas.

crRNA: RNA derivado do loco CRISPR.

DSB: quebra de dupla fita.

GEM model: modelo de mouse geneticamente modificado com base na perda ou ganho de genes específicos, para estudar uma doença como o câncer em animais imunocompetentes.

HDR: reparo direcionado por homologia.

Indel: inserções e/ou deleções.

NGG: qualquer nucleotídeo seguido por duas guaninas.

NHEJ: junção de extremidades não homólogas.

OGM: organismo geneticamente modificado.

PAM: motivo adjacente ao protoespaçador.

RNAi: interferência por RNA.

sgRNA: RNA-guia de fita única. O mesmo que gRNA.

shRNA: pequeno RNA de interferência em forma de grampo.

siRNA: Pequeno RNA de interferência.

Talen: nuclease fusionada ao efetor semelhante ao ativador de transição.

TracrRNA: RNA transativador derivado do loco CRISPR.

Xenoenxertos de tumor derivados de paciente (PDTX): modelos de camundongos baseados em transplante e propagação em série de biópsias de tumor humano fresco em camundongos imunodeficiente.

Xenotransplante: transplante de células ou tecidos tumorais humanos em camundongos imunocomprometidos.

Zen: nuclease dedo de zinco.

LEITURA RECOMENDADA

The ARRIVE guidelines 2.0: Updated guidelines for reporting animal research https://journals.plos.org/plosbiology/article?id=10.1371/journal.pbio.3000410.

REFERÊNCIAS BIBLIOGRÁFICAS

Abdul Q.Khan, Kodappully S.Siveen, Kirti S.Prabhu, ShilpaKuttikrishnan, SabahAkhtar, MuralitharanShanmugakonar, Hamda A.Al-Naemi, MohammadHaris, ShahabUddi. Role of animal research in human malignancies. Animal Models in Cancer Drug Discovery. 2019, Pages 1-29.

Anca Onaciu, Raluca Munteanu, Vlad Cristian Munteanu, Diana Gulei, Lajos Raduly, Richard-Ionut Feder, Radu Pirlog, Atanas G Atanasov, Schuyler S Korban, Alexandru Irimie, Ioana Berindan-Neagoe. Spontaneous and Induced Animal Models for Cancer Research. Diagnostics (Basel, Switzerland). 2020 Aug 31;10(9):660.

Brian Olson, Yadi Li, Yu Lin, Edison T Liu, Akash Patnaik. Mouse Models for Cancer Immunotherapy Research. Cancer discovery. 2018 Nov;8(11):1358-1365.

Bruna Costa, Marta F. Estrada, Raquel V. Mendes, and Rita Fior. Zebrafish Avatars towards Personalized Medicine—A Comparative Review between Avatar Models. Cells. 2020 Feb; 9(2): 293.

Christopher R Ireson, Mo S Alavijeh, Alan M Palmer, Emily R Fowler, Hazel J Jones. The role of mouse tumour models in the discovery and development of anticancer drugs. British journal of cancer. 2019 Jul;121(2):101-108.

Haiwei Mou, Zachary Kennedy, Daniel G Anderson, Hao Yin, Wen Xue. Precision cancer mouse models through genome editing with CRISPR-Cas9. Genome medicine. 2015 Jun 9;7(1):53

Hayo Castrop. Genetically modified mice-successes and failures of a widely used technology. European journal of physiology. 2010 Mar;459(4):557-67.

Jaeyun Jung, MS, Hyang Sook Seol, PhD,and Suhwan Chang. Cancer Res Treat. The Generation and Application of Patient-Derived Xenograft Model for Cancer Research. Cancer research and treatment. 2018 Jan;50(1):1-10.

K Wartha, F Herting, M Hasmann. Fit-for purpose use of mouse models to improve predictivity of cancer therapeutics evaluation. Pharmacology & therapeutics. 2014 Jun;142(3):351-61.

Maurizio Fazio, Julien Ablain, Yan Chuan, David M Langenau, Leonard. Zon. Zebrafish patient avatars in cancer biology and precision cancer therapy. Nature reviews. Cancer. 2020 May;20(5):263-273.

Nathalie Percie du Sert, Amrita Ahluwalia, Sabina Alam, Marc T Avey, Monya Baker, William J Browne, Alejandra Clark, Innes C Cuthill, Ulrich Dirnagl, Michael Emerson, Paul Garner, Stephen T Holgate, David W Howells, Viki Hurst, Natasha A Karp, Stanley E Lazic, Katie Lidster, Catriona J MacCallum, Malcolm Macleod, Esther J Pearl, Ole H Petersen, Frances Rawle, Penny Reynolds, Kieron Rooney, Emily S Sena, Shai D Silberberg, Thomas Steckler, Hanno Würbel. Reporting animal research: Explanation and elaboration for the ARRIVE guidelines 2.0. PLoS biology. 2020 Jul 14;18(7):e3000411.

Partha K. Chandra, Amrita Datta and Debasis Mondal. Development of mouse models for câncer research. Animal Biotechnology. 2020, 77,102

Ryoichi Saito, Takashi Kobayashi, Soki Kashima, Keiyu Matsumoto, Osamu Ogawa. International journal of clinical oncology. 2020 May;25(5):831-841.

Ursa Lampreht Tratar, Simon Horvat, Maja Cemazar. Transgenic Mouse Models in Cancer Research. Frontiers in oncology. 2018 Jul 20; 8:268.

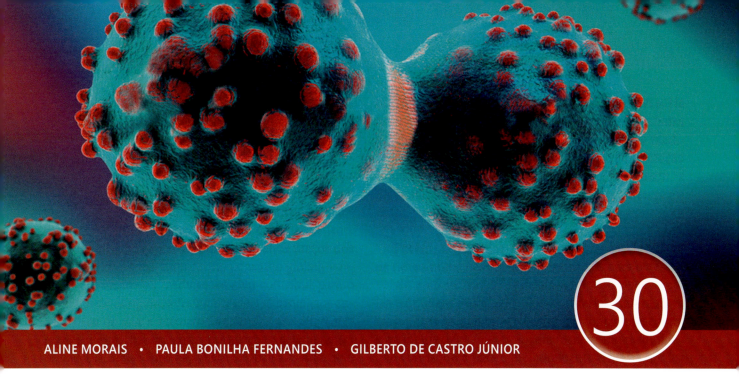

ALINE MORAIS • PAULA BONILHA FERNANDES • GILBERTO DE CASTRO JÚNIOR

Desenvolvimento de Fármacos: Pesquisa Clínica e Medicina de Precisão

INTRODUÇÃO

A Pesquisa não clínica ou pré-clínica se refere a qualquer investigação realizada *in vitro* ou em animais (usualmente em ratos, camundongos, coelhos, cachorros e macacos). Já a Pesquisa clínica, estudo clínico ou ensaio se refere a qualquer investigação em seres humanos. Toda pesquisa clínica deve ser conduzida com princípios éticos e seguir as normas locais estabelecidas.

Os estudos são divididos em quatro fases com diferentes objetivos principais:

- *Fase 1:* é o primeiro estudo realizado em seres humanos e possui o objetivo principal de avaliar a farmacocinética e segurança (toxicidade) do medicamento experimental.
- *Fase 2:* objetiva principalmente avaliar dose *versus* resposta.
- *Fase 3:* ocorre pela comprovação da eficácia e segurança do medicamento experimental.
- *Fase 4:* é o estudo realizado após o registro do medicamento, com objetivos voltados à farmacovigilância.

Apesar de todos os procedimentos seguros para o desenvolvimento da pesquisa clínica, projetos personalizados são necessários a fim de melhorar resultados de intervenções e tratamentos oncológicos. Nesse contexto, a medicina de precisão tem contribuído cada vez mais. Medicina de precisão é a adaptação de tratamentos e intervenções médicas às características individuais dos pacientes. A abordagem tumoral é baseada em informações genéticas das células cancerígenas, e essas informações irão determinar as respostas positivas, ou não, aos tratamentos induzidos. Conhecer estas alterações genéticas e epigenéticas, permitirão ampliar abordagens futuras da medicina de precisão pelo conhecimento dos efeitos do fenótipo na seleção de qual droga funcionará para qualquer paciente com base na análise genômica. Assim, é possível rever quais tratamentos serão mais eficazes, e seguros, para cada paciente.

Apesar da medicina em oncologia ter avançado nos últimos anos na identificação de novos medicamentos e alvos moleculares, ainda são necessários investimentos em pesquisas e avanços na área. No entanto, o desenvolvimento de novos fármacos em oncologia é custoso, demorado e desafiador. Estima-se que o período de desenvolvimento de um medicamento novo, experimental em oncologia desde a identificação da molécula e do alvo *in vitro* até a sua aprovação regulatória para aprovação leve de 10 a 17 anos e que a taxa de sucesso é menor que

10%. Ainda, o custo para o desenvolvimento completo é estimado em mais de 01 bilhão de dólares.

PESQUISA CLÍNICA

Aspectos éticos e regulatórios

Sistema CEP/CONEP

A Pesquisa não clínica ou pré-clínica se refere a qualquer investigação realizada *in vitro* ou em animais (usualmente em ratos, camundongos, coelhos, cachorros e macacos). Já a Pesquisa clínica, estudo clínico ou também chamado de ensaio clínico se refere a qualquer pesquisa realizada em seres humanos, com o objetivo de avaliar os efeitos farmacocinéticos, farmacodinâmicos, farmacológicos, clínicos, efeitos adversos e/ou qualquer outro efeito de medicamentos ou outros produtos, com o objetivo de averiguar sua segurança e/ou eficácia.

Toda Pesquisa clínica deve ser conduzida em conformidade com os princípios éticos quem têm sua origem na declaração de Helsinque e ser consistentes com as boas práticas clínicas e com as normas locais, no caso do Brasil as normas são estabelecidas através do Comitê de Ética em Pesquisa (CEP); Comissão Nacional de Ética Em Pesquisa Comitê (CONEP) e da Agência de Vigilância Sanitária (ANVISA).

BOXE 1

A declaração de Helsinque foi adotada pela 18ª Assembleia Geral da Associação Médica Mundial Helsinque, realizada na Finlândia em junho de 1964 e trata-se de um documento que estabelece os princípios éticos que devem ser seguidos em qualquer pesquisa clínica envolvendo seres humanos. A última emenda desse documento foi elaborada no ano de 2000.

BOXE 2

"Boas Práticas Clínicas (BPC) é um padrão internacional de ética e qualidade científica para: desenhar, conduzir, registrar e reportar ensaios que envolvam a participação de seres humanos. O cumprimento desse padrão oferece uma garantia pública de que os direitos, a segurança e o bem-estar dos participantes do ensaio estão protegidos, de forma consistente com os princípios que têm sua origem na Declaração de Helsinque, e que os dados do ensaio clínico têm credibilidade".

Guia de boas práticas clínicas do ICH E6).

Qualquer projeto de ensaio clínico deve ser submetido previamente à avaliação do sistema CEP/CONEP. Trata-se de um sistema que foi fundado em 1996 para realizar a análise ética de projetos de pesquisa envolvendo seres humanos no Brasil, ele é baseado em uma série de resoluções e normativas definidas pelo Conselho Nacional de Saúde (CNS), órgão vinculado ao Ministério da Saúde. O sistema CEP/CONEP utiliza mecanismos próprios através de um trabalho em conjunto que visa principalmente a proteção dos participantes da pesquisa do Brasil e que a ética seja garantida nesses estudos clínicos.

Os CEPs são formados por representações diversas (interdisciplinares), independentes, não remunerados e as decisões são tomadas em grupo. Possui um caráter consultivo, deliberativo e educativo, criado para defender os interesses dos participantes da pesquisa em sua integridade e dignidade e para contribuir no desenvolvimento da pesquisa dentro de padrões éticos.

A CONEP é uma instância colegiada, de natureza consultiva, deliberativa, normativa, educativa, independente, vinculada ao Conselho Nacional de Saúde/MS. Ela também tem um papel coordenador da rede dos CEPs (Resolução nº 466, 2012).

As instituições que realizam pesquisas envolvendo seres humanos podem constituir um ou mais CEPs para apreciação de seus projetos. Na inexistência de um CEP na instituição ou em caso de um pesquisador sem vínculo com uma instituição, deverá ser solicitado para CONEP a indicação de um CEP para realizar à análise da pesquisa. A submissão do projeto para apreciação pelo sistema CEP/CONEP deve ser realizada eletronicamente via Plataforma Brasil, disponível em: http://plataformabrasil.saude.gov.br/login.jsf.

Uma vez o projeto submetido para apreciação primeiramente do CEP, este deverá após análise emitir um parecer de forma clara, detalhada e justificada, a decisão do colegiado em um prazo estipulado por norma operacional. Ademais, deverá encaminhar para CONEP àqueles protocolos de sua competência para apreciação. Os projetos de competência da CONEP são aqueles possuem dilemas éticos mais complexos, que envolvam pelo menos um dos seguintes temas chamados de "Área Temática Especial", segundo a Resolução 466/2012-CNS:

- Genética humana, quando o projeto envolver:
  - Envio para o exterior de material genético ou qualquer material biológico humano para obtenção de material genético, salvo nos casos em que houver cooperação com o Governo Brasileiro.
  - Armazenamento de material biológico ou dados genéticos humanos no exterior e no país, quando

de forma conveniada com instituições estrangeiras ou em instituições comerciais.
- Alterações da estrutura genética de células humanas para utilização *in vivo*.
- Pesquisas na área da genética da reprodução humana (reprogenética).
- Pesquisas em genética do comportamento.
- Pesquisas nas quais esteja prevista a dissociação irreversível dos dados dos participantes de pesquisa.
- Reprodução humana: pesquisas que se ocupam com o funcionamento do aparelho reprodutor, procriação e fatores que afetam a saúde reprodutiva de humanos, sendo que nessas pesquisas serão considerados "participantes da pesquisa" todos os que forem afetados pelos procedimentos delas. Caberá análise da CONEP quando o projeto envolver:
  - Reprodução assistida.
  - Manipulação de gametas, pré-embriões, embriões e feto.
  - Medicina fetal, quando envolve procedimentos invasivos.
- Equipamentos e dispositivos terapêuticos, novos ou não registrados no País.
- Novos procedimentos terapêuticos invasivos.
- Estudos com populações indígenas.
- Projetos de pesquisa que envolvam organismos geneticamente modificados (OGM), células-tronco embrionárias e organismos que representem alto risco coletivo, incluindo organismos relacionados a eles, nos âmbitos de experimentação, construção, cultivo, manipulação, transporte, transferência, importação, exportação, armazenamento, liberação no meio ambiente e descarte.
- Protocolos de constituição e funcionamento de biobancos para fins de pesquisa.
- Pesquisas com coordenação e/ou patrocínio originados fora do Brasil, excetuadas aquelas com copatrocínio do Governo Brasileiro (Resolução nº 466, 2012).

Por fim, qualquer projeto que à critério do CEP, seja julgado como necessário para análise pela CONEP.

A revisão do projeto pelo CEP ou pelo CEP e CONEP, quando aplicável, culminará no enquadramento das seguintes categorias:
- Aprovado.
- Pendente: quando considera necessária a correção do protocolo apresentado, e solicita revisão específica, modificação ou informação relevante, que deverá ser atendida em um prazo estipulado em norma operacional.
- Não aprovado.

Somente o projeto com enquadramento aprovado estará apto para iniciar sua condução.

Por fim, o envolvimento da ANVISA é aplicável a todos os ensaios clínicos com medicamentos que terão toda ou parte de seu desenvolvimento clínico no Brasil para fins de registro e devem ser seguidos todos os procedimentos e requisitos estabelecidos pela Resolução RDC nº 9, de 20 de fevereiro de 2015, mais detalhadamente descrito no capítulo: Aspectos regulatórios: ANVISA/SUS.

Termo de consentimento livre e esclarecido

Junto com o projeto, deve ser submetido também para apreciação do sistema CEP/CONEP o documento chamado Termo Consentimento Livre e Esclarecido (TCLE). O respeito à dignidade humana exige que toda pesquisa ocorra com consentimento livre e esclarecido dos participantes da pesquisa e/ou seus representantes legais, antes do início de qualquer procedimento do estudo.

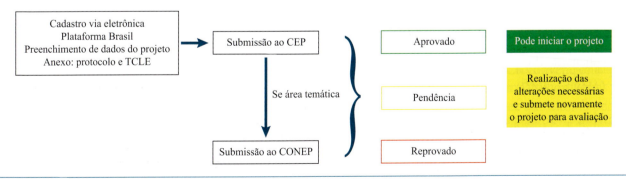

Figura 30.1 • Esquema de aprovação do projeto no sistema CEP/CONEP. O primeiro passo para submeter um projeto de pesquisa envolvendo seres humanos ao sistema CEP/CONEP é se cadastrar na plataforma eletrônica, chamada de plataforma Brasil. Após o cadastro, será necessário preencher algumas informações sobre o projeto e anexar o protocolo clínico e o TCLE. Esses documentos serão submetidos ao CEP e se tratar de alguma área temática especial, também será submetido a CONEP. A avaliação do projeto por ambos comitês poderá resultar em projeto aprovado, onde o início é autorizado; projeto pendente, onde deverá ser realizada a alteração necessária e submeter novamente ao(s) comitê(s) ou então projeto reprovado, com a devida justificativa.

ONCOLOGIA – DA MOLÉCULA A CLÍNICA

Conforme estabelecido na Resolução 466/2012-CNS, consentimento livre e esclarecido é a anuência do participante da pesquisa e/ou de seu representante legal, livre de vícios (simulação, fraude ou erro), dependência, subordinação ou intimidação, após esclarecimento completo e pormenorizado sobre a natureza da pesquisa, seus objetivos, métodos, benefícios previstos, potenciais riscos e o incômodo que esta possa acarretar.

O processo do Consentimento Livre e Esclarecido se refere a várias etapas em que o convidado a participar de uma pesquisa clínica pode decidir sobre a sua participação ou não no projeto, de forma consciente, livre e esclarecida. A etapa inicial é composta pelo convite do pesquisador a ser realizado em um local apropriado para que todos os esclarecimentos sejam realizados, preservando a privacidade do participante da pesquisa. A conversa deverá ser realizada com uma linguagem clara e acessível a idade e nível intelectual do convidado. Deve ser fornecido o tempo suficiente para que o convidado possa pensar e consultar se for da sua vontade familiares, médico pessoal ou qualquer outra pessoa que possa ajudá-lo em sua decisão.

Superada essa etapa inicial, o pesquisador deverá apresentar ao convidado para participar da pesquisa e quando aplicável ao seu representante legal o TCLE. Trata-se de um documento que deve ser realizado em linguagem simples, clara e acessível que possibilite o entendimento e compreensão do participante da pesquisa, com uma fácil leitura e compreensão sobre o projeto que ele será convidado a participar. Ainda segundo a Resolução 466 de 2012, o TCLE deverá conter, obrigatoriamente:

a) Justificativa, os objetivos e os procedimentos que serão utilizados na pesquisa, com o detalhamento dos métodos a serem utilizados, informando a possibilidade de inclusão em grupo controle ou experimental, quando aplicável.
b) Explicitação dos possíveis desconfortos e riscos decorrentes da participação na pesquisa, além dos benefícios esperados dessa participação e apresentação das providências e cautelas a serem empregadas para evitar e/ou reduzir efeitos e condições adversas que possam causar dano, considerando características e contexto do participante da pesquisa.
c) Esclarecimento sobre a forma de acompanhamento e assistência a que terão direito os participantes da pesquisa, inclusive considerando benefícios e acompanhamentos posteriores ao encerramento e/ou a interrupção da pesquisa.
d) Garantia de plena liberdade ao participante da pesquisa, de recusar-se a participar ou retirar seu consentimento, em qualquer fase da pesquisa, sem penalização alguma.
e) Garantia de manutenção do sigilo e da privacidade dos participantes da pesquisa durante todas as fases da pesquisa.
f) Garantia de que o participante da pesquisa receberá uma via do Termo de Consentimento Livre e Esclarecido.
g) Explicitação da garantia de ressarcimento e como serão cobertas as despesas tidas pelos participantes da pesquisa e dela decorrentes.
h) Explicitação da garantia de indenização diante de eventuais danos decorrentes da pesquisa.

Ademais, deve observar obrigatoriamente os seguintes itens:

a) Explicitar, quando pertinente, os métodos terapêuticos alternativos existentes.
b) Esclarecer, quando pertinente, sobre a possibilidade de inclusão do participante em grupo controle ou placebo, explicitando o significado dessa possibilidade.
c) Não exigir do participante da pesquisa, sob qualquer argumento, renúncia ao direito à indenização por dano. O TCLE não deve conter ressalva que afaste essa responsabilidade ou que implique ao participante da pesquisa abrir mão de seus direitos, incluindo o direito de procurar obter indenização por danos eventuais (Resolução nº 466, 2012).

O TCLE deve ser elaborado em duas vias, rubricadas em todas as suas páginas e assinada a última página pelo convidado a participar da pesquisa, ou por seu representante legal, assim como pelo pesquisador responsável. Em ambas as vias deverão constar o endereço e contato telefônico dos responsáveis pela pesquisa e do CEP local e da CONEP, quando aplicável. Em pesquisas que os participantes sejam crianças, adolescentes, pessoas com transtorno ou doença mental ou em situação de substancial diminuição em sua capacidade de decisão deverá ser cumprida as etapas do esclarecimento e do consentimento livre e esclarecido, por meio dos representantes legais dos convidados a participar da pesquisa. Para essas pessoas, além do TCLE aplicado para seus representantes legais, deverá ser elaborado um Termo de Assentimento Livre e Esclarecido (TALE) elaborado em linguagem acessível para os menores ou para os legalmente incapazes, por meio do qual, após os participantes da pesquisa serem devidamente esclarecidos, explicitam sua anuência em participar da pesquisa, sem prejuízo do consentimento de seus representantes legais (Resolução nº 466, 2012).

DESENVOLVIMENTO COMPLETO DE UM MEDICAMENTO EM ONCOLOGIA

O desenvolvimento de um novo medicamento, chamado de medicamento experimental inicia-se através de estudos pré-clínicos in *vitro* (descobrimento da molécula, síntese, purificação, formulação, estudos farmacodinâmicos) e caso, as informações preliminares desses testes indiquem que o medicamento experimental possui um potencial terapêutico, inicia-se a fase de estudos pré-clínicos *in vivo*, que também podem ser chamados de estudos não clínicos.

Estudos não clínicos são realizados em animais, como ratos, camundongos, coelhos, cachorros e macacos. Esses estudos visam à avaliação da toxicidade do medicamento experimental, estabelecimento de doses seguras para cálculo de doses iniciais nos ensaios clínicos e informações preliminares sobre a sua atividade farmacológica. A grande maioria das substâncias estudadas nessa fase, são eliminadas ou por não demonstrarem atividade farmacológica/terapêutica ou por serem demasiadamente tóxicas.

BOXE 3

NOAEL – No Observed Adverse Effect Level, trata-se da dose máxima administrada em animais sem efeito adverso significante.

Nos casos de atividade farmacológica específica e promissora, além de um perfil de toxicidade aceitável, o medicamento experimental pode passar para fase seguinte do desenvolvimento: fase clínica, pesquisa clínica ou também chamado como estudos/ensaios clínicos. Os estudos clínicos são àqueles realizados em seres humanos como já dito e eles são divididos em quatro fases: 1; 2; 3 e 4 – sendo elas:

- **Estudo clínico fase 1**: é o primeiro estudo realizado em seres humanos, em pequenos grupos de participantes da pesquisa com câncer avançado, refratário, onde não há outra opção que possa ser benéfica a ele. A escolha dessa população se dá devido ao fato de nessa fase tão inicial de desenvolvimento, não há como saber se o medicamento experimental seria benéfico ao participante da pesquisa. O objetivo principal desse estudo é avaliar a segurança, toxicidade (máxima dose tolerada) e a farmacocinética do medicamento experimental. Se possível, dados preliminares de eficácia também são avaliados nessa fase.

  A dose inicial do estudo clínico fase 1 é usualmente definida como um décimo da dose que causa toxicidade grave (ou morte) em 10% roedores, estabelecida nos estudos pré-clínicos. O escalonamento de doses (aumento gradual) ocorre em pequenos subgrupos de participantes, em que três a seis participantes da pesquisa são tratados em cada nível de dose, seguindo um algoritmo baseado na dose de toxicidade limitante observada, conforme exemplo fictício da Figura 30.2.

- **Estudo clínico fase 2**: esse estudo é realizado em um grupo maior de participantes da pesquisa em relação ao estudo clínico fase 1, com diagnóstico do câncer alvo pretendido do medicamento

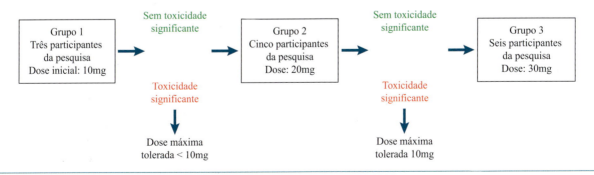

Figura 30.2 • Exemplo fictício de estudo clínico fase 1. a dose inicial estabelecida é administrada inicialmente em um pequeno subgrupo de participantes, e então, a depender dos resultados de toxicidade, a dose é aumentada para que um próximo subgrupo utilize, a toxicidade dessa nova dose é avaliada e assim sucessivamente a dose é aumentada até o estabelecimento da maior dose tolerada, ou seja, a maior dose utilizada que não apresente toxicidade significativa. Observação: o número de participantes da pesquisa por grupo e as doses informadas são meramente fictícios, deve haver um racional científico para o estabelecimento desses critérios.

experimental e possui o principal objetivo de avaliar a eficácia de uma ou diferentes doses estabelecidas como seguras no estudo clínico fase 1, ademais também é avaliada a segurança dessa(s) dose(s). Portanto, nesse estudo é avaliado as relações dose-resposta versus segurança.

- **Estudo clínico fase 3**: esse estudo é realizado em larga escala, em um grande número de participantes da pesquisa na patologia alvo e possui o objetivo de comprovar a eficácia e a segurança do medicamento experimental. Ao final dessa fase, em caso de uma boa relação de benefício versus risco, o medicamento pode ser registrado. Estudos clínicos fase 3 devem ser comparativos a uma terapia padrão.
- **Estudo clínico fase 4**: são estudos de pós comercialização voltados para farmacovigilância, que visam detectar eventos adversos pouco frequentes ou então comparar eficácia e segurança com outras terapias de interesse.

Apesar da medicina em oncologia ter avançado nos últimos anos em termos de identificação de novos medicamentos e alvos moleculares, ainda é necessário novas pesquisas e mais avanços na área. No entanto, o desenvolvimento de novos fármacos em oncologia é custoso, demorado e desafiador. Estima-se que o período de desenvolvimento de um medicamento novo, experimental em oncologia desde a identificação da molécula e do alvo *in vitro* até a sua aprovação regulatória para aprovação leve de 10 a 17 anos e que a taxa de sucesso seja menor que 10%. Ainda, o custo para o desenvolvimento completo é estimado em mais de 1 bilhão de dólares.

CARACTERÍSTICAS DE ESTUDOS CLÍNICOS

Desfechos clínicos em oncologia

A melhor forma de demonstrar a eficácia e a segurança de um medicamento experimental é através de um estudo clínico controlado (comparativo), prospectivo, randomizado (quando há um sorteio da medicação que será utilizada e o início das avaliações do estudo é realizado após essa etapa) e se possível duplo cego (estudo em que não se sabe qual medicação cada participante da pesquisa receberá e fará uso durante o estudo). Esse desenho evita possíveis vieses de desenho do estudo e é considerado padrão ouro para comprovação de uma eficácia e segurança e deve ser seguido no mínimo no estudo clínico predecessor ao registro – fase 3.

O medicamento comparador deve ser o melhor método terapêutico consolidado já registrado para mesma indicação pleiteada. O uso do placebo exclusivo como comparador de um estudo em oncologia é bastante raro e sua utilização deve ter uma justificativa plausível em que seja provado a não maleficência e necessidade metodológica, ainda deve-se provar que não há outro método terapêutico disponível.

Deverá ser selecionado para o estudo que se pretende provar eficácia, um desfecho primário, ao qual deve ser justificado como clinicamente relevante para a área da oncologia e impactará no cálculo do tamanho amostral (quantidade de participantes da pesquisa necessários para o estudo). A avaliação e a seleção de desfechos secundários devem ser complementares e suportar os resultados do desfecho

Tabela 30.1 • Principais diferenças entre as fases dos estudos clínicos

Fase	População	Número de participantes da pesquisa	Objetivos principais
Fase 1	Participantes com câncer avançado após falha da terapia padrão ou Participantes com câncer para os quais não existe uma terapia padrão	Pequeno (20 a 60)	• Avaliação da segurança e toxicidade • Determinação da dose máxima tolerada • Determinação da farmacocinética (ADME: absorção, distribuição, metabolização e eliminação) • Avaliação de eficácia preliminar (se possível)
Fase 2	Indicação de interesse	Médio (80 a 200)	• Avaliação de dose resposta, eficácia terapêutica • Avaliação de segurança
Fase 3	Indicação de interesse	Grande, centenas (300 a 600)	• Comprovação de eficácia e segurança.
Fase 4	Indicação aprovada em bula	Variado	Farmacovigilância

Diferenças de população, número de participantes da pesquisa e objetivo principal dos estudos clínicos fase 1, 2, 3 e fase 4.

primário, além de serem essenciais para elaboração de novas hipóteses.

Diversos desfechos podem ser avaliados em estudos clínicos com medicamentos oncológicos. Além das suas vantagens e desvantagens, deve ser observado que existe uma hierarquia nos níveis de evidência clínica fornecido por cada um deles. Os principais desfechos em oncologia são os citados abaixo em ordem de relevância:

1. Sobrevida Global (SG): a SG é definida como o tempo (em meses) entre a data da randomização do participante da pesquisa no estudo e a data de óbito por qualquer causa. É consenso que a SG é o desfecho mais confiável e clinicamente relevante para estudos em oncologia, devido ao seu fácil registro e baixo risco de viés. No entanto, sua limitação é a necessidade de um longo tempo de seguimento, além de uma grande quantidade de participantes da pesquisa. Usualmente a SG é escolhida como desfecho primário em estudos clínicos fase 3 (ANVISA, 2015).

2. Sobrevida Livre de Progressão (SLP): a SLP é definida como tempo (em meses) entre a data da randomização do participante da pesquisa no estudo e a data da progressão da doença ou morte, por qualquer causa, o que ocorrer primeiro. Esse desfecho possui maior risco de viés em relação à SG e é influenciado pela frequência de avaliações de acompanhamento. Usualmente é utilizado como um desfecho secundário em estudos clínicos fase 3 (ANVISA, 2015).

3. Taxa de Resposta Objetiva (TRO): a TRO é definida como porcentagem de participantes da pesquisa com resposta completa ou resposta parcial após a terapia de indução. A avaliação é mensurada através de exames de imagem e possibilita o enquadramento em quatro possibilidades:

   a) Resposta completa ou resposta parcial: estabelecida quando ocorre a redução do tamanho do tumor em uma dimensão e por um período pré-definidos.

   b) Doença estável: quando não há redução e nem aumento do tumor em uma dimensão e por um período pré-definidos.

   c) Progressão da doença: quando ocorre aumento do tumor em uma dimensão e por um período pré-definidos (ANVISA, 2015).

A estabilização da doença não é considerada como componente da resposta objetiva, pois pode refletir o curso natural da doença, enquanto a redução do tumor é um efeito terapêutico direto. Um dos critérios para avaliação de resposta mais utilizados é o *Response Evaluation Criteria in Solid Tumors* (RECIST). A vantagem do desfecho TRO é a necessidade de um menor período de seguimento no estudo para que se obtenha esse resultado, por isso, usualmente esse desfecho é utilizado em estudos clínicos fase 2, onde é estabelecida uma eficácia terapêutica inicial.

Devido à importância e urgência no desenvolvimento de medicamentos novos em oncologia, as agências regulatórias podem permitir o registro desses medicamentos, antecipadamente, após o estudo clínico fase 2 com o desfecho TRO, caso seja demonstrado um efeito terapêutico significativo já nessa fase de desenvolvimento.

Rede Nacional de Pesquisa Clínica em Hospitais de Ensino (RNPC)

Considerando que o desenvolvimento científico com tecnologia através de padrões éticos e de qualidade é fundamental para o aprimoramento do Sistema Único em Saúde (SUS), o Ministério da Saúde (MS) em uma ação conjunta com o Ministério da Ciência e Tecnologia (MCT) publicou em abril de 2005 um edital para apoio financeiro à criação ou aprimoramento de centros de pesquisa vinculados a hospitais universitários, selecionando inicialmente 19 instituições para integrarem a Rede Nacional de Pesquisa Clínica em Hospitais de Ensino (RNPC). A medida teve como objetivo institucionalizar os projetos de pesquisa realizados nesses locais e garantir que sejam desenvolvidos estudos de interesse público direcionados para as políticas de saúde desenvolvidas pelo SUS. Corroborando assim, em ações prioritárias para a saúde da população brasileira, além de benefícios na formação profissional e capacitação técnico-científica. Ainda, foi instituída com o objetivo de fazer com que houvesse integração e intercâmbio de informações entre os pesquisadores, reunindo esforços para assim alavancar a produção científica e tecnologia com qualidade, em território nacional. Os seguintes 19 hospitais universitários inicialmente integrantes da RNPC são citados na Tabela 30.2.

Após a implantação da RNPC, em 2005, foram desenvolvidas ações para estreitar a colaboração entre os centros e definir aspectos técnico-operacionais. Em 2009, foi ampliado o número de instituições, totalizando 32 centros e passou também a compor da RNPC as seguintes instituições citadas na Tabela 30.3.

Tabela 30.2 • Integrantes iniciais da RNPC por região

Sudeste
Hospital Universitário Clementino Fraga Filho da Universidade Federal do Rio de Janeiro
Instituto de Medicina Integral Professor Fernandes Figueira
Instituto Nacional de Câncer
Hospital das Clínicas da Faculdade de Medicina de Ribeirão Preto da Universidade de São Paulo
Hospital de Clínicas da Faculdade de Medicina da Universidade de São Paulo
Hospital das Clínicas da Faculdade de Medicina de Botucatu da Universidade Estadual Paulista
Hospital Universitário Antônio Pedro da Universidade Federal Fluminense
Hospital das Clínicas da Universidade Federal de Minas Gerais

Sul
Hospital São Lucas da Pontifícia Universidade Católica do Rio Grande do Sul
Hospital de Clínicas de Porto Alegre da Universidade Federal do Rio Grande do Sul

Nordeste
Instituto Materno Infantil Professor Fernando Figueira
Hospital Universitário Walter Cantídio da Universidade Federal do Ceará
Hospital Universitário Oswaldo Cruz e Pronto-Socorro Cardiológico de Pernambuco da Universidade de Pernambuco
Hospital Universitário Professor Edgard Santos da Universidade Federal da Bahia
Hospital Messejana da Universidade Federal do Ceará
Hospital Universitário da Universidade Federal do Maranhão

Norte
Fundação de Medicina Tropical do Amazonas
Hospital Universitário João de Barros Barreto da Universidade Federal do Pará

Centro-Oeste
Hospital das Clínicas da Universidade Federal de Goiás

Tabela 30.3 • Integrantes secundários da RNPC por região

Sudeste
Instituto Nacional de Cardiologia de Laranjeiras
Instituto Nacional de Traumato-Ortopedia
Hospital Universitário da Universidade de São Paulo
Hospital São Paulo da Universidade Federal de São Paulo
Hospital das Clínicas da Universidade Estadual de Campinas
Fundação Oswaldo Cruz

Sul
Hospital Universitário Regional de Maringá da Universidade Estadual de Maringá
Hospital Nossa Senhora da Conceição da Universidade do Sul de Santa Catarina
Instituto de Cardiologia do Rio Grande do Sul da Fundação Universitária de Cardiologia

Nordeste
Hospital Geral de Fortaleza
Hospital Geral de Fortaleza
Hospital Universitário Onofre Lopes da Universidade Federal do Rio Grande do Norte

Centro-Oeste
Hospital Universitário de Brasília da Universidade de Brasília

Desenvolvimento de Fármacos: Pesquisa Clínica e Medicina de Precisão

Em 2010, houve uma chamada pública com o intuito de realizar integração da universidade junto com a indústria, foram realizadas parcerias entre o ministério da saúde e essas instituições privadas para capacitação da RNPC em temas de interesse da pesquisa clínica.

Estudos em andamento

A plataforma clinicaltrials.gov dispõe o cadastro de ensaios clínicos conduzidos mundialmente e segundo pesquisa realizada em 27/08/2020 com as palavras chaves "cancer" e seus sinônimos: "*Neoplasm*", "Tumor", "Neoplasia", "*Oncology*" e aplicando filtros de estudos ativos, mas ainda não finalizados. No mundo há 26.100 e no Brasil há 490 ensaios clínicos em andamento na área de oncologia. Esses estudos se referem a medicamentos novos – experimentais e medicamentos já registrados em que se busca novas indicações, melhores esquemas terapêuticos, entre outros possíveis objetivos (Clinical Trials, 2020).

BOXE 4

Há 87 ensaios clínicos em andamento no Instituto do Câncer do Estado de São Paulo. São Paulo, Brasil (ICESP).

MEDICINA DE PRECISÃO

A busca por novos tratamentos direcionados à oncologia é uma etapa de grande importância para o início de ensaios clínicos, uma vez que permite constatar variabilidades nas respostas de diferentes indivíduos submetidos à um mesmo tratamento.

A variabilidade pode ocorrer por diferentes fatores, como idade, ambiente e condição nutricional dos indivíduos submetidos a determinado tratamento. Portanto, a medicina de precisão foi desenvolvida pela customização do tratamento de acordo com características biológicas individuais ou de subgrupos da sociedade, a fim de diminuir a variação nas respostas.

Em 2015, o *National Institute of Health* (NIH) dos EUA anunciaram a Iniciativa da Medicina de Precisão, e definiram o tema como "uma abordagem emergente para tratamento e prevenção de doenças que leva em consideração a variabilidade individual em genes, ambiente e estilo de vida de cada pessoa".

BOXE 5

Medicina de precisão e **Medicina personalizada** são comumente citados com o mesmo significado, porém, há diferenças importantes nas definições: Na **Medicina de precisão** o foco é identificar abordagens eficazes para determinado paciente ou subgrupo da população, baseado em fatores genéticos, ambientais e estilo de vida. Já **Medicina personalizada** supõe que tratamentos e intervenções são desenvolvidos exclusivamente para cada indivíduo.

A utilização do termo medicina de precisão é relativamente nova, porém, o tema é abordado há muitos anos nas discussões da área da saúde de forma a minimizar riscos e complicações, como, por exemplo, na determinação de doses de medicamentos para organismos com diferentes pesos ou na escolha de doadores compatíveis com pacientes que irão receber uma transfusão de sangue. Em suma, o foco das definições comumente aplicadas nesta abordagem é a estratificação de pacientes, às vezes mencionada como uma nova taxonomia, devido a dados gerados em grande escala que vão além da abordagem clássica de "sinais e sintomas". Encontrar esta nova taxonomia foi descrita como a identificação de "traços tratáveis", ou seja, subgrupos de doenças que podem ser tratados de uma maneira personalizada pelo reconhecimento fenotípico mais preciso e validado, ou devido a uma melhor compreensão da casuística.

Desde o trabalho inovador da Dra. Jane Wright, pioneira na descrição do perfil de drogas *in vitro*, em 1984, o teste de drogas em células derivadas de pacientes foi alvo estratégico para atribuição de drogas de forma mais precisa. Esses estudos iniciais tiveram alvo oncológico, e demonstraram pequenos sucessos, principalmente, mas foram relatados fatores que prejudiciais aos estudos relacionados a uma série de fatores-chave, incluindo o número limitado de drogas, principalmente quimioterapias genotóxicas e não específicas, e métodos de cultura imperfeitos nas primeiras tentativas, como falta de fatores de crescimento e/ou desenvolvimento apropriados. Dessa forma, a medicina de precisão em oncologia necessita de um foco específico de investigação, assimilando ensaios laboratoriais e patológicos que permitam a seleção de terapias e tratamentos baseados no perfil molecular dos pacientes, a fim de propiciar melhorias nos resultados e reduzir efeitos colaterais, e também permitem diminuir custos em comparação a protocolos de "tentativa e erro", que são mais comuns em tratamentos tradicionais contra câncer.

> **BOXE 6**
>
> Indicação de leitura – A Dra. Jane Wright, em 1984, publicou dois artigos sequenciais contemplando, de maneira inovadora, o perfil de drogas *in vitro* para uso em quimioterapias: *Wright JC. Cancer chemotherapy: past, present, and future – Part I. and Part II* (*J Natl Med Assoc. 1984 Part I Aug; 76(8):773-84 e Part II Sep; 76(9):865-76*).

Medicina de precisão do câncer

Cada tumor é diferente, surgem em pacientes com genomas diferentes, a partir de células com modificações epigenéticas distintas e por processos aleatórios que afetam o genoma e/ou epigenoma de uma célula somática, ocasionando na impossibilidade de controlar fatores usuais sobre seu crescimento. Portanto, tanto os tumores quanto pacientes costumam responder de maneira muito distinta aos medicamentos que recebem, e a medicina de precisão do câncer tem como objetivo caracterizar o tumor (e muitas vezes também o paciente) buscando prever, com alta precisão, sua resposta a diferentes tratamentos, com opções que vão desde a caracterização seletiva de algumas variantes genômicas, consideradas particularmente importantes para prever a resposta do tumor a drogas específicas, até análises profundas do genoma tumoral e do paciente, combinada com a análise profunda do transcriptoma do tumor.

Contudo, o desenvolvimento de novos medicamentos contra o câncer ainda é ineficiente, com estimação de que dentre os medicamentos atuais em investigação, apenas 5% a 15% alcançam aprovação clínica. A melhor forma de melhorar estes índices e prever medicamentos está na etapa de pesquisa do câncer, utilizando modelos, como linhagens celulares ou camundongos, que possibilitam ensaios funcionais e imparciais em abordagens de triagem orientadas por hipóteses que permitem descobrir e avaliar mecanicamente alvos oncológicos e medicamentos. É válido ressaltar que a pesquisa baseada em hipóteses se limita pelo conhecimento atual e, infelizmente, não consegue prever todos os alvos e opções terapêuticas possíveis. Além disso, os modelos utilizados normalmente, como linhagens celulares tumorais e camundongos, não representam completamente a complexa genética e epigenética que cada paciente representa. Por essas e outras razões, a translação dos resultados obtidos nos modelos para a clínica ocorre de forma ineficiente, e representa uma barreira significativa para o progresso (Grandori C, Kemp CJ, 2018).

Os avanços tecnológicos disponíveis tornam possível realizar análises genômicas funcionais, além de possibilitarem a descoberta de alvos usando culturas de células tumorais derivadas de pacientes. Nessas análises, há "miniaturização" onde menos células são necessárias, o que permite o uso de células de passagem precoce e limita o surgimento de subclones. É possível, ainda, quantificar o fenótipo de esgotamento de um gene por vez (um gene por poço), simultaneamente, em escala de genoma, capturando efeitos de viabilidade celular com maior sensibilidade. O uso de telas organizadas e microscopia de alto resolução

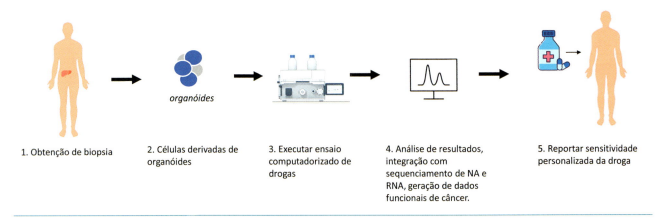

Figura 30.3 • Modelo de oncologia de precisão pela seleção de droga a partir da informação genética de pacientes. Demonstração dos principais passos para obtenção de amostragem biológica de pacientes, passagem por testes funcionais de medicamentos e utilização dos dados genéticos obtidos na prática da medicina personalizada.

Desenvolvimento de Fármacos: Pesquisa Clínica e Medicina de Precisão

permitem a detecção de vários fenótipos, como danos ao DNA, vias de sinalização, diferenciação, migração ou apoptose.

Neste cenário, as análises de sequenciamento de DNA e outras abordagens de "ômicas" têm sido amplamente utilizadas como ferramentas tecnológicas que contribuem para a descrição das alterações genéticas de cânceres humanos, com a expectativa de que esta informação aumente a precisão da distribuição de drogas aos pacientes. A abordagem das "ômicas" propõe a obtenção de informações sobre tumores humanos reais, a partir de amostragens (sanguíneas ou teciduais) levando em consideração a complexidade genética individual do tumor.

Ômicas

As tecnologias comumente chamadas de "ômicas" apresentam conceitos que contribuem grandiosamente para o diagnóstico, o prognóstico e o tratamento de câncer, expandindo o conhecimento do genôma, proteôma, epigenôma, farmacogenôma e metabolôma populacional. O avanço dessas tecnologias permitiu que a medicina de precisão se tornasse uma realidade clínica, contribuindo para a pesquisa translacional. O estudo de diferentes biomoléculas como DNA, RNA e proteínas tem ajudado na detecção de alterações genéticas, mudanças nos perfis de expressão gênica e perda ou ganho de função proteica, o que permite fazer associações e melhor entender a biologia tumoral. Os dados obtidos a partir das diferentes tecnologias "ômicas" possibilitam a obtenção de um espectro complementar de informações do genoma humano, contribuindo atualmente com abordagens complementares para entender certos mecanismos biológicos envolvidos na doença em nível populacional, melhorando diagnósticos, prognósticos, e prevendo novos alvos moleculares de terapias anticâncer, por exemplo (Ruiz-Garcia E, Astudillo-De LV, 2019).

Genômica

Mudanças genômicas são alterações que ocorrem nas sequências de DNA que podem resultar no desenvolvimento de câncer, como variações de nucleotídeo único (SNVs), pequenas inserções e deleções (INDELs) e variantes estruturais (SVs). Assim, a genômica estuda a estrutura e função do DNA, sendo que através dela foram descobertos diversos defeitos gênicos que ajudaram a entender a patogênese de doenças da linha germinativa, como por exemplo mutações do gene BRCA1/2 no câncer de mama e ovário, ou a ausência da enzima de reparo de incompatibilidade no câncer colorretal.

Distúrbios de um ou vários genes podem ser identificados usando tecnologias de sequenciamento, como sequenciamento Sanger ou sequenciamento de última

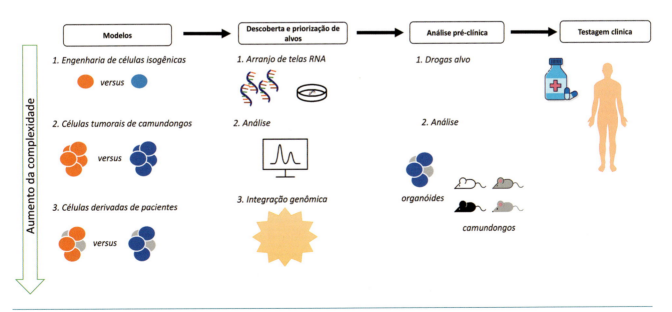

Figura 30.4 • Modelos para identificação e desenvolvimento de alvos medicinais. Uma variedade de modelos pode ser usada para descoberta de alvos terapêuticos. A obtenção de células pode ocorrer por pares de células isogênicas, células tumorais de camundongos ou células derivadas de pacientes. A descoberta dos alvos terapêuticos pode ser selecionada utilizando traços de RNAs arranjados ou pela integração dos resultados funcionais com os dados genômicos. A validação pré-clínica e a vinculação a biomarcadores candidatos pode ocorrer pelo uso de ferramentas e sistemas de modelo pré-clínico celular e animal. As evidências coletadas podem ser organizadas a fim de garantir o teste clínico de pacientes candidatos a agentes-alvo.

geração (*Next Generation Sequences* – NGS), respectivamente (para maiores informações, ver Capítulo 33). Por conta da grande quantidade de dados gerados por essas técnicas, foi possível identificar assinaturas genômicas que definem um tumor específico. Por outro lado, o estudo da expressão gênica por meio de técnicas de transcriptoma geram um alto volume de informações quando o objetivo é analisar a expressão diferencial entre casos e controles ou em subconjuntos de tumores.

Proteômica

Outra plataforma contribuído no entendimento da patogênese do câncer é a proteômica. Há muito tempo, a imuno-histoquímica tem sido utilizada para caracterizar tumores, porém, as aplicações são limitadas. Assim, surgiu a necessidade de novas tecnologias para analisar a expressão de proteínas em células cancerosas e alterações de função devido à fosforilação e outras modificações pós-traducionais. Sabe-se que a expressão de mRNAs não pode refletir completamente a quantidade de uma proteína; contudo, o controle translacional de proteínas permite mudanças mais rápidas neste nível, e a eficiência desse mecanismo é determinante para as funções proteicas.

Há diferentes técnicas proteômicas que têm possibilitado investigar mudanças nos perfis de expressão de proteínas. Por exemplo, a utilização de métodos proteômicos quantitativos baseados em espectrometria de massas (*Mass Spectrometry* – MS), que permite identificar proteínas de fusão gênica e defini-las como biomarcadores de doenças ou alvos de drogas. Um complexo importante é chamado de secretoma, que corresponde ao resumo de proteínas que foram secretadas de células, tecidos ou organismos. O secretoma foi analisado também no câncer e mostrou-se importante por fornecer dados de padrões proteicos, que possibilitaram uma visão mais abrangente da expressão gênica e regulação dos mecanismos biológicos no câncer, contribuindo para a descoberta de novos alvos terapêuticos específicos para o tratamento do câncer e, portanto, de biomarcadores de diagnóstico/prognóstico.

Proteogenômica e interactoma

A integração e a correlação de dados gerados por proteômica e dados genômicos e transcriptômicos definem o conceito proteogenômica, que se trata da identificação de novas proteínas, e da descoberta de novos eventos na estrutura do genoma. A integração entre essas tecnologias possibilita a descoberta de biomarcadores e alvos terapêuticos com potencial uso diagnóstico/prognóstico, e novas proteínas que podem ser associadas a processos biológicos do câncer, contribuindo na compreensão de processos intracelulares. Portanto, a associação entre dados proteômicos e genômicos permite estudar regiões codificantes de proteínas, *splicing* alternativo, mutações *frame-shift*, etc. Já dados proteômicos e de transcriptoma, podem ser usados na identificação de novas variantes de *splice*, eventos de fusão genética, evidências de codificação de proteínas, etc.

O interactoma é definido como a interação física entre proteínas, levando em consideração que a associação das mesmas ocorre diferentemente em células, tecidos ou órgãos. Dependendo da presença e das interações entre as proteínas nos diferentes ambientes, podem ser delineados mapas de interação proteína-proteína. O interactoma humano tem mais de 27.000 interações entre aproximadamente 9600 proteínas.

Farmacogenômica

Pesquisa farmacogenômica é o estudo de como genes humanos afetam a resposta do organismo a determinado medicamento. Esse campo está na vanguarda da condução da medicina personalizada, e busca pela seleção individualizada e menos tóxica de medicamentos, utilizando o conhecimento da interação entre fármacos e genes.

Os avanços em farmacogenômica conduziram descobertas de biomarcadores preditivos e prognósticos que atualizaram pesquisas em câncer, contudo, à medida em que aumentam as descobertas e as validações, nota-se também um aumento no número de variantes que podem modificar o direcionamento à implementação clínica. Atualmente, existem mais de 430 medicamentos com advertências farmacogenômicas citados na bula da *Food and Drug Administration* (FDA), sendo que 42% desses medicamentos são oncológicos (última visualização: 07/09/2020), portanto, avaliar variantes é também um foco dos estudos de farmacogenômica em câncer.

As tecnologias NGS, como sequenciamento do genoma completo (WGS) e sequenciamento do exoma completo (WES), proporcionaram estudar os efeitos que as variantes genéticas têm sobre a resposta à medicamentos terapêuticos em grande escala com maior precisão do que o tecnologias *microarray*, razão pela qual as abordagens que empregam NGS estão sendo gradualmente adotadas para pesquisas em farmacogenômica.

Desenvolvimento de Fármacos: Pesquisa Clínica e Medicina de Precisão

O estudo da farmacogenômica do câncer permite, particularmente, avaliar dois conjuntos de DNA: o do tumor (somático) e o do hospedeiro (linha germinativa). Variantes farmacogenômica da linha germinativa são variações herdadas, frequentemente associadas ao perfil farmacocinético de um medicamento e, em última instância, influenciam a eficácia e/ou toxicidade do medicamento, enquanto mutações somáticas são adquiridas e muitas vezes úteis para prever a resposta farmacodinâmica aos medicamentos (para maiores informações, ver Capítulo 23).

Metabolômica

Na metabolômica há foco no estudo de metabólitos como ferramenta analítica para acompanhar alterações em fluidos biológicos ou teciduais decorrentes de variações fisiológicas e estado desenvolvimentista ou patológico celular, tecidual ou do organismo. Assim, as amostras para analisar metabólitos possuem origem diversa e incluem: urina, fezes, tecidos, sangue, saliva, expectoração, fluido seminal, etc. Porém, a presença dessas moléculas depende não somente da doença, mas de fatores aos quais cada indivíduo está exposto como dieta, exposição xenobiótica, técnica de coleta, entre outros fatores. A metabolômica, enfim, permite determinar o perfil de metabólitos que, por sua vez, afeta o fenótipo observado. Os metabólitos podem ser caracterizados usando vários tipos de análises usando Cromatografia Líquida de Alta Eficiência (CLAE) normalmente associada à Espectrometria de Massas, e Ressonância Magnética Nuclear (RMN).

As principais abordagens para identificar e caracterizar esses metabólitos, que são regulados diferencialmente em várias condições, são o uso de *softwares* que determinam os perfis cromatográficos, bem como a validação e a quantificação dos metabólitos. O uso dessas metodologias é interessante para testagem em pacientes com câncer a fim de contribuir para uma melhor classificação do tumor e/ou resposta ao tratamento.

O uso da metabolômica já permitiu realizar associações entre patogênese e progressão de doenças neoplásicas com alterações do lipidoma, por exemplo.

Os dados obtidos a partir de analises das tecnologias "ômicas" necessitam de uma integração para deferirem potenciais biomarcadores capazes de detectar doenças, alvos terapêuticos ou respostas a medicamentos e, assim, permitirem a tradução dos achados na prática clínica. As "ômicas" são capazes de fornecer informações genéticas, contudo, a resposta do paciente a determinada intervenção clinica ou a um medicamento não depende somente desses fatores genéticos, mas também de fatores ambientais. Assim, a integração dessas informações também é necessária para classificar a suscetibilidade particular a uma patologia ou à resposta a tratamentos de subpopulações de pacientes.

Embora a resposta a medicamentos seja modulada por diferentes fatores, devido aos avanços nas tecnologias de sequenciamento genético, o foco da medicina de precisão foi mudado para o campo da genômica, especialmente no estudo do impacto das variações genéticas na farmacocinética farmacodinâmica dos medicamentos, como por exemplo drogas como as da família do citocromo P450 demonstraram abrigar polimorfismos de nucleotídeo único (SNPs) que afetam o metabolismo da droga.

O sequenciamento do genoma e do exoma de um paciente também fornecem evidências de sua elegibilidade para terapias direcionadas pela descrição do panorama mutacional particular. Neste contexto, conhecer o significado clínico de SNVs e SVs é de grande importância para a tradução dos resultados das técnicas WGS e do WES para a prática clínica. Para tanto, é necessária a anotação dessas variantes e algumas ferramentas de bioinformática são comumente utilizadas para esta finalidade, fornecendo informações úteis na filtragem e priorização dos SNVs encontrados em uma análise de variantes, além de auxiliarem na interpretação e previsão de efeitos nos genes.

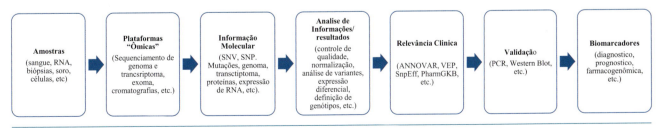

Figura 30.5 • Fluxograma de blocos para o uso de tecnologias ômicas. Resumo do fluxo de trabalho para a utilização das tecnologias "ômicas", levando em consideração a obtenção de amostras como forma de encontrar um biomarcador potencial.

> **BOXE 7**
>
> As ferramentas mais utilizadas nas análises de variantes são **ANNOVAR**, que contribui para a interpretação e priorização de variantes de um único nucleotídeo, inserções, deleções e variantes de número de cópias de um determinado genoma; a ***Variant Effect Predictor (VEP)*** que determina o efeito de suas variantes em genes, transcriptomas e sequências de proteínas, bem como nas regiões regulatórias; e ***SnpEff*** que utiliza variantes pré-determinadas em um arquivo de dados que contém a alteração de nucleotídeo e sua posição, e prevê se as variantes são prejudiciais.

Todos os dados coletados a partir das abordagens ômicas são necessários para compreender as interações biológicas – a coleta de amostra, preparação da amostra, procedimentos técnicos, análise e validação de dados. Cuidados devem ser tomados para o planejamento da coleta de amostras ao usar tecnologias diferentes, pois podem ser necessárias amostras distintas de um único paciente.

Bancos de dados

Dentre as contribuições para a medicina de precisão e o meio científico como um todo, há a criação de bancos de dados que reúnem informações individualizadas sobre fármacos e genes. Várias iniciativas de pesquisa empenharam-se em estudar o câncer em nível molecular. Atualmente, essas iniciativas fornecem acesso a bancos de dados públicos que incluem uma grande coorte de genomas de tumores humanos, alterações moleculares e dados proteômicos tumorais.

Iniciativas como *The Cancer Genome Atlas* (TCGA) ou *International Cancer Genome Consortium* (ICGC) reúnem informações sem precedentes do cenário de genômica do câncer, com ênfase nas abordagens da biologia computacional para melhorar a compreensão de mecanismos subjacentes do câncer, contribuindo com evidências de características moleculares comuns e patologias subjacentes entre diferentes tipos de tumor, sugerindo que as terapias futuras podem ser baseadas nessas características, em vez do tipo de tecido.

O TCGA (https://www.genome.gov/Funded-Programs-Projects/Cancer-Genome-Atlas) é um programa de referência criado em 2005 para catalogar mutações genéticas de câncer, utilizando sequenciamento do genoma e bioinformática. Atualmente, TCGA é responsável pelo sequenciamento e caracterização molecular de mais de 11.000 casos de câncer primário; já o ICGC (https://icgc.org/) é uma organização científica de colaboração voluntária entre principais pesquisadores de câncer e genômica do mundo.

Há também a iniciativa nacional REFARGEN (http://www.refargen.org.br), que é um banco de dados gerado a partir de uma iniciativa de pesquisadores brasileiros, que tem por objetivo promover e coordenar projetos integrados de pesquisa em farmacogenética/farmacogenômica na população brasileira, e a PharmGKB (http://www.pharmgkb.org) que é um recurso de conhecimento de farmacogenômica com acesso público e baseado em literatura científica, que abrange informações clínicas – diretrizes clínicas e rótulos de medicamentos, associações gene-medicamento potencialmente acionáveis clinicamente e relações genótipo-fenótipo. O site permite buscas por moléculas, genes, variantes ou combinações genéticas.

Essas iniciativas, dentre outras, reúnem esforços para descrever e disponibilizar informações reunidas em acessos facilitados e objetivos, auxiliando consideravelmente a integração de dados e o aumento da rede colaborativa de pesquisas, contribuindo para superar desafios na implementação da medicina de precisão baseada no conhecimento genético.

Protocolos aplicados à ensaios clínicos

Avanços nos estudos de sequenciamento de tumores, contribuíram para a diferenciação de cânceres por meio de mutações genéticas específicas. Isso ampliou os esforços em direção à medicina de precisão aplicada à oncologia, em que as terapias são selecionadas para atingir tumores especificamente, com base nas mutações genéticas individuais. Esses tratamentos inovadores são comumente chamados de terapias direcionadas, contudo, não é realista investigar o amplo espectro de subpopulações genéticas por desenhos de ensaios convencionais.

Assim, para o desenvolvimento de ensaios clínicos, "protocolos mestre" têm sido propostos para fornecer avaliações abrangentes e adaptativas de tratamentos no campo da oncologia. O termo "protocolo mestre" refere-se a um único projeto desenvolvido para ter maior abrangência, ou seja, para avaliar múltiplas hipóteses, melhorando a eficiência e uniformizar informações pela padronização de procedimentos no desenvolvimento e avaliação de diferentes intervenções. De forma

Desenvolvimento de Fármacos: Pesquisa Clínica e Medicina de Precisão

simplificada, um protocolo mestre pode ser diferenciado em vários subestudos paralelos que incluem estruturas operacionais padronizadas, recrutamento e seleção de pacientes, coleta de dados, análise e gerenciamento.

Os principais protocolos são frequentemente classificados em "*basket trials*" (em cesta), "*umbrella trials*" (testes guarda-chuva) e "*platform trials*" (testes de plataforma):

A. *Basket trials* são projetos nos quais uma terapia direcionada é avaliada em diferentes doenças que têm alterações moleculares comuns;
B. *Umbrella trials*, em contrapartida, avaliam múltiplas terapias direcionadas para uma única doença que é dividida em subgrupos por variação molecular;
C. *Platform trials* são ensaios que avaliam várias intervenções em um grupo controle comum e, podem ser permanentes.

Esses protocolos possuem satisfatória aplicação no campo da oncologia, e podem ser ajustados/adaptados visando atender os objetivos de uma pesquisa, de acordo com suas orientações clinicas. Além disso, o que não é uma realidade nos demais estudos

Nessa linha de pensamento, há ainda uma intervenção que pode ser aplicada com relação à origem do tumor, pois a maioria das terapias anticâncer busca tratar tumores originários de tecidos ou órgãos específicos. Dessa forma, o tratamento independente do tumor é uma forma de tratar qualquer fenótipo cancerígeno independente da origem, desde que apresente, características moleculares e alvos comuns. Para o tratamento independente do tumor também é necessário conhecer informações do genoma, fazendo com que testes moleculares sejam comuns no planejamento desse tipo de intervenção.

Todos esses protocolos contribuem significativamente para o desenvolvimento de medicamentos com aplicações personalizadas para o tratamento do câncer, possibilitando que intervenções orientadas por medicina de precisão se tornem cada vez mais robustas e com aplicações e resultados mais precisos.

Desafios no desenvolvimento de Medicina de Precisão

Embora a viabilidade e utilidade de informações do genoma usando modelos derivados de pacientes tenham sido estabelecidos, ainda há obstáculos para a medicina de precisão permanecem antes da ampliação dessas tecnologias. Historicamente, as linhagens de células tumorais foram selecionadas para rápida proliferação, portanto, diferem tanto na cinética de crescimento quanto na heterogeneidade dos tumores primários. Outros fatores de confusão no ensaio de respostas de drogas *in vitro*

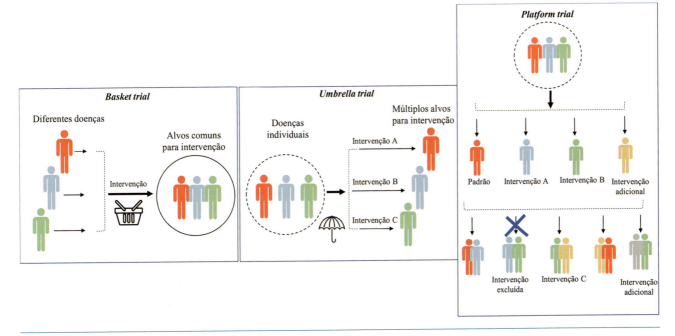

Figura 30.6 • Características dos protocolos *Basket trials*, *Umbrella trials* e *Platform trials*. Protocolos mestre. *Basket trials* e *Umbrella trials* empregam protocolos de triagem molecular que permitem o recrutamento de diferentes doenças com que apresentem alterações moleculares comuns, ou que estratifica uma única doença em diferentes subtipos moleculares. *Platform trials* tem regras de adaptação pré-especificadas para permitir o abandono de intervenções ineficazes, e apresenta flexibilidade de adicionar novas intervenções durante os ensaios.

incluíram a falta de ensaios de viabilidade celular sensíveis e precisos, ou leituras fenotípicas de alto conteúdo e a ausência de dados moleculares ou genômicos para servir como biomarcadores. Deve-se considerar também, que a obtenção de células tumorais viáveis de pacientes não é simples, pois não é rotina para a muitos laboratórios de patologia. Além disso, cada fenótipo tumoral apresenta fatores de crescimento específicos ou requisitos de sinalização ambiental e a expansão de linhas celulares de longo prazo pode ser difícil.

Em outro ponto de vista, há desafios de judicialização da saúde e investimentos financeiros na área. O primeiro tópico têm sido cada dia mais discutido por conta da crescente demanda judicial e dos impactos significativos no Sistema Único de Saúde (SUS). Sabe-se que é garantido pela Constituição Federal Brasileira o acesso universal e igualitário dos cidadãos à saúde, contudo, o Sistema Único de Saúde (SUS) não contempla toda a população nacional uma vez que nem todos os tratamentos são disponibilizados pelo serviço.

Quando ocorre a indisponibilidade de um determinado tratamento ou intervenção clínica, um indivíduo pode entrar com uma ação no Tribunal de Justiça contra o Estado, pois fica evidenciada que houve falha na promoção de um direito garantido pela Constituição Federal. Há também a possibilidade de recorrer à justiça por conta de tratamentos indisponíveis no SUS que possuem valores muito altos na rede privada de hospitais. Além disso, também à recorrência por acesso a medicamentos, consultas e procedimentos clínicos diversos.

BOXE 8

Consta no Artigo 196 da Constituição Federal o direito dos cidadãos brasileiros à saúde. Com base na Lei, o SUS trabalha sob três aspectos: promover, proteger e recuperar e, por esse motivo, qualquer cidadão brasileiro que queira recorrer ao sistema público de saúde reivindicando seus direitos, deve ser atendido – dessa forma promove-se a judicialização da saúde.

Para ter um panorama, em 2019, 95,7 mil demandas relacionadas à saúde iniciaram os trâmites no Judiciário sendo que atualmente, cerca de 70% de brasileiros dependem exclusivamente do SUS. Por conta desse volume populacional dependente do SUS e da alta demanda, a judicialização acaba por ser responsável pela ampliação dos gastos do Ministério da Saúde (MS), o que muitas vezes têm causado impacto "orçamentário" nas decisões, ocasionado numa desconsideração das recorrências por parte do judiciário.

Avaliando esse contexto, observa-se que apenas o fator financeiro não é suficiente para negar as solicitações. Há um número de decisões processuais que não dão a devida consideração às evidências científicas e às particularidades dos pacientes, o que pode estimular o fornecimento de medicamentos e tratamentos inadequados. Assim, o uso da medicina de precisão como ferramenta personalizada para os diversos tipos de tumores, especificamente, encontra limitações para ser transportada para a prática clínica.

Outro fator é o alto custo atrelado a protocolos e tecnologias científicas em oncologia. Há previsões de redução do custo da assistência médica atrelada à medicina de precisão, que ocorreria a partir de uma maior eficiência na utilização dos medicamentos, evitando seu uso para pacientes nos quais seriam ineficazes ou evitando efeitos adversos. Porém, ainda não há evidências, ao contrário, é observado o alto custo das medicações alvo que ocasiona em desigualdades no acesso aos benefícios dos medicamentos e desafios para a sustentabilidade dos sistemas de saúde.

O custo de novos medicamentos para o câncer tem crescido de forma rápida e contínua, com custo médio frequentemente ultrapassando os 100 mil dólares por ano. Contribuindo para o aumento dos custos, existe o fato de que medicamentos frequentemente precisam ser combinados para atingir os melhores resultados clínicos, como no caso da combinação de Nivolumab (anti-PD-1) e Ipilimumab (anti-CTLA4), cujo custo alcança 252 mil dólares ao ano. Outro fator importante é que os preços dos medicamentos não tiveram queda ao longo do tempo, como era previsto, e apesar da disponibilidade de medicamentos genéricos, o Imatinib, por exemplo, quadruplicou de preço nos Estados Unidos desde o seu lançamento.

Um dos fatores importantes para o aumento de custos de tratamento do câncer é a crescente utilização de novos medicamentos de alto custo, para indicações aprovadas e também para indicações não comprovadas (*off label*), e que trazem benefícios modestos para os pacientes. O baixo patamar de exigência de eficácia é comumente atrelado ao estímulo de fabricação de medicamentos que trazem opções terapêuticas para os pacientes, mas com benefícios modestos para o alto custo.

Embora a medicina de precisão tenha contribuído para recompensar o investimento privado do setor farmacêutico e de biotecnologias, infelizmente não têm propiciado melhorias econômicas para os serviços de saúde. Há autores que acreditam que o preço de novas drogas esteja atrelado apenas na aceitabilidade do mercado, sem considerações pelo custo da inovação ou benefício que elas proporcionam, fazendo com que qualquer novo medicamento contra o câncer que seja lançado tenha um alto valor moral intrínseco, independente do custo que representa para a sociedade. Fatores como estes podem explicar os altos preços dos medicamentos e seu impacto no consumo global.

O alto custo das medicações alvo contribui para o aumento de desigualdades no acesso aos benefícios entre países de alta e média/baixa renda, nas diferentes regiões destes países, entre populações de diferentes camadas sociais. Para os países de baixa renda que, muitas vezes, têm dificuldades de acesso a tecnologias básicas de saúde para a população, os custos dos novos tratamentos podem inclusive ser proibitivos. Há estimativa de que a maior parte dos países de baixa e média rendas não consegue prover todos os medicamentos considerados essenciais pela Organização Mundial da Saúde (OMS) à sua população. Assim, a medicina personalizada acaba por concentrar recursos numa parcela da população que já possui maior poder aquisitivo e acesso aos serviços de saúde.

Porém, apesar das dificuldades, a caracterização de novas mutações em genes específicos para o desenvolvimento de novas estratégias terapêuticas alvo pelas tecnologias "ômicas" apresentam ser a abordagem mais eficaz atualmente, com grande contribuição para a medicina de precisão, podem fornecendo resultados que contribuem para o melhoramento de tratamentos e/ou biomarcadores para diagnóstico/prognóstico de câncer.

GLOSSÁRIO

Biomoléculas: Moléculas biológicas presentes nas células dos seres vivos que participam ativamente da estrutura e dos processos bioquímicos dos organismos.

Casuística: Conjunto de casos.

Epigenoma: Conjunto extenso de sinalizadores bioquímicos ao longo de todo o genoma, que responde a sinais ambientais modulando a atividade genética.

Efeito adverso ou reação adversa: efeito indesejado de um medicamento.

Exoma: fração do genoma responsável por codificar genes.

Farmacocinética: percurso do medicamento no corpo humano que possui as seguintes fases: absorção, distribuição, metabolização e eliminação.

Farmacovigilância: ciência que identifica e avalia efeitos adversos ou qualquer problema relacionado ao uso de medicamentos.

Genoma: conjunto genético de característico a uma espécie de ser vivo.

Medicamento experimental: medicamento que está sob investigação.

Medicina de precisão: abordagem para tratamento e prevenção de doenças que leva em consideração a variabilidade genética e fatores individuais envolvidos.

NOAEL (*No Observed Adverse Effect Level*): dose máxima administrada em animais sem efeito adverso significante.

Genotóxico: agente químico com a capacidade de danificar a informação genética no interior de uma célula, causando mutações ou induzindo modificações na sequência nucleotídica ou do DNA de um organismo vivo.

Ipilimumab: anticorpo monoclonal humano utilizado no tratamento de melanoma e outros tipos de câncer como de pulmão e próstata.

Lipidoma: conjunto dos diferentes tipos de lipídios presentes em uma célula.

Metabolôma: conjunto dos metabólitos produzidos ou modificados de uma célula, fluido biológico, tecido ou organismo.

Miniaturização: ato, processo ou efeito de miniaturizar, diminuir.

Nivolumab: medicamento indicado para o tratamento de melanoma, e de câncer de pulmão em adultos.

Ômicas: ferramentas tecnológicas que contribuem para a descrição das alterações genéticas de cânceres humanos, a partir de amostragens (sanguíneas ou teciduais) levando em consideração a complexidade genética individual do tumor.

Organóide: estruturas tridimensionais derivadas de células-tronco que apresentam características semelhantes de um órgão real.

Participantes da pesquisa: indivíduos que participam de ensaios clínicos.

Pesquisa não clínica ou pesquisa pré-clínica: qualquer investigação realizada *in vitro* ou em animais

Pesquisa clínica ou ensaio clínico: qualquer investigação realizada em seres humanos

Placebo: produto sem princípio ativo, sem ação farmacológica

Proteoma: conjunto de proteínas e variantes de proteínas encontrados numa célula específica.

Randomização: sorteio de qual medicamento o participante da pesquisa utilizará no estudo (terapia padrão ou medicamento experimental).

Secretoma: complexo de proteínas secretadas de células, tecidos ou organismos.

Transcriptôma: quantidade de transcritos em uma célula.

Transcrito: trata-se da primeira etapa da expressão do gene.

Variante: em genética, representa a variabilidade entre indivíduos.

LEITURAS RECOMENDADAS

ANVISA. Agencia Nacional de Vigilância Sanitária. Guia Para Desfechos Para Estudos Clínicos de Medicamentos Oncológicos. Guia nº 3 de 07 de outubro de 2015. Disponível em: < http://portal.anvisa.gov.br/documents/10181/2738043/Desfechos+para+estudos+cl%C3%ADnicos+de+medicamentos+oncol%C3%B3gicos.pdf/d56e4459-3f35-452b-a89e-62126ceab2b4> Acesso em: 14/09/2020.

Kummar S, Gutierrez M, Doroshow JH et al. Drug development in oncology: classical cytotoxics and molecularly targeted agents. Br J Clin Pharmacol. 2006 Jul;62(1):15-26.

Hirakawa A, Asano J, Sato H et al. Master protocol trials in oncology: Review and new trial designs. Contemp Clin Trials Commun. 2018 Dec; 12:1-8.

WMA. Declaração de Helsinque da Associação Médica Mundial. Princípios Éticos para Pesquisa Médica Envolvendo Seres Humanos. 64ª Assembleia Geral da WMA. Fortaleza, Brasil. Outubro, 2013.

Xu J, Yang P, Xue S. Translating cancer genomics into precision medicine with artificial intelligence: applications, challenges and future perspectives. Hum Genet. 2019 Feb;138(2):109-124.

REFERÊNCIAS BIBLIOGRÁFICAS

ANVISA. Agencia Nacional de Vigilância Sanitária. Guia Para Desfechos Para Estudos Clínicos de Medicamentos Oncológicos. Guia nº 3 de 07 de outubro de 2015. Disponível em: < http://portal.anvisa.gov.br/documents/10181/2738043/Desfechos+para+estudos+cl%C3%ADnicos+de+medicamentos+oncol%C3

ANVISA. Agencia Nacional de Vigilância Sanitária. Guia de Boas Práticas Clínicas ICH E6(R2). Tradução em português. Versão 1, novembro 2019. Disponível em: < http://portal.anvisa.gov.br/documents/33836/2492465/Guia+-de+Boas+Pr%C3%A1ticas+Cl%C3%ADnicas+ICH+E6%28R2%29+-+Traduzido+para+portugu%C3%AAs%2C+-vers%C3%A3o+Anvisa+de+Novembro-2019/93e4d18c-7e86-4e71-9283-7740e42d7ff6> Acesso em: 14/09/2020.

Brasil. Resolução no 466, de 12 de dezembro de 2012. Estabelece diretrizes e normas regulamentadoras de pesquisas envolvendo seres humanos. Disponível em: <https://conselho.saude.gov.br/resolucoes/2012/Reso466.pdf>. Acesso em: 14/09/2020.

Clinicaltrials. GOV. Disponível em: < https://clinicaltrials.gov/>. Acesso em: 27/08/2020.

Grandori C, Kemp CJ. Personalized Cancer Models for Target Discovery and Precision Medicine. Trends Cancer. 2018 Sep; 4(9): 634–642.

Ruiz-Garcia E, Astudillo-De La VH. Translational Research and Onco-Omics Applications in the Era of Cancer Personal Genomics, Advances in Experimental Medicine and Biology. Volume 1168. Suíça: Springer, 2019.

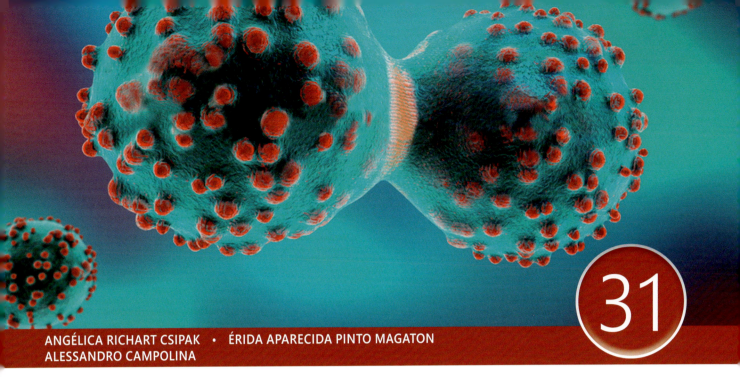

ANGÉLICA RICHART CSIPAK • ÉRIDA APARECIDA PINTO MAGATON
ALESSANDRO CAMPOLINA

Regulação Clínica e Avaliação de Tecnologias no Brasil

INTRODUÇÃO

A pesquisa clínica tem como objetivo principal obter evidências quanto a eficácia e segurança de novas terapias oncológicas, promover a melhora na qualidade de vida dos indivíduos e realizar o aperfeiçoamento de medicamentos e procedimentos já existentes. Entretanto, para que essas pesquisas sejam conduzidas com rigor científico, existe a necessidade de seguir um padrão nacional e internacional que certificará que os resultados obtidos são confiáveis, reprodutíveis e que os direitos, segurança, integridade e a confidencialidade dos participantes sejam respeitadas. Por outro lado, caso a execução dos ensaios clínicos não respeite os requisitos regulatórios e de boas práticas, o estudo poderá ser refutado pelas agências regulatórias, por não possuir a qualidade mínima necessária, impedindo assim uma avaliação robusta em relação aos aspectos de segurança e eficácia do medicamento.

Diante disso, serão apresentadas neste capítulo as principais normas, regulamentações e guias que regem a pesquisa clínica e a comprovação de eficácia e segurança para o registro de medicamentos no Brasil. Adicionalmente, após a aprovação de um novo medicamento e/ou tecnologia pela agência regulatória, poderá ser solicitada a avaliação de sua incorporação ao Sistema Único de Saúde (SUS). Os procedimentos necessários para que isso ocorra também serão apresentados e discutidos neste capítulo.

BOAS PRÁTICAS CLÍNICAS

Antes de apresentarmos os guias que regem as boas práticas clínicas, é importante ter em mente os três princípios éticos principais, baseados na Declaração de Helsinki, e que permeiam os princípios das boas práticas: respeito pelas pessoas, beneficência e justiça.

Declaração de Helsinki

A Declaração de Helsinki, redigida pela Associação Médica Mundial em 1964, é um dos documentos mais importantes na história da ética em pesquisa. Trata-se de um conjunto de informações ou princípios básicos que norteiam os médicos na conduta ética para realização das pesquisas médicas envolvendo seres humanos. Um dos principais pilares dessa declaração é garantir que o bem-estar do participante deve ser prioridade e estar acima de qualquer interesse da ciência e da sociedade, além de que para participar de qualquer pesquisa o participante deve fornecer seu livre consentimento, após ter recebido explicação completa referente ao estudo.

ICH – *International Conference on Harmonisation*

As normas de Boas Práticas Clínicas da Conferência Internacional de Harmonização (ICH, sigla em inglês) foram estabelecidas em 1989, porém publicadas em 1996 e aplicadas à legislação das três regiões do mundo inicialmente participantes (Estados Unidos, União Europeia e Japão), sendo requeridas para todos os estudos iniciados a partir de janeiro de 1997. O objetivo era facilitar a aceitação dos resultados obtidos nos estudos clínicos pelas autoridades regulatórias destas jurisdições, estabelecendo assim um padrão científico unificado. Pensando no âmbito nacional, em 2016 a Agência Nacional de Vigilância Sanitária (Anvisa) se tornou membro da ICH e, em 2019, foi eleita ao conselho do comitê gestor da entidade.

Nos documentos do ICH é possível encontrar a descrição das principais responsabilidades do patrocinador, investigador e Comitê de Ética em Pesquisa (CEP). Os guias harmonizados do ICH são divididos em 4 categorias, sendo cada categoria representada pelas iniciais S, Q, E e M. Os guias relacionados aos estudos clínicos são representados pela letra E (*efficacy*) e estão descritos a seguir:

Documento das Américas

Trata-se de um documento similar ao ICH/GCP, criado em 2005, instituindo as Boas Práticas Clínicas para realização de ensaios clínicos nas Américas e do qual o Brasil é signatário desde 2008, juntamente com países como por exemplo: Argentina, Chile, Costa Rica, México, entre outros. O objetivo desse documento é propor diretrizes de qualidade que possam direcionar as agências regulatórias, empresas, universidades e comitês de ética na condução de pesquisas clínicas envolvendo seres humanos.

Após serem apresentados aos principais guias que regem as boas práticas clínicas, é importante conhecer os princípios básicos de boas práticas, como por exemplo, saber que antes de iniciar qualquer estudo é importante que o protocolo (documento que descreve o objetivo, delineamento, procedimentos e cronograma do estudo a ser realizado) seja aprovado por um CEP e que os riscos envolvidos no estudo, inclusive no contexto de participantes oncológicos, devem ser contrapostos aos benefícios esperados, ou seja, a pesquisa deverá ser iniciada apenas se os benefícios esperados justificarem os riscos. Uma vez aprovado o protocolo de estudo, a pesquisa deve ser conduzida integralmente conforme descrito na versão aprovada e, previamente à execução de qualquer procedimento do ensaio; a justificativa, objetivo do estudo, benefícios, possíveis riscos e todos os procedimentos a serem realizados durante a pesquisa deverão ser

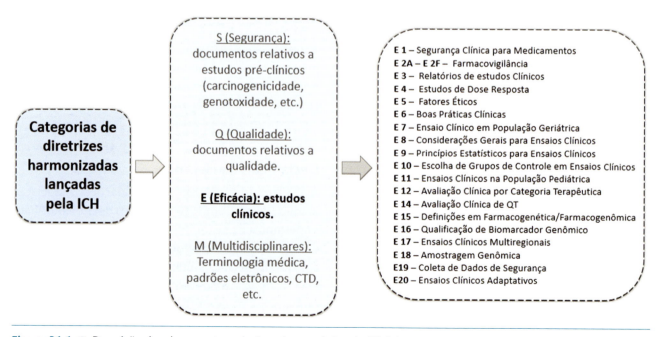

Figura 31.1 • Descrição dos documentos relacionados ao tópico de Eficácia – *International Conference on Harmonisation*.

esclarecidos ao participante, através da aplicação do Termo de Consentimento Livre e Esclarecido (TCLE). Após receber toda a explicação sobre as informações presentes no TCLE e esclarecer todas as suas dúvidas, caso o participante concorde em fazer parte da pesquisa, assinará o termo consentindo sua participação no estudo, receberá uma via do documento e será orientado sobre o direito de desistir de sua participação a qualquer momento, sem que isso represente qualquer ônus a ele.

BOXE 1

Termo de Consentimento Livre e Esclarecido (TCLE) é o documento, também aprovado pelo Comitê de Ética em Pesquisa (CEP), em que o participante da pesquisa assina e data, confirmando a sua participação de forma voluntária no estudo, após ter sido esclarecido sobre o delineamento, objetivo, procedimentos, riscos e benefícios envolvidos no projeto.

Qualquer irregularidade no processo de obtenção do TCLE é considerada violação grave de Boas Práticas Clínicas.

O pesquisador responsável pela pesquisa tem o dever de fornecer todas as informações relacionadas ao estudo de forma clara, enfatizando ao participante que em caso de danos decorrentes da pesquisa ele terá o direito de receber assistência integral e imediata, de forma gratuita e pelo tempo que for necessário. Informações mais detalhadas sobre o TCLE e o processo de consentimento estão descritas no Capítulo 30.

Toda a equipe envolvida na condução da pesquisa clínica deverá ter formação adequada, treinamento e experiência para desempenhar suas atividades, sendo importante ressaltar que toda informação coletada durante o estudo deverá ser registrada em documento-fonte e arquivada, de forma tal que seja permitido seu acurado relato, interpretação e verificação. As informações referentes aos dados dos participantes do estudo deverão sempre ser mantidas de forma confidencial, respeitando as normas de privacidade, de acordo com as exigências regulatórias aplicáveis. Todas essas informações obtidas durante o estudo precisam ser monitoradas pelo patrocinador do estudo, auditadas e, sempre que possível, inspecionadas pelos órgãos regulatórios competentes.

Ademais, é importante ressaltar que os direitos, o bem-estar dos participantes de pesquisa clínica e sua segurança devem prevalecer sobre os interesses da ciência e da sociedade.

NORMAS PARA A CONDUÇÃO DE ENSAIOS CLÍNICOS NO BRASIL

Anvisa

A Anvisa foi criada em 1999 e é uma agência regulatória, sob a forma de uma autarquia vinculada ao Ministério da Saúde, que tem como missão proteger e promover a saúde da população, mediante a intervenção nos riscos decorrentes da produção e uso de produtos e serviços sujeitos à vigilância sanitária.

Todos os ensaios clínicos que tenham a finalidade de subsidiar o registro de medicamentos, produtos biológicos e cujo desenvolvimento clínico seja realizado totalmente ou em parte no Brasil, devem ser autorizados pela Anvisa antes de seu início. A Coordenação de Pesquisa Clínica em Medicamentos e Produtos Biológicos (COPEC) é a área da Anvisa que tem como uma de suas atribuições a avaliação da aprovação desses estudos clínicos.

Nesse sentido, em 2015 foi publicada pela Anvisa a Resolução da Diretoria Colegiada (RDC) nº 09, que tem por objetivo a definição de procedimentos e requisitos para a condução de ensaios clínicos realizados no Brasil para fins de registro de medicamentos. A partir da publicação dessa RDC, foi instituído o Dossiê de Desenvolvimento Clínico de Medicamentos (DDCM), um compilado de documentos que deve ser submetido à Anvisa e cuja finalidade é avaliar as etapas inerentes ao desenvolvimento de um medicamento experimental, além do plano de desenvolvimento clínico para comprovação de segurança e eficácia deste medicamento. Dessa forma, a Agência visa garantir, através da análise do DDCM, a qualidade do produto em teste e dos dados obtidos nas fases clínicas de desenvolvimento, para a obtenção das informações necessárias para avaliação dos dados que subsidiam o registro do referido produto.

Os principais documentos técnicos requeridos para a submissão do DDCM são:

- **Plano de desenvolvimento do medicamento:** documento que apresenta uma descrição sobre a substância ativa, categoria do medicamento, classe terapêutica, via de administração, mecanismo de ação, indicações, objetivos gerais e duração planejada para o desenvolvimento clínico, além de informações

apresentadas em uma sinopse para cada ensaio clínico planejado, com um resumo das principais informações de cada estudo.
- **Brochura do investigador:** documento que reúne os dados clínicos e não clínicos relevantes sobre o medicamento experimental a ser estudado, com base nas experiências anteriores com o medicamento, incluindo dados farmacológicos, toxicológicos, de segurança e eficácia.
- **Dossiê do medicamento experimental:** documento que contém informações sobre o processo produtivo, estabilidade e controle de qualidade do medicamento experimental.
- **Dossiê Específico de Ensaio Clínico (DEEC):** dossiê específico para cada ensaio clínico, que deve ser protocolizado na forma de processo individual para cada estudo. Consiste em um compilado de documentos, incluindo o protocolo de pesquisa, com informações detalhadas referentes a fase, desenho, desfechos, comparadores, objetivos, população a ser estudada, hipóteses, número estimado de participantes, planejamento estatístico e condução dos ensaios clínicos a serem conduzidos no Brasil que fazem parte do Plano de Desenvolvimento do Medicamento Experimental. O Formulário de Apresentação de Ensaio Clínico (FAEC) também faz parte do DEEC e é um documento para preenchimento das principais informações, de forma resumida, relacionadas a cada estudo clínico que será submetido para análise.

A Figura 31.2 apresenta resumidamente os principais documentos técnicos.

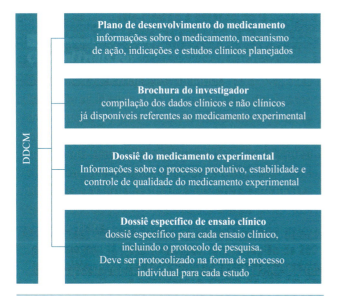

Figura 31.2 • Principais documentos técnicos que compõem o Dossiê de Desenvolvimento Clínico de Medicamentos.

Conselho Nacional de Saúde (CNS)

O CNS foi criado em 1937 com a missão de fiscalizar, acompanhar e monitorar as políticas públicas de saúde, levando assim as demandas da população ao poder público. Em dezembro de 2012 foi publicada pelo CNS a Resolução 466, que apresenta as diretrizes e normas regulamentadoras de pesquisas envolvendo seres humanos. A resolução apresenta referenciais da bioética, tais como, autonomia, não maleficência, beneficência, justiça e equidade, dentre outros; e visa a assegurar os direitos e deveres que dizem respeito aos participantes da pesquisa, à comunidade científica e ao Estado.

Dentre os principais tópicos abordados, são apresentados os aspectos éticos que devem ser levados em consideração nos projetos de pesquisa, como a avaliação de risco-benefício do projeto e, conforme apresentado de forma detalhada no Capítulo 30, a definição do processo de consentimento livre e esclarecido e o sistema CEP-CONEP, responsável pela aprovação ética dos estudos clínicos. Assim, a condução de qualquer estudo clínico a ser realizado no país não pode ser iniciada sem a aprovação prévia do protocolo de pesquisa pelo sistema CEP-CONEP. Dessa forma, a Resolução 466/2012 tem como foco principal as normas éticas que devem ser atendidas em todos os projetos de pesquisa envolvendo seres humanos no Brasil.

MONITORAMENTO DE SEGURANÇA EM ENSAIOS CLÍNICOS

Após a apresentação das questões éticas e regulatórias envolvidas na realização de estudos clínicos e como prosseguir com a submissão do projeto junto à agência regulatória competente, é importante ressaltar a necessidade de realizar o monitoramento de segurança do participante através dos relatos de eventos adversos (EAs), sendo que, mediante qualquer ocorrência, esta deverá ser registrada pelo investigador do estudo no documento-fonte (p. ex., prontuário) e na página de EA da ficha clínica do participante da pesquisa.

Um EA em pesquisa clínica é definido como qualquer ocorrência médica desfavorável, que pode ocorrer após o participante assinar o TCLE e, não necessariamente, possuir relação causal com o tratamento objeto do estudo.

Antes de iniciar o estudo, é importante que seja realizada a anamnese do participante e, se houver relato de história clínica prévia relevante, esta deverá ser registrada. Condições prévias não são consideradas EAs.

Entretanto, eventos envolvendo reações adversas ao medicamento, doenças manifestadas durante o estudo ou exacerbações de doenças preexistentes, deverão ser notificados ao patrocinador do estudo clínico.

O patrocinador do estudo deve monitorar todos os EAs ocorridos durante a pesquisa. Para isso, é importante que o investigador do estudo, informe ao patrocinador, em até 24 horas a contar da data de conhecimento do evento, sobre todos os Eventos Adversos Graves (EAGs) ocorridos. Entretanto, de acordo com as regulamentações nacionais vigentes, os EAGs inesperados, cuja causalidade seja possível, provável ou definida em relação aos produtos sob investigação, devem ser notificados pelo patrocinador à ANVISA. Tal notificação, é realizada por meio do formulário eletrônico denominado "Notificação de EAGs em Ensaios Clínicos com Medicamentos ou Produtos Biológicos – Notivisa EC", disponível no site da agência, e deve-se considerar os seguintes prazos para os EAGs que obedeçam aos critérios supracitados:

- Sete dias corridos, a contar da data de conhecimento do evento, em casos de ameaça à vida ou com desfecho clínico de óbito;
- Quinze dias corridos, a contar da data de conhecimento do evento, para os demais EAGs.

Em caso de estudo multicêntrico, o centro de pesquisa que receber qualquer EAG, tem a função de encaminhá-lo aos demais centros, e cada centro fica responsável pela notificação deste ao seu CEP.

Um relatório consolidado de EAGs deve ser elaborado de forma periódica, sendo essa uma responsabilidade do pesquisador, e deverá conter as seguintes informações: data da ocorrência do EAG, número ou código do participante, classificação do EAG, discriminação da ocorrência, tipo do EAG, causalidade com o produto investigado ou procedimento da pesquisa, assistência prestada ao participante, data da última atualização e situação do participante na data da última atualização. Anualmente, o patrocinador deverá enviar para a Anvisa relatórios de acompanhamento descrevendo todos os eventos adversos ocorridos no período de avaliação e, ao finalizar o estudo, deverá ser submetido um relatório final em até 12 meses após a data de término do estudo clínico.

Todos os EAs que ocorrerem durante a pesquisa clínica, deverão ser tratados e o participante de pesquisa deverá ser acompanhado pelo investigador do estudo até a resolução ou estabilização do evento a um nível aceitável de acordo com a avaliação do investigador.

Após o término do estudo, o investigador ficará responsável por informar ao patrocinador qualquer EA ocorrido, relatado de forma espontânea, mesmo depois do participante de pesquisa ter completado ou ter sido descontinuado do estudo, caso haja possibilidade de relação de causalidade entre o EA e o produto sob investigação.

Caso haja gravidez durante o estudo, o investigador deverá realizar o acompanhamento da evolução da gravidez, pós-parto e desenvolvimento psicomotor da criança, mesmo após a interrupção do tratamento da participante da pesquisa do estudo, considerando que tais informações são importantes para a avaliação do perfil de segurança.

USO COMPASSIVO E FORNECIMENTO DE MEDICAMENTO PÓS-ESTUDO

Existem medicamentos inovadores que ainda não podem ser disponibilizados no mercado, pois estão em fase de desenvolvimento clínico. Entretanto, esses medicamentos poderiam ser úteis ou até mesmo essenciais para determinado grupo de pessoas portadoras de doenças graves e debilitantes, para as quais não existe opção terapêutica registrada, ou até mesmo casos em que o tratamento disponível não oferece uma resposta adequada. Para esses casos, a Anvisa publicou a resolução 38/2013, que regulamenta e incentiva as indústrias farmacêuticas a disponibilizarem os medicamentos, ainda em fase de estudo, aos pacientes que são vítimas de patologias até então sem tratamento adequado registrado no país. Esses programas receberam os nomes de "uso compassivo" e "fornecimento de medicamento pós-estudo".

De acordo com a RDC 38/2013, revogada em parte atualmente pela RDC 311/2019, entende-se por programa de uso compassivo a disponibilização de medicamentos, que ainda estão em fase de estudo (sem registro na Anvisa) e com resultados iniciais promissores, à participantes/não participantes de pesquisa que possuem doenças debilitantes graves e/ou que ameacem a vida e que não tenham opção terapêutica satisfatória registrada no país.

Em contrapartida, o programa de fornecimento de medicamento pós-estudo é voltado para a dispensação do medicamento experimental, de forma gratuita, aos participantes da pesquisa que encerraram sua participação no estudo, ou até mesmo aplicável aos casos de encerramento do próprio estudo. Este procedimento deve ser realizado respeitando o disposto nas Resoluções do Conselho Nacional de Saúde. Lembrando que o fornecimento de medicamentos nesses programas de acesso deverá acontecer apenas enquanto houver benefício ao paciente, considerando o critério médico.

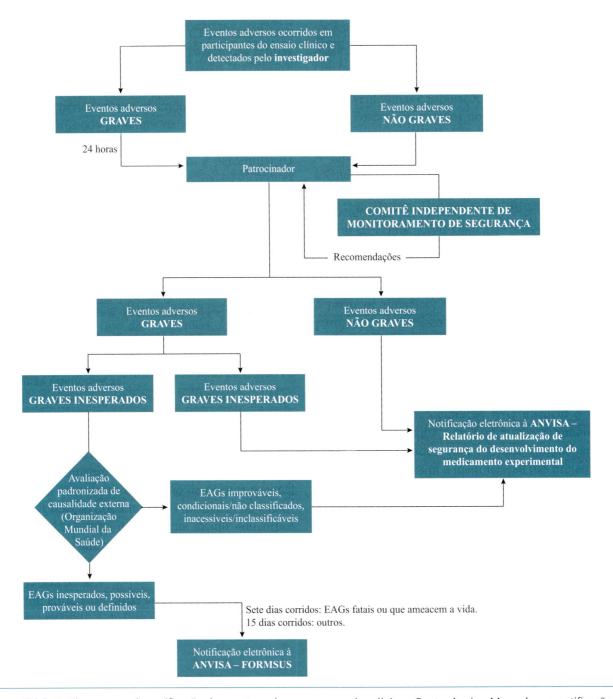

Figura 31.3 • Fluxograma de notificação de eventos adversos em ensaios clínicos. Fonte: Anvisa, Manual para notificação de eventos adversos e monitoramento de segurança em ensaios clínicos, 2016.

O patrocinador do estudo deverá realizar o monitoramento desses programas, enviando para a Anvisa relatórios com periodicidade anual e um relatório final em até 90 dias após o término do programa. Se, por algum motivo, houver a descontinuação do tratamento antes do período previamente aprovado pela Anvisa, o patrocinador deverá enviar uma notificação à agência regulatória em até 60 dias após a suspensão do tratamento.

Assim como ocorrem nos estudos clínicos, conforme já discorrido anteriormente nesse capítulo, os eventos adversos graves ocorridos nesses programas também deverão ser notificados à Anvisa através do formulário disponível no site da agência, respeitando o prazo máximo de 15 dias corridos, a partir da data em que se teve conhecimento do evento. Entretanto, em casos de óbito, a notificação deverá acontecer em até 7 dias corridos.

Esse tema ainda gera muita discussão, mas a garantia de acesso ao medicamento experimental não deve ser generalizada, mas sim seguida apenas para casos específicos. O ideal é que, sempre que possível, seja realizada

Regulação Clínica e Avaliação de Tecnologias no Brasil

uma avaliação de risco para cada indivíduo, avaliando sempre o benefício, segurança e as possíveis reações adversas que o medicamento pode causar. No entanto, a depender da fase em que se encontra o desenvolvimento do medicamento, esses parâmetros nem sempre serão possíveis de serem calculados. Neste caso, em se tratando de doenças graves, onde não há alternativas comprovadas e disponíveis como tratamento, a possibilidade de salvar uma vida se sobrepõe ao risco. Entretanto, essa decisão deve ser debatida de forma ampla e transparente entre o investigador do estudo, patrocinador e a instituição onde o indivíduo está sendo tratado.

COMO DEFINIR QUAIS SÃO OS ESTUDOS NECESSÁRIOS PARA O REGISTRO DE MEDICAMENTOS?

Agora que já foram apresentados os principais tipos de estudos clínicos (capítulo 30) e as normas essenciais que regulamentam a pesquisa clínica no Brasil, ainda pode haver dúvida sobre quando é aplicável a realização de cada tipo de estudo. Atualmente, existem duas principais regulamentações que devem ser seguidas para a definição de quais são os estudos clínicos necessários para o registro de medicamentos no Brasil. Apresentaremos a seguir tais regulamentações, de acordo com o tipo do medicamento a ser registrado: medicamentos sintéticos/semissintéticos e medicamentos biológicos.

Medicamentos sintéticos e semissintéticos

A RDC 200, que está em vigor desde dezembro de 2017, apresenta os critérios necessários para o registro de medicamentos sintéticos e semissintéticos no Brasil. Dentre os requisitos abordados por essa regulamentação, estão descritas quais são as comprovações clínicas necessárias para cada tipo de registro, conforme apresentado resumidamente na Figura 31.4. Assim, de acordo com o grau de inovação do medicamento (inovação radical/incremental – Boxe 2), são necessárias diferentes provas clínicas para a demonstração de eficácia e segurança do medicamento.

BOXE 2 – INOVAÇÃO RADICAL E INCREMENTAL

As inovações em geral podem ser classificadas como "inovação radical" ou "inovação incremental", de acordo com o grau de impacto que tal inovação pode representar.

Inovações radicais são aquelas que apresentam mudanças drásticas em relação às opções já existentes. No âmbito farmacêutico, por exemplo, o desenvolvimento de um medicamento novo/novos ativos representam uma inovação radical.

Já inovações incrementais são aquelas que apresentam melhorias e avanços com relação às opções pré-existentes. Nesse sentido, um exemplo de inovação incremental pode ser o desenvolvimento de uma nova forma farmacêutica que facilite a administração de um ativo já disponível.

Medicamento novo	Estudos clínicos fase I, II e III.	
Nova associação	Estudos clínicos de fase I e II, quando aplicável, e estudos de fase III para cada indicação terapêutica.	Os estudos clínicos podem ser substituídos por dados de literatura da associação, quando disponíveis.
Nova forma farmacêutica	Estudos clínicos de fase III e fase I e II, se aplicável.	
Nova concentração	Estudos clínicos de fase III e fase I e II, se aplicável.	Os estudos clínicos de fase II e III podem ser substituídos por prova de biodisponibilidade relativa (BDR) quando o medicamento proposto estiver dentro da faixa terapêutica aprovada.
Nova via de administração	Estudos clínicos de fase III e fase I e II, se aplicável.	
Nova indicação terapêutica	Estudos clínicos de fase III e fase I e II, se aplicável.	
IFA* já registrado	Dados de literatura científica, se aplicável. Estudos clínicos de fase I, II e III, se aplicável.	
Inovação diversa	Dados de literatura científica, se aplicável. Estudos clínicos de fase I, II e III, se aplicável.	
Genérico/similar	Estudo de bioequivalência.	

Figura 31.4 ● Comprovações clínicas necessárias para cada tipo de registro de medicamento sintético e semissintético, de acordo com a RDC 200/2017. *IFA: Insumo Farmacêutico Ativo.

BOXE 3 – ESTUDOS DE BIODISPONIBILIDADE RELATIVA/BIOEQUIVALÊNCIA

A avaliação de biodisponibilidade indica a velocidade e a extensão de absorção de um determinado princípio ativo, ou seja, apresenta o seu perfil farmacocinético. Estudos de biodisponibilidade relativa/bioequivalência avaliam, de forma comparativa em voluntários humanos, a biodisponibilidade de um mesmo ativo em diferentes formulações.

Para o registro de medicamentos genéricos e similares, é necessária a comprovação de que o produto teste é bioequivalente ao medicamento referência de mesma concentração e forma farmacêutica.

Já nos casos de registro de medicamentos de nova concentração, nova via de administração e nova indicação terapêutica, os estudos de biodisponibilidade relativa podem ser realizados em substituição aos estudos de fase II e III, caso seja demonstrado que o perfil farmacocinético do ativo, mesmo após as inovações propostas, é semelhante a de um medicamento já registrado.

Medicamentos biológicos

A RDC 55, publicada em 2010, apresenta os requisitos necessários para o registro de biomedicamentos, que são medicamentos obtidos a partir de fluidos biológicos ou de tecidos de origem animal, ou ainda medicamentos obtidos por procedimentos biotecnológicos. Os anticorpos monoclonais, amplamente utilizados no tratamento do câncer, são exemplos de produtos classificados como biológicos. Na Figura 31.5 estão apresentadas as comprovações clínicas necessárias para o registro de medicamento biológico novo e biossimilar.

Assim, quando falamos em registro de medicamentos biológicos no Brasil, devemos ter em mente as três diferentes vias de registro apresentadas na Figura 5 e qual a diferença entre elas.

O produto biológico novo é o medicamento biológico cuja molécula com atividade biológica conhecida ainda não tenha sido registrada no Brasil. Por isso, para a obtenção de seu registro, é necessária a realização de desenvolvimento clínico completo (estudos clínicos de fase I, II e III).

Já os produtos biológicos passíveis de serem registrados pela via da comparabilidade são aqueles cujo desenvolvimento foi realizado através da comparabilidade (em termos de qualidade, eficácia e segurança) com um produto biológico já registrado na Anvisa com base na submissão de um dossiê completo. É o que chamamos de medicamento biossimilar. Por isso, a comprovação clínica para o seu registro se dá através da realização de estudos de farmacocinética, farmacodinâmica e eficácia, sempre comparativos ao medicamento biológico já registrado no país.

Os medicamentos que se enquadram no registro pela via de desenvolvimento individual são aqueles que não se enquadram nas duas categorias acima, ou seja, não são novos no país, mas também não necessariamente tenham sido desenvolvidos com base na comparabilidade com um medicamento biológico já registrado. Nesse caso, a extensão de estudos necessários dependerá da complexidade da molécula, grau de caracterização, mecanismo de ação, potencial de toxicidade e índice terapêutico. Assim, os estudos de fase I e II nem sempre serão necessários, mas a realização de estudo clínico de fase III é obrigatória para a solicitação de seu registro.

AVALIAÇÃO DE TECNOLOGIAS EM SAÚDE PARA INCORPORAÇÃO NO SUS

Nas últimas décadas, o processo de inovação tecnológica na área da saúde cresceu substancialmente e a avaliação formal para implementação dessas novas tecnologias no SUS tornou-se cada vez mais necessária, exigindo assim mecanismos de vigilância e regulação dos processos para implementação e utilização segura dessas tecnologias. A Avaliação de Tecnologia em Saúde tem por definição ser um processo em que se

Biológico novo	Estudos clínicos fase I, II e III.
Biológico pela via de desenvolvimento individual	Estudos clínicos de fase I e II, quando aplicável. Estudo clínico de fase III.
Biológico pela via de desenvolvimento por comparabilidade (biossimilar)	Estudo de farmacocinética. Estudo de farmacodinâmica. Estudo fase III.

Figura 31.5 • Comprovações clínicas necessárias para o registro de medicamentos biológicos, de acordo com a RDC 55/2010.

utilizam métodos robustos para mensurar o valor da tecnologia em saúde durante todo o seu ciclo de vida, com o objetivo de embasar a tomada de decisão e construir um sistema de saúde de alta qualidade.

Pensando nisso, no âmbito do Ministério da Saúde, foi criada em 2005, sob a coordenação do Departamento de Ciência e Tecnologia (DECIT), uma área destinada à Avaliação de Tecnologia em Saúde (ATS), a qual teria como propósito principal a avaliação das tecnologias a serem incorporadas ao SUS, englobando não apenas medicamentos, mas também procedimentos e equipamentos utilizados na assistência à saúde. Assim, o objetivo desta área é assegurar que essas tecnologias sejam seguras, eficazes, efetivas, auxiliando na tomada de decisão sobre a implementação e implicações das mesmas.

BOXE 4 – AVALIAÇÃO DE TECNOLOGIA EM SAÚDE

É importante salientar que as agências de ATS não são responsáveis pelo registro de medicamentos, mas possuem um papel fundamental nas decisões de alocação de recursos, pois tem relação com a eleição de quais tratamentos devem ser financiados pelos serviços públicos de saúde; e seus estudos podem influenciar até mesmo na tomada de decisão médica no momento de prescrição de um tratamento.

As avaliações de tecnologia em saúde apresentam grande diversidade metodológica e podem variar de acordo com o objetivo da nova tecnologia a ser implementada, mas alguns procedimentos são básicos e devem ser considerados pelos avaliadores no momento de priorização das tecnologias a serem avaliadas, sendo estes:

- **Identificar e estabelecer a tecnologia prioritária**: principalmente em países em desenvolvimento, em que os recursos financeiros são escassos, a adoção de critérios para seleção dos temas prioritários na saúde pública tornou-se uma parte importante no processo da ATS. Alguns exemplos de critérios de seleção adotados são: avaliar o número de pacientes afetados, custo unitário da tecnologia ou do problema de saúde e as exigências públicas ou políticas.

No Canadá, por exemplo, as recomendações para priorização de tecnologias de saúde são baseadas na avaliação do impacto clínico e econômico da tecnologia, no impacto orçamentário do financiamento da tecnologia, na disponibilidade de informações atualizadas sobre a tecnologia, entre outros.

No Reino Unido, a agência pública responsável pela incorporação de tecnologias refere priorizar as mesmas com base em recomendações do *National Institute For Health And Care Excellence (NICE)*, ou seja, avaliando a importância clínica e política, o impacto na qualidade de vida e saúde pública, entre outros.

- **Especificação do problema em questão:** sendo este um dos principais itens, é importante que o avaliador tenha clara compreensão sobre o problema de saúde em questão, a população afetada pelo problema, a tecnologia a ser avaliada e sobre os profissionais de saúde envolvidos.
- **Compreensão do cenário de avaliação:** algumas questões podem influenciar na decisão de avaliar, ou não, a tecnologia como, por exemplo, verificar se há avaliações semelhantes disponíveis ou até mesmo verificar se a obtenção de novos dados for necessária, se haverá recurso financeiro e humano disponível para tal avaliação.
- **Avaliação da literatura disponível:** ao se tratar de novas tecnologias, os dados disponíveis podem ser escassos e para tecnologias já consagradas os dados podem não ser robustos.
- **Obtenção de novos dados:** para os casos em que as evidências científicas são escassas, novos estudos poderão ser necessários, mas deve-se levar em consideração que isso está diretamente relacionado à disponibilidade de recursos financeiros.
- **Avaliação das evidências:** deve ser realizada uma avaliação sistemática da literatura e preferencialmente apresentada de forma resumida em uma tabela de evidências, para que o avaliador consiga avaliar criticamente a quantidade e qualidade dos estudos encontrados.
- **Síntese de evidências:** ao término da avaliação, as organizações responsáveis pela ATS apresentam os resultados de estudos das avaliações de tecnologias através de pareceres técnico-científico, relatórios com revisões sistemáticas/meta-análise, relatórios de avaliações econômicas e tecnológicas.
- **Recomendações**: as recomendações a serem realizadas pelos avaliadores dependerão diretamente da qualidade dos estudos apresentados.
- **Propagação dos resultados**: a apresentação dos resultados, referente a avaliação da tecnologia, deve levar em consideração o público alvo, por exemplo, elaboração de pareceres técnico-científicos para gestores e relatório detalhado para pesquisadores e formuladores de políticas.

- **Impacto das recomendações**: a avaliação de impacto sobre as recomendações ainda não é muito difundida pelas organizações responsáveis pela ATS. Entretanto, como as avaliações de tecnologia ocorrem com maior frequência para as tecnologias de atenção terciária, o impacto no âmbito da saúde populacional é pequeno, mas considerando o cuidado e os custos de grupos específicos de pacientes, o impacto pode ser significativo.

Além disso, a avaliação de uma tecnologia pode acontecer em qualquer fase do ciclo de sua vida (Figura 31.6), ou seja, pode ocorrer antes da sua implementação no sistema de saúde ou até mesmo para avaliar o abandono no uso dessa tecnologia; porém no momento de implementação os estudos são focados em avaliar a segurança e eficácia, já na fase de obsolescência, as avaliações buscam considerar os efeitos da sua eliminação e substituição por outras tecnologias.

Dando seguimento às atividades de estruturação da ATS no Brasil, em 2008, sob a coordenação do DECIT, foi criada a Rede Brasileira de Avaliação de Tecnologias em Saúde (REBRATS), que tem como foco o estabelecimento de alianças entre pesquisa, política e gestão.

Um dos principais objetivos dessa rede é produzir e compartilhar estudos e pesquisas prioritárias no campo de ATS, fomentando a disseminação do conhecimento e padronizando metodologias que garantam a qualidade e excelência nos resultados de pesquisas que serão utilizadas como objetos para tomada de decisão em saúde, promovendo assim, o fortalecimento da ATS no Brasil.

Com o passar do tempo, surgiu-se a necessidade da criação de um sistema informatizado para a REBRATS, para auxiliar na disseminação do conhecimento à sociedade. Esse sistema foi idealizado para receber os estudos realizados pelos pesquisadores, cadastrados nas instituições membros da REBRATS, e comentários de especialistas da área que abordam sobre a relevância do estudo para o SUS, fornecendo dessa forma substrato para tomada de decisão dos gestores do sistema de saúde.

Política Nacional de Gestão de Tecnologias em Saúde

Considerando a necessidade de definição de uma política de gestão de tecnologias para o SUS, foi instituída em 2005 uma comissão para a elaboração de uma proposta para a Política Nacional de Gestão de Tecnologias em Saúde (PNGTS). Diversos fóruns de debate sobre direito à saúde, medicina baseada em evidências, avaliação econômica, e gestão no SUS foram realizados entre 2007 e 2008. Tais discussões identificaram a necessidade de uma política com diretrizes gerais para orientar a implantação da avaliação, incorporação e gestão de tecnologias no sistema de saúde.

Após um trabalho de quatro anos, foi aprovada em 2009 a PNGTS. Tal política é considerada como um importante instrumento norteador das ações em ATS no país. Seu principal objetivo é maximizar os benefícios de saúde a serem obtidos com os recursos disponíveis, assegurando o acesso da população a tecnologias efetivas e seguras, em condições de equidade. Na Figura 31.7 estão apresentadas as diretrizes estabelecidas pela PNGTS relacionadas à ATS.

Processo de incorporação de tecnologias no SUS

A Comissão Nacional de Incorporação de Tecnologias no SUS (CONITEC) foi criada em 2011, com a responsabilidade de assessorar o Ministério da Saúde na avaliação de tecnologias com relação à incorporação, exclusão

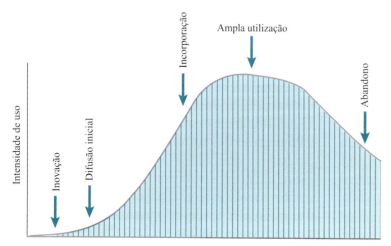

Figura 31.6 • Ciclo de vida das tecnologias em saúde. Fonte: Akerman M, 2016.

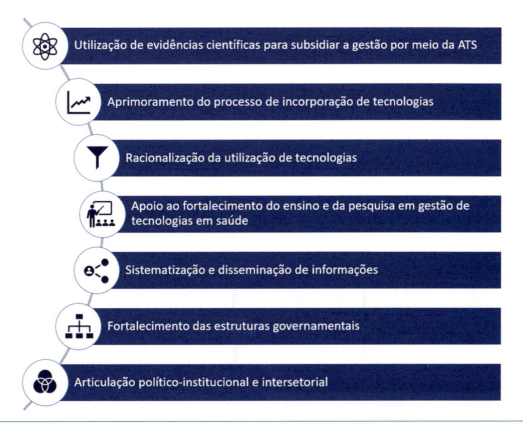

Figura 31.7 • Diretrizes estabelecidas pela Política Nacional de Gestão de Tecnologias em Saúde.

ou alteração de uso de novos medicamentos, produtos e procedimentos, além de elaborar e atualizar os Protocolos Clínicos e Diretrizes Terapêuticas (PCDT).

BOXE 5 – PDCT

Os PDCTs são protocolos do Ministério da Saúde direcionados aos profissionais da saúde/gestores do SUS que estabelecem e trazem informações detalhadas sobre como devem ser realizados os diagnósticos, tratamentos, acompanhamentos e verificação dos resultados terapêuticos dos pacientes para diversas patologias. As tecnologias indicadas não são apenas recomendadas, mas efetivamente disponibilizadas e integralmente cobertas pelo SUS.

É importante ressaltar que qualquer cidadão pode enviar demandas de avaliação de incorporação de novas tecnologias para a CONITEC, desde que sejam cumpridos e apresentados os requisitos a seguir:

a) Preenchimento integral do formulário para apresentação de proposta de incorporação de tecnologia em saúde.

b) Número e validade do registro da tecnologia em saúde na ANVISA.
c) Evidência científica que demonstre que a tecnologia em questão seja minimamente tão eficaz e segura quanto as disponíveis no SUS para a mesma indicação.
d) Estudo de avaliação econômica da tecnologia proposta para incorporação em comparação às já disponíveis no SUS.
e) Amostras do produto, quando cabível.
f) No caso de medicamentos, preço definido pela Câmara de Regulação do Mercado de Medicamentos (CMED).

Para garantir a participação da sociedade no processo de avaliação de novas incorporações de tecnologias ao SUS, são realizadas consultas públicas para todas as análises realizadas pela CONITEC. Dessa forma, a discussão pode ser ampliada, considerando a visão dos pacientes e profissionais da saúde e não se limitando somente à análise técnica. Assim, após a elaboração do relatório técnico pela Comissão, este será disponibilizado no portal eletrônico da CONITEC, onde permanece disponível durante vinte dias para recebimento de contribuições dos cidadãos. Tais contribuições são compiladas e analisadas antes da recomendação sobre a incorporação ou não ao SUS.

A CONITEC possui o prazo de 180 dias para a conclusão dos processos submetidos, com possibilidade de prorrogação por mais 90 dias. Em caso de decisão pela incorporação, são previstos mais 180 dias para que a tecnologia esteja à disposição dos pacientes e prescritores. A Figura 31.8 ilustra resumidamente o fluxo para avaliação de incorporação de novas tecnologias ao SUS.

CONSIDERAÇÕES FINAIS

Para garantir o acesso da população a novas opções terapêuticas, inclusive tratamentos oncológicos, é necessário que sejam seguidas diversas normas e regulamentações, desde a sua ideação inicial. Dessa forma, inicialmente, devem ser levadas em considerações as resoluções da ANVISA para definição de quais são os estudos necessários para a comprovação de segurança e eficácia do tratamento em questão. Para a realização dos estudos clínicos, é importante que sejam seguidos os Guias e Regulamentações referentes às questões regulatórias, éticas, de boas práticas e de segurança, garantindo assim a qualidade dos dados obtidos e a proteção dos participantes da pesquisa. Após o registro do novo tratamento perante à ANVISA e a sua comercialização, devem ser seguidas as orientações, fluxos e a política instituída pelo Ministério da Saúde para solicitação da incorporação e disponibilização do tratamento no SUS, através da CONITEC, permitindo assim o acesso à população em geral.

A regulação de todo esse processo é indispensável para garantir, inicialmente, que os medicamentos registrados no país sejam eficazes e seguros para os usos propostos. No âmbito da disponibilização pelo SUS, a avaliação da efetividade terapêutica e da custo-efetividade é necessária para garantir a maximização dos benefícios de saúde a serem oferecidos, considerando os recursos disponíveis.

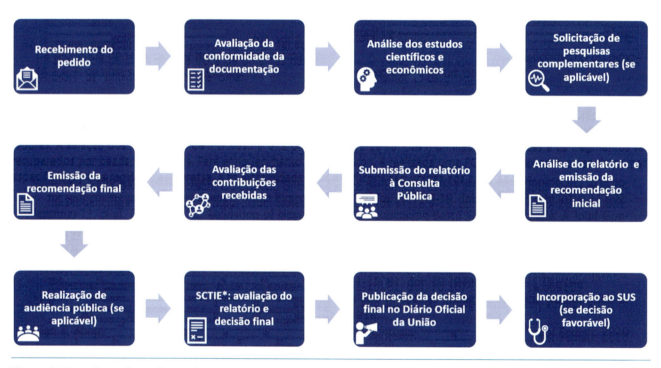

Figura 31.8 ● Fluxo de avaliação de incorporação de novas tecnologias ao SUS. *SCTIE: Secretaria de Ciência, Tecnologia e Insumos Estratégicos, do Ministério da Saúde.

GLOSSÁRIO

Documento fonte: é o documento original, em que foi realizado o registro da informação do participante de pesquisa pela primeira vez. Ele pode ser por exemplo: o prontuário médico, diário do participante, laudo de exames médicos, entre outros.

Ensaio clínico: pesquisa conduzida com seres humanos e que visa avaliar a eficácia e segurança do produto objeto do Dossiê de Desenvolvimento Clínico de Medicamentos.

Investigador: pessoa física responsável pela condução do estudo clínico nos centros de pesquisa.

Medicamento experimental: é o produto em teste, objeto do Dossiê de Desenvolvimento Clínico de Medicamentos, utilizado no estudo clínico.

Patrocinador do estudo: é o responsável pela implementação e financiamento de um estudo clínico (ex.: empresa, instituição, organização, etc).

Produto sob investigação: são os principais produtos utilizados no estudo clínico, englobando por exemplo o medicamento experimental, comparador ativo, placebo entre outros produtos a serem utilizados.

Protocolo de pesquisa: documento que detalha todos os procedimentos que deverão acontecer durante o estudo clínico, por exemplo: delineamento do estudo, critérios de elegibilidade, principais objetivos, tamanho amostral, entre outros.

LEITURAS RECOMENDADAS

BRASIL ANVISA. Agência Nacional de Vigilância Sanitária. Resolução da Diretoria Colegiada – RDC nº 09, 20/02/2015. Regulamento para a realização de ensaios clínicos com medicamentos no Brasil. Fevereiro, 2015.

BRASIL ANVISA. Agência Nacional de Vigilância Sanitária. Resolução da Diretoria Colegiada – RDC nº 55, 16/12/2010. Registro de produtos biológicos novos e produtos biológicos e dá outras providências. Dezembro, 2010.

BRASIL ANVISA. Agência Nacional de Vigilância Sanitária. Resolução da Diretoria Colegiada – RDC nº 200, 26/12/2017. Requisitos mínimos para a concessão e renovação do registro de medicamentos com princípios ativos sintéticos e semissintéticos, classificados como novos, genéricos e similares. Janeiro, 2018.

BRASIL ANVISA. Agência Nacional de Vigilância Sanitária. Resolução da Diretoria Colegiada – RDC nº 311, 10/10/2019. Programas de acesso expandido, uso compassivo e fornecimento de medicamento pós-estudo. Outubro, 2019.

Ministério da Saúde, Conselho Nacional de Saúde (Brasil). Resolução nº 466, de 12 de dezembro de 2012. Dispõe sobre diretrizes e normas regulamentadoras de pesquisas envolvendo seres humanos. Diário Oficial [da] República Federativa do Brasil, Brasília, DF, 13 jun. 2013.

REFERÊNCIAS BIBLIOGRÁFICAS

Akerman M et al. Práticas de avaliação em saúde no Brasil – diálogos. Nepes, 2016.

Anvisa. Manual para notificação de eventos adversos e monitoramento de segurança em ensaios clínicos, 2016. Disponível em: < http://portal.anvisa.gov.br/documents/ 33836/2492465/Manual+ para+Notifica%C3%A7%-C3%A3o+de+ Eventos+Adversos+e+Monitoramento+ de+Seguran%C3%A7a+em+Ensaios+Cl%C3%ADnicos+-+ 1%C2%AA+Edi%C3%A7%C3%A3o/04a68574- 8aac-43c9-b0b2-7b7cd80831c4>.

Ministério da Saúde, Política Nacional de Gestão de Tecnologias em Saúde, 2010. Disponível em: http://bvsms.saude.gov.br/bvs/publicacoes/politica_nacional_gestao_tecnologias_saude.pdf

O'Rourke B, Oortwijn W, Schuller T. 2020. The new definition of health technology assessment: A milestone in international collaboration. International Journal of Technology Assessment in Health Care 1–4.

Rabelo RB et al. A comissão nacional de incorporação de tecnologias no SUS: um balanço dos primeiros anos de atuação. Revista Eletrônica Gestão e Saúde, 2015; 4:3225-40.

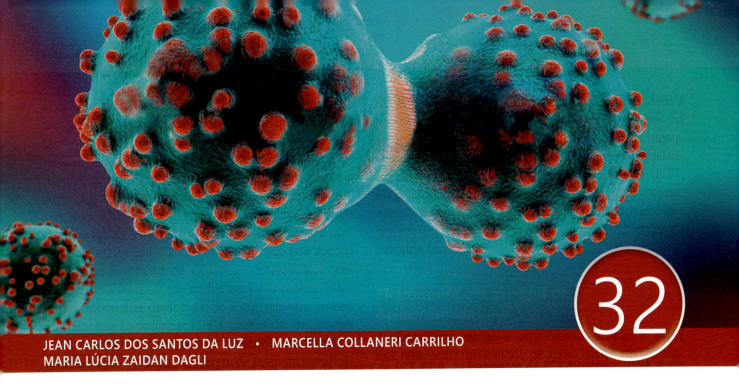

JEAN CARLOS DOS SANTOS DA LUZ • MARCELLA COLLANERI CARRILHO
MARIA LÚCIA ZAIDAN DAGLI

Oncologia Comparativa

INTRODUÇÃO

Antes de um fármaco chegar ao mercado, pesquisadores e empresas farmacêuticas conduzem os assim denominados estudos pré-clínicos (ver Capítulo 30). Após o desenvolvimento teórico e formulação inicial de um fármaco, os estudos *in vitro* (experimentos laboratoriais com o uso de culturas celulares) e *in vivo* (experimentos com animais de laboratório) são realizados com a finalidade de atestar a eficácia, a segurança (toxicidade e doses seguras) e farmacocinética do novo fármaco. Os testes *in vivo* têm como objetivo específico auxiliar os pesquisadores a determinar se o fármaco candidato tem mérito científico que justifique a continuidade de seu desenvolvimento. O objetivo final dos pesquisadores é levar o resultado das descobertas científicas para aplicação em pacientes, na chamada medicina translacional (ver Capítulo 29).

Apesar de estar sendo utilizado desde há muitos anos, em muitos casos os testes dos novos fármacos em animais de laboratório têm limitações, e podem não refletir todos os espectros envolvidos no contexto do uso deste fármaco em pacientes humanos. Isto é particularmente verdadeiro no caso de fármacos destinados a tratamento de cânceres. Os modelos experimentais de câncer em roedores, de forma geral, não revelam padrões comparáveis aos tumores humanos. Desta forma, para complementar os estudos de eficácia de novos fármacos destinados à oncologia, modelos espontâneos de câncer são os mais apropriados. Tem-se, hoje em dia, que modelos de câncer mais fidedignos e comparáveis àqueles dos seres humanos são representados pelos animais de companhia (Tabela 32.1).

A medicina comparativa visa estudar doenças espontâneas em pacientes não humanos, procurando semelhanças com as doenças humanas, e propondo que novas terapias sejam testadas nesses pacientes. *Oncologia comparativa* é definida como sendo o estudo comparativo de tumores de ocorrência espontânea entre humanos e animais, objetivando utilizar as informações obtidas para um maior entendimento da biologia tumoral e desenvolvimento de tratamentos antitumorais mútuos, sendo, na maioria das vezes, animais de companhia (pets) as espécies mais utilizadas nestes estudos.

A incidência do câncer em animais de companhia aumentou nas últimas décadas, assim como outras doenças relacionadas à idade, devido ao aumento da expectativa de vida dos pets resultante de avanços na nutrição, vacinação, avanços gerais na medicina veterinária, bem como maior vínculo e cuidados entre *tutores* para com seus animais de estimação. Atualmente os pets são vistos como membros da família, e não

Tabela 32.1 ● Comparação entre estudos com animais de laboratório e com de animais de companhia para testes de novos fármacos destinados ao tratamento do câncer.

Estudo pré-clínico com animais de laboratório		Estudo clínico com animais de companhia
Alta homogeneidade, frequentemente animais geneticamente idênticos.	Característica populacional	Heterogênea. Heterogeneidade reduzida por critérios de admissão do estudo.
Induzidas experimentalmente, homogêneas e de fatores etiológicos conhecidos.	Doença	Ocorrência espontânea, heterogêneas, fatores etiológicos obscuros.
Controlado, desenhado e reprodutível.	Cenário	Reflete situações do cotidiano.
Artificial, estável e controlável.	Ambiente	Ambientes compartilhados com seres humanos e suas variabilidades.
Necessário e exigido na maioria dos estudos. Ausência de tratamento prévio.	Grupos controle	Limitados. Grupos controle recebem tratamentos convencionais.
Boa reprodutibilidade	Reprodutibilidade	Não reprodutível
Animais *naïve* e/ou com exposições controladas.	Microbioma e exposição a patógenos	Semelhante ao de seres humanos
Baixo potencial	Potencial terapêutico interespécies	Alto potencial
Nenhum	Benefício ao animal tratado	Objetiva a melhora do paciente e desenvolvimento de uma terapia, o que permite acesso a medicações e tratamentos de primeira linha.

Fonte: adaptada de Kieslinger et al, 2019 e Fürdös et al, 2015.

mais como propriedades utilitaristas. Prova disso é o surgimento de serviços como escolas, hotéis e *spas* exclusivos para pets, assim como as diversas especialidades da medicina veterinária para tratamento da saúde desses animais que, assim como na medicina humana, contam com serviços de cardiologia, nutrição, fisioterapia, odontologia, neurologia, oncologia, etc. De fato, a Abinpet – Associação Brasileira da Indústria de Produtos para Animais de Estimação, estimou um faturamento de 20 bilhões de reais para o mercado pet brasileiro para o ano de 2020.

Dentre os animais de estimação, a espécie canina é a que mais tem informações técnicas disponíveis. De acordo com a Associação Médica Veterinária Americana (AVMA – *American Veterinary Medical Association*), no ano de 2018 mais de 76 milhões de cães e 58 milhões de gatos viviam domiciliados somente nos Estados Unidos, englobando mais de 115 milhões de atendimentos veterinárias anualmente, representando uma enorme fonte potencial de informações clínicas valorosas. Estudos epidemiológicos norte-americanos estimam aproximadamente 1 milhão de novos casos de câncer anualmente nesta espécie, e uma taxa de óbito de 40-50% em pacientes oncológicos com idade acima dos 10 anos. Por apresentarem maior longevidade e compartilharem diariamente as rotinas e ambientes com seres humanos, os cães têm uma posição privilegiada em estudos oncológicos comparativos que muitas vezes é subutilizada.

Cães têm uma alta variabilidade genética quando comparadas diferentes raças, entretanto, quando comparado o *background* genético dentro de uma mesma raça, esta variabilidade diminui devido a seleção de características fenotípicas para desenvolvimento do *pedigree*. Em certas raças, tal seleção propiciou que cães selecionassem características genéticas que os tornaram susceptíveis a determinadas doenças, incluindo cânceres, o que torna a espécie canina um potencial modelo de *estudos translacionais* e genéticos. Exemplos dessa pré-disposição racial incluem: *Boxer* para mastocitomas e gliomas, *Rottweilers* e *Greyhounds* para osteossarcomas, *Golden Retriever* para linfomas e osteossarcomas, *Terrier Escocês* para carcinoma de células transicionais em bexiga, *Bernese* para sarcomas histiocíticos e *Chow Chow* para carcinoma gástrico e melanoma, o que torna tais raças ótimos modelos para estudos comparativos nos cânceres aos quais são pré-dispostos, principalmente para identificação de genes associados ao câncer. De fato, após mapeamento do genoma canino em 2005 e a descoberta de similaridades genéticas ainda maiores do que com modelos murinos, os estudos da chamada genômica comparativa ganharam destaque em todo o mundo.

Oncologia Comparativa

Tumores caninos espontâneos, isto é, aqueles que surgem naturalmente durante a vida do animal, são reconhecidamente comparáveis aos tumores humanos, tendo apresentações clínicas, patofisiológicas e genômicas análogas, possibilitando um paralelo *etiológico* e de progressão tumoral mais fidedigna quando comparado com tumores induzidos em animais de laboratório.

Dentre as semelhanças com tumores humanos, pode-se citar:

1. Período de latência, manifestação clínica e potencial metastático.
2. Características fisiopatológicas, como heterogeneidade celular e microambiente tumoral.
3. Instabilidade genômica e assinaturas farmacogenéticas, como por exemplo, o desenvolvimento de quimiorresistência.
4. Sua natureza multifatorial, como por exemplo fatores ambientais como poluição e tabagismo passivo, e também fatores genéticos como predisposição a obesidade e diabetes *mellitus,* por exemplo, que podem influenciar na carcinogênese bem como em terapias antitumorais.

Devido a impossibilidade de reproduzir muitas dessas características em modelos murinos, falhas em ensaios clínicos de Fase II e III (ver Capítulo 30), por essa limitação, estão sendo cada vez mais reconhecidas. Um exemplo bem conhecido é o anticorpo monoclonal TGN1412 (Theralizumab), um super-agonista de células T, desenhado para tratar leucemia linfocítica crônica de células B e artrite reumatóide. Mesmo que sua segurança e eficácia tenham sido constatadas em ensaios pré-clínicos em murinos e primatas não-humanos, após a administração de dose subclínica 500 vezes menor no primeiro uso em ensaio clínico com humanos saudáveis, todos os seis participantes do estudo que receberam o fármaco sofreram falência múltipla de órgãos. Estas alterações foram causadas em virtude da tempestade de citocinas por ativação excessiva do sistema imunológico, efeito colateral inesperado do fármaco.

Todos os pacientes foram internados e sobreviveram, alguns destes com sequelas permanentes. Após o episódio novas diretrizes para estudo clínico com humanos foram criadas e alterações para aumentar sua segurança foram realizadas, o fármaco foi renomeado para TAB08 e atualmente segue em novos estudos para o tratamento de artrite reumatoide.

Este incidente exemplifica que mesmo a similaridade de 95% entre os exons de camundongos e humanos não compensa as diferenças significativas em relação a fisiologia, anatomia, metabolismo, bioquímica, farmacocinética e toxicocinética. Além disso, fatores como: sensibilidades individuais, fenômenos imunes e reações *idiossincráticas* são irreprodutíveis em modelos de laboratório.

De fato, apenas 11% de terapias antineoplásicas que demonstraram eficácia em modelos murinos tiveram seus usos aprovados em humanos de acordo com a Academia Nacional de Ciências dos Estados Unidos (2015), e aproximadamente 59% dos fármacos antineoplásicos que entram em Fase III frequentemente falham mais por ineficácia terapêutica que toxicidade, mesmo após testes pré-clínicos realizados em modelos murinos no *pipeline* tradicional, evidenciando a limitação de tais modelos e o potencial uso de pacientes caninos, e em menor proporção os felinos, como intermediários entre modelos murinos e pacientes humanos no *pipeline* de descoberta e validação de drogas, e consequente benefício mútuo interespécie.

Um exemplo icônico entre os primeiros ensaios clínicos de câncer envolvendo animais de estimação aconteceu na década de 70 liderado por Weiden e Storb, nos Estados Unidos. Primeiramente, cães criados com objetivos de pesquisa foram utilizados como modelo pré-clínico de transplante de medula óssea, então, em um tratamento conjunto entre oncologistas humanos e veterinários, cães de companhia com linfoma foram tratados com radiação mieloablativa de corpo inteiro e quimioterapia, seguido de transplante de medula óssea. Os resultados deste ensaio clínico inicial foram fundamentais para o desenvolvimento de técnicas de transplante de medula óssea utilizadas em humanos e animais até hoje, e serviram para mostrar o potencial do benefício mútuo neste tipo de ensaios comparativos.

A oncologia comparativa em relação aos fatores genéticos envolvidos na carcinogênese é de suma importância na compreensão dos mecanismos moleculares, bem como dos fatores de risco e perfis genéticos envolvidos nos variados tipos de câncer. Um bom exemplo disso é o câncer de mama canino, que compartilha diversas desregulações gênicas com os tumores de mama humanos (Tabela 32.2), sendo um ótimo modelo comparativo.

Ainda em relação a tumores de mama, os tumores de mama felinos são mais frequentemente do tipo triplo-negativo (isto é, não têm receptores de estrogênio ou progesterona e não produzem a proteína HER2), do que os tumores de mama em humanos, além de diversas outras desregulações genéticas compartilhadas, servindo como um grupo de interesse para estudos de potenciais alvos terapêuticos e tratamentos.

Tabela 32.2 ● Análise comparativa entre genes críticos e vias de sinalização envolvidas na carcinogênese do câncer de mama humano e canino.

Gene/via de sinalização	Humano	Canino
P13K/AKT		Expressão aumentada
KRAS		Expressão aumentada
PTEN		Expressão diminuída
Wnt-b catenin		Expressão aumentada
Cascata MAPK		Expressão aumentada
BRCA1		Expressão diminuída
BRCA2		Expressão aumentada
p53		Expressão diminuída

Fonte: adaptada de Pinho et al, 2012.

Um estudo com cães da raça Pastor Alemão que têm predisposição a desenvolverem cistoadenocarcinoma renal e dermatofibrose nodular, doenças neoplásicas hereditárias relacionadas à perda da função do gene supressor de tumor FLCN, levou à identificação de um gene semelhante responsável pela síndrome de Birt-Hogg-Dubé em humanos, que predispõe ao câncer renal, exemplificando o uso de descobertas genéticas entre diferentes espécies. Nas imunoterapias, à importância do papel dos animais de companhia é ainda mais relevante. Ao viver nos mesmos ambientes e, consequentemente, sendo expostos aos mesmos patógenos e organismos comensais, os cães desenvolvem respostas imunes típicas de células T regulatórias de maturação do sistema imunológico à estímulos pós-natal, e consequente variações nas respostas imunes como um todo. Além disso, importantes células imunes como células CD4+, CD8+, CD90+ e DC foram caracterizadas na espécie canina e apresentaram homologia significativa com as células imunes humanas. Além disso, animais com câncer avançado podem exibir defeitos intrínsecos em células T, além de exaustão celular, e até mesmo efeitos colaterais relacionados com ativação intensa do sistema imune, como a síndrome de liberação de citocinas e autoimunidade de forma semelhante a seres humanos, permitindo investigações mais aprofundadas e fidedignas, diferentemente dos animais de laboratório.

Desta forma, tumores espontâneos em animais de companhia fazem um excelente paralelo com tumores humanos devido a relação íntima entre o desenvolvimento natural com o sistema imune presente no microambiente tumoral (capítulo 14). Muitas vezes as células do sistema imune são "cooptadas" pela neoplasia e direcionadas para um perfil regulatório que tolera o câncer ao invés de destruí-lo, na chamada imunoedição tumoral (capítulo 16), o que muitas vezes não pode ser replicado em animais de laboratório.

Em relação à anatomopatologia, um benefício digno de nota está relacionado com o tamanho dos animais de companhia, que permite a realização de exames de imagens e repetidas coletas de materiais biológicos (saliva, sangue, urina, etc.), o que muitas vezes não é possível em modelos murinos, o que aumenta a possibilidade de detectar possíveis efeitos positivos e até mesmo negativos de potenciais terapias em estudo.

Além disso, como muitas vezes os animais de companhia não têm um histórico de tratamentos anteriores ao estudo clínico proposto, é possibilitada a avaliação do novo tratamento em um cenário *naïve*, diferentemente de estudos clínicos com humanos, que invariavelmente já passaram por tratamentos convencionais que podem interferir nos resultados terapêuticos. Outro fator que diz respeito à vantagem do uso de animais de companhia como modelos para teste de novos fármacos é o tempo de evolução da neoplasia. Embora o período de progressão do câncer observadas em cães sejam mais semelhantes ao dos humanos quando comparados com camundongos, tal período de progressão ainda é relativamente menor, o que possibilita responder perguntas sobre a progressão neoplásica (ou seja, o tempo para metástase e/ou sobrevivência) em um período de tempo muito mais curto do que os ensaios realizados em pacientes humanos.

É importante salientar também que o potencial translacional da oncologia comparativa não está limitado a terapias farmacológicas, mas também pode ser utilizada para o desenvolvimento de novas técnicas cirúrgicas, radioterapias, exames de imagem e exames laboratoriais, por exemplo. Além disso, o uso de animais de companhia com doenças espontâneas pode reduzir a necessidade do uso de animais de laboratório com doenças induzidas, poupando-os, e atendendo ao princípio dos 3 Rs (do inglês: *Replacement, Reduction and Refinement* – Substituição, Redução e Refinamento). Visto os numerosos benefícios mútuos da oncologia comparativa e aumento na demanda por tratamentos em *estado da arte** pelos tutores, nos últimos 20 anos houve uma expansão considerável de organizações que reúnem veterinários, pesquisadores e médicos para estudar cânceres espontâneos em animais de companhia, o que possibilitou o aprofundamento do entendimento dos cânceres de animais de companhia, e um aumento global no número de estudos clínicos que integram animais de companhia no desenvolvimento de fármacos e possível aplicação das terapias desenvolvidas em diferentes espécies (Figura 32.1).

Oncologia Comparativa

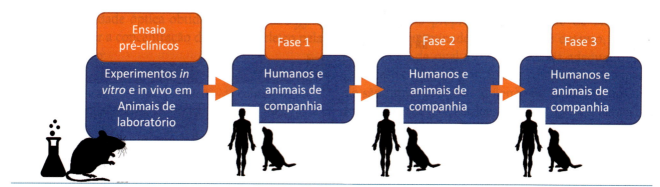

Figura 32.1 ● Possível desenho de Ensaio Clínico para desenvolvimento de fármacos com potencial translacional interespécie, tendo base à implementação de animais de companhia por conta de seus benefícios na chamada medicina comparativa.

Desde então, diversos consórcios veterinários foram criados para vincular patrocinadores de ensaios clínicos a clínicas veterinárias que apoiam o acesso e inscrição de animais de estimação portadores de tumor em ensaios clínicos de oncologia comparativos.

Um destes consórcios é o Comparative Oncology Trials Consortium (COTC). O COTC é uma rede ativa composta por 20 instituições acadêmicas que dentre suas atividades dedicam-se à Oncologia Veterinária, cujo centro encontra-se no NIH-NCI Center for Cancer Research's Comparative Oncology Program. O objetivo desta iniciativa é responder a questões biológicas voltadas a informar o caminho de desenvolvimento desses agentes para uso futuro em pacientes humanos com câncer. Os ensaios conduzidos pelo COTC são farmacocinética e farmacodinamicamente ricos com o produto deste trabalho diretamente integrado no desenho dos atuais ensaios clínicos de Fase I e II em humanos.

Além disto, as faculdades de Medicina Veterinária e as associações de oncologia veterinária no mundo têm divulgado os *clinical trials*, atraindo cães portadores de câncer para os estudos. Como exemplos destas Associações, temos a *Veterinary Cancer Society* nos Estados Unidos, a *European Society of Veterinary Oncology* na Europa e a *Japan Veterinary Cancer Society* no Japão. No Brasil, a *ABROVET* – Associação Brasileira de Oncologia Veterinária foi criada no ano de 2004 para promover o enriquecimento técnico-científico de seus membros e comunidade geral, e também poderá fomentar o uso de cães em ensaios clínicos de novos fármacos, desde que atendendo princípios de ética no uso de animais.

Na prática, os estudos clínicos brasileiros de novos fármacos em animais de companhia devem obedecer a Lei Arouca (Lei nº 11.794/2008, que regulamenta o uso de animais em pesquisa) e as normativas do CONCEA, o Conselho Nacional de Controle da Experimentação Animal (Tabela 32.3).

Tabela 32.3 Princípios éticos no uso de animais de companhia em *Clinical Trials*

- Os ensaios clínicos devem preservar o bem-estar do paciente e fornecer os melhores cuidados de suporte e alívio da dor e outros sinais clínicos angustiantes.
- Todos os ensaios clínicos devem ser revisados por pares quanto ao mérito científico e terapêutico, viabilidade, design sólido e ausência de redundância antes de sua implementação.
- O processo de consentimento dos tutores deve ser honesto, completo e bem comunicado, com tempo adequado para consideração, sem coerção explícita ou implícita ou conflito de interesses por qualquer membro da equipe de investigação.
- A responsabilização e supervisão da conduta de pesquisa entre todos envolvidos (pesquisadores, funcionários institucionais, participantes, etc.) devem ser constantes. As normas da Lei Arouca e o CONCEA – Conselho Nacional de Controle de Experimentação Animal, órgão responsável pela formulação de normas relativas à utilização humanitária de animais com finalidade de ensino e pesquisa científica, descrevem em detalhes como deve ser essa condução.
- Os resultados de todos os ensaios devem ser publicados para garantir a reprodutibilidade e evitar redundância.
- Supervisão e aprimoramento contínuo na condução de estudos clínicos são essenciais para a saúde animal e a translação adequada dos dados coletados para a saúde humana.

Fonte: adaptada de Page et al. 2016.

Ensaios clínicos em cães recentemente proporcionaram progresso no desenvolvimento de terapias antitumorais. Em 2016, a empresa Advaxis, licenciou o uso do imunoterápico ADXS-HER2 para o uso em estudos clínicos com osteossarcoma na medicina humana após resultados promissores na espécie canina.

O fosfato de toceranib, um inibidor de tirosina quinase, foi o primeiro fármaco canino a ser aprovado pelo FDA (Food and Drug Administration) em 2009 para o tratamento de mastocitoma cutâneo. Em 2016, um estudo clínico veterinário (AAHSD000259 – Ver Boxe 1) com o uso do toceranib de forma concomitante com losartana, um inibidor de receptores de angiotensina, apresentou resultados favoráveis. Devido ao sucesso obtido, no ano de 2018 um novo ensaio clínico veterinário (AAHSD004794) com esta combinação teve início, em parceria com oncologistas humanos, que estão realizando um estudo clínico (NCT03900793) com o malato de sunitinib, um análago humano do toceranib, também de forma concomitante com losartana.

BOXE 1

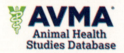

A AVMA – *Animal Health Studies Datase* (em português: Associação Médica Veterinária Americana – Banco de Dados de Estudos de Saúde Animal) é uma plataforma online que conecta tutores e respectivos animais de estimação à estudos clínicos da medicina veterinária realizados nos Estados Unidos e em outros países. Todos os estudos clínicos em fase de recrutamento ou concluídos, são identificados por uma série de letras e números, p. ex., AAHSD000000, onde AAHSD é a sigla de AVMA Animal Health Studies Database, seguido do número identificador do estudo em questão.

NIH U.S. National Library of Medicine
ClinicalTrials.gov

O site ClinicalTrials.gov, mantido pelo National Institute of Health (Instituto Nacional de Saúde) dos Estados Unidos, conecta pacientes com estudos clínicos em diferentes fases, além de disponibilizar um grande banco de dados para pesquisa científica. Tais estudos clínicos também são identificados por uma sequência de letras e números, ex: NCT00000000, onde NCT é a sigla para NIH Clinical Trails.

O composto ativador de Procaspase 1 (PAC-1), um fármaco promotor de apoptose, é outro caso em que um fármaco utilizado em estudos clínicos veterinários possibilitou a tradução para a medicina humana. Como terapia única, o PAC-1 mostrou resposta considerável em linfoma canino, e quando combinado com doxorrubicina, também resulta em resposta antitumoral significativa em pacientes caninos com osteossarcoma ou linfoma. Quando combinado com o quimioterápico temozolamida (TMZ), apresenta resposta antitumoral em cães com glioma. Na medicina humana, um estudo clínico ainda em fase de recrutamento [NCT03332355], busca avaliar à eficácia antitumoral do PAC-1 em combinação com a TMZ para o tratamento de diferentes malignidades.

Com relação aos animais selvagens, a medicina veterinária ainda carece nos estudos na área clínica, assim como na área da pesquisa, quando comparamos aos animais domésticos. O número de artigos científicos com animais domésticos é infinitamente maior que em animais selvagens. Porém, não podemos nos esquecer que é uma área em expansão, seja área clínica, cirúrgica, ou área da pesquisa, e, mais especificamente, na oncologia comparada, um campo em crescente expansão que investiga o desenvolvimento de neoplasias, assim como as chances do surgimento destas nas diferentes espécies.

O pequeno número de relatos de caso de certas neoplasias em determinadas espécies nos leva a questionar se há uma carência na pesquisa ou se estas espécies estão menos expostas a carcinógenos e/ou apresentam resistência genética.

Os peixes e mamíferos marinhos estão ganhando espaço na pesquisa. Estes apresentam tumores morfologicamente semelhantes, senão idênticos aos que ocorrem no homem. Além disso, a possível relação entre as neoplasias nestes animais e a poluição e o fato de servirem como indicadores da existência de carcinógenos ambientais justificam o uso destes animais na oncologia comparada.

O mesmo pode ser dito a respeito dos carnívoros selvagens. Procionídeos e canídeos possuem habitats considerados próximos à área habitada por humanos, podendo estes serviem como sentinelas para monitorar a presença de carcinógenos ambientais.

Já os Diabos da Tasmânia apresentam uma doença específica chamada Doença do Tumor Facial em Diabos da Tasmânia (ou *Tasmanian devil facial tumour disease* – DFTD), um tipo transmissível de câncer. Inicialmente, apenas um tipo era conhecido, o DFTD 1, e em 2016, um segundo tipo foi identificado, o DFTD 2. Essa descoberta sugere que cânceres transmissíveis podem surgir mais frequentemente na natureza do que anteriormente considerado, e por que não também na espécie humana?

Oncologia Comparativa

Em contraste aos animais selvagens que apresentam neoplasias espontâneas com morfologia semelhante às neoplasias encontradas em humanos, temos os animais que aparentam ser resistentes ao câncer, como o rato-toupeira-pelado (ou *naked-mole-rat*). Estes animais são os roedores conhecidos com maior expectativa de vida, o que se deve, entre outros fatores, à resistência ao câncer apresentada por essa espécie, fruto, provavelmente, do desenvolvimento de mecanismos citoprotetores.

Um conceito interessante que é aplicado à oncologia comparada é o Paradoxo de Peto, que consiste na ideia de que animais maiores e com maior tempo de vida apresentam maior chance de desenvolver câncer, porém quando comparamos camundongos e humanos, a incidência de câncer é muito similar. A discrepância entre predição e dados observados constitui o paradoxo.

Um bom exemplo para esse paradoxo são os elefantes. Esses animais aparentam dispor de uma menor incidência de câncer, se não nula. Isto é atribuído possivelmente às múltiplas cópias do gene TP53 (gene supressor de tumor, importantíssimo na carcinogênese). Além disso, suas células demonstram maior resposta apoptótica quando há dano no DNA, comparando-se às células humanas. Estes dados podem ter papel significativo no desenvolvimento de tratamentos para cânceres em humanos.

Assim, os animais selvagens na oncologia comparada tem papel não somente na pesquisa da etiologia (como sentinelas de carcinógenos ambientais), como também como modelos para determinados tipos de câncer (como os mamíferos marinhos) e na pesquisa de novas terapias, sendo então uma área em crescente expansão.

ÉTICA NA PESQUISA ONCOLÓGICA

Quando pesquisamos a definição da palavra "homem" temos: "indivíduo dotado de inteligência e linguagem articulada". Já quando pesquisamos a definição da palavra "animal" temos: "com capacidade de locomoção, irracional". Podemos exprimir a partir daqui à ideia de ANTROPOCENTRISMO. Sendo o homem o ser dotado de inteligência, estaria este no centro do universo e, aos outros seres, foi relegado a um papel secundário e de subserviência ao ser humano.

Partindo da ideia acima expressa, podemos entender a razão pela qual aos animais não eram concedidos direitos. Uma vez que esses são vistos como "seres irracionais", seriam os animais não susceptíveis a dor ou ao sofrimento, de forma que não era necessário considerar estes fatores quando submetidos à pesquisa.

Em paralelo ao antropocentrismo, as religiões apresentam suas próprias visões (e por que não definições?) a respeito dos animais. No catolicismo, São Francisco de Assis pregava que animais não são coisas, objetos nem serviçais, mas sim companheiros dos humanos, e devem ser respeitados, assim como toda a natureza. No judaísmo há a *mitsvá*, à obrigação de não causar sofrimento aos seres vivos. E para o espiritismo, os animais possuem uma alma que tem a mesma origem da alma humana.

O incômodo com as condições às quais os animais eram submetidos na pesquisa teve início em 1876 com a primeira tentativa de normatizar a pesquisa animal, proposta pelo *Cruelty to Animals Act*, em Londres. Este estipulava que pesquisadores seriam processados por crueldade, a menos que estivessem em conformidade com suas disposições, que exigiam que um experimento envolvendo a inflição de dor em animais fosse realizado apenas quando "os experimentos propostos fossem absolutamente necessários para a devida instrução das pessoas para salvar ou prolongar a vida humana". Além disso, o animal deveria ser anestesiado, usado apenas uma vez (embora vários procedimentos considerados parte do mesmo experimento fossem permitidos) e eutanasiado ao final da pesquisa. Confira abaixo uma sumarização das resoluções estipulados pelo ato:

- Os experimentos devem visar a novas descobertas ou conhecimentos de fisiologia e ser úteis para salvar ou prolongar a vida e aliviar sofrimentos.
- Anestésicos devem ser usados visando a prevenção da dor.
- Se o animal apresentar sofrimento após o experimento, deve ser eutanasiado antes do fim da anestesia.
- O experimento não deve servir como instrumento para ilustração de aula.
- Experimentos com dor estão proibidos de serem exibidos ao público em geral.
- Os experimentos não devem servir para se adquirir melhora na destreza manual.
- São proibidas experiências em cães, gatos e cavalos.

Veja abaixo a primeira página do texto Cruelty to Animals Act, publicado em 1876 na Figura 32.2.

Este ato coincidiu com a descoberta da anestesia inalatória utilizando éter, pelo dentista William T. G.

Figura 32.2 • Primeira página do texto Cruelty to Animals Act, 1876.

Morton, viabilizando (senão, adicionando mais uma possibilidade) a anestesia como meio de remediar o sofrimento dos animais na pesquisa.

> O site do governo do Reino Unido disponibiliza em PDF a disposição de todas as cláusulas propostas pelo Cruelty Animal Act.
> Acesse o link: https://www.legislation.gov.uk/ukpga/Vict/39-40/77/enacted

Considerando a extrema mudança proposta, o despreparo dos pesquisadores para substituirem modelos in vivo e o desinteresse por parte do governo, o ato culminou em insucesso.

A primeira legislação internacional regulamentando os aspectos éticos envolvidos na pesquisa com seres humanos surgiu em 1949, o Código de Nuremberg. Este é fruto do Tribunal de Nuremberg, que julgou vinte e três pessoas, sendo vinte, médicos, que foram considerados criminosos de guerra, pelos brutais experimentos realizados em seres humanos e então julgados.

O Código de Nuremberg é constituído por 10 tópicos:

- O consentimento voluntário do ser humano é absolutamente essencial. Isso significa que as pessoas que serão submetidas ao experimento devem ser legalmente capazes de dar consentimento; essas pessoas devem exercer o livre direito de escolha sem qualquer intervenção de elementos de força, fraude, mentira, coação, astúcia ou outra forma de restrição posterior; devem ter conhecimento suficiente do assunto em estudo para tomarem uma decisão. Esse último aspecto exige que sejam explicados às pessoas a natureza, a duração e o propósito do experimento; os métodos segundo os quais será conduzido; as inconveniências e os riscos esperados; os efeitos sobre a saúde ou sobre a pessoa do participante, que eventualmente possam ocorrer, devido à sua participação no experimento. O dever e a responsabilidade de garantir a qualidade do consentimento repousam sobre o pesquisador que inicia ou dirige um experimento ou se compromete nele. São deveres e responsabilidades pessoais que não podem ser delegados à outrem impunemente.
- O experimento deve ser tal que produza resultados vantajosos para a sociedade, que não possam ser buscados por outros métodos de estudo, mas não podem ser feitos de maneira casuística ou desnecessariamente.
- O experimento deve ser baseado em resultados de experimentação em animais e no conhecimento da evolução da doença ou outros problemas em estudo; dessa maneira, os resultados já conhecidos justificam a condição do experimento.
- O experimento deve ser conduzido de maneira à evitar todo sofrimento e danos desnecessários, quer físicos, quer materiais.
- Não deve ser conduzido qualquer experimento quando existirem razões para acreditar que pode ocorrer morte ou invalidez permanente; exceto, talvez, quando o próprio médico pesquisador se submeter ao experimento.
- O grau de risco aceitável deve ser limitado pela importância do problema que o pesquisador se propõe a resolver.
- Devem ser tomados cuidados especiais para proteger o participante do experimento de qualquer possibilidade de dano, invalidez ou morte, mesmo que remota.
- O experimento deve ser conduzido apenas por pessoas cientificamente qualificadas.

- O participante do experimento deve ter a liberdade de se retirar no decorrer do experimento.
- O pesquisador deve estar preparado para suspender os procedimentos experimentais em qualquer estágio, se ele tiver motivos razoáveis para acreditar que a continuação do experimento provavelmente causará dano, invalidez ou morte para os participantes.

Note o tópico 3: "O experimento deve ser baseado em resultados de experimentação em animais e no conhecimento da evolução da doença ou outros problemas em estudo; dessa maneira, os resultados já conhecidos justificam a condição do experimento". Desta forma, a comunidade científica seguia com o aval da experimentação animal, mas sem regulamentação ética da mesma, já que o Código de Nuremberg se aplica à ética na pesquisa utilizando seres humanos somente.

Acompanhando a tendência mundial de preocupação com os animais na pesquisa, em 1959 foi publicado o livro *The principles of humane experimental technique*, no qual Russell e Burch afirmaram que a boa pesquisa com animais deve respeitar três Rs: *replacement, reduction e refinement*. Replacement (em português, substituição) se refere à necessidade de se substituir o uso de seres superiores por seres filogeneticamente mais primitivos (substituição do in vivo pelo in vitro). Reduction (em português, redução) sugere que os experimentos devem ser realizados com o menor número de animais possíveis. Refinement (em português, refinamento) exprime a necessidade dos pesquisadores desenvolverem métodos que reduzissem o sofrimento do animal.

Em 1964, através da 18ª Assembléia Geral da Associação Médica Mundial Helsinki, Finlândia, surge a Declaração de Helsinki como uma declaração de princípios éticos para fornecer instruções aos médicos e a outros participantes em pesquisas clínicas envolvendo seres humanos. Esta representou, basicamente, a incorporação, pelas entidades médicas mundiais, dos preceitos éticos instituídos pelo Código de Nuremberg. Dos princípios gerais, podemos destacar:

- Pesquisas clínicas envolvendo seres humanos devem estar em conformidade com os princípios científicos geralmente aceitos e deve ser baseada no conhecimento minucioso da literatura científica, outras fontes de informação relevantes e em experimentação laboratorial e, quando apropriado, experimentação animal.
- Cuidados apropriados devem ser tomados na conduta da pesquisa que possa afetar o ambiente, e o bem estar de animais usados para pesquisa deve ser respeitado.

Então, podemos observar, que a Declaração de Helsinki institui a obrigatoriedade dos cuidados com relação ao bem-estar dos animais na pesquisa. Estes cuidados ficariam a cargo dos pesquisadores, haja vista a inexistência de um comitê que fiscalizasse o uso destes animais.

Também em 1964, houve a publicação do livro *Animal Machines*, de Ruth Harrison, que define fazendas industriais, descreve o tratamento dos animais como se fossem máquinas e argumenta a favor de uma visão do mundo menos antropocêntrica. Este é considerado o primeiro trabalho importante na área do bem-estar animal, o que nos aponta para uma evolução na forma como os animais (de experimentação ou não) eram vistos. Se antes eram considerados apenas "animais irracionais", agora são vistos como seres que requerem condições básicas que visem manter/prover o bem-estar.

Com os ideais pela publicação de Harrison expressas, em 1965, houve um inquérito sobre o bem-estar animal (BEA) no Reino Unido, culminando no Relatório de Brambell, que estabeleceu as "cinco liberdades", a serem utilizadas como base para a avaliação/definição do BEA.

As cinco liberdades são:

1. Livre de sede, fome e desnutrição pelo pronto acesso à água fresca e uma dieta para manter a plena saúde e vigor.
2. Livre de desconforto propiciando um ambiente adequado, incluindo abrigo e uma confortável área de descanso.
3. Livre de dor, lesões, doenças e prevenção ou diagnóstico rápido e tratamento.
4. Liberdade para expressar comportamento normal, fornecendo espaço suficiente, instalações adequadas e companhia de animais da própria espécie.
5. Livre de medo e distresse, assegurando condições que evitem o sofrimento mental.

> Você sabia...?
> Que a maior especialista em bem-estar animal atualmente conhecida é a Temple Gradin?
> Além de suas vestimentas marcantes, ela também possui uma história interessantíssima!
> Dê uma conferida.

Para que os princípios e leis sejam respeitados, foram criadas as Comissões de Ética para Pesquisa em Animais (CEUA), sendo a Suécia o primeiro país a criarem estas comissões em 1979, seguida pelo Estados

Unidos, em 1984. Enquanto que no Brasil, estas comissões foram constituídas na década de 90.

Abordaremos as comissões detalhadamente mais adiante.

Veja a seguir um resumo do desenvolvimento das Comissões de Ética para Pesquisa em Animais na Figura 32.3.

A tardia preocupação da comunidade científica, assim como da parte governamental, nos leva a questionar como, então, os animais eram tratados na experimentação, anteriormente às normas.

Em 1981, em Maryland, nos Estados Unidos, Ingrid Newkirk (fundadora do PETA) começou a trabalhar no Institute for Behavioral Research (IBR), ou Instituto de Pesquisa Comportamental, em português. O Instituto era gerenciado por Edward Taub, psicólogo, sem nenhum treinamento médico ou médico veterinário, e os animais escolhidos para os experimentos eram os macacos. Esses consistem em procedimentos cirúrgicos que tinham como objetivo inutilizar um ou mais membros do animal, como mostrado na Figura 4 mais abaixo, sendo estes então submetidos a eletrochoques, assim como privação de alimentos, de forma a "estimular" o dos membros prejudicados.

O bem-estar animal destes macacos estava tão aquém do mínimo, que muitos passaram a apresentar comportamentos estereotipados e automutilação.

Foi então que PETA (*People for the Ethical Treatment of Animals*) reuniu evidências e as apresentou à polícia, que iniciou a investigação, culminando no fechamento das portas do IBR.

Essa investigação foi a primeira investigação norte-americana que culminou na prisão e condenação de um pesquisador (Edward Taub) pelo crime de crueldade animal, assim como o primeiro confisco de animais de laboratório.

Neste caso, podemos analisar quais liberdades foram violadas, assim como quais tópicos do Código de Nuremberg e da Declaração de Helsinki não foram respeitados.

Considerando Taub, um psicólogo, sem treinamento médico ou médico veterinário, o responsável pelas experimentações, o topico 8 ("o experimento deve ser conduzido apenas por pessoas cientificamente qualificadas"), do Código de Nuremberg, foi claramente desrespeitado. E o princípio geral da Declaração de Helsinki (cuidados apropriados devem ser tomados na conduta da pesquisa que possa afetar o ambiente, e o bem estar de animais usados para pesquisa deve ser respeitado) também não foi respeitado.

Das cinco liberdades, absolutamente nenhuma foi respeitada. Os animais eram submetidos à fome, como forma de forçá-los a usar o membro prejudicado, violando a primeira liberdade (livre de sede, fome e desnutrição pelo pronto acesso à água fresca e uma dieta para manter a plena saúde e vigor). Os macacos eram mantidos em gaiolas de tamanho inadequado, além de condições insalubres, desrespeitando a segunda liberdade (livre de desconforto propiciando um ambiente adequado, incluindo abrigo e uma confortável área de descanso). Os animais, assim como já vimos, eram submetidos a procedimentos cirúrgicos e não tinham sua dor pós-operatória tratada, violando a terceira liberdade (livre de dor, lesões, doenças e prevenção ou diagnóstico rápido e tratamento). E a quarta liberdade (liberdade para expressar comportamento normal, fornecendo espaço suficiente, instalações adequadas e companhia de animais da própria espécie) também não estava sendo respeitada, considerando o local inadequado no qual os macacos eram mantidos. Por fim, temos a quinta liberdade (livre de medo e estresse, assegurando condições que evitem o sofrimento mental), esta pode ser diretamente relacionada à primeira, de forma que um animal privado de alimento, é um animal em estresse.

Com o estabelecimento das diretrizes internacionais para a experimentação animal, houve a necessidade de regras explícitas fundamentadas em lei que definisse como se daria a produção, manutenção ou uso de animais em atividades de ensino ou pesquisa em território nacional,

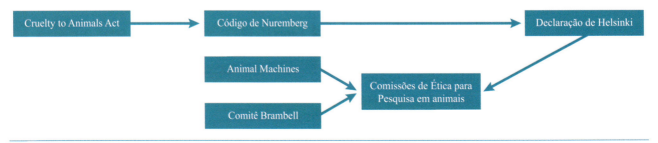

Figura 32.3 • Fluxograma do desenvolvimento das Comissões de Ética para Pesquisa em Animais.

Oncologia Comparativa

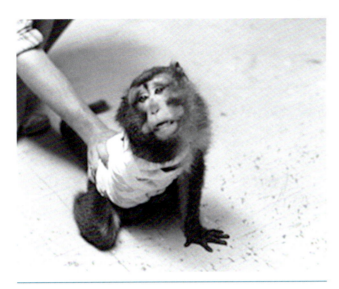

Figura 32.4 ● Macaco do IBR, com membro torácico direito inutilizado. Fonte: PETA.

surge a necessidade de um órgão central regulador. Em 2008, foi sancionada a lei nº 11.794 (Lei Arouca), que determina os procedimentos de criação e utilização de animais no ensino e em pesquisas científicas em todo território nacional. Composta por 27 tópicos, aborda a formação do Conselho Nacional de Controle de Experimentação Animal (CONCEA) e das CEUAs, além das penalidades e da criação do registro de instituições que fazem uso de animais em pesquisa, o Cadastro de Instituições de Uso Científico de Animais (CIUCA).

As CEUAs devem ser compostas por, pelo menos, um veterinário, um biólogo, um professor, um pesquisador e um representante da Sociedade Protetora dos Animais legalmente estabelecida no país, sendo o Brasil o pioneiro em incluir esse em suas comissões. Sem a aprovação pela CEUA, nenhum experimento pode ser realizado.

Com a Lei Arouca, está restrito aos estabelecimentos de ensino superior e as instituições de educação profissional técnica de nível médio da área biomédica a pesquisa com o uso de animais, sendo obrigatória o credenciamento da instituição no CONCEA é necessária a criação das CEUAs.

De forma simplificada, o CONCEA é responsável pela formulação das regras para o uso de animais na pesquisa e é a quem as CEUAs se reportam, como ilustrado na Figura 32.5.

CONCEA ⇌ CEUA ⇌ PESQUISADORES

Figura 32.5 ● Fluxograma da hierarquia para regulamentação e fiscalização do uso de animais na pesquisa no Brasil.

Como contraste ao desenvolvimento tardio das leis para regulamentação no Brasil, *The Animal Welfare Act* foi assinada em 1966, nos Estados Unidos, é a única lei federal que regulamenta o uso de animais na pesquisa e estabelece a obrigatoriedade da criação de Institutional Animal Care and Use Committee (IACUC), que por sua vez tem como função a fiscalização direto de laboratórios de pesquisa, assim como aprovação ou não de projetos envolvendo o uso de animais. Fazendo um paralelo com o Brasil, o IACUC tem função similar às CEUAs.

Na Europa, o uso de animais na pesquisa é regulamentado pela lei *Directive 2010/63/EU*, sendo essa uma atualização da lei Directive 86/609/EEC. Um ponto importante na legislação europeia é o fato da valorização do princípio dos três-Rs (*replace, reduce, refine*). Cada país possui seus comitês, tal qual as CEUAs, no Brasil.

Desta forma, vemos que a tendência mundial é reduzir cada vez mais o uso de animais na pesquisa. A sociedade está cada vez mais engajada no mundo científico, e cobranças serão feitas no sentido da substituição de modelos *in vivo* por modelos in vitro. Ponderamentos devem ser feitos para que se possa avaliar os prós e contras dessa transição.

GLOSSÁRIO

Background: Conjunto de condições ou circunstâncias antecedentes de um determinado fenômeno, situação ou acontecimento.

Carcinógeno: substância ou agente que produz câncer.

Carcinogênese: produção do câncer.

Estado da arte: na medicina, o "estado da arte" é definido como sendo nível atualmente mais alto de determinado objeto de estudo, seja de um tratamento, de uma técnica ou um aparelho.

Estudo translacional: refere-se à aplicação das descobertas geradas em pesquisas de laboratório e estudos pré-clínicos para o desenvolvimento de ensaios clínicos e estudos em seres humanos.

Etiológico: relativo à etiologia; que investiga a causa e origem de algo.

Exon: segmento de um gene que efetivamente codifica parte da sequência de aminoácidos de uma proteína.

Idiossincrasia: predisposição do organismo que faz que um indivíduo reaja de maneira particular à influência de agentes externos como alimentos, medicamentos, etc.

Latência: intervalo entre o começo de um ou mais estímulos e o início de uma reação associada à esse estímulo, neste caso, o câncer.

Manifestação clínica: sinais e sintomas clínicos relacionados a determinada doença.

Naïve: aquilo que está em estado natural, sem ter sido afeto por fatores externos, virgem.

Pedigree: histórico genealógico de determinada raça de animais.

Pipeline: na indústria farmacêutica, o termo *pipeline* se refere a todas as fases do processo de desenvolvimento medicamento desde a descoberta de um potencial fármaco até o momento de trazê-lo ao mercado.

Tutor: Recente atualização do termo utilizado para se referenciar ao responsável legal do animal de estimação. O termo "dono" tem como definição: aquele que tem completa posse ou controle, possuidor, proprietário; o que melhor se enquadrada ao se referir a objetos e outras propriedades. Desta forma, o termo "tutor" que tem como definição: indivíduo que exerce uma tutela, aquele que ampara, protege; melhor se enquadra na relação *tutor-pet*, tendo, inclusive, o tutor responsabilidades legais perante o animal tutorado por ele.

LEITURAS RECOMENDADAS

Barutello G, Rolih V, Arigoni M, Tarone L, Conti L, Quaglino E et al. Strengths and Weaknesses of Pre-Clinical Models for Human Melanoma Treatment: Dawn of Dogs' Revolution for Immunotherapy. IJMS 2018;19:799. https://doi.org/10.3390/ijms19030799.

Grandin T, Johnson C. O bem-estar dos animais: proposta de uma vida melhor para todos os bichos. São Paulo: Rocco, 2010.

LeBlanc AK, Mazcko CN. Improving human cancer therapy through the evaluation of pet dogs. Nat Rev Cancer 2020. https://doi.org/10.1038/s41568-020-0297-3.

SHEPARD, Alyssa; KISSIL, Joseph L. The use of non-traditional models in the study of cancer resistance—the case of the naked mole rat. Oncogene, p. 1-15, 2020.

Schiffman JD, Breen M. Comparative oncology: what dogs and other species can teach us about humans with cancer. Phil Trans R Soc B 2015;370:20140231. https://doi.org/10.1098/rstb.2014.0231.

REFERÊNCIAS BIBLIOGRÁFICAS

Abegglen LM et al. Potential mechanisms for cancer resistance in elephants and comparative cellular response to DNA damage in humans. Jama, v. 314, n. 17, p. 1850-1860, 2015.

Attarwala H. TGN1412: From Discovery to Disaster. Journal of Young Pharmacists 2010;2:332–6. https://doi.org/10.4103/0975-1483.66810.

Batzoglou S. Human and Mouse Gene Structure: Comparative Analysis and Application to Exon Prediction. Genome Research 2000;10:950–8. https://doi.org/10.1101/gr.10.7.950.

Comparative Oncology Trials Consortium (COTC).
  Disponível em: https://ccr.cancer.gov/comparative-oncology-program.

Cruz-Ochoa PF, Ochoa-Amaya JE, Cruz-Casallas PE. Patología comparada de neoplasias en carnívoros salvajes. Orinoquia, v. 21, n. 1, p. 41-51, 2017.

Fürdös I, Fazekas J, Singer J, Jensen-Jarolim E. Translating clinical trials from human to veterinary oncology and back. J Transl Med 2015;13. https://doi.org/10.1186/s12967-015-0631-9.

Garden OA, Volk SW, Mason NJ, Perry JA. Companion animals in comparative oncology: One Medicine in action. The Veterinary Journal 2018; 240:6–13. https://doi.org/10.1016/j.tvjl.2018.08.008.

Hoeppner MP, Lundquist A, Pirun M, Meadows JRS, Zamani N, Johnson J, et al. An Improved Canine Genome and a Comprehensive Catalogue of Coding Genes and Non-Coding Transcripts. PLoS ONE 2014;9:e91172. https://doi.org/10.1371/journal.pone.0091172.

Kieslinger M, Swoboda A, Kramer N, Pratscher B, Wolfesberger B, Burgener IA. Companion Animals as Models for Inhibition of STAT3 and STAT5. Cancers 2019;11:2035. https://doi.org/10.3390/cancers11122035.

Lindblad-Toh K, Wade CM, Mikkelsen TS, Karlsson EK, Jaffe DB, et al. Genome sequence, comparative analysis and haplotype structure of the domestic dog. Nature 2005;438:803–19. https://doi.org/10.1038/nature04338.

Mak I.W., Evaniew N., Ghert M. Lost in translation: animal models and clinical trials in cancer treatment. Am J Transl Res. 2014;6(2):114–118.

National Academies of Sciences, Engineering, and Medicine; Institute of Medicine; National Cancer Policy Forum; Board on Health Care Services; Nass, S.J., Gorby, H. The Role of Clinical Studies for Pets with Naturally Occurring Tumors in Translational Cancer Research. National Academies Press; 2015. https://doi.org/10.17226/21830.

Nunney L et al. Peto's paradox and the promise of comparative oncology. 2015.

Pacheco GFE, Saad FMOB, Trevizan L. Aspectos éticos no uso de animais de produção em experimentação científica. Acta Veterinaria Brasilica, v. 6, n. 4, p. 260-266, 2012.

Page R, Baneux P, Vail D, Duda L, Olson P, Anestidou L, et al. Conduct, Oversight, and Ethical Considerations of Clinical Trials in Companion Animals with Cancer: Report of a Workshop on Best Practice Recommendations. J Vet Intern Med 2016; 30:527–35. https://doi.org/10.1111/jvim.13916.

Paoloni M, Khanna C. Translation of new cancer treatments from pet dogs to humans. Nat Rev Cancer 2008;8:147–56. https://doi.org/10.1038/nrc2273.

Pinho SS, Carvalho S, Cabral J, Reis CA, Gärtner F. Canine tumors: a spontaneous animal model of human carcinogenesis. Translational Research 2012;159:165–72. https://doi.org/10.1016/j.trsl.2011.11.005.

Schiffman JD, Breen M. Comparative oncology: what dogs and other species can teach us about humans with cancer. Philosophical Transactions of the Royal Society B: Biological Sciences, v. 370, n. 1673, p. 20140231, 2015.

Schnaider TB, Souza C. Aspectos éticos da experimentação animal. Revista Brasileira de Anestesiologia, v. 53, n. 2, p. 278-285, 2003.

Van der WL, Starkey M, Abu-Helil B, Mutsaers AJ, Wood GA. Companion canines: an under-utilised model to aid in translating anti-metastatics to the clinic. Clin Exp Metastasis 2019;37:7–12. https://doi.org/10.1007/s10585-019-10002-5.

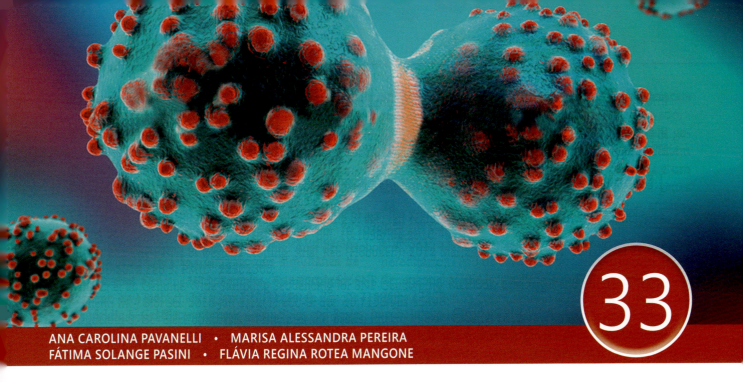

ANA CAROLINA PAVANELLI • MARISA ALESSANDRA PEREIRA
FÁTIMA SOLANGE PASINI • FLÁVIA REGINA ROTEA MANGONE

Técnicas de Biologia Molecular Aplicadas à Pesquisa Oncológica

BOAS PRÁTICAS DE LABORATÓRIO

O sucesso do trabalho na bancada não depende apenas de seguir corretamente as etapas de um protocolo. O primeiro cuidado imprescindível é a identificação e utilização correta de Equipamentos de Proteção Individual (EPIs – avental de tecido apropriado, luvas, toucas, óculos de proteção, etc.) e Equipamentos de Proteção Coletiva (EPCs – fluxo laminares, capelas de exaustão, etc). A leitura cuidadosa do procedimento é um cuidado fundamental. É nessa etapa que será identificada todas as necessidades associadas à execução do protocolo não só de tubos, ponteiras e plásticos em geral como de reagentes e equipamentos. No que diz respeito aos reagentes, é muito importante a identificação da classe do mesmo (toxicidade, inflamabilidade, radiação, etc), forma e local de manipulação (capela de exaustão, fluxo laminar), compatibilidade com outros reagentes e forma de armazenamento e descarte. Todas essas informações estão disponíveis na ficha de dados de segurança que todo reagente possui (MSDS – *material safety data sheets*), além de uma grande variedade de literatura específica. O Nível de Segurança Biológica envolvido também deve ser identificado e todos os cuidados relativos à correta manipulação tem que ser seguido criteriosamente.

OBTENÇÃO DAS MOLÉCULAS DE TRABALHO

Extração de ácido nucléico

Para a execução das diferentes abordagens metodológicas em biologia molecular a obtenção das moléculas de DNA, RNA e/ou proteínas é a primeira etapa experimental. O melhor protocolo está intimamente relacionado ao tipo de material biológico escolhido. Em oncologia, alguma das principais amostras biológicas utilizadas são: biópsia líquida – sangue, saliva, urina, etc., biópsia de tecido (PAAF - Punção e aspiração com agulha fina); tecido fresco congelado; tecido emblocado em parafina (FFPE – *Formalin Fixed Paraffin Embedded*), corte de tecido em lâmina, tecido micro dessecado, entre outros. Cada tipo de amostra biológica possui sua particularidade, como escassez de célula, excesso de endonuclease, presença de gordura e outras, e devem ser levadas em conta no momento da escolha do protocolo de extração.

Entretanto, independente da amostra biológica escolhida existem procedimentos básicos que são necessários para a purificação das moléculas. O primeiro deles é a lise celular a qual rompe estruturas celulares para exposição dos ácidos nucleicos e proteínas. Nessa etapa de formação do lisado celular, a inativação de nucleases e proteases é importante para evitar a degradação das moléculas de interesse. Após a lise, então, é realizada a separação da molécula de interesse dos restos celulares.

Atualmente, existem duas principais abordagens metodológicas para obtenção do ácido nucleico: o método clássico por fenol:clorofórmio:álcool-isoamílico, desenvolvido por Chomczynski e Sacchi em 1987, e o de coluna de sílica. Isso para não citar o protocolo de separação por diferença de gradiente de cloreto de césio, que é bastante eficaz, mas necessita de longas horas de ultracentrifugação. Atualmente, existe uma série de otimizações do protocolo Chomczynski e Sacchi, mas o princípio é o mesmo: após a homogeneização do lisado com o fenol e clorofórmio:álcool-isoamílico seguida de centrifugação, forma-se uma mistura bifásica sendo que, na porção superior aquosa encontram-se dissolvidas as moléculas de ácido nucleico, na fase inferior orgânica encontram-se a proteínas e na interface as proteínas desnaturadas. Esse sobrenadante deve ser cuidadosamente transferido e o ácido nucleico é precipitado com auxílio de etanol ou álcool isopropílico e sal. O sucesso na separação de DNA ou RNA depende de características físico-químicas das soluções utilizadas. Na Tabela 33.1, estão resumidas a função de cada componente utilizado durante esse processo de extração bem como um comparativo entre os métodos para obtenção de DNA e RNA.

O método de obtenção de ácido nucleico por coluna de sílica ganhou muitos adeptos por ser um protocolo rápido e que dispensa a utilização de reagentes tóxicos como fenol e clorofórmio. Além disso, esse método se tornou popular pois as colunas de sílica foram adaptadas a tubos de centrifugação e comercializados com protocolos e soluções otimizados de forma que,

Tabela 33.1 • Componentes utilizados no processo de extração de ácido nucleico

	Função	DNA	RNA
Solução de lise/desnaturante	Rompimento da membrana celular e desnaturação proteica.	100 mM NaCl; 10 mM Tris·Cl, pH 8; 25 mM EDTA, pH 8; 0.5% SDS; 0.1 mg/ml proteinase K	Solução D: 4M guanidina tiocianato; 25mM citrato sódio, pH 7.0; 0.5% Sarcosil; e 0,1M 2-mercaptoethanol
Fenol saturado	Desnatura proteínas e auxilia na separação do ácido nucleico de interesse.	pH 8,0	pH 4,5
Clorofórmio	Desnaturação proteica e remoção de lipídeos que interferem na solubilização dos ácidos nucleicos na fase aquosa.	–	–
Fenol:clorofórmio	Reduz a retenção de solução aquosa na fase orgânica, otimizando o rendimento.	–	–
Álcool-isoamílico	Evitar a formação de espuma que interfere na separação da bicamada. Redução da presença de contaminante proteico na fase aquosa.	–	–
Cloroformio: álcool-isoamílico	-	24:1	49:1
Etanol	Utilizado para concentrar o ácido nucleico e remoção do fenol:clorofórmio residual.	–	–
Acetato de Sódio	Carreador que junto ao etanol promove agregação e precipitação do ácido nucleico.	[final] 0,3M, pH 5,4	[final] 0,2M, pH 4,0

Existem variações de protocolo de acordo com a aplicação e material biológico.

com boas práticas de laboratório e uma centrífuga de mesa, é possível obter DNA ou RNA de qualidade em qualquer laboratório. O princípio desse método está na sensibilização da membrana com uma solução de ligação, composta por sal caotrópico, que promove a adsorção das moléculas de DNA ou RNA à coluna. Assim, é possível concentrar, lavar com soluções à base de detergentes removendo proteínas, impurezas e sais, e depois solubilizar o ácido nucleico, tudo isso apenas com trocas sucessivas de soluções e remoção por centrifugações à temperatura ambiente. Uma característica muito importante desse método e que também contribui para sua popularização é a pureza das moléculas obtidas, uma vez que resíduos de fenol:clorofórmio e contaminação proteica interferem de maneira significativa em protocolos subsequentes com microarranjos e sequenciamento.

Independentemente do método utilizado, a análise qualitativa e quantitativa das moléculas é indispensável para prosseguir com outros experimentos.

Obtenção de extrato proteico

Os métodos de separação de proteínas são baseados em suas propriedades de ligação e podem ser obtidos através de centrifugação controlada, e que pode ser usada para separar organelas específicas e frações celulares. Esses métodos são baseados em diferentes propriedades, e que variam de uma proteína a outra, como por exemplo, carga, tamanho e polaridade. Inicialmente, é necessário o rompimento da membrana basal das células, liberando as proteínas para uma solução denominada Extrato Bruto, ou Extrato Total. O tipo processo de lise e rompimento da membrana e obtenção do extrato bruto, variam de acordo com a localização e tipo de proteínas nas células, como por exemplo, proteínas de membrana exigem a solubilização da membrana com detergente, já as proteínas ligadas ao DNA, necessitam de alta concentração de sal, para a quebra do núcleo e redução de interações com o DNA.

O processo de lise da membrana celular é iniciado pela adição de uma solução denominada Tampão de lise total, que além de romper a membrana plasmática, também mantém o pH da solução estável. A composição principal do tampão de lise total e a escolha do tampão dependerá da compatibilidade e do pH ótimo da proteína alvo. Os tampões Fosfato dissódico dibásico (pH 5,8-8,0), *Tris – HCl* (pH 7,0-9,0) e *HEPES* – NaOH (pH 7,2-8,2) são os mais utilizados. Além do tampão, é necessário adicionar componentes, dependendo da proteína alvo estudada que ajudam a estabilizar o processo de lise e manter a proteína na solução, como por exemplo, sais (*NaCl, KCl*), detergentes (*Triton-X, Tween*, SDS, *CHAPS*), glicerol, quelantes de metal (EDTA, EGTA), agentes redutores (DTT, DTE, *2-Mercaptoethanol*), e os inibidores de protease, que protegem a ativação de enzimas proteolíticas e que podem influenciar no rendimento geral da obtenção da proteína total.

Eletroforese em gel: géis de agarose e poliacrilamida

A eletroforese em gel é uma técnica simples e eficaz que representa um método de apoio básico em diferentes protocolos de biologia molecular. Essa metodologia pode ser utilizada para separar, identificar ou purificar fragmentos de DNA/RNA ou proteína com base no tamanho e na carga elétrica da molécula. Após a polimerização da matriz, as amostras são aplicadas nos poços do gel e submetidas a um campo elétrico. Os fragmentos migram em direção ao ânodo através da malha do gel devido à carga negativa da maioria das moléculas de proteína em meio alcalino, e do DNA/RNA, estes últimos decorrentes do grupamento fosfato presente nos nucleotídeos. Os fragmentos menores migram mais facilmente através da malha do gel e dessa forma, se deslocam mais rapidamente.

Existem dois tipos de matriz de gel, a matriz de agarose e a de poliacrilamida. Cada uma possui uma aplicação específica e sua capacidade de resolução depende principalmente da concentração do gel como descrito nesta seção. Como um todo, independente da matriz escolhida, o protocolo envolvendo eletroforese em gel pode ser segmentado em três etapas: determinação da concentração e preparo do gel, preparo e aplicação das amostras e da corrente, e revelação ou coloração do gel. Na Tabela 33.2 estão resumidas algumas das vantagens e desvantagens no uso de cada tipo de matriz.

Eletroforese em gel de agarose (AGE)

A Agarose é um polissacarídeo natural obtido a partir da parede celular de algas marinhas. Após aquecimento em tampão apropriado (TBE[1], TAE[2] ou MOPS[3])

---

[1]Tris/Borato/EDTA: solução tampão contendo Tris-base 1M, ácido Bórico 0,9M e EDTA 0,01M.
[2]Tris/Acetato/EDTA: solução tampão contendo Tris-acetato 0,4M e EDTA 0,01M.
[3]Tampão MOPS: solução tampão contendo MOPS 0,2M pH7,0, acetato de sódio 0,5M e EDTA 0,01M.

Tabela 33.2 ● Vantagens e desvantagens da utilização de géis de agarose e poliacrilamida

	Vantagem	Desvantagem
Agarose	Não tóxico Rápidos e fáceis de preparar Bom para separar grandes moléculas de DNA Pode recuperar amostras	Alto custo da agarose Bandas difusas Baixa resolução para amostras de baixo peso molecular
Poliacrilamida	Bandas definidas Bom para separar fragmentos de baixo peso molecular	Acrilamida é toxica quando não polimerizada Preparo mais trabalhoso

Fonte: adaptada de Gel *electrophoresis – principles and basics*.

e resfriamento, a agarose forma uma malha reticulada com aspecto de rede cuja porosidade depende da sua concentração na solução. Seu preparo é bastante simples uma vez que, diferente do gel de poliacrilamida, independe da utilização de catalisador para a polimerização.

O gel de agarose é comumente usado para análise de DNA e RNA. Para avaliação de DNA, a determinação da concentração da agarose no gel depende do tamanho do fragmento que será analisado (Tabela 33.3), sendo esta uma relação inversa: quanto menor o fragmento de DNA a ser visualizado maior a concentração da Agarose no gel. O cálculo da concentração é simples pois é uma relação peso/volume (p/v), ou seja, quantidade em gramas de agarose em volume em mililitros de tampão TAE ou TBE. Já para análise de RNA, a estrutura simples fita da molécula deve ser levada em consideração uma vez que tendem a formar estruturas secundárias. Assim, a eletroforese de RNA deve ocorrer em gel desnaturante. O tipo de gel desnaturante mais comumente utilizado contém formaldeído 2,2 M. e por essa razão devem ser preparados em capela de exaustão. O preparo do gel de agarose 1,0% em tampão MOPS é adequado para moléculas de RNA de 500bp a 10kb. Alguns protocolos sugerem a utilização de tampão TAE para análise de RNA.

Para visualização das moléculas de DNA ou RNA em gel de agarose é necessária a utilização de intercalantes que florescem quando excitados pela luz UV. O corante clássico é o brometo de etídeo mas por ser carcinogênico, atualmente tem sido substituído por outros como GelRed™ e GelGreen™. Nas Figuras 33.1 e 33.2 estão representadas amostras de DNA genômico e RNA total, respectivamente, separadas em gel de agarose.

Tabela 33.3 ● Concentração de gel de Agarose e Poliacrilamida para resolução de DNA

% Agarose	Faixa de separação efetiva (pb)	Posições aproximadas de corantes de rastreamento, bp			
		Xylene cyanol FF		Bromophenol blue	
		Tampão TBE	Tampão TAE	Tampão TBE	Tampão TAE
0,5	2000–50000	13000	16700	750	1150
0,8	800–10000	4830	6500	320	530
1,0	400–8000	3030	4160	220	370
1,5	200–3000	1300	1840	110	190
2,0	100–2000	710	1040	65	120
3,0	25–1000	300	460	30	60
4,0	10–500	170	260	18	40
Acrilamida					
3,5	1000–2000	460		10	
5,0	80–500	260		65	
8,0	60–400	160		45	
12,0	40–200	70		20	
15,0	25–150	60		15	
20,0	6–100	45		12	

pb – pares de Bases. Baseado em Sambrook e Russel, 3ª Edição e em "MAN0012614_General Recommendations for DNA Electrophoresis – Thermo Scientific".

Técnicas de Biologia Molecular Aplicadas à Pesquisa Oncológica

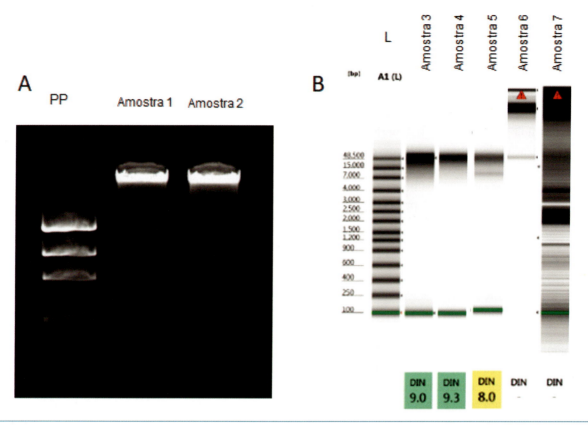

Figura 33.1 • Análise de qualidade de amostras de DNA genômico. **A.** Gel analítico de agarose 1% corado com gel Red contendo (PP) padrão de peso molecular de 2000pb e duas amostras (1 e 2) de DNA genômico íntegros. **B.** Imagem de gel digital de amostras de DNA genômico analisados na plataforma TapeStation 2200, Agilent Technologies – (L) ladder de 100-40.500pb. As amostras 3-5 correspondem a DNA genômico íntegro, enquanto que as amostras 6 e 7, são de DNA genômico degradado. DIN medida numérica da integridade do DNA genômico, que varia em uma escala de 1-10.

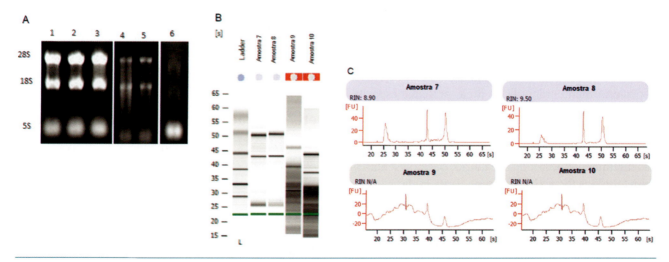

Figura 33.2 • Análise de qualidade de amostras de RNA total. **A.** Gel analítico de agarose desnaturante corado com Brometo de etídeo. 1-3 amostras de RNA total íntegros onde é possível observar as bandas correspondentes aos RNA ribossomais (RNAr) 28S, 18S e 5S, e a relação de intensidade 28S:18S, é de cerca de 2,0. Amostras 4 e 5, amostras de RNA total que apresentam um certo grau de dregradação evidenciada pelo arrastes da amostra e a perda da relação 28S:18S. Amostra 6 – ausência das bandas 28S e 18S indicam que essa amostra está degradada. **B.** Imagem de gel digital de amostras de RNA total analisados na plataforma Bioanalyzer 2100, Agilent Technologies – (L) ladder de RNA. As amostras 7 e 8 correspondem a RNA total íntegro, enquanto que as amostras 9 e 10, são de RNA total degradado. **C.** Imagem gráfica das amostras. A posição dos picos corresponde aos RNAr 28S, 18S e 5S. RIN medida numérica da integridade do RNA total, que varia em uma escala de 1-10.

Gel de Poliacrilamida (PAGE)

A utilização dessa matriz para eletroforese foi descrita por RAYMOND & WEINTRAUB em 1959. A poliacrilamida é um polímero que forma uma matriz reticulada linear através da qual migram as moléculas de DNA/RNA e proteínas. A base desse gel é a acrilamida e a bis-acrilamida e a reação de polimerização é iniciada pela utilização de persulfato de amônio (APS) e é catalisada pelo Tetrametiletilenodiamina (TEMED). Embora o preparo seja mais trabalhoso, a capacidade de resolução do gel de acrilamida para DNA é maior, sendo possível detectar diferença de 1pb.

A determinação da concentração do gel de poliacrilamida é crítica e está diretamente relacionada a sua aplicação. Géis com maior concentração de acrilamida possuem poros menores e são mais indicados para separar moléculas menores. Para DNA, é possível estimar a capacidade de resolução de acordo com o tamanho do fragmento a ser analisado (Tabela 33.3). Existe um consenso sobre a relação entre acrilamida:bis-acrilamida, enquanto para géis desnaturante de DNA e RNA a relação é de 19:1, para a maioria dos géis de proteína ou DNA e RNA nativos a relação é de 29:1. Para proteína, a concentração também é ajustável e pode variar dependendo do peso molecular da proteína de interesse: proteínas com baixo peso molecular terão mais facilidade em atravessar a malha do gel, e se posicionam mais próximas ao cátodo, enquanto que, proteínas com alto peso molecular apresentam mais dificuldade e se posicionam mais próximas ao ânodo.

O gel de poliacrilamida em ensaio de Western-blotting é um gel unidirecional utilizado para separar uma mistura de proteínas extraídas de células, tecidos, etc. e posteriormente identificar uma proteína específica através da hibridação com anticorpos específicos. Nesse contexto de separação de múltiplas proteínas é importante ressaltar que as amostras não são aplicadas diretamente no gel de separação, que apresenta em solução pH 8,8, e sim sob uma camada de gel mais poroso (menos concentrado), conhecido como gel de empilhamento, com pH 6,8. O gel de empilhamento comprime as amostras de proteínas, de modo que todas as proteínas cheguem ao gel de resolução ao mesmo tempo, levando a uma migração relativa e precisa.

A revelação do gel de poliacrilamida também pode ser feita através da coloração com intercalante como o brometo de etídeo e exposição a luz UV, por nitrato de prata ou, no caso de proteínas, também é possível realizar coloração direta, utilizando corantes comerciais como o *comassie-blue*.

Além das matrizes de gel, para a realização de uma eletroforese é necessário:

Marcador de peso molecular

Para que o peso molecular do fragmento de DNA em pares de base (pb) ou da proteína em Daltons (Da) possa ser estimado é imprescindível a utilização de marcadores de peso molecular disponíveis comercialmente. Esses marcadores são como "escadas onde cada degrau corresponde a um tamanho de fragmento". Alguns padrões de peso molecular também podem ser feitos no laboratório utilizando, por exemplo, enzimas de restrição que digerem o DNA em sítios específicos gerando fragmentos com tamanho conhecido, como é o caso do DNA do bacteriófago λ digerido com a Enzima HindII. O marcador de peso molecular para proteínas contém uma mistura de proteínas de massa conhecida e que fornece uma escala logarítmica para calcular o tamanho das proteínas desconhecidas.

Tampão de aplicação

O tampão de aplicação de amostra tem dupla função: conferir peso à amostra, devido à presença de glicerol, permitindo que ela afunde no poço do gel evitando que ela flutue no tampão de corrida; e permitir a visualização da amostra durante a eletroforese devido à presença de corantes como o azul de bromofenol e o xileno cianol. O tampão de RNA e de proteína possui ainda a função de desnaturação, sendo no primeiro exercido pela formamida e no segundo, principalmente pelo SDS (sódio dodecil sulfato).

Determinação da Concentração e Qualidade

Cada protocolo sugere uma concentração de partida, seja DNA, RNA ou proteína, para obtenção do resultado proposto. Assim, após a obtenção das moléculas é imprescindível a determinação tanto da concentração como da qualidade.

O método padrão para determinação da concentração de ácido nucléico e proteína é por espectrofotometria. A espectrofotometria é um método que mede o quanto de luz é absorvida quando um feixe de luz passa pela solução, quanto maior a absorção, maior a concentração da amostra. As moléculas de DNA e RNA absorvem luz no comprimento de onda de 260nm e, portanto, não é possível distinguir esses dois ácidos nucleicos quando presentes na mesma amostra. A partir da densidade óptica obtida a 260nm (DO_{260}) é possível estimar a concentração do ácido nucleico pela seguinte relação:

Relação	Cálculo da concentração
1 DO_{260} = 50µg de DNA dupla fita	[DNA dupla fita] = valor DO_{260} x 50 x diluição µg/mL
1 DO_{260} = 37µg de DNA simples fita	[DNA simples fita] = valor DO_{260} x 37 x diluição µg/mL
1 DO_{260} = 40µg de RNA	[RNA] = valor DO_{260} x 40 x diluição µg/mL

Já as proteínas, possuem o pico de absorção em 280nm. Dessa forma, a razão DO_{260}/DO_{280} indica a pureza da amostra, quanto menor essa razão maior é a contaminação proteica. A razão em torno de 1,8 indica a pureza ideal para o DNA e o RNA. Outra relação importante a ser observada é a DO_{260}/DO_{230}, que deve estar entre 1,8-2,2. Valores mais baixos indicam contaminação com fenol, guanidina ou mesmo *beads* magnéticos utilizados em protocolos de purificação de DNA e RNA. Para aplicações em sequenciamento de nova geração (NGS), microarranjos e outras metodologias essa razão é muito importante pois a presença desses contaminantes interfere no sucesso desses protocolos.

Outro método de determinação de concentração é a fluorimetria, que é mais sensível e específico. Sua especificidade é garantida pela utilização de corantes intercalantes fluorescentes que possuem afinidade exclusiva para DNA dupla fita, DNA simples fita, RNA ou proteína, e dessa forma a determinação da concentração não sofre interferência da presença de outras moléculas na amostra. Esses corantes quando não associados às moléculas alvo emitem pouca fluorescência, e, uma vez ligados, mudam sua conformação e passam a emitir fluorescência que é capturada pelo fluorímetro. Essa forma de quantificação é a recomendada para protocolos mais sensíveis como NGS onde a quantificação mais exata é fundamental para a determinação do *input* inicial de amostra.

A especificidade na determinação da concentração das moléculas é oferecida por outras metodologias que também utilizam um corante intercalante específico. Após incubação das amostras com o corante, elas são aplicadas em uma matriz de gel semelhante à agarose, submetidas a uma eletroforese e a imagem é capturada e convertida em concentração. A vantagem desse método é a obtenção de dado qualitativo e quantitativo na mesma análise (Figuras 33.1B e 33.2B).

Há uma grande variedade de metodologias disponíveis para a quantificação proteica, cada um com características próprias e necessidade de adequação para um determinado propósito. No entanto, o questionamento de qual é o método mais adequado para cada caso e qual é o princípio envolvido em cada método são muito comuns. Ao longo dos anos, muitos métodos espectrofotométricos foram propostos para a determinação e quantificação de proteínas totais, dentre eles, Biureto, Bradford, Lowry, BCA (ácido bicinconínico - BCA 4,4'-dicarboxi-2,2'-biquinolina) e absorção de proteínas no ultravioleta. A tabela 33.4 representa os princípios de cada método, bem como as vantagens e desvantagens destas cinco metodologias.

A determinação da concentração da amostra é fundamental para estimar o rendimento e calcular o volume necessário em cada experimento. Entretanto, a análise qualitativa é de igual importância pois alta concentração de uma amostra degradada pode não ter serventia. A avaliação qualitativa padrão para RNA e DNA é o comumente chamado de gel analítico de agarose. Nele, é aplicado um pequeno volume de amostra e após a eletroforese a revelação, a imagem é informativa da qualidade da amostra. Em se tratando de DNA genômico humano, o resultado esperado é uma banda única com tamanho >40Kb, e quando analisada a qualidade do RNA total, a presença das bandas dos RNA ribossomais 28S, 18S e 5S sendo a intensidade da banda do RNAr 28S duas vezes maior que a do 18S (Figuras 33.1 e 33.2). A especificidade, qualidade e o tamanho de um amplicon após a PCR também é realizada em gel de agarose.

Ensaios com DNA
Reação em Cadeia da Polimerase (PCR)

A introdução da reação em cadeia da polimerase (PCR) revolucionou a área da ciência biológica e da medicina. Desde o seu descobrimento, pelo cientista Kary Mullis, em 1990, até os dias atuais, é uma técnica clássica e a mais utilizada em Biologia Molecular. O ensaio de PCR é rápido, sensível e preciso, o qual pode ser definido como uma técnica que permite fazer cópias de DNA *in vitro*, utilizando elementos básicos do processo de replicação natural do DNA. Sendo assim, uma única molécula de DNA pode servir de molde para a amplificação, produzindo milhares de cópias do segmento do gene alvo.

Semelhante ao mecanismo de replicação de DNA in vivo, a reação de PCR requer: um DNA molde, nucleotídeos trifosfato, sequências iniciadoras (primers) e a enzima DNA Polimerase.

Tabela 33.4 • Definição de metodologias de detecção e quantificação de proteínas

Metodologia	Definição	Vantagem	Desvantagem
Método de Biureto	Baseia-se na reação do reativo do biureto, que é constituído de uma mistura de cobre e hidróxido de sódio com um complexante que estabiliza o cobre em solução. O cobre, em meio alcalino, reage com proteínas formando um complexo quadrado planar com a ligação peptídica. O produto de reação apresenta duas bandas de absorção, uma em 270 nm e outra em 540 nm	Rápido, utilização Reagentes de baixo custo e não apresenta grande variação da absortividade específica para diferentes proteínas	Método não é muito sensível na detecção de proteínas totais
Método de Bradford	O procedimento baseia-se na formação de um complexo entre o corante azul brilhante de Coomassie G-250 e as proteínas da amostra. No pH de reação, a interação entre a proteína de alto peso molecular e o corante provoca o deslocamento do equilíbrio do corante da forma aniônica (vermelha) para a forma catiônica (azul), que absorve fortemente em 595 nm. A taxa de absorção é proporcional à quantidade de proteína presente na amostra.	Rapidez, o custo do reagente, a estabilidade e a compatibilidade com agentes redutores, sendo a metodologia mais utilizada para este fim.	Grande variabilidade entre proteínas diferentes e apresentar resposta anormal em relação à albumina de soro bovino
Método de Lowry	O princípio do método baseia-se numa mistura contendo molibdato, tungstato e ácido fosfórico, e que sofre uma redução quando reage com proteínas, na presença do catalisador cobre (II), sendo detectado em absorção máxima em 750 nm.	Alta sensibilidade	Técnica sujeita a muitos interferentes, tempo de análise longo, melhor precisão em uma pequena faixa de concentração de proteínas
Método de BCA	Baseia-se na reação de cobre II com proteínas, em meio alcalino, produzindo cobre I e formando um complexo com o BCA, que são detectados em absorção de 560 nm.	Metodologia simples no preparo dos reagentes, sensível e relativamente rápido,	Dependência de temperatura para a incubação das amostras, a variação da absortividade específica para diferentes proteínas e a variação da absorbância com o tempo
Absorção de proteínas no ultravioleta	Este método é baseado no fato de que as proteínas absorvem na região de 280 nm devido principalmente aos aminoácidos tirosina e triptofano e abaixo de 220 nm devido às ligações peptídicas	Não destruir a amostra e de ser rápido	Baixa especificidade, pois diversas substâncias absorvem no ultra-violeta tornando os resultados pouco confiáveis
Método de BCA	Baseia-se na reação de cobre II com proteínas, em meio alcalino, produzindo cobre I e formando um complexo com o BCA, que são detectados em absorção de 560 nm.	Metodologia simples no preparo dos reagentes, sensível e relativamente rápido	Dependência de temperatura para a incubação das amostras, a variação da absortividade específica para diferentes proteínas e a variação da absorbância com o tempo
Absorção de proteínas no ultravioleta	Este método é baseado no fato de que as proteínas absorvem na região de 280 nm devido principalmente aos aminoácidos tirosina e triptofano e abaixo de 220 nm devido às ligações peptídicas	Não destruir a amostra e de ser rápido	Baixa especificidade, pois diversas substâncias absorvem no ultra-violeta tornando os resultados pouco confiáveis

Fonte: adaptada de Dimas A. M. Zaia, 1998.

O DNA molde pode ser proveniente de DNA genômico, DNA plasmidial, fragmento de DNA, cDNA (DNA complementar), ou qualquer outra amostra contendo DNA. A determinação da qualidade e da concentração do DNA molde, como já discutido anteriormente neste capítulo, são etapas muito importantes para o sucesso na amplificação da região alvo. Os nucleotídeos trifosfato (dNTPs) dATP, dCTP, dGTP e dTTP são adicionados conforme o princípio de complementaridade de bases. Os dNTPs são "peças" fundamentais na reação de PCR e atuam como "blocos de construção", onde a enzima DNA Polimerase utiliza estes nucleotídeos para estender a fita do produto resultante. A concentração de cada um dos quatro nucleotídeos deve ser estequiométrica, resultando no equilíbrio ideal entre rendimento, especificidade e fidelidade. As sequências iniciadoras (*primers*), por definição, consistem de pequenos fragmentos de DNA simples fita, com 18 até 30 nucleotídeos, complementares à região inicial (*primer* sense) e final (*primer* anti-sense) da sequência alvo do DNA molde que se deseja amplificar. Por isso, essas pequenas sequências de DNA determinam a especificidade e sensibilidade da reação de PCR. O desenho dos *primers* demandam uma atenção especial, e de maneira geral contribuem para uma das mais importantes etapas para que se tenha uma reação de PCR bem-sucedida. Os *primers* podem ser desenhados utilizando ferramentas disponíveis online, ou sequências disponíveis em publicações científicas. Existe alguns parâmetros de qualidade para obtenção de um bom par de *primers*, como por exemplo, não formarem homo- nem heterodímeros. A porcentagem das bases C e G não deve superar 60%, dado que o conteúdo de CG é utilizado para determinar a temperatura de anelamento do *primer* ao molde de DNA, e quanto maior o conteúdo de CG, maior a temperatura de anelamento. Por fim, a temperatura de *melting* dos *primers* sense e anti-sense não deve diferir em mais de 5°C, visto que para a reação de PCR somente uma temperatura de anelamento será utilizada.

O descobrimento da DNA Polimerase termoestável a partir da bactéria *Thermus aquaticcus*, otimizou o ensaio de PCR uma vez que não perde atividade após exposição à temperatura de desnaturação (94°-96°C). A enzima Taq DNA Polimerase é responsável por catalisar a síntese de DNA no sentido 5'-3' e permanece ativa nos diversos ciclos de amplificação da PCR sem ser desnaturada. A recomendação do range de concentração para a Taq DNA Polimerase é de 1 a 2,5 unidades por 100ul de reação. Atualmente, existe uma variedade de Taq DNA polimerases modificadas e, dessa forma, passaram a adquirir características que devem ser consideradas dependendo da aplicação: presença de atividade 3'-5' exonuclease, adição de uma adenina na extremidade 3' do amplicon, ser hotstart, ter maior capacidade de extensão, entre outras, visando a melhora no rendimento e especificidade da reação (Tabela 33.5). O tamponamento da reação é importante para a manutenção da atividade enzimática. Em geral, o $MgCl_2$, o KCl e o Tris-HCl são utilizados para essa finalidade e a concentração utilizada na reação pode influenciar no produto final da PCR. O protocolo habitual aponta para a concentração final de 1,5 mM de $MgCl_2$, no entanto, essa concentração pode ser alterada para a padronização e otimização da reação. A redução da concentração minimiza a amplificação inespecífica, mas pode reduzir o rendimento da reação. Por outro lado, o aumento da concentração de $MgCl_2$ tende a estabilizar a ligação dos primers, otimizando a amplificação de fragmentos.

Uma vez misturado todos os componentes citados, denominado mix de reação, a reação de PCR ocorre pela execução cíclica de três etapas distintas: Desnaturação, Anelamento e Extensão (Figura 33.3A).

- Desnaturação: Ocorre a separação da fita dupla do DNA molde. Esse processo proporciona um molde de fita simples para a próxima etapa (1 minuto a 94-96°C)
- Anelamento: Nesta etapa a reação é resfriada para que os *primers* possam se ligar às suas sequências complementares no DNA molde de fita simples (temperaturas entre 50 e 65°C, durante 1 minuto; a temperatura depende da % GC dos *primers*).
- Extensão: Eleva a temperatura da reação para que a Taq DNA polimerase estenda os primers, sintetizando novas fitas de DNA (tipicamente 1 minuto a 72°C)

Tabela 33.5 • Propriedade de diferentes enzimas Taq DNA polimerases

DNA polimerase	Propriedade
Taq DNA Polimerase	• Adiciona Adenina na extermidade 3' do amplicon • Sem atividade exonuclease 3'-5'
Platinum® Taq DNA Polimerase	• Hotstart • Alta especificidade • Diminui dímero de primers • Maior sensibilidade
AmpliTaq Gold	• Amplicons ricos em AT ou GC • Diminui dímero de primers • Amplicons "difíceis" para sequenciamento
Platinum® Taq High Fidelity	• Amplicons > 10 kb • Alto rendimento

A fim de eliminar estruturas secundárias e garantir a desnaturação total das fitas de DNA, o ideal é acrescentar uma incubação de até 5 minutos a 95°C, antes do primeiro ciclo de amplificação. Além disso, ao término dos ciclos, a reação deve ser mantida por mais 5 a 10 minutos a 72°C, para que a Taq DNA polimerase complete os trechos de DNA que possam ter ficado inacabados durante a ciclagem.

O processo envolvendo os três passos da reação de PCR é repetido várias vezes, (25-40 ciclos) e o DNA sintetizado em uma ciclagem pode servir de molde na próxima ciclagem de síntese de DNA. No mix da reação, há muitas cópias dos primers e muitas moléculas de Taq DNA polimerase flutuando, e o número de moléculas de DNA dobra a cada rodada do ciclo. Em teoria, a cada 25 ciclos de amplificação seguidos, a concentração de DNA aumenta 225 vezes. O padrão de crescimento exponencial é mostrado na Figura 33.3B.

Como descrito anteriormente, as etapas da reação de PCR são realizadas em ciclos de temperatura. O controle da temperatura automático é decorrente da utilização de equipamentos que permite a programação da ciclagem de amplificação desejada, os Termocicladores. O primeiro termociclador automático foi desenvolvido em 1989, e que tinha como princípio o aquecimento dos blocos por resistência elétrica e o resfriamento através de ventoinhas e tubulações, preenchidas por etileno glicol. Porém, em meados nos anos 90, uma nova tecnologia denominada Padrão Peltier foi adicionada, e os termocicladores passaram a ter o aquecimento do bloco por liga metálica que aquece ou resfria conforme o sentido da corrente elétrica aplicada.

A visualização do resultado, ou seja, do produto amplificado pela técnica de PCR é realizada por eletroforese em gel de agarose ou poliacrilamida, conforme descrito anteriormente. (Figura 33.4). É importante lembrar que é necessário adicionar simultaneamente no gel um marcador de peso molecular para ajudar a determinar o tamanho do produto amplificado.

Diversas são as aplicações para a técnica de PCR, dentre elas: análise de expressão gênica, análise de expressão global, análise de variantes: SSCP, RFLP, HRM; Sequenciamento: Sanger, RNASeq, Metiloma, etc; Clonagem; detecção da presença de patógenos; medicina forense; análises de microssatélites; detecção de presença

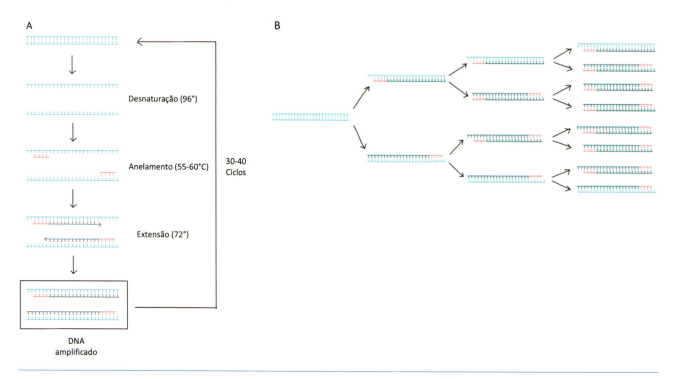

Figura 33.3 • **A.** Etapas da técnica de PCR – para se iniciar um ciclo de reação de PCR é necessário ter o DNA molde. Com o aumento da temperatura, as fitas são desnaturadas. Os primers anelam-se, de modo que o *prmeirs*senseé complementar a um filamento de uma molécula de DNA, e o primer antisenseé complementar ao outro filamento da molécula de. A DNA polimerase é então utilizada para sintetizar duas moléculas do novo DNA, contendo a sequência alvo de interesse. **B.** Ciclos repetidos de desnaturação pelo calor, hibridização dos primers e síntese de DNA resultam em uma amplificação exponencial (2, 4, 8, 16, 32 ... cópias) da sequência do DNA alvo. Em poucas horas é possível criar muitos bilhões de cópias de uma única molécula inicial do DNA.

Técnicas de Biologia Molecular Aplicadas à Pesquisa Oncológica

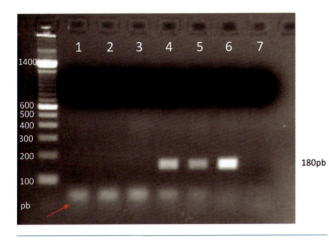

Figura 33.4 • Análise do resultado da amplificação dos fragmentos de DNA através da técnica de PCR. Gel de Agarose 2% corado com brometo de etídio. As bandas correspondem a um fragmento específico de 180pb. 1–3: amostras não amplificadas; 4-5: amostras amplificada com menor rendimento, 6: amostra com amplificação satisfatória; 7: controle negativo. A seta indica possível dímero de *primer*.

PCR em Tempo Real (qPCR)

Um avanço importante na técnica de PCR foi o desenvolvimento da metodologia denominada PCR em Tempo Real que possibilitou o acompanhamento da amplificação do DNA durante o processo. Além de ser um método rápido, específico e sensível, é caracterizado por ser quantitativo, permitindo que a amplificação e a detecção do DNA ocorram simultaneamente, sendo o resultado visualizado em tempo real durante a amplificação de sequência de interesse.

Este método depende do acoplamento de um fluoróforo ao DNA alvo, onde, um sinal fluorescente é gerado e é diretamente proporcional à quantidade de DNA alvo amplificado, permitindo a quantificação precisa de uma sequência de interesse. Dentre os corantes mais utilizados e aplicados nesta técnica, destaca-se o Sybr Green (agente ligante de dupla fita de DNA) e os ensaios de TaqMan (sondas fluorescentes específicas de sequência que se ligam apenas a um alvo específico). As metodologias de Sybr Green e TaqMan serão discutidas nos tópicos posteriores deste capítulo.

de mutações em oncologia, etc. Além disso, a PCR tem uma variação de tipos e aplicações, como por exemplo: Multiplex PCR, Nested PCR, PCR Competitiva, Touchdown PCR, (Tabela 33.6) e a PCR em Tempo Real, discutida nos próximos tópicos.

A oncologia tem focado na busca por tratamentos personalizados, e desta forma, o uso de ferramentas inovadoras possibilitam customizar o diagnóstico e tratamento do câncer. A PCR Digital (dd-PCR) é uma

Tabela 33.6 • Tipos de PCR e suas principais características

Tipos de PCR	Característica
Multiplex PCR	Mais de um segmento genômico é amplificado numa única reação, cada um com seu par de primers específico. Esta vantagem pode simplificar alguns experimentos, pois vários marcadores genômicos são analisados simultaneamente.
Nested PCR	O produto da amplificação é utilizado como DNA Molde na segunda amplificação. No final das duas etapas, obtém-se um produto menor que o da primeira amplificação. Este tipo de reação tem como vantagem o ganho em especificidade e eficiência, uma vez que o DNA molde da 2ª amplificação está em concentrações altíssimas, e os *primers* da segunda etapa têm menos chances de anelamento em sequencias inespecíficas, dada a redução do tamanho do molde.
PCR competitiva	Além do DNA molde, é adicionado à reação um outro trecho de DNA, de sequência, tamanho e concentração conhecidos (controle), cujas extremidades são complementares também aos *primers* que irão amplificar a sequência alvo. O resultado é a amplificação de dois trechos de DNA: a de interesse e a controle. Esta última, levando-se em conta a quantidade inicial e dados sobre a eficácia da reação serve de padrão para a quantificação do DNA alvo. Em resumo, se conhecemos a quantidade final do fragmento controle e as condições da reação, podemos dizer o quanto de DNA-alvo foi amplificado.
Touchdown PCR	A temperatura do primer de anelamento é inicialmente definida entre 5°C e 10°C acima da temperatura de *melting* calculada dos *primers*. Este método é utilizado para diminuir o anelamento inespecífico dos *primers*. A utilização desta técnica é essencial quando a sequência do primer pode não corresponder a do alvo, a sequência dos *primer* foi desenhada manualmente, o alvo apresentar isoforma, ou quando o alvo é de uma espécie diferente daquela usada para desenhar o *primer*.

inovação da técnica de PCR em Tempo Real, e difere principalmente na sensibilidade e especificidade do produto amplificado. A dd-PCR permite a análise dos fragmentos de DNA a partir do particionamento da amostra, ou seja, as amostras são separadas em milhares de partições e cada uma das partes contém idealmente uma, ou no máximo, algumas moléculas de DNA molde, e cada uma das partes comporta-se como uma PCR individual. Semelhante ao qPCR, a dd-PCR utiliza sondas fluorescentes para identificação do produto amplificado, e as amostras são consideradas positivas (1, fluorescentes) e negativas (0, não fluorescentes). Este tipo de ensaio é utilizado na identificação de mutações genéticas raras; biópsias líquidas; análise de células isoladas - *Single cell*; análise de CNVs.

Linha do tempo dos principais acontecimentos e a evolução das técnicas de PCR e PCR em Tempo Real:

- 1983 – Criação da técnica por Kary Mullis.
- 1985 – Apresentação da pesquisa à comunidade científica e publicação na revista Science
- 1986 – Descoberta da Taq DNA polimerase
- 1987 – Desenvolvimento do Termociclador
- 1992 – Primeiro teste diagnóstico desenvolvido para HIV
- 1993 – Kary Mullis recebe o Prêmio Nobel de Química.
- 2003 – Desenvolvimento da PCR em Tempo Real

Microarray (Micro-arranjos) – CGH *array* e SNP *array*

O CGH (hibridização genômica comparativa – comparative genomic hybridization), foi descrito primeiramente por Kallioniemi em 1992, como uma ferramenta de citogenética molecular utilizada para analisar todo o genoma e, principalmente, identificar alterações no número de cópias do DNA (duplicações e deleções), em material proveniente de biópsias congeladas ou embebido em parafina.

O princípio da técnica é a utilização de cromossomos metafásicos como alvo, sendo o primeiro array produzido para detectar e mapear mudanças no número de cópias em sequências alvo do genoma. A tecnologia de CGH compara o DNA teste com o DNA controle. Ambos DNAs são marcados com fluorocromos distintos e hibridados simultaneamente, na mesma lâmina. Os casos com duplicação terão maior sinal de fluorescência, ao passo que os que apresentam deleção, terão fluorescência menor em relação ao DNA controle. Esta técnica permite uma triagem do genoma completo, de regiões de interesse, incluindo regiões subterrâneas e detectando as alterações em um único ensaio.

O CGH-array, vem sendo bastante aplicado em oncologia e basicamente segue o mesmo princípio da técnica de CGH, com a diferença de a hibridização ocorrer em microarranjos de sondas de oligonucleotídeos de 50pb a 60pb com mapeamento conhecido, propiciando um maior poder de resolução, permitindo a detecção de alterações de até uma cópia do DNA. A introdução deste método permite identificar as alterações de número de cópias de DNA que estão presentes nos tumores humanos. Os CGH-array tem auxiliado na detecção de alterações frequentes em locais específicos nos cromossomos, indicando a presença de genes que são funcionalmente importantes na carcinogênese. A identificação dessas alterações permite a caracterização de novas vias oncogênicas e levam ao descobrimento de novos alvos terapêuticos de prognóstico e resposta à terapia (Figura 33.5).

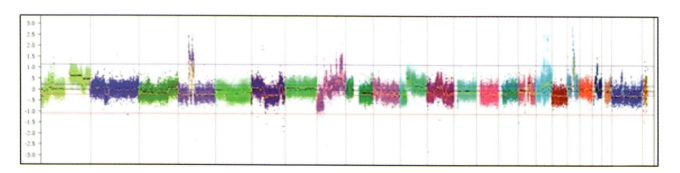

Figura 33.5 ● Representação de CNV pela técnica de CGH *array*. O eixo X representa a intensidade de fluorescência normalizada log2 Cy3/Cy5. O eixo Y representa os cromossomos. A instabilidade genética pode ser evidenciada pela dispersão dos pontos observados ao longo de cada cromossomo.

O SNP array é uma importante ferramenta para a detecção de desequilíbrios genômicos. Esta tecnologia foi desenvolvida no final dos anos 90, e permite avaliar não somente a variação no número de cópias, mas também a informação genotípica em múltiplos loci polimórficos em todo o genoma. Desta forma, o SNP array não depende da ligação competitiva do DNA controle, como na técnica de CGH-array, mas de possíveis polimorfismos presentes diretamente no DNA teste.

A técnica de SNP array em oncologia permite a detecção de perda de heterozigose em células tumorais (resultado da exclusão de uma região de um cromossomo ou de um cromossomo inteiro), e identificação da perda funcional de genes supressores tumorais, mesmo em casos sem deleções cromossômicas ou ganho de regiões contendo potenciais oncogenes. Assim, a tecnologia de SNP array nos fornece uma análise global de alterações de número de cópias de DNA em cânceres humanos, enquanto revela importante perda de heterozigosidade devido a dissomia uniparental, e que seria totalmente perdida pela análise citogenética convencional ou CGH- array.

SEQUENCIAMENTO

A história de sequenciamento começou a ser moldada desde a descoberta da estrutura e das bases que compõem a molécula de DNA. Em 1953, Watson e Crick deduzem a forma do DNA e de lá para cá o conhecimento foi avançando cada vez mais rápido, atravessando desafios como a manipulação de moléculas de DNA recombinante, desenvolvimento e aprimoramento de tecnologias de sequenciamento, passando pelo ousado projeto do genoma e chegando no Sequenciamento de Nova Geração (NGS - Next Generation Sequencing em 2004/2005 (Figura 33.6).

A utilização de métodos bioquímicos para decifrar a ordem das bases no DNA ganhou força com o método de Sanger em 1977, inicialmente de forma manual utilizando radioisótopos e posteriormente, automatizada aumentando o volume de geração de dados. Essa metodologia se baseia na utilização de nucleotídeo modificado, o dideoxinucleotídeo (ddNTP), o qual não possui o grupamento OH na posição 3'. Dessa forma, assim que adicionado na cadeia de DNA nascente, ele interrompe a síntese de DNA, denominando essa abordagem de sequenciamento por término de cadeia. Inicialmente, eram necessárias 4 reações de sequenciamento com o mesmo molde de DNA, sendo que em cada reação se utilizava o ddATP, ddCTP, ddGTP ou ddTTP marcado com P32. Após eletroforese, a leitura do sequenciamento se dava pela exposição de um filme de raio X ao gel e o sinal impregnado era lido manualmente. Com o melhoramento tecnológico, os ddNTP passaram a ser

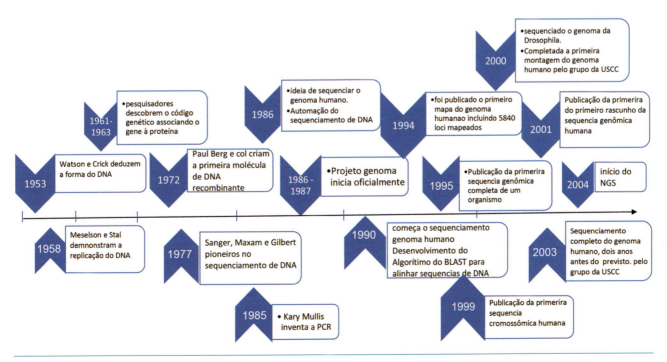

Figura 33.6 • Linha do tempo da história do surgimento do sequenciamento de nova geração (NGS) desde a dedução da estrutura do DNA.

marcados com fluoróforos e a leitura das sequências passou a ser automatizada utilizando um laser para excitar esses fluoróforos e uma célula fotoelétrica para captura do sinal. Com o tempo essa tecnologia evoluiu de grandes placas de gel de poliacrilamida para eletroforese capilar em plataformas de sequenciamento mais robustas.

Esse método é chamado de Sequenciamento de 1ª geração e revolucionou para sempre a tecnologia de sequenciamento de DNA, sendo esse o método adotado no sequenciamento do Projeto Genoma Humano, nos anos 2000. Atualmente, esse método ainda é o padrão ouro de sequenciamento sendo muito utilizado para diversas abordagens, e permite sequenciar até 800pb de uma determinada região alvo por reação. Em oncologia, esse método é muito utilizado para investigar a presença de mutações pontuais e auxiliar na conduta clínica. Mutações em alguns genes já estão bem estabelecidos na rotina oncológica, como nos códons 12, 13 (exon 2), códon 61 (exon 3) e códon 146 (exon 4) no gene *NRAS* em tumores de pulmão, colorretal e melanoma; gene *BRAF*, o qual cerca de 50% dos melanomas abrigam mutações ativadoras; além de 10% do carcinoma colorretal metastático apresentar a mutação V600E; mutações no gene EGFR, nos códons 18, 19, 20 e 21, frequentemente encontradas em tumores de pulmão; p53 em diferentes tipos tumorais, PIK3CA em câncer de mama, entre outras. Embora o volume de dados tenha aumentado com o desenvolvimento de plataformas que podem ser alimentadas com várias placas simultaneamente, esse tipo de abordagem permite análise de um fragmento por reação.

O NGS entra na história com a tecnologia chamada de 2ª geração, trazendo novidades como a possibilidade de obter milhões de sequências simultaneamente em uma única reação em tempos mais curtos. O vocabulário ganha novos termos: os fragmentos gerados são chamados de *reads*; a qualidade do sequenciamento é medida em porcentagem de *cobertura horizontal e profundidade de leitura*. A tecnologia deixa de envolver eletroforese e o sequenciamento passa a ocorrer em tempo real em protocolos denominados *sequenciamento por síntese* (SBS – *sequencing by synthesis*) ou *sequenciamento por ligação* (SBL – *sequencing by ligation*). Nessa abordagem, a amplificação das bibliotecas ocorre como *amplificação clonal*, e na 3ª geração ocorre o sequenciamento de molécula única (SMRT – *single molecule real time sequencing*). Para conhecer um pouco sobre o NGS de 4ª geração (Boxe 1).

BOXE 1 – NGS 4ª GERAÇÃO

O NGS de *reads* curtas viabilizado pela tecnologia de 2ª e 3ª geração aumentou o volume de dados e abriu diversas possibilidades de análise de genomas, sequenciamento *de novo*, análises epigenética, análises de expressão gênica reduzindo o tempo e o custo de obtenção de dados. O NGS de 4ª geração surgiu rompendo as barreiras das *reads* curtas, permitindo agora o sequenciamento de longos fragmentos de DNA, chegando a atingir até 1 megabase. Enquanto as metodologias até então utilizam a síntese de DNA como ferramenta de sequenciamento, a nova geração detecta os nucleotídeos diretamente enquanto uma das fitas de DNA atravessa um nanoporo de proteína em uma membrana. A alteração na corrente iônica provocada pelo nucleotídeo ao passar pelo poro é detectada por sensores em tempo real. Uma vez que os fragmentos de leitura são longos, torna-se possível a determinação de regiões genômicas contendo longas repetições, além de caracterização de alterações estruturais que são um desafio para as *reads* curtas.

A química utilizada nos diferentes protocolos também foi modificada. Alguns métodos baseiam-se na excitação das bases marcadas com fluoróforos diferentes, e a chamada de base (*base calling*) é realizada por softwares que convertem a fluorescência emitida na base correspondente. Outros métodos se baseiam na tecnologia de semicondutores que medem a variação de pH do meio, sempre que ocorre a incorporação de base e liberação de H +, e o software acoplado faz a chamada de base de acordo com essa variação de pH. Temos ainda a tecnologia de pirosequenciamento, que foi a tecnologia que abriu as portas para o NGS: nessa metodologia, através de uma série de reações enzimáticas, a liberação de pirofosfato decorrente da incorporação de uma nova base durante a síntese do DNA é convertida em sinal de luz. Dessa forma, a chamada de base é realizada através da captura desse sinal de luz convertida em pico.

O NGS viabilizou a realização de várias abordagens em tempos mais curtos e com menores custos quando comparados ao sequenciamento de 1ª geração. Dessa forma, sequenciamento de genoma completo (*WGS – Whole Genome Sequencing*), o sequenciamento de exoma completo (*WES – Whole Exome Sequencing*), os *painéis gênicos* (*target sequencing*), sequenciamento de RNA

(*RNA-Seq*) e o sequenciamento após imunoprecipitação de cromatina (*ChiP-seq – Chromatin immunoprecipitation followed by sequencing*) tornaram-se protocolos mais factíveis.

Na oncologia clínica, os painéis gênicos permitem avaliar em uma única reação o perfil de mutação de um conjunto de genes associados a diferentes síndromes hereditárias. Além disso, na pesquisa oncológica, o RNA-seq permite comparar o perfil de expressão gênica entre amostras de tumor em diferentes estádios, entre amostras de tecido normal e tumoral, entre amostras de tumor em diferentes estágios de diferenciação, entre outras tantas possibilidades. A obtenção desses dados auxilia a conduta clínica, como a escolha de terapêutica mais apropriada e permite um segmento diferenciado do paciente. Na ciência básica, ajudam a desvendar a tumorigênese, diferenciar subgrupos específicos de tumores, identificar possíveis novos alvos terapêuticos.

O NGS envolve diferentes etapas, todas de igual importância e com impacto na qualidade do tipo de dado final obtido: 1) escolha da amostra biológica, 2) preparo da *biblioteca*, 3) amplificação da biblioteca, 4) sequenciamento e 5) análise dos dados. A primeira delas é a identificação da amostra biológica e obtenção da molécula alvo de interesse. Essa etapa impacta diretamente na escolha da melhor abordagem de NGS, visto que a escassez (por exemplo, célula tumoral circulante, biópsia de linfonodos, entre outros) ou grau de fragmentação da molécula alvo (DNA obtido de tecido FFPE, por exemplo) interfere na metodologia de preparo de biblioteca. Existem protocolos específicos para cada tipo de amostra biológica visando não só a qualidade da molécula extraída, como também a otimização da quantidade obtida.

Existem dois procedimentos para o preparo das bibliotecas de NGS: enriquecimento por amplicon e por captura. A primeira abordagem é a menos trabalhosa. Nela as regiões de interesse são selecionadas já no início do preparo da biblioteca através de uma PCR multiplex utilizando diferentes conjuntos de primers para as regiões alvo. Na etapa seguinte, o preparo da biblioteca é concluído com a ligação de adaptadores aos amplicons gerados. Essa metodologia é bastante vantajosa para pequenas quantidades de DNA, entretanto requer que a eficiência de amplificação dos diferentes conjuntos de primers seja uniforme. O enriquecimento por captura envolve múltiplas etapas começando pela *fragmentação do DNA* seja por método enzimático, utilizando *transposases* por exemplo, ou por método mecânico por ultrassom. Após, todos os fragmentos são ligados aos adaptadores, e a seleção dos alvos é feita pela utilização de *sondas biotiniladas*, e os fragmentos são capturados por beads magnéticas de estreptavidina. Esse protocolo necessita de um maior *input* de DNA, mas a cobertura da região de interesse é mais uniforme (Figura 33.7).

Para a terceira etapa de amplificação das bibliotecas, entram em cena os adaptadores ligados aos fragmentos de DNA na etapa anterior. Esses adaptadores são sequências de DNA que contém sítio de ligação a *primers* universais e sequência de bases únicas para identificação das amostras. Nessa etapa, a *amplificação clonal* é realizada utilizando os *primers* universais, formando *clusters* de fragmentos idênticos. Os protocolos de amplificação variam de acordo com a tecnologia utilizada em cada kit de preparo de biblioteca, podendo ser por PCR em emulsão ou em superfície sólida, por exemplo. Por fim, os clones de DNA são utilizados como molde na reação de sequenciamento que é realizada em ciclos e lida em tempo real de acordo com a abordagem tecnológica utilizada conforme descrito anteriormente.

A análise de dados é um caso à parte e existe literatura bastante específica a esse respeito, e não será o foco deste capítulo. De forma ampla, para essa etapa é preciso lançar mão de protocolos de bioinformática para trimar os adaptadores e realizar o alinhamento das *reads* em relação à sequência referência. A partir desse ponto, é possível realizar a chamada de variantes para análise das alterações presentes na amostra de estudo. Para obter uma maior acuidade na análise dos dados é importante ter alta cobertura horizontal e profundidade de cobertura (Figura 33.8).

MLPA

A instabilidade genética é uma das características que acompanha a tumorigênese. Além da citogenética, as análises de genética molecular também permitem avaliar ganhos e perdas de conteúdo genético. Mesmo diante da grande variedade de protocolos para preparo de bibliotecas e de *pipelines* de análise de sequenciamento, a avaliação de variação no número de cópias (CNV – *copy number variation*) ainda é um desafio para o NGS. O sequenciamento tipo Sanger não tem sensibilidade para detectar determinadas perdas ou ganhos de DNA devido ao tamanho do fragmento envolvido. Dessa forma, uma das técnicas ideais para análise de CNV, seja de cromossomos completos ou de um único exon, associados a doenças é a "amplificação de múltiplas sondas dependentes de ligação", o MLPA (*Multiplex Ligation-Dependent Probe Amplification*).

ONCOLOGIA – DA MOLÉCULA A CLÍNICA

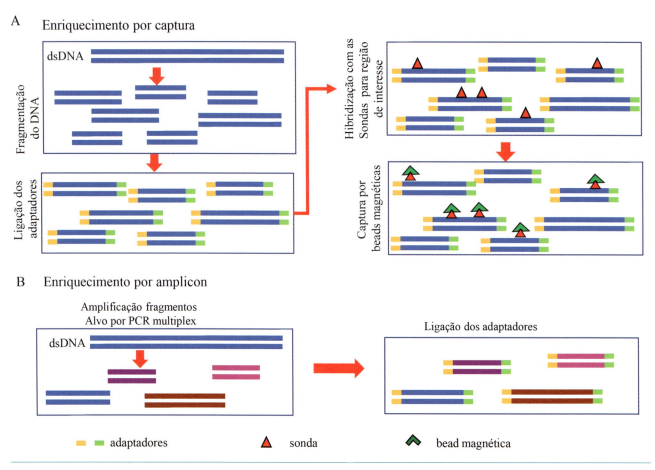

Figura 33.7 • Modelo esquemático de protocolo de preparo de biblioteca. O preparo de biblioteca envolve múltiplas etapas. Para o enriquecimento por captura o DNA alvo é fragmentado e cada extremidade dos fragmentos é ligada a sequências adaptadoras. A seleção dos fragmentos de interesse é feita por hibridação de sondas biotiniladas específicas e os fragmentos são recuperados por beads magnéticas. Para enriquecimento por amplicon, é realizada uma PCR multiplex com pares de primers específicos para as regiões de interesse, e as extremidades dos amplicons são unidas aos adaptadores.

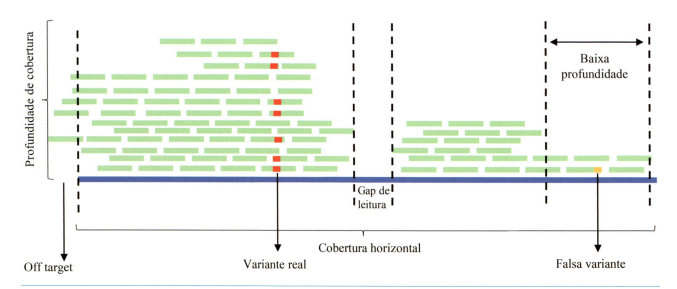

Figura 33.8 • Representação esquemática de cobertura em NGS. Variante real: variante observada em diferentes *reads* em uma região com boa profundidade de cobertura; falsa variante: variante observada em poucas *reads* em região com pouca profundidade de cobertura; gap de leitura: ausência de *reads* alinhando em parte da sequência referência (▬); off target: *reads* que alinham fora da sequência referência.

Resumidamente, o DNA genômico obtido das células tumorais (detecção de CNV somática) ou do sangue (detecção de CNV germinativa, exceto para linfomas e leucemias) é desnaturado e hibridado com uma mistura de sondas específicas para o gene ou região alvo. Cada sonda é dividida em duas porções que se ligam em regiões contíguas do DNA na região de interesse. Além da região que se liga ao alvo, cada porção da sonda possui uma extensão de bases de reconhecimento do *primer* universal, permitindo, dessa forma, a amplificação simultânea de todas as sondas. Assim, as sondas cujas duas porções hibridizam ao alvo, são unidas por uma reação de ligação e, amplificadas por PCR multi-template utilizando o par de primers universal marcado com fluoróforo (Figura 33.9). Os amplicons de PCR marcados por fluorescência são separados por eletroforese capilar. A identificação dos fragmentos se dá pela diferença de tamanho conferida pela sequência *stuffer* inserida em uma das porções de cada sonda. A análise dos diferentes fragmentos gerados se dá através da análise dos picos resultantes e a comparação entre a amostra de interesse com a amostra referência permite a quantificação relativa do número de cópias do alvo. Se houver perda de algum fragmento da região alvo, e apenas uma ou nenhuma das porções da sonda se ligar ao DNA, não ocorrerá amplificação acarretando alteração no padrão de fragmentos observado.

Existe uma variedade de ensaios de MLPA para genes já associados a diferentes tipos de câncer. Além disso, a análise de alteração no número de cópia é um exame complementar ao analisar alterações em genes de alta penetrância associadas a diferentes síndromes hereditárias de câncer. Entre eles temos, *BRCA1* e *BRCA2* em Síndrome do Câncer de Mama e Ovário hereditário; *TP53* na Síndrome de Li-Fraumeni; e genes de reparo do DNA como *MLH1*, *MSH2* e *MSH6* em Síndrome de Lynch (ver Capítulo 20).

Na Tabela 33.7 estão resumidas algumas vantagens e desvantagens das diferentes abordagens disponíveis para detecção de instabilidade genética.

GENOTIPAGEM

A diversidade ou *variabilidade genética* presente na população, ocorre como resultado de polimorfismos como mudança de único nucleotídeo (SNP – *single nucleotide polymorphisms*), variação no número de repetições em tandem (VNTR – *Variable Number of Tandem Repeats*),

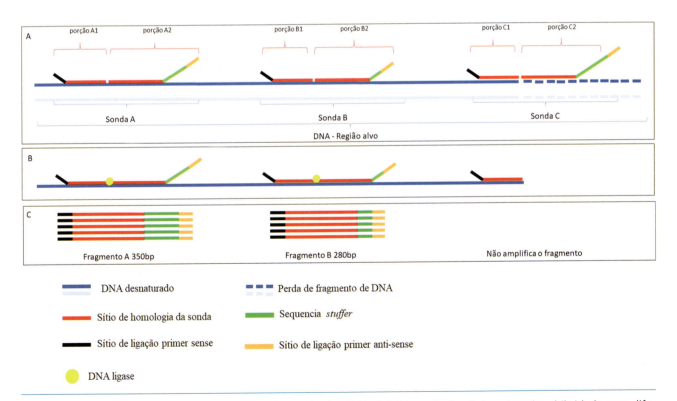

Figura 33.9 ● Modelo esquemático das etapas do ensaio de MLPA. O DNA genômico é desnaturado e hibridado com diferentes sondas específicas à região alvo. Cada porção da sonda pareia à sequência alvo e depois são unidas após uma reação de ligase. Em seguida, os diferentes fragmentos são amplificados com par de primer universal fluorecinados, e analisados por eletroforese capilar.

Tabela 33.7 • Comparação entre as diferentes técnicas utilizadas para detecção de instabilidade genética

Método	Vantagens	Desvantagens
MLPA	• Detecta pequenos rearranjos até 60 alvos • High throughput	• Não detecta perdas neutras de heterozigose (cnLOH) • Interferência de mosaicismo, heterogeneidade tumoral ou contaminantes de células normais
FISH	• Detecta rearranjos balanceados, mosaicismo e heterogeneidade tumoral • Pode quantificar copias múltiplas	• Não detecta perdas neutras de heterozigose • Não detecta pequenos rearranjos (deleções <100kb ou duplicações >500Kb) • Número limitado de alvos e throughput
Southern blot	• Detecta pequenos rearranjos e mosaicismo	• Não detecta perdas neutras de heterozigose • Não é quantitativo • Trabalhoso e demorado • Número limitado de alvos e throughput
CGH array	• Detecta rearranjos bem pequenos • Pode sondar o genoma inteiro	• Não detecta perdas neutras de heterozigose • Baixo throughput
SNP array	• Detecta rearranjos bem pequenos • Pode sondar o genoma inteiro	• Não detecta pequenos rearranjos (deleções ou duplicações <100kb) • Baixo throughput

Fonte: traduzida de Stuppia et al, 2012.

pequenas repetições em tandem (STR – *Short Tandem Repeats*), ou ainda de variações estruturais como inserções ou deleções, inversões, duplicações, translocações ou CNVs. Essas alterações ocorrem durante o processo de replicação do DNA e são incorporadas por falha nos mecanismos de reparo do DNA. Há tempos a presença dessas alterações, que ocorrem ao acaso, tem sido alvo de estudos de associação na busca de variantes que possam estar relacionadas a predisposição a doenças ou ainda que possam ser utilizadas na farmacogenômica, seja visando a medicina personalizada ou reduzindo efeitos adversos a tratamentos medicamentosos.

Existem dois tipos de abordagem em genotipagem: em larga escala ou gene(s) candidato(s). São diversos os protocolos para genotipagem em larga escala e três deles, CGH-array, SNP-array e NGS, já foram introduzidos anteriormente. Um outro método de genotipagem em larga escala é a genotipagem por sequenciamento (GBS – *genotyping by sequencing*), um processo que combina a fragmentação do DNA por uma ou mais enzimas de restrição e o NGS. A escolha de enzima é importante pois a clivagem do DNA limita o conteúdo do genoma que será sequenciado, quanto mais fragmentos forem gerados mais regiões informativas serão genotipadas, entretanto pode ocorrer perda de cobertura por região. Após a clivagem, as etapas seguintes são as descritas anteriormente onde os fragmentos são ligados a adaptadores, amplificados e sequenciados.

São diversas as abordagens de genotipagem para gene candidato. A seguir estão descritas algumas delas.

PCR-RFLP (*Polymerase Chain Reaction – Restriction Fragment length Polymorphism*)

Esse protocolo é realizado em duas etapas: primeiro a região de interesse é amplificada por PCR utilizando pares de *primers* que flanqueiam um fragmento de DNA que contém a variante de estudo, e depois o produto da PCR é clivado por enzima de restrição gerando fragmentos de tamanho conhecido. As enzimas de restrição são obtidas de bactérias, onde exercem função de defesa contra infecção viral. Cada enzima de restrição reconhece uma sequência de bases específica, chamada de sítio de restrição e clivar fragmentos de DNA dupla fita. A enzima de restrição EcoRI, por exemplo, reconhece a sequência de bases GAATTC e cliva o DNA entre as bases G e A. Se ocorrer a troca de qualquer uma das 6 bases dessa sequência, a enzima deixa de reconhecer a região e consequentemente não irá cortar o DNA. A Figura 33.10 representa as etapas da técnica após obtenção do amplicon contendo a variante de interesse. Essa é uma metodologia bastante eficaz e todas as etapas de análise, pós PCR e pós-clivagem, podem ser realizadas em gel de agarose ou poliacrilamida. Entretanto, o tempo e a manipulação para obtenção do resultado são mais longos. Além disso, é imprescindível a identificação de uma enzima de restrição que reconheça a sequência de bases que contenham a variante de estudo, o que pode se tornar um obstáculo para a execução da PCR-RFLP.

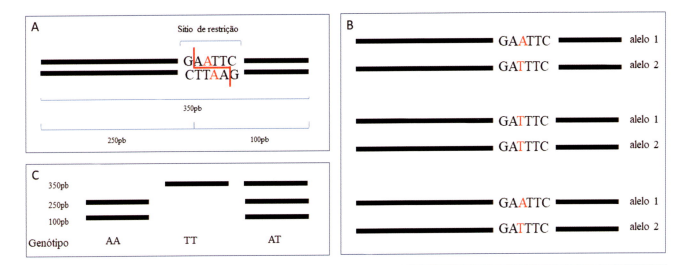

Figura 33.10 ● Esquema representativo das etapas da técnica de PCR-RFLP. **A.** Fragmento de PCR hipotético (DNA dupla fita) de 350pb contento a variante de interesse. As bases representam sítio de restrição reconhecido pela enzima EcoRI que cliva o DNA entre as bases G e A, gerando dois fragmentos menores de 250pb e 100pb. **B.** Representação das possíveis combinações dos alelos para a variante A>T (AA, AT, TT), acarretando a perda do sítio de restrição da enzima EcoRI. **C.** Esquema representativo dos fragmentos gerados após a digestão do produto de PCR pela enzima de restrição. O amplicon que contém o alelo selvagem A em homozigose (genótipo AA), mantém o sítio de restrição e ambos os alelos são clivados gerando os dois fragmentos menores (250pb e 100pb). O amplicon que contém o alelo variante T em homozigose (genótipo TT) perde o sítio de restrição da enzima e não é clivado, mantendo o fragmento original de 350pb. O amplicon heterozigoto (genótipo AT), apresenta os fragmentos após a clivagem.

PCR em tempo real

A genotipagem por PCR em tempo real é realizada por ensaios TaqMan™ o qual utiliza uma sonda específica para cada alelo, uma marcada com fluorocromo FAM e outra com VIC, além do par de *primers* para amplificar a região alvo. Os detalhes do ensaio TaqMan™ estão descritos mais adiante no item de análise de RNA. Esse experimento é realizado em uma plataforma de PCR em Tempo Real e o software de análise converte o sinal de cada fluorescência capturada em um gráfico de discriminação alélica conforme observado na Figura 33.11. Embora seja realizado nessa plataforma, a análise é *endpoint*, ou seja, o resultado é o produto final da amplificação. A especificidade da sonda e a fluorescência emitida garante a clusterização dos genótipos.

HRM (*High Resolution Melting*)

O princípio da genotipagem por HRM está na diferença da temperatura de dissociação (Tm – temperatura de *melting*) que existe entre os amplicons contendo os diferentes alelos. A Tm é a temperatura em que metade do amplicon está desnaturada, e a troca de uma base é suficiente para alterar a Tm. Essa detecção *endpoint* também ocorre em uma plataforma de PCR em tempo real, mas, diferente do ensaio TaqMan™, esse protocolo utiliza apenas um par de primers para amplificar a região de interesse e um fluorocromo intercalante de DNA dupla fita que é incorporado e floresce durante os ciclos de amplificação. O princípio da emissão e captura da fluorescência por esse método está descrito mais adiante.

Após o término da PCR, os amplicons são submetidos à elevação gradual da temperatura, a queda na emissão de fluorescência durante a desnaturação da dupla fita de DNA é capturada e convertida em um gráfico de dissociação conforme a Figura 33.12.

ENSAIOS COM RNA

Reação de Transcrição Reversa (RT)

Como visto anteriormente, o uso do DNA genômico como material de partida para amplificação por PCR fornece informações valiosas, mas não pode indicar se o gene detectado é realmente expresso em uma determinada célula ou tecido, e não nos permite comparar mudanças na expressão gênica entre diferentes condições. Para atingir esses objetivos, inicialmente é necessário converter o RNA em uma molécula de DNA. Este método é referido como reação de transcrição reversa (RT, do inglês reverse transcription) onde o RNA

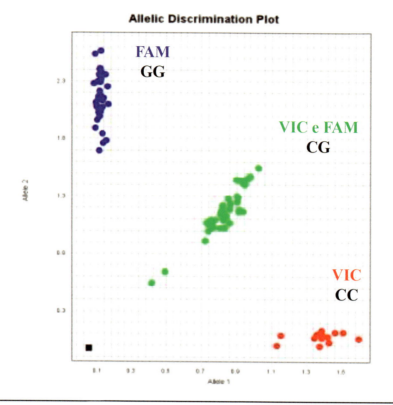

Ensaio TaqMan®	Sondas fluorescentes [alelo C (VIC)/ alelo G (FAM)]
C__8311614_10	CGCGCGGGCGTGCGAGCAGCGAAAG[C/G]GACAGGGGCAAAGTGAGTGACCTGC

Figura 33.11 ● Gráfico de discriminação alélica para os polimorfismos rs2010963 do gene *VEGFA*. Para esse ensaio TaqMan a sonda para o alelo C está marcada com fluorescência VIC e para o alelo G, com fluorescência FAM. O gráfico representa os grupos (clusters) de cada genótipo. Azul – amostras homozigotas para o alelo G (genótipo GG), vermelho amostras homozigotas para o alelo C (genótipo CC), verde – amostras heterozigotas (genótipo CG).

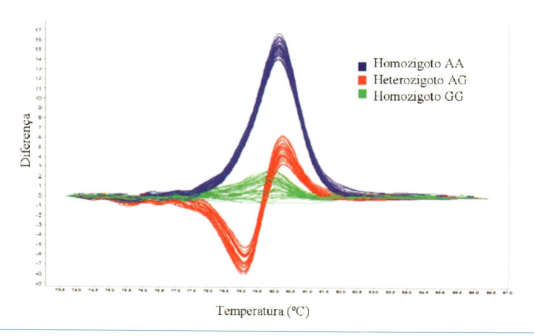

Figura 33.12 ● Curva de dissociação para discriminação alélica pela técnica de HRM. Caracterização dos genótipos de um determinado polimorfismo (AA, AG, GG) evidenciado pela diferença na temperatura de dissociação (Tm) dos fragmentos. Fonte: imagem extraída de Fundamentos de Oncologia Molecular. 1 ed. São Paulo: Atheneu, 2015, pág. 478.

por ação enzimática dá origem ao DNA complementar (cDNA) *in vitro* antes da amplificação por PCR. A Transcriptase Reversa, enzima descrita inicialmente em trabalhos distintos com retrovírus por Howard Temin e David Baltimore em 1970, é uma DNA polimerase dependente de RNA como molde.

A sigla RT-PCR se refere a reação de transcrição reversa seguida da reação em cadeia da polimerase, entretanto muitas vezes é utilizada para descrever a PCR quantitativa em tempo real (sigla do inglês real time-PCR), porém essa última deve ser abreviada como PCR quantitativo (qPCR) para se evitar a confusão. Em câncer na maioria dos estudos que utilizam o cDNA tem interesse na determinação quantitativa da expressão gênica, mas não devemos esquecer que podemos usar o mesmo cDNA para simples determinação ser um determinado gene alvo é expresso ou não, por exemplo presença do HPV ou EVB em nos carcinomas cervicais ou de nasofaringe, respectivamente, usando para isso uma PCR convencional.

A RT pode ser realizada em uma única etapa, onde o RNA é convertido para cDNA e, em seguida, é amplificado pela DNA polimerase (PCR) em reação única, ou em 2 etapas, onde a transcrição reversa e amplificação ocorrem em reações separadas. A RT-PCR realizada em etapa única pode minimizar a variação experimental porque ambas as reações enzimáticas ocorrem em um único tubo. No entanto, todo RNA usado como molde inicial é consumido em uma única reação, portanto, se a mesma amostra precisa ser testada para diversos alvos ao longo do tempo, o processo em 2 etapas é preferível. A principal desvantagem dessa forma é o aumento da oportunidade de contaminação do cDNA, por isso a estocagem na forma de alíquotas é recomendada para evitar a perda total do material em caso de contaminação, bem como, a degradação do mesmo pelo congelamento e descongelamento sucessivos. Independentemente do método, o nível de cDNA sintetizado é proporcional à quantidade de RNA inicial, portanto, essa técnica pode ser usada para determinar alterações na expressão gênica.

Como na reação de PCR convencional na RT a enzima também precisa de uma sequência de bases iniciadoras (oligonucleotídeo). Três abordagens diferentes podem ser usadas para iniciar reações de cDNA em ensaios realizados em 2 etapas: iniciadores oligo (dT), iniciadores aleatórios ou iniciadores específicos da sequência alvo. Frequentemente, uma mistura de oligo (dT) e primers aleatórios é utilizada. Esses oligonucleotídeos se anelam com a fita de RNA molde e fornecem à transcriptase reversa um ponto de partida para a síntese.

Ao planejar um ensaio RT é importante decidir se o RNA total ou mRNA purificado será utilizado como o molde para a transcrição reversa. O mRNA pode fornecer um pouco mais de sensibilidade, mas o RNA total é frequentemente usado porque tem vantagens importantes sobre o mRNA como material de partida. Primeiro, menos etapas de purificação são necessárias, o que garante uma recuperação mais quantitativa do molde e uma melhor capacidade de normalização dos resultados. Em segundo lugar, ao se evitar quaisquer etapas de enriquecimento de mRNA, evita-se a possibilidade de resultados distorcidos devido a diferentes rendimentos de recuperação para diferentes mRNAs. Tomados em conjunto, o RNA total é mais adequado para uso na maioria dos casos, uma vez que a quantificação relativa dos alvos é mais importante para a maioria das aplicações do que a sensibilidade absoluta de detecção. Outra questão importante é escolher uma transcriptase reversa com alta estabilidade térmica, pois permite que a síntese de cDNA seja realizada em temperaturas mais elevadas, garantindo a transcrição bem-sucedida mesmo de RNAs com altos níveis de estrutura secundária, mantendo sua plena atividade ao longo da reação produzindo maiores rendimentos de cDNA. Na transcrição reversa de RNAs pequenos, por exemplo microRNAs, etapas adicionais são necessárias para adequação do seu tamanho para que seja suficiente para anelamento dos oligonucleotídeos iniciadores e sonda, se necessária.

PCR quantitativo ou PCR em tempo real (qPCR)

A qPCR é uma técnica que entre outras, Northern blotting, Microarray, Ensaio de Proteção à Ribonuclease é amplamente utilizada no estudo da expressão gênica. As características da reação de amplificação não permitem a utilização da PCR convencional para quantificação de alvos nucleicos (DNA ou RNA) presentes na amostra inicial, uma vez que mesmo pequenas diferenças na eficiência da reação de amplificação podem afetar muito o acúmulo final de produtos de PCR. Além das variáveis previsíveis (concentração do alvo, qualidade e concentração de Taq DNA polimerase, dNTPs, $MgCl_2$, primers, comprimento e número do ciclo, temperatura de anelamento, etc.) variáveis imprevisíveis, principalmente ligadas à qualidade do ácido nucléico extraído, também podem afetar a quantificação do material.

Substâncias fluorogênicas

Diferentes substâncias químicas podem ser utilizadas no qPCR, desde corantes que intercalam na fita dupla do amplicon (Sybr Green), oligonucleotídeos que emitem fluorescência (Amplifluor™, Scorpion™ e Flexer™) e as substâncias que são direcionadas de forma específica à região que será amplificada, neste caso denominadas de sondas (TaqMan™, Molecular Beacon) e neste capítulo destacamos o ensaios com do SybrGreen e com o sistema TaqMan.

O corante Sybr Green é capaz de intercalar ao DNA no momento da síntese da fita nascente a cada nova dupla-fita formada ocorrendo assim a emissão da fluorescência. Quando essas fitas são desnaturadas e assumem a forma de simples fita essa emissão cai a níveis basais. As condições da qPCR utilizando o Sybr Green precisam ser extremamente padronizadas de modo que a reação seja específica, ou seja, que haja formação de um único produto, pois esse corante se liga a qualquer formação de dupla fita, incluindo a formação de dímeros de oligos, interferindo assim na quantificação do produto desejado. Essa especificidade é verificada na curva de dissociação (desnaturação) ou curva de *melting,* onde ao final da qPCR uma nova etapa é adicionada e o produto final aquecido à 95°C para permitir a completa dissociação das duplas-fitas de DNA. Em seguida o material sofre resfriamento gradativo a cada 1°C, até que as moléculas de DNA iniciem anelamento base por base ocorrendo então o aumento gradativo da emissão de fluorescência até o completo anelamento das duas fitas do amplicon. O programa então determina a temperatura de *melting,* temperatura na qual há metade das bases de uma sequência pareadas e metade desnaturada, sendo que, essa temperatura é dependente sequência e composição de bases do produto amplificado, garantindo então que produtos distintos apresentam temperaturas de *melting* distintas (Figura 33.13B).

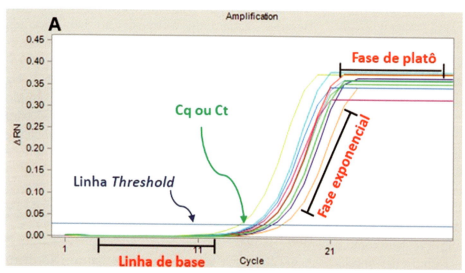

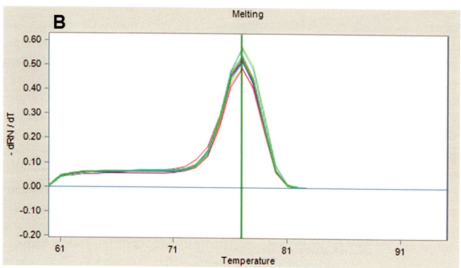

Figura 33.13 • Curvas amplificação obtida pela técnica de qPCR. **A.** Curva de amplificação em escala linear apresentando um formato sigmoide, onde se visualiza uma fase inicial (linha de base) com baixa emissão de fluorescência devida baixa quantidade de amplificação, seguida de uma fase de crescimento exponencial onde a quantidade de produto amplificado dobra a cada ciclo e a fase de platô onde ocorre saturação do produto com esgotamento dos reagentes da reação. O ciclo de *threshold* (Cq ou Ct) é o ciclo onde a fluorescência do produto ultrapassa a fluorescência de base indicada pela linha de threshold. **B.** Curva de dissociação ou de *melting* derivada. O gráfico mostra a curva de dissociação do produto de um transcrito após 40 ciclos de amplificação. O pico mostra a temperatura de *melting* (Tm).

Vantagens

- Pode ser utilizado para monitorar a amplificação de qualquer sequência de DNA dupla-fita.
- Não necessita da presença de sonda acarretando menor custo.

Desvantagens

- Pode gerar sinais falso-positivos, pois liga-se de forma inespecífica a dupla fita de DNA.
- Não permite a reação multiplex.

O princípio TaqMan ™ usa uma sonda de hibridização de oligonucleotídeo não extensível. Essa sonda contém uma substância repórter fluorescente covalentemente ligado à extremidade 5' e um inibidor (quencher) geralmente ligado covalentemente próximo a extremidade 3'. Devido à proximidade do inibidor ao emissor do repórter, a fluorescência do repórter é suprimida, principalmente pela transferência de energia do tipo Förster. Durante o ciclo de PCR, a sonda primeiro hibridiza especificamente com o molde correspondente, e então ele é clivado através da atividade de exonuclease 5 'para 3' de Taq DNA polimerase (Figura 33.14). Essa clivagem resulta em um aumento da emissão de fluorescência do repórter sem afetar a emissão do inibidor. Esta sequência de eventos ocorre a cada ciclo da PCR, sem interferência na reação enzimática e do acúmulo do produto da PCR. Uma vez que a atividade exonuclease da Taq polimerase acontece apenas se a sonda estiver anelada ao cDNA a enzima não é capaz de hidrolisar a sonda quando ela estiver livre em solução, dessa forma, o aumento da fluorescência é proporcional à quantidade de produto específico de PCR. Além disso, a alta sensibilidade da detecção do sinal fluorescente permite a detecção de dos produtos da PCR a partir de pequenas quantidades de cDNA, mesmo após um número limitado de ciclos de PCR. O procedimento TaqMan™ pode ser também aplicável a análises que utilizam os dados da medição do produto no ponto final da PCR, como nos estudos de genotipagem por qPCR. Nos sistemas que utilizam sondas o oligonucleotídeos iniciadores são desenvolvidos com eficiência de amplificação de 100%.

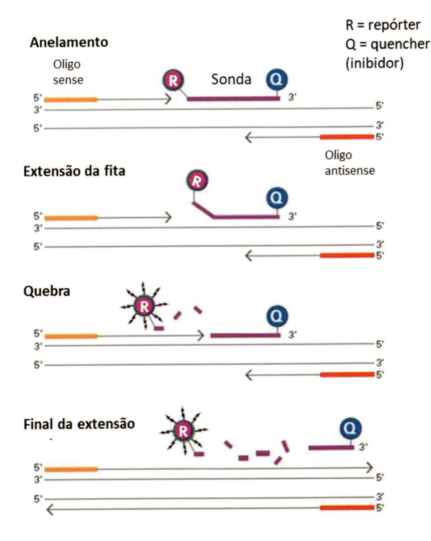

Figura 33.14 ● Esquema de funcionamento do sistema TaqMan™. Após anelamento consecutivo da sonda e dos oligonucleotídeos iniciadores (*primer*) a DNA polimerase estende a nova fita de DNA e por sua ação exonuclease quebra a ligação do repórter e o inibidor. Com essa separação ocorre então a emissão de luz que se repete a cada ciclo de amplificação.

Vantagens

- Ensaio mais específico por utilizar uma sonda que anela no meio do amplicon de interesse para gerar o sinal fluorescente.
- Permite a reação multiplex com uso de repórter diferentes, distinguíveis pelo equipamento.
- Em geral não necessita de grande padronização das condições de reação.

Desvantagens

- Necessita da síntese de oligonucleotídeos iniciadores e da sonda, o que aumenta o custo do ensaio.

Desenho dos oligonucleotídeos iniciadores (oligos)

Para os ensaios que utilizam como corantes intercalantes inespecíficos de dupla-fita de DNA os oligos para qPCR devem ser idealmente projetados para abranger uma junção exon-exon, com um dos oligos posicionados na junção ou cada oligo posicionado em um dos exons, porém tendo entre eles um intron longo de forma que o tamanho do amplicon ultrapasse o limite de amplificação da DNA polimerase. Esta estratégia reduz o risco de falsos positivos de amplificação de qualquer DNA genômico contaminante, uma vez que a sequência de DNA genômico contendo intron não seria amplificada.

Se os oligos não puderem ser projetados para separar exons ou limites exon-exon, é necessário tratar a amostra de RNA com DNase I livre de RNase para remover o DNA genômico contaminante.

Quantificação relativa

A quantificação relativa é um procedimento amplamente usado para comparar diferenças em alvos de ácido nucleico entre diferentes amostras. Isso é particularmente relevante quando o qPCR é aplicado à medida de variações temporais e funcionais de moléculas de mRNA. Um exemplo experimental típico é a medida da expressão gênica em células cultivadas em diferentes condições, onde não há necessidade de se saber a quantidade total de um determinado transcrito mas qual a diferença entre as diferentes condições. Em células cultivadas a quantidade de RNA total produzido está sob o controle de variáveis ilimitadas e, por isso, uma quantificação satisfatória pode ser obtida por meio de uma avaliação relativa por comparação com um controle interno (como a expressão de um gene de referência) ou com uma amostra do calibrador (ou seja, o valor na cultura celular não estimulada).

Genes normalizador

O gene normalizador pode ser um alvo de mRNA endógeno ou exógeno. Em ambos os casos, esta abordagem tem a vantagem de compensar a alta variabilidade da eficiência da RT ou de uma estimativa imprecisa da concentração e da qualidade do RNA total na amostra inicial. O uso de um gene normalizador, cuja expressão apresente mínima variação em todas as amostras (b-actina, GAPDH, b2- microglobulina, RNA ribossomal, HPRT1, GUS, etc.) é comumente denominado de gene endógeno, mas alguns autores relatam que a expressão desses genes também é variável entre a linhagens celulares, tecidos ou até dependendo da etapa do ciclo celular. Além disso, alguns desses genes podem apresentar uma expressão muito alta em comparação com os genes a serem medidos e, neste caso, a eficiência da amplificação entre os genes alvo e o normalizador pode ser consideravelmente diferente. Alternativamente, um RNA alvo exógeno pode ser co-amplificado com o alvo, com a vantagem de que a quantidade do gene exógeno pode ser ajustada para concentrações dentro da faixa do alvo desconhecido. Em qualquer caso, o uso de um gene normalizador é baseado no uso de diferentes pares de primers que podem ter diferentes eficiências de amplificação por PCR e diferentes intervalos de linearidade. Para melhorar a confiabilidade metodológica é importante coletar os dados na na fase exponencial da qPCR e analisar os dois genes no mesmo ensaio. No geral, o uso de um gene normalizador endógeno continua sendo o procedimento mais utilizado na quantificação relativa. Existem diferentes programas que podem ser usados para avaliar a estabilidade da expressão de um gene entre as amostras para escolha do(s) melhor(es) gene(s) normalizador(es), como geNorm, Normfinder.

Amostra de calibração

O uso de uma amostra de calibração permite a avaliação de um efeito biológico em termos de variação percentual em comparação com uma condição basal. Esta abordagem é principalmente usada para estudos *in vitro* em que se espera que mudanças na expressão do gene sejam induzidas por alguma condição experimental. Outra situação para o uso da amostra de calibração é quando todos os alvos a serem testados e o gene normalizador não são testados em conjunto num único ensaio. Neste caso a amostra de calibração é repetida em todos os ensaios e serve para controle das diferenças entre experimentos.

Cálculo da quantificação relativa

Quando a eficiência (E) de amplificação dos oligos dos genes está no intervalo ideal próximo de 100% (de 90% a 110%) podemos utilizar o modelo matemático de Livak para o cálculo da quantificação relativa (RQ) é igual à $2^{-\Delta\Delta Ct}$, onde:

$$\Delta\Delta Ct = \Delta Ct \text{ (amostra interesse)} - \Delta Ct \text{ (amostra de calibração)}, \text{ onde:}$$

$$\Delta Ct = Ct \text{ gene alvo} - Ct \text{ gene normalizador}$$

Entretanto, quando essa eficiência se afasta do ideal (80% a 90% ou 110% a 120%) é preciso corrigir essa variação utilizando o modelo de Pfaffl com a fórmula:

$$RQ = \frac{E \text{ gene alvo}^{\Delta Ct \text{ gene alvo}}}{E \text{ gene normalizador}^{\Delta Ct \text{ gene normalizador}}}$$

Aplicações

- Estudos de expressão gênica.

Quantificação absoluta

A medição na reação de PCR do número exato de cópias de um alvo de ácido nucleico pode ser realizada usando um material de referência com propriedades específicas, com tamanho e estrutura química semelhantes à do alvo. Sua concentração deve ser quantificada com precisão e sua estrutura química deve permitir uma eficiência de amplificação comparável ao alvo. Essa última característica pode ser alcançada se o material de referência compartilhar os mesmos locais de reconhecimento de primer que o alvo e é distinguível do material genômico devido a algumas pequenas modificações químicas. Entretanto, a necessidade de um material de referência com propriedades específicas torna o uso da quantificação relativa mais amplo.

Aplicações

- Quantificação carga viral
- Monitoramento de transgênicos
- Terapia Gênica
- Detecção de patógenos

ENSAIOS COM PROTEÍNAS

Western Blotting

Considerando que as células possuem milhares de proteínas distintas, para avaliar e estudar em detalhes a composição e função de alguma proteína específica, é necessário separar cada uma de todas as demais e dos componentes celulares.

A técnica de *Western Blotting*, consiste na detecção de proteínas específicas em amostras biológicas (para entender as semelhanças e diferenças em relação a técnicas similares para detecção de RNA e DNA, veja o Boxe 2). O primeiro passo para a realização dos experimentos de ``western blotting`` é a obtenção de uma proteína pura, seguido da quantificação para cálculo da concentração e volume de amostra que deverá ser aplicado no gel de separação (SDS-PAGE). A etapa seguinte é o fracionamento das proteínas de acordo com suas propriedades físicas e peso molecular à medida que passam por uma corrente elétrica através da malha do gel. Em meio alcalino, grande parte das proteínas apresentam cargas negativas e, quando aplicado um campo elétrico, ocorre a migração das mesmas para o polo positivo em diferentes velocidades. Antes de iniciar a eletroforese, é necessário um tratamento das proteínas para que a separação dependa apenas de sua massa molecular. Para isso, as proteínas são misturadas a solução desnaturante, como por exemplo, detergente anfipático ou β-mercaptoetanol, a fim de convertê-las em uma estrutura linear e com carga uniforme.

Após a separação e revelação, é possível estimar o peso molecular de cada proteína comparando cada banda ao marcador que é aplicado em um dos poços do mesmo gel. A coloração por Coomassie-Blue detecta proteínas de até 300 ng, enquanto o nitrato de prata é uma metodologia considerada muito mais sensível, podendo detectar proteínas de até 10 ng.

No entanto, essa metodologia permite a detecção de proteínas individuais utilizando anticorpos específicos. Nesse caso, é necessário a transferência das proteínas para um suporte sólido, como por exemplo, membranas de Nitrocelulose, PVDF (Polyvinylidene *fluoride*) ou catiônicas de nylon. As características de cada membrana podem ser visualizadas na Tabela 33.8.

BOXE 2 – "FAMÍLIA" *BLOTTING*

O termo *blotting* refere-se à transferência de amostras biológicas de um gel para uma membrana. A primeira das técnicas de *blotting* a ser descrita foi o *Southern Blotting*, a qual é utilizada para estudos de DNA, e recebeu o nome do seu inventor, Edward Southern. As técnicas de Western Blotting, e Northern Blotting, que são metodologias utilizadas para identificação e quantificação de proteínas e RNA respectivamente, surgiram depois e receberam esses nomes como uma brincadeira derivada de *southern*. Essas técnicas compartilham um fluxo de trabalho semelhante, se iniciam pela separação das moléculas por eletroforese, e que são transferidas para uma membrana, imobilizadas e, então, são adicionados anticorpos ou sondas de DNA, para que as moléculas de interesse sejam analisadas. O quadro abaixo mostra as principais aplicações e comparações dessas três técnicas

Comparação entre Southern Blot, Northern Blot e Western Blot

	Southern Blot	Northern Blot	Western Blot
Molécula Alvo	DNA	RNA	Proteina
Preparo da amostra	Extração DNA Digestão enzimática Digestão com enzima de restrição	Extração de RNA	Extração de Proteina
Separação	Eletroforese em gel de Agarose	Eletroforese em gel de Agarose	Eletroforese em SDS-PAGE
Membrana	*Nylon*	*Nylon*	Nitrocelulose ou PVDF
Sonda	Sonda de ácido nucleico com sequência homóloga as alvo	RNA, DNA ou oligodeoxinucleotideo	Anticorpo Primário
Método de Detecção	Quimioluminescência	Quimioluminescência	Câmara de CCD ou sistema de *scanner* de *laser*

Fonte: site Lab Manager.

Tabela 33.8 • Tipos de membrana e suas características

Tipo de membrana	Característica da membrana
Nitrocelulose	Tamanho do poro – 0,45μm Proteínas de até 14KDa Interação proteína-membrana – Hidrofóbica Mais utilizada nos ensaios de Western Blot
PVDF	Tamanho do poro – 0,22μm ou 0,45μm Detecção de proteínas com até 10pmoles Altamente hidrofóbicas Devem ser umedecidas previamente com metanol ou etanol para a ativação Podem reutilizadas e reexaminadas sem perda de sensibilidade ou aumento de background
Nylon	Forte interação interfacial comproteínas Liga-se muitas vezes a diferentes anticorpos Alta probabilidade de background, devido à instabilidade de mobilização de proteínas na membrana

Fonte: adaptada de Apostilas e Protocolos de Western Blot.

A principal metodologia de transferência de proteínas de SDS-PAGE para membrana é conhecida como *electroblotting* ou eletroeluição, embora existam diferentes maneiras de atingir este objetivo, como difusão simples ou transferência a vácuo. A eletroeluição tem como característica a aplicação de corrente elétrica em um circuito fechado, no qual a uma imersão completa dos componentes em um "sanduíche" gel-membrana em uma solução tampão. As proteínas são então transferidas para a membrana, onde o gel SDS-PAGE está na face do eletrodo negativo e a membrana em sua face positiva. Sendo assim, as proteínas migram do gel para a membrana, mantendo-se a disposição de peso molecular detectada no gel. A confirmação de sucesso na transferência é avaliada utilizando-se um corante denominado vermelho de Ponceau S, o qual é adicionado em toda a superfície da membrana e detectando as proteínas transferidas. A coloração de Ponceau S é reversível e lavando a membrana corada com NaOH 0,1 M por 1 minuto, a membrana é facilmente descolorida. Sendo assim, a membrana está pronta para que as proteínas sejam detectadas imunologicamente.

O processo de *western blot* faz com que uma grande quantidade de proteínas inconvenientes e sem interesse se liguem na superfície da membrana. Para amenizar este processo, a etapa de bloqueio da membrana é necessária, para a especificidade e sensibilidade do ensaio e evitar ligação de proteínas inespecíficas. Para a remoção de ligações proteicas indesejáveis alguns reagentes são utilizados, tais como, leite seco desnatado, BSA, Triton X-100, Nonidet P-40 ou Tween-20.

Após o bloqueio, é necessário a incubação da proteína de interesse, utilizando um anticorpo específico que vai reagir com um epítopo da proteína, formando um complexo anticorpo-antígeno. Em um primeiro momento, a membrana bloqueada é incubada com o anticorpo primário, que é específico para a proteína alvo. O anticorpo primário pode ser policlonal, ou seja, reconhece mais de um epítopo do antígeno, ou monoclonal, liga somente a um epítopo de uma única forma, geralmente é produzido em camundongo, coelho ou cabra, e não possui conjugação com enzimas ou radioisótopos. Para melhor eficiência do ensaio, a incubação com o anticorpo primário de interesse é realizada em temperaturas baixas, 4°C, e *overnight* (de um dia para outro). A segunda etapa, é a adição do anticorpo secundário à reação. Este anticorpo é um anti-IgG, produzido contra o animal em que foi desenvolvido o anticorpo primário. Para a sua detecção é necessário que o anticorpo secundário esteja conjugado com uma enzima (peroxidase ou fosfatase alcalina), ou associado a um fluoróforo. Ambas as conjugações do anticorpo secundário geram uma mudança de coloração ou um sinal fotométrico para detecção da proteína alvo.

A última etapa do ensaio de *western blot* é a revelação da membrana para análise dos dados. Os métodos de detecção mais usualmente utilizados são a quimioluminescência, quimiofluorescência, fluorescência e radioativos, estes dois últimos menos utilizados atualmente devido a problemas de segurança com o manuseio de isótopos radioativos e baixa sensibilidade com reagentes cromogênicos. Dentre eles, a quimioluminescência requer a adição de um reagente que emite luz quando reage com uma enzima conjugada com um anticorpo secundário. Normalmente, os anticorpos secundários são conjugados com peroxidase de rábano (HRP) que catalisam a oxidação do luminol na presença de peróxido e resulta na emissão de luz. No entanto, a detecção utilizando a fluorescência, não requer reagentes adicionais após a ligação do anticorpo secundário marcado e a detecção baseia-se na emissão de uma entidade fluorescente diretamente conjugada a um anticorpo ou estreptavidina. Este fluoróforo é excitado usando uma fonte de luz de com um comprimento de onda específico que causa a emissão de luz. A Figura 33.15 representa a detecção da proteína utilizando essas duas metodologias.

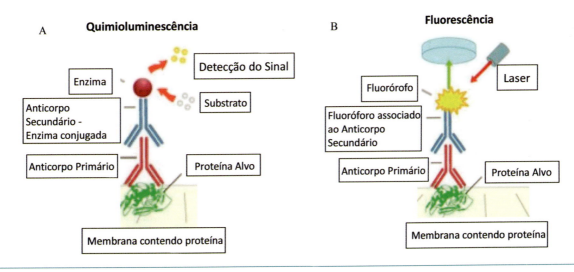

Figura 33.15 ● Tipos de detecção de proteínas, utilizando a metodologia de Western Blot. **A.** Detecção por Quimioluminescência. **B.** Detecção por fluorescência. Fonte: adaptada de Apostilas e Protocolos de Western Blot).

645

Para análise dos resultados, o sinal de luz emitido pode então ser detectado em um equipamento que dispõe de um dispositivo de carga acoplado (CCD) ou sistema de *scanner* de *laser* e que transformam o sinal de luz emitido em uma imagem digital, no qual é possível a avaliação da quantidade relativa existente em uma determinada amostra das proteínas de interesse, através da densitometria. A Figura 33.16 apresenta uma imagem representativa do resultado final do ensaio de *western blot*.

Espectrometria de massa

A técnica de espectrometria de massa (EM) é uma técnica analítica, que nos permite a medição da massa e identificação das proteínas, mesmo que em misturas bem complexas, além da caracterização da estrutura química com elevada exatidão.

O protocolo da EM caracteriza-se na conversão de íons em fase gasosa, sem sofrer alteração em sua estrutura, e separadas no espectrômetro de acordo com a razão: massa (m) sobre a carga (z) (m/z). Em resumo, o espectrômetro de massa possui cinco etapas: a primeira etapa é a unidade de entrada das amostras; em seguida as amostras são levadas até a fonte de íons, onde as moléculas são transformadas em íons em fase gasosa e são acelerados por um campo eletromagnético; a terceira etapa envolve o analisador de massa, nos qual os íons são separados, para então, na quarta etapa os íons serem contados pelo detector, e por fim, na última etapa o registro e processamento das amostras em um sistema de dados captados pelo computador (Figura 33.17).

Com o desenvolvimento das técnicas de ionização, tais como a ESI (electrospray), APCI (ionização química à pressão atmosférica), APPI (ionização química por fotoionização), DESI (electrospray por dessorção), DART (direct analysis in real time) e ionização a laser assistida por matriz (MALDI), é possível a determinação precisa de massas de proteínas com alto e baixos pesos moleculares. Além disso, o analisador de massa separa os íons pelo uso de campos magnéticos elétricos, sendo que o tempo em que os íons levam para migrar podem ser medidos por um analisador preciso de massa por tempo de voo, denominado de TOF (*time-of-flight*).

As técnicas mais comumente utilizadas são a ESI, desenvolvida por John Fenn em 1984 e que permite a análise de proteínas em sua forma intacta e é caracterizada pela produção de íons através da formação de um spray da solução contendo o analito em um campo elétrico. A técnica de MALDI, introduzida por Hillenkamp em 1985, produz íons protonados pela excitação do analito e que recebe energia proveniente da absorção da energia do laser pelo componente presente na matriz. Desse modo, a matriz evapora e o analito que estava incluso na matriz, passa para a fase gasosa, com carga altamente energética atribuída à excitação eletrônica da molécula da matriz ao absorver a energia do laser. Sendo assim, os

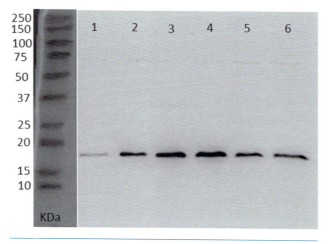

Figura 33.16 ● Resultado da revelação de Western Blotting. Após eletroforese e transferência para a membrana de nitrocelulose, as proteínas foram incubadas com o anticorpo primário na diluição 1:500, e posteriormente incubada com o anticorpo secundário conjugado com peroxidase na diluição 1:10.000. A membrana foi revelada utilizando o reagente quimioluminescente, e a imagem capturada pelo equipamento CCD. As bandas foram comparadas ao marcador de peso molecular e apresentam, aproximadamente 20KDa.

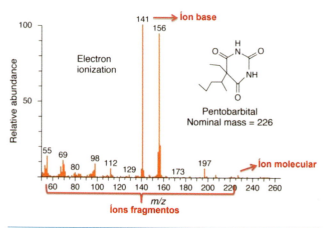

Figura 33.17 ● Resultado de espectro de massas. Apresenta a massa da molécula e as massas de pedaços da molécula; na forma barra-gráfico, a abscissa indica a massa (m/z, razão massa para número de cargas nos íons) e a ordenada indica a intensidade relativa. Fonte: Universidade de São Paulo, Disciplina SQM0418.

íons formados recebem uma alta energia cinética e são impulsionados para o analisador de massas TOF, onde são separados de acordo com o tempo de voo, considerando a distância na qual o íon se movimenta até atingir o detector. Uma das vantagens na utilização do MALDI é a sua habilidade de produzir íons de moléculas grandes na forma intacta e que possuem poucas cargas, em sua maioria mono carregadas, o que facilita a interpretação dos resultados, mesmo para proteínas de com alta massa molecular.

A aplicação das técnicas de espectrometria de massa na clínica médica se dá principalmente na investigação, descobrimento e validação de novos biomarcadores, quantificação de metabólitos em amostras de fluidos corpóreos (urina, plasma etc.); identificação e quantificação de proteínas em amostras biológicas, fármaco-genômica no melhoramento de doses terapêuticas para tratamentos oncológicos individualizados, além de detecção de patógenos com diagnóstico com alta confiabilidade e rapidez. Em oncologia, esta técnica permite a análise de proteínas secretadas por tumores, sem isolamento prévio dessas proteínas e que podem ser observadas, em concentrações de fentomoles, analisando padrões complexos diretamente no soro dos pacientes. Além disso, as análises por EM, podem levar à descoberta de novos biomarcadores moleculares para diversos cânceres.

CLONAGEM MOLECULAR

A clonagem molecular surge no final da década de 1960 com a descoberta de endonucleases de restrição, enzimas que cortam moléculas de DNA seletivamente e especificamente. O termo clonagem molecular se refere ao isolamento de uma sequência de DNA, geralmente um gene, e sua inserção em um vetor para sua propagação. Uma vez isolados, os clones moleculares podem ser usados para gerar muitas cópias do DNA para análise da sequência do gene e/ou para expressar a proteína resultante. Os clones também podem ser manipulados e mutados *in vitro* para alterar a expressão e função da proteína.

Nas últimas décadas, a tecnologia de DNA recombinante apresentou crescimento exponencial tanto em aplicação quanto em sofisticação, produzindo ferramentas cada vez mais poderosas para manipulação de DNA. A clonagem de genes tornou-se mais simples e eficiente que possibilitou seu uso como uma técnica padrão e indispensável no laboratório. A produção de proteínas recombinantes é utilizada em várias áreas, dentre elas, a área da saúde, com várias aplicações desde produção de medicamentos, testes diagnósticos, vacinas, produção de anticorpos e terapia gênica.

O fluxo de trabalho básico na clonagem inclui quatro etapas (Figura 33.18 e 33.19):

- Isolamento de fragmentos de DNA alvo (muitas vezes referido como inserto)
- Ligação do inserto em um vetor de clonagem apropriado, (por exemplo, plasmídeos), criando moléculas recombinantes
- Transformação de plasmídeos recombinantes em bactérias ou outro hospedeiro adequado para sua propagação
- Triagem/seleção de hospedeiros contendo o plasmídeo recombinante de interesse.

Inicialmente, o gene de interesse é um fragmento de gene cujo produto (uma proteína, enzima ou um hormônio) é isolado. Por exemplo, o gene que codifica para um oncogene ou gene supressor de tumor. O gene desejado pode ser isolado usando a enzima endonuclease de restrição (RE), que corta o DNA em sequências de nucleotídeos de reconhecimento específicas conhecidas como sítios de restrição em direção à região interna (portanto, endonuclease) produzindo extremidades cegas ou coesivas.

A enzima transcriptase reversa também pode ser usada, pois irá sintetizar a fita de cDNA do gene desejado usando seu mRNA. Em seguida, o gene de interesse é amplificado em uma PCR com oligonucleotídeos específicos.

Seleção do vetor de clonagem adequado

O vetor é uma molécula transportadora que pode transportar o gene de interesse (GI) para um hospedeiro onde será replicado no hospedeiro produzindo assim múltiplas cópias de GI. Os vetores de clonagem são limitados ao tamanho da inserção que podem transportar. O vetor adequado é selecionado tomando-se como base o tamanho e a finalidade do inserto.

Os diferentes tipos de vetores disponíveis para clonagem vão desde os plasmídeos, bacteriófagos, cromossomos artificiais bacterianos (BACs), cromossomos artificiais de leveduras (YACs) e cromossomos artificiais de mamíferos (MACs). No entanto, os vetores de clonagem mais comumente usados incluem plasmídeos e bacteriófagos (fago λ) ao lado de todos os outros vetores disponíveis.

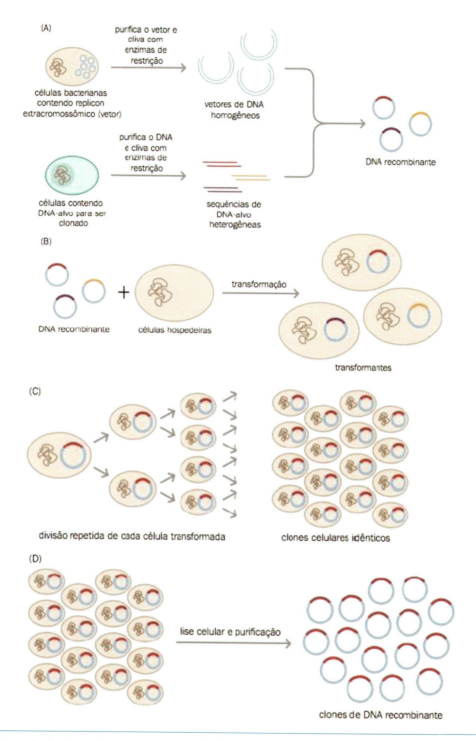

Figura 33.18 • Principais etapas da clonagem molecular baseada em células. **A.** Formação do DNA recombinante. Fragmentos de DNA clivados com uma enzima de restrição (RE) são misturados com uma população heterogênea de moléculas de vetores que Também foram tratados com RE semelhante. O DNA-alvo e o vetor são unidos pela DNA-ligase para formar DNA recombinante. Dada vetor contém uma origem de replicação que permitirá que ele seja copiado em uma célula hospedeira. **B.** Transformação. O DNA recombinante é misturado com células hospedeiras as quais, normalmente, absorvem apenas uma molécula de DNA externo. Então, cada célula contém, geralmente, um único DNA recombinante. **C.** Amplificação. Células individuais transformadas podem sofrer divisão celular repetida para originar uma colônia de clones celulares idênticos contendo um tipo de DNA recombinante que é mantido fisicamente separado das outras colônias contendo células com diferentes moléculas de DNA recombinante. Por conveniência, é mostrado o exemplo de um vetor cujo número de cópias por célula é altamente restrito, mas diversos vetores plasroidiais podem atingir um número bastante alto de cópias por célula, constituindo um tipo adicional de amplificação. **D.** Isolamento de clones de DNA recombinante. Após a separação do DNA recombinante da célula hospedeira (imagem extraída de Genética molecular humana, 4. ed. – Porto Alegre: Artrned, 2013, pag. 167).

Técnicas de Biologia Molecular Aplicadas à Pesquisa Oncológica

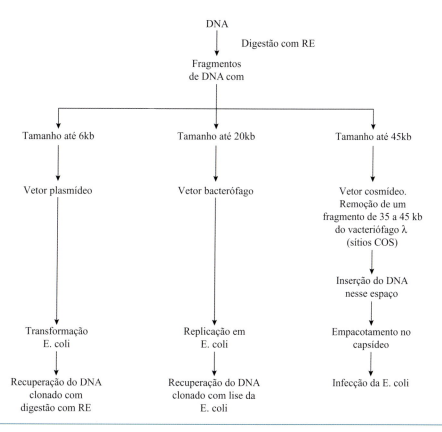

Figura 33.19 • Resumo das etapas envolvidas na clonagem considerando o tamanho do inserto de DNA.

Características essenciais de vetores de clonagem/expressão

Todos os vetores de clonagem devem ter algumas características em geral, como:

- Possuir capacidade de autorreplicação dentro da célula hospedeira, que pode ser eucarionte e procarionte.
- Possui sítios para enzimas de restrição (RE).
- A introdução do fragmento de DNA doador não deve interferir com a propriedade de replicação do vetor.
- Possui algum gene marcador de modo que possa ser usado para a identificação posterior de células recombinantes (geralmente um gene de resistência a antibióticos que está ausente na célula hospedeira).
- Eles devem ser facilmente isolados da célula hospedeira.

Formação de DNA recombinante

Um dos vetores mais utilizados são os plasmídeos de bactéria, que são moléculas de DNA dupla-fita circular. O vetor plasmídeo é aberto com a mesma enzima RE usada no isolamento do inserto e ambos são misturados. Na presença da enzima DNA ligase, ocorre o emparelhamento de bases do fragmento de DNA do doador e do vetor plasmídeo. A molécula de DNA resultante é um híbrido de duas moléculas de DNA: o GI e o vetor sendo denominada de molécula de DNA recombinante.

Transformação de vetor recombinante em hospedeiro adequado

O vetor recombinante é inserido em uma célula hospedeira adequada principalmente, uma célula bacteriana, em um processo denominado de transformação. Quando a célula hospedeira é um eucarioto, o processo é denominado de transfecção. Isso é feito com as seguintes finalidades:

- Para replicar a molécula de DNA recombinante a fim de obter múltiplas cópias do GI e/ou;
- Para permitir a expressão do GI de modo que ele produza seu produto proteico necessário.

Algumas bactérias são naturalmente transformáveis; elas captam o vetor recombinante automaticamente, por exemplo: Bacillus, Haemophilus, Helicobacter pylori, que são naturalmente competentes. Por outro lado, outras bactérias requerem a incorporação por meio de métodos artificiais, como o tratamento com íons Ca^{++}, eletroporação, etc.

O processo de transformação gera uma população mista de células hospedeiras transformadas e não transformadas, portanto é necessário aplicação de um processo de seleção que envolve identificar e isolar apenas as células hospedeiras transformadas. Para o isolamento de células recombinantes de células não recombinantes, é utilizado o gene de seleção presente no plasmídeo. Por exemplo, o vetor plasmídeo PBR322 contém dois genes de seleção diferentes (gene resistente à ampicilina e gene resistente à tetraciclina. Quando pst1 RE é usada, a presença do inserto elimina o gene resistente à ampicilina do plasmídeo, de modo que a célula recombinante se torna sensível à ampicilina.

Uma vez transformadas, as células hospedeiras recombinantes selecionadas são separadas e expandidas em meio em condições ideais para crescer e se multiplicar. Nesse estágio, as células hospedeiras se dividem e se subdividem junto com a replicação do DNA recombinante por elas transportado. Se o objetivo é obter várias cópias de GI, a simples replicação da célula hospedeira é permitida. Mas, para obtenção do produto de interesse, devem ser fornecidas condições favoráveis de modo que o GI em um vetor expressão, produza transcritos de interesse que será traduzido em proteína pela maquinaria de tradução da célula hospedeira.

A próxima etapa envolve o isolamento do GI multiplicado ligado ao vetor ou da proteína por ele codificada, seguindo da purificação da cópia/proteína produzida.

Desenvolvimento de técnicas especializadas de clonagem

Em um esforço para melhorar ainda mais a eficiência da clonagem molecular, várias ferramentas e técnicas especializadas foram desenvolvidas para explorar as propriedades de enzimas especiais.

- *TA Cloning*. Essa abordagem aproveita a propriedade da Taq DNA Polimerase usada na PCR. Durante a amplificação a Taq adiciona um único nucleotídeo de adenina na extremidade 3´ produto da PCR que pode então, ser facilmente ligado a um vetor que foi cortado e projetado para conter resíduos de timina únicos em cada fita. Diversas empresas já comercializam essa técnica e vendem kits contendo vetores de clonagem já linearizados.
- LIC. A clonagem independente de ligação (LIC), como o próprio nome indica, permite a união de moléculas de DNA na ausência da DNA-ligase. LIC é comumente realizada com T4 DNA polimerase, que é usada para gerar saliências de DNA de fita simples, com mais de 12 nucleotídeos de comprimento, tanto no DNA do vetor linearizado quanto no inserto a ser clonada. Quando misturados, o vetor e o inserto são unidos através do longo trecho de extremidades compatíveis. O comprimento das extremidades é suficiente para manter a molécula unida na ausência da DNA-ligase, mesmo durante a transformação. Uma vez transformadas, as lacunas são reparadas in vivo. Existem vários produtos diferentes disponíveis comercialmente para LIC.

Novas tendências

A clonagem molecular progrediu da clonagem de um único fragmento de DNA para a montagem de vários componentes de DNA em um único trecho contíguo de DNA. Tecnologias novas e emergentes buscam transformar a clonagem em um processo tão simples quanto organizar "blocos" de DNA próximos uns dos outros. As vantagens dessas tecnologias são que elas são padronizadas, posicionadas independentes de sequência. Além disso, a capacidade de reunir vários fragmentos de DNA em um tubo transforma uma série de reações de restrição/ligação anteriormente independentes em um procedimento eficiente e simplificado. Diferentes técnicas e produtos para montagem de genes incluem SLIC (*Sequence and Ligase Independent Cloning*), Gibson Assembly (NEB), GeneArt® Seamless Cloning (*Life Technologies*) e Gateway® Cloning (*Invitrogen*).

A síntese de DNA é uma área da biologia sintética que está revolucionando a tecnologia do DNA recombinante. Embora um gene completo tenha sido sintetizado pela primeira vez *in vitro* em 1972, a síntese de grandes moléculas de DNA não se tornou uma realidade até o início dos anos 2000, quando os pesquisadores começaram a sintetizar genomas inteiros *in vitro*. Esses primeiros experimentos levaram anos para serem concluídos, mas a tecnologia vem acelerando a capacidade de sintetizar grandes moléculas de DNA.

Técnicas de detecção: citometria de fluxo, imunohistoquímica, imunofluorescência e *fish*

O diagnóstico das doenças neoplásicas baseia-se no estudo anatomopatológico de amostras biológicas, realizado principalmente através da avaliação morfológica por microscocopia através de técnicas de coloração histológica – sendo a principal delas a coloração hematoxilina-eosina (HE). Entretanto, técnicas e metodologias complementares são também utilizadas para a determinação diagnóstica, as quais incluem a citometria de fluxo (CF), imunohistoquímica (IHQ), imunofluorescência (IF) e a hibridação in situ (HIS). Estas técnicas auxiliam no diagnóstico diferencial, a determinar com maior precisão a origem das lesões, identificar agentes biológicos, alvos terapêuticos, além de fatores preditivos de resposta a terapias. Desempenhando, por sua vez, um papel essencial no estabelecimento de prognóstico e a indicação terapêutica.

Citometria de fluxo

A citometria de fluxo (CF) é uma metodologia que permite o estudo morfológico, fenotípico e funcional de células através da detecção da fluorescência emitida por moléculas (denominadas fluorocromos). A técnica é aplicada principalmente nas áreas de imunologia, hematologia e imunogenética.

Para realizar a avaliação, as moléculas de interesse devem ser marcadas com anticorpos monoclonais acoplados a fluorocromos. Os fluorocromos são moléculas fluorescentes que estão inicialmente em repouso que, quando excitadas por uma fonte luminosa (laser), emitem uma luz de comprimento de onda (cor) característica.

A análise celular pelo CF é composta pela combinação de quatro sistemas principais: sistema fluido, sistema óptico, sistema eletrônico e um sistema computacional (Figura 33.20). Uma vez inserida a amostra, as células são aspiradas e direcionadas a uma câmara banhada por uma solução, que junto à estrutura cônica da câmara possibilita um fluxo contínuo que faz com que a radiação laser intercepte cada célula individualmente. A passagem da célula pelo laser promove uma dispersão de luz em todas as direções, em um padrão que dependerá do tamanho, forma e estrutura celular. O tamanho celular é obtido através da dispersão frontal (*forward scatter* – FSC). Enquanto a complexidade celular é analisada através da dispersão lateral (*side scatter* – SSC).

Essa dispersão é coletada por detectores e dividida por refletores para tubos fotomultiplicadores (PMTs), que são responsáveis pela conversão dos fótons resultantes do espalhamento em pulsos eletrônicos. Através de softwares específicos são reproduzidos gráficos com informações físicas, químicas e biológicas de cada célula, em função da intensidade de fluorescência e dispersão da luz.

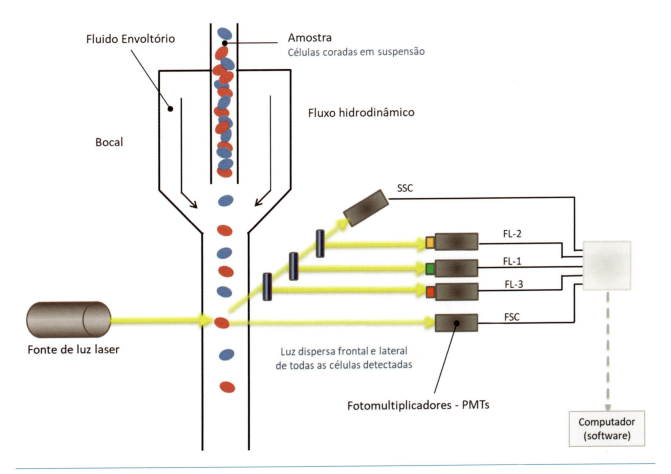

Figura 33.20 • Citômetro de fluxo – sistema.

Uma das principais aplicações da CF no diagnóstico oncológico consiste na imunofenotipagem das células neoplásicas hematopoéticas. Os materiais geralmente utilizados são amostras de aspirados de medula óssea e sangue periférico. A imunofenotipagem é capaz de identificar antígenos presentes na superfície, citoplasma e núcleo celular, permitindo caracterizar uma população celular, definir seu fenótipo, e percentual na amostra avaliada. Painéis de CF para diagnóstico diferencial de Leucemia e Linfoma são capazes, por exemplo, de auxiliar na identificação do tipo específico da doença. Determinados tipos e subtipos de Leucemias e Linfomas podem ser identificados e classificados de acordo com a modulação positiva ou negativa de determinadas moléculas (denominadas CDs) na superfície de leucócitos no sangue periférico ou a partir de amostras de biópsia. No caso das Leucemias, a caracterização imunológica contribui também para a classificação dos subtipos de Leucemia Mielóide Aguda (LMA) e Leucemias Bifenotípicas.

A imunofenotipagem permite também a caracterização de uma ou mais populações leucêmicas através dos marcadores celulares, medindo a porcentagem de cada uma delas antes e depois da quimioterapia. Esse tipo de determinação assume importância no monitoramento do tratamento e detecção de doença residual mínima. A seleção dos anticorpos utilizados na fenotipagem das Leucemias deve sempre incluir anticorpos específicos para antígenos mielóides e linfóides que caracterizam os variados tipos de células maduras e imaturas (Tabela 33.9).

Assim, entre suas várias aplicações, a CF é um método que permite a análise da subpopulação linfocitária, diagnóstico e acompanhamento de Leucemias, Linfomas, Mieloma Múltiplo, detecção de células neoplásicas não hematopoéticas, monitoramento de tratamento, estudos de função celular, apoptose, MDR (Múltipla Resistência a Drogas), entre outros.

Imunohistoquímica

A imunohistoquímica (IHQ) é uma técnica amplamente utilizada na patologia cirúrgica para reconhecer determinados tipos celulares, além de caracterizar ou determinar a localização de proteínas importantes dentro da célula. Essas proteínas podem incluir tanto indicadores de processos biológicos – como marcadores de apoptose ou proliferação celular – assim como marcadores tumorais. As células podem ser avaliadas a partir de uma secção de tecido intacta, ou então a partir de uma suspensão ou de um esfregaço, como no caso da imunocitoquímica. Na rotina diagnóstica convencional, a IHQ é principalmente realizada em tecidos fixados em formalina e incluídos em parafina, provenientes de biópsias ou ressecções cirúrgicas.

Os métodos de coloração IHQ incluem o uso de anticorpos marcados com fluoróforos (imunofluorescência) ou marcados com enzimas (imunoperoxidase), permitindo assim a identificação das proteínas nas células. Esses anticorpos podem ser monoclonais ou policlonais. Os anticorpos monoclonais reagem com um determinado epítopo de um antígeno contra o qual foram produzidos. Enquanto os soros policlonais possuem anticorpos produzidos por vários plasmócitos, reagindo assim com diversos epítopos de um antígeno. Em relação à técnica, os ensaios IHQ podem ser realizados pelo "método direto" ou pelo "método indireto" (Figura 33.21).

Tabela 33.9 • Marcadores celulares utilizados no diagnostico na citometria de fluxo

Linhagem	Marcadores Celulares Estudados
Mielóide	CD13, CD33, MPO, CD15, CD14, CD117, glicoforina-A, CD41, CD42b, CD61 e glicoforina A
Linfóide T	CD3, CD4, CD8, CD7, CD2, CD5, CD1a, TCR-αβ, TCR-γδ
Linfóide B	CD19, CD79a, CD22, CD20, CD103, CD138, IgG, IgA, IgD e IgM (cadeia pesada μ de imunoglobulina), cadeias leve kappa oulambda
Células NK	CD16, CD56, CD57
Outros (sem especificidade de linhagem)	
Ativação	CD38, HLA-DR, CD23, CD11c e CD25
Proliferação	CD71 e Ki67
Células precursoras	CD34, TdT e CD117
Linfoproliferações B	CD10 e o FMC7

Técnicas de Biologia Molecular Aplicadas à Pesquisa Oncológica

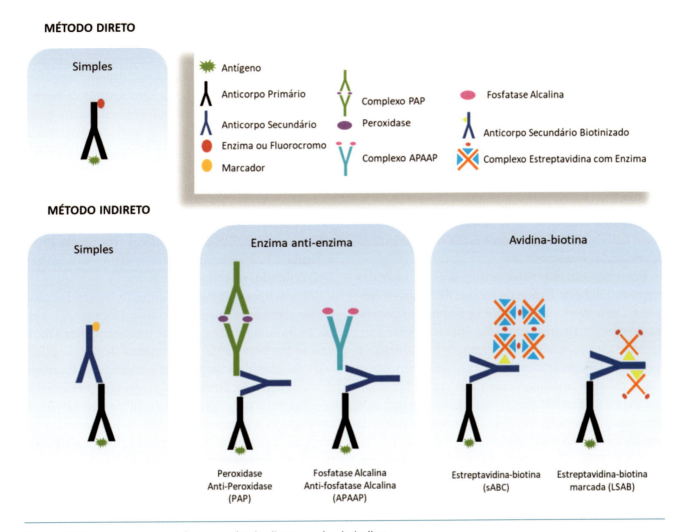

Figura 33.21 • Imunohistoquímica – método direto e método indireto.

Método direto

No método direto, a detecção é feita através da incubação das células com um anticorpo primário marcado conjugado, reagindo diretamente com proteína de interesse. Esta técnica é mais utilizada em imunofluorescência para demonstração de imunoglobulinas e complemento, principalmente em cortes de congelação de amostras de lesões de pele e biópsia renal. Embora mais simples e rápido, ele é menos utilizado do que os métodos indiretos, pois apresenta sensibilidade inferior devido a menor amplificação do sinal – uma vez que há apenas uma molécula de marcador por molécula de antígeno. Deste modo, uma baixa quantidade de antígeno presente em certos tumores pode não ser detectada por esta técnica.

Método indireto

O método indireto utiliza um anticorpo primário não marcado – dirigido contra o antígeno que se quer detectar, e um anticorpo secundário marcado, dirigido contra as imunoglobulinas da espécie animal em que foi produzido o anticorpo primário (como por exemplo, anti-IgG de camundongo ou coelho). O anticorpo secundário pode ser marcado com um corante fluorescente ou uma enzima. Esse método é mais sensível, pois os anticorpos secundários reagem com diferentes sítios antigênicos do anticorpo primário, permitindo assim a amplificação do sinal.

Os ensaios indiretos são realizados principalmente pelos seguintes métodos:

- **Enzima anti-enzima:** complexo peroxidase anti-peroxidase (PAP) e o complexo fosfatase alcalina anti-fosfatase alcalina (APAAP).
- **Avidina-biotina:** complexo avidina-biotina (ABC) e estreptavidina-biotina (sABC).

Um dos métodos indiretos mais sensíveis utilizados para o diagnóstico envolve o uso da avidina e da biotina. Uma vez que a afinidade da ligação é superior que a do anticorpo ao antígeno, esta ligação permite a

653

formação de complexos avidina-biotina particularmente estáveis. Ainda, como a avidina possui resíduos oligossacarídeos na sua estrutura que induzem a ligação de estruturas teciduais de carga elétrica negativa que provocam marcação de fundo inespecífica, começou a ser utilizada a estreptavidina (que não possui resíduos oligossacarídeos). Assim, é realizada a incubação do anticorpo primário, seguido de um anticorpo secundário biotinilado, e do complexo estreptavidina-biotina conjugado com a enzima.

É importante destacar que nesse sistema, em tecidos ricos em biotina, torna-se necessário realizar o bloqueio da biotina endógena para evitar o aparecimento de resultados falso-positivos.

Em relação ao material de análise, a maior parte dos cortes de IHQ é originário de tecidos incluídos em parafina. Deste modo, algumas etapas de preparo do tecido são executadas antes da reação. Para recuperar a antigenicidade provocada pela fixação em formaldeído, é realizada a recuperação antigênica por alta temperatura – que consiste no aquecimento dos cortes histológicos. Para a inibição da peroxidase endógena é utilizada uma solução de H_2O_2 (1,5% a 3%) em água destilada imediatamente após a desparafinação/hidratação do tecido, o que leva à saturação da atividade enzimática. Além disso, como algumas estruturas teciduais podem provocar o aparecimento de coloração de "fundo" ou de marcação inespecífica (como estruturas hidrofóbicas que são suscetíveis a atrair proteínas), algumas técnicas utilizam a aplicação de soros, como albumina sérica bovina (BSA), diluída em soluções tampão (PBS ou TBS). Assim, ao final da reação, a imunomarcação pode ser visualizada, sendo geralmente revelada pela coloração castanha do cromógeno diaminobenzidina (DAB), e contra coloração pela hematoxilina de *Harris*.

A IHQ representa uma ferramenta valiosa aos patologistas na determinação do diagnóstico e prognóstico em várias neoplasias, devido à capacidade da técnica em demonstrar tanto a da presença ou ausência do marcador estudado, assim como a localização da proteína alvo em uma posição específica dentro da célula. Ela pode ser realizada em material de biópsias, peças cirúrgicas ou preparados citológicos. Na Tabela 33.10 e Figura 33.22 estão apresentados alguns marcadores IHQ utilizados na rotina diagnóstica.

Alguns tipos de proteínas, como os fatores de transcrição, têm sua regulação associada à localização celular, assim como mutações podem também levar à localização inadequada de uma proteína dentro da célula – o que contribui para a sua malignidade. Proteínas de membrana têm também diferentes interpretações de acordo com a sua expressão na célula e tipo de tumor, uma vez que a expressão na membrana pode ser fraca e incompleta, basolateral, ou então exibir um padrão de membrana completo e forte.

Entre as principais aplicações no diagnóstico de neoplasias, a IHQ representa um método auxiliar importante para: (I) definir o tipo histológico tumoral, principalmente em neoplasias pouco diferenciadas; (II) definir tipos celulares e determinar a origem de tumores

Tabela 33.10 • Exemplos de marcadores IHQ avaliados na rotina anatomopatológica

Tumor/condição clínica	Painel IHQ
Mama	RE, RP, Ki-67, HER-2
HNPCC, síndrome de Lynch, Câncer de cólon hereditário	MLH1, MSH2, MSH6, PMS2
Tumor Estromal Gastrointestinal (GIST)	CD-117 (c-Kit), S-100, Desmina, CD-34, actina de músculo liso, Ki-67
Neoplasias fusocelulares, Sarcomas	S-100, CD-34, Ki-67, AML, Desmina, EMA, Beta-Catenina, CK
Sistema Nervoso Central – Gliomas	Ki-67, S-100, GFAP, p53
Testículo	CD-30, CD-117, PLAP, B-HCG, AFP
Tireoide (PAAF)	Galectina-3, CK 19, HBME-1, PPAR-gama
Rim	CK-7, Racemase, TFE3, CD-10, Vimentina, RCC
Carcinoma metastático (determinação de sítio primário)	Ck20, Ck7, CDX-2, RE, TTF-1, PSA
Linfoma de Células Grandes B difuso	CD-20, CD-3, CD-10, CD-5, MUM-1, Bcl-6, Ciclina D-1 Ki-67
Linfoma Folicular	CD-20, CD-3, CD-10, CD-5, Ciclina D1, Ki-67
Linfoma de Hodgkin Clássico	CD-20, CD-3, CD-30, CD-15, CD-45, CD-10, Bcl-2, Bcl-6, Ki-67
Próstata	p63; citoqueratina de alto PM (34-betaE12)
Adenoma de Hipófise	FSH, LH, GH, Prolactina, TSH
Tumor Neuroendócrino (TNE)	Cromogranina A, Sinaptofisina, Ki-67

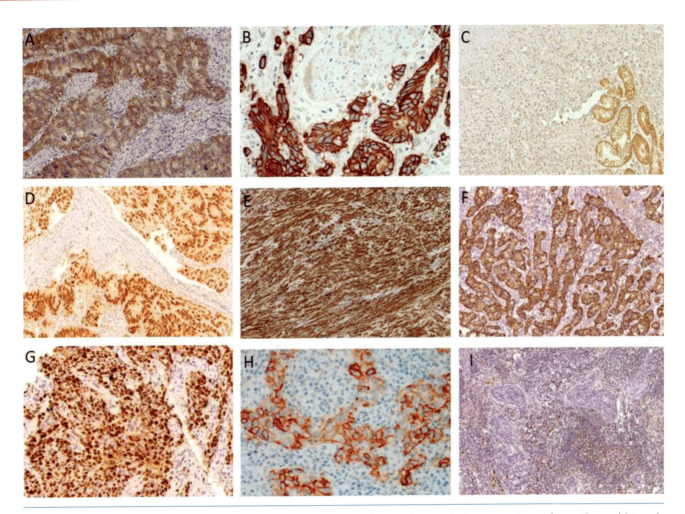

Figura 33.22 Exemplos de marcadores relacionados a diagnóstico diferencial, prognóstico e terapia no câncer. (imunohistoquímica em tumores de estômago). **A.** Adenocarcioma gástrico (ACG) HER-2 positivo. **B.** ACG EGFR positivo. **C.** ACG com perda de expressão de e-caderina. **D.** ACG com expressão aberrante de p53. **E.** tumor estromal gastrointestinal D117 (c-Kit) positivo. **F.** Tumor neuroendócrino (TNE) exibindo positividade para Cromogranina A. **G.** TNE com alto índice de proliferação celular (Ki-67). **H.** ACG PD-L1 positivo. **I.** ACG com perda da expressão de MLH-1 negativo (MSI).

metastáticos de sítio primário desconhecido; (III) validação de biomarcadores para estudos preditivos e prognósticos; (IV) seleção de tratamentos oncológicos; (V) diferenciação histológica de tumores para correta classificação; (VI) prever agressividade tumoral; (VII) identificar patógenos associados a neoplasias; (VIII) investigação inicial de síndromes genéticas; (IX) compor o estadiamento (TNM) final.

Entretanto, é importante destacar que o resultado IHQ não deve ser avaliado isoladamente, devendo-se considerar a morfologia histopatológica e dados clínicos para o diagnóstico final. Além disso, a interpretação da IHQ deve levar em conta o padrão de marcação e o tipo celular marcado. Muitos marcadores IHQ apresentam critérios já estabelecidos para leitura, nomeados de "*score* imunohistoquímicos", que podem avaliar a intensidade de expressão, distribuição, assim como diferentes padrões de marcação (nuclear, citoplasmática e de membrana). É importante conhecer esses critérios relacionados a cada marcador, assim como a leitura realizada para cada tipo de tumor, uma vez que esses critérios podem ser diferentes de acordo com as implicações prognósticas relacionadas a cada tipo de doença.

Como qualquer outro tipo de metodologia, alguns requisitos técnicos devem ser considerados para que a interpretação da reação seja realizada de uma forma válida, correta e eficaz. Fatores como a fixação inadequada e condições adversas de preparo do bloco de parafina podem interferir nesta análise. Conhecer os atributos dos tipos de anticorpos utilizados nas técnicas, tais como clonalidade, especificidade, reatividade e condições de manuseamento, revelam-se também essenciais para a interpretação de resultados, bem como para a avaliação da qualidade da reação. Atualmente, as técnicas IHQ podem ser efetuadas em equipamentos completamente automatizados, embora a técnica manual seja ainda amplamente executada.

Imunofluorescência

A imunofluorescência (IF) é uma técnica de IHQ que utiliza moléculas fluorescentes (fluorocromos) para permitir a visualização do antígeno. A técnica diferencia-se ligeiramente da IHQ devido à necessidade de um microscópio fluorescente ou confocal para a visualização, ao contrário do microscópio de luz que pode ser usado para visualizar marcadores enzimáticos.

O microscópio de fluorescência tem incorporado em seu mecanismo uma fonte de luz ultravioleta (UV) e visível; filtros primários (ou de excitação), que selecionam o comprimento de onda que vai incidir sobre a amostra; e filtros secundários (ou de emissão), que selecionam o comprimento de onda emitido dentro do espectro de luz visível, deixando passar apenas a luz emitida por uma substância fluorescente.

Os fluorocromos são corantes que absorvem radiação (luz UV), emitindo-a num determinado comprimento de onda (luz visível de coloração verde, azul ou vermelha, dependendo do estímulo e enzimas utilizados na reação). Estes se ligam de forma covalente aos anticorpos, sem alterar suas propriedades. Assim, os fluorocromos ligados a anticorpos específicos constituem um meio útil para visualizar a reação antígeno-anticorpo, sendo também possível realizar a marcação de anticorpos específicos com fluorocromos distintos (chamada marcação múltipla).

Os fluorocromos mais utilizados nas técnicas de IF são a Fluoresceína (fluoresceína isocianato – FITC) e a Rodamina (TRITC). Essas substâncias têm a propriedade de absorver altas fontes de energia precedentes da radiação UV e do espectro de luz visível. Assim, quando iluminadas, há uma libertação gradual de energia que se prolonga mesmo sem a fonte luminosa – fenômeno este denominado fosforescência.

Na geral, as técnicas de IF são de uso mais limitado no diagnóstico de rotina, uma vez que as moléculas fluorescentes perdem atividade com o passar do tempo, o que não permite na conservação das lâminas em arquivo e a contextualização tecidual e celular é limitada. A IF direta é comumente utilizada na CF, na dermatopatologia e no diagnóstico nas doenças glomerulares para a detecção de depósitos de imunoglobulinas, cadeias leves, frações do complemento e proteínas séricas no tecido avaliado.

Hibridização fluorescente *in situ* (FISH)

A hibridização fluorescente *in situ* (FISH) é uma técnica de citogenética molecular utilizada para a identificação, localização e determinação da presença ou ausência de sequências de nucleotídeos específicas, através da hibridização de fitas complementares de DNA ou RNA de diferentes fontes.

Esta técnica consiste num aperfeiçoamento da hibridização *in situ* (HIS), e tem como princípio o emparelhamento de uma *sonda* de ácido nucleico marcada com sequências complementares dentro das células (*in situ*), sendo realizada em tecidos montados em uma lâmina de microscópio. A visualização da reação se dá através da emissão de luz (fluorescência), que torna possível a identificação da sonda sob o microscópio.

O DNA é formado por duas fitas complementares unidas pelo pareamento de bases específicas. Por meio de aquecimento ou tratamento alcalino, estas fitas complementares podem ser facilmente separadas. E, ao contrário, por resfriamento ou acidificação do meio as fitas simples (ou desnaturadas) podem ser renaturadas, voltando à conformação de fita dupla (pela especificidade do pareamento). Assim, no momento da renaturação do DNA, as moléculas complementares marcadas (sondas) disponíveis na solução irão competir com as fitas de DNA cromossômico, sendo então hibridizadas ao DNA alvo ao invés da fita complementar original, e detectadas seletivamente.

As sondas de FISH são marcadas com fluorocromos e visualizadas em um microscópio de fluorescência. Elas podem ser obtidas a partir de fragmentos de DNA ou RNA isolados, purificados e amplificados. Podem ser complementares a sequências únicas ou repetitivas. Os três tipos de sondas mais utilizadas são as centroméricas (ou de sequências repetitivas – CEP), as sondas *locus*-específicas (ou de sequências únicas - LSI) e sondas de cromossomos inteiros (pintura cromossômica – WCP).

As sondas centroméricas são úteis para a detecção de alterações numéricas. Já as sondas de cromossomo inteiro são eficientes para a detecção de alterações estruturais, colorindo todo o cromossomo ou segmentos de cromossomos em cores diferentes. As sondas *locus*-específicas possibilitam a detecção de ganho ou perda parcial de regiões cromossômicas discretas.

O exame utilizando a técnica de FISH pode ser aplicado a uma grande variedade de amostras biológicas, incluindo suspensões de células, fluidos corporais externos, bem como, cortes histológicos de tecidos sólidos.

O procedimento envolve a montagem da amostra na lâmina, preparação da amostra, desenho e escolha da sonda, etapa de pré-hibridização, hibridização, lavagem pós-hibridização das lâminas e análise microscópica.

Uma grande vantagem desta metodologia é a possibilidade de analisar um grande número de células rapidamente e a identificação de alterações estruturais mais discretas, abaixo da resolução da citogenética convencional. Além disso, é possível a avaliação simultânea de diversas sondas pela utilização de diferentes fluorocromos simultaneamente.

Na oncologia, o FISH é uma ferramenta útil na identificação de aneuploidias cromossômicas, ganhos ou perdas segmentais de cromossomos, rearranjos e fusões gênicas. A técnica vem sendo aplicada com sucesso para detecção de rearranjos cromossômicos específicos nas leucemias, sendo importante também para o monitoramento da eficácia da terapia e detecção de doença residual mínima após a remissão clínica. Sua aplicação na rotina diagnóstica também compreende a caracterização de alvos celulares específicos para a definição de estratégias de tratamento oncológico, em especial no que diz respeito ao uso de terapias-alvo molecular. Um dos testes de FISH mais comumente realizados na rotina diagnóstica consiste na avaliação da amplificação do gene HER-2. O HER2 (ERBB2) é um membro da família dos receptores de fator de crescimento epidérmico (EGFR). A amplificação do HER2 no câncer de mama é bastante comum, e tem sido relacionada a um pior prognóstico. Além disso, a pesquisa da amplificação é essencial para a indicação da terapia com o anticorpo monoclonal anti-HER2 (trastuzumab), que tem benefícios clínicos significativos na sobrevida dos pacientes. A avaliação é recomendada em todos os carcinomas de mama no momento do diagnóstico ou na recidiva/metástase. A avaliação pode também ser indicada em outras neoplasias, incluindo no câncer de ovário, estômago, glândulas salivares e pulmão de pequenas células (Figura 33.23).

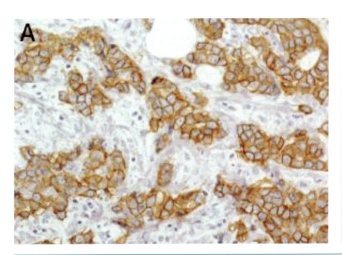
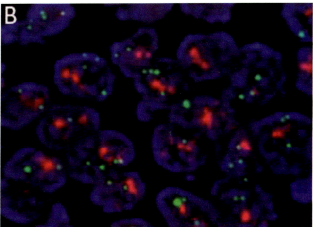

Figura 33.23 Tumor com hiperexpressão de HER-2 por IHQ (**A**) e exame de FISH (HER2/CEP17) para avaliação da amplificação do gene HER-2 (**B**).

GLOSSÁRIO

Amplificação: processo de replicação em várias cópias de um segmento específico de DNA

Amplificação clonal: conjunto de fragmentos de DNA idênticos (*clusters*) gerados por proximidade após amplificação em superfície sólida ou em beads em PCR em emulsão.

Biblioteca: conjunto de fragmentos de DNA gerados a partir de uma amostra biológica

ChIP-seq (*Chromatin immunoprecipitation followed by sequencing*): método utilizado para identificar os sítios de ligação de proteínas ao DNA combinando a tecnologia de imunopreciptação da cromatina (ChIP) com o sequenciamento de DNA (seq).

CNV *(copy number variation)*: variações estruturais no DNA que acarretam em alterações no número de cópias de uma região genômica quando comparado a um genoma referência.

Fragmentação: processo enzimático ou mecânico de quebra de um fragmento longo de DNA em fragmentos menores.

Hairpins: estrutura secundária nos *primers* que ocorre quando existe complementaridade dentro da sua própria sequência de bases

Painéis gênicos: abordagem de sequenciamento na qual é avaliada um conjunto específico de genes ou regiões de interesse.

Perdas neutras de heterozigose (cnLOH): descreve um fenômeno no qual uma das duas regiões cromossômicas homólogas é perdida, mas vários mecanismos garantiram a presença de duas cópias idênticas dessa região no genoma.

Read: sequência de bases do fragmento de DNA gerada após reação de sequenciamento.

RNA-seq (sequenciamento de RNA): método de sequenciamento de cDNA derivado de RNA. Essa abordagem permite a análise tanto de RNA codificante como não codificante.

SNP: *single nucleotide polymorphisms* é uma variação na sequência de DNA que de troca de uma das bases (A,C,G,T) de uma sequência do genoma.

Sonda: sequência de oligonucleotídeos com marcação fluorescente complementar a uma sequência-alvo de interesse. Utilizada nas reações de FISH

Sondas biotiniladas: pequena sequência de DNA marcado com biotina que se liga a sequência complementar em moléculas-alvo.

STR (*Short Tandem Repeats*): também chamada de microssatélites corresponde a variação no número de repetições em sequência (tandem) de fragmentos variando de 2 a 10pb.

Temperatura de *melting*: temperatura em que metade dos fragmentos de DNA está desnaturada.

Transposase: é uma enzima que se liga ao final de um transposon e catalisa seu movimento para outra parte do genoma.

VNTR (*Variable Number of Tandem Repeats*): também chamada de minisatélites corresponde a variação no número de repetições em sequência (tandem) de fragmentos variando de 10 a 100pb

Whole Exome Sequencing: sequenciamento do conjunto total de exons presente no genoma de um organismo.

Whole Genome Sequencing: sequenciamento do genoma completo de um organismo.

LEITURAS RECOMENDADAS

Giani AM, Gallo GR, Gianfranceschi L, Formenti G. Long walk to genomics: History and current approaches to genome sequencing and assembly. Comput Struct Biotechnol J. 2019 Nov 17;18:9-19. doi: 10.1016/j.csbj.2019.11.002.

Jennings LJ, et al. Guidelines for Validation of Next-Generation Sequencing-Based Oncology Panels: A Joint Consensus Recommendation of the Association for Molecular Pathology and College of American Pathologists. J Mol Diagn. 2017 May;19(3):341-365. doi: 10.1016/j.jmoldx.2017.01.011.

Watson JF, García-Nafría J. In vivo DNA assembly using common laboratory bacteria: A re-emerging tool to simplify molecular cloning. J Biol Chem. 2019 Oct 18;294(42):15271-15281. doi: 10.1074/jbc.REV119.009109.

Wilson & Walker. Principles and Techniques of Biochemistry and Molecular Biology, Enzymatic amplification of DNA by PCR: standard procedures and optimization. 7ed, 2010.

Xiao T, Zhou W. The third generation sequencing: the advanced approach to genetic diseases. Transl Pediatr. 2020 Apr;9(2):163-173. doi: 10.21037/tp.2020.03.06.

REFERÊNCIAS BIBLIOGRÁFICAS

Cantu MD et al. Sequenciamento de peptídeos usando espectrometria de massas: um guia prático. Quím. Nova, São Paulo, v. 31, n. 3, p. 669-675, 2008. Disponível em <http://www.scielo.br/scielo.php?script=sci_arttext&pid=S0100-40422008000300034&lng=pt&nrm=iso>. acessos em 31 out. 2020.

Carvalho PC et al., Marcadores séricos e espectrometria de massa no diagnóstico do câncer. J. Bras. Patol. Med. Lab., Rio de Janeiro, v. 42, n. 6, p. 431-436, Dec. 2006. Disponivel em <http://www.scielo.br/scielo.php?script=sci_arttext&pid=S1676 24442006000600005&lng=en&nrm=iso>. acesso em 31 out 2020.

Ho CC, Mun KS, Naidu R. SNP array technology: an array of hope in breast cancer research. Review. Malays J Pathol. 2013 Jun;35(1):33-43

Chomczynski P, Sacchi N. Single-step method of RNA isolation by acid guanidinium thiocyanate-phenol-chloroform extraction. Anal. Biochem. 1987; 162:156-9.

Frederick MA, Roger B, Robert EK, David DMJG. Seidman, John A. Smith, Kevin Struhl (eds.) Current Protocols in Molecular Biology Copyright © 2003 John Wiley & Sons, Inc. John Wiley & Sons Inc; ringbou edition (December 4, 2003) ISBN: 047150338X.

Garibyan L, Avashia N. Polymerase chain reaction. J Invest Dermatol. 2013 Mar;133(3):1-4. doi: 10.1038/jid.2013.1. PMID: 23399825; PMCID: PMC4102308.

Goodwin S, McPherson JD, McCombie WR. Coming of age: ten years of next-generation sequencing technologies. Nat Rev Genet. 2016 May 17;17(6):333-51. doi: 10.1038/nrg.2016.49.

Jensen EC. The basics of western blotting. Anat Rec (Hoboken). 2012 Mar;295(3):369-71. doi: 10.1002/ar.22424. Epub 2012 Feb 3. PMID: 22302360.

Jiang Z, et al. Genome Wide Sampling Sequencing for SNP Genotyping: Methods, Challenges and Future Development. Int J Biol Sci. 2016 Jan 1;12(1):100-8. doi: 10.7150/ijbs.13498

Magdeldin S. Gel Electrophoresis – Principles and Basics, Intech, Injeka , Croatia, 2012

Mahmood T, Yang PC. Western blot: technique, theory, and trouble shooting. *N Am J Med Sci.* 2012;4(9):429-434. doi:10.4103/1947-2714.100998

Michels E, De Preter K, Van Roy N, Speleman F. Detection of DNA copy number alterations in cancer by array comparative genomic hybridization. Genet Med. 2007 Sep;9(9):574-84. doi: 10.1097/gim.0b013e318145b25b. PMID: 17873645.

Raymond S, Weintraub L. Acrylamide gel as a supporting medium for zone electrophoresis. Science. 1959; 130(3377):711. doi:10.1126/science.130.3377.711

Sambrook J, Russel DW. Molecular Cloning: a laboratory manual, 3ª ed., Cold Spring Harbor Laboratory Press, 2001

Stuppia L, Antonucci I, Palka G, Gatta V. Use of the MLPA assay in the molecular diagnosis of gene copy number alterations in human genetic diseases. Int J Mol Sci. 2012;13(3):3245-76. doi: 10.3390/ijms13033245. Epub 2012 Mar 8. PMID: 22489151; PMCID: PMC3317712.

Wallace JG, Mitchell SE. 2017. Genotyping-by-sequencing. Curr. Protoc. Plant Biol. 2:64-77. doi: 10.1002/cppb.20042

Zhu H, Zhang H, Xu Y, Laššáková S, Korabečná M, Neužil P. PCR past, present and future. Biotechniques. 2020 Oct;69(4):317-325. doi: 10.2144/btn-2020-0057. Epub 2020 Aug 20. PMID: 32815744; PMCID: PMC7439763.

Rezaei N. Cancer Immunology: A Translational Medicine Context. Second Edition. Geneva, Switzerland: Springer Nature, 2020. doi: https://doi.org/10.1007/978-3-030-30845-2

Nakamura RM, Grody WW, Wu JT, Nagle RB. Cancer Diagnostics Current and Future Trends. Totowa, NJ: Humana Press, 2004 ISBN 1-58829-167-7

Idikio HA. Immunohistochemistry in diagnostic surgical pathology: contributions of protein life-cycle, use of evidence-based methods and data normalization on interpretation of immunohistochemical stains. Int J Clin Exp Pathol. 2009 Nov 25;3(2):169-76. PMID: 20126585; PMCID: PMC2809997.

Orfao A, Ciudad J, Gonzalez M, Lopez A, del Mar Abad M, Paz Bouza JI, Cruz JJ, Gomez Alonso A, San Miguel JF. Flow cytometry in the diagnosis of cancer. Scand J Clin Lab Invest Suppl. 1995;221:145-52. doi: 10.3109/00365519509090577. PMID: 7652487.

IMPRESSÃO:

PALLOTTI
GRÁFICA

Santa Maria - RS | Fone: (55) 3220.4500
www.graficapallotti.com.br